骨科神经损伤学

主　编　周劲松　贺宝荣

编　者　（以姓氏笔画为序）

马　兰　马晓文　王　刚　王晓东　方向义
邓洪利　齐华光　刘团江　刘　昊　刘国良
许　鹏　李　琦　吴起宁　宋宗让　宋　涛
张来康　陈海波　杨俊松　杨瑞泽　郑　江
周劲松　贺宝荣　贺增良　郭　华　殷继超
胡　靖　康光明　鹿　军　黄小强　龚龙岗
曾玉红　温世明　董补怀　程　峰　彭　慧
樊一钢　樊　源

陕西新华出版传媒集团
陕西科学技术出版社
Shaanxi Science and Technology Press

图书在版编目（CIP）数据

骨科神经损伤学/周劲松，贺宝荣主编．—西安：陕西科学技术出版社，2018.4（2018.9重印）

ISBN 978－7－5369－7252－0

Ⅰ．①骨…　Ⅱ．①周…②贺…　Ⅲ．①骨损伤—周围神经系统疾病—研究　Ⅳ．①R683

中国版本图书馆CIP数据核字（2018）第064595号

骨科神经损伤学

周劲松　贺宝荣　主编

责任编辑　付　琨
封面设计　萨木文化

出 版 者　陕西新华出版传媒集团　陕西科学技术出版社
西安北大街131号　邮编 710003
电话（029）87211894　传真（029）87218236
http://www.snstp.com
发 行 者　陕西新华出版传媒集团　陕西科学技术出版社
电话（029）87212206　87260001
印　　刷　北京虎彩文化传播有限公司
规　　格　787mm×1092mm　16开本
印　　张　50.75
字　　数　500千字
版　　次　2018年4月第1版
2018年9月第2次印刷
书　　号　ISBN 978－7－5369－7252－0
定　　价　180.00元

主编简介

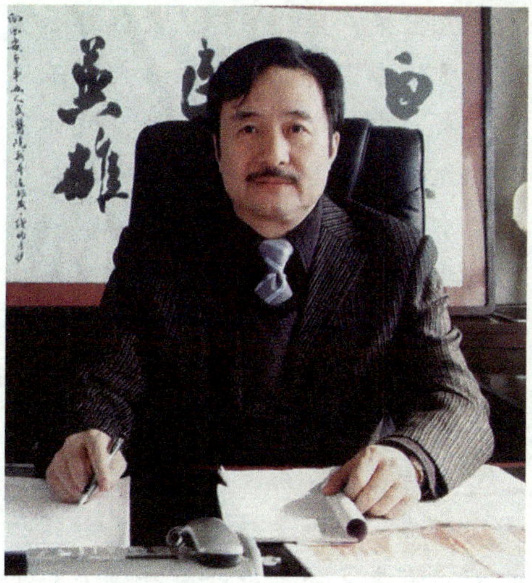

周劲松，男，江苏溧阳人，主任医师，外科学教授，硕士研究生导师，西安市管专家，在读博士。1996年赴维也纳大学进修，2008年获国家卫生部、国家食品药品监管局、国家中管局和中国人民解放军总后卫生部授予的“抗震救灾医药卫生先进个人”称号，2015年赴美国哈佛大学培训。曾任西安市红十字会医院神经脊柱外科主任、西安市第一医院业务院长兼骨科名誉主任、陕西省中西医结合医院（西安市第五医院）暨陕西中医学院附属中西医结合医院院长、西安市风湿病研究所所长、中华中医中药学会医院管理分会委员、中国残疾人康复协会脊髓损伤康复专业委员会国际脊髓学会中国脊髓损伤学会委员、中华医学会西安分会骨质疏松专会主委、政协西安市第十一、十二、十三届委员。现任西安市红会医院业务院长、西安市骨科研究所副所长、陕西省老年学会骨质疏松防治专会副主任委员、中华医学会西安分会骨质疏松专会名誉主委、中华医学会西安分会骨科专会常委、中华医学会陕西分会脊柱外科专会常委、中华医学会陕西分会骨科学会脊柱专业组委员、中华医学会陕西分会激光医学专会常委、陕西省康复医学会康复工程委员会常委、《美中国际创伤杂志》编委等职。从事医学临床、教学、科研和医院行政管理工作三十六年。主要专业方向为神经脊柱外科疾病诊断治疗等。发表论文100余篇，参编著作7部，获国家发明专利及实用新型专利各一项。多次获省、市、局级科研科技奖。

主编简介

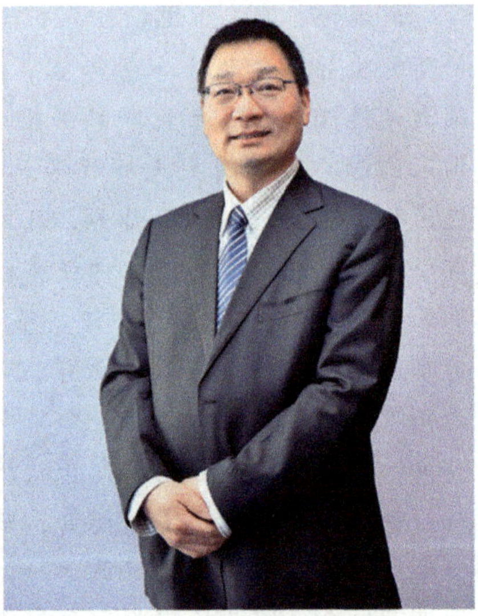

贺宝荣，主任医师，脊柱外科主任，硕士生导师，陕西省突出贡献专家，陕西省新世纪三五人才。中华骨科学会脊柱学组委员，中国残疾人康复协会肢体残疾康复专业委员会脊柱康复学组副主任委员，中国医师协会脊柱创伤委员会委员兼秘书长，中国老年学会骨与关节损伤专业委员会常委，SICOT 中国部数字骨科学会常委，陕西省脊柱学会副主任委员，陕西省康复医学会脊髓学会副主任委员，中国康复医学会脊柱脊髓损伤委员会脊髓与康复学组、基础学组、腰椎学组、畸形学组委员。曾在美国、欧洲多次做为访问学者。

对特发性、先天性、退变性脊柱侧后凸，颈椎病，腰椎间盘突出症，腰椎管狭窄症，脊柱结核，脊柱肿瘤的诊治有独到之处；有丰富的治疗脊柱脊髓损伤的经验；对骨质疏松性胸腰椎骨折的诊治有深入的研究。先后获部省级科技进步一等奖2项，二等奖3项，获国家专利6项，主持并参与新技术新业务30余项，完成各级科研课题8项，出版专著7部，发表第一作者或通讯作者论文120余篇，其中SCI文章30余篇。

序　一

近年来，神经损伤无论是在疾病学还是在治疗学方面都有了长足的进展。国际交流日益活跃，许多国际前沿的新技术、新方法及新材料的应用经验不断积累，并已日趋标准化。同时，新技术仍在不断地涌现，骨科疾病引起的神经损伤受到越来越多的关注。各种治疗方法在国内各级医院已相当广泛地发展，但是有相当一部分医师对骨科疾患相关的神经损伤的诊断、治疗有关知识和技术掌握的不够。在这种情况下，编写一部简单、实用的《骨科神经损伤学》就显得非常重要。

鉴于此，周劲松教授、贺宝荣教授组织国内 30 余位中青年专家编写了这本《骨科神经损伤学》。不但阐明了神经损伤的基本知识；而且对近年来国内外开展的新技术做了较为详尽地介绍。一部专著必须具备科学性、先进性，而本书恰恰体现了当代关于本专业领域最前沿学术思想和技术概念。难能可贵的是，各作者结合自己的经验和心得深入浅出、言简意赅地对相关知识进行了阐述，使读者易于理解，具有较强的实用性和指导性。

周劲松教授、贺宝荣教授在骨科相关神经损伤的诊治方面有丰富的理论知识和临床经验，他们勤于学习、善于思考、勇于探索、敢于创新，在繁忙的临床工作中仍笔耕不辍，为该书的撰写耗费了大量的心血。我非常欣赏他们这种默默耕耘和锲而不舍的精神，乃欣然提笔为之作序，并对《骨科神经损伤学》的出版表示衷心的祝贺，希望该书的出版为我国骨科常见神经损伤的诊断和治疗做出贡献。

西安交通大学医学部关节外科中心主任
中华医学会骨科专业委员会候任主任委员
中国医师协会骨外科分会副会长
中国医师协会关节外科专业委员会主任委员

序　二

尽管过去二十年，在预防和处理骨科疾病引起的神经损伤方面取得了长足的发展，但是截止目前为止，国内外尚缺乏一部系统论述这一方面的论著。相对而言，骨科医生最怕的是神经损伤，特别是手术后出现者，在目前的医疗水平或者医疗环境下仍是一个难题。因此出版一部《骨科神经损伤学》显得非常必要，本书的出版将会弥补此项缺憾。

本书共分9篇57章，基本上涵盖了骨科领域神经损伤的全部范畴。第1~2篇对神经损伤的基本理论和诊断进行了介绍；第3~5篇分别描述了骨科最常见的周围神经损伤、脊髓损伤和其它神经损伤；第6篇阐述了骨科疾病诊治过程中感染性、退变性神经损伤；第7篇剖析了手术与神经损伤的关系；第8~9篇论述了神经损伤的康复治疗与修复治疗问题。全书内容系统全面、重点突出、贴近临床，具有很强的实用性和指导性。

参与本书的各位作者均为国内从事骨科、神经外科领域的佼佼者，其中多为中青年专家，他们均来自临床一线，有着丰富的理论基础、科研基础和实践经验。难能可贵的是，他们结合自己的经验和心得深入浅出、言简意赅，使读者便于理解。相信国内的骨科同仁读后一定收益匪浅，同时本书还可以作为研究生的参考书。

西安市红会医院院长
西安交通大学医学部教授、博士生导师
中华医学会骨科专业委员会副主任委员
中国医师协会骨科医师分会总干事
中国医师协会脊柱创伤委员会主任委员
陕西省医学会骨科分会主任委员

前　言

多年以前，梦想有一本介绍骨科专业常见神经损伤的参考书，可以给我们指点迷津。十三年前，伙伴们起草了本书的提纲；岁月荏苒，数易其稿，从医三十余年后，终于完成了笔者和总编当初的约定。

尽管作者在主观上做了最大的努力，但由于涉及面广以及专业理论的不断更新，肯定有不足之处，这些有待于在下一版进一步完善。

希望这本书可以达成我们当初的理想，希望这本拙著可以为骨科及其相关专业读者带来益处，更希望各位为这个抛砖引玉的参考书贡献一份力量。

周劲松　贺宝荣

（2017－9－19 于西安）

目　录

第一篇　总论

第二篇　神经损伤的诊断

第三篇 骨科常见周围神经损伤

第四篇 骨科常见脊柱脊髓神经损伤及疾病

第五篇　骨科常见其他神经损伤相关疾病

第六篇　与骨科神经损伤诊疗相关的其他疾病

第七篇　手术与神经损伤

第八篇　神经损伤的康复治疗

第九篇 神经损伤的相关问题

第一篇

Di yi pian

总论

第一章
绪论

第一节 历史

一、引言

神经系统损伤是严重危害人类健康的疾病之一，神经损伤后的治疗、再生和功能恢复一直以来都是医学领域的历史性难题。对神经损伤的治疗已经进行了数百年的时间，但基础研究和临床的进展主要集中在近半个世纪。

神经损伤分为周围神经损伤和中枢神经损伤，骨科最常见的是周围神经损伤，而中枢神经损伤的致残率却极高，会带来很大的社会负担和经济负担。中枢神经损伤中以外伤后脑卒中、脑外伤、小儿脑瘫和脊髓损伤为最常见的损伤原因，其中脊髓损伤导致的中枢神经损伤在骨科中枢神经损伤中占有较大比重。

在临床上，针对神经损伤疾病采用了药物、手术、组织工程、针灸等多种手段进行治疗，但目前仍缺乏明确有效的治疗措施。比如中枢神经损伤临床康复的手段就包括强制诱发运动作业治疗和机器辅助的运动作业治疗等，但康复理疗的作用却十分有限。其它的如包括神经营养因子和干细胞移植治疗等促进新生神经元的相关研究，可能会具有一定前景，但是目前仍处于实验室的研究阶段。比如周围神经损伤后给予积极的治疗，大多患者还是会有不同程度的功能障碍。近年来，随着基础研究的不断深入，神经营养因子、层粘蛋白、细胞介素、免疫反应等对周围神经再生作用的不断了解，周围神经损伤修复方法已由单一的显微外科方法发展到现在的组织工程技术及基因工程技术，极大的丰富和发展了周围神经损伤修复的研究。所以，随着神经损伤的新技术、新方法的不断地涌现，骨科神经损伤也会越来越受到更多的关注。

二、历史回顾

（一）神经损伤治疗历史

公元 130～200 年，Galen 首次区分神经损伤；7 世纪，Aegineta 用粘合和缝合法修复神经；13 世纪，Roger 用蛋清粘连法修复神经，William 进行了断裂神经缝合；14 世纪，Guyde chauliac 缝合神经、肌腱；1608 年，Ferrara（意大利）发表第 1 篇文章；1871 年 Hueter 介绍神经外膜缝合；

1870 年，Philipeaux，Vulpian 首次神经移植；1872 年，Letievant 将远端插入近端（nerve implantation），Marhoe 斜切面缝合，Rawa 侧侧缝合；1873 年，Hueter 用外膜缝合进行损伤神经的端端吻合；1878 年，Albert 首次异种神经移植；1888 年，Mayo – Robson 成功用于临床；1927 年，Bunnell 进行了首例面神经移植术；1964 年，Simth 和 Karze 报道神经束膜缝合；1976 年，Taylor 带血管蒂的游离神经移植；1980 年，华山医院采用“静脉蒂动脉化的游离神经移植”；1981 年，陈中伟桡动脉为血管蒂桡神经浅支翻转移植修复上臂桡神经缺损 8 ~ 12cm；1992 年，Viterbo 介绍端侧缝合。

周围神经损伤修复与再生的研究已经有 100 多年历史。Lundborg G 认为在神经科学里，尽管有大量的实验研究，周围神经操作仍是一个最有挑战性和困难的重建外科问题。

神经与骨折愈合的研究有将近 90 年的历史，神经调节骨折修复的作用机制十分复杂，其生物学过程及其组织学变化的研究虽然取得了一定的进展，但是，仍然有许多问题尚有待深入研究，骨不连就是临床一大难题，研究发现骨不连的骨组织中少有或没有神经纤维长入，提示缺乏神经控制对骨折后产生骨不连或延迟愈合等不良预后有一定影响。如何在分子水平通过神经因素的调节来治疗骨不连及延迟愈合将是下一步临床研究的重点和方向。

自体神经移植是目前修复周围神经缺损的最基本手术方式。1885 年 Albert 首先报道 2 例同种异体神经移植术。其中 1 例因移植神经坏死于术后 6 天切除，另 1 例失随访。1898 年 Forssman 进行了异体神经移植的动物实验，获得了相对成功。20 世纪 40 年代以前陆续有不少临床应用报告出现，多数归于失败，此方法基本被临床淘汰。

（二）中枢神经损伤后的神经再生与修复策略

全世界每年因车祸死亡人数近 50 万，伤残者 1300 万。仅美国每年约 12.5 万人发生残疾。由于治疗技术的进步，早期死亡率有所下降，但后期的康复和护理已成为家庭和社会的沉重负担。目前针对 CNS 损伤后的神经再生修复和功能重建仍缺乏有效的治疗手段。

人类大脑和脊髓组成的中枢神经系统（CNS）缺乏自我再生和修复能力一直是长期困扰神经科学界的一大难题。由于 CNS 损伤后缺乏再生能力，不能产生新的神经元或再生新的轴突，因而导致外伤对 CNS 的损害尤为严重，诸如脑皮层功能受损或消失、脊髓瘫痪等。对高等脊椎动物成熟期 CNS 损伤后再生障碍原因的推测有以下几种：①神经元本身再生能力有限；②神经营养因子生成不足；③细胞外基质不适宜；④损伤产生了抑制神经元生长的因子；⑤损伤局部胶质细胞形成坚硬的瘢痕妨碍轴突生长穿过。但机体中枢神经再生失败的主要原因和完整机制远未阐明。

20 世纪 80 年代，成年哺乳动物 CNS 损伤后不能再生和恢复的理论受到挑战。这种概念上的突破主要基于两方面的实验事实：①把外周神经节段移植进脊髓，观察到损伤的脊髓神经纤维能够长距离地延伸。这一发现清楚地显示成年哺乳动物的脊髓神经元仍然保持着再生的能力，从根本上改变了人们对整个神经再生领域的认识；②人们注意到 CNS 内的微环境对受损神经的存活和再生至关重要。因而中枢神经系统轴突再生失败从大的方面来说有两个原因：①损伤的神经元存在内在的再生能力的缺陷；②中枢微环境不适合轴突再生。其中，抑制性因素被认为可能起着更重要的作用。目前我们知道在 CNS 髓鞘（myelin）中，成熟的寡突胶质细胞表达的髓鞘相关蛋白 MAG 和 Nogo 就可以阻止神经生长。近些年来，已经有许多抑制分子被鉴定，像蛋白多糖如 phosphacan、versican、brevican、neurocan 等，生长锥抑制因子如 Netrin – 1、Eph B3、Semaphorin 3A 等和细胞外基质分子 Tenascin – R 等。当然，中枢微环境中除了抑制因子外，还存在像神经生长因子、粘附分子和轴突诱向分子等诱导生长的因子，他们又可以克服脊髓的抑制环境。

成功的神经再生必须达到以下条件：①必须有一定数量的神经元成活，因为轴突再生所需的结构和功能性物质只能在细胞体内合成；②再生的轴突必须生长足够的距离，穿过受损的部位；③再生的轴突必须定位于合适的靶细胞，形成功能性连接。还有研究表明，在大鼠和猫中，脊髓损伤后只要有10%的轴突保留下来，即可能恢复一定的运动功能。这就提示只要少量的轴突能保存、恢复或再生就可能支持脊髓一定的功能。基于以上因素，目前促进神经再生与修复的策略也主要是通过促进内在的再生能力和消除外在的抑制因素两大途径。在CNS再生研究过程中，也就形成了两个重要的研究方向。一个是研究和改变中枢神经内在的生长能力，在这个方向上，目前的研究主要是试图了解控制CNS和PNS神经元存活和轴突生长的信号途径，从而对细胞内的信号途径实现干预。另外一个是解决CNS再生的环境问题，例如利用移植的细胞或神经块，提供损伤神经元再生长的合适环境，试图增强受损神经的再生。在过去的20年里，对CNS发育和损伤的动物研究，获得了许多令人瞩目的进展，为今后临床上更好地促进CNS再生带来了希望。

神经损伤后，其再生能力与修复时机关系十分密切，伤后1～3个月内是神经修复的“黄金时期”。延误诊断、丧失神经修复的最佳时机，预后则较差。

三、现有方法

（一）一期修复

受伤后数小时内在急诊清创术时行神经修复。其指征是伤口清洁或污染轻、切面较整齐；无全身重要器官合并伤或功能不全；患者能耐受手术；外科医生技术、条件具备。其前提是认真、彻底地清创。如锐器切割伤，神经无论是完全性或不完全损伤，即可进行神经缝合术。对于断肢、断指再植和手指、手掌等肢体远端多组织损伤，神经宜一期修复。

（二）延迟一期修复

伤后1～4周内的神经修复手术。患者合并全身损伤或重要脏器功能不全等，急诊清创时不能忍受较长时间手术者，可延迟作神经修复手术。有时因伤口污染较重或复合组织损伤，不能确切了解神经损伤情况，探查神经时若能在伤口内见到神经两断端，可用丝线将两断端缝合在邻近软组织处，以做标志并防止断端回缩，神经本身的修复手术可待伤口愈合后再施行。

（三）二期修复

伤后超过1个月才进行神经修复手术。多数因为损伤广泛、合并肌腱、骨骼损伤、皮肤缺损、创面污染严重，须先行创面或瘢痕修复者；或因早期清创时神经损伤漏诊者；或火器伤、多发伤早期不允许或来不及处理者。一期修复与二期修复各有优点。一期修复如锐器切割伤的神经缝合，利于神经功能束的较准确对合，病人不必二次手术，能保证神经再生即时开始，功能恢复时间相应缩短。对于严重挤压、牵拉撕裂等神经，二期修复时各种组织的创伤性炎症反应已经消退，可以仔细区分正常组织与不正常组织，切除有病变的神经段，提高修复的质量。

（康光明　黄小强）

参考文献

[1] 陈统一，张键．周围神经损伤与再生研究的回顾与展望．国外医学．骨科学分册，2004，25（5）：259－261.

[2] 何风春．周围神经损伤修复的历史回顾．医学与哲学，1995，8.

[3] 杨亚东，薄占东．中国组织工程研究与临床康复，2010，14（41）：7735－7738.

[4] Morley J，Marsh S，Drakoulakis E. Does traumatic brain injury result in accelerated fracture healing. Injury，2005，36

(3): 363-368.
[5] Eflefterou F. Regulation of bone remodeling by the central and peripheral nervous system. Arch Biochem Biophys, 2008, 473 (2): 231-236.
[6] 衷鸿宾，卢世璧，侯树勋，等．同种异体神经移植研究的历史与现状．中国矫形外科杂志，2002，10 (12): 1217-8.
[7] 罗其中，包映辉，董斌．中枢神经损伤后的神经再生与修复策略．中国微侵袭神经外科杂志，2004，9 (2): 49-52.

第二节 神经损伤的病理生理

神经系统是由脑、脊髓以及由它们发出并分布在全身各处的周围神经组成，在人体各器官、系统中占有特殊重要的地位。组成人体各系统的不同细胞、组织和器官都在进行不同的机能活动，这些活动都在神经系统的调节下协调起来完成的。脑和脊髓是神经系统的中枢部分，称为中枢神经系统。由脑发出的脑神经和由脊髓发出的脊神经，是神经系统的周围部分，称为周围神经系统。脑和脊髓通过这些神经支配人体各个部分的生理活动。神经系统的基本结构主要由神经细胞和神经胶质等组成。

一、神经元

组成神经系统的基本结构及功能单位，是神经细胞，即神经元（neurons）。神经元的基本结构大致相同，包括细胞体和从细胞体延伸的突起（轴索）两部分：细胞体位于脑、脊髓和神经节中；轴索排列成束形成神经纤维束，由脊髓内发出分布到四肢及躯干形成周围神经。神经元具有感受刺激，传导兴奋的功能，即神经元能完成神经的基本功能。神经元包括运动神经元、感觉神经元和交感神经元。运动神经元位于脊髓的前脚细胞中，感觉神经元和交感神经元位于脊髓椎旁的交感神经节中。

细胞体是细胞含核的部分，其形状大小有很大差别，直径约 4~120μm。核大而圆，位于细胞中央，染色质少，核仁明显。细胞质内有斑块状的核外染色质（旧称尼尔小体），还有许多神经元纤维。

细胞突起是由细胞体延伸出来的细长部分，一般包括一条长而分支少的轴突和数条短而呈树状分支的树突。每个神经元可以有一或多个树突，可以接受刺激并将兴奋传入细胞体。每个神经元只有一个轴突，可以把兴奋从胞体传送到另一个神经元或其他组织，如肌肉或腺体。轴突、树突以及套在外面的髓鞘，称为神经纤维。神经纤维末端的细小分支称为神经末梢，分布在全身各处。神经纤维分为有髓鞘纤维和无髓鞘纤维：有髓鞘纤维轴索外包有一层髓磷脂构成的髓鞘（如运动纤维及感觉纤维）；无髓鞘纤维轴索外无髓磷脂鞘（如交感纤维）。

神经元虽然只是一个细胞，但由于有伸长的轴突，所以细胞总长度常常很可观。人的神经元可长过 1m，长颈鹿脊髓中神经元纤维可一直伸到后肢趾尖，而鲸相应的神经元更长，可达 10m。轴突的直径一般都较小，人脑中某些细小的轴突直径只有 1μm，但有些动物，如乌贼的巨大轴突直径可大至 1mm。

有些神经元有 1 个轴突和 1 个树突，称为两极神经元。人视网膜中的视神经元，以及嗅神经元和内耳的神经元都是两极神经元。很多神经元有 1 个轴突和多个树突，称为多极神经元，如从脊髓伸出到肌肉的运动神经元。有一些神经元只有 1 条纤维，称为单极神经元。还有一些神经元，从胞体只伸出 1 条纤维，但不久分为 2 支，称假单极神经元。如人和其他脊椎动物脊神经中的感觉神经元只伸出 1 条纤维，但在离开细胞体不远处分为 2 支：一支到感受器，称为周围支；另一支进入脊髓，称为中枢支。前者是传入纤维，将来自感受器的感觉冲动传入细胞体，所以从功能上看应是树突，但却有轴突的结构；后者从功能和结构上看都肯定是轴突。

中枢神经系统（脑和脊髓）中的轴突没有神经膜而有髓鞘，这里的髓鞘不是雪旺氏细胞的一部分（中枢神经系统中没有雪旺氏细胞），而是来自另一种细胞，即神经胶质细胞。

二、传导束

功能相同的神经纤维聚集走行在中枢神经系统（脊髓和脑之间）的一个区域称为传导束。传导束分为两类：一类为运动传导束，另一类为感觉传导束。组成传导束的纤维常常是起始、终止、走行和机能相同，一般按起止命名。脊髓至脑的主要上行传导束由锥体束构成，交叉的纤维下行束叫皮质脊髓侧束，不交叉的纤维下行束叫皮质脊髓前束，主要管理躯干和四肢骨骼肌的运动。皮质脑干束主要管理头面部骨骼肌的运动，主要的上行传导束有脊髓丘脑侧束，传导痛觉、温觉；脊髓丘脑前束，传导粗触觉；脊髓丘脑侧束和前束在延髓内合并成为脊髓丘系，在锥体交叉正上方交叉，由薄束核和楔束核发出的纤维传导肌肉、关节和肌腱深部的感觉（本体觉）。中线两侧有内侧丘系。

三、神经胶质细胞

除神经元外，中枢神经系统中还有一类细胞，即神经胶质细胞，或简称胶质细胞。胶质细胞比神经元多，在哺乳类，两者的比例约为 10∶1。胶质细胞没有传导功能，但对神经元的代谢和正常活动都起着重要作用。一种胶质细胞称少突胶质细胞（olisodendrocytes），这种细胞分支较少，作用和周围神经系统中的雪旺氏细胞一样，即围裹在神经纤维和细胞体之外，形成多层绝缘的髓鞘。另一种胶质细胞称星状胶质细胞，这种细胞数目最多，功能也是多方面的，它的一个重要功能是参与神经递质的代谢。此外，星状胶质细胞对中枢神经系统中离子平衡及神经系统的正常发育有着重要作用。有人认为，神经胶质细胞对脑的记忆功能有帮助。胶质细胞退化或不正常时可出现神经系统功能上的疾患。

四、神经干

神经干属于周围神经系统概念。神经干由 3 部分组成：神经纤维、支持组织和营养血管。

（一）神经纤维

神经纤维包括轴索、髓鞘以及神经内膜。其中轴索里面都是轴浆，轴浆由近端向远端形成一定的压力，造成轴浆的流动；髓鞘是一种脂类结构，主要功能是防止兴奋扩散；神经膜内包覆着一层雪旺氏细胞，雪旺氏细胞是神经再生的通道，也是神经结构中非常重要的一部分。

（二）支持组织

神经干的支持组织，包括神经外膜及神经束膜。在轴突的最外层，包绕着神经内膜。若干轴突组成一个神经束，由神经束膜包绕。若干神经束组成神经干，由神经外膜包绕。神经外膜为一层结缔组织，有很多纵形的纤维，在对抗关节屈伸活动，以及在短束神经牵拉时起到一定的缓冲作用。

（三）营养血管

神经的营养血管由神经系膜发出来，然后延伸到外膜发布于神经中。伴行的血管随神经系膜发出后，在神经外膜分别向近端和远端纵形走向，这些纵形走向血管形成广泛的吻合支，使得神经的血液供应非常丰富。有研究证明，游离神经在7cm以内时，不会对神经的血供造成很大的影响。因此，在手术操作中，一定要注意保护神经的血管。

五、周围神经损伤的病理变化

（一）瓦勒氏变性（Wallerian 变性）

瓦勒氏变性是在周围神经损伤1～2d之内开始，首先是轴索和髓鞘破裂成碎片，被巨噬细胞吞噬，之后雪旺氏细胞增生，形成一个再生的通道，整个瓦勒氏变性过程，大约需要4周左右。

（二）神经断裂伤

神经断裂伤一般是在断裂神经的近端发生小范围短节段的瓦勒氏变性，神经纤维和轴突增生、弯曲、迂曲形成一个假性神经瘤；而神经断端如果发生在远端，则大范围发生瓦勒氏变性，雪旺氏细胞增生，形成胶质瘤。

（三）神经再生

一般神经再生的速度平均为1mm/d，但再生速度受到很多因素的影响，如包裹周围组织的营养状态、血液供应情况以及年龄等因素。

（康光明　邓洪利　黄小强）

参考文献

[1] 赵继宗．神经外科学．人民卫生出版社，2007：11－20.
[2] 芮德源．临床神经解剖学．人民卫生出版社，2007：7－37.
[3] 李云庆．神经解剖学．第四军医大学出版社，2006：10－55.

第三节　肌力、感觉、反射

脊髓可分成30个脊髓节段，神经根由各脊髓节发出，包括8对颈髓，12对胸髓，腰髓及骶髓各5对。上肢由第5颈髓到第1胸髓的脊髓节段支配；下肢由第12胸髓到第4骶髓的脊髓节支配。此2部分的脊髓在临床上的意义最为重要。脊髓与神经根损伤时，根据其脊髓节段的不同，可出现相应的、特征性的症状和体征。因而通过临床检查可诊断出脊髓的损伤节段。无论脊髓或神经根，受损伤后均出现与该脊髓节相应的肌力、感觉及反射的改变。为综合判断其神经损伤的部位，必须正确掌握皮肤感觉区、肌肉的神经支配区及各种反射的有关知识。病变、损伤在脊髓或神经根，依其部位的不同，则其皮肤感觉区（由单一脊髓节支配的皮肤感觉区域）及肌肉神经支配区（由单一脊髓节支配的肌群）所出现的征象亦有所不同。所以根据肌力、感觉及反射的改变可正确判断神经病变的部位。

一、肌力

支配肌肉活动的冲动（imptilse）传自脊髓内的锥体束，尤其是皮质脊髓束；神经根被阻断后，由于出现失神经支配，可引起该支配区肌肉的弛缓性麻痹；锥体束被阻断后则引起痉挛性麻痹。神经根受压时，根据其受压程度，可出现相应的肌力低下。按统一固定的标准反复进行肌力检查，可了解损伤部位是否改变，麻痹是否改善或加重。另外，给予一定阻力的反复肌力检查，亦可有助于肌力减退以及有无神经病变的判定。

二、感觉

脊髓丘脑束传导疼痛、温度觉，脊髓丘脑束传导触觉。脊髓、神经根出现病变时首先出现触觉消失，继之为镇痛。反之，神经根的损伤恢复时，痛觉恢复在先，触觉恢复在后。痛觉检查以针刺激为佳，触觉检查以棉球为宜，检查疼觉时要用针轻刺。可反复给予刺激，但不可过快。发现感觉异常部位后，由感觉丧失部位向周围正常部位进行反复检查而确定感觉异常的范围。感觉检查主要根据患者的主观反应，所以要求患者积极配合。

三、反射

牵张反射的反射弧由参与牵张反应的器官、末梢神经、脊髓突触及肌纤维构成。由大脑沿锥体束下降的冲动，对反射有调节作用。一般，反射弧切断后反射消失，神经根本身受压迫时反射减弱，上位运动神经元的反射调节机制丧失后则反射亢进，程度判定时要两侧对比反射的程度。左右对比对于发现是否异常是最直接而实用的方法，对于正确诊断亦是很重要的。脊髓、神经根损伤及周围神经损伤症状体征的区别在于肌力、感觉、反射等。

（康光明　贺宝荣）

参考文献

[1] 李云庆．神经解剖学．第四军医大学出版社，2006：10－55.
[2] 蒋奇永．徐秀林．等长肌力测试的研究与应用．中国组织工程研究与临床康复，2011，15（15）：15－17.

第四节　影像学检查

一、引言

影像学检查在神经脊柱损伤诊断中占有重要地位。脊柱、脊髓的损伤常需影像学检查以明确损伤的位置、类型、程度、范围及具体细节等。X 线是常用的方法。近年来，CT、MRI 的应用，使诊断的可靠性大大提高。尤其是多层螺旋 CT、MRI 的应用，可获得能与解剖形态比拟的逼真图像，为诊断、制定治疗及手术方案、判断预后提供准确、详尽的资料。

二、历史

（一）X 线平片

1895 年 Dr. Wilhelm C. Rontgen 在实验中偶然发现了 X 线。第 2 年，X 线已应用于医学领域。第一张 X 线照片是 Dr. Wilhelm C. Rontgen 拍摄伦琴夫人手部的 X 线照片，伦琴夫人成为接受 X 线照射并成功得到 X 线照片第一人。20 世纪 10～20 年代，出现了常规 X 线机。此后 X 线管、高压变压器、相关的仪器和装置以及人工对比剂的不断开发应用，尤其是体层摄影装置、连续摄影、快速换片机、影像增强器、电视、电影和录像记录系统的应用，到 20 世纪 60 年代，已形成较完整的体系。X 线是医学影像检查的传统手段，是临床上使用最早，也最广泛的影像检查方法，至今 X 线对骨骼系统的诊断仍占重要、主导地位。

（二）脊髓造影

椎管内注射的造影剂可引起较严重的副反应，椎管内注射的造影剂先后经历了油类、酯类、水溶性离子型、水溶性非离子型等类型。水溶性非离子型具有等渗、低毒、流动性好、术后很快吸收及术后无蛛网膜粘连的特点，已取代了水溶性离子型造影剂。

（三）CT

1971 年 Dr. Hounsfield 设计的计算机 X 线体层扫描（computed tomography）成像装置问世，以横断面影像取代了常规 X 线的二维投影影像。1972 年颅脑影像检查的 CT 问世并应用于临床。1974 年 Ledley 设计了全身 CT。随后 CT 迅猛发展，先后出现了螺旋 CT，多排螺旋 CT 和电子束 CT 等。目前通过 CT 扫描可获得脊柱三维立体图像。

（四）MRI

1946 年 Blockh 和 Purcell 分别发现了磁共振（Magnetic resonance）现象。1973 年 Paul Lauterbur 解决了空间定位问题，成功地获得了第一幅水模的二维 MRI 图像。1977 年 Raymond Damadian 等建成第一台全身 MRI 设备，并获得第一幅横断面质子密度图像。随后 MRI 硬件及技术飞速发展。目前，3T 全身 MRI 设备已用于临床。低场 MRI 设备已应用开放型磁体。高性能梯度场、软线圈、相控阵线圈也已应用。功能成像、血管成像有很大进展，现可进行全脊柱成像。

三、现有方法

（一）X 线平片

1. 常规摄正、侧位片，必要时加摄左右斜位片，断层片。怀疑寰枢椎骨折应加摄张口位片。下颈椎可采用球管向足侧倾斜或“仰泳”姿势照侧位片。

2. 投照范围：脊柱损伤节段为中心，要包括相邻区域的定位标志。

（二）脊髓造影（又叫椎管造影）

1. 方法：为显示脊髓和蛛网膜下腔，由颈 1～2 椎体或腰 4～5 椎体水平经皮穿刺注入蛛网膜下腔水溶性非离子造影剂，如易索显、欧乃派克等。造影剂用量为颈、胸段 10～15mL，腰段 7～10mL。在观察前让病人 360°翻动 2～3 次。采取头高位或头低位，在电视下观察造影剂在椎管内流动和分布情况，了解蛛网膜下腔有无梗阻和梗阻的程度及其部位；脊髓受压来自何方。

2. 投照：选择拍摄仰卧位正、侧、左右斜位片及俯卧位片。常可发现骨折处有因充盈缺损的压迫征象，并可分析压迫物的性质和范围。

（三）CT 扫描

1. 检查前工作：除常规准备外，扫描前去除检查部位的饰物和异物，对昏迷和不合作的病人，可适当给予镇静剂。

2. 患者仰卧，颈椎采取头屈曲位，病人双上肢自然平放于身体两侧或腹前。腰椎采取双膝屈曲位。胸、腰椎扫描时双手置于头顶。一般行水平断层扫描。观察脊椎损伤时扫描层面平行于椎体，垂直于椎管，扫描层厚，层间距 5～8mm。必要时采用薄层连续扫描，重建矢、冠状像及进行三维成像。观察椎间盘损伤时，扫描层面平行于椎间盘。扫描层厚颈椎间盘 2～3mm，胸、腰椎间盘3～

5mm。常规进行骨窗和软组织窗观察。需要提出的是颈椎齿状突横形骨折时，图像重建是必需的，水平断层扫描可能漏诊。

3. CT 脊髓造影（CTM）：对于脊椎外伤并有神经功能障碍的病人 CTM 很有用。经皮穿刺注入蛛网膜下腔水溶性非离子造影剂，如易索显、欧乃派克等。造影剂用量颈椎 5～7mL，胸、腰椎8～15mL；浓度 140～250mg/mL。采取头低足高位 10min 或 3～4h 造影剂与脑脊液混合、一部分造影剂被吸收后再扫描，避免造影剂过浓掩盖病变。病人应取头高位，避免造影剂进入颅内。若要观察脊髓空洞，需延时 16～24h 再扫描。

4. 扫描范围：损伤脊柱节段，根据 X 线片定位。具体来说为损伤椎体及上、下椎体。

（四）MRI 扫描

1. 检查方法：病人被合理地安置在扫描床上，在不影响扫描的前提下，应尽量使病人感到舒适，以取得病人良好的配合，避免因扫描时间较长而对成像产生影响。脊柱 MRI 检查以矢状面扫描为主，辅以感兴趣区横断及冠状面扫描。可全面观察脊柱序列，椎体、椎间盘、脊髓的解剖和信号改变，明确脊柱与周围组织的关系及外伤造成的影响。应用合适的表面线圈：颈椎扫描时，需将下颌骨下缘（甲状软骨隆凸处）对准表面线圈中心；胸椎扫描时，需将胸锁关节与剑突连线中点放在表面线圈中心；腰椎扫描时，将脐与剑突连线中心对准表面线圈中心；根据损伤部位中心可适当上、下移动，确保扫描中心、表面线圈中心及磁场中心三心合一。常规应用自旋回波和快速自旋回波序列，必要时应用梯度回波序列、压脂序列，椎管水成像以获取需要的信息。

2. 扫描范围：损伤脊柱节段。

四、现有方法评估标准

（一）X 线平片

1. 平片正常表现：脊柱由椎体和椎间盘组成。颈椎 7 个，胸椎 12 个，腰椎 5 个还有骶尾椎。脊柱有 4 个生理弯曲：颈椎前曲、胸椎后曲、腰椎前曲和骶椎后曲。

（1）颈椎：寰椎呈环状，由前、后弓及侧块组成。前弓后面正中有齿突凹，与枢椎的齿状突相关节。侧块连接前、后弓，上、下各有 1 对关节凹分别与枕髁和枢椎上关节面形成关节。枢椎由椎体向上伸出齿状突，与寰椎齿突凹相关节。在张口位片上，连接寰椎两侧下关节突最外缘的连线称寰底线，通过其中点所做垂线，为寰椎轴线。齿状突寰椎轴线与寰椎轴线相重叠。两侧寰椎外侧距中线的距离相等，同侧关节面相互平行。侧位片上，在枕大孔后缘外板与寰椎前结节下缘做一连线为寰枕线，正常此线通过齿状突，其与齿状突后缘的相交点至寰椎前结节下缘的距离－寰齿间距恰好为寰枕线全长 1/3。成人寰椎前弓后缘与齿状突间的距离不超过 3mm，平均为 2.5mm，儿童不超过 4mm。颈 3～7 椎体呈长方形，相邻椎体间为椎间隙，即椎间盘所在位置，侧位片观察好。下一椎体上面外侧缘向上突起与上一椎体下面的两侧缘构成钩椎关节，正位片显示好。

（2）胸椎：椎体呈长方形，两侧与肋骨相与形成肋椎关节。椎体由上而下依次增大。椎弓板呈对称的薄片状影。椎弓根与椎体重叠，一般呈卵圆形，左右两侧对称，椎弓根间距离由颈 7～胸 9 椎体逐渐减小，自胸 10 椎体又逐渐增大。椎板向后延续在中线合成棘突，在正位片呈致密条状影，大部与椎体相重；侧位片上棘突向后突入软组织中，两侧的椎弓根与椎弓板相重叠。

（3）腰椎：除没有肋骨外，正、侧位片上 X 线表现与胸椎类似。椎体由上而下依次增大，椎弓根间距离亦逐渐增大。

2. 异常观察指标：椎体骨折；骨折类型；椎体脱位（脊柱曲度、序列异常）；骨折片突入椎管；脊柱纵轴扭转（侧方移位）；椎间隙狭窄（椎间盘突出）；椎间隙增宽（前纵韧带撕裂）；椎体附件（关节突、横突、椎弓根、椎板、棘突）骨折；棘突距离增宽（棘间韧带撕裂）；关节突绞锁等。

（二）脊髓造影

1. 脊髓造影正常表现：椎管蛛网膜下腔由高密度造影剂影充填。中央带状低密度影为脊髓，上接延髓，下端止于腰1～2椎体水平。于颈5～6和胸11～12椎体水平分别为颈膨大和腰膨大。正位片可见两侧对称的小三角形突起，为神经根袖。侧位片上高密度造影剂影前缘于椎间盘水平可见浅压迹。

2. 异常观察指标：脊髓压迫；脊髓损伤；脊髓萎缩。

（三）CT扫描

1. CT正常表现：CT可示脊柱包括脊椎、椎间盘、韧带及椎管内结构在内的所有结构。脊椎由椎体、椎弓、椎板、棘突、横突及上下关节突构成。外层是一薄层光整致密的骨皮质，内部是蜂窝状骨松质。椎体由上而下逐渐增大，横断面呈卵圆形，后缘略平直或凹陷，矢、冠状断面呈长方形。横断面上椎间盘亦呈卵圆形，周围密度略高于中央，其CT值约80～120Hu，椎间盘边缘不超过相邻椎体的边缘，其后缘平直或略内凹。椎间关节由上下关节突构成，关节面光整，骨皮质间有2～4mm的关节间隙。除非韧带肥厚、骨化，CT对于韧带的显示逊于骨性结构。脊髓位于椎管中央，CTM可比CT更清楚地显示其形态、结构。硬膜、蛛网膜及下腔表现为脑脊液和骨性椎管间一薄层环状结构。在侧隐窝内可见脊梢的神经根鞘，为直径1～3mm的圆形影。

CT脊髓造影正常表现：蛛网膜下腔由高密度造影剂影充填，脊髓呈低密度影居于中央，可见水平走行的神经根梢和其中条状低密度神经根，马尾神经呈规则排列的多个圆点状低密度影。

2. 异常观察指标：椎体骨折及类型；脱位情况；骨折片突入椎管；椎管狭窄及原因；韧带结构损伤；外伤性椎间盘突出；椎管内容物损伤（硬膜撕裂、神经根撕脱）及血肿形成；脊髓压迫；脊髓损伤（水肿、挫伤、血肿形成甚至横断）；椎旁情况（胸腹腔出血）；外伤后脊髓空洞、脊髓萎缩。

（四）MRI扫描

1. 正常脊椎MRI信号特点：椎体周缘骨皮质含氢质子少呈低信号，内部骨松质因富含黄骨髓（脂质含量高），T1加权像呈高信号，T2加权像呈等信号，压脂序列呈低信号。椎体附件信号与椎体信号类似。椎间盘T1加权像呈均匀等信号，有时中部髓核信号较周围纤维环略低，T2加权像呈高信号。随着年龄增长，椎间盘含水量减少，T2加权像上信号逐渐减低。关节突软骨为低或等信号。硬膜外腔为骨性椎管与硬脊膜之间的腔隙，其内含有脂肪、韧带、血管及神经等。其中等信号的神经根在高信号的脂肪衬托下显示清楚。黄韧带含有大量弹性蛋白，信号较前、后纵韧带高。前纵韧带、后纵韧带呈低信号，与椎骨骨皮质、椎间盘的纤维环外层难以区分。硬脊膜与贴附于其内的蛛网膜构成鞘膜，MRI难以显示，增强扫描鞘膜强化呈高信号。蛛网膜与脊髓表面的软脊膜之间为蛛网膜下腔，其内充满脑脊液，T1加权像呈低信号，T2加权像呈高信号。脊髓呈等信号，在T1加权像上比脑脊液的信号高，在T2加权像上比脑脊液的信号低，两者形成良好对比，利于脊髓病变的观察。脊髓灰质在T1加权像上比白质信号高，在T2加权像上比白质信号低，横断面上灰质影像呈蝴蝶形。马尾神经信号与脊髓信号类似。

2. 异常观察指标：骨与韧带损伤；外伤性椎间盘突出；椎管内损伤细节（硬膜囊撕裂，神经根撕脱）；脊髓挫伤、水肿；脊髓横断、半切；脊髓血肿（脊髓内、硬膜下及硬膜外血肿及压迫脊髓情况）；外伤后脊髓空洞、脊髓萎缩。

五、适用范围

（一）X 线平片

脊柱损伤的 X 线平片检查必不可少，如骨性结构异常（最主要是骨折和脱位）往往通过平片就能作出明确诊断。如果临床情况允许，同时采用过屈、伸位平片或荧光 X 线电影，韧带损伤亦能显示。

（二）脊髓造影

临床用于诊断急性脊椎外伤和指导治疗已有很长时间。对于外伤累及椎管内脊髓的病人，尤对脊髓或者脊神经受压症状、椎管梗阻者有重要意义。

（三）CT 扫描

对于脊柱外伤病人，CT 并非首选检查方式。当基本 X 线检查有怀疑须证实时，CT 检查是很有用的。

（四）MRI 扫描

脊柱外伤病人怀疑脊髓损伤者，首选 MRI。它能早期发现骨挫伤和不完全性骨折，是唯一能够直观地显示脊髓损伤及韧带撕裂的影像学检查方法，是无骨折、脱位型脊髓损伤的诊断依据。

六、禁忌范围

（一）X 线平片

一般无明显禁忌，早期妊娠孕妇、儿童等 X 线敏感人群不建议使用。

（二）脊髓造影

急性蛛网膜下腔出血、颅内高压、造影剂过敏、穿刺部位感染、严重肝肾功能不全等不能做脊髓造影。

（三）CT 扫描

孕妇禁做 CT 扫描。儿童和辐射敏感部位须作有效防护。

（四）MRI 扫描

病人装有心脏起搏器，动脉瘤用银夹结扎术后，体内有铁磁性或电子镫骨植入物者严禁进入磁体间；体内有颈动脉窦起搏器、胰岛素泵、神经刺激器、导联线、非铁磁性镫骨植入物、耳蜗植入物、体部止血钳、生理依赖性监测器及在高场 MRI 中有可能开裂的修补后的心脏瓣膜或疑有金属异物者亦禁做 MRI 扫描；妊娠 3 个月内应避免 MRI 检查。

七、效果判定及相关进展

（一）X 线平片

X 线发现伊始即应用于临床，开始阶段，X 线仅应用于密度差别较大的骨折和体内异物的诊断，后来才逐步应用于人体各部分的检查。X 线是医学影像检查大家庭中的一名老成员，至今仍是基本的、有效的影像检查手段之一。在影像诊断中，特别是对骨骼系统的诊断，仍占有重要的主导地位。对于许多脊椎外伤患者，普通平片常过低估计损伤程度。使用薄层轨迹断层，将能显示许多平片未能显示的骨折，或无鲜明影像的高位颈椎和颈胸连接部的变化。高质量的断层使35%的病人改变了治疗措施。薄层轨迹断层对判定脊椎骨折尤其脊椎爆裂骨折、固定术后骨愈合、假关节形成、齿状突病变均较常规平片有优势，但应与X线平片做对比观察。随着计算机数字化成像技术的快速发展，20世纪80年代出现了计算机X线摄影技术（CR），90年代又出现了直接数字化X线摄影技术（DR），具有图像后处理功能，可进行图像处理、存档、传输，与传统平片相比，图像清晰、结构层次丰富、对比度好且X线曝光量明显减少，仅为传统平片投照量的1/5～1/10，这对儿童来说是非常重要的。而且计算机X线摄影技术可做床旁摄影，这一点对于脊柱创伤的病人在体位、固定器材和投照条件不能完全规范的情况下，计算机X线摄影系统可以提供满足诊断要求的图片。

（二）脊髓造影

随着MRI的普及应用，脊髓造影因本身的缺陷其应用在逐渐减少。

（三）CT扫描

1. CT平扫：为体层图像，图像清晰，解剖位置确定，空间分辨力较高。CT能显示脊柱尤其是椎管的外伤改变，在横断面上看到骨性椎管、椎管内结构及椎旁结构，并可进行矢、冠状图像重建。不改变病人体位，就能得到多方位断层图像，这是CT优于常规断层的地方。还可薄层扫描观察椎管细节。因颈1、2椎体结构特殊且颅颈部枕－寰－枢关系复杂，特以颈椎为例说明：轴位图可示寰椎、枢椎、齿状突骨折，寰枕脱位、寰枢脱位，椎体骨折，附件骨折。重建矢状图示椎体压缩程度，椎管序列，突进椎管的骨折片和骨折定位，冠状图示椎体高度改变，椎弓矢状骨折。这些大大弥补了X线平片的不足。蛛网膜下腔内注入造影剂，可清楚评估神经结构损伤。

2. 三维成像：螺旋CT的出现，使三维成像成为可能。采用薄层连续或重叠扫描并借助计算机处理可获得三维立体图像，比二维图像具有更高的诊断价值，常用于脊柱部位的检查，特别是危重的急诊外伤病人。对包括脊柱在内的复杂解剖部位的病损提供精确定位及细节表现，尤适用于解剖结构复杂部位骨折、脱位的显示，三维成像可获得与解剖形态比拟的逼真图像，可示骨折全貌，尤其对隐匿部位的复合性骨折有优势。对于局部骨质缺损、椎管内有无游离骨片、游离骨片的数目及位置、脱位程度的显示，测量椎管内径、关节间隙、神经根管管径优于常规摄片。三维成像可提供较平片、CT更多的信息，可助临床医生了解详尽的损伤细节，判断创伤形成机制，选择最佳手术及治疗方案，并进行术后评估。螺旋CT仿真内窥镜技术用于骨性椎管的内表面的立体成像。

（四）MRI扫描

不用变换体位，不用重建，MRI就可直接获得横断、矢状、冠状面及任意方位的断面图像。而且成像范围长，图像清晰，解剖位置确定，对比度分辨率高。从不同角度直观地从三维空间上观察组织结构及其病变。亚毫米级空间分辨力便于定位。

1. MRI平扫：显示脊柱脊髓及周围软组织优于X线平片、X线断层片及CT。对脊髓损伤后遗症和合并症脊髓受压移位、软化囊变、脊髓空洞形成、脊髓萎缩、蛛网膜粘连等显示效果亦好，且能根据脊髓损伤信号特点判断预后。

2. MRI脊髓造影：不用注射造影剂，运用MRI成像技术，可获得类似脊髓造影的图像。图像中蛛网膜下腔脑脊液表现为高信号，脊髓、脊神经为等信号，周围背景为低信号，对比鲜明。可观察椎管内的结构和病变，与常规MRI结合可获得椎管内病变的更多信息。MRI对脊髓的密度分辨率明显高于椎管内造影CT，有望取代有创的脊髓造影和脊髓造影CT检查。

八、相关要点

（一）X 线平片

1. 优点：经济，简便易行；投照范围大，可观脊柱全貌，脊柱复合损伤不易漏诊。

2. 缺点：影像重叠，不能显示脊椎损伤与相邻结构的空间关系；密度分辨率低。

3. 注意事项：小心、正确搬动病人，中线对准脊柱损伤节段摄正、侧位片。切勿硬性搬动造成进一步损伤。

（二）脊髓造影

1. 优点：检查范围大；对椎管梗阻，椎管内粘连的显示有优势。

2. 缺点：有创；只显示病变的边缘，不能显示病变本身改变；只显示椎管梗阻部位，不能显示梗阻范围。

3. 注意事项：现在应用的造影剂均为易索显等含碘水溶性非离子造影剂，具有等渗、低毒、流动性好、能够通过较狭窄区显示病变的范围和形态、术后很快吸收及术后无蛛网膜粘连的特点。但仍潜在存在造影剂过敏的危险性，须注意预防并作好过敏反应发生后的急救准备。

（三）CT 扫描

1. 优点：为断层图像，密度分辨率高，且能显示脊椎与周围结构的关系。

2. 缺点：有骨伪影；椎管内脊髓、神经根等软组织的显示欠佳，需借助脊髓造影（CTM）。

（四）MRI 扫描

1. 优点：多参数、多方位成像；无辐射，无骨伪影，软组织分辨率高；不用造影剂可显示血管。

2. 缺点：对钙化不敏感；成像慢。

3. 注意事项：扫描前去除扫描部位所有金属物品，保持体位不动；颈椎扫描避免吞咽动作且要固定好头部；对于年幼和不合作的病人，扫描前给予镇静剂，避免运动伪影影响图像质量。少数病人会出现幽闭症，应停止 MRI 检查。

九、相关进展

（一）X 线平片

许多脊椎外伤患者，普通平片常过低估计损伤程度。使用薄层轨迹断层，将能显示许多平片未能显示的骨折，或无鲜明影像的高位颈椎和颈胸连接部的变化。高质量的断层使 35% 的病人改变了治疗措施。薄层轨迹断层对判定脊椎骨折尤其脊椎爆裂骨折、固定术后骨愈合、假关节形成、齿状突病变均较常规平片有优势，但应与 X 线平片做对比观察。随着计算机数字化成像技术的快速发展，20 世纪 80 年代出现了计算机 X 线摄影技术（CR），90 年代又出现了直接数字化 X 线摄影技术（DR），具有图像后处理功能，可进行图像处理、存档、传输，与传统平片相比，图像清晰、结构层次丰富、对比度好且 X 线曝光量明显减少，仅为传统平片投照量的 1/5～1/10，这对儿童来说是非常重要的。而且计算机 X 线摄影技术可做床旁摄影，这一点对于脊柱创伤的病人在体位、固定器材和投照条件不能完全规范的情况下，计算机 X 线摄影系统可以提供满足诊断要求的图片。

（二）脊髓造影

随着 MRI 的普及应用，脊髓造影因本身的缺陷其应用在逐渐减少。

（三）CT 扫描

1. CT 平扫：CT 能显示脊柱尤其是椎管的外伤改变，在横断面上看到骨性椎管、椎管内结构及椎旁结构，并可进行矢、冠状图像重建。不改变病人体位，就能得到多方位断层图像，这是 CT 优于常规断层的地方。还可薄层扫描观察椎管细节。因颈 1、2 椎体结构特殊且颅颈部枕 - 寰 - 枢关系复杂，特以颈椎为例说明：轴位图可示寰椎、枢椎、齿状突骨折，寰枕脱位、寰枢脱位，椎体骨折，附件骨折。重建矢状图示椎体压缩程度，椎管序列，突进椎管的骨折片和骨折定位，冠状图示椎体高度改变，椎弓矢状骨折。这些大大弥补了 X 线平片的不足。蛛网膜下腔内注入造影剂，可清楚评估神经结构损伤。

2. 三维成像：螺旋 CT 的出现，使三维成像成为可能。该技术适用于解剖结构复杂部位骨折、脱位的显示，特别是危重的急诊外伤病人，常用于脊柱部位的检查。三维成像可获得与解剖形态比拟的逼真图像，可示骨折全貌，尤其对隐匿部位的复合性骨折有优势。对于局部骨质缺损、椎管内有无游离骨片、游离骨片的数目及位置、脱位程度的显示，测量椎管内径、关节间隙、神经根管管径优于常规摄片。三维成像可提供较平片、CT 更多的信息，可助临床医生了解详尽的损伤细节，判断创伤形成机制，选择最佳手术方案，并进行术后评估。螺旋 CT 仿真内窥镜技术用于骨性椎管的内表面的立体成像。

3. MRI 对脊髓的密度分辨率明显高于椎管内造影 CT，而且无创，CTM 已逐步被 MRI 取代。

（马晓文）

参考文献

[1] 王云钊．骨关节创伤 X 线诊断学．北京：北京医科大学，中国协和医科大学联合出版社，1994：26－46.

[2] 高元桂，蔡幼铨，蔡祖龙，等．磁共振成像诊断学．北京：人民军医出版社，1993：56－72.

[3] 袁仁松，刘广月，傅长根，等．临床影像技术学．南京：江苏科学技术出版社，2013：44－50.

[4] 张雪林，陈贵孝．脊柱和脊髓 CT 诊断．成都：成都科技大学出版社，2012：19－32.

[5] 江浩．骨与关节 MRI 检查．第一版．上海：上海科学技术出版社，2010：15－24.

[6] 张雪哲，洪闻，卢延，等．MR 脊髓成像术的临床应用．中华放射学杂志，2008（31）：239.

[7] 袁慧书，叶立娴，刘晓光．磁共振脊髓造影影像分析．中国医学影像技术，2011（15）：183.

[8] 朱锡旭，陈君坤，吴新生，等．MR 椎管造影的影像学表现．临床放射学杂志，2010（18）：728.

[9] 徐俊玲，史大鹏，毛小明，等．脊柱后侧韧带群损伤的 MRI 诊断．实用放射学杂志，2012（16）：294－296.

[10] 陈明，叶云娴．急性颈椎外伤的 CT 诊断与评价．中华放射学杂志，2012（7）：449－452.

[11] 李均强，李坤成．脊髓损伤的 MRI 诊断．实用放射学杂志，2014（10）：450.

[12] 侍德，赵林，吴菊，等．CT 扫描在脊柱、脊髓损伤中的应用价值（附 115 例报告）．中华创伤杂志，2012（8）：201.

[13] 卢光明，陈君坤，许健，等．MRI 对急性脊髓损伤的评价．中华放射学杂志，2007（31）：250.

[14] 袁明远，陶晓锋，贾连顺，等．慢性脊髓创伤的 MRI 表现．临床放射学杂志，2011（20）：578.

[15] Corr P, Govender S. The role of magnetic resonance imaging on spinal trauma. Clin Radiol, 2015（54）：629－635.

[16] Jeffrey R, MRI of the spine. 2rd. Philadelphia：Lippincott Williams & Wilkins, 2014, 452－559.

[17] Khanna S, Singh G, Kumar N. Role of computed tomography in spinal trauma. Jlndian Med Assoc, 2015（97）：486－488.

第五节 神经电生理检查

一、引言

神经电生理检查中神经损伤分类分为神经失用、轴索的断伤、神经断裂。神经失用：神经外膜和神经轴索均完整，传导功能暂时丧失。轴索断伤：神经外膜完整，神经轴索部分或完全断裂，运动和感觉功能部分或完全丧失。神经断裂：神经连续性中断，运动和感觉功能完全丧失。

二、现有方法

（一）肌电图检查

肌电图检查被认为是临床体格检查的延伸，是一种测定运动系统功能的手段。肌电图是诊断神经和肌肉疾病的一项有效方法，检查过程中通过对针极插入肌腹时、肌肉放松时、轻收缩时、重收缩时的肌电活动的记录和综合分析，来判定神经和肌肉的功能状态。可以区别神经源性疾病和肌源性疾病；可帮助骨科医师确定神经损伤和神经压迫症的存在，判定损伤的程度、部位、判定神经再生以估计预后，是神经吻合术后是否再生的最好指标。

（二）神经传导速度测量

在广义的肌电图检查中神经传导速度的测量是不可缺少的，神经传导速度（nerve conduction velocity，NCV）的测定是评价周围神经功能的一种客观、可靠的检测方法。它对了解病情的严重程度、病变的部位以及鉴别轴索性损害与脱髓鞘性损害均有很大帮助。由于神经解剖不同，对不同神经测定的方式也有所不同，但其具有相同的原则。

（三）其他电生理检查

其他电生理检查的项目如用于了解近段神经传导功能的 F 波、对 S1 神经根损害有独特诊断价值的 H 反射及体感诱发电位（SEP）、皮节体感诱发电位（DSEP）、运动诱发电位（MEP）都可作为周围神经损伤电生理诊断依据之一。

三、效果判定

（一）肌电图检查

1. 正常肌电图：

（1）针极插入及肌肉放松时的肌电图：当针极插入肌肉时可见瞬间消失的电位，为正常的插入电位。常常是由针极的机械刺激或触及运动终板而诱发出的波幅在 100μV 以下，时限 1～3ms 的电活动，持续时间平均 300ms。针极触及到运动终板时扬声器上可听到“海啸”样声音，病人痛感加重，终板电位波形呈负相，当针极移开时消失。这些特征有助于同形态相似的纤颤电位识别。

肌肉放松时为电静息。正常肌肉完全放松时无自发电活动，不出现肌电位，在示波器上呈直线。

（2）运动单位电位：当肌肉随意收缩时，用同心针电极记录的动作电位称运动单位电位，它表示一个脊髓前角细胞所支配的一组肌纤维兴奋，协同收缩所综合产生的肌电位。通过观察不同运动单位电位的时限、波幅（电压）、波形等多种指标来判断神经和肌肉的功能性状。

①时限：运动单位电位的时限是指运动单位变化的总时间，用“ms”表示，它是反映电位偏离基线到返回基线的一个时间过程。运动单位电位时限主要由运动终板在解剖上分布位置不同，造成肌纤维动作电位传到电极的时间有所不同而决定的。时限一般为5～15ms之间，不同年龄、不同肌肉时限也不同，年龄越大，时限越宽。同一块肌肉可引出不同运动单位的电活动，测得的时限均可不同，为了进行比较，常需计算20个运动单位电位的平均值，与自己实验室正常值比较。

②波幅（电压）：运动单位电位波幅是由最接近针极的少数肌纤维决定的，用电压（μV或mV）表示，一般为200～2000μV。距离越近，肌纤维数量越多，电压越高，反之则电压越低。同一肌肉动作单位电位电压也存在差别，所以也需要计算20个不同运动单位电位电压平均值。由于运动单位电位电压受技术操作和受试者配合程度影响较大，故其诊断价值小于电位时限。

③波形：运动单位电位的波形由偏离基线的次数决定。根据多少分为单相、双相、三相、四相及多相，分别为离开基线1次、2次、3次、4次及5次以上（用百分比表示，一般正常为12%以下）。

（3）肌肉不同程度用力收缩时的肌电图：正常状态下，每块肌肉都有数百上千个运动单位，肌肉不同程度用力收缩时参加收缩的运动单位数量及放电频率不同，表现各种不同波形。

①单纯相：当肌肉轻度用力收缩时，只有一个或几个运动单位兴奋，参加收缩，肌电图上描绘出起止点清晰，可相互分离的一个个运动单位电位，此型称为单纯相。

②混合相：当肌肉中等程度用力收缩时，参加收缩的运动单位数量及放电频率相应增加，肌电图上可见到有些电位间相互重叠干扰不可分离，有些电位仍清晰可见，可分离出单个运动单位电位，此型称为混合相。

③干扰相：当肌肉最大程度用力收缩时，参加收缩的运动单位数量及放电频率达到最大值，运动单位电位相互重叠，不能分离出单个波形，此型称为干扰相。正常人大多数情况下最大程度用力收缩时（重收缩）应达到干扰相，但在配合程度欠佳时（如用力动作不当、惧痛）不易获得干扰相波形而呈现混合相。

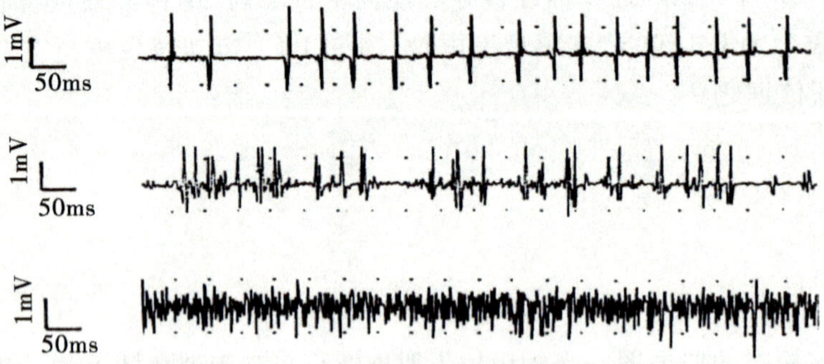

用力收缩时的肌电图

2．异常肌电图：

（1）针极插入时：

①插入电位减少或消失：提示有肌纤维数量的减少或严重的肌肉兴奋性障碍所致。前者见于严重的肌萎缩和肌肉的纤维化，萎缩的肌纤维被脂肪组织、结缔组织充填，进针时有明显的阻涩感。后者见于周期性麻痹发作期的病人。

②插入电位延长：针极插入肌肉时引起电位排放，当针极移动仃止时电位并不立即消失，但其数量、频率逐渐减小而致消失。当再次移动针极时又可激发出现上述电位，称为插入电位延长。插

入电位延长是肌膜兴奋性增高的结果，常与肌肉失神经状态、肌强直、肌炎有关。插入电位延长多由纤颤电位和正相电位组成，也可由束颤、正常运动单位电位组成。

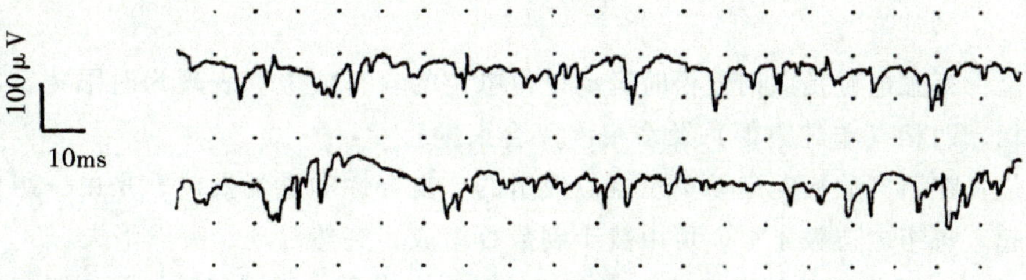

插入电位延长

③肌强直电位：肌强直电位是插入电位的一种特殊形式，是针极插入挪动时猝发的高频放电，扬声器上伴有摩托车发动时的特征性声音，是肌强直综合征即先天性强直症、萎缩性肌强直症、先天性副肌强直症的重要电生理诊断指标，广泛见于有临床症状和无临床症状的肌肉，也可见于高钾性周期性麻痹、肌炎等。

（2）肌肉放松时：可见各种自发电位。

①纤颤电位：纤颤电位是肌肉放松时肌纤颤自发性收缩产生的电位。一般在肌肉失去神经支配或肌肉变性 2～3 周后“自发”地出现，肌电图上可见到一种短时限（时限 $<3ms$）、低电压（电压 $<300\mu v$），波形呈单相或双相起始波为正的小电位。

纤颤电位在正常肌肉中偶然也有出现，有学者研究 4.3% 的正常人可在某一处发现少数几个纤颤电位。这样在局部某一处出现几个纤颤电位不能认为是异常，必须在两处以上出现纤颤电位才可确认为异常改变。

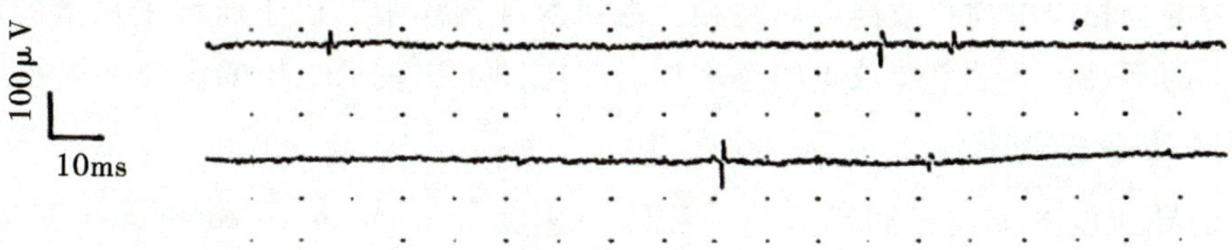

纤颤电位

②正相电位（正锐波）：正相电位是肌纤维自发性异常放电的另一种形式，波形初始为正相，其后接着是一个负相迤迨，故又称正锐波。该电位波形特殊、稳定，常常尾随针极插入电位之后单个或成串出现，极好辨认。

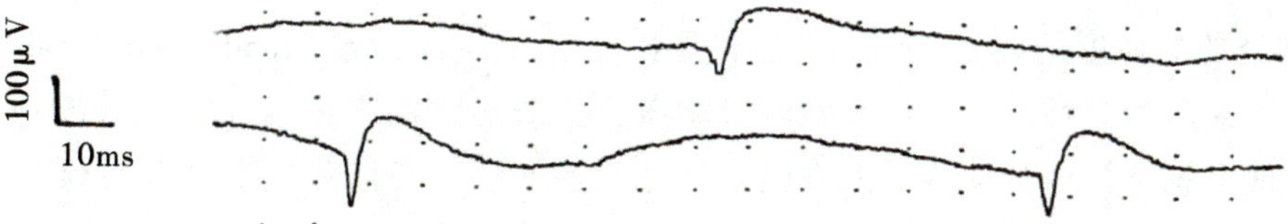

正相电位

有人认为纤颤电位是单个肌纤维自发性放电的结果，正相电位是一组肌纤维自发性放电的结果。纤颤电位和正相电位常常是同时出现，都可出现在去神经支配的肌肉中（损伤 2－3 周后出现），在神经源性病中常被称为失神经电位，但它不是神经损害所特有的征象。在肌源性疾病中也可出现纤颤电位和正相电位，如萎缩性肌强直、肌炎、进行性肌营养不良症等，可能与肌纤维膜的代谢功能有关。也有学者认为是由于肌肉坏死后神经末梢继发性病变所引出。因此，不能单独以纤颤电位和正相电位的出现作为神经源性与肌源性疾病的鉴别诊断依据，需结合其他肌电检查指标综合判断。

③束颤电位：束颤电位是肌肉放松时运动单位电位的自行放电。表现为时限宽、电压高、波形不一，可呈三相、四相（单纯束颤）及多相（复合束颤）。

④群放电位：在肌肉放松时运动单位电位成组的，复合性的重复发放，是由一组肌束或肌群自发性收缩而引起。每组电位数不等，可由数十到数百组成，突然出现、突然消失。

（3）轻收缩时：轻收缩时观察运动单位电位的时限、电压。不同年龄、不同肌肉的运动单位电位时限、电压正常值不同，各实验室都有自己所参考的正常值。为了更加准确，我们对每块肌肉求得 20 个运动单位电位时限、电压的平均值，这一平均时限若较正常值延长或缩短 20% 均有异常意义。平均时限延长为神经源性病改变，如运动神经元病、脊髓灰质炎、周围神经病等；平均时限缩短为肌源性病改变，如多发性肌炎、皮肌炎、进行性肌营养不良症、萎缩性肌强直症等。运动单位电位电压变异较大，影响因素较多，诊断价值不及平均时限。但在脊髓前角细胞（如运动神经元病）及陈旧性周围神经损伤疾病时电压常增高显著，可见巨大电位（电压 >5mV），易区别于肌源性疾病和其他疾病。多相电位增多是肌电图异常的指标之一。正常肌肉多相电位不超过 12%。在肌源性疾病中由于肌纤维坏死或结缔组织代替，收缩时不能同步，造成时程上分散，多相电位增多，肌纤维数量的减少又形成短时限、低电压的多相电位。在神经再生早期也可见到短时限、低电压的多相电位。神经源性损害时，由于神经的芽生表现为长时限的多相电位。

（4）重收缩时：正常情况最大力收缩时运动单位电位数量和放电频率最大，肌电图上呈干扰相。在神经源性疾病中，当各种原因使肌肉失去神经支配时造成运动单位电位数量减少，此时大力收缩时仅表现为混合相或单纯相或高频单纯相。在肌源性疾病中，由于肌纤维数量的减少，肌肉收缩时为代偿肌力的不足，运动单位放电频率增加，肌电图上出现低电压的病理干扰相。

（二）神经传导速度测量

1. 动神经传导速度的测定：测定运动神经传导速度（motor nerve conduction velocity，MNCV）时，将表面电极刺激器置于欲测定神经的神经干上，两刺激点相隔一定距离（一般不少于 10cm），一端为近端刺激点，一端为远端刺激点。给予超强刺激，在该神经支配的远端肌肌腹上记录到 2 个复合肌肉动作电位（CMAP），并分别测出刺激开始到动作电位开始出现的时间（潜伏期），测定两刺激点间的距离代入下列公式，即可求得该段的运动神经传导速度。

$$\text{运动神经传导速度（MNCV）（m/s）}=\frac{\text{近端刺激点与远端刺激点间的距离（mm）}}{\text{近端刺激时 CMAP 潜伏期 - 远端刺激时 CMAP 潜伏期（ms）}}$$

2. 感觉神经传导速度的测定：感觉神经传导速度（sensory nerve conduction velocity，SNCV）测定分为顺向法和逆向法。顺向法是用环状电极刺激手指或足趾的末梢神经，在近端神经干上记录的方法，顺应生理上感觉神经冲动传导的方向，反之为逆向法。目前临床上多采用顺向法。

潜伏期测量是从刺激开始到诱发的感觉神经动作电位的第一个阳性波，用刺激点与记录点之间的距离除以潜伏期而得到感觉神经传导速度。由于感觉神经动作电位波幅低，因此检测中应用较大的放大倍数（5～10μv/cm），并应用平均叠加技术。

（三）应对策略

1. 肌电图检查在周围神经损伤诊断中的临床意义：

(1) 周围神经损伤的电生理改变特点：

①正常肌电图：放松时呈电静息，不出现纤颤、正相电位；轻收缩时运动单位电位时限、电压正常；重收缩时运动单位电位数量正常。CMAP、SNCV 均正常。

②神经功能障碍：神经损伤 2～3 周后，放松时无自发电位，轻收缩时无运动单位电位或只出现少量运动单位。通过损伤部位的诱发电位波幅明显降低，提示有神经失用。如果解除病因，神经可在几天或几周后恢复。

③不完全失神经支配：神经损伤 2～3 周后，放松时出现自发电位；轻收缩时运动单位电位形态各异，可见到新生电位、再生电位。提示临床有轴索断伤，或损伤后出现神经再生，无神经断裂。

④完全失神经支配：神经损伤 2～3 周后，放松时出现大量自发电位；轻收缩时无运动单位电位出现，不能诱发出 CMAP。提示有严重轴索断伤或神经断裂。

(2) 臂丛、腰丛、骶丛神经损伤的电生理改变特点：脊神经在椎间孔处分出后支支配椎旁肌肉，通过椎旁肌肉的电生理检测，可以提示进椎间孔的根性损伤或根性撕脱而导致异常。

①不全损伤：相应神经根及其分支支配肌群肌电图有自发电活动，有少量运动单位电位存在，可诱发出 CMAP，但波幅降低，传导速度可减慢。

②完全损伤：相应神经根或其分支支配肌肉 EMG 有大量自发电活动，无运动单位电位，电刺激无 CMAP。

③根性撕脱伤：相应椎旁肌可见自发电活动，相应神经根及其分支支配肌肉有大量失神经改变，无运动单位电位，电刺激无 CMAP，不能诱发出体感诱发电位（SEP），但可以有感觉神经动作电位（SNAP）。

(3) 臂丛神经节前与节后损伤的电生理鉴别要点：臂丛神经根性损伤分为椎孔内的节前损伤和椎孔外的节后损伤。节前损伤是指颈神经根在脊髓部位的丝状结构断裂，不仅没有自行愈合的能力，也没有通过外科手术直接修复的可能，需及早进行神经移位术，而节后的损伤与一般周围神经相同。故两者鉴别对临床有着重大意义。由于感觉神经节在丝状结构的远端，感觉神经纤维仍能从神经节中的神经元获得轴浆流，因而 SNAP 存在，而皮层的 SEP 由于后根丝状结构的断裂而消失。

①节后损伤表现为 SNAP 存在，SEP 存在；或 SNAP 消失，SEP 消失。

②节前损伤表现为 SNAP 存在，SEP 消失。

(4) 神经根压迫征的电生理改变特点：

①受压神经根支配的椎旁肌及相应的肢体肌肉可见自发电活动。

②肢体运动、感觉神经传导速度一般正常，严重受累的神经根支配的肌肉动作电位波幅可降低。神经传导速度一般正常。

③受累神经根 DSEP 潜伏期可延长，波幅可降低，波形分化欠佳，严重受累时可消失。

④受累神经根 MEP 潜伏期可延长，波幅可降低，波形分化欠佳，严重受累时可消失。

(5) 神经嵌压综合征的电生理改变特点：

①受嵌压神经支配的肌肉可见自发电活动，如病程较长，轻收缩时运动单位电位时限可增宽、电压增高，重收缩时运动单位电位数量减少。

②嵌压后神经脱髓鞘，致使病损段传导速度减慢或神经传导阻滞，复合肌肉动作电位（CMAP）、感觉神经动作电位（SNAP）潜伏期可延长，波幅降低，波形离散。

(6) 神经再生时的电生理改变特点：在神经损伤恢复期时运动单位电位有多种形态变化。

①新生电位：神经恢复早期轻收缩时可见短时限、低电压电位或由此组成的多项电位（短棘波

多项电位)，说明有新生的轴突长入终板，支配了少数肌纤维。

②复合电位：随着神经的再生，新生的轴突支配的肌纤维数量逐渐增多，出现时限宽、电压高、多相电位增多的运动单位电位。

③再生电位：神经再生过程中，由于侧枝支配，同步收缩的肌纤维形成了巨大的运动单位电位，不能同步的在其后形成短棘波的拖迫。

(7) 陈旧性周围神经损伤的电生理改变特点：长达数年的神经损伤部分恢复时出现时限宽、电压高的运动单位电位，重收缩时可出现高频单纯相。

(8) 失用性肌萎缩、神经源性、肌源性肌萎缩电生理改变特点：

①失用性肌萎缩的正常肌电图表现有别于神经源性与肌源性肌萎缩。

②神经源性肌萎缩插入电位正常或延长；放松时纤颤电位，正相电位增多，可见束颤电位；轻收缩时出现时限宽、电压高的运动单位电位；重收缩时运动单位电位数量减少。

③肌源性肌萎缩插入电位正常，但多发性肌炎可见延长，可有肌强直电位；放松时可见纤颤电位，正相电位；轻收缩时出现时限短、电压低的运动单位电位，短棘波多相电位增多；重收缩时呈病理干扰相。

2. 运动神经和感觉神经传导异常的临床分析：

(1) 运动神经传导异常：

①诱发电位波幅明显降低、传导速度正常或接近正常。常发生于损伤头几天，跨越损伤处诱发电位波幅降低，可能是神经失用或轴索断伤早期运动神经传导速度正常。此时期难以对两者进行鉴别，必须连续观察，几天或几周后神经传导功能恢复，诱发电位波幅恢复者为神径失用，而随远端轴索变性、病灶远近端诱发电位波幅均明显降低者为轴索断伤。

②诱发电位波幅正常、传导速度明显减慢、潜伏期延长。常见于脱髓鞘病变。

③诱发电位波幅下降、传导速度减慢、潜伏期延长。常见于严重的轴索损害和脱髓鞘改变。快传导纤维的轴索严重变性时波幅小于正常值一半以上，传导速度减慢、潜伏期延长。如果波幅在正常值一半以上，而传导速度显著减慢，不足正常均值的一半，提示是脱髓鞘病变。

④无反应。传导速度测不出，为绝大多数神经纤维受损而不能通过传导。此时要注意鉴别是神经失用还是神经完全断伤。受伤 1 周内两者远端传导都可能正常，但第 2 周以后断伤的神经远端因瓦氏变性而不能传导神经冲动，而神经失用时连续观察肌肉动作电位波幅逐渐提高，恢复传导，所以对神经传导的检测应选择合理、有效的检查时机。

(2) 感觉神经传导异常。感觉神经传导速度异常的临床分析与运动神经十分相似，轴索断伤时诱发电位波幅明显下降，脱髓鞘病变时传导速度可明显减慢。周围神经的感觉动作电位 (SNAP) 正常与否可作为神经根、神经丛和周围神经受损的鉴别要点。感觉神经的退行性变只是在后根节结以下受损时出现，如臂丛或周围神经受损时感觉动作电位波幅减小，而颈神经根病变及臂丛的根性撕脱时感觉动作电位正常。

四、相关要点

1. 肌电图检查时无固定检查程序，需结合临床制定检查方案，选择检查部位，要求检查者必须熟悉神经系统解剖知识，有一定的临床工作经验。

2. 肌电图检查属针极介入性、配合性检查。要求受检者神智清、能配合。有传染性、出血性疾病的患者不做或慎做。

3. 肌电必须观察“四态”下的电位变化。针极插入时、肌肉放松状态、肌肉轻收缩状态、肌肉重收缩状态的电位变化。即针极插入电位是否减少或延长；放松时有无自发电位；轻收缩时运动单位电位时限、电压、波形，属肌源性改变还是神经源性改变；重收缩时运动单位电位数量和发放频率如何，是干扰相、混合相还是单纯相。结果需结合临床、病理以及其他电诊断的结果综合分析、判断，不可单独以一项异常指标作出临床定性。

4. 肌电图只能反映脊髓前角细胞以下的运动系统功能，即脊髓前角细胞、神经、神经肌肉接头、肌肉的电生理改变，不能作病因学诊断。

5. 神经损伤2～3周以后为肌电图检查有效时间。肌肉失神经支配后，纤颤电位、正相电位并非出现在受损当时，而常在病损2～3周后才能出现，这与神经轴索退行性变所需的时程有关。

（齐华光）

参考文献

[1] 汤晓芙．神经系统临床电生理学．北京：人民军医出版社，2012：24－111.

[2] 卢祖能．实用肌电图学．北京：人民军医出版社，2011：188－380.

[3] 潘映福．临床诱发电位学．北京：人民军医出版社，2009：125－161.

[4] 张凯莉．临床实用神经肌电图诊疗技术．上海：复旦大学出版社，2014：42－74.

[5] Chen ZY，Xu JG，Shen LY. Phrenic nerve conduction study in patients with Traumatic brachial plexus palsy. Muscle Nerve，2015，24（10）：1388.

[6] Kimura J. Electrodiagnosis in diseases of nerve and muscle. Principles and practice. 3nd ed. Philadelphia. 2014：1231.

第六节 神经损伤的治疗原则

一、治疗原则

对于周围神经损失的修复，原则上应尽早修复，因为神经损伤的治疗具有一定的时效性，损伤后时间过长，神经中板结构，包括运动中板和感觉中板会发生蜕变，纤维化、斑痕化，如在这之后，即使进行了有效的神经修复，可能也达不到正常的、有效的临床结果。因此，周围神经损伤应该争取尽量一期修复，如果一期修复结果不佳，也应该争取尽早进行二期修复。同时，决定神经损伤的修复效果，时间不是绝对的因素，还包括年龄、病人的营养状态、周围软组织血液条件等。

（一）一般处理原则

确认骨骼的生物力学稳定性，预防神经症状加重。

1. 用修复的方法治疗神经断裂。
2. 用减压的方法解除骨折端压迫。
3. 用松解的方法解除瘢痕粘连绞窄。
4. 用锻炼的方法恢复肢体功能。

（二）闭合性损伤

1. 一般3个月内，可以采取保守治疗，主要包括神经营养药物与神经电刺激治疗。神经营养药物临床上使用最多的有维生素 B_1、维生素 B_6、地巴唑、弥可保等；神经电刺激治疗是通过电刺激感觉中板和运动中板使之蜕变的速度减缓，等待神经再生、再支配。

2. 闭合性的神经损伤超过 3 个月，如果神经功能没有恢复、恢复中断较长时间或呈跳跃式恢复者均应考虑手术探查。

（三）开放性损伤

1. 任何开放性损伤，均应争取一期修复，一期修复是指 6～8h 之内，修剪断端失活以及污染组织，无张力吻合神经。无张力吻合是神经修复的一个重要原则，有实验表明，神经牵拉超过 8% 以后，神经的传导功能将受到影响，神经牵拉超过 15%，神经传导功能将完全丧失。所以在神经吻合过程中，一定要注意神经吻合张力的问题，如果确实吻合张力过大，应该考虑神经移植。

2. 对于一期伤口不能吻合神经的情况，可以考虑在伤口愈合后，2～4 周之内，延迟修复神经进行。

3. 如果在一期治疗中，无法修复神经，应在二期切断断端的神经瘤，无张力吻合神经或直接进行神经移植。

4. 对于晚期修复病例，可以考虑神经移植或神经移位，但任何一种神经移植、移位手术，效果都不是非常理想。对于支配肌肉的功能障碍，也可以考虑功能重建手术。

二、现有方法

（一）非手术疗法

对周围神经损伤，不论手术与否，均应采取下述措施：保持肢体循环、关节动度和肌肉张力；预防畸形和外伤。瘫痪的肢体易受外伤、冻伤、烫伤和压伤，应注意保护。非手术疗法的目的是为神经和肢体功能恢复创造条件，伤后和术后均可采用。

1. 解除骨折端的压迫。骨折引起的神经损伤，多为压迫性损伤，首先应采用非手术疗法，将骨折手法复位外固定，以解除骨折端对神经的压迫，观察 1～3 月后，如神经未恢复再考虑手术探查。

2. 防止瘫痪肌肉过度伸展。选用适当夹板保持肌肉在松弛位置。如桡神经瘫痪可用悬吊弹簧夹板，足下垂用防下垂支架等。

3. 保持关节动度。预防因肌肉失去平衡而发生的畸形，如足下垂可引起马蹄足，尺神经瘫痪引起爪状指。应进行被动活动，锻炼关节全部动度，1d 多次。

4. 理疗、按摩及适当电刺激，保持肌肉张力，减轻肌萎缩及纤维化。

5. 锻炼尚存在和恢复中的肌肉，改进肢体功能。

（二）手术治疗

神经锐器伤应争取一期修复，火器伤早期清创时不作一期修复，待伤口愈合后 3～4 周行二期修复。锐器伤如早期未修复，亦应争取二期修复。二期修复时间以伤口愈合后 3～4 周为宜。但时间不是绝对的因素，晚期修复也可取得一定的效果，不要轻易放弃对晚期就诊患者的治疗。周围神经损伤的手术方法包括神经松解、神经吻合以及神经移植等。

1. 神经松解术。包括神经外松解术和神经内松解术。神经外松解术是指解除神经外部压迫之后，打开神经外膜，暴露神经束。神经内膜松解术则进一步打开神经的束膜，暴露神经纤维。

2. 神经吻合术。神经吻合是临床上最常使用的方法，包括端端吻合、端侧吻合、侧侧吻合和部分断裂的修复。其中使用最多的是端端吻合。

3. 神经转移术和移植术。因神经缺损过多，采用屈曲关节、游离神经等方法仍不能克服缺损，对端吻合有明显张力时，应做神经转移术或移植术，但神经移植总效果不如对端吻合满意。

（1）神经转移术：在手外伤，可利用残指的神经转移修复其他神经损伤手指的神经。在上肢，可用桡神经浅支转移修复正中神经远侧的感觉神经或尺神经浅支。在臂丛根性损伤时，可用膈神经转移修复肌皮神经、颈丛运动支转移修复腋神经或肩胛上神经等。

（2）神经移植术。对于神经缺损的病例，可以考虑神经移植。神经移植共体一般采取自体的腓肠神经、隐神经、前臂内侧皮神经、股外侧皮神经及桡神经浅支等。

①电缆式神经移植：电缆式神经移植是指将移植的神经，电缆一样编织在一起，然后分别于神经的远端和近端的断端进行吻合。

②束间游离移植：束间游离移植是将移植外的共体神经不进行编织，而是单数与单数进行束膜的吻合，修复神经的缺损。

③部分神经缺损的神经移植：部分神经缺损的神经移植，与部分的神经损伤的修复基本原则相同，保持未损伤神经的连续性，切除损伤神经的斑痕段，露出正常的神经纤维，然后根据缺损的程度，移植适当长度的神经。

④数条大神经同时损伤时可利用其中一条修复其他重要的神经。在上臂损伤时，如正中、尺、桡及肌皮神经均有较大缺损，不能作对端吻合，可取用尺神经分别移植修复正中、肌皮和桡神经。

另外，可以采用的手术方法还有神经移位术和神经植入术等。

4. 肌肉转移术。在神经伤不能修复时，施行肌肉转移术重建功能。

5. 术后处理。用石膏固定关节后屈曲位，使吻合的神经不受任何张力。一般术后4～6周去除石膏，逐渐伸直关节，练习关节活动，按摩有关肌肉，促进功能恢复。但伸直关节不能操之过急，以免将吻合处拉断。还应注意保护患肢，防止外伤、烫伤和冻伤。例如坐骨神经吻合术：①屈曲膝关节吻合坐骨神经；②术后用石膏固定膝关节屈曲和髋关节伸直位。

三、适用范围

（一）神经松解术

神经瘢痕组织包埋应行神经松解术。如骨折端压迫，应予解除；如为瘢痕组织包埋，应沿神经纵轴切开瘢痕，切除神经周围瘢痕组织。作完神经外松解后，如发现神经病变部位较粗大，触之较硬或有硬结，说明神经内也有瘢痕粘连和压迫，需进一步作神经内松解术。即沿神经切开病变部神经外膜，仔细分离神经束间的瘢痕粘连。术毕将神经放置在健康组织内，加以保护。

（二）神经吻合术

对于周围神经修复，临床上的效果比较肯定的是端端吻合。端侧吻合和侧侧吻合等均是在不得已的情况下所使用的。

1. 端端吻合。端端吻合分为神经外膜吻合、神经束膜缝合，以及束膜和外膜联合缝合等。

（1）神经外膜缝合：单纯的神经外膜吻合适用于肢体近端的生理损伤。一般神经自近端发出后，整个走形过程中，会有再交叉、再分支、再分配的过程。在肢体近端，一般神经功能性分束不是很明确，可以采用外膜缝合的方法，单纯吻合外膜。外膜缝合要求在缝合过程中，不能有任何神经束的断端暴露于吻合口之外。但是，外膜吻合之后，不能保证其内的神经束完整、良好的对合，可能存在一些神经束的扭曲。

（2）神经束膜缝合：神经束膜缝合是用无创的缝合线缝合神经束的束膜，最终吻合外膜，束膜缝合一般适用于肢体远端的神经损伤。肢体远端神经的功能性分布比较明确，束对束的吻合可以较良好地恢复神经功能。

2. 端侧吻合。端侧吻合包括一个共体神经和一个损伤神经，一般是在共体神经上打开一段神经外膜，暴露出其中的神经纤维，然后将需要吻合的神经与打开的神经外膜处吻合在一起，与神经纤维接触。

3. 侧侧吻合。侧侧吻合是指两个相邻的定型行走的神经，分别打开神经外膜，将后壁的神经外膜吻合。然后打开所有神经束的束膜，将神经纤维暴露，再重新吻合前壁的神经外膜。

4. 部分断裂的修复。对于部分断裂的神经，其神经吻合的方法与神经束膜吻合基本相同，但应该保持未损伤神经的连续性，对断裂的神经束进行修复。

（三）神经移植

神经移植针对神经缺损的病例，可以采取的方法有神经干移植、束间神经电缆式移植及带血管蒂的神经移植等。

1. 单股神经游离移植法：利用皮神经或废弃指的神经修复指神经，可采用神经外膜缝合法，将移植的神经与需修复神经作外膜吻合。

2. 电缆式神经游离移植法：先将移植的神经切成多段，缝合神经外膜，形成一较大神经，再与待修复的神经缝合，此法因神经束对合不够准确，效果不肯定。

3. 神经束间游离移植法：操作技术与神经束膜缝合术相同，即先将神经两断端的外膜切除 1 厘米，分离出相应的神经束，切除神经束断端的瘢痕至正常部分，然后将移植的神经束置于相对应的神经束间作束膜缝合。

4. 神经带蒂移植法。较细的神经移植后，一般不致发生坏死。取用粗大的神经作移植时，往往由于神经的游离段缺血，发生神经中心性坏死，导致束间瘢痕化，影响移植效果。带蒂法移植可避免上述情况发生。神经带蒂移植通常用于尺神经以及正常神经缺损范围较大的治疗。这种治疗方法一般是放弃尺神经，而单纯修复正中神经，方法简单。切除正中神经、尺神经近端的神经瘤，将两个神经的近端进行吻合。并根据神经缺损的范围，于尺神经的近端切断尺神经干，在切断的过程中，应注意保护其营养血管。神经再生 6 周之后，切断并游离尺神经近端，将尺神经翻转，与正中神经远端相吻合。如将正中神经及尺神经近段假性神经瘤切除并作对端吻合，再将尺神经近侧神经干切断而尽量保留其血管，6 周后将尺神经近端切断缝合于正中神经远段。

5. 带血管蒂神经游离移植法：多用带小隐静脉的腓肠神经作游离移植，将小隐静脉与受区一知名动脉吻合，以使移植段神经获得血液供应。

（四）神经移位术

一般适用于神经大范围的缺损，或是神经断端无法再使用的病例。常用的神经移位术包括副神经移位、膈神经移位、健侧 C7 神经移位、肋间神经移位、神经运动枝的移位以及神经束枝移位等。对于神经远端无法再吻合，或是神经损伤位于神经以及中板之间的病例，可以考虑神经植入术，神经植入是将神经分束直接植入到感受体中，其中运动神经可以直接植入到肌肉之中，感觉神经一般植入到皮肤真皮下。神经植入术在临床上有比较大范围的应用，但是效果不是特别肯定。

（五）肌肉转移术

桡神经伤不能修复时，可转移屈肌属代替伸拇、伸指总及伸腕肌；尺神经不能修复时，可用指浅屈肌转移代替骨间肌和蚓状肌；正中神经鱼际肌支不能修复时，可用环指浅屈肌、尺侧腕伸肌或小指外展肌转移代替拇对掌肌；肌皮神经不能修复时，可用背阔肌的一部分或胸大肌转移代替肱二头肌等。

另外，在神经修复之后，临床上还可以用一些神经修复后的防粘连医疗用品，如防粘连的生物膜等，可以防止神经的粘连和局部的压迫，保护神经的血运。神经替代用品以及神经导管在临床上，尚属观察及实验阶段，没有大范围的使用，也没有大规模的临床结果报道。

四、相关要点

（一）神经松解术

神经松解针对的是缺血性以及压迫性改变，主要解除卡压因素，包括外膜松解、束膜松解。

（二）神经吻合术

一般端端吻合首先要切除神经远近端的神经瘤，暴露出正常的神经组织才可以进行吻合。另外，神经吻合时，要注意定位。定位的原则，包括根据神经的解剖，避免神经有任何扭转过程，并根据神经外膜的血管进行定位，保证对应神经外膜的血管，同时使得神经束内的对位良好。最后是吻合神经的外膜或者神经的束膜。

1. 显露神经从神经正常部位游离至断裂部位，注意勿损伤神经分枝。

2. 切除神经病变部位：先切除近侧端假性神经瘤，直至切面露出正常的神经束，再切除远侧的瘢痕组织，亦切至正常组织，但又不可切除过多，否则因缺损过大，不易缝合。切除前要做好充分估计，做到胸中有数。如长度不够，宁可暂时缝合不够健康的组织，或缝合假性神经瘤，固定关节于屈曲位。4～6周后去除石膏固定，逐渐练习伸直关节，使神经延长，3个月后再次手术即可切除不健康的神经组织。

3. 克服神经缺损：切除神经病变部位后，可因缺损而致缝合困难，克服办法是游离神经近远两端并屈曲关节，或改变神经位置，如将尺神经由肘后移至肘前，使神经两个断端接近。缝合处必须没有张力。如断端间缺损较大，对端吻合有张力时，应作神经移植术；在断肢再植或骨折不连接时，如神经缺损较大，可考虑缩短骨干，以争取神经对端吻合。

4. 缝合材料和方法：缝合材料可用人发或7～8“0”尼龙线，缝合方法有神经外膜缝合法和神经束膜缝合法。前者只缝合神经外膜，如能准确吻合，多可取得良好效果，后者是在显微镜下分离出两断端的神经束，缝合相对应的神经束的束膜，此法可提高神经束两端对合的准确性。但在手术中如何准确鉴别两断端神经束的性质（区别运动和感觉纤维），目前尚无迅速可靠的方法。因此，束膜缝合也存在错对的可能性，且束间游离广泛可损伤束间神经交通支。在良好的修复条件下，两种吻合方法效果并无明显差别，一般情况宜行外膜缝合，因其简便易行，无需特殊设备和技能。在神经远侧端有自然分束的部位，宜采用束膜缝合法，对部分神经伤，在分出正常与损伤的神经束后，用束膜缝合法修复损伤的神经束。

（三）神经移植

1. 单股神经游离移植法：用于移植的神经与修复的神经应粗细相仿，移植神经的长度应稍长于需修复神经缺损的距离，使神经修复后缝合处无张力。

2. 电缆式神经游离移植法：如用于移植的神经较细，则须将数股合并以修复缺损的神经。

3. 神经束间游离移植法：

（1）在手术显微镜下操作。

（2）环形切除断端神经外膜1cm，分离出各神经束，切除神经束端瘢痕。

（3）将移植神经与相对应的神经束做束膜缝合。

4. 神经带蒂移植法：

（1）尺神经和正中神经损伤。

（2）切除神经瘤将两近端吻合，于近侧切断尺神经干，保留营养血管。

(3) 6 周后切断游离尺神经近侧，带蒂移植与正中神经远端吻合。

(4) 晚期神经伤 (1 年以上未修复的神经伤)，也有修复价值。有总结 169 例晚期神经伤，效果优良占 62.1%，获得有用的感觉恢复占 23.1%，总有效率达 85.2%。

(康光明 邓洪利)

参考文献

[1] 高崇荣，卢振和．神经病理性疼痛治疗原则与策略．骨与关节损伤杂志，2014，20 (3)：56 - 8.

[2] 侯丽，陆鸿飞．外周神经损伤临床治疗体会与心得．中华创伤杂志，2012，31 (9)：24 - 28.

[3] 段俊峰．脊髓损伤后神经源性膀胱的分类及其治疗原则．中华康复医学，2013，6：26 - 30.

第二篇

Di er pian

神经损伤的诊断

第二章

周围神经损伤的诊断

病史描述、临床体格检查和必要的辅助检查是诊断周围神经疾病的主要依据，也是周围神经诊断的关键点。神经传导速度和肌电图检查对周围神经疾病的诊断很有价值，可发现亚临床型周围神经疾病，也是判断预后和疗效的客观指标。周围神经组织活检一般用于临床及其他实验室检查定性困难者，可判断周围神经损伤部位，如轴索、神经膜细胞、间质等。部分周围神经疾病还可通过病理组织检查明确疾病性质，如麻风、淀粉样变性等。总之，周围神经疾病的定位诊断根据上述症状、体征和辅助检查并不难，而病因诊断则要结合病史、病程的发展、症状体征和检查结果综合判断，任何一项单独的辅助检查都不能作为诊断的金标准。

第一节　颅神经损伤的神经学特征

脑神经除嗅神经和视神经由胚胎时期的脑室壁向外凸出演化而成外，其他的都与脊神经的发生形式相似，但又有其特点，即脑神经可分为：感觉神经、运动神经、混合神经。其中感觉神经和视神经分别与端脑和间脑相连，其余均同脑干相连，副神经尚有来自上颈髓的纤维，脑神经除躯体传入、穿出和内脏传入、穿出四种纤维成分外，还有特殊躯体传入和特殊内脏传入、传出 3 种纤维成分。

一、嗅神经损伤的神经学特征

（一）神经学特征

真正的嗅神经很短，迄今尚无原发性嗅神经疾病的报告，常与其他颅神经疾病合并存在或继发于其他疾病，主要症状为嗅觉障碍，多由于传导嗅觉纤维被阻断所致。常见的致病原因为颅内血肿、前颅窝、鞍区与鞍旁肿瘤、外伤、颅内压增高症与脑积水、老年性嗅神经萎缩、各种中毒与感染以及某些颞叶癫痫及精神疾病等。

（二）临床应用意义

嗅神经损伤的主要表现有嗅觉减退、缺失、嗅幻觉与嗅觉过敏等。

1. 嗅觉减退、缺失：

（1）某些有关的病毒感染和慢性鼻炎，其所引起的嗅觉减退常有双侧鼻黏膜发炎和鼻腔阻塞，局部检查可有鼻黏膜充血、鼻甲肥大等。

（2）颅底肿瘤（tumor of the bast of the skull）。以嗅沟脑膜瘤最为常见，病人常有慢性头痛与精神障碍。因嗅神经受压产生一侧或两侧嗅觉丧失。随着肿瘤的生长产生颅内高压症状，颅脑 CT 常能明确诊断。

（3）某些伴有痴呆的中枢神经疾病（早老性痴呆、柯萨可夫精神病、遗传性舞蹈病等）可有嗅神经萎缩引起双侧嗅觉减退。此类病人常见于中老年病人，可有阳性家族史。颅脑 CT、MRI 常见脑萎缩等。

（4）颅脑损伤（craniocerebral injury）。颅前窝骨折及额叶底面的脑挫裂伤及血肿，可引起嗅神经的撕裂与压迫而引起嗅觉丧失，根据明确的外伤史，头颅 X 光、CT 等可明确诊断。

2. 嗅幻觉：

（1）颞叶癫痫（temporal lobe epilepsy）：颞叶癫痫临床表现多种多样，钩回发作时表现嗅幻觉及梦样状态，病人可嗅到一种不舒适的难闻气味如腐烂食品、尸体、烧焦物品、化学品的气味，脑电图检查可见颞叶局灶性异常波。

（2）精神分裂症（schizophrenia）：在某些精神分裂症患者，嗅幻觉可作为一种症状或与其他幻觉和妄想结合在一起表现出来，精神检查多能明确诊断。

（三）辅助检查

嗅神经损伤多见于颅内损伤或外伤等引起，可行颅脑 CT 检查，以排除血肿、肿瘤、骨折等病变，复查颅脑 CT 以排除颅内感染、中毒等病变。

二、视神经损伤的神经学特征

（一）神经学特征

视神经属于中枢性传导束，视神经损害系视神经传导通路内某种病因所致传导功能障碍的疾病。

（二）临床应用意义

引起视神经损害的病因甚多，常见的病因有外伤、缺血、中毒、脱髓鞘、肿瘤压迫、炎症、代谢、梅毒等。其共同的发病机理是引起视神经的传导功能障碍。视力障碍为最常见最主要的临床表现，初期常有眶后部疼痛与胀感、视物模糊，继之症状加重，表现为视力明显降低或丧失。

视野缺损可分为两种：①双颞侧偏盲。如为肿瘤压迫所致两侧神经传导至鼻侧视网膜视觉的纤维受累时，不能接受双侧光刺激而出现双颞侧偏盲。肿瘤逐渐长大时，因一侧受压重而失去视觉功能则一侧全盲，另一侧为颞侧偏盲，最后两侧均呈全盲。②同向偏盲。视束或外侧膝状体以后通路的损害，可产生一侧鼻侧与另一侧颞侧视野缺损，称为同向偏盲。视束与中枢出现的偏盲不同，前者伴有对光反射消失，后者光反射存在；前者偏盲完整，而后者多不完整呈象限性偏盲；前者患者主观感觉症状较后者显著，后者多无自觉症状；后者视野中心视力保存，呈黄斑回避现象。

1. 视力减退或丧失

（1）颅脑损伤（craniocerebral injury）：当颅底骨折经过蝶骨骨突或骨折片损伤颈内动脉时，可产生颈内动脉——海绵窦瘘，表现为头部或眶部连续性杂音，搏动性眼球突出，眼球运动受限和视力进行性减退等。根据明确的外伤史，X 光片有颅底骨折及脑血管造影检查临床诊断不难。

（2）视神经脊髓炎（optic nearomyelitis）：病前几天至两星期可有上呼吸道感染史，可首先从眼症状或脊髓症状开始，亦可两者同时发生，通常一眼首先受累，几小时至几星期后，另一眼亦发病。视力减退一般发展很快，有中心暗点，偶而发展为几乎完全失明。眼的病变可以是视神经乳头炎或球后视神经炎。如系前者即出现视盘水肿，如系后者则视乳头正常。脊髓炎症状出现在眼部症状之后，首先症状多为背痛或肩痛，放射至上臂或胸部。随即出现下肢和腹部感觉异常，进行性下肢无力和尿潴留。最初虽然腱反射减弱，但跖反射仍为双侧伸性。感觉丧失异常上或至中胸段。周围血白细胞增多，血沉轻度增快。

（3）多发性硬化（multiple sclerosis）：多在20～40岁之间发病，临床表现形式多种多样，可以视力减退为首发，表现为单眼（有时双眼）视力减退。眼底检查可见视神经乳头炎改变。小脑征、锥体束征和后索功能损害都常见。深反射亢进、浅反射消失以及跖反射伸性。共济失调、构间障碍和意向性震颤3者同时出现时，即构成所谓夏科（charcot）三联征。本病病程典型者的缓解与复发交替发生。诱发电位、CT或MRI可发现一些尚无临床表现的脱髓鞘病灶，脑脊液免疫球蛋白增高，蛋白质定量正常上限或稍高。

（4）视神经炎（optic neuritis）：可分为视乳头炎与球后视神经炎2种。主要表现为急速视力减退或失明、眼球疼痛、视野中出现中心暗点、生理盲点扩大、瞳孔扩大、直接光反应消失、交感光反应存在、多为单侧。视乳头炎具有视乳头改变，其边缘不清，色红、静脉充盈或纡曲，可有小片出血，视乳头高起显著。视乳头炎极似视盘水肿，前者具有早期迅速视力减退、畏光、眼球疼痛、中心暗点及视乳头高起小于屈光度等特点，易与后者相鉴别。球后视神经炎与视乳头炎相似，但无视乳头改变。

（5）视神经萎缩（optic atrophy）：分为原发性与继发性2种。主要症状为视力减退、视乳头颜色变苍白与瞳孔对光反射消失。原发性视神经萎缩为视神经、视交叉或视束因肿瘤、炎症、损伤、中毒、血管疾病等原因而阻断视觉传导所致。继发性视神经萎缩为视盘水肿、视乳头炎与球后视神经炎造成。

（6）急性缺血性视神经病（acute ischemic optic nearitis）：是指视神经梗死所致的视力丧失，起病突然，视力减退常立即达到高峰。视力减退的程度取决于梗死的分布。眼底检查可有视盘水肿和视乳头周围线状出血。常继发于红细胞增多症、偏头痛、胃肠道大出血后、脑动脉炎及糖尿病，更多的是高血压和动脉硬化。根据原发疾病及急剧视力减退，临床诊断较易。

（7）慢性酒精中毒（chronic alcoholism）：视力减退呈亚急性，同时伴有酒精中毒症状，如言语不清、行走不稳及共济运动障碍，严重时可出现酒精中毒性精神障碍。

（8）颅内肿瘤：见视野缺损。

2. 视野缺损

（1）双颞侧偏盲。

①脑垂体瘤（pituitary adenoma）：早期垂体瘤常无视力视野障碍，如肿瘤长大，向上伸展压迫视交叉，则出现视野缺损，外上象限首先受影响，红视野最先表现出来。此时病人在路上行走时易碰撞路边行人或障碍物。以后病变增大、压迫较重，则白视野也受影响，渐至双颞侧偏盲。如果未及时治疗，视野缺损可再扩大，并且视力也有减退，以致全盲。垂体瘤除有视力视野改变外，最常见的为内分泌症状，如生长激素细胞发生腺瘤，临床表现为肢端肥大症，如果发生在青春期以前，可呈现巨人症。如催乳素细胞发生腺瘤，在女病人可出现闭经、泌乳、不育等。垂体瘤病人X光片多有蝶鞍扩大、鞍底破坏、头颅CT、MRI可见肿瘤生长，内分泌检查各种激素增高。

②颅咽管瘤（craniopharyngioma）：主要表现为儿童期生长发育迟缓、颅内压增高。当压迫视神经时出现视力视野障碍。由于肿瘤生长方向常不规律，压迫两侧视神经程度不同，故两侧视力减退程度多不相同。视野改变亦不一致，约半数表现为双颞侧偏盲，早期肿瘤向上压迫视交叉可表现为双颞上象限盲。肿瘤发生于鞍上向下压迫者可表现为双颞下象限盲。肿瘤偏一侧者可表现为单眼颞侧偏盲。颅骨平片有颅内钙化及 CT、MRI 检查和内分泌功能测定，临床多能明确诊断。

③鞍结节脑膜瘤（tuberde of sellae arachnoid fibroblastoma）：临床表现以视力减退与头痛症状比较常见。视力障碍呈慢性进展。最先出现一侧视力下降或两侧不对称性的视力下降，同时出现一侧或两颞侧视野缺损，之后发展为双颞侧偏盲，最后可致失明。眼底有原发性视神经萎缩的征象。晚期病例引起颅内压增高症状。CT 扫描鞍结节脑膜瘤的典型征象是在鞍上区显示造影剂增强的团块影像，密度均匀一致。

（2）同向偏盲：视束及视放射的损害可引起两眼对侧视野的同向偏盲。多见于内囊区的梗死及出血出现对侧同向偏盲，偏身感觉障碍和颞叶、顶叶肿瘤向内侧压迫视束及视放射而引起对侧同向偏盲。上述疾病多能根据临床表现及头颅 CT 检查明确诊断。

（三）辅助检查

详细询问患者是否有外伤史，是否为老年患者等，颅脑 CT 检查，排除颅脑外伤骨折、颅内出血，老年脱髓鞘改变、颅内感染等病变后，均可明确诊断。

三、动眼神经、滑车神经、展神经损伤的神经学特征

（一）神经学特征

动眼、滑车和展神经支配眼内外肌和眼球运动，合称眼球运动神经，由于其解剖关系十分密切，并经常同时受累，故一并叙述。

（二）临床应用意义

常见的病因有动眼、滑车与展神经本身炎症而致的麻痹，急性感染性多发性神经炎，继发于头面部急、慢性炎症而引起海绵窦血栓形成，眶上裂与眶尖综合征，颅内动脉瘤、颅内肿瘤，其他如结核、霉菌、梅毒与化脓性炎症引起的颅底脑膜炎等。由于病因不同，其发病机理亦各不相同，如肿瘤的直接压迫所致原发性炎症时，动眼、滑车与展神经纤维呈脱髓鞘改变等。

1. 动眼神经损伤的神经学特征：动眼神经麻痹表现为上睑下垂、眼球外斜，向上外、上内、下内、同侧方向运动障碍，瞳孔散大，对光反应及调节反应消失，头向健侧歪斜。完全性瘫痪多为周围性，而不完全性多为核性。

（1）核性及束性麻痹。因动眼神经核在中脑占据的范围较大，故核性损害多引起不全麻痹，且多为两侧性，可见有神经梅毒，腊肠中毒及白喉等。

束性损害多引起一侧动眼神经麻痹，表现为同侧瞳孔扩大，调节机能丧失及睑下垂，眼球被外直肌及上斜肌拉向外侧并稍向下方。

①脑干肿瘤（tumors of the brain stem）：其特征的临床表现为出现交叉性麻痹，即病变节段同侧的核及核下性颅神经损害及节段下对侧的锥体束征。颅神经症状因病变节段水平和范围不同而异。如中脑病变多表现为病变侧动眼神经麻痹，脑桥病变可表现为病变侧眼球外展及面神经麻痹，同侧面部感觉障碍以及听觉障碍。延髓病变可出现病变侧舌肌麻痹、咽喉麻痹、舌后 1/3 味觉消失等。脑干诱发电位、CT、MRI 可明确诊断。

②脑干损伤（injury of the brain stem）：多有明确的外伤史，伤后长时间的昏迷，且有眼球运动障碍等，诊断不难。

③颅底骨折（fracture of the base of the skull）：颅脑外伤后可损伤颈内动脉，产生颈内动脉－海绵窦瘘出现眼球运动受限和视力减退，同时可有头部或眶部连续性杂音，搏动性眼球突出。

（2）颅底动脉瘤（aneurysm of the base of the skull）：动眼神经麻痹单独出现时，常见于颅底动脉瘤而罕见于其他肿瘤。本病多见于青壮年，多有慢性头痛及蛛网膜下腔出血病史，亦可以单独的动眼神经麻痹出现。脑血管造影多能明确诊断。

（3）颅内占位性病变（intracranial space occupying lesion）。在颅脑损伤颅内压增高及脑肿瘤晚期，一般皆表示已发生小脑幕切迹疝。表现为病侧瞳孔扩大及光反应消失，对侧肢体可出现瘫痪，继之对侧瞳孔也出现扩大，同时伴有意识障碍。根据病史及头颅 CT 检查多能明确诊断。

（4）海绵窦血栓形成及窦内动脉瘤（carernous sinas thoomlosis and inter cavernous sinas aneurysm）。可表现为海绵窦综合征，除了动眼神经瘫痪外，还有三叉神经第一支损害，眶内软组织、上下眼睑、球结膜、额部头皮及鼻根部充血水肿，眼球突出或视盘水肿，炎症所致者常伴有全身感染症状，结合眶部 X 线片及腰椎穿刺及血常规检查可明确诊断。

（5）眶上裂与眶尖综合征（superior orbital fissure and orbital apex syndrome）。前者具有动眼、滑车、展神经与三叉神经第一支功能障碍，后者除此 3 对颅神经损害外，常伴有视力障碍，结合眶部视神经孔 X 线片，血液化验、眶部 CT 等多能明确诊断。

（6）脑膜炎（cephalitis meningitis）。脑膜炎引起的动眼神经损害多为双侧性，且多与滑车、展神经同时受累。脑脊液检查细胞数、蛋白定量增高。

2. 滑车神经损伤的神经学特征：滑车神经麻痹表现为眼球不能向下外方向运动，伴有复视，下楼时复视明显，致使下楼动作十分困难。头呈特殊位，呈下颏向下，头面向健侧的姿势。

滑车神经麻痹很少单独出现，多与其他 2 对颅神经同时受累。滑车神经麻痹时，如不进行复视检查则不易识别。其鉴别诊断参见动眼神经麻痹。

3. 展神经损伤的神经学特征：展神经麻痹表现为眼内斜视，不能外展，并有复视。

（1）脑桥出血及肿瘤（pontine haemonhage and tumour）因与面神经在脑桥中关系密切，这 2 个神经的核性或束性麻痹常同时存在，表现为病侧外展及面神经的麻痹和对侧偏瘫，称为 Millard－Gubler 氏征群。起病常较突然并迅速昏迷，双瞳孔针尖样改变。根据临床表现结合 CT、MRI 检查，诊断不难确立。

（2）岩尖综合征（radenigo's syndrome）急性中耳炎的岩骨尖部局限性炎症及岩骨尖脑膜瘤可引起展神经麻痹，并伴有听力减退及三叉神经分布区的疼痛，称为 Gradenigo 氏征群。X 线摄片可发现该处骨质破坏或炎症性改变。结合病史及 CT 检查可明确诊断。

（3）鼻咽癌（nasopharynged carcinoma）展神经在颅底前部被侵犯的原因以鼻咽癌最为多见，其次为海绵窦内动脉瘤及眶上裂区肿瘤。中年病人出现单独的展神经麻痹或同时有海绵窦征群的其他表现时，应首先考虑鼻咽癌的存在。常伴有鼻衄、鼻塞，可出现颈淋巴结肿大。作鼻咽部检查、活检、颅底 X 线检查可确诊。

（三）辅助检查

详细询问患者是否有外伤史，是否为老年患者等。颅脑 CT 检查，排除颅脑外伤骨折、颅内出血，老年脱髓鞘改变、颅内感染等病变后，均可明确诊断。必要时可行颅脑 MRI 检查，明确诊断。

四、三叉神经损伤的神经学特征

（一）神经学特征

三叉神经（n. trigminus）为混合神经，是粗大的脑神经，含有一般躯体感觉和特殊内脏运动2种纤维。特殊内脏运动纤维始于三叉神经运动核，其轴突组成三叉神经运动根，自脑桥腹侧面与小脑中脚移行处出脑，位于感觉根的前内侧，随下颌神经分布至咀嚼肌等。一般躯体感觉纤维的胞体集中在三叉神经结内，此结位于颞骨岩部尖端的三叉神经压迹前面。三叉神经结由假单极神经元组成，其中枢突聚集成粗大的三叉神经感觉根，由脑桥腹侧面入脑后，止于三叉神经脑桥核及三叉神经脊束核，其周围突分布于头面部皮肤和眼、鼻及口腔的黏膜。

自三叉神经结向前发出三支由周围突组成的三条大的分支，至内向外依次为眼神经、上颌神经及下颌神经：

1. 眼神经（n. ophthalmicus）在三支中最小，只含有一般躯体感觉纤维，眼神经向前进入海绵窦外侧壁，经眶上裂入眶，分布于额顶部、上睑和鼻背皮肤，以及眼球、泪腺、结膜和部分鼻腔黏膜。

（1）泪腺神经：细小，沿眶外侧壁、外直肌上缘前行至泪腺分布于泪腺和上睑的皮肤。

（2）额神经：较粗大，位于上睑提肌的上方，分2~3支，其中眶上神经较大，经眶上切迹，分支分布于额顶部皮肤。

（3）鼻睫神经：在上直肌的深面，越过视神经上方达眶内侧壁。此神经分出许多分支，分别分布于眼球、蝶窦、筛窦、下睑、泪囊、鼻腔黏膜和鼻背皮肤。

2. 上颌神经（n. maxillaris）也是一般躯体感觉神经，自三叉神经节发出后，立即进入海绵窦外侧壁，之后经圆孔出颅，进入翼腭窝，再经眶下裂入眶，续为眶下神经。上颌神经分支分布于上颌各牙、牙龈、上颌窦、鼻腔和口腔的黏膜以及睑裂间的面部皮肤。

（1）眶下神经：为上颌神经的终支，通过眶下沟、眶下管，出眶下孔至面部，分为数支分布于下睑、鼻翼和上唇的皮肤。

（2）颧神经：在翼腭窝内发出，经眶下裂入眶，穿眶外侧壁至面部，分支分布于颧、颞部皮肤。颧神经在行程中发出由副交感节后神经纤维组成的小支与泪腺神经吻合，此支进入泪腺，控制泪腺分泌。

（3）上牙槽神经：分为上牙槽前、中、后支。后支有2~3支，在翼腭窝内自上颌神经发出后，穿上颌骨体后面进入骨质。上牙槽前、中支从眶下神经分出，3支在上颌牙槽骨质内吻合，形成上牙丛，分支分布于上颌窦，上颌各牙和牙龈。

3. 下颌神经（n. mandibularis）为混合神经，是3支中最粗大的分支。自三叉神经节发出后，经卵圆孔出颅腔达颞下窝，立即分为许多支。其中特殊内脏运动纤维支配咀嚼肌。一般躯体感觉纤维分布于下颌各牙、牙龈、舌前2/3和口腔底黏膜以及耳颞区和口裂以下的面部皮肤。

（1）耳颞神经：以两根起始，向后包绕脑膜中动脉后合成一干，穿入腮腺实质内，与颞浅动脉伴行，向上分支布于耳郭前面和颞区皮肤以及腮腺。

（2）颊神经：沿颊肌外面前行，穿此肌后分布于颊黏膜以及颊区直至口角的皮肤。

（3）舌神经：在下牙槽神经的前方，经翼外肌深面下行，途中有面神经的鼓索从后方加入此神经。此后越过翼内肌浅面到达下颌下腺的上方，再沿舌骨舌肌的表面行至舌尖。舌神经分支分布于口腔底和舌前2/3的黏膜，接受一般躯体感觉的刺激。

（4）下牙槽神经：为混合神经，含一般躯体感觉纤维和特殊内脏运动纤维。下牙槽神经在舌神经的后方，沿翼内肌的外侧面下行，其中的特殊内脏运动纤维分出分支，支配下颌舌骨肌和二腹肌前腹。一般躯体感觉纤维经下颌孔入下颌管。在下颌管内分支构成下牙丛，分支分布于下颌各牙和牙龈。其终支自颏孔穿出称颏神经，分布于颏部及下唇的皮肤和黏膜。

（5）咀嚼肌神经：为特殊内脏运动神经，分数支支配所有咀嚼肌。

（二）临床应用意义

1. 三叉神经半月节以上损伤时：可出现患侧头面部皮肤及舌、口、鼻腔黏膜的一般感觉丧失；角膜反射消失；患侧咀嚼肌瘫痪，张口时下颌偏向患侧。

2. 三叉神经半月节以下受损时：可出现各单支损伤表现：眼神经受损时，出现患侧睑裂以上皮肤感觉障碍，角膜反射消失；上颌神经损伤时可至患侧下睑及上唇皮肤、上颌牙齿、牙龈及硬腭黏膜的感觉障碍；下颌神经受损时可致患侧下颌牙齿、牙龈及舌前2/3和下颌皮肤的一般感觉障碍，并有患侧咀嚼肌的运动障碍。

（三）辅助检查

详细询问患者是否有外伤史，是否为老年患者等，颅脑CT检查，排除颅脑外伤骨折、颅内出血，老年脱髓鞘等改变；或者颅内感染等病变均可明确诊断。三叉神经性疼痛的独特性，需要排除面部外伤、感染等病变；或可通过肌电图等检查，明确治疗方案。

五、面神经损伤的神经学特征

（一）神经学特征

面神经主要为运动神经，其核位于脑桥，接受来自大脑皮质运动区下1/3面肌代表区发出的皮质脑干束支配，其中面神经上组核（发出纤维支配额肌、皱眉肌及眼轮匝肌等）接受双侧皮质脑干束支配，而下组核（发出纤维支配颊肌、口轮匝肌、笑肌及颈阔肌等）仅接受对侧皮质脑干束支配。面神经出脑后与位听神经伴行经内耳孔及内耳道后折入面神经管内，最后出茎乳孔至支配的肌肉。其行程中发出镫骨神经至镫骨肌，接受司舌前2/3味觉的鼓索神经等。行程各部因邻近解剖结构不同，故临床表现也多异，据此可进行面肌瘫痪的定位诊断。

（二）临床应用意义

1. 中枢性面瘫：即核上性损害，相当于肢体的上运动神经元性瘫痪，表现为病灶对侧下组面肌瘫痪－口角下垂、鼻唇沟变浅、示齿口角歪向健侧、鼓腮及吹口哨不能等。

①皮质运动区病变：除中枢性面瘫外，多合并有面瘫同侧以上肢为主的上运动神经元性肢体瘫痪及舌瘫；也可为刺激症状，表现为面部或同时有肢体的局限性运动性癫痫发作。见于额叶占位性病变、脑膜脑炎等。

②内囊病变：除中枢性面瘫外，因病变同时累及皮质脊髓束、丘脑皮质束及视放射，而出现面瘫同侧的肢体上运动神经元性瘫痪、偏身感觉障碍及同侧偏盲，称为“三偏征”。见于脑血管病及占位性病变。

2. 周围性面瘫：即核下性损害，相当于肢体的下运动神经元性瘫痪。除下组面肌瘫痪外，还有上组面肌瘫痪（如抬额、皱眉不能、额纹消失，眼睑闭合不全等）。

①脑桥病变：在脑桥内，面神经核发出纤维环绕展神经核出脑。当脑桥病变累及面神经时，展神经及位于脑桥腹侧的锥体束均难于幸免，故出现病灶同侧的周围性面瘫、展神经麻痹，及病

灶对侧肢体的上运动神经元性瘫痪（Millard - Gubler 综合征）。见于脑桥梗死、肿瘤及多发性硬化等。

②小脑脑桥角病变：除面神经受损外，因累及邻近的三叉神经、位听神经及小脑，故周围性面瘫外，还分别出现面部麻木、疼痛、咀嚼肌无力及萎缩，耳鸣、耳聋、眩晕以及共济失调等，称为“小脑脑桥角综合征”。多见于该部肿瘤（尤以听神经瘤、胆脂瘤多见），蛛网膜炎等。

③面神经管病变：除周围性面瘫外，因镫骨神经和鼓索神经也常受累，常伴听力过敏和舌前2/3 味觉丧失。多见于面神经炎、乳突炎及手术损伤等。如病变位于膝状神经节，则因多系带状疱疹病毒感染所致，故有耳郭部的带状疱疹（Ramsay - Hunt 综合征）。

④茎乳孔以外：仅有病侧周围性面瘫。见于腮腺肿瘤等。

3. 肌源性面瘫：双侧面肌肌肉活动障碍引起，双眼闭合及示齿不能、表情呆滞、饮水自口角外流。见于重症肌无力、肌营养不良等。

（三）辅助检查

详细询问患者是否有外伤史，老年患者等，颅脑 CT 检查，排除颅脑外伤骨折、颅内出血，老年脱髓鞘等改变；或者颅内感染等病变均可明确诊断。

六、位听神经损伤的神经学特征

（一）神经学特征

位听神经由传导位置平衡感觉冲动的前庭神经和传导听觉冲动的蜗神经组成。前庭神经节位于内耳道底。蜗神经节位于内耳蜗轴螺旋管内。两神经从内耳道底起始，经延髓脑桥外侧端，面神经的外侧入脑。

（二）临床应用意义

1. 颅中窝骨折：颞部软组织挫伤和肿胀、耳出血或脑脊液耳漏、面神经或听神经损伤、眶上裂综合征、颈内动脉——海绵窦瘘。

2. 听神经瘤：听神经瘤起源于施万（Schwann）细胞。听神经瘤常发生于第 8 颅神经的前庭支，为听觉支的 2 倍，约占所有颅内肿瘤的 7%。当瘤体扩大，可从内听道突向桥小脑角，并挤压小脑与脑干。先是第 8 颅神经，稍后第 7 颅神经也受累。听力减退和耳鸣是早期症状。尽管患者主诉有头晕和不稳，但真正的眩晕并不常见。感音神经性聋的特点是语言识别能力的损害比预期的耳蜗病变严重。无重振而音衰显著，声反射衰减，脑干诱发电位反应波形消失和 V 波潜伏期延长，为神经病变的进一步证据。作为常规，冷热试验显示前庭功能反应明显低下（半规管麻痹）。早期诊断根据听力学的评估，特别是脑干诱发电位反应和钆增强的 MRI。

3. 药物引起听神经损伤：这种听力损伤一般具有不可逆性，不能经医学和康复治疗得到改善，高频损失较低频为重。耳毒性药物以氨基甙类抗生素为多见，包括链霉素（硫酸链霉素）、双氢链霉素、新霉素、卡那霉素、庆大霉素万古霉素、春雷霉素、巴龙霉素、多粘菌素等。在这些抗生素中，以双氢链霉素（禁用）、新霉素、卡那霉素的耳毒性最大，且影响肾功能。耳毒性非抗生素药物包括水杨酸类药物，奎宁、氨喹、利尿剂、奎尼丁、洋地黄、本妥英钠、苯巴比妥、氮芥以及重金属药物砷、铅、汞剂、抗寄生虫药物工制芥油以及中药中含毒生物碱药物草乌等。

4. 病毒感染：由于流行性腮腺炎合并脑膜脑炎时，患儿不仅出现脑水肿，还可能伴有惊厥、昏迷和意识障碍等症状。如果不及时治疗，可能引起脑损害、听神经损伤，还可能导致永久性耳聋。

（三）辅助检查

详细询问患者是否有外伤史，是否为老年患者等，颅脑 CT 检查，排除颅脑外伤骨折、颅内出血，老年脱髓鞘等改变；或者颅内感染等病变均可明确诊断。必要时可行脑脊液检查、脊髓造影、数字减影血管造影、神经电生理检查等检查排除可疑疾病，明确治疗方案。

七、舌咽神经损伤的神经学特征

（一）神经学特征

舌咽神经为混合性神经，含 4 种纤维成分：①特殊内脏运动纤维，起于疑核，支配茎突咽肌；②副交感纤维，在耳神经节交换神经元后分布于腮腺，司腺体分泌；③一般内脏感觉纤维的胞体位于颈静脉孔处的下神经节，中枢突终于脑干孤束核，周围突分布于舌后 1/3 的味蕾；④特殊内脏感觉纤维的胞体也位于下神经节，中枢突终于孤束核，周围突分布于咽、舌后 1/3、咽鼓管、鼓室等处的黏膜以及颈动脉窦和颈动脉小球；⑤躯体感觉纤维，胞体位于上神经节内，分布于耳后皮肤。

舌咽神经的根丝，自延髓橄榄后沟前部出脑，与迷走神经和副神经同出颈静脉孔。在孔内神经干上有膨大的上神经节（superior ganglion），出孔时又形成一稍大的下神经节（inferior ganglion）。舌咽神经出颅后先在颈内动、静脉间下降，然后呈弓形向前，经舌骨舌肌内侧达舌根。其分支如下：

1. 鼓室神经。鼓室神经（tympanic nerve）发自下神经节，进入鼓室，在鼓室内侧壁的黏膜内与交感神经纤维共同形成鼓室丛，发出许多小支，分布至鼓室、乳突小房和咽鼓管的黏膜。鼓室神经的终支为岩小神经，含副交感纤维，出鼓室入耳神经节，交换神经元后，经耳颞神经分布于腮腺，控制其分泌。

2. 颈动脉窦支。颈动脉窦支（arotid sinus branch）1～2 支，在颈静脉孔下方发出，沿颈内动脉下降，分布于颈动脉窦和颈动脉小球。颈动脉窦是压力感受器，颈动脉小球是化学感受器，分别感受血压和血液中二氧化碳浓度的变化，反射性地调节血压和呼吸。

3. 舌支。舌支（lingual branches）为舌咽神经的终支，经舌骨舌肌深面，分布于舌后 1/3 的黏膜和味蕾，控制黏膜的一般感觉和味觉。

此外，舌咽神经还发出咽支、扁桃体支和茎突咽肌支等。

耳神经节（otic ganglion）为副交感神经节，在卵圆孔的下方，贴附于下颌神经的内侧。有四个根：①副交感根，来自岩小神经，在节内交换神经元，由节发出的副交感节后纤维经耳颞神经至腮腺，司腮腺的分泌；②交感根，来自脑膜中动脉交感丛；③运动根，来自下颌神经，分布于鼓膜张肌和腰帆张肌；④感觉根，来自耳颞神经，分布于腮腺。

（二）临床应用意义

1. 一侧舌咽神经损伤：表现为同侧舌后 1/3 味觉丧失，舌根及咽峡区镇痛（因还有其自感觉，所以多不出现咽反射和吞咽反射障碍），同侧咽肌力弱及腮腺分泌明显障碍。临床上舌咽神经单独发生损伤者少见，常与后组脑神经损伤同时发生，一侧舌咽、迷走神经或其神经核损害时，可出现同侧软腭麻痹、咽部感觉减退或消失、咽反射消失、呛咳及声音嘶哑等。

2. 双侧舌咽神经损伤：患者进食、吞咽、发音均有严重障碍，严重时患者发“啊”的声音时软腭和悬雍垂偏向健侧，甚至不能发音和吞咽、唾液外流等，称真性延髓性麻痹。

（三）辅助检查

详细询问患者是否有外伤史，是否为老年患者等，颅脑 CT 检查，排除颅脑外伤骨折、颅内出血，老年脱髓鞘等改变；或者颅内感染等病变均可明确诊断。必要时可行脑脊液检查、脊髓造影、数字减影血管造影、神经电生理检查等检查排除可疑疾病，明确治疗方案。

1. 颅底 X 线平片：可以显示颈静脉孔的扩大及颅底骨质破坏，但对颅底线状骨折多不易显示。

2. MRI 检查：可清楚显示颅后窝、颈静脉孔内外及枕骨大孔区占位性病变及先天畸形，也是目前对脑干及高颈髓病变最理想的检查方法。轴位、冠状位、矢状位及增强扫描的结合，可明确病变的部位、起源、大小，与周围结构的关系及脑干受压情况，且还可对大多数病变作出定性诊断，但 MRI 对颅底骨质改变的显示不如 CT。

3. CT 检查：颅后窝及颅底 CT 薄层扫描，也可清楚地显示该部位占位性病变，特别是颅底骨窗位及三维重建技术，可以清楚地显示颅底骨质的改变，对颅底线状骨折也多可清楚地显示。

八、副神经损伤的神经学特征

（一）神经学特征

副神经（accessory nerve）由颅根和脊髓根组成。颅根的纤维为特殊内脏运动纤维，起自疑核，自迷走神经根下方出脑后与脊髓根同行，经颈静脉孔出颅，加入迷走神经，支配咽喉肌。脊髓根的纤维为特殊内脏运动纤维，起自脊髓颈部的副神经脊髓核，由脊神经前后根之间出脊髓，在椎管内上行，经枕骨大孔入颅腔，与颅根汇合一起出颅腔。出颅腔后，又与颅根分开，绕颈内静脉行向外下，经胸锁乳突肌深面继续向外下斜行进入斜方肌深面，分支支配此二肌，是特殊内脏运动神经，由延髓根和脊髓根构成。

（二）解剖

副神经为运动神经。核团在迷走神经尾侧疑核下段。于橄榄体背侧后外侧沟下部出脑，颈静脉孔出颅。颈 1 ~ 5，前角副神经核还发出脊髓支，故Ⅺ又称脊副神经。支配胸锁乳突肌、斜方肌及咽喉肌。司向对侧转头和耸肩动作。Ⅸ核受双侧皮质脑干束支配，以同侧为主。

（三）临床应用意义

1. 核上性刺激性病损：双侧副神经代表区皮质（8 区）受刺激，出现点头样痉挛，如婴儿痉挛症时。一侧者则引起痉挛性斜颈。

2. 核性、核下性破坏性病损：一侧损害引起头向健侧转动困难，同侧肩下垂、肩胛下角离开脊柱、耸肩困难、上肢不能举过水平线。双侧损害时还有不能抬头、颈部轮廓变形。见于颅后凹肿瘤、骨折，重症肌无力，脑底脑膜炎及脊髓灰质炎脑干型等。

（四）辅助检查

详细询问患者是否有外伤史，是否为老年患者等，颅脑 CT 检查，排除颅脑外伤骨折、颅内出血，老年脱髓鞘等改变；或者颅内感染等病变均可明确诊断。必要时可行脑脊液检查、脊髓造影、数字减影血管造影、神经电生理检查等检查排除可疑疾病，明确治疗方案。

（龚龙岗）

参考文献

[1] 潘承光，贺琦，侯立军．创伤性颅神经损伤的颅底影像学研究进展．中华神经创伤外科电子杂志，2010（04）：5 - 8.

[2] 杨先文，王凡，张跃．30 例颅脑损伤所致颅神经损伤患者临床诊疗分析．西部医学，2013（10）：12 - 15.

[3] 崔佳嵩，石传江，刘滨．颅底骨折及其并发症的治疗．中国临床神经外科杂志，2009，11（05）：26－30.
[4] 赵邦，黄海能，黄华东．颅底骨折致颅神经损伤110例临床分析．右江民族医学院学报，2003，09（05）：16－23.
[5] 高忠恩，岑庆君，殷万春．颅脑损伤术后颅骨缺损患者超早期行颞肌下颅骨成形术的临床疗效．中国现代手术学杂志，2012，08（03）：134－136.

第二节　肩胛带周围神经损伤的神经学特征

一、副神经

（一）神经学特征

副神经是第11对脑神经，为一般内脏传出和部分特殊内脏传出纤维组成，成迷走神经同样起源于迷走神经背核和疑核原基的成神经细胞，其轴突集合成4～5束，组成副神经的内侧支（延髓部），以后并入迷走神经分布于咽肌、喉肌，胸腔的平滑肌和腺体。部分特殊内脏传出纤维起源于颈1～5脊髓部的成神经细胞，其轴突汇合成5～6束穿出脊髓，随即组成一向上的纵干而成副神经的外侧支（脊髓部），出颅后在颈内静脉的前外侧下行，然后折向后下方穿入胸锁乳突肌，发出中点后缘穿插出后进入颈后三角区，分3～4支支配斜方肌。

副神经损伤后，导致斜方肌瘫痪，患肩下垂无力，不能耸肩，肩关节不能外展至90°、不能上举，由于正常的提肩胛肌牵接拉肩胛骨的内上角和上肢的重量牵拉肩胛骨向前外方，因而使肩胛骨内侧缘与脊柱间的距离增宽。至中、晚期，斜方肌出现明显的肌萎缩。一侧损伤引起头向健侧转动困难，同侧肩下垂、肩胛下角离开脊柱、耸肩困难、上肢不能举过水平线。双侧损伤时还有不能抬头、颈部轮廓变形。

（二）临床应用意义

在颈后三角区，副神经位置表浅，周围常有一些淋巴结，因此，在切除颈部淋巴结做活检时，常误伤副神经。此外，同于颈部外伤，可以直接损伤副神经，或在清创止血中误伤副神经。

（三）辅助检查

肌电图检查，斜方肌表现为失神经支配。

二、腋神经

（一）神经学特征

腋神经来自颈5、6神经纤维组成，在腋部腋动脉后面发自臂丛后束，绕肩胛下肌的下缘，经四边孔与旋肱后动脉伴行出腋窝，绕肱骨外科颈至三角肌深面。首先发出关节支支为臂外侧皮神经，绕三角肌之后缘穿出深筋膜，分布于三角肌止点附近和臂肼部外侧的皮肤。

腋神经损伤后，因三角肌麻痹肩关节不能外展，肩外侧三角肌止点附近有小面积皮肤感觉减退区。

（二）临床应用意义

腋神经损伤多合并于臂丛神经损伤。肩关节骨折脱位或肱骨上端骨折可造成腋神经麻痹，但多数可自行恢复。也可见于刺伤和手术误伤。

（三）辅助检查

肌电图检查，三角肌呈现失神经支配；进行 X 线、CT 及 MRI 检查排除骨折引起的神经损伤，或局部病变占位等引起的损伤，以明确治疗方案。

（吴起宁 康光明）

参考文献

[1] 赵文，孙坚．副神经的应用解剖及斜方肌的功能重建．中国临床康复，2004，07（02）：15－17.
[2] 李忠禹，谭颖徽，高志，等．副神经损伤的治疗．中华整形烧伤外科杂志，1993，06（05）：209－211.
[3] 吴强，金军，马忠志．腋神经损伤 15 例报告．长春中医药大学学报，2008，11（05）：157－159.
[4] 谭美云，郭杏，王远辉，等．肩关节周围损伤合并腋神经损伤的诊治．中国修复重建外科杂志，2010，4（04）：125－127.
[5] 刘永轶，李金良，孟泊湖．肩关节后脱位并腋神经损伤一例报告．中华骨科杂志，2000，03（09）：148－150.

第三节 前臂与手周围神经损伤的神经学特征

一、桡神经损伤

（一）神经学特征

1. 解剖：

（1）桡神经由颈 5－8 神经纤维组成，平对胸小肌下缘起于后束。在腋窝，于腋动脉之后和肩胛下肌、大圆肌、背阔肌之前向下、向外，经腋窝下口至臂部。在臂的上部经肱骨的内侧，肱动脉之后和肱三头肌长头之前，继而与肱深动脉相伴行，进入肱骨中 1/3 与下 1/3 交界处出肱骨肌管下口，穿外则肌间隔向前向下至肘前外侧沟，在沟内分为深、浅两支。

（2）桡神经在未入肱骨肌管以前发出臂后侧皮神经，越背阔肌腱至肋间背神经背侧，穿出深筋膜，分布于臂后面中部的皮肤。肌支有数支，分至肱三头肌长头、外侧头和内侧头，其中至内侧头的分支穿过该肌，在肘后个侧沟沿骨面与中副动脉伴行向下至肘肌。

（3）桡神经于肱骨肌管内分出皮支为前臂背侧皮神经，出肱骨肌管下口，沿外侧肌间隔之后，在外上髁的上方穿出深筋膜分为较小的上支和较大的下支；上支伴随头静脉各上分布于臂下部外侧的皮肤，下支在外上髁之后，下行分布于前臂背侧中间部分皮肤上。

（4）桡神经在肘前外侧沟发出肌支至肱桡肌、桡侧腕长伸肌，分出关节支至肘关节。桡神经于肘前外侧沟，相当于肱骨外上髁平面，分为浅支和深支。

①桡神经浅支自桡神经分出后先发出肌支至桡侧腕短伸肌，然后于肱桡肌深面，肘关节、桡侧返动脉和旋后肌前面向下行。在前臂硗侧沟的中部伴行于桡动脉的外侧，越过旋前圆肌止点后，即经肱桡肌腱深面转至背侧。穿过深筋膜，越经腕背侧伸肌支持带表面至手背，分为 5 支指背神经，分布于桡侧各指背侧的相对缘。但示指、中指两指只至手指近节，其缺陷部分由正中神经的分支自掌侧补足。有时可分为 7 支指背神经，后两支则分布于指和环指的背侧相对缘，分布范围和示指相同。有交通支在腕背侧和尺神经联络。

②桡神经深支纯为肌支，自肘前外侧沟分出后，经肱桡肌深面，肘关节和桡侧返动脉之前方向

下，穿旋后肌深、浅两头间绕过桡骨颈的外侧，至前臂后面的浅深肌之间，称为骨间背侧神经，并沿骨间膜背侧，伴骨间膜背侧动脉向下至腕背。桡神经深支在肘前外侧沟发出肌支至旋后肌，在前臂背侧发出肌支至指总伸肌、小伸肌、尺侧腕伸肌、拇长展肌、拇长伸肌、拇短伸肌和示指伸肌。在腕背发出强支至该部关节。

2. 损伤：桡神经损伤后，因前臂伸肌群麻痹，出现垂腕、垂指畸形。腕关节不能背伸，示指、中指、环指和小指的掌指关节不能伸直，拇指不能伸直，手背桡侧皮肤感觉障碍。桡神经如发生高位损伤，因肱三头肌麻痹肘关节不能主动伸直，并有垂腕、垂指畸形。如发生桡神经深支损伤，因桡侧腕长、短伸肌正常，不发生垂腕畸形，而只发生垂指畸形。

（二）临床应用意义

桡神经损伤多见于肱骨干下部骨折，或有移位的肘部骨折，神经可被骨折端刺或嵌入肌折两端之间，或被骨痂绞窄致伤。桡骨头脱位可引起桡神经深支麻痹。此外可见于刀刺、枪弹伤和手术误伤。

（三）辅助检查

肌电图检查，垂腕、垂指畸形。

二、正中神经损伤

（一）神经学特征

1. 解剖：正中神经由颈 5－8 和胸$_1$神经纤维组成，以内外侧头分别起于臂丛神经内外侧束。外侧头自外侧束沿腋动脉外侧下行；内侧头至内侧束斜越腋动脉的前方与外侧头汇合形成正中神经。正中神经在腋窝位于腋动脉外侧、喙肱肌覆盖于神经的外侧。在臂的上半沿肱动脉的外侧、肱二头肌内侧缘下行。于臂的中部正中神经由肱动脉前面斜至其内侧，向下沿经肱二头肌内侧沟和肘前内侧沟中动脉伴行于正中沟；在前臂上 2/3 位于浅深指屈肌之间，于下 1/3 则位于浅在的筋膜深面。向下在掌长肌腱之下略偏桡侧、在桡尺侧两腱滑液鞘之间经腕管至手掌，于腕横韧带下缘掌腱膜的深面分成桡侧及尺侧两部分；桡侧部分有大鱼际肌支，拇指和示指桡侧的指神经。大鱼际肌支又称返支，自正中神经掌侧发出后，继而转向桡侧于大鱼际肌，支配拇短展肌、拇对掌肌及拇短展肌浅头。拇短展肌肌支在该肌肌腹深面，其他肌支在肌腹浅面。拇指桡侧指神经开始位于拇内收肌表面，然后转向桡侧，越过拇长屈肌腱与拇短屈肌平行，与同侧指动脉相伴行至拇末端桡侧。第 1 掌骨间隙的指掌侧总神经，位于拇内收肌的表面，掌浅弓的深面。它分成两支，一支为拇尺侧指神经至拇指末节尺侧；另一为不指桡侧指神经，该神经有 1～2 小分支至第 1 蚓状肌。正中神经的心侧部分为第 2 及第 3 掌骨间隙的指掌侧总神经。第 2 骨间隙的指掌侧总神经发出 1～2 小分支至手指中节与末节的背面，以补足桡神经分布的缺陷。

正中神经在腋窝及臂部无分支。在肘窝分支至肘关节，在前臂分出肌支支配旋前圆肌、桡侧腕屈肌、掌长肌、指浅屈肌。在前臂平对桡骨粗隆处正中神经分出骨间掌侧神经发出肌支支配示指和中指的指深屈肌部分、拇指屈肌和旋前方肌。

2. 损伤：

（1）肘关节以上正中神经损伤，则其支配的前臂肌群及手的部分内在肌发生麻痹。即旋前圆肌、桡侧腕屈肌、掌长肌、指浅屈肌、指深屈肌的示指和中指部分、拇长屈肌和旋前方肌麻痹，以及大鱼际肌、第 1、2 蚓状肌麻痹。由于尺神经支配的尺侧腕屈肌正常，当令患者手握拳时，则中指、环指和小指可屈曲（中指指深屈肌麻痹，但其肌腱与环指指深屈肌腱有联系，常可达到充分屈指，只是肌力较下常者减弱），而示指和拇指不能屈曲，且腕关节呈现尺偏屈曲的典型畸形。由于大鱼际肌群中的拇短展肌麻痹，拇指不能做掌侧外展。在感觉方面，手桡侧3个半手指的皮肤感觉缺失，单一神经支配区的示指末节，其浅、深感觉缺失。

（2）腕部正中神经损伤，呈现拇指不能做掌侧外展，手桡侧3个半指的皮肤感觉减退，实体感觉缺失，单一神经支配区的示指末节，其浅、深感觉缺失。

（二）临床应用意义

高位正中神经损伤常合并于臂丛神经损伤，在臂部、肘部、前臂和腕部多由于切割伤、碾成的缺血性损伤，亦常合并尺神经损伤。

（三）辅助检查

肌电图检查，拇指不能做掌侧外展，手桡侧3个半指的皮肤感觉减退。

三、尺神经损伤

（一）神经学特征

1. 解剖：

（1）尺神经由颈$_8$胸$_1$神经纤维组成，于胸小肌下缘起自臂丛神经内侧束。在腋窝位于腋动、静脉间的北侧沟。在臂的上端位于肱动脉内侧、肱三头肌之前。经贸部平对喙肱肌的止点，尺神经向后向内，穿过内侧肌间隔，沿肱三头肌内侧头的前方，与尺侧上副动脉伴行向下，经肘后内侧沟和肘管至前臂。在前臂，尺神经位于尺侧腕屈肌深层及指深屈肌表面，至前臂中部开始与尺动脉伴行。在腕部绕过豌豆骨桡侧与钩骨的钩部之间进入手掌，尺神经在前臂下2/3和腕部伴行于尺动脉的尺侧。

（2）尺神经在腋窝和上臂无分支，在前臂上端分出关节支到肘关节，肌支到尺侧腕屈肌和指深屈肌的环指和小指部分，有前臂下1/3处先后分出较小的掌侧皮支和较大的手背支。掌侧支分布于小鱼际部的皮肤，手背支在腕关节上方5～8cm处由尺神经分出后，经尺侧腕屈肌的深面绕至腕背侧，分为5条指背神经，分布鞋于小指和环指的背侧两缘及中指背侧的尺侧缘。但环指和中指只分布于近节，其缺陷区由正中神经的指掌侧固有神经分支补足。手背支在手背与桡神经有交通支联络。在尺侧腕屈肌腱的扩张部及前臂筋膜所覆盖，构成腕部尺神经管。心神经穿过尺神经管后，被掌短肌及脂肪垫所覆盖，并分成浅支及深支。浅支除支配掌短肌外，全为感觉纤维，在掌筋膜深面分为内外两支，内侧支分布于小指掌面的尺侧缘，外侧支为指布于环指和小指掌侧的相对缘。尺神经深支纯为肌支，伴随尺动脉的深支穿过小指短屈肌与小指展肌之间，位于小指短屈肌和小指对掌肌的深面。深支穿过小鱼际肌后，位于指屈肌腱的深面、掌侧骨间肌的深面、掌侧骨间肌的浅面，仍和动脉伴行。在拇内收肌两头间，支配拇内收肌及拇短屈肌的深头。深支还长出肌支支配所有骨间肌和第3、4蚓状肌。

2. 损伤：

（1）肘关节以上尺神经损伤：因尺侧腕屈肌和指深屈肌的环指和小指部分麻痹，临床检查当令患者做心偏屈肌的环指和小指部分麻痹，临床检查当令患者做尺偏屈腕时可发现尺侧腕屈肌无收缩。环指和小指深屈肌虽然麻痹，但由于它们的指深屈肌腱与正中神经支配的中指指深屈肌腱有腱的联系，仍可做手指末节屈曲，如将环指、小指及其他手指的近侧指关节固定于伸直位，再令患者屈曲环指和小指末节时，将发现其肌力明显减弱或消失。

（2）由于小指展肌和掌、背侧骨间肌麻痹，当手指完全放平时，手指的外展和内收功能丧失。

（3）由于小鱼际肌、第3、4蚓状肌和所有骨间肌发生麻痹，环指和小指因受正常的屈、伸指肌和牵拉，造成掌指关节过伸、指间关节屈曲，呈现典型的爪形手畸形，如果尺神经损伤发生于肘部，因环指和小指的指深屈肌也发生麻痹，手部爪形畸形较尺神经在腕部损伤者为轻。

（4）Froment 征阳性：在正常情况下，当拇指与示指捏时，因手部内、个在肌的协同作用下，拇指掌指关节稳定，指间关节略屈曲，与示指指腹相捏时呈“O”形。当尺神经损伤后，由于拇收肌、拇短肌深头和第1背侧骨间肌麻痹，使拇指掌指关节稳定性丧失，在与示指关节过屈的畸形，称为 Froment 征阳性。

（二）临床应用意义

高位尺神经损伤常由于臂丛神经损伤累及该神经，在上臂、肘部、前臂和腕部多为切割伤、刺伤、枪弹伤或骨折造成，也可见于靠近肘管处的骨质增生、畸形造成的创伤性尺神经炎引起。

（三）辅助检查

肌电图检查有助于确定诊断。

四、肌皮神经损伤

（一）神经学特征

1. 解剖：肌皮神经来自颈$_{5、6}$神经纤维组成，是臂丛神经外侧束的终末支。于腋动脉和正中神经之外侧向下，斜穿过喙肱肌，经肱二头肌和肱肌间向下外斜行至肱二头肌外侧沟，延至肘前外侧沟的上部，穿出筋膜成为前臂外侧皮肤。肌皮神经在臂部分支支配喙肱肌、肱二头肌和肱肌。

2. 损伤：肌皮神经损伤后，因肱二头肌和肱肌麻痹，影响肘关节屈曲功能。又由于肱桡肌和旋前圆肌有屈肘功能，所以当肌皮神经损伤后，在前臂旋前时尚有屈肘功能，但力量很弱，且屈肘常不充分。肱二头肌麻痹后，前臂旋后力量减弱。前臂外侧皮肤感觉发生减退。

（二）临床应用意义

肌皮神经多合并于臂丛神经损伤，单纯损伤偶见于枪弹伤、刀刺伤、肩关节骨折脱位或肱骨外科颈骨折。

（三）辅助检查

肌电图检查，肱二头和肱肌呈现失神经支配。

（吴起宁　康光明）

参考文献

[1] 商昌军．显微外科修复上臂段桡神经损伤73例分析．人民军医，2015，12（15）：14－17.

[2] 郑国玺．桡神经损伤15例诊治体会．中国实用神经疾病杂志，2011，10（13）：18－20.

[3] 张建兵，阚世廉，费起礼．尺神经损伤后的功能重建．实用手外科杂志，2003，02（14）：19－20.

[4] 江育琴．正中与尺神经损伤15例的急诊修复与护理．中国误诊学杂志，2011，09（20）：112－114.

[5] 刘耿，张红星，胡雷鸣，等．神经外膜与神经束膜吻合术在尺神经损伤修复中的应用效果．中国实用神经疾病杂志，2016，03（20）：13－17.

[6] 殷洪雷，易传军，诸寅，等．正中神经损伤延期修复的长期疗效研究．中国修复重建外科杂志，2015，08（13）：28－30.

[7] 马骁，卡索．外伤性腕部正中神经损伤治疗进展．中国现代手术学杂志，2007，04（15）：124－127.

[8] 万曲桥，杨胜武，徐刚，等．前侧入路 LCP 微创技术治疗肱骨干骨折中螺钉危险区的解剖学研究．浙江创伤外科，2014，01（20）：14－20.

第四节　下肢周围神经损伤的神经学特征

一、坐骨神经（腰 4－骶 5）损伤

（一）神经学特征

1. 解剖：坐骨神经是人体最大的神经，其总干和终支延伸于整个下肢，因此易受损伤。坐骨神经通过股部时，发出 4 个运动支，支配半腱肌和半膜肌（使小腿屈曲并内旋）、股二头肌（使小腿屈曲并外旋）及大收肌的屈部，还于腘窝上角分为内侧的胫神经和外侧的腓总神经。

2. 损伤：坐骨神经损伤后的临床症状与损伤部位和性质有密切关系。

（1）当坐骨神经在高位完全断裂时，由于半膜肌、半腱肌和股二头肌的麻痹，膝关节不能屈曲，又由于股四头肌的拮抗作用，膝关节呈强直状态，走路时，膝关节伸直行走。有时因闭孔神经支配的股薄肌和股神经支配的缝匠肌的作用，当膝关节在稍被动弯曲的情况下，小腿能轻微的屈曲。由于胫神经和腓总神经的损害，足和足趾所有运动都有障碍。

（2）坐骨神经干损伤后，沿坐骨神经走行的路径有特殊的压痛点，它们是：臀部的坐骨结节和大转子连线的中点；腘窝（胫神经）；腓骨头后面（腓总神经）；足内踝后面（足跖内侧神经）。

（3）神经受压而致损伤时，牵拉神经试验会引起剧烈疼痛。若将伸直大腿抬高到一定高度时，在腰部，臀部或沿坐骨神经走行部位产生疼痛，此时突然使足背屈曲则疼痛增强。当屈髋关节且膝关节也同时屈曲时，疼痛减轻，此时若将膝关节再度伸直，疼痛又重新出现。以上检查为拉塞克征（+）。

（4）坐骨神经高位损伤合并股后皮神经损伤时，感觉丧失或过敏位于大腿的后面，在大腿较低位损伤时感觉障碍位于小腿的后外侧、足背、足趾和足跖部，而且足部的位置觉、震动觉也常缺失。由于肌萎缩，因而患侧小腿和大腿比较细小。

（5）坐骨神经损伤往往伴有明显的血管舒缩及营养障碍，足发绀，皮肤变薄，肢体发凉，跖面皮肤角化过度，有时发生不易治愈的营养不良性溃疡。当坐骨神经发生不全损伤时，常有灼热性神经痛发生。坐骨神经损伤后，跟腱反射和足跖反射明显减弱或消失。

（6）坐骨神经传导功能部分障碍时，例如在坐骨神经炎或各种原因引起的坐骨神经痛时，其运动障碍呈轻度不全麻痹，主要是下肢远端的肌力减弱。

（二）临床应用意义

髋关节后脱位、臀部刀伤、臀肌挛缩手术伤以及臀部肌注药物均可致其高位损伤，引起股后部肌肉及小腿和足部所有肌肉全部瘫痪，导致膝关节不能屈、踝关节与足趾运动功能完全丧失，呈足下垂。小腿后外侧和足部感觉丧失，足部出现神经营养性改变。由于股四头肌健全，膝关节呈伸直状态，行走时呈跨越步态。如在股后中、下部损伤，则股后部肌肉正常，膝关节屈曲功能保存。

（三）辅助检查

电生理检查：典型的神经电生理表现为患侧神经传导速度减慢，波幅下降，F 波或 H 反射潜伏期延长；体感诱发电位潜伏期延长，波幅下降，波间期延长；坐骨神经支配肌肉的肌电图检查多为

失神经电位而健侧正常。患侧股四头肌肌电图多无异常，膝腱反射稍强也与该肌功能正常而拮抗肌功能减弱有关，这些表现有助于鉴别格林－巴利综合征和脊髓灰质炎。

二、胫神经（腰4、5－骶1、3前支）损伤

（一）神经学特征

1. 解剖：胫神经自腘窝上角由坐骨神经分出，支配小腿三头肌，即腓肠肌、比目鱼肌、腘肌、跖肌、胫骨后肌、趾长屈肌、拇长屈肌和足的一切短肌。

2. 损伤：

（1）胫神经完全断裂时，足及足趾不能跖向屈曲，由于拮抗的作用，足处于背屈位。靠足跟走路，不能用足尖站立，当病人坐下以足尖着地时，不能抬起足跟，常伴有血管舒缩及营养障碍，跟腱反射消失。

（2）在腘窝上部损伤时，小腿后面（小腿内侧皮神经）、跟外侧部、足外缘、足跖出现感觉障碍。

（3）当损伤水平较低时感觉障碍仅在足跖部。

（4）胫神经部分损害可引起灼性神经痛，位于小腿后面并向足跖中部放射。

（二）临床应用意义

股骨髁上骨折及膝关节脱位易损伤胫神经，引起小腿后侧屈肌群及足底内在肌麻痹，出现足跖屈、内收、内翻，足趾跖屈、外展和内收障碍，小腿后侧、足背外侧、跟外侧和足底感觉障碍。

（三）辅助检查

电生理检查：典型的神经电生理表现为患侧神经传导速度减慢，波幅下降，F波或H反射潜伏期延长；体感诱发电位潜伏期延长，波幅下降，波间期延长；坐骨神经支配肌肉的肌电图检查多为失神经电位而健侧正常。

三、腓总神经（腰4、5－骶1、后支2）损伤

（一）神经学特征

1. 解剖：

腓总神经在股部下1/3，由坐骨神经分出，在腓骨小头后转向前方分出三支：①关节支；②腓浅神经支配腓骨长肌和腓骨短肌（外展和提举足外缘同时使足背屈曲），并分出足背内侧和足中间皮神经分布于2～5趾背侧皮肤；③腓深神经支配胫骨前肌（伸足、内收和提举足内缘），拇长伸肌（伸拇指和伸足及足内收），拇短伸肌（伸拇指并使其向外侧分开），还分出皮支到1～2足趾间背侧。由腓总神经分出腓肠外侧皮神经，分布于小腿的侧面及后面。

2. 损伤：

（1）腓总神经损伤后，伸足、提足及扬趾和伸足外缘均不能，由于拮抗肌收缩，足呈“马蹄内翻”状。病人坐位以足跟着地时，不能抬起足的前部，即不能完成用足打拍子的动作，走路时，高举其足，当落下时，足尖下垂，接着整个足跖着地。肌萎缩仅见于小腿前外侧，跟腱反射也可保存。感觉障碍分布于小腿外侧和足背，包括第1第2趾间。血管舒缩及营养障碍较胫神经损伤时轻。

（2）腓深神经损伤主要引起胫前肌的功能障碍，即不能伸足和提足内缘，足下垂并稍外展。由

于腓骨长、短肌功能保存，所以足呈外翻状态。感觉障碍仅限于第 1 趾间隙。

（二）临床应用意义

腓骨头骨折，外伤性或由于石膏、夹板等外固定，或挤压等外伤导致腓总神经损伤。腓总神经损伤后小腿前外侧伸肌麻痹，出现足背屈、外翻功能障碍，呈足下垂畸形，以及伸拇、伸趾功能丧失，呈屈曲状态，和小腿前外侧和足背前、内侧感觉障碍。

（三）辅助检查

1. 电生理检查：患侧腓总神经传导速度减慢，波幅下降，F 波或 H 反射潜伏期延长；SEP 潜伏期延长，波幅下降，波间期延长；腓总神经支配肌肉的肌电图检查多为失神经电位。

2. 超声检查：能确切显示外周神经特别是腓总神经，能为临床诊治提供影像学资料，可为手术治疗方案提供参考依据。

四、股神经（腰 2－4）损伤

（一）神经学特征

1. 解剖：股神经由腰 2、3 和腰 4 神经后支连接而成。股神经在腹股沟韧带深面向远端走行，在大腿跟部位于股动脉外侧。股神经在腹股沟韧带远端分成前支和后支，前支分为股中间皮神经和股内侧皮神经，供应大腿前内侧面皮肤，闭孔神经运动支支配耻骨肌和缝匠肌。股神经后支发出的隐神经是最大的皮神经，在缝匠肌管下和股血管一起向远端穿过膝关节内侧面筋膜到皮下，供应小腿前内侧面，内踝和足弓皮肤感觉。股神经后支支配股直肌、股外侧肌、股内侧肌和股中间肌。

2. 损伤：股神经损伤时病人经常有大腿前面肌肉明显萎缩，能在轻度抵抗重力下伸直膝关节。由于腓肠肌、阔筋膜张肌、股薄肌和臀大肌有助于稳定肢体，能够在平地上站立并行走，但病人上坡或上楼有困难。股神经的感觉绝对麻木区位髌骨上面和膝关节内侧一小块皮肤。大腿前面和由隐神经供应皮肤区域有不同程度的感觉减退。

（二）临床应用意义

下腹部贯穿伤和下腹部手术经常可伤及股神经，因为股神经和髂动脉十分邻近常同时损伤。股神经其他损伤原因为骨盆骨折，腹卧位姿势等。

（三）辅助检查

股神经电刺激有助于诊断。

（吴起宁　康光明）

参考文献

[1] 孙津民，李兆祥，林子蔚．坐骨神经损伤多见腓总神经病变原因分析及临床意义．中国临床解剖学杂志，2006，02（20）：123－126.

[2] 王剑，翁明军，周道琴．坐骨神经损伤修复机制及治疗效果分析．中国实用神经疾病杂志，2013，08（19）：16－20.

[3] 李晋存，画宏亮，刘民义．药物酒火疗法加针灸治疗胫腓神经损伤 16 例分析．中国误诊学杂志，2007，07（18）：30－38.

[4] 陈晶，周亮，王亚云，等．坐骨神经分支选择性损伤模型大鼠脊髓背角内 5－羟色胺 4－7 受体亚型 mRNAs 的表达变化．中国临床康复，2006，05（32）：78－81.

[5] 张雪松，项力源．医源性腓总神经常见损伤原因与预防．中国误诊学杂志，2005，04（13）：110－116.
[6] 彭家声．踝关节内翻扭伤致腓总神经损伤的诊治．临床骨科杂志，2000，02（13）：13－16.
[7] 汤成华，吴卓一，陈敏如．早期手术探查治疗腓总神经损伤．临床骨科杂志，1998，02（18）：17－20.
[8] 庞红芹，杨冬梅，垢建华．7例股神经损伤的肌电图改变．医学理论与实践，2011，05（16）：20－22.
[9] 张兴泰，罗伟．股神经损伤2例分析．中国误诊学杂志，2008，04（16）：113－116.

第五节 周围神经损伤的临床检查

一、损伤原因

1. 牵拉损伤。如产伤等引起的臂丛损伤。
2. 切割伤。如刀割伤、电锯伤、玻璃割伤等。
3. 压迫性损伤。如骨折脱位等造成的神经受压。
4. 火器伤。如枪弹伤和弹片伤。
5. 缺血性损伤。肢体缺血挛缩，神经亦受损。
6. 电烧伤及放射性烧伤。
7. 药物注射性损伤及其他医源性损伤。

二、检查方法

对四肢损伤，应进行神经检查，以判断有无神经损伤以及损伤的部位、性质和程度。

（一）伤部检查

检查有无伤口。如有伤口，应检查其范围和深度、软组织损伤情况以及有无感染。查明枪弹盲管伤或贯通伤的径路，有无骨折及脱位。如伤口已愈合，需观察瘢痕情况和有无动脉瘤、动静脉瘘形成等。

（二）肢体姿势

桡神经伤后出现腕下垂；尺神经伤后有爪状指，即第4、5指的掌指关节过伸、指间关节屈曲；正中神经伤后出现“猿手”畸形，即鱼际瘫痪，拇指与其他诸指平行；腓总神经伤后出现足下垂。

（三）运动功能检查

根据肌肉瘫痪程度判断神经损伤情况，一般用6级法区分肌力。

1. M“0”级：无肌肉收缩；
2. M“1”级：肌肉稍有收缩；
3. M“2”级：关节有动作，在不对抗地心引力的方向，能主动向一定方向活动该关节达到完全的动度；
4. M“3”级：在对抗地心引力的情况下，达到关节完全动度，但不能对抗阻力；
5. M“4”级：能对抗阻力达到关节完全动作，但肌力较健侧差；
6. M“5”级：正常。

周围神经损伤肌肉发生弛缓性瘫痪、进行性肌萎缩和肌张力消失。

（四）感觉功能检查

神经的感觉纤维在皮肤上有一定的分布区，通过检查感觉减退或消失的范围，可判断是何神经损伤。一般只检查痛觉及触觉即可。相邻的感觉神经分布区有重叠支配现象，神经伤后数日内感觉消失范围逐渐缩小，但并不能说明神经已有恢复，而是邻近神经的代替功能有限度的扩大，最后只有该神经单独的分布区无任何感觉恢复。检查时可与健侧皮肤对比。实体觉与浅触觉为精细感觉，痛觉与深触觉为粗感觉。神经修复后，粗感觉的恢复较早也较好。检查手指的精细感觉时，可作两点区别试验和取物试验，并闭目用手触摸辨识物体。触觉不良时不易做到。

感觉功能障碍亦可用6级法区分其程度。

1. S“0”级：完全无感觉；
2. S“1”级：深痛觉存在；
3. S“2”级：有痛觉及部分触觉；
4. S“2+”级：痛觉和触觉完全，但有过敏现象；
5. S“3”级：痛、触觉完全，过敏现象消失，且有两点区别觉，但距离较大常 >15 mm；
6. S“4”级：感觉完全正常。

（五）反射

根据神经和肌肉的受损情况，出现腱反射减退或消失。

（六）营养改变

神经损伤后，其支配区皮肤温度低、无汗、光滑、萎缩，指甲起屑，呈爪状弯曲。坐骨神经损伤后，发生足底压迫性溃疡，易发生冻伤。无汗或少汗区一般与感觉消失的范围相符合。可作出汗试验，常用的方法有茚三酮（Ninhydrin）指印试验：在发汗后将患指或置于净纸上按一指印，用铅笔画出手指范围，将纸浸于茚三酮溶液中后取出烤干。如有汗液，可在指印处显示紫色点状指纹(用硝酸溶液浸泡固定可长期保存)，因汗中含多种氨基酸，遇茚三酮后变为紫色。多次检查对比，可观察神经恢复情况。

（七）神经干叩击试验（Tinel 征）

神经损伤后或损伤神经修复后，在相应平面轻叩神经，其分布区会出现放射痛和过电感，这是神经轴突再生较髓鞘再生更快，神经轴突外露，被叩击时出现的过敏现象。这一体征对神经损伤的诊断和神经再生的进程有较大的判断意义。随着再生过程的不断进展，可在远侧相应部位叩击诱发此过敏现象。

三、分类及临床意义

1. 1943 年 Seddon 提出将神经损伤分为 3 种类型。

（1）神经断裂：神经完全断裂，临床表现为完全损伤，处理上需手术吻合。

（2）神经轴突断裂：神经轴突完全断裂，但鞘膜完整，有变性改变，临床表现为神经完全损伤。多因神经受轻度牵拉伤所致，多不需手术处理，再生轴突可长向损伤的远侧端。但临床上常见的牵拉伤往往为神经完全或部分拉断，如产伤或外伤，恢复较差。

（3）神经失用：神经轴突和鞘膜完整，显微镜下改变不明显，电反应正常，神经功能传导障碍，有感觉减退，肌肉瘫痪，但营养正常。多因神经受压或挫伤引起，大多可以恢复；但如压迫不解除则不能恢复。如骨折压迫神经，需复位或手术解除神经压迫。

2. 1968 年 Sunderland 根据神经损伤的不同程度将其分为 5 度（见表 2-5-1）。

表 2-5-1 损伤的分级损伤的解剖结构

一级	仅神经传导功能丧失，无解剖学损伤
二级	轴索断裂但神经鞘无断裂
三级	轴索和神经鞘均断裂
四级	神经束断裂
五级	神经横断伤

这一分类有助于预后估计和指导手术时机的选择：

1. Ⅰ度损伤由神经震荡或压迫损伤所致，神经传导功能可完全丧失，但解剖连续完整性仍完好。随着传导功能恢复，神经功能可完全恢复。因此，损伤当时虽可有神经功能完全丧失，但在伤后数天或数周可完全恢复。对Ⅰ度损伤一般无需特殊处理。

2. Ⅱ度损伤如果神经受到牵拉或其他严重损伤，伤部某些轴突可发生断裂。牵拉可引起神经较长节段的损伤。由于仅仅是轴突断裂，神经鞘尚完整，所以轴突可从损伤部位再生至终末器官，而不会发生错位生长。神经生长速率约为1mm/d或1英寸/月，直至功能恢复。纯粹的Ⅱ度损伤神经功能应能完全恢复，除非神经损伤位于肢体近端，以至在神经轴突长至终末器官之前运动终板或感受器已发生萎缩。

3. Ⅲ度损伤除轴突断裂外，还有神经鞘断裂。因此，当轴突再生时，可长入非原位神经鞘，导致错位生长。神经鞘断裂还可导致神经内瘢痕过度生长，使轴突生长很难逾越。神经功能如能恢复，其所需时间取决于损伤部位至终末器官的距离，轴突生长速率与Ⅱ度损伤相同。

4. Ⅳ度损伤为神经束断裂，神经内瘢痕更多。轴突必须穿过这些神经内瘢痕，长入远端神经鞘，神经功能才能恢复。治疗时如能作部分切除并吻合神经可显著提高疗效。

5. Ⅴ度损伤表现为周围神经完全横断，伴有大量神经周围组织出血，瘢痕形成。如不做手术则神经功能基本上不可能恢复。Ⅴ度损伤可局限于很短的一段神经，如刀片或玻璃切割伤，神经断面锐利。也可为很长的一段神经损伤，如骨折或严重的钝性损伤所致。如疑为Ⅴ度损伤，必须探查神经、手术修复。

（吴起宁）

参考文献

[1] 周健，孙克华．神经损伤后的再生与神经营养因子中国微侵袭．神经外科杂志，2006，01（24）：13-17.
[2] 徐北辰．神经损伤的药物治疗研究进展．神经解剖学杂志，2008，01（14）：15-19.
[3] 施颖菡，龙莉．神经损伤后 GAP-43 表达的研究进展．中国实用医药，2011，17（33）：17-19.

第六节 周围神经损伤的辅助检查

一、脑脊液检查

（一）引言

脑脊液检查（examination of cerebrospinal fluid）。穿刺后测得的脑脊液测定，侧卧位成人为

0.78～1.76kPa（80～180mmH_2O），儿童为 0.39～0.98kPa（40～100mmH_2O），新生儿为0.098～0.14kPa（10～14mmH_2O）。观测初压时应注意脑脊液液面有无呼吸性搏动（随呼吸产生 0.098～0.197kPa 或 10～20mm 水柱的液面搏动）和脉搏性搏动（随脉搏产生 0.02～0.039kPa 或2～4mm 水柱的液面搏动）。前者消失时，提示椎管内有梗阻或有枕大孔疝，均应小心。

（二）现有方法

1. 压力测定

（1）压力动力学检查：

①颈静脉压迫试验（Queckenstedt 试验）：用手压迫双侧颈静脉，使颅内静脉系统充血而致颅内压力增高，增高了的压力传达到连接于腰椎穿刺针的压力玻管上，可引起液面的明显升高，放松压迫后液面迅速下降。当椎管有梗阻时，压迫后液面上升下降缓慢甚或不能。精确测定时，使用血压计气袋缠于颈部，分别充气至 2.7～5.3～8kPa（20～40～60mmHg），压迫 30s 后放松 30s，其间每 5s 记录一次压力，并绘制成图。有颅内压力增高或疑有颅内肿物，出血者忌行。

结果判断：无梗阻时脑脊液压力应在颈部加压后 15s 左右迅速升至最高点，去压后 15s 左右又能迅速降至初压水平；或加压至 8kPa（60mmHg）时可升高至 4.9kPa（500mmH_2O）以上。部分梗阻时压力上升、下降均缓慢，或上升后不能下降至初压水平；完全梗阻时，则在颈部加压后，测压管脑脊液压力不升或上升极少。

②压腹试验（Stookey 试验）：以拳头用力压迫病员上腹部或令其屏气，使下腔静脉及下胸段以下硬脊膜外静脉充血，引起上述水平以下脑脊液压力的迅速上升，可了解下胸段及腰骶部的脊髓蛛网膜下腔以及腰穿针和测压管有无梗阻。正常时压力升高约为初压的两倍，压迫停止后压力迅速下降至初压水平。若压力上升缓慢或不升谓之阳性，说明下胸段以下蛛网膜下腔梗阻。腰穿针和测压管不通畅亦可呈阳性，须予注意。

③双针联合穿刺试验：在疑有椎管内梗阻的上下部位如腰椎 2～3 与腰 5 骶 1 两处同时进行穿刺，借梗阻平面上下两处脑脊液压力在颈静脉压迫试验中所显示的差别。可以粗测腰椎 2～5 之间有无梗阻。

④单侧颈静脉压迫试验（Tobey－Ayer 试验）：压迫一侧颈静脉引起脑脊液压力上升，但压迫另侧颈静脉时压力无变化，称单侧颈静脉压迫试验阳性。提示该侧侧窦或颈内静脉有梗阻，如血栓形成等。

（2）终压：放出脑脊液后所测得的压力，当低于原初压的 1/2 时常为异常。正常人放液 2～3mL 后的脑压降低一般不超过 0.098～0.197kPa（10～20mmH_2O）或保持不变。若放液 3～5mL 后压力下降大于 0.5kPa（50mmH_2O），应考虑椎管内或枕骨大孔处已有不同程度的梗阻，部位愈低，这种现象愈明显；完全性梗阻时，终压有时可下降到零。若放出数毫升脑脊液后，脑压下降很少或很快恢复到初压水平，则提示有交通性脑积水或颅内压增高。

2. 脑脊液性状：正常脑脊液无色透明，新生儿脑脊液（因含有胆红素）、陈旧出血或蛋白含量过高时，脑脊液可呈黄色。新出血时则呈红色或血性，须和穿刺误伤引起的出血鉴别，前者脑脊液血染浓度前后均匀一致，离心后上清液黄色或淡黄色，潜血试验阳性，红细胞形态边缘皱缩或破裂，而创伤性出血则反之。细菌性脑膜炎时，脑脊液可呈乳白色或绿色混浊，垂直静置后可出现薄膜样沉淀物，如结核性脑膜炎有由液面倒悬至试管底部的漏斗样蛛网状薄膜等，在薄膜样沉淀物中寻得细菌的阳性率一般较高。

3. 细胞学检测：成人正常白细胞数在 0.01×10^9/L 以下（早产儿及新生儿在 0.03×10^9个/L 以

内)，但多核白细胞不应超过5个，主要为小、中淋巴细胞。当脑膜有刺激性或炎性病变时，脑脊液的白细胞计数即可增多。故中枢神经系统感染性病变时，有多核或单核细胞不同程度的增高；各种脑部肿瘤特别是临近脑膜、脑室或恶性者，也有白细胞的增多。

使用特殊的脑脊液细胞离心沉淀器，将浓集于玻片上的细胞给以各种染色，还可细致观察到细胞的形态改变，大大提高了诊断效果，如嗜伊红细胞增高提示有中枢神经系统寄生虫病；内有含铁血黄素的吞噬细胞提示脑脊液中有陈旧出血等。此外，还可直接观察到肿瘤细胞和寄生虫卵等，以及对细胞进行免疫功能的研究。

4. 生化检查：

（1）蛋白：正常脑脊液蛋白含量在蛛网膜下腔为150～400mg/L，新生儿为1g/L，早产儿可高达2g/L。蛋白增高多与细胞增多同时发生，见于各种中枢神经系统感染。也可仅有蛋白增高而白细胞计数正常或略多，称为“蛋白-细胞分离”，多见于颅内及脊髓肿瘤、椎管梗阻、急性感染性多发性神经炎、甲亢、糖尿病和铅、汞等金属中毒。

（2）糖：正常含量为450～750mg/L，约为血糖值的1/2～2/3左右。糖量降低见于细菌性或隐球菌性脑膜炎、恶性脑肿瘤等，系因糖的酵解加速之故。糖量增高见于血糖含量增高（故应同时查血糖量核对）以及中枢系统病毒感染、脑外伤、后颅凹及Ⅲ脑室底部肿瘤和高热等，以上均与血脑屏障通透性增高有关。

（3）氯化物：正常含量为72～75g/L，较血液氯化物含量5.7～6.2g/L为高。在细菌性（特别是结核性）、霉菌性脑膜炎和血液氯化物含量有减少时（如呕吐、肾上腺皮质功能减退）减少，血液氯化物含量增高（如尿毒症、脱水等）时增高。

5. 细菌学检查：对神经系统细菌性感染时十分必要，包括细菌、霉菌涂片和培养，必要时还需动物接种，以查明致病菌，供临床用药时参考。

6. 常规检查：

（1）颜色检查（CSF）：无色水样液体。

[临床意义]

①红色：常见于蛛网膜下腔出血、脑出血、硬膜下血肿等。如腰椎穿刺时观察到流出的脑脊液先红后转无色，为穿刺损伤性出血。

②黄色：见于陈旧性蛛网膜下腔出血及脑出血、包囊性硬膜下血肿、化脓性脑膜炎、脑膜粘连、脑栓塞；椎管梗阻；脑、脊髓肿瘤及严重的结核性脑膜炎；各种原因引起的重症黄疸；心功能不全、含铁血黄素沉着症、胡萝卜素血症、早产儿等。

③乳白色：见于化脓性脑膜炎。

④微绿色：见于绿脓假单胞菌性脑膜炎、甲型链球菌性脑膜炎。

⑤褐色或黑色：见于中枢神经系统的黑色素瘤、黑色素肉瘤等。

（2）透明度检查：

[正常参考值] 清晰透明。

[临床意义]

①微混：常见于乙型脑炎、脊髓灰质炎、脑脓肿（未破裂者）。

②混浊：常见于化脓性脑膜炎、结核性脑膜炎等。

③毛玻璃状：常见于结核性脑膜炎、病毒性脑膜炎等。

④凝块：见于化脓性脑膜炎、脑梅毒、脊髓灰质炎等。

⑤薄膜：常见于结核性脑膜炎等。

（3）细胞计数：

［正常参考值］

成人：（0 - 8）$\times 10^9$/L；

儿童：（0 - 15）$\times 10^9$/L；新生儿：（0 - 30）$\times 10^9$/L。

［临床意义］

①细胞数明显增高（$>200\times 10^9$/L）：常见于化脓性脑膜炎、流行性脑脊髓膜炎。

②中度增高（$<200\times 10^9$/L）：常见于结核性脑膜炎。

③正常或轻度增高：常见于浆液性脑膜炎、流行性脑炎（病毒性脑炎）、脑水肿等。

（4）蛋白定性试验：

［正常参考值］阴性。

［临床意义］

①脑脊液蛋白明显增高（＋＋以上）：常见于化脓性脑膜炎、结核性脑膜炎、脊髓腔等中枢神经系统恶性肿瘤及其转移癌、脑出血、蛛网膜下腔出血及梗阻等。

②脑脊液蛋白轻度增高（＋～＋＋）：常见于病毒性脑膜炎、霉菌性脑膜性、乙型脑炎、脊髓灰质炎、脑膜血管梅毒、麻痹性痴呆、脑血栓形成等。

（5）葡萄糖半定量试验：

［正常参考值］1～5 管或 2～5 管阳性。

［临床意义］

①脑脊液葡萄糖增高：常见于饱餐或静脉注射葡萄糖后、血性脑脊液、糖尿病、脑干急性外伤或中毒、早产儿或新生儿等。

②脑脊液葡萄糖降低：常见于急性化脓性脑膜炎、结核性脑膜炎、霉菌性脑膜炎、神经梅毒、脑瘤、低血糖等。

（6）细菌及寄生虫检查：

［正常参考值］阴性。

［临床意义］

①脑脊液中有细菌，可引起细菌性脑膜炎。如急性化脓性脑膜炎常由脑膜炎奈瑟菌、肺炎链球菌、溶血性链球菌及葡萄球菌等引起；病程较慢的脑膜炎常由结核杆菌、新型隐球菌等引起。

②脑脊液中若发现血吸虫卵或肺吸虫卵等，可诊断为脑型血吸虫病或脑型肺吸虫病等。

（7）细胞分类（DC）：

［正常参考值］

红细胞：无或少量；

淋巴及单核细胞：少量；

间皮细胞：偶见；

其他细胞：无。

［临床意义］

①红细胞增多：常见于脑出血、蛛网膜下腔出血、脑血栓、硬膜下血肿等。

②淋巴细胞增多：见于结核性脑膜炎、霉菌性脑膜炎、病毒性脑膜炎、麻痹性痴呆、乙型脑炎后期、脊髓灰质炎、脑肿瘤、脑出血和多发性神经炎。

③嗜中性粒细胞增多：见于化脓性脑膜炎、流行性脑脊髓膜炎、流行性脑炎、脑出血、脑脓肿及结核性脑膜炎恶化期。

④嗜酸性粒细胞增多：见于寄生虫性脑病等。

⑤单核细胞增多：常见于浆液性脑膜炎。

⑥吞噬细胞：常见于麻痹性痴呆、脑膜炎。

⑦肿瘤细胞：见于脑、脊髓肿瘤。

⑧白血病细胞：见于中枢神经系统白血病。

(8) 脑脊液白细胞总数：

[正常参考值]

婴儿 $(0\sim20)\times10^9/L$；

儿童 $(0\sim10)\times10^9/L$；

成人 $(0\sim8)\times10^9/L$。

[临床意义]

①增高：各种脑膜炎、脑炎、化脓性脑膜炎时显著升高，可达数千万/L（数万/mm^3），以中性粒细胞为主；

②结核性和真菌性脑膜炎时亦增高，早期以中性粒细胞为主，后期以淋巴细胞为主；

③病毒性脑膜炎一般增至数十至数百，以淋巴细胞为主，其中流行性乙型脑炎的早期以中性粒细胞为主。

④脑出血或蛛网膜下腔出血亦见白细胞增多，但其来源于血液，如求校正的真正白细胞数（脑脊液白细胞数 - 脑脊液红细胞数/700）并无增高。

⑤脑寄生虫病或过敏性疾病以嗜酸性粒细胞增高为主。

7. 化学检验：

(1) 蛋白定量：

[正常参考值]

腰椎穿刺：0.15 ~ 0.45g/L；

脑室穿刺：0.05 ~ 0.15g/1；

脑池穿刺：0.10 ~ 0.25g/L。

[临床意义]

①化脓性脑膜炎，流行性脑膜炎蛋白质含量为 3 ~ 6.5g/L；结核性脑膜炎刺激症状期蛋白质含量为 0.3 ~ 2.0g/L，压迫症状期为 1.9 ~ 7g/L，麻痹期为 0.5 ~ 6.5g/L；脑炎蛋白质含量为 0.5 ~ 3.0g/L。

②引起脑脊液循环梗阻的疾病，如脊髓蛛网膜炎与脊髓肿瘤等，其蛋白质含量可在 1.0g/L 以上；

③脑软化、肿瘤、退行性病变等，脑脊液蛋白可增至 0.25 ~ 0.8g/L。

④多发性神经根炎、浆液性脑膜炎、脑脊髓梅毒、麻痹性痴呆、脑出血、脑栓塞、蛛网膜下腔出血、流行性脑炎、脊髓灰质炎等脑脊液蛋白亦增加。

(2) 蛋白电泳：

[正常参考值]

前白蛋白：0.03 ~ 0.07；白蛋白：0.51 ~ 0.63；

α_1 - 球蛋白：0.06 ~ 0.08；α_2 - 球蛋白：0.06 ~ 0.10；

β - 球蛋白：0.14 ~ 0.19；γ - 球蛋白：0.06 ~ 0.10。

［临床意义］

①前白蛋白增高：常见于舞蹈症、帕金森病、手足徐动症等；前白蛋白减少常见于脑膜炎。

②白蛋白增高：常见于脑血管病，如脑梗死、脑出血等；白蛋白减少见于脑外伤急性期。

③球蛋白－α_1 增高：常见于脑膜炎、脑脊髓灰质炎等。

④球蛋白－α_2 增高：常见于脑肿瘤、转移癌、胶质瘤等。

⑤球蛋白－β 增高：常见于某些退行性病变如帕金森病、外伤后偏瘫等。

⑥球蛋白－γ 增高：常见于脑胶质瘤、重症脑外伤、癫痫、视神经脊髓炎、多发性硬化症、脑部感染、周围神经炎等。

（3）葡萄糖定量：

［正常参考值］

成人：2.8～4.5mmol/L；

儿童：3.1～4.4mmol/L；婴儿：3.9～5.0mmol/L。

［临床意义］

①脑脊液葡萄糖增高：常见于饱餐或静脉注射葡萄糖后、血性脑脊液、糖尿病、脑干急性外伤或中毒、早产儿或新生儿等。

②脑脊液葡萄糖降低：常见于急性化脓性脑膜炎、结核性脑膜炎、霉菌性脑膜炎、神经梅毒、脑瘤、低血糖等。

（4）氯化物测定：

［正常参考值］

成人：120～132mmol/L；

儿童：111～123mmol/L；婴儿：110～122mmol/L。

［临床意义］

①增高：见于慢性肾功能不全、肾炎、尿毒症、浆液性脑膜炎及生理盐水静脉滴注时。

②减低：见于流行性脑膜炎、化脓性脑膜炎等细菌性脑膜炎，尤其是结核性脑膜炎时最为明显。病毒性脑炎、脑脓肿、脊髓灰质炎、中毒性脑炎、脑肿瘤等，氯化物含量稍低或无显著变化。

8. 酶学及免疫学测定：

（1）脑脊液酶学测定：

［正常参考值］

转氨酶（ALT、AST）：约为血清酶活性的1/2；

乳酸脱氢酶（LDH）；约为血清酶活性的1/10；

磷酸肌酸激酶（CPK）：低于血清酶活性。

［临床意义］

①ALT、AST 活性增高：常见于脑梗死、脑萎缩、急性颅脑损伤、中毒性脑病及中枢神经系统转移癌等。

②LDH 活性增高：常见于细菌性脑膜炎、脑血管病、脑瘤及脱髓鞘病等有脑组织坏死时。

③CPK 活性增高：常见于化脓性脑膜炎、结核性脑膜炎、进行性脑积水、继发性癫痫、多发性硬化症、蛛网膜下腔出血、慢性硬膜下水肿、脑供血不足及脑肿瘤等。

（2）脑脊液免疫球蛋白测定：

［正常参考值］

IgG：10～40mg/L；IgA：0～6mg/L；

IgM：0～13mg/L；IgE：极少量。

[临床意义]

①IgG 增高：常见于神经梅毒、化脓性脑膜炎、结核性脑膜炎、病毒性脑膜炎、小舞蹈病、神经系统肿瘤。

②IgA 增高：常见于化脓性脑膜炎、结核性脑膜炎、病毒性脑膜炎、肿瘤等。

③IgM 增高：常见于化脓性脑膜炎、病毒性脑膜炎、肿瘤、多发性硬化症等。

④IgE 增高：常见于脑寄生虫病等。

9. 其他测定：

(1) 酸碱度及气体张力测定：

[正常参考值]

pH：7.28～7.32；HCO_3^-：22mmol/L；

PO_2：5.3～5.9kPa；PCO_2：5.9～6.7kPa。

[临床意义]

①脑膜炎双球菌性脑膜炎、糖尿病昏迷、结核性脑膜炎时，脑脊液 pH 值常减低。

②急性脑梗死时，脑脊液 pH 值及 PO_2 降低，而乳酸升高，对判断脑缺氧、代谢和脑血流有帮助。

(2) 色氨酸试验：

[正常参考值] 阴性。

[临床意义] 化脓性脑膜炎、结核性脑膜炎、流行性脑膜炎，均可出现阳性反应。凡外观为无色透明的脑脊液，本试验阳性，则多为结核性脑膜炎。

(3) 乳酸定量试验：

[正常参考值] 1.0～2.8mmol/L。

[临床意义] 脑脊液乳酸含量增高常见于化脓性脑膜炎、结核性脑膜炎、脑血流量明显减少、低碳酸血症、脑积水、癫痫大发作或持续状态、脑脓肿、急性脑梗死、脑死亡等。

(4) 谷氨酰胺测定：

[正常参考值] 0.41～1.61mmol/L。

[临床意义] 脑脊液谷氨酰胺增高常见于肝硬化晚期，进入肝昏迷期时可高达 3.4mmol/L，出血性脑膜炎患者呈轻度增高。

(三) 临床意义

1. 有脑脊膜刺激症状时可检查脑脊液协助诊断。

2. 疑有颅内出血时。

3. 有剧烈头痛、昏迷、抽搐或瘫痪等症状和体征而原因不明者。

4. 疑有脑膜白血病患者。

5. 中枢神经系统疾病进行椎管内给药治疗、手术前腰麻、造影等。

要严格掌握禁忌证，凡疑有颅内压升高者必须做眼底检查，如有明显视盘水肿或有脑疝先兆者，禁忌穿刺。凡病人处于休克、衰竭或濒危状态以及局部皮肤有炎症、颅后窝有占位性病变或伴有脑干症状者均禁忌穿刺。

(四) 相关进展

脑脊液由临床医师进行腰椎穿刺采集，必要时可从小脑延脑池或侧脑室穿刺获得。穿刺后应由医师用压力测定，正常人脑脊液压力卧位为0.78～1.76kPa（80～180mmH_2O），儿童为0.4～1.0kPa（40～100mmH_2O）。任何病变使脑组织体积或脑脊液量增加时，脑脊液压力均可升高。待压力测定后将脑脊液分别收集于3个无菌试管中，第一管作细菌培养，第二管作化学分析和免疫学检查，第三管作一般性状及显微镜检查。每管收集1～2mL。脑脊液标本必须立即送验及时检查，放置过长将影响检验结果，使细胞破坏、变性或细胞包裹于纤维蛋白凝块中，导致细胞数降低、分类不准确等。存放中的脑脊液葡萄糖会分解，使之含量降低；细菌自溶或残废可影响细菌检出率等。

二、电生理检查

（一）引言

电生理检查是近50年发展起来的诊断技术，它将神经肌肉兴奋时发生的生物电变化引导出来，加以放大和记录，根据电位变化的波形、振幅、传导速度等数据，分析判断神经、肌肉系统处于何种状态。最初应用直流电变性反应，检查强度－时间曲线（时值）。20世纪50年代针极肌电图≠神经电图和诱发电位等。有人习惯将神经电图归入肌电图中，概念上不够准确。由于神经电图产生的原理与诱发电位相同，是使用脉冲电诱发出的神经肌肉兴奋电位，故归入诱发电位较妥当。

（二）现有方法

本节将电生理检查分为肌电图和诱发电位2大类。

1. 肌电图检查：用同心圆针电极刺入被检肌肉，记录其静止及不同程度自主收缩时所产生的动作电位及声响的变化，分析肌肉、运动终板及其支配神经的生理和病理状况。

2. 诱发电位检查：利用一定形态的脉冲电流刺激神经干，在该神经的相应中枢部位、支配区或神经干上记录所诱发的动作电位。临床常用的检查项目有：感觉神经动作电位（sensory nerveactive potential，SNAP）、肌肉动作电位（muscle active potential，MAP）及体感诱发电位（somatosensory e-voked potential，SEP）等。运动诱发电位（motorevoked potenital，MEP）是近年开展的一项新技术，对诊断脑与脊髓传出通道（即运动神经通道）的损伤和疾病有一定意义。

各电位的观察指标有波形、波幅、潜伏期和传导速度等。传导速度较稳定，是最常用的观察指标。其计算方法是将两刺激点所诱发出电位的潜伏期差除两点间的距离，即传导速度＝距离/时间。正常成人肘以下正中神经运动传导速度（MCV）为55～65m/s，感觉传导速度（SCV）为50～60m/s。上肢神经传导速度快于下肢，近端快于远端。SEP主要观察潜伏期，以第一个负相波峰计算潜伏期。正常成人正中神经和尺神经SEP潜伏期在19～20ms之间，故将第一个负相波峰命名为N19或N20。

（三）临床意义

1. 肌电图检查临床意义：

（1）确定有无损伤及损伤的程度：完全损伤时肌肉不能自主收缩，记录不到电位，或出现纤颤电位、正锐波等；部分损伤时可见平均时限延长，波幅及电压降低，变化程度与损伤的轻重有关。

（2）有助于鉴别神经源性或肌源性损害：一般认为，自发电位的出现是神经源性损害的特征。

（3）有助于观察神经再生情况：神经再生早期出现低波幅的多相性运动单位波，并逐渐形成高电压的巨大电位。定期观察其变化，可以判断神经再生的质量和进展。如再生电位数量增多，波型渐趋正常，纤颤波减少，提示预后良好，否则预后不佳或需手术治疗。

2. 诱发电位检查临床意义：

（1）神经损伤的诊断：当神经完全损伤时，诱发电位一般表现为一条直线或有少许干扰波。但应注意：①诱发 SNAP 较难，并非所有 SNAP 阴性均为完全损伤，应结合临床检查判断；②极少数完全损伤仍可诱发出 MAP，应予鉴别。

神经部分损伤时，诱发电位可出现程度不同的波形改变、振幅降低、潜伏期延长或传导速度减慢，可据此判断有无神经损伤及损伤轻重。SNAP 的幅度小，对损伤的敏感性大于 MAP 与 SEP，故诊断价值较大。如只测 MAP 或 SEP，可能漏诊，尤其是对部分损伤。

出现神经卡压时，分段测定诱发电位对判断有无神经损伤及其定位有较大意义。

近体端神经损伤（如臂丛损伤）时，在测定 SEP 的同时测定损伤较远的 SNAP，可确定有无根性节前撕脱，表现为能记录到 SNAP，但记录不到 SEP。

（2）神经再生及预后的估价：

①一般认为，神经干动作电位出现最早，家兔实验表明术后 4 周即可测出神经干动作电位。诱发肌电位的出现比神经干动作电位迟数周，但早于临床功能恢复。我们观察到，前臂正中神经全断缝合术后 3 个月，即可诱发 SEP，术后 6 个月开始出现 MAP，10 个月时可见于 95% 以上的病人，术后 8 个月开始出现 SNAP。因其幅度小，诱发较难，少数术后 10 年以上仍记录不到 SNAP。适当的神经外松解术有助于诱发 SNAP。此外，电位的恢复时间与神经再生质量及预后有关。电位出现早，说明神经再生良好，预示预后良好。我们注意到，神经缝合术后 3 个月可测出 SEP 者预后良好。由此可见，临床功能无恢复或恢复不完善时，可通过对诱发电位的观察，判断神经再生的质量和预后。

②诱发电位结果与临床疗效分级基本呈平行关系，电生理恢复率（即患侧值占健侧值的百分比）随疗效分级降低而降低，对评定疗效有参考意义。我们发现当感觉 S^{2+} 时，仅 5% 的病人可测到 SNAP。故测出 SNAP 时，感觉多在 S_3 以上。

③与功能恢复一样，诱发电位也不能恢复至正常水平。根据我们的观察，临床疗效优良者，波幅恢复为健侧的 65% 左右，传导速度恢复为健侧的 80% 左右，术后数 10 年仍恢复不完全。

3. 对神经损伤治疗的指导意义：

（1）可以了解早期神经再生的质量，便于及早采取必要的处理，以争取时间，提高疗效。

（2）当 SNAP 可测出，而 SEP 测不出时，可确定为根性节前撕脱伤，有助于确定治疗方案，即可不作神经探查术。

（3）部分损伤时神经保持其连续性，但有神经瘤形成时，如损伤远端能记录到神经动作电位，或运动神经传导速度达 36mm/s 以上，自行恢复率可达 90%，不需作神经瘤切除吻合，但常须作神经松解术。

（4）在脊髓探查或脊柱侧弯矫正术中，应用 SEP 进行手术监护，对防止脊髓损伤并发症有肯定价值。

（5）当临床难以判断是否需手术探查重新吻合时，诱发电位检查有参考意义。我们的资料表明，再手术探查的指征是：①神经缝合术后 3～4 个月测不到 SEP；②术后 10 个月以上只能测到 MAP，且不能排除假象，或只能测到明显不正常的 SEP，而测不到 MAP 和 SNAP；③术后 1 年以上测不到 SNAP，而 SEP 潜伏期延长达 4ms 以上。

（四）鉴别诊断

1. 完全损伤：神经根及分支支配肌群的神经 EMG 出现大量自发电活动，未见运动电位，通过电刺激未见相应诱发电位，MRI 对应神经根梢囊肿，术中见神经根撕脱。

2. 不全损伤：严重不全损伤为神经根及分支支配肌群的神经 EMG 出现大量自发电活动，见少量运动电位，通过电刺激可见相应诱发电位，但潜伏期明显延长，波幅下降较多。

3. 轻度不全损伤：神经根及分支支配肌群的神经 EMG 出现自发电活动，肌肉收缩时可见运动电位呈单纯相或单纯混合相，通过电刺激可见相应诱发电位，潜伏期和波幅轻度延长、降低或正常。

4. 节前损伤：前锯肌和 C5－T1 颈椎旁支配肌损伤，存在外周相应神经运动单位，SEP 消失。

5. 节后损伤：前锯肌和 C5－T1 颈椎旁支配肌损伤，外周相应神经 SEP 消失或存在。完全符合为定位完全正确，基本符合为诊断的损伤神经根半数以上相符，基本不符合为半数以下相符。

三、影像学检查

（一）现有方法

1. X 线检查：利用 X 线检查颅内及脊柱病变的基本方法，敏感性较差。主要适用于头颅形态、大小畸形；头颅外伤、炎症；肿瘤及瘤样改变等。主要有头颅平片（现在已较少使用，被 CT、MRI 所代替）和脊柱平片，可有效观察脊柱骨性结构，生理曲度等。根据 X 线检查骨折或其他病变与周围神经解剖关系间接判断周围神经损伤。

2. 脊髓造影及脊髓血管造影：腰穿后，将造影剂碘苯酯或泛影葡胺注入蛛网膜下腔，患者改变体位，在 X 线下观察流动有无受阻，解剖部位及形态检查。现已被 MRI 所代替，尤其 MRI 的水成像能清晰可见神经根等组织形态。

水溶性碘造影剂注入脊髓动脉系统，可显示血管分布。多用于诊断血管畸形，或动静脉瘘等。

3. 数字减影血管造影：应用电子计算机程序将组织图像－数字信号录入电脑并存储，经动脉或静脉注入造影剂获得第 2 次图像经计算机剪影处理（减去骨骼脑组织等影像），保留充盈造影剂的血管图像，处理后传到显示器。主要适用于颅内或脊髓内血管病变，如肿瘤，血管畸形等。

4. CT 检查：通过各组织对 X 线系数的不同，可无创而高敏感地发现脑组织及脊髓等组织的病变，如脑出血、血肿、肿瘤、积水；炎症性疾病等。

必要时可进行 CT 血管造影，可清晰显示大脑 Willis 环，大脑前、后动脉，主要分支，为脑血管病变提供诊断依据。

5. MRI 检查：80 年代开始应用于临床，广泛用于颅内、脊髓病变等疾病的诊断。主要适用于脑梗死、肿瘤、脱髓鞘改变、囊肿、萎缩等病变；脊髓肿瘤、空洞、椎间盘突出，脊髓转移瘤等疾病。也可应用 MRI 的增强技术以确诊肿瘤、炎症的范围，确定手术治疗的位置。

（康光明　吴起宁）

参考文献

[1] 袁慧书，叶立娴，刘晓光．磁共振脊髓造影影像分析．中国医学影像技术，2011（15）：183.

[2] 李云庆．神经解剖学．第四军医大学出版社，2006：10－55.

[3] 徐俊玲，史大鹏，毛小明，等．脊柱后侧韧带群损伤的 MRI 诊断．实用放射学杂志，2012（16）：294－296.

[4] 陈明，叶云娴．急性颈椎外伤的 CT 诊断与评价．中华放射学杂志，2012（7）：449－452.

第三章

神经根损伤的诊断

第一节　各神经根的检查法

脊髓及神经根病变时可出现四肢肌力低下、感觉障碍、反射异常等现象。而这些神经征象的范围因损伤节段水平而不同，精确检查患肢的神经改变，有助于判定损伤部位，并对颈髓、神经根的病变性质的判断亦有价值。正确的检查方法可以判断神经征象与脊髓、神经根损伤的关系。通过细致检查肌力、反射、感觉，可以诊断脊髓损伤的部位。

一、C1－C4 神经根损伤的神经学特征

（一）神经学特征

1. 解剖：C1－C4 的腹支参与了颈丛的组成，C1 由第一颈椎上方离开椎管，C2－C4 皆由通过相应椎间孔。C2－C3 的背支组成枕小神经，无运动支，感觉支为耳后上部；耳大神经由 C2－C3 的背支参与组成，感觉支配为腮腺上部及耳后面，无运动支；颈横神经由 C2－C3 的背支组成，感觉支配为颈前三角，无运动支；锁骨上神经由 C2－C3 背支组成，感觉支配为锁骨上，斜方肌和三角肌外部，无运动支；舌下神经袢由 C1－C3 腹支组成，运动支配为肩胛舌骨肌、胸骨舌骨肌、胸骨甲状肌，无感觉支；膈神经由 C3－C5 腹支组成，感觉支配为心包膜和纵隔胸膜，运动支配为膈肌。

2. 损伤：C1－C4 神经根损伤或受卡压，会出现相应感觉及运动的异常，但是很难区分单独神经根损伤。

（二）临床检查法

Cl－C4 神经支配枕后、颈后部区域，这些神经根很难分别检查，因此，我们不加讨论。但应明确 C4 是膈肌的主要支配神经。

（三）辅助检查

可借助颈椎 MRI 检查，确定受累阶段神经根。

二、C5 神经根损伤的神经学特征

（一）神经学特征

C5 神经根定位的主要标志性表现为：运动 - 肩外展，反射 - 肱二头肌腱反射，感觉 - 上臂外侧。

1. 解剖：C5 神经根从第 5 颈椎上方，颈 4 - 5 椎间孔离开椎管，参与臂丛神经的组成，运动支配为三角肌、上臂及肩部外展，感觉区域在侧肩部和手臂部位（背侧肩羽），反射为肱二头肌反射。

2. 损伤：肩部外侧皮肤感觉减退，伴或不伴三角肌功能对抗上臂外展受限，肱二头肌反射减退，可提示 C5 神经根受压或损伤。

（二）临床检查法

1. 肌力检查：三角肌及肱二头肌是 C5 神经根支配的肌肉中最易检查的两块肌肉，三角肌几乎完全由 C5 支配，而肱二头肌受 C5 及 C6 的两者支配。因系双重支配，单独检查肱二头肌很难了解 C5 神经根的损伤程度。

（1）三角肌：C5 神经（腋神经）。三角肌由 3 部分构成，其前部使肩屈曲；中部使肩外展；后部使肩后伸。上述 3 方向的运动中，三角肌作用最强的为外展。但三角肌对 3 方向的运动，并非单独发挥作用，所以不能单独以其方向的运动评价其肌力。三角肌以外展运动时的肌力相对最强。主要的肩关节外展肌为三角肌（中部），C5、C6 神经（腋神经）；岗上肌，C5、C6 神经（肩胛上神经）。辅助的肩关节外展肌为三角肌（前部和后部纤维）；前锯肌（肩关节外展时，须固定肩胛骨）。

检查者站立于患者后方固定肩峰。检查者边固定边将手向外侧滑动，固定肩胛带的同时，触探三角肌中部，令患者保持屈曲肘关节 90°，外展上臂。随患者外展上臂，检查者对此加以阻力，并逐渐加强，判定患者能克服的最大阻力。

（2）肱二头肌：C5、C6 神经。肱二头肌为肩关节及肘关节的屈肌，同时也是前臂的旋后肌。检查 C5 是否正常，只检查肱二头肌的屈曲即可。另一主要肘屈肌的肱肌也受 C5 的神经支配，所以检查肘屈曲作为 C5 有无损伤的判断是理想的。

检查肘关节屈曲功能时，立于患者前方，靠近肘部，检查者将手置于肘关节后方，固定上肢。使患者前臂保持旋后位，避免其他肌肉参与肘屈曲。令患者缓慢进行肘屈曲。屈曲达 45°时施以阻力，并令患者使出全力屈曲，判定患者能克服的最大阻力。

2. 反射检查：肱二头肌反射。肱二头肌反射是检查 C5 神经根功能的重要指标，但亦有 C6 神经根的成分。即肱二头肌由两个脊髓节段支配，反射的强度要与对侧比较，如稍有减弱亦可判定为病态。

检查肱二头肌反射时，将患者腕部置于检查者前臂之上，令患者勿用力，检查者手在患者肘内侧，从下方支撑患者前臂。将拇指置于肘关节屈侧肘窝处肱二头肌腱上。判断肱二头肌腱位置的方法是令患者轻轻屈肘，即可触到。令患者保持肘关节屈曲约 90°，腕部放松置于检查者的前臂上。以叩诊锤叩击检查者自己的拇指甲处。肱二头肌轻度收缩时，检查者可以看到或感觉到。

3. 感觉检查：上臂外侧（腋神经）。C5 神经根支配上臂外侧自肩峰至肘这一范围的感觉，而腋神经的绝对支配区为三角肌外侧部上。由 C5 支配的皮肤感觉区内，可以区别腋神经还是 C5 神经根损伤。

（三）辅助检查

独特的感觉区域为背侧肩羽，肩外展受限以及肱二头肌反射等均有助于诊断，若患者为脊髓损伤或压迫可通过脊椎 MRI 检查协助诊断，如若怀疑臂丛神经损伤，可通过肌电图检查诊断。

三、C6 神经根损伤的神经学特征

（一）神经学特征

C6 神经根定位的主要标志性表现为：运动－伸腕，反射－肱桡肌反射，感觉－前臂外侧、拇、食指。

1. 解剖：C6 神经根由第 6 颈椎上方，颈 5－6 椎间孔通过，向肩部走行参与臂丛神经的组成，参与桡神经组成，所以其感觉区域为前臂外侧，桡侧两指半；运动支配肱二头肌、桡侧腕长、短伸肌，反射为肱桡肌反射。

2. 损伤：损伤后表现 C6 感觉、运动及反射异常，即前臂外侧、桡侧两指半感觉减退；伸腕受限；肱桡肌反射减弱。

（二）临床检查法

1. 肌力检查：腕伸展肌群及肱二头肌均非由 C6 单独支配，腕伸肌群一部分由 C6，一部分由 C7 的神经支配；肱二头肌由 C5 及 C6 支配。

（1）腕伸肌群：C6 神经（桡神经）。

（2）桡侧腕伸肌：桡侧腕长、短伸肌（桡神经），C6 神经。

（3）尺侧伸肌、尺侧腕伸肌（桡神经），C7 神经。

检查腕关节伸展力时，检查者一手固定患者腕部近端，另一手置于患者手背上，并用手指将其握住。令患者做腕关节充分伸展，检查者则以手掌给予阻力。一般正常的肌力是不能阻止病人伸腕。由于伸腕肌也可在伸指后产生伸腕的作用，因此，检查伸腕肌力时，应在病人握拳状态下进行，以排除伸指肌的影响。桡侧腕伸肌由 C6 神经支配，伸腕的力量大部来自桡侧腕伸肌。因此，可用伸腕功能检查作为 C6 神经根的定位指标。而尺侧腕伸肌主要由 C7 神经支配，如果 C6 神经支配丧失，C7 神经支配正常，伸腕时腕部将向尺侧偏。如果 C6 神经正常，而 C7 神经支配丧失，伸腕时腕部将发生桡偏。

（4）肱二头肌：C6 神经（肌皮神经）。肱二头肌除由 C5 支配外，尚有 C6 的支配。主要检查其曲肘功能，检查方法同前。

2. 反射检查

（1）桡腕肌腱反射：桡腕肌通过 C6 神经由桡神经支配。检查此反射时，与肱二头肌腱反射一样，检查者用前臂托住病人的上肢，在桡骨远位端叩击桡腕肌，叩击后出现向桡侧的轻微跳动。要左右两侧对比，此反射宜于检查 C6 是否完整无损。

（2）肱二头肌腱反射：此反射是判断 C6、C5 神经是否完整无损的指标，但此反射系双重支配，所以与对侧对比，稍有减弱即可判断为异常。此反射主要由 C5 神经支配，检查时叩击跨越肘窝的肱二头肌腱。

3. 感觉检查：前臂外侧（肌皮神经）。C6 支配前臂外侧、拇指、食指及中指挠侧的皮肤感觉。

（三）辅助检查

若患者为脊髓损伤或压迫可通过脊椎 MRI 检查协助诊断，如若怀疑臂丛神经损伤，可通过肌电图检查诊断。

四、C7 神经根损伤的神经学特征

（一）神经学特征

C7 神经根定位的标志性表现为：运动－屈腕，反射－肱三头肌反射，感觉－中指。

1. 解剖：C7 神经根由第 7 颈椎上方，颈 6－7 椎体椎间孔通过，向肩部走行参与臂丛神经的组成，参与尺神经组成，所以其感觉区域为前臂后方、手中间、中指；运动支配肱三头肌，尺、桡侧腕屈肌，反射为肱三头肌反射。

2. 损伤：损伤后表现 C7 支配感觉、运动及反射异常，即前臂后方、手中间、中指感觉异常；屈腕受限；肱三头肌反射减弱。

（二）临床检查法

1. 肌力检查：肱三头肌、腕伸肌群、手指伸肌群均受部分 C8 神经支配，但主要由 C7 神经支配。

（1）肱三头肌：C7 神经（桡神经），肱三头肌是肘伸展的主要肌肉。肌力检查时，检查者用手固定肘上方，令患者由肘屈曲位进行伸展，达 90°之前施以阻力，检查患者能克服的最大阻力。检查者施加阻力时，应缓慢逐渐增加阻力，否则得不到准确的结果。应注意的是，通常重力也有助于肘的伸展，即伸展力极弱时的评价，要考虑到重力的影响。肱三头肌的肌力检查低于 III 级时，为除外重力的影响，应在水平面上进行测定。此肌肉之所以重要，是因为柱手杖或拐杖及转动轮椅时要依赖此肌肉的肌力。

（2）桡侧腕屈肌：C7 神经（正中神经）。

（3）尺侧腕屈肌：C8 神经（尺神经）。

上述两肌中，桡侧腕屈肌（C7 神经）尤为重要，为腕关节屈曲的主要动力。尺侧腕屈肌由 C8 支配，肌力稍差，但作用于腕关节屈曲轴的方向。如能注意到正常腕关节屈曲时，偏向于尺侧这一事实，即容易理解上述的内容。检查腕关节屈曲时，令患者握拳。这是因为指屈肌群也参与腕关节屈曲运动，为排除此影响，应先令指屈肌群收缩。检查时固定腕关节，令患者握拳后屈曲。

（4）指伸肌群：C7 神经（桡神经），包括指总伸肌、食指固有伸肌和小指固有伸肌。

检查指伸展时使腕关节保持中间位，令患者屈曲指间关节，同时伸展掌指关节。屈曲指间关节的目的是排除掌内肌对指伸肌群的代偿作用。检查者手置于已伸展的近节指骨背侧，向掌指关节屈曲方向施加阻力。

2. 反射检查：肱三头肌腱反射。肱三头肌腱反射由桡神经中的 C7 部分支配。

检查时将患者前臂置于检查者前臂之上，肢体体位同肱二头肌腱反射，令患者上肢放松（可通过肱三头肌的肌紧张消失判定），叩诊锤叩击肱三头肌鹰嘴窝处。肱三头肌腱出现反射时，检查者前臂可感觉到或看到反射运动。

3. 感觉检查：C7 神经支配中指的感觉，但 C6、C8 也常常支配中指的感觉，所以 C7 的感觉检查是无确切方法的。

（三）辅助检查

若患者为脊髓损伤或压迫可通过脊椎 MRI 检查协助诊断，如若怀疑臂丛神经损伤，可通过肌电图检查诊断。

五、C8 神经根损伤的神经学特征

（一）神经学特征

C8 神经根定位的主要标志性表现为：运动 - 屈指，感觉 - 环指、小指及前臂内侧的远侧一半。

1. 解剖：C8 神经根由第 7 颈椎下方，颈 7 - 胸 1 椎间孔通过，向肩部走行参与臂丛神经的组成，参与尺神经组成，其感觉区域为前臂内侧，尺侧一指半；运动支配指深、浅屈肌。

2. 损伤：损伤后表现 C8 支配感觉、运动及反射异常，即前臂内侧，尺侧 1 指半感觉异常；屈指受限。

（二）临床检查法

1. 肌力检查：

（1）指屈肌群：指浅屈肌，C8 神经（正中神经）；指深屈肌，C8 神经（正中神经，尺神经）。

（2）蚓状肌：C8（T1）神经（正中神经，尺神经）

展曲远位指间关节的指深屈肌及屈曲掌指关节的蚓状肌，通常其尺侧者由尺神经支配，桡侧者由正中神经支配。C8 神经根损伤时，所有指深屈肌的肌力减弱，进而所有指屈肌群的肌力亦减弱。但尺神经损伤时，肌力减弱仅限于环指及小指。近位指间关节的屈曲为指浅屈肌的作用，由正中神经支配。所以无论 C8 神经根损伤或正中神经损伤均可致肌力低下。

检查指屈肌时，应令患者屈曲手指各关节诸如掌指关节、近位指间关节、远位指间关节，检查者的 4 个手指与患者的 4 个手指互相钩住，患者手指屈曲，检查者手施阻力使其伸展。观察哪一关节不能克服阻力，不能屈曲而进行评价，正常时所有关节均能持续屈曲。此检查为 C8 神经支配的运动检查。

2. 感觉检查：前臂内侧（前臂内侧皮神经），C8 支配环指、小指及前臂远端尺侧 1/2。小指尺侧为尺神经（主要是 C8 神经）的固定支配范围，并且检查上也是最为有利的部位。

3. 反射检查：C8 神经无特异性反射检查。

（三）辅助检查

若患者为脊髓损伤或压迫可通过脊椎 MRI 检查协助诊断，如若怀疑臂丛神经损伤，可通过肌电图检查诊断。

六、T1 神经根损伤的神经学特征

（一）神经学特征

T1 神经根定位的主要标志性表现为：运动 - 手指内收、外展，感觉 - 前臂内侧上半部和臂内侧的下半部。

1. 解剖：T1 从胸 1 与胸 2 椎体椎间孔穿出，参与臂丛神经的组成，是臂丛神经中唯一的胸支。运动主要支配骨间肌；感觉支配区域主要为臂内侧。

2. 损伤：若损伤伤及 T1 神经根，多见于颈胸段椎体骨折，或者颈椎间盘突出症等。臂丛神经损伤亦可伤及，伤后多见手指内收、外展受限，臂内侧感觉及前臂内侧感觉减退。

（二）临床检查法

T1 与 C8 同样，并无该脊髓节支配的适当反射，不能通过反射的检查来进行鉴别，所以要通过运动及感觉对 T1 进行检查。

1. 肌力检查：

（1）指外展肌：骨间背侧肌，Tl 神经（尺神经）；小指外展肌，Tl 神经（尺神经）。手的小肌群完全由 T1 神经支配，指外展的检查方法是指伸展后，由正中轴外展。检查各指的外展肌力时，以第 2～5 指为一组，再以第 3～5 指为一组，以第 4～5 指为一组，检查者以手指挟持上述各组患者手指，给予相当的阻力，并要与对侧比较。将小指推向环指方向以检查展肌。

（2）指内收肌：掌侧骨间肌，C8、Tl 神经（尺神经）为主要的内收肌。

检查指内收时，令患者手指呈伸展位靠拢，检查者则用力使其各指分开。在食指与中指、中指与环指、环指与小指间进行此项检查。亦可令患者在两指间挟持一纸片，检查者将纸片拉出指间，与对侧对比此挟持力。

2. 感觉检查：上臂内侧（上臂内侧皮神经）。T1 支配前臂内侧近端 1/2 及上臂内侧一部分的皮肤感觉。

进行上肢神经学检查时，首先要评价所有的运动功能，其次检查反射，最后检查感觉。如此则可减少检查者的劳累及患者的痛苦。

（三）辅助检查

若患者为脊髓损伤或压迫可通过脊椎 MRI 检查协助诊断，如若怀疑臂丛神经损伤，可通过肌电图检查诊断。

七、T2 – T12 神经根损伤的神经学特征

（一）神经学特征

1. 解剖：T2 – T12 从相应椎体椎间孔穿出，主要支配肋间肌。运动主要支配骨间肌；感觉支配区域分别为 T2 – 腋窝、T3 – 第三肋间、T4 – 第四肋间（乳线）、T5 – 第五肋间（在 T4 与 T6 之间）、T6 – 第六肋间（剑突水平）、T7 – 第七肋间（T6 与 T8 之间）、T8 – 第八肋间（T7 与 T9 之间）、T9 – 第九肋间（T8 与 T10 之间）、T10 – 第十肋间（肚脐水平）、T11 – 第十一肋间（T10 与 T12 之间）、T12 – 腹股沟韧带中部。

2. 损伤：伤及 T2 – T12 神经根，相应阶段支配的肋间肌出现症状，感觉区域异常。

（二）临床检查法

1. 肌力检查：

（1）肋间肌：肋间肌虽受脊髓节段支配，但对每个节段进行检查有困难。

（2）腹直肌：腹直肌受 T5 – T12（L1）的脊髓神经前支支配。T10 与 T11 支配分界在脐部。

Beevor 氏征将两手相扣，置于头后，令患者稍稍抬起上身，观察其脐的移动。正常时脐不动。如脐偏向上下或左右时则可疑腹前部肌肉有非对称性障碍。通过此征的检查可了解腹直肌的脊髓节段支配是否正常。

2. 感觉检查：各神经根的感觉支配区域中有几个支配区具有特殊意义：T4 为乳头线，T7 平剑突，T10 平脐，T12 平腹股沟。因感觉领域相互重叠，仅一支神经受损伤时不出现感觉丧失，多为感觉迟钝。

（三）辅助检查

若患者为脊髓损伤或压迫可通过脊椎 MRI 检查协助诊断，如若怀疑胸神经根损伤，可通过肌电图检查协助诊断。

八、T12－L3 神经根损伤的神经学特征

（一）神经学特征

1. 解剖：T12～L3 从相应阶段椎体神经孔穿出，相应神经根的支配肌肉主要为 T7～L1 支配腹肌，L2 支配髂腰肌和股内收肌，L3 支配股四头肌。T12～L3 相应节段感觉区域分布为：L1 的感觉区域在 T12 与 L2 之间上 1/3 处，L2 感觉区域为大腿前中部，L3 的感觉区域在股骨内上髁附近。

2. 损伤：伤及 T12～L3 神经根，相应节段支配的肌肉出现症状如腹肌、髂腰肌、股四头肌等激励异常；相应感觉区域感觉异常。

（二）临床检查法

1. 肌力检查：T12～L3 神经根中，没有对每个神经根的肌力检查方法。通常检查的肌肉有髂腰肌（T12、L1、L2、L3），股四头肌（L2、L3、L4）以及内收肌（L2、L3、L4）。

（1）髂腰肌：为髋关节的主要屈肌。检查此肌时令患者坐位于检查床上，小腿下垂。检查者一手置于髂嵴上方固定骨盆，令患者屈曲大腿，由检查床面抬起。检查者另一手置于膝部大腿远端，令患者克服检查者的阻力屈曲大腿。左右对比进行肌力检查。髂腰肌受数个髓节支配，如果较对侧稍有肌力减弱则表明有神经损伤。除神经根损伤外，因肌内脓肿亦可导致髂腰肌肌力低下，此时在检查中有疼痛。髂腰肌亦因膝部或髋关节手术后而减弱。

（2）股四头肌：L2、L3、L4 神经（股神经）。检查股四头肌肌力时，令患者由蹲位站起，注意患者两膝是否均能伸直，是否仅一侧下肢用力。正常时从屈曲位伸展膝关节时，动作是圆滑顺利的。有时在伸展最后 10°出现动作困难，需要很大的努力，将此最后 10°的伸展障碍称为伸展不全。最后 10～15°的膝伸展，需要此前动作的 50% 以上的肌力，所以出现伸展不全。伸展不全常见于股四头肌肌力低下时。有时虽竭尽全力亦不能完成最后 10°的伸展。

股四头肌的徒手肌力检查时，检查者一手置于膝上，固定大腿，在踝关节上方给予阻力并令其将膝伸直，则固定大腿之手可触知到股四头肌的收缩。股四头肌肌力低下，有时可因膝关节手术后的反射性肌力低下或肌本身的断裂而致。对此亦要注意。

（3）髋关节内收肌群：L2、L3、L4 神经（闭孔神经）。髋关节内收肌群与股四头肌一样，可作为一组肌群而进行检查。取仰卧位或侧卧位，首先令下肢外展，继之，检查者手分别置于两膝内侧，加以阻力，令两膝内收。检测其克服阻力的最大肌力。

2. 反射检查：膝腱反射由 L2、L3，L4 的神经支配，但主要是 L4，所以该反射可作检查 L4 用。

3. 感觉检查：来自 L1、L2、L3 的神经，支配腹股沟韧带至膝的大腿整个前面的知觉。L1 的皮肤分布区为腹股沟韧带直下的大腿前面上方，呈一斜行的带状，直接在腹股沟下；L3 的皮肤分布区为髌骨之上的大腿前方斜行带状部分。L2 的皮肤分部区为上述两者之间的大腿中央前面部分。

T12、L1、L2、L3 的神经学节段水平，感觉检查优于肌力检查，并更准确。其原因是各脊髓节段无固有的单独的支配肌肉，而有固有的带状皮肤分布区。并且各脊髓节段无固有的、单独的反射，所以脊髓的正确神经学节段水平的诊断就更为困难。

九、L4 神经根损伤的神经学特征

（一）神经学特征

L4 神经根定位的主要标志性表现为：运动－足内翻，反射－跟腱反射，感觉－小腿内侧以及足内侧。

1. 解剖：L4 神经根从腰 4 与腰 5 椎间孔穿出，参与腰丛神经的组成。运动主要支配胫骨前肌；感觉支配区域主要为小腿内侧、足内侧。

2. 损伤：若损伤伤及 L4 神经根，多见于胸腰段椎体骨折，或者腰椎间盘突出症等；腰丛神经损伤亦可伤及，伤后多见足内收、跟腱反射减退、小腿内侧感觉及足内侧感觉减退。

（二）临床检查法

1. 肌力检查：胫骨前肌，除 L4 神经（腓深神经）支配外，也接受 L5 神经支配。但主要是 L4 神经根支配。检查胫骨前肌肌力时令患者行足翻位的足跟步行。胫骨前肌腱走行于踝关节前内侧，因而可以在此处看到腱的动向，并且越靠近抵止部越明显。如胫骨前肌有肌力低下时则不能进行踝关节背屈内翻检查，并且有时出现足下垂或跨阈步态。

进行胫骨前肌肌力徒手检查时，令患者坐在检查床一端，固定小腿，令踝关节最大限背屈、内翻，检查者手拇指置于足背。继之，按压第 1 跖骨头及骨干部，以检查者的手力使足跖屈、外翻。令患者与此对抗进行持续的背屈外翻。

2. 反射检查：膝腱反射。膝腱反射系通过来自 L2、L3、L4 反射，临床上应视为 L4 的反射。但除 L4 外尚受 L2、L3 的支配，所以纵然 L4 完全断裂，此反射虽减弱但并不消失。因而膝腱反射完全消失的情况是很少见的。但肌原性疾病，神经根或前角细胞病变时，此反射可完全消失。

检查膝腱反射时令患者坐于检查床一端，两小腿下垂（或坐椅上，两膝交叉卧位膝轻屈曲位）。在此肢体体位上，膝腱被伸展而紧张。探测腱两侧软部组织凹陷处，确认正确位置，检查者以腕关节的活动迅速叩击膝腱而诱发反射，诱发出反射时，令患者两手相扣，叩击膝腱时，两手用力相互牵拉，以分散患者的注意力。

此反射亦受神经疾患以外的影响。如股四头肌外伤、膝手术之后不久或有膝关节积水时，反射可消失或减弱。

3. 感觉检查：L4 的皮肤分布区在小腿及足的内侧。膝关节为 L3 与 L4 皮肤分布区的界线，上方为 L3 皮肤分布区，下方为 L4 皮肤分布区。小腿则以胫骨嵴为界，内侧为 L4 皮肤分布区，外侧为 L5 皮肤分布区。

十、L5 神经根损伤的神经学特征

（一）神经学特征

L5 神经根定位的主要标志性表现为：运动 - 伸趾，感觉 - 小腿外侧和足背。

1. 解剖：L5 神经根从腰 5 与骶 1 椎间孔穿出，参与腰丛神经的组成。运动主要支配拇长伸肌、伸趾长、短肌，还有臀中肌；感觉支配区域主要为小腿外侧和足背。

2. 损伤：若损伤伤及 L5 神经根，多见于胸腰段椎体骨折，或者腰椎间盘突出症等；腰丛神经损伤亦可伤及，伤后多见足伸趾受限、髋关节活动受限、小腿外侧和足背感觉减退。

（二）临床检查法

1. 肌力检查：拇长伸肌，L5 神经（腓深神经）支配；伸趾长、短肌由 L5 神经（腓深神经）支配；臀中肌由 L5 神经（臀上神经）支配。

（1）拇长伸肌：L5 神经（腓深神经）。拇长伸肌腱走行于踝关节前面胫骨前肌外侧，以足中间位足跟步行检查其功能。足跟步行时可在拇趾末节近位端的抵止部附近看到该腱的外形。

拇长伸肌肌力检查：令患者坐在检查床一端，检查者一手固定足跟，令患者拇趾最大限度背屈，检查者拇指置于患者拇趾甲上，使背屈位的拇趾跖屈，同时令患者与此外力相对抗。检查者拇指置于趾间关节上时，则不仅能检查拇长伸肌的肌力，同时亦检查了拇短伸肌的肌力。仅检查趾长伸肌肌力时，阻力要加在趾间关节的远位端。拇趾骨折或外伤后不久，可出现显著的拇长伸肌的肌力低下。

（2）趾长、短伸肌：L5（腓深神经）。趾长伸肌的功能检查法同拇长伸肌一样，令患者足跟步行。趾长伸肌腱横越踝关节上间隙，呈扇状而止于 2～5 趾中节趾骨及末节趾骨背面。所以背屈时可显见于足背。

肌力检查：令患者坐于检查床一端，握足跟固定踝关节，令最大限度趾背屈。继之，检查者拇指置于趾背侧，给予阻力使之跖屈，同时令患者与之抗拒。正常时其肌力较强，多不能使之跖屈。

（3）臀中肌：L5 神经（臀上神经）。检查臀中肌时令患者侧卧位，检查者一手固定骨盆，令患者外展下肢。下肢充分外展后，于膝关节处施以阻力。如髋关节屈曲，则出现其他肌肉的代偿运动，为防止此代偿运动，检查中一定要使髋关节保持中立位。

2. 反射检查：L5 神经支配的反射是很难诱导出来的。胫骨后肌腱反射为 L5 的反射，但很难每次均能诱导成功。当进行感觉、运动功能检查后，仍不能判定 L5 为正常时，应进行胫骨后肌腱反射的诱导。其方法为：保持前足部轻度外翻背屈位，于足内侧部叩击抵止于舟骨结节的胫骨后肌腱。正常时应出现轻度跖屈内翻。

3. 感觉检查：L5 神经的皮肤分布区为小腿外侧及足背。胫骨前嵴为 L5 与 L4 的分界线。为使 L4 与 L5 的界线分明，可由膝关节处沿着向内踝弯行的胫骨前嵴触诊。包括足背在内的胫骨前嵴外侧，均为 L5 神经的感觉领域。

十一、S1 神经根损伤的神经学特征

（一）神经学特征

S1 神经根定位的主要标志性表现为：运动 - 足外翻，反射 - 跟腱反射，感觉 - 足外侧和足底。

1. 解剖：S1 神经根从骶 1 与骶 2 骶管裂孔穿出，参与骶丛神经的组成。运动主要支配腓骨长、短肌、腓肠肌，以及臀大肌；感觉支配区域主要为足外侧和足底。

2. 损伤：若损伤伤及 S1 神经根，多见于腰骶段椎体骨折，或者腰椎间盘突出症等；骶丛神经损伤亦可伤及，伤后多见足外翻活动受限、髋关节活动受限、足外侧和足底感觉减退。

（二）临床检查法

1. 肌力检查：腓骨长、短肌，S1 神经（腓浅神经）；腓肠肌 - 比目鱼肌，S1、2 神经（胫神经）支配；臀大肌，S1 神经（臀下神经）支配。

（1）腓骨长、短肌：S1（腓浅神经）腓骨长、短肌的功能可一同检查。此两肌为踝关节及足的外翻肌，检查时令患者以足内缘步行。可在外踝绕弯处见到该肌腱。

令患者坐在检查床上，检查者手置于小趾之上，固定足根保持踝关节不动。检查者手置于小趾之上，令患者足最大限度跖屈外翻。检查者以手掌向第 5 跖骨头及骨干处施以阻力，与患者的跖屈外翻动作相抗，确定其最大的对抗力。

（2）腓肠肌 - 比目鱼肌：S1、S2（胫神经）。腓肠肌 - 比目鱼肌群的肌力远超过检查者上臂、前臂两力之合，所以稍有肌力低下亦难分辨。因而其功能检查优于徒手肌力检查。即令患者跖屈位，以足趾尖步行而检查。有显著肌力低下则不能完成足尖步行。此检查正常时，再令其立位下以

足趾跳跃，此时此肌群将负荷约为体重2.5倍的力量。着地时是否仍保持原状或是足底整体着地，前者为正常，后者及不能进行此种检查者均可诊断为此肌群有肌力低下。老年及有背痛患者不能进行此项检查，可进行单腿足趾立连续5次，如不能完成者可判断此肌群肌力低下。

(3) 臀大肌：S1（臀下神经）。臀大肌的功能，可令患者不利用手而能否由坐位立起进行检查。

肌力检查法：令患者腹卧床上检查，下肢呈下垂样卧倒。令膝屈曲使膝屈肌松弛，其目的在于髋关节伸展时避免出现膝屈肌对臀大肌的辅助作用。检查者前臂置于患者髂骨嵴上，固定骨盆，手置于可触知臀大肌收缩之处。令患者伸展髋关节，于大腿下端后面、膝直上处，检查者用手将大腿向下按压，对髋关节伸展给予阻力，在检查中可触到臀大肌的肌紧张。

2. 反射检查：跟腱反射。跟腱反射为小腿三头肌的深部腱反射，主要由来自S1的神经支配。切断S1神经根后，此反射则完全消失。

检查跟腱反射时，令患者坐于检查床上端，两小腿下垂，使踝关节轻度背屈，跟腱呈轻度伸展状态。检查者以拇指及其他手指捏触跟腱两侧凹陷处，以确定跟腱的正确部位。继之，以叩诊锤的平面侧叩击该腱，观察是否出现迅速的反射性足跖屈。令患者同时两手相牵或相推，则更易诱发此反射。跟腱反射的检查方法尚有多种，可根据患者的情况选用。患者卧于床上时，可将小腿置于吊侧屈曲的膝上，以避免踝关节的活动受限。一手屈于足弓前部使踝关节轻度背屈，跟腱显见再叩击。床上俯卧位时，屈曲膝关节90°，使踝关节轻度背屈，使该腱显见后进行检查。踝关节有肿胀时或直接叩击跟腱有剧痛时，令俯卧位，踝关节伸出检查床。检查者指端置于足弓前部握住使足背屈，再以叩诊锤叩击检查者手指。腓肠肌收缩，踝关节轻度跖屈即为反射阳性，此时检查者手可以触知该肌的收缩。

3. 感觉检查：S1的皮肤分布区为足外侧部及足底的一部分。

十二、S2－S4神经根损伤的神经学特征

（一）神经学特征

发自S2，S3的神经支配足的内在肌（固有小肌），并无分别检查这些肌肉的方法，但可注意支配这些肌肉的神经损伤时可出现鹰爪趾畸形。S2、S3、S4还是支配膀胱运动功能的主要神经，该神经损伤时除引起足部疾患外，还伴有膀胱功能障碍。

（二）临床检查法

1. 反射的检查：应注意没有S2、S3、S4支配的深部反射。S2、S3、S4所支配的浅反射有肛门反射。检查时刺激肛门周围的皮肤，则肛门括约肌（S2、S3、S4）收缩，肛门缩紧。

2. 感觉检查：肛门周围的皮肤分布区为三个同心圆，最外圈由S2支配，中间由S3支配，内圈由S4、S5的神经支配。

（贺宝荣）

参考文献

[1] 曹明亮，周红海，秦明芳．颈椎病致神经根损伤的研究进展．中国脊柱脊髓杂志，2009，03（13）：16－19.

[2] 李国东，严力生，章祖成，等．防止颈椎前路手术对脊髓与神经根的损伤．中国中医骨伤科杂志，2015，07（15）：20－27.

[3] 吕刚，王星铎．疼痛与神经根损伤．中华骨科杂志，1996，03：19－28.
[4] 岳寿伟，吴宗耀．神经根损伤后慢性疼痛发生的分子机制．中国康复医学杂志，2004，02（29）：112－123.
[5] 郭钧，陈仲强，齐强，等．腰椎间盘突出症术后复发的临床分析．中国脊柱脊髓杂志，2015，06（13）：27－29.

第二节 节段水平定位诊断的临床意义

一、骨折与脱位

（一）病因

骨折和脱臼，可分别单独发生，也可合并发生。发生突然，常伴有响声，旋即剧痛，骨折痛剧者常可引起休克。

对于闭合性单纯性骨折，骨虽已折但无明显移位，周围软组织无严重损伤。开放性骨折和复杂性骨折情况复杂一些，骨断端穿破皮肤外露，易感染，须注意保护伤口，勿受污染。骨断端刺伤神经、血管、内脏，影响关节，产生严重症状。这些情况也可由于救护或搬运不当而引起，必须注意预防。单纯性关节脱臼和复杂性脱臼，合并有关节骨折等情况。

（二）临床表现

骨折端或脱位骨端直接刺伤神经，甚至由于骨端移位牵拉引起神经损伤。根据损伤神经的部位引起神经症状不同。如膝关节周围骨折导致胫神经损伤引起的钩状足，腓总神经损伤引起足下垂；肱骨骨折损伤桡神经引起拇指功能障碍、垂腕征等；肘关节骨折引起尺神经损伤等，引起前臂及手部尺侧感觉异常。脊柱椎体的单纯压缩性骨折一般不会有明显的神经症状，但当骨折块移位，甚至骨折块翻转直接损伤脊髓或神经根时，会引起神经症状。

（三）诊断要点

对于骨折与脱位引起的神经损伤，诊断要点在于明确骨折部位、骨折类型、移位程度、神经损伤程度、是否伴有血管损伤。对于单纯骨折、移位不明显者，应积极手法复位或石膏固定；复杂骨折伴有脱位，甚至已有神经、血管损伤的患者，应尽早固定骨折或脱位关节，以免加重神经血管损伤，院前急救非常必要。

二、椎间盘突出

（一）病因

神经根受损伤是因为椎间盘向后方脱出的缘故。

椎间盘向后方脱出的机制有：①前纤维环坚韧不易受损伤，而后方纤维环不够坚韧。②前纵韧带较后纵韧带宽且坚韧。因此椎间盘承受压力后，向抵抗稍弱的后方脱出。因后纵韧带呈菱形结构，所以椎间盘突出常偏于一侧。正中方向的脱出很少见，因椎间盘很难穿透韧带的最坚韧部分。

（二）神经学特征

由于颈椎为 7 个，颈神经为 8 个，第 1 颈神经由第 1 颈椎与枕骨之间发出，第 2 颈神经由第 2 颈椎与第 3 颈椎之间发出，以此类推。在椎间盘之上走向椎间孔的神经根，因椎间盘突出而受压时，将按其神经根段出现特定的神经根损伤，例如 C5、C6 间的椎间盘突出时出现 C6 神经根损伤。

C5、C6 之间较其他颈椎间的运动性稍大（枕骨与 C1 间，C1－C2 间的关节结构特殊，不在此例）。颈椎的活动越大，越易出现椎间盘的破裂。所以 C5、C6 之间较其他处更易出现椎间盘突出及颈椎病。

（三）临床表现

颈椎间盘突出的症状为某一侧上肢的疼痛。疼痛一般沿损伤神经根的支配范围向手放散。但有时疼痛仅波及肩胛周围。咳嗽、喷嚏、屈曲颈部等负荷后疼痛加剧，并沿神经根支配的区域放散。椎间盘突出症状根据脱出部位不同而异。通常常见的侧方脱出，直接压迫神经根而出现与神经根高度一致的典型症状。正中脱出可在上下肢同时出现症状。椎间盘轻度突出而未达到脱出程度时，疼痛可向背部中央、肩骨上内角放散。侧方脱出时可沿肩胛骨脊柱缘出现疼痛并向上肢放散，但通常并无神经学所见。

（四）诊断要点

临床检查时，可有损伤部位与神经学所见不一致的情况出现。有时 C5－T1 构成的臂丛呈现前置型或后置型，因而在肌肉的脊髓节支配上出现例外，上肢的神经支配与神经学所见亦不一致。有时也要考虑到上述不一致原因在臂丛或周围神经的损伤。

三、神经根撕脱损伤

（一）病因

神经根撕脱伤多发生于颈部，常见骑摩托者被抛起，肩部冲撞地面时，头颈部高度侧屈、肩胛带被强力下牵。其结果引起神经根过度伸展而引起撕脱损伤。

（二）神经学特征

C5 及 C6 神经根最易受损伤。C5 神经根位于 C4，C5 之间。此种撕脱损伤是无法修复的，神经功能障碍将长期存在。

（三）临床表现

C5 出现撕脱损伤后，C5 肌肉支配区出现瘫痪且与皮肤支配区一致的感觉障碍，即三角肌出现麻痹，上臂外侧出现感觉减弱或消失，且肱二头肌腱反射减弱或消失。

（四）诊断要点

C5、C6 神经根的撕脱损伤最多，C5 及 T1 亦可出现。

四、钩状突起与颈椎病

（一）病因

钩状突起仅形成骨棘而无症状时，无临床意义。但有椎间孔狭窄患者，因头颈部过伸、过屈时，则走行于该部位神经根过度紧张或出现神经根水肿时，则可发病。

（二）神经学特征

钩状突起为隆起于颈椎椎体外缘上的骨块。其可以保持椎体的稳定性，更重要的是参与椎间孔的形成。钩突增生肥大，椎间孔缩窄，直接压迫通过此处的神经根或限制神经根的移动性。神经根由脊髓及椎体以 45°角度分别走行，这也相当于椎间孔与椎体所形成的角度。

（三）临床表现

在损伤神经支配领域内出现疼痛及神经症状。例如 C6 神经根损伤可致前臂外侧知觉迟钝，腕关节背屈肌的肌力低下，肱桡肌腱反射的消失。但亦有仅出现向肩胛骨内缘及向上角的放散疼。

（四）诊断要点

正常椎间孔或钩突使椎间孔缩窄的状态，可通过斜位 X 线检查得到证实。出现狭窄的椎间孔在 X 线上常呈 8 字形，这提示神经尚未来得及对受损伤后肿胀出现反应而引起了疼痛。

五、一般检查法的再现或减轻颈椎病症状

1. 臂丛神经牵拉试验（Eaton 征）：病者取坐位，头向健侧偏，检查者一手抵患侧头侧，一手握患腕，向相反方向牵拉。因臂丛神经被牵张，刺激已受压的神经根而出现放射痛或麻木等感觉。

2. 椎间孔挤压试验：令患者头偏向患侧，检查者左手掌放于患者头顶部、右手握拳轻叩左手背，则出现肢体放射性痛或麻木，表示力量向下传递到椎间孔变小，有根性损害。对根性疼痛厉害者，检查者用双手重叠放于头顶，间下加压，即可诱发或加剧症状。当患者头部处于中立位或后伸位时出现加压试验阳性，称之为 Jackson 压头试验阳性。

3. 旋颈试验又称椎动脉扭曲试验：病人坐位，头略后仰，并自动向左、右作旋颈动作。如患者出现头昏、头痛、视力模糊症状，提示为椎动脉型颈椎病。因为转动头部时椎动脉受到扭曲，加重了椎 - 基底动脉供血不足，头部停止转动，症状亦随即消失。

4. 仰卧挺腹试验是应用椎管内压力增加，牵拉刺激了受损的神经根而引出腰痛或下肢放射痛。用于检查神经根周围是否存在软组织损伤和无菌性炎症。

六、软组织损伤与椎间盘突出的区别

（一）颈椎软组织损伤与颈椎椎间盘突出的区别

1. 病因：颈椎急剧过伸、屈曲的挥鞭损伤或引起急剧扭转的事故之后，常常出现颈部疼痛。外伤的结果引起神经根牵拉、颈椎病的骨棘压迫或椎间盘突出。

2. 神经学特征：软组织损伤伴有颈椎椎间盘突出，神经损伤时可出现上肢麻木、肌力低下，并可出现不同程度的向肩胛骨内缘或上肢放散的颈部疼痛。

3. 临床表现：颈部疼痛除伴有神经损伤之外，亦可单纯出现软组织损伤，可根据其神经支配进行综合判断。相反的情况也有，即因神经损伤而住院者，未经治疗而肌力、反射、感觉障碍恢复。

4. 诊断要点：有时初次检查，其损伤不够明确，以后体征逐渐显著。所以每次诊察时必须要进行神经学检查。

（二）腰部扭伤与腰椎间盘突出的区别

1. 病因：“腰痛”常出现于上举重物之后或摔倒、汽车事故而被抛出车外或躯干扭闪之后。

2. 神经学特征：椎间盘突出的神经根障碍，大多出现 1 ~ 2 项体症。出现与下肢各受损伤神经根相一致的肌力感觉障碍。

3. 临床表现：患者常主诉髂后上棘附近疼痛伴有向下肢后侧的放散性的腰痛（下部腰椎有局部压痛或自发痛）。不伴有神经损伤的普通腰背痛或腰部扭伤与伴有神经损伤疾患的区别，通过支配下肢各神经根神经学特征的检查来判断。

4. 诊断要点：

（1）依据病史，每次诊察时均要反复检查。因为初诊时功能障碍可能不够明显，但以后可能会出现与受损伤节段水平相一致的肌力感觉障碍，也可能较初诊时有所改善（很可能是治疗的效果）。

（2）依据患者的体征等进行神经学诊断要抓住特征性表现进行水平诊断。

（3）肌电图、脊髓造影、CT、MRI 更有利于诊断。

七、脊柱肿瘤

（一）病因

颈椎椎体的转移性肿瘤罕见。乳腺癌、肺癌常向脊椎转移。

（二）神经学特征

颈椎肿瘤可致压迫颈髓。肿瘤的部位多可根据四肢的神经学检查得到判定。例如，损伤第 6、7 脊髓节的脊椎肿瘤可出现中指触觉丧失、肱三头肌腱反射消失、指伸肌及腕屈肌的肌力低下。脊髓的原发性肿瘤，其损伤节段水平很难正确判断。

（三）临床表现

大多颈椎肿瘤初发症状为脊椎的局部疼痛或向四肢的放散痛。骨质被破坏后，椎体崩溃，出现脊椎的屈曲畸形及四肢瘫。

（四）诊断要点

通常损伤部位的神经学节段水平与 X 线所见是一致的。

八、脊椎峡部崩裂及脊椎滑脱症

（一）病因

脊椎峡部裂及脊椎滑脱症多为 10 ~ 19 岁年龄组腰痛的主要原因，此类患者尤其在体育运动后易出现腰痛。

（二）神经学特征

脊柱峡部裂是上下关节突之间的骨连续性中断，出现病变椎体向前滑脱。脊柱滑脱症患者发生椎间盘突出率高于一般人。椎间盘突出一般出现于峡部崩裂椎体的上椎间盘，如 L5 有峡部崩裂时 L4、L5 间的椎间盘最易发生椎间盘突出；L5 神经根受损伤时则出现下肢伸展上举试验（straight leg raissing）阳性、伸趾肌力低下、足背感觉迟钝等症状。上述神经症状多因合并椎间盘突出所致，但神经根受脊椎滑脱的直接压迫亦可出现。

（三）临床表现

患者多因腰腿痛就诊，脊椎峡部裂与脊椎滑脱症最常发生的椎体为 L5，其次为 L4。患者疼痛的程度不一定与其滑脱一致。脊椎峡部裂及脊椎滑脱症患者多因合并椎间盘突出而症状加重。

（四）诊断要点

1. 滑脱的程度可根据其椎体与上位椎体的位置关系而测定。25% 以内的滑脱为 1 度；25% ~ 50% 为 2 度；50% ~75% 为 3 度；75% 以上的滑脱为 4 度。

2. 脊椎峡部裂在 X 线上出现特征性表现。

九、带状疱疹

（一）病因

带状疱疹为病毒性疾病。

（二）神经学特征

多损害胸髓神经根，通常累及一侧一个皮肤分布区。

（三）临床表现

疼痛常先于皮肤病变之前而出现于神经根所支配的区域，但绝不超越正中线。

（四）诊断要点

通过正确的感觉检查及皮肤病变的分布节段可判定损伤神经根的部位。

十、脊髓灰质炎（脊髓性小儿麻痹）

（一）病因

脊髓灰质炎为急性病毒感染所致。

（二）神经学特征

为脊髓前角运动细胞受侵犯，遗留运动麻痹及肌萎缩，但不影响感觉，反射虽减弱但不消失。其原因是脊髓前角细胞只要未全部破坏，仍有反射弧残存。病变虽在脊髓内，但以破坏神经根细胞为主。病毒对前角细胞的破坏呈脊髓节性，但不是对某一范围内的所有脊髓节段均破坏，有时呈跳跃性，因此有时受数个脊髓节段支配的肌肉可能障碍轻微。

（三）临床表现

本病的临床症状有受累脊髓支配肢体的运动麻痹及肌萎缩，有时与神经根损伤相似。

（四）诊断要点

一般以青少年多见，受累相应部位运动功能暂时性或永久性障碍。

（康光明　贺宝荣）

参考文献

[1] 胡有谷．腰椎间盘突出症．2 版．北京：人民卫生出版社，2010：146－2242.
[2] 侯树勋．CT 扫描在脊柱外科的应用（附 612 例分析）［J］．中华骨科杂志，2015，8：782－785.
[3] 胥少丁．实用骨科学．2 版．北京：人民军医出版社，2012：545－633.
[4] 王忠诚．神经外科学．武汉：湖北科学技术出版社，2014：778－836.

第三节　神经根损伤的辅助检查

一、现有方法

1. 脊柱 X 线片：目前情况下，脊柱 X 线片检查仍被视为脊柱损伤患者的常规检查，其临床意义和 CT、MRI 相比更为重要。有助于明确病变的范围、性质、程度，有助于疗效的判定。一般情况下可仅摄前后位和侧位片。疑有椎弓根、小关节、椎板、棘突以及横突骨折时则需拍左右双斜位片。对于颈椎和腰椎有时需要加摄自然前屈和阳伸位片，另外，腰椎亦可酌情摄正位左右侧弯片。

2. CT 检查。

3. MRI 检查。

4. 造影及神经电生理检查。

二、临床意义

（一）脊柱 X 线片

1. 颈椎：

（1）正位片：观察颈椎中线一级锥体边缘连线是否垂直，各椎体及椎体间关节有无变形及狭窄，双侧钩突是否增生及其他异常，椎间隙有无变窄以及狭窄的程度，棘突是否居中，有无颈肋形成，椎体是否先天性融合，是否存在半椎体畸形。张口位应注意寰枢关节咬合、对位情况，边缘有无增生以及偏斜，另外，还要观察齿状突有无骨折、变位或者缺如。

（2）侧位片：观察颈椎的曲度，可见颈椎生理前凸消失或向后方突起。同时还应注意椎体间关节松动导致的椎体间变位；颈 4、5 以上椎体前阴影矢状径不超过 4.5mm，颈 5 以下不超过 13mm。当患者发生颈椎骨折、脱位等损伤时，前阴影明显增宽；骨关节畸形以椎体先天融合多见，并注意枕颈部是否存在畸形；椎体前缘椎间隙间距平均为（3.8 ±0.5）mm，后缘间距为（1.9 ±0.28）mm。当受到外伤或者是髓核退变早期，椎间隙前方增宽，后期变窄。椎间隙愈窄，根管也随之狭窄。

（3）骨赘：椎间隙前后缘处均可出现骨赘，除外伤性病例外，退变性者一般以颈 5、6，颈 4、6 和颈 6、7 位多发。骨赘的形态各异，但以唇状为多。

（4）椎体与椎管矢状径：测量椎体与椎管的矢状径，判断有无椎管狭窄。椎体矢状径为椎体前缘中点至椎体后缘连线的垂直线，正常人颈 4 ~7 段为 18 ~22mm。椎管矢状径为椎体后缘中点到椎板连线中点的最短距离，正常人颈 4 ~7 段为 15 ~18mm，颈 1 ~3 段为 17 ~22mm。判断椎管狭窄与否可采用绝对值法，即小于 10mm 为绝对狭窄，10 ~12mm 为相对狭窄，12 ~4mm 为临界椎管，大于 14mm 为正常椎管。但因为人体的身高和 X 线片放大系数不一，绝对值法不理想，故常采用比值法，为：颈椎椎管矢状径（mm）/颈椎椎体矢状径（mm）。比值大于 0.75 为正常，低于 0.75 为椎管狭窄。

（5）动力性侧位片：观察颈椎的活动情况与活动度，在颈部外伤和颈椎病发作期，如急性根性痛以及颈型者，患椎活动度明显降低。另外，可对椎节不稳做出判断。

（6）斜位片：左右斜位片主要来观察椎间孔的矢状径、高度及钩椎关节的增生情况。正常人颈 4 –7 椎间孔的矢状径平均为（6.5 ±1.0）mm，当钩椎关节处有骨折增生时，则此孔变窄。

2. 腰骶椎：大体与颈椎相似，因其部位不同，在读片时有着相应的要求。

（1）正位片：可见各椎体的轮廓、椎间隙，由于腰椎存在生理弯曲，腰 3、4 椎间隙略宽，腰 5、骶 1 椎间隙狭窄。骶骨呈一尖端向下的三角形阴影，上方多于腰 5 椎体下缘象重叠。骶骨上端之两侧呈耳状，与髂骨相对应的耳状面构成骶髂关节。腰椎的两侧可见一较淡的三角形腰大肌阴影，遇到炎症则阴影增大，并多呈不对称状。

（2）侧位片：椎间隙清晰可见，椎体前方较宽，又以下方腰椎为最长，并随年龄的老化而逐渐变窄。骶骨呈上宽下尖之弓形，上缘与水平线呈 30 ~40°之交角，站立位后可增加 5 ~10°。侧位片对腰骶椎的显示较好，故在疾病的诊断上较正位片更为重要。

（3）斜位片：主要用于判断腰骶段病变，尤其是对椎弓根以及小关节（上关节突和下关节突）和双侧骶髂关节的判断具有重要的意义。

（4）动力位片：观察腰椎的活动度和活动情况。急性损伤的患者活动度明显降低，但因椎间盘等原因造成松动，当人体前屈时，可使上一椎体前下缘超过下一椎体的前上缘；后仰时则出现相反的结果，此种现象称之为“梯形变”或者“假性半脱位”。这是可导致移位的椎体或小关节椎管侧边缘压迫或刺激神经根、马尾或窦椎神经引起一系列症状。

3. 胸椎：介于颈椎与腰椎之间，其 X 线平片特点与两者相似。其中上胸段与颈椎接近，下胸段与腰椎接近。

（1）正位片：观察中线和两侧线是否垂直，双侧椎旁阴影是否增大，各椎节有无侧凸及旋转性移位，椎体是否畸形。

（2）侧位片：观察项目与颈椎和腰椎基本相似，然而，上胸段重影较多，读片时应认真、仔细，必要时摄数字减影 X 线片。

（二）CT 成像

1. 单纯 CT 扫描：CT 扫描可观察到椎体以及附件、椎管的病变。对于骨折，可明确骨折的类型；骨折块是否进入椎管；椎管的狭窄程度；是否合并有椎间盘的损伤。

2. CT 脊髓造影：为观察椎管内的病变，有时选用造影剂注入后 CT 扫描，可获得十分清晰的椎管图像。目前多采用刺激性较小的 Omnipaque 非离子碘造影剂。

3. 三维 CT 重建：三维 CT 重建能更好地观察各椎体之间的关系，确定病变部位与程度。

（三）造影（myelogram）

诊断椎管内占位性病变和因创伤所致颈椎管形态变化以及与脊髓相互关系。椎管造影是一种常用和有效的检查手段，目前多选用碘水造影剂。

分为脊髓造影和硬膜外造影。

1. 脊髓造影：造影多应用于脊髓、神经根、马尾神经等损伤时，特别是椎间盘突出时，在造影上呈现异常改变。本法虽为椎间盘突出的最佳方法，但应在其他各种检查法之后施行。

2. 硬膜外造影：很少采用，但它可很好地显示神经根情况。

（四）MRI 扫描

MRI 扫描较 CT 更容易获得脊椎的三维结构，可以从矢状面、冠状面以及横断面观察椎管内外的解剖状态判断椎管的矢状径、椎体边缘的骨质增生、髓核的突出，以及局部有无炎症或肿瘤，对神经根和神经根管亦有较好的显示。

1. 单纯 MRI 扫描：对软组织滑膜、血管、神经、肌肉、肌腱、韧带和透明软骨的分辨率高，用于滑膜、血管和肌肉、筋膜的炎症、滑膜囊肿和透明软骨变性、剥脱及骨糜烂破坏与缺血性坏死、颈椎和髓核病变、膝关节半月板和十字韧带损伤、脊髓损伤、神经并发症及椎间盘变性、突出等的临床检查。

2. 增强 MRI 扫描：多为应用扎本氨酸普甲胺（Gd－DTPA）增强剂，可明显缩短 T1，病变组织成高信号，以增加疾病的检出率，提高效率。较增强 CT 明显优势：不需要过敏试验；安全系数较高；对比率高；疾病检出率明显提高。

3. 脂肪抑制技术 MRI 扫描：脂肪抑制是 MRI 检查中非常重要的技术，合理利用脂肪的特性，减少运动伪影、化学位移伪影或其他相关伪影；抑制脂肪组织信号，增加图像的组织对比；增强扫描的效果；鉴别病灶内是否含有脂肪，因为在 T1W1 上除脂肪外，含蛋白的液体、出血均可表现为高信号，脂肪抑制技术可以判断是否含脂，为鉴别诊断提供信息。

（五）肌电图检查（EMG）

肌电图检查即肌活动电位的测定：神经损伤两周后即在麻痹肌安静时出现异常自发电位及正锐波。这些异常波的出现，证明椎间盘突出、神经根撕脱伤、脊髓损伤等引起肌肉的失神经支配。为使此检查全面，要对有关各神经根支配的肌肉均进行肌电图检查。

临床常用的检查项目有针极肌电图，神经传导速度包括运动神经传导速度和感觉神经传导速度，以及其他神经电生理检查：如 F 波、H 反射及体感诱发电位（SEP）、皮节体感诱发电位（DSEP）、运动诱发电位（MEP）等。各电位的观察指标有波形、波幅、潜伏期和传导速度等。传导速度较稳定，是最常用的观察指标。

（贺宝荣）

参考文献

[1] 高元桂．磁共振成像诊断学．北京：人民军医出版社，2012：272－362.

[2] 潘映辐．临床诱发电位学．第二版．北京：人民卫生出版社，2013：65－129.

[3] 袁福镛，齐光华，余路得．腰 5、骶 1 皮节刺激阶段性提干诱发电位对腰骶神经根病变诊断的价值探讨［J］．中国脊柱脊髓杂志，2015：62－64.

[4] 褚晓朝，陆裕朴，徐新志．诱发电位检查在周围神经损伤中的应用［J］．中华骨科杂志，2013（11）：199－202.

[5] Katifi HA, et al. Somtosry evoked potential from posterior tibial nerve and lumbosacral dermotomes. Electroencephalography and clinical neurphysiology J, 2016（65）：249－259.

第四章

脊髓损伤（C1－L5）的诊断

第一节　脊髓损伤节段水平的检查法

一、C1－C2 脊髓损伤的神经学特征

1. C1－C2 脊髓损伤的常见原因：小脑扁桃体疝、枕颈部畸形、寰枕脱位、Hangman 骨折、寰枢椎脱位等。

2. 症状：慢性损伤者早期可无明显症状，随着病情发展，可逐渐出现颈部不适、活动受限、枕部及耳后放射性疼痛、头晕、四肢麻木无力、呼吸困难等症状。急性损伤轻者可呈不全瘫痪、枕颈部疼痛和头部活动困难；重者可致高位截瘫、四肢不全瘫、呼吸困难，甚至当时死亡。

3. 感觉：C1－C2 皮节以下浅感觉异常，耳大神经支配区耳后颞骨岩部皮肤局部痛觉过敏或减退。枕大神经支配区枕外隆凸及顶枕部呈放射性疼痛过敏或感觉减退。

4. 运动：C1－C2 脊髓节段以下肌力减弱甚至肌力 0 级、肌张力增高。头部旋转受限、颏舌骨肌、甲状舌骨肌及舌骨下肌群肌力减弱，肋间肌和膈肌肌力均减弱或消失。

5. 反射：早期四肢腱反射无改变、减弱或消失，后期或脊髓休克后可呈双侧 Hoffman 和 Babinski 征阳性，阵挛阳性。

二、C3 脊髓损伤的神经学特征

1. C3 脊髓损伤的常见原因：颈 2－3 椎体骨折脱位，如横行骨折（Hangman fracture）、过伸性骨折等。

2. 症状：慢性损伤者早期可无明显症状，随着病情发展，可逐渐出现颈部不适、活动受限、头晕、四肢麻木无力、呼吸困难等症状。急性损伤轻者可呈不全瘫痪，重者可致截瘫、四肢不全瘫、呼吸困难，甚至当时死亡。

3. 感觉：C3 脊髓节段平面以下浅感觉减退或消失。

4. 运动：C3 脊髓节段以下肌力减弱甚至肌力 0 级、肌张力增高，肋间肌和膈肌肌力均减弱或消失。

5. 反射：早期四肢腱反射可无改变、减弱或消失，后期或脊髓休克后可呈双侧 Hoffman 和

Babinski 征阳性，阵挛阳性。

三、C4 脊髓损伤的神经学特征

1. C4 脊髓损伤的常见原因：颈椎病、椎间盘突出症、外伤性骨折脱位以及椎管内占位性病变等。

2. 症状：慢性损伤者早期可无明显症状，随着病情发展，可逐渐出现颈部不适，活动受限，头晕、四肢麻木无力、呼吸困难等症状。急性损伤轻者可呈不全瘫痪、颈部疼痛，重者可致高位截瘫、四肢不全瘫、呼吸困难，甚至死亡。患者可出现鼻道不通、张口呼吸、语音低微、说话断续、带有鼻音，尚有吞咽困难、呼吸困难、不能咳嗽等症状。Horner 氏征或不典型。

3. 感觉：锁骨平面以下浅深感觉异常。

4. 运动：C4 脊髓节段以下肌力减弱甚至肌力 0 级、肌张力早期减弱后期增高。患者表现为完全性四肢瘫痪，四肢呈连枷状。上肢的所有活动功能全部消失。待脊髓休克过去以后，四肢肌肉可由弛缓性瘫痪转变为痉挛性瘫痪。肋间肌和膈肌肌力均减弱或消失。创伤性反应消退后，膈肌机能可望恢复而出现自主呼吸，但呼吸仍较微弱。括约肌功能、性机能、血管运动、体温调节机能等均消失。瞳孔缩小、眼睑下垂及同侧汗腺分泌障碍但不典型。

5. 反射：早期四肢腱反射无改变、减弱或消失，后期或脊髓休克后可呈双侧 Hoffman 和 Babinski 征阳性，阵挛阳性。

四、C5 脊髓损伤的神经学特征

1. C5 脊髓损伤的常见原因：颈椎病、椎间盘突出症、外伤性骨折、脱位以及椎管内占位性病变等。

2. 症状：当第 5 颈脊髓节段受伤后，可因第 4 ~5 颈脊髓受到创伤性水肿，患者膈肌功能差，加之创伤后肠胀气等出现呼吸困难。四肢功能障碍，但耸肩动作存在。

3. 运动：三角肌、肱二头肌、肱肌、肱桡肌肌力减弱或消失。而提肩胛肌、斜方肌肌力未受影响，肩部可作耸肩动作。双臂部、前臂及手失去自主运动功能。

4. 感觉：颈部及上臂前方一个三角区感觉存在，平面以下浅深感觉消失。

5. 反射：肱二头肌腱反射可明显减弱或消失，其他肌腱反射全部消失。后期或脊髓休克后可呈双侧 Hoffman 和 Babinski 征阳性，阵挛阳性。

五、C6 脊髓损伤的神经学特征

1. C6 脊髓损伤的常见原因：颈椎病、椎间盘突出症、外伤性骨折、脱位以及椎管内占位性病变等。

2. 症状：当颈 6 脊髓节段平面损伤，患者腹式呼吸存在但仍存在肠胀气表现。肩部部分活动存在，肘部屈曲，双下肢功能障碍，大小便障碍。

3. 运动：胸大肌、背阔肌、肩胛下肌、肱三头肌瘫痪，肩部失去下垂、内旋功能，肘部失去伸展功能。提肩胛肌、斜方肌、三角肌及肱二头肌仍可收缩，因而患者的肩部可抬高，上臂可外展 90°，肘屈曲，手靠近头部。肩关节不能内收和内旋，肘亦不能伸展。桡侧伸腕长肌呈下运动单位性损害，颈 6 脊髓节段以下神经所支配的手指、躯干及下肢肌肉肌力 0 级。

4. 感觉：上肢的感觉，除臂外侧、前臂背外侧的一部分存在外，余部均有感觉缺失现象。

5. 反射：肱二头肌腱反射存在，肱三头肌腱反射消失。后期或脊髓休克过后双侧 Hoffman 和

Babinski 征阳性，膝、踝阵挛阳性。

六、C7 脊髓损伤的神经学特征

1. C7 脊髓损伤的常见原因同样为：颈椎病、椎间盘突出症、外伤性骨折、脱位以及椎管内占位性病变等。

2. 症状：第 7 颈脊髓节段平面损伤受伤时，膈神经功能正常，患者呈腹式呼吸，肩关节轻度外展，肘关节屈曲于胸前，腕可呈桡偏位，手呈半握拳状。双下肢功能障碍。大小便障碍。

3. 运动：肩关节可轻度外展（三角肌功能），前臂屈曲于胸前（肱二头肌功能），伸指总肌肌力减弱，其中以伸食指肌的肌力减弱尤为明显；旋前圆肌、桡侧屈腕肌、屈指深肌、屈指浅肌、屈拇长肌均显力弱，因此腕部可向桡侧偏位，手呈半握状态。

4. 感觉：臂内侧部、前臂内侧、手的尺侧 3 个手指、有时示指有感觉减退或消失。躯干及双下肢感觉消失。

5. 反射：肱二头肌腱反射、桡骨膜反射存在，肱三头肌反射消失或减退。后期或脊髓休克过后 Babinski 征阳性，膝、踝阵挛阳性。

七、C8 脊髓损伤的神经学特征

1. C8 脊髓损伤的常见原因：椎间盘突出症、外伤性骨折、脱位及椎管内占位性病变等。

2. 症状：第 8 颈脊髓节段平面受伤时，患者腹式呼吸，爪形手。可出现单侧或双侧 Horner 征，表现为瞳孔缩小、眼睑下垂及同侧汗腺分泌障碍。由卧位改为直立位时，可出现血管运动障碍，即位置性低血压，但经过锻炼后此现象可消失。

3. 运动：屈拇长肌、伸拇短肌、骨间肌、蚓状肌、对掌肌、对指肌肌力减弱或消失；外展拇短肌完全瘫痪而呈爪形手；瞳孔开大肌肌力减弱或消失。

4. 感觉：双手 4～5 指、小鱼际及前臂内侧感觉减退或消失，躯干及双下肢浅深感觉消失。

5. 反射：肱二头肌腱反射存在，肱三头肌反射及腹壁反射、提睾反射、膝腱反射、跟腱反射消失。后期或脊髓休克过后 Babinski 征阳性，膝、踝阵挛阳性。

八、T1 脊髓损伤的神经学特征

1. T1 脊髓损伤的常见原因：椎间盘突出症、外伤性骨折、脱位或椎管内占位性病变等。

2. 症状：第 1 胸脊髓节段平面损伤，患者腹式呼吸。由卧位改为直立位时，仍可出现血管运动障碍，即位置性低血压现象。Horner 氏征阳性，面部、颈部、臂部不出汗。双下肢无自主活动。

3. 运动：拇收肌、骨间肌、蚓状肌部分肌力减弱或消失，拇展短肌肌力 0 级。伸腕、屈腕、伸拇、屈拇、伸指、屈指诸肌肌力正常。肋间肌及双下肢肌力 0 级。

4. 感觉：臂部远端内侧、前臂之内侧、躯干及下肢感觉减退或消失。

5. 反射：肱二头肌腱反射、肱三头腱反射存在，桡骨膜反射存在。腹壁反射、提睾反射、膝腱反射、跟腱反射有消失。后期或脊髓休克过后双 Babinski 征阳性，膝、踝阵挛阳性。

九、T2－T5 脊髓损伤的神经学特征

1. T2－5 脊髓损伤的常见原因：椎间盘突出症、外伤性骨折、脱位、胸椎管狭窄或椎管内占位性病变等。

2. 症状：上胸段脊髓（T2－5 胸脊髓）损伤时，患者腹式呼吸，损伤平面越低，对肋间肌的影

响越小，呼吸功能就越好。双下肢无自主活动，括约肌功能障碍，仍存在血管运动障碍，患者坐起时可因体位性低血压而出现晕厥。慢性胸椎管狭窄一旦出现症状则会进行性加重。

3. 运动：损伤平面以下的肋间肌、腹肌、躯干及下肢肌力 0 级（呈截瘫状）。

4. 感觉：损伤平面以下感觉减退或消失。

5. 反射：腹壁反射、提睾反射、膝腱反射及跟腱反射消失。后期或脊髓休克过后双 Babinski 征阳性，膝、踝阵挛阳性。

十、T6 – T12 脊髓损伤的神经学特征

1. T6 – T12 脊髓损伤的常见原因：椎间盘突出症、外伤性骨折、脱位、胸椎管狭窄或椎管内占位性病变等。

2. 症状：下胸段脊髓（第 6 至第 12 胸脊髓）损伤时，患者腹式呼吸，胸式呼吸出现。双下肢不能自主活动，括约肌功能障碍，慢性胸椎管狭窄等疾患，一旦出现症状则会进行性加重。

3. 运动：当第 6 至第 9 胸节段平面脊髓损伤时，上段腹直肌的神经支配未受损害，具有收缩功能，而中段的和下段的腹直肌则丧失收缩功能。让患者念“kit”时，可见其肚脐向上移动，称 Beevor 征阳性。在第 10 胸脊髓节段以下有损伤时，由于腹内斜肌及腹横肌下部的肌纤维肌力减弱，患者咳嗽时因腹压增高出现下腹部向外膨出现象。双下肢肌力 0 级。

4. 感觉：损伤平面以下感觉消失。第 6 胸脊髓节段损伤时剑突水平、第 7 ~ 8 胸脊髓节段损伤时肋下、第 9 胸脊髓节段损伤时上腹部、第 10 胸脊髓节段损伤时平脐、第 11 胸脊髓节段损伤时下腹部、第 12 胸脊髓节段损伤时腹股沟以下浅深感觉减退或消失。

5. 反射：腹壁反射在第 6 胸脊髓节段损伤时全部消失；在第 10 胸脊髓节段以下损伤时，上、中腹壁反射存在而下腹壁反射消失；在第 12 胸脊髓节段损伤时，上、中、下腹壁反射全部存在。提睾反射、膝腱反射、跟腱反射均消失。后期或脊髓休克过后双 Babinski 征阳性，膝、踝阵挛阳性。

十一、L1 脊髓损伤的神经学特征

1. L1 脊髓节段损伤的常见原因：胸腰段椎间盘突出症、外伤性骨折、脱位或椎管内占位性病变等。

2. 症状：第 1 腰脊髓节段平面损伤时，双下肢不能自主活动，因括约肌功能障碍而小便潴留。腹股沟皮节以下及会阴部麻木或无知觉。

3. 运动：双下肢诸肌肌力 0 级。提睾肌、髂腰肌、缝匠肌以及髋关节的外展肌肌力 0 级；膀胱、肛门的括约肌肌力 0 级。

4. 感觉：双下肢浅深感觉减退或消失，腹股沟、臀部及会阴部感觉减退。

5. 反射：提睾反射、膝腱反射、跟腱反射、足跖反射均消失。

十二、L2 脊髓损伤的神经学特征

1. L2 脊髓节段损伤的常见原因：胸腰段椎间盘突出症、外伤性骨折、脱位或椎管内占位性病变等。

2. 症状：第 2 腰脊髓节段平面损伤时，髋部可有少许自主活动，小便潴留。会阴部麻木或无知觉。

3. 运动：髂腰肌、缝匠肌、股薄肌肌力减弱，双下肢其余肌肉肌力 0 级。膀胱、肛门括约肌功

能障碍。

4. 感觉：除大腿上 1/3 感觉存在以外，下肢余部及会阴部均感觉减退或消失。

5. 反射：提睾反射、腹壁反射存在，膝腱反射、跟腱反射、足跖反射消失。

十三、L3 脊髓损伤的神经学特征

1. L3 脊髓节段损伤的常见原因：胸腰段椎间盘突出症、外伤性骨折、脱位或椎管内占位性病变等。

2. 症状：第 3 腰脊髓节段平面损伤时，小便潴留。会阴部麻木或无知觉。

3. 运动：下肢呈外旋畸形，因股四头肌和内收肌肌力减弱（I－III 级）而下肢外展，伸膝力量减弱。膝关节以下诸肌肌力 0 级。膀胱括约肌和肛门括约肌功能障碍。

4. 感觉：大腿下 1/3 平面及以下感觉减退或消失，鞍区感觉消失。

5. 反射：膝腱反射消失或明显减退，跟腱反射、跖屈反射消失，提睾反射可引出。

十四、L4 脊髓损伤的神经学特征

1. L4 脊髓节段损伤的常见原因：胸腰段椎间盘突出症、外伤性骨折、脱位或椎管内占位性病变等。

2. 症状：第 3 腰脊髓节段平面损伤时，患者可勉强站立、行走，但步态不稳，极似先天性髋关节脱位患者的鸭步，上楼困难。小便潴留。会阴部麻木或无知觉。

3. 运动：股四头肌和内收肌肌力减弱，臀中肌肌力减弱，小腿后群诸肌肌力 0 级。足的跖屈和外翻功能消失，但背屈和内翻功能存在；膀胱括约肌和肛门括约肌功能障碍。

4. 感觉：小腿内侧感觉减退，小腿外侧、足部及会阴部感觉消失。

5. 反射：膝腱反射消失或减弱，跟腱反射消失，跖屈反射消失。

十五、L5 脊髓损伤的神经学特征

1. L5 脊髓节段损伤的常见原因：胸腰段椎间盘突出症、外伤性骨折、脱位或椎管内占位性病变等。

2. 症状：第 5 腰脊髓节段平面损伤，髋关节呈屈曲内收畸形或脱位，膝过伸畸形或者膝反前弯曲畸形，鸭步态，马蹄内翻足。大小便功能障碍。

3. 运动：髂腰肌及内收肌肌力正常，股二头肌、半腱肌、半膜肌的肌力减弱或瘫痪，阔筋膜张肌及臀中肌肌力减弱，腓骨肌、小腿三头肌肌力 0 级，而胫前肌及胫后肌力量减弱。膀胱、直肠括约肌功能障碍。

4. 感觉：足背、小腿外侧及偏后方、会阴部感觉消失。

5. 反射：膝腱反射正常，跟腱反射消失。

十六、S1 脊髓损伤的神经学特征

1. S1 脊髓节段损伤的常见原因：胸腰段椎间盘突出症、外伤性骨折、脱位或椎管内占位性病变等。

2. 症状：S1 脊髓节段平面损伤，跟足畸形，大小便功能障碍。

3. 运动：当第 1 骶脊髓节段平面损伤时，臀中肌、阔筋膜张肌肌力减退（3～4 级），胫骨后肌、半膜肌、半腱肌肌力亦减退。小腿三头肌及屈趾肌瘫痪；大腿的股二头肌瘫痪；半腱肌、半膜肌肌力减弱；膀胱括约肌及肛门括约肌功能障碍。

4. 感觉：小腿后外侧、足底、大腿后侧及会阴区感觉消失。

5. 反射：膝腱反射存在，跟腱反射消失。

十七、S2 脊髓损伤的神经学特征

1. S2 脊髓节段损伤的常见原因：胸腰段椎间盘突出症、外伤性骨折、脱位或椎管内占位性病变等。

2. 症状：S2 脊髓节段平面损伤（脊髓圆锥损伤表现），患者不能用足尖站立，刺激跖面可出现足趾背伸现象（周边性 Babinski 征），爪状足趾。大小便功能障碍。

3. 运动：屈趾长肌及足部内在肌瘫痪，跖面屈肌力减弱，足内在小肌肉瘫痪。趾屈肌、趾伸肌肌力均减弱。膀胱、肛门括约肌功能障碍。

4. 感觉：小腿后上方及大腿后外侧，足跖面及会阴区感觉消失。

5. 反射：跟腱反射可能减弱。

十八、S3 脊髓损伤的神经学特征

1. S3 脊髓节段损伤的常见原因：胸腰段椎间盘突出症、外伤性骨折、脱位或椎管内占位性病变等。

2. 症状：S3 脊髓节段平面损伤（脊髓圆锥损伤表现），四肢活动良好，会阴区麻木，性机能可能有障碍。

3. 运动：肢体肌力未见明显异常。膀胱括约肌有部分功能障碍，肛门括约肌功能障碍。

4. 感觉：阴囊 2/3、龟头、会阴、肛门周围、大腿后上 1/3 皮肤感觉减退或消失。

5. 反射：肛门反射及球海绵体肌反射减弱，跟腱反射可引出。

（方向义　贺宝荣）

参考文献

[1] 脊髓医学（第 2 版）正式出版［J］. 实用骨科杂志. 2016（07）.

[2] 张军卫，洪毅，陈世铮，等. 脊髓损伤 ASIA 神经学分类标准在临床应用中存在的问题及原因分析［J］. 中国脊柱脊髓杂志，2012（03）.

[3] 王方永，李建军. 哈佛大学与首都医科大学康复医学系脊髓损伤康复专业医师教育培训体系比较研究［J］. 中国康复理论与实践，2016（03）.

[4] Carlos Vilchez，Massiel Gonzalez - Reinoso，Caroline Cubbison，et al. Atrophy，focal spinal cord lesions and alterations of diffusion tensor imaging（DTI）parameters in asymptomatic virus carriers and patients suffering from human T - lymphotrophic virus type 1（HTLV - 1） - associated myelopathy/tropical spastic paraparesis（HAM/TSP）［J］. Journal of NeuroVirology，2014（6）.

[5] Devon M. Middleton，Feroze B. Mohamed，Nadia Barakat，et al. An investigation of motion correction algorithms for pediatric spinal cord DTI in healthy subjects and patients with spinal cord injury［J］. Magnetic Resonance Imaging，2014.

第二节 上位运动神经元障碍时的反射

一、神经学特征

上位运动神经元广义上指所有自大脑发出的降支最终影响运动神经元者，狭义上仅指皮质传出通路，即锥体束。若锥体束损伤后，将引起随意运动功能障碍，其影响程度取决于损伤水平是在延髓锥体交叉的近端还是远端。若损伤水平在锥体交叉近端，将引起对侧肢体运动功能障碍，面部下部的随意运动功能障碍；若损伤水平在其远端，将引起同侧肢体运动功能障碍，面部随意运动正常。

在锥体束中以交叉的皮质脊髓侧束最为重要，损伤后，在病变平面以下，同侧随意运动将几乎完全丧失。由于通过锥体交叉的纤维数目存在变异，进行交叉的皮质脊髓前束的纤维数目在不同的水平也有所不同，因此在不同的水平切断一侧皮质脊髓侧束，将表现出不同的瘫痪程度。

急性完全性或近完全性上运动神经元损伤可出现暂时性脊髓休克，即出现各种反射消失，肌张力减低。如果脊髓横断，还可出现肠和膀胱张力减低性瘫痪、低血压和无汗。数小时、数天或数周后，即脊髓休克期过后，肌张力将增高，膝踝反射活跃，出现典型的上运动神经元损伤症状及体征。

大脑性瘫痪常因高级神经元发育不全、病变或损伤，失去对下运动神经元的抑制作用，受下运动神经元支配的肌群失去与其相拮抗肌的协调作用，表现为肌肉痉挛、随意运动失调、腱反射亢进，甚至发生挛缩和畸形等。

二、临床应用意义

（一）病理反射

上位运动神经元体征（锥体束征）系指皮质脊髓束病变，表现为：

①瘫痪或不全瘫：随意运动丧失或减少。

②肌张力增加。

③反射亢进：深肌腱反射活跃。

④膝踝阵挛：主动肌和拮抗肌群对突然持续的牵张力反应所产生的重复不随意交替收缩。

⑤Babinski 征阳性。

（二）正常的表在浅反射

上运动神经元及下运动神经元损伤后均能引起肢体瘫痪或麻痹，但二者所影响的部位及临床表现有所不同，上运动神经元损害后出现锥体束征（如 Hoffman 氏征、Babinski 氏征、膝踝阵挛），剪刀样痉挛、腹壁肌及提睾肌反射消失，形式表现为肢体瘫痪或截瘫，所支配的肌肉均瘫痪，但仅有轻度失用性萎缩。下运动神经元损害后肌腱反射减弱或消失、肌张力减低、锥体束征阴性等，仅表现为周围神经所支配的一组肌肉或个别肌肉发生瘫痪，而且很早即出现严重的失神经性萎缩。

（方向义　贺宝荣）

参考文献

[1] Kai Boelmans, Jim Kaufmann, Sophie Schmelzer, et al. Hirayama disease is a pure spinal motor neuron disorder a combined DTI and transcranial magnetic stimulation study [J]. Journal of Neurology, 2013 (2).

[2] 张军卫，洪毅，陈世铮，等．脊髓损伤 ASIA 神经学分类标准在临床应用中存在的问题及原因分析［J］．中国脊柱脊髓杂志，2012（03）．

[3] Jennifer Kornelsen，Sean Mackey. Potential clinical applications for spinal functional MRI［J］. Current Pain and Headache Reports，2007（3）．

第三节 节段水平定位诊断的临床意义

一、骨折及脱位

详见第三章第二节。

二、损伤节段水平与日常生活动作（ADL）

（一）引言

ADL（activities of daily living）在康复医学中指日常生活能力，反映了人们在家庭（或医疗机构内）和在社区中最基本的能力，因而在康复医学中是最基本和最重要的内容。ADL 指人们在每日生活中，为了照料自己的衣、食 、住、行，保持个人卫生整洁和进行独立的社区活动所必需的一系列的基本活动。是人们为了维持生存及适应环境而每天必须反复进行的、最基本的、最具有共性的活动。

日常生活活动包括运动、自理、交流及家务活动等。运动方面有：床上运动、轮椅上运动和转移、室内或室外行走、公共或私人交通工具的使用。自理方面有：更衣、进食、如厕、洗漱、修饰（梳头、刮脸、化妆）等。交流方面有打电话、阅读、书写、使用电脑、识别环境标志等。家务劳动方面有：购物、备餐、洗衣、使用家具及环境控制器（电源开关、水龙头、钥匙等）。

（二）现有方法

1. 基本的或躯体的日常生活活动能力：基本或躯体 ADL（basic or physical ADL，BADL or PADL）是指每日生活中与穿衣、进食、保持个人卫生等自理活动和坐、站、行走等身体活动有关的基本活动。

2. 工具性日常生活活动能力：工具性 ADL（instrumental ADL，IADL）是指人们在社区中独立生活所需的关键性的较高级的技能 ，如家务杂事、炊事、采购、骑车或驾车、处理个人事务等，大多需借助工具进行。

3. 利用 ADL 的评定量表进行评定。

（三）临床应用意义

ADL 的评定对确定患者能否独立及独立的程度、判定预后、制定和修订治疗计划、评定治疗效果、安排返家或就业都十分重要。神经损伤节段水平定位对判定 ADL 起到决定性作用，如 C6 节段截瘫导致患者手部运动缺失，必将只能完成 IADL 等。

三、椎间盘突出

（一）神经学特征

腰椎椎间盘与颈椎椎间盘一样，通常是由前方向后方或由正中向侧方脱出。其解剖学上的原因与颈椎椎间盘突出相同。脱出的椎间盘髓核多在一侧影响神经根，故椎间盘突出患者一般主诉一侧肢体出现根性痛，同时向两侧放散性疼痛较为罕见。应注意马尾神经与椎间盘间隙之间的特殊关系。神经根在走出椎间孔之前，在椎弓根处弯曲约45°。椎弓根在椎体上1/3处，因神经根与椎弓根相当贴近，在此处转变方向的神经根并不穿过其下位的椎间盘间隙，所以通常并不受到该部椎间盘突出的影响。

（二）临床应用意义

节段水平定位诊断除颈椎神经根位于同名椎间盘上一节外，一般神经根仅受其出口上方的椎间盘突出的影响，例如L5神经根穿过L4、L5间的椎间盘间隙，绕过L5椎弓根附近，到达L5－S1椎间隙之前，通过椎间孔而由椎管走出，所以此神经根虽然会受到L4、L5间的椎间盘突出的影响，但不会受到L5、S1间的椎间盘突出的影响，因而当患者出现L5神经根症状时，很可能是L5椎上位的椎间盘突出，L4、L5及L5、S1间的关系，在腰椎中活动度最大，所以出现损伤的可能性亦最大，因而腰椎间盘突出的发病率在L4、L5及L5、S1之间最高。

四、脊椎肿瘤

（一）神经学特征

脊椎肿瘤可致压迫脊髓。肿瘤的部位多可根据四肢的神经学检查得到判定。例如，损伤第6－7脊髓节段的脊椎肿瘤可出现中指触觉丧失，肱三头肌腱反射消失，指伸肌及腕屈肌的肌力低下。脊髓的原发性肿瘤，其损伤节段水平很难正确判断。

（二）临床应用意义

脊椎椎体的转移性肿瘤中乳腺癌、肺癌转移常见。通常损伤部位的神经学节段水平与X线所见是一致的。大多颈椎肿瘤初发症状为脊椎的局部疼痛或向四肢的放散痛。骨质被破坏后，椎体崩溃，出现脊椎的屈曲畸形及四肢瘫。节段水平定位诊断可确定疾患部位及范围，利于治疗方案的制定。

五、脊椎结核

（一）引言

脊椎结核为结核杆菌所致脊椎骨的损坏。由于脊椎骨的破坏塌陷、结核性脓液积聚于椎管和椎管内、肉芽组织形成等原因可累及脊髓，并发脊髓压迫症而出现截瘫。本病多继发于肺结核。起病缓慢，有低热、疲倦，消瘦、盗汗、食欲不振与贫血等全身症状，儿童常有夜啼，呆滞或性情急躁等。疼痛是最先出现的症状。通常为轻微疼痛，休息后症状减轻，劳累后则加重，早期疼痛不会影响睡眠，病程长者夜间也会疼痛，后期时可在颈侧摸到冷脓肿所致的颈部肿块，胸椎结核有背痛症状，必须注意。下胸椎病变的疼痛有时为腰骶部疼痛，脊柱后突十分常见，粗心的家长直至偶然发现患儿有胸椎后突畸形才来就诊。腰椎结核病人在站立与行走时，往往用双手托住腰部，头及躯干向后倾，使重心后移，尽量减轻体重对病变椎体的压力，病人从地上拾物时，不能弯腰，需挺腰屈膝屈髋下蹲下才能取物，称拾物试验阳性。另一检查方法为患儿俯卧，检查者用手提起患儿双足，将两下肢及骨盆轻轻上提，如有腰椎病变，由于肌痉挛，腰部保持僵直，生理前凸消失。后期病人有腰大肌脓肿形成，可在腰三角，髂窝或腹股沟处看到或摸到脓肿，腰椎结核者脊柱后突通常不严重，从胸椎到骶脊，沿着骶棘肌两侧，用手指顺序按摩，亦能发觉轻度后突畸形。少数病人发现寒性脓肿才来就诊。病史及一般体检化验同骨与关节结核。

（二）神经学特征

颈椎结核除有颈部疼痛外还有上肢麻等神经根受刺激的表现，咳嗽、喷嚏时会使疼痛与麻木加重，神经根受压时则疼痛剧烈，如果疼痛明显，病人常用双手托住下颌，头前倾、颈部缩短，姿势十分典型，有咽后壁肿胀者妨碍呼吸与吞咽，睡眠时有鼾声。胸椎结核常伴有明显的胸椎后突畸形。

（三）临床应用意义

1. 注意有无姿势异常、脊柱后凸畸形及活动受限。儿童应行拾物试验。仔细检查有无寒性脓肿，颈椎结核应检查咽后壁、颈部及锁骨上窝，胸椎结核应检查脊柱两旁，腰椎结核应检查髂窝、腰三角、腹股沟及大腿根部内侧。

2. 注意有无颈肩、腰背痛及相应神经根放射痛，详细进行神经系统检查，有无神经根损害或四肢瘫、截瘫等严重并发症。

3. 常规摄 X 线片并着重观察有无脊柱生理曲度及椎体形状改变，有无椎间隙狭窄，椎体、椎弓有无破坏，椎前、椎旁软组织阴影是否增大。

4. 综上判定病变节段及范围以助治疗方案的确立。

六、横断性脊髓炎

（一）引言

脊髓炎是指由病毒、细菌、螺旋体、立克次体、寄生虫、原虫、支原体等生物原性感染，或由感染所致的脊髓灰质或（和）白质的炎性病变，病变水平以下肢体瘫痪、感觉障碍和自主神经功能障碍为其临床特征。

实验室检查：外周血白细胞计数正常或轻度增高。脑脊液压力不高。脑脊液中可见白细胞。蛋白含量正常或轻度增高。糖和氯化物含量正常。一般无椎管梗阻现象。个别病例可因病变部位水肿明显而出现脊髓腔部分梗阻。

影像检查：①脊髓造影：常见脊髓弥漫性肿胀，或可为正常。主要用于临床表现不典型的病例，与其他疾病鉴别。急性期检查可致病情加重。②CT：常与脊髓造影结合应用。可见脊髓轻度增粗，密度不均匀等。③MRI：可见脊髓肿胀，多有不均匀的长 T1、长 T2 信号。

（二）神经学特征

脊髓炎症损害脊髓平面，导致损伤平面以下功能障碍即为横断性脊髓炎。急性脊髓炎必致脊髓水肿致神经功能障碍而发生截瘫，西医以激素和蛋白治疗可控病继发严重的损害脊髓，但本病的治疗恢复应在控病后早期，其神经功能的恢复一是靠自身修复，二是靠药物使神经的兴奋激活，如发病时间过长，脊髓会因缺血过久继发缺血性软化萎缩，其病症的恢复就更加困难。

（三）临床应用意义

1. 运动障碍：主要表现为病变节段以下的上运动神经元性麻痹。但在急性起病者，早期可为一过性弛缓性瘫痪，称为脊髓休克。数日至数周后逐渐出现腱反射亢进，肌张力增高及病理反射等典型体征。病变节段相应的肌肉表现为下运动神经元性麻痹，但大多无典型体征。运动障碍大多对称，也可累及一侧，或双侧病情程度不一。若病变部位较高，可出现呼吸肌麻痹、吞咽困难等。

2. 感觉障碍：病变节段以下感觉减退或丧失。深浅感觉均有不同程度受累，但双侧严重程度不一定对称。若仅一侧脊髓受累，则表现为病变水平以下对侧肢体痛、温觉缺失，同侧深感觉缺失。感觉正常与感觉缺失的交界区常有一痛觉过敏区。

3. 自主神经症状：急性期多有尿潴留或便秘，脊髓休克期过后逐渐出现尿失禁，部分病例最终成为自主性膀胱。随损害节段的不同，可出现其他自主神经功能障碍，如 Horner 综合征、血管舒缩异常、汗液分泌及营养障碍以及内脏功能异常等。

七、脊柱畸形

（一）引言

脊柱畸形是一种常见的脊柱疾患，在青少年和儿童中有较高的发病率，脊柱畸形影响患者的正常生长发育，严重者可导致心肺功能下降，肢体活动不便甚至瘫痪，并给患者心理健康造成严重危害，导致生理和心理的双重残疾。初诊的脊柱畸形一般以背部畸形为主要症状，表现为驼背、姿态不对称，双肩不等高、身材矮小等，严重的脊柱畸形由于胸腔容积下降导致活动耐力下降、气促、心悸等，部分病人可出现腰痛。诊断询问有无家族史，脊柱侧凸的发现时间、程度与发展情况，有无外伤、感染、肿瘤及代谢性疾病等病史。查体测量身高，检查侧凸畸形的程度，注意全身发育情况，尤其是胸廓外形和心肺功能，有无刀背样畸形。X 线检查以确定有无半椎体畸形，除外后天性病变，并按 Cobb 法测量侧凸畸形角度。同时还应对脊柱发育程度进行估计，必要时应进行去旋转位摄片、行脊髓造影或 MRI 检查。畸形严重者应进行心肺功能检查。

（二）神经学特征

1. 椎体发育缺陷可分为：

（1）分节不良：单侧的分节不良称为骨桥，可导致脊柱侧弯，因骨桥限制了凹侧的生长发育。椎体前方分节不良可产生进行性驼背；后方分节不良可致脊柱前突。两节以上的分节不良称为“大块椎体”，该部脊柱活动受限。

（2）椎体形成不良：侧方形成半椎体的引起脊柱侧弯；后方半椎体可致脊柱后突。上述先天性椎体畸形多并发肋骨畸形。

2. 畸形分类：

（1）脊柱侧凸：刀背样畸形、半椎体畸形。

（2）脊柱后凸：晨起后腰背部僵硬感、呼吸困难感及髋部疼痛、双侧髋关节压痛及活动受限。

3. 神经管发育期间，如有迷走的中胚层细胞从前方长入神经组织而不是环绕神经管则可形成一骨嵴或形成双椎管畸形，在该水平面的脊髓呈矢状分裂称为脊髓纵裂。

（三）临床应用意义

1. 确定诊断。如脊髓纵裂常有神经症状，如一侧足发育落后，高弓足、内翻足、小腿三头肌萎缩和大小便失禁。因而足部异常要向上检查到脊柱。

2. 评估神经受累范围。

3. 制订治疗方案。

八、脊髓损伤

（一）引言

脊柱脊髓损伤常发生于工矿、交通事故，战时和自然灾害时可成批发生。伤情严重复杂，多发伤、复合伤较多，并发症多，合并脊髓伤时预后差，甚至造成终生残废或危及生命。脊髓损伤后，在损伤平面以下的运动、感觉、反射及括约肌和自主神经功能受到损害。

（二）临床应用意义

1. 感觉障碍：损伤平面以下的痛觉、温度觉、触觉及本体觉减弱或消失。

2. 运动障碍：脊髓休克期，脊髓损伤节段以下表现为软瘫、反射消失；休克期过后若是脊髓横断伤则出现上运动神经元性瘫痪、肌张力增高、腱反射亢进、出现髌阵挛和踝阵挛及病理反射。

3. 括约肌功能障碍：脊髓休克期表现为尿潴留，系膀胱逼尿肌麻痹形成无张力性膀胱所致，休克期过后，若脊髓损伤在骶髓平面以上，可形成自动反射膀胱，残余尿少于100mL，但不能随意排尿，若脊髓损伤平面在圆锥部骶髓或骶神经根损伤，则出现尿失禁，膀胱的排空需通过增加腹压（用手挤压腹部）或用导尿管来排空尿液，大便也同样出现便秘和失禁。

4. 不完全性脊髓损伤：损伤平面远侧脊髓运动或感觉仍有部分保存时称之为不完全性脊髓损伤。节段水平定位诊断有以下几种类型：

（1）脊髓前部损伤：表现为损伤平面以下的自主运动和镇痛，由于脊髓后柱无损伤，病人的触觉、位置觉、振动觉、运动觉和深压觉完好。

（2）脊髓中央性损伤：在颈髓损伤时多见，表现上肢运动丧失，但下肢运动功能存在或上肢运动功能丧失明显比下肢严重，损伤平面的腱反射消失而损伤平面以下的腱反射亢进。

（3）脊髓半侧损伤综合征（Brown－Sequards Symdrome）：表现损伤平面以下的对侧痛、温觉消失，同侧的运动功能、位置觉、运动觉和两点辨觉丧失。

（4）脊髓后部损伤：表现损伤平面以下的深感觉、深压觉、位置觉丧失，而痛、温觉和运动功能完全正常，多见于椎板骨折伤员。

（康光明）

参考文献

[1] 胡有谷．腰椎间盘突出症．2版．北京：人民卫生出版社，2010：146－2242.

[2] Watabe K, Ohashi T, Sakamoto T, et al. Rescue of lesioned adult rat spinal motoneurons by adenoviral gene transfer of glial cell line－derived neurotrophic factor. J Neurosci Res, 2000, 60（4）：511－519.

[3] 胥少丁．实用骨科学．第二版．北京：人民军医出版社，2012：545－633.

[4] 王忠诚．神经外科学．武汉：湖北科学技术出版社，2014：778－836.

第四节　脊髓损伤的辅助检查

一、腰椎穿刺及奎肯试验

在脊柱损伤合并脊髓病人，为确定脑脊液的性质及蛛网膜下腔是否畅通，对了解脊髓损伤的程度及决定是否手术减压有一定参考价值，目前已很少应用。

在脊髓损伤早期，如为脊髓震荡或脊髓水肿，脑脊液多澄清，少数有蛛网膜下腔出血者，脑脊液可有不同程度出血，陈旧者可呈褐黄色。蛛网膜下腔梗阻的轻重与脊髓受压程度虽有密切关系，但并非总能反映脊髓损伤情况，如脊髓横断伤，在搬动病人时，移位的椎体已经复位，虽原来可能有完全性梗阻，但检查时脑脊液通畅或仅有轻度梗阻，而单纯脊髓水肿也可能引起完全梗阻。

在损伤晚期，如有蛛网膜粘连，虽蛛网膜下腔梗阻，并不能确切反映脊髓损伤程度。在观察过程中，随着血肿吸收和水肿消退，原来是完全性梗阻的可变为部分性，或虽为部分性，但趋减轻。如无改善，或恢复到一定程度不再进展，可能还有一定程度实质性压迫，应考虑手术治疗。总之，不能单纯依靠奎肯试验结果，而应结合损伤程度、类型、临床表现、X 线检查及病程发展等进行全面考虑，才能做出正确判断。

二、影像学检查

1. 放射学检查方案：

（1）一般至少拍前后位及侧位像，对颈椎损伤不要遗漏枕颈部及颈胸部。

（2）凡骨折累及椎管者，应照多平面 CT，可能时采用 3D－CT。

（3）伴有一侧或双侧关节突关节脱位或半脱位者应照多平面 CT，有可能发现关节突骨折。

（4）损伤复杂或平片不能确定者，需照多平面 CT 或 3D－CT。

（5）伴有脊髓或神经根损伤者应照 MRI。

（6）如仅有韧带损伤伴脱位或半脱位者不宜拍 CT。

（7）某些颈椎损伤，单纯平片即可，包括：过屈损伤、单纯楔形骨折、铲土者骨折、过伸损伤、颈 1 前弓撕脱骨折、颈 1 后弓骨折及伸展性泪滴骨折等。

2. 放射学检查：

（1）X 线平片检查：目前对脊柱骨折的 X 线检查最常用者仍为平片检查，除个别部位外，对椎体骨折或骨折脱位多能很好显示，但对于附件骨折往往不能显示或显示较差。

（2）CT（计算机断层扫描技术）：目前对脊柱疾患，CT 已被广泛应用，对脊柱损伤也不例外，特别对附件损伤及椎管情况，能清楚地显示这些结构复杂的解剖关系。CT 能显示椎间柱破裂后突出物与硬膜囊的关系，对椎体、椎弓根、椎板及椎间关节是否有骨折、脱位及移位情况都能很好显示，对了解外伤后椎管狭窄情况损伤累及范围、脊髓或神经根是否遭受压迫均能提供更可靠的根据，对制定手术方案及选择手术都有很大帮助。

椎体或附件骨折在 CT 横断面影像上均可清楚显示低密度骨折线。压缩性骨折为椎体致密线及局部轮廓不连贯。有时骨折游离碎片突入椎管内。脊柱骨折伴脱位可见椎体及附件排列异常，重建矢状面和冠状面影像，更有利于正确诊断。

在 CT 横断面影像上，脊髓挫裂伤表现为脊髓外形膨大，边缘模糊，密度不均时可见点状高密度区。脊髓内血肿时可见高密度软组织影；脊髓外血肿可使脊髓移位。CT 影像难以区分硬膜外和硬膜下血肿。脊髓断裂后，必伴有硬膜囊破裂，CTA 显示高密度造影剂充满椎管内，脊髓结构发生紊乱。

进行断层造影时，采用侧向较直向能获得更清楚的影像，但价格较贵，操作也较复杂不能广泛应用。目前仍多采用直向。一般平片断层造影取与脊柱纵轴平行，能显示骨折，如高位齿突骨折，寰椎前弓撕脱骨折等，但不能获得除冠状位以外其他方向区。CT 在轴向造影基础上不需患者改变位置或接受射线暴露重建矢状位、冠状位或斜位图像，放射量低于断层造影。CT 的缺点是对轴向骨折不清楚、重建图像逐渐消退、缺少垂直空间关系，这些不足与其优点相比并不重要。目前多采用平片，结合 CT 能更好评估脊柱损伤情况。

CT 在脊柱损伤初期及随后不能确定损伤类型，对有些损伤，如前侧半脱位、脱位或单纯骨折未累及椎管者不易评估软组织损伤情况。但对所有脊柱脱位、脱折、单侧关节突关节的骨折脱位以及累及椎管的骨折，特别伴有向后移位的骨片可重建矢状位或冠状位图像，有利于全面评估，做出明确的诊断。

对颅颈部病变，如平片疑有椎前血肿，患者出现相关症状，即使平片未能显示骨折，CT 图像也许能显示枕髁或枢椎侧块骨折，可以防止漏诊。同样对颈胸段，第 7 颈椎骨折在侧位平片上因为肩部重叠影像遮盖未能显示，CT 则有助于澄清。

三维计算机断层造影（3D－CT）虽然目前应用已不如前 10 年普遍，但其重建图是有用的诊断武器，对复杂的解剖关系及损伤病理提供详尽的信息。将 CT 与脊髓联合应用的 CTM，是在蛛网膜下腔注入水溶性造影剂，能直接观察脊髓、马尾神经根，能区分髓内及髓外病变，辨认 CSF 流通情况。CTM 还可更进一步显示椎体及脊髓病变，包括脊髓实质病变，如萎缩、空洞形成以及蛛网膜下腔有无粘连等。

椎管造影 CT（CTM）可清晰地显示脊髓、神经根和终丝等，脊髓前中央沟也划出来，还可在横断面上对脊髓各段和蛛网膜下腔进行准确的测量。在高密度造影对比下，可见位于椎管中央低密度的圆锥和终丝，其周围为马尾神经呈小点状围绕、呈 V 形或 W 形均匀排列，脊神经根在充满造影剂的蛛网膜下腔内呈线条状，低密 E 前根较细，后根较粗，在近椎间孔处会合成为脊神经。

当医院无 MRI 设备时，CTM 仍有一定应用价值。

CT 检查的优点是不受本身阴影重叠及周围软组织遮盖的影响，又具有对软组织分辨率的特点。这对观察椎管周围的附件损伤，特别对某些用一般 X 线检查很难的部位如寰枕部、颈胸段更具有优越性。

CT 检查还存在一定局限性，如扫描平面间距较大，容易遗漏病变，不能发现多节段病变，也难以发现硬脊膜内、外梗阻的动态改变，因此对脊髓或马尾神经受况还不能完全代替脊髓造影。

3. MRI：以颈段脊柱损伤为例，建议采用矢状 T1 加权 SE，以观察基本解剖结构。矢状质子及 T1 加权 SE 或快 SE，以加强病理过程。矢状 GE T2 加权能更好观察出血，区别椎间盘突出物与骨赘。轴向 T1 加权 SE 及 GE 成像，以观察硬膜外隙、脊髓及椎间孔。根据临床需要，选择性观察血管情况。

（1）韧带损伤：韧带由于其最小流动氢质子呈低信号。在质子密度成像显示最佳，前、后纵韧带与低信号纤维环及椎体皮质骨紧密粘连，不能分开。韧带损伤表现为低信号结构遭受破坏，而完整的韧带从其相邻皮质骨或纤维环移位。黄韧带断裂可沿椎管后缘看到低信号线失去连续性。因过屈损伤而致椎骨后成分牵拉，可在质子密度及 T1 加权序列看到椎板间及棘间韧带损伤所致这些间隙水肿的高信号。在关节突关节半脱位，可看到关节间隙因液体积聚出现的高信号。

（2）椎体骨折：矢状面 T1 加权像上（TR600ms TE25ms）可显示骨折、移位及对脊髓的压迫，第 7 颈椎在 X 线片常因肩部影像重叠显示不清，而 MRI 非常清晰。有椎间盘突出或脱出时，矢状面质子密度像（TRl000ms，TE25ms）可见椎间盘后突，进入蛛网膜下腔，造成对脊髓的压迫。

脊椎爆裂骨折，丧失正常外形与结构，骨折片可向上下前后移位，椎体上、下皮质骨的低信号带失去完整性，可部分嵌入椎体，爆裂骨折椎体在 T1 加权图像上呈长 T1 低信号，在 T2 加权图像上呈长 T2 高信号，系因椎体水肿、渗出所致。骨折椎体信号极不均匀，骨折线也呈长 T1 与长 T2 信号。水肿与渗出消退后，骨折愈合，骨折部与正常部分连接处呈短 T1 高信号，可能因 MHB 所致。座带骨折带与水肿带呈 T1、T2 长信号。

椎间盘损伤在 T2 加权图像上呈低信号或信号消失。脊柱周围韧带损伤在各成像序列中均呈黑色低信号，以在 T1 加权图像清晰，韧带断裂后，其黑色条纹失去连续性，而呈皱缩的黑色条点。

（3）椎间盘损伤：应用 MRI 可清楚显示急性椎间盘突出，而不似 CT 需要同时在蛛网膜下腔注射造影剂。Flanders（1990）报告 MRI 显示急性椎间盘突出者，有40%产生神经缺失。

急性椎间盘突出一般在T1加权成像上即可显示，但在GE T2加权成像上，由于脊髓信号被抑制能更好显示，经椎间盘轴向成像可看到椎间盘突出对脊髓压迫的部位及范围。椎间盘突出物能经纤维环直接在后纵韧带以下向近、远侧对硬膜囊形成一个较长的匿迹。需要很好鉴别急性损伤性椎间盘突出与被骨赘包围的慢性椎间盘突出或硬性椎间盘穿透硬膜囊而压迫脊髓。前者一般发生在单一水平，后者可为多水平。应当指出，经常规X线片或CT而未在蛛网膜下腔加注造影剂表现正常者，通过MRI进一步检查可发现椎间盘突出。

（4）硬膜外隙：硬膜外隙主要含脂肪、血管、脊神经及少量结缔组织。脂肪组织在T1加权图像上呈很高信号，易与其他组织鉴别，特别是下胸段和腰骶段可清楚显示。在下胸段主要分布于两侧椎弓和硬脊膜之间，在腰骶段则位于椎管的前半部。大部分韧带为胶原纤维组织，在T1、T2加权和部分翻转梯度回波图像上均呈低信号，难以同骨皮质和其他纤维组织的信号相区别。黄韧带位于椎管的后部，由于含大量弹性纤维，在T1、T2加权图像上呈中等信号，在部分翻转梯度回波上呈中等信号或较高信号。静脉丛的信号强度甚低，神经根的信号也较低，但在周围脂肪的对比下能清楚显示。

硬脊膜和蛛网膜的界限在MRI上难以区分。CSF在T1加权图像上呈低信号，脊髓则相对较高，两者易于区别；但在T2加权图像上，CSF信号强度高于脊髓。静脉内注射Gd-DTPA增强扫描时，由硬脊膜和蛛网膜组成的鞘膜在T1加权图像时可呈高信号。

硬膜外血肿（EDH）在颈椎损伤后遗症中只占1%~2%。系由于此处丰富的硬膜外不具瓣膜的静脉丛突然遭受增高压力而致破裂，很少发生于硬膜下隙或蛛网下隙。EDH多发生在后侧硬膜外隙，因前侧硬膜与后纵韧带紧密粘连，年轻患者因脊柱弹性较大较易发生，其他如脊柱发生融合者，包括强直性脊柱炎及弥漫性自发性脊柱肥大症（DISH）也易被累及，如颈椎损伤出现延期进展性神经症状，多预示脊髓受到EDH压迫。

EDH的MRI表现与血肿出现的时间有关，伤后1~3d急性阶段，出血主要呈细胞内脱氧血红蛋白（DHB），在T1加权序列与脊髓呈等信号。伤后3~7d，血肿的中央部分由于细胞内DHB及正铁血红蛋白（MHB）所产生的磁化率在T2加权成像上信号降低，而其外周部分因顺磁游离MHB含量增加，在T1及T2加权序列中信号均升。有些病例，因HB处于不同化学状态，可为混合性，EDH在MRI像上可呈复杂信号。

（5）脊髓：MRI可以显示脊椎与脊髓损伤后一系列病理改变，如脊髓出血、水肿、坏死、空洞形成、胶质增生及脊髓萎缩等，有助于对脊髓损伤作出早期诊断、预后估计及制订治疗方案。

根据损伤平面确定MRI扫描中心部位后，可先作矢状面扫描。T1加权像（TR500/TEl5）可以观察脊髓解剖结构改变。对急性脊髓损伤宜采用双回波技术（回波序列SE TR2000/TEl5，90）。第一回波为质子密度像，可显示脊髓出血、变性坏死及断裂；第二回波为T2加权像，可显示脊髓水肿及软化变性。MRI随氢离子数量多少可分辨出低、中、高及可变信号区。皮质骨、韧带及钙化呈低信号，松质骨、软骨、肌肉及纤维组织呈中信号，皮下脂肪及硬膜外脂肪呈高信号。脑脊液在T1加权像上呈低信号，而在T2加权像上呈高信号；出血随血内生化改变而呈不同信号；流动的血液随流速及扫描参数改变亦可呈不同信号，这些均属信号强度可变者。

MRI可反映脊髓损伤早期病理改变。在T1加权像上可显示脊髓增粗、蛛网膜下腔闭塞及硬膜外隙消失。脊髓挫伤和点状出血表现为信号不均。T2加权像上如沿脊髓长轴分布有条形高信号，并向上下蔓延几个节段，提示有脊髓水肿，在伤后4~5d达高峰。

对脊髓损伤亚急性期及晚期，MRI可显示脊髓及硬膜完全断裂、脊髓变性坏死、囊腔形成、脊髓萎缩、增粗等。在 T1 加权像上，脊髓断端萎缩呈低信号，损伤部位全部变性坏死呈均匀一致的低信号带，部分软化变性呈局限性低信号。如有脊髓萎缩，可见脊髓明显变细，信号减低；如有胶质增生，则表现脊髓局限性增粗，信号不均匀，或部分呈低信号。在 T2 加权像上，脊髓断裂表现为蛛网膜下腔突然中断，硬膜囊呈两个盲端，脊髓变性坏死部分信号增强，较均匀一致，部分软化变性呈不均匀信号，局部信号略高，可有小囊腔形成。脊髓萎缩 T2 见蛛网膜下腔增宽，脊髓增粗 T2 亦表现蛛网膜下腔增宽，脊髓信号增强。单纯脊髓受压仅见脊髓变形，椎管变窄，T1 及 T2 加权像上均未见信号异常。

急性 SCI 后，伤区出血呈低信号，周围高信号，伤区水肿呈高信号。如为混合病变，则高低信号混杂。

SCI 晚期，T1 加权信号正常。信号不匀有囊腔者常为不全瘫；低信号或很低信号，脊髓萎缩变细或断裂者常为全瘫。

脊髓横断时，在矢状面质子密度像上（TR 1000ms，TE 20ms）可见断裂处呈低信号灶，急性期可见损伤处肿胀增粗及断端，晚期当脊髓远端萎缩后，矢状面 T1 加权像上可见病灶以下脊髓萎缩变细，轴面上亦可见局灶性脊髓萎缩。

SCI 后数月，矢状面 T1 加权像可显示低信号脊髓软化。

目前对急性 SCI 患者，特别是颈椎损伤，由于合适的牵引器械、有效的监护及抢救系统的完善，使早期进行 MRI 检查有更安全的保证。伤后时间也很重要，24h 以内，血肿内主要为 HBOz，1 ~3d 则主要为 DHB，应尽早进行检查，包括 T1 加权，质子密度及 T2 加权 SE 矢状面及轴向成像，还应进行 T2 加权 GE 序列，在所有情况中，可加用颈椎表面线圈。

Kulkarni 等（1987）根据 1.5T 将 ASCl 分为 3 型。Ⅰ型（出血）：在 T1 加权序列呈不均匀信号，在 T2 加权像上，中央呈低信号，周围呈等信；Ⅱ型（水肿）：在 T1 加权像上正常，但在 T2 加权像上整个损伤区呈高信号；Ⅲ型（出血与水肿混合型）：在 T1 加权像上正常，在 T2 加权像上，中央信号不确定，周围呈高信号。以后 Weirich 等（1990）在动物实验上进一步肯定 KulkarniⅠ、Ⅱ型组织病理学与 MRI 的关系，但对第Ⅲ型则补充为在 T2 加权成像上为出血低信号与水肿高信号混合的不均匀信号。有些学者经长期随访，发现水肿型预后较好，而混合型预后很差。

MRI 在显示 SCI 各种病变上明显优于 CT 扫描。在矢状面成像上可直接观察 SCI 全貌及周围组织损伤的程度。在 T1 加权图像上，脊髓挫伤呈信号不均或无改变，脊髓外形膨大，可见局部低信号水肿区。在高磁场强度的图像上，脊髓灰、白质界限不清，T2 加权图像上亦呈信号不均。

SCI 多伴有出血，包括脊髓内出血和蛛网膜下隙出血，甚至硬膜下或硬膜出血。急性期出血，最初 1 ~3d，在 T1 加权与质子密度加权图像上呈等或低信号，在 T2 加权图像上呈短 T2 低信号，伤后 4 ~7d，血肿内正铁血红蛋白（MHB）成分增加，在 T1 加权像上呈高信号，在 T2 加权像上低信号。SCI 亚急性期时，由于出血部位红细胞溶解，血肿内主要积聚游离稀释的 MHB，在所有成像序列中均呈高信号，以 T1 加权像最清晰。残腔期出血，在所有成像序列中，亦均呈低信号。

脊髓硬膜下或硬膜外血肿的 MRI 信号特征符合出血从氧化血红蛋白（HBO2）—脱氧血红蛋白（DHB）—正铁血红蛋白（MHB）—含铁血黄素（HSN）的演变规律。急性期呈等信号或低信号，在亚急性期，在所有成像序列中均呈高信号，可持续数月之久。矢状面、冠状面与轴面 MRI 成像可从三维空间显示血肿的部位和范围，一般硬膜下血肿呈梭形，范围稍大；硬膜外血肿亦呈梭形，但较局限，两者在几天后均呈高信号。

脊髓横断伤以 T1 加权图像显示为佳。可明确损伤部位，清晰地看到损伤后变化。由于血液成分的变化，伤后 3 天以内，T1 加权图像上呈等信号，T2 加权图像上呈高信号，以后由于 MHB 的顺磁作用，血肿在 T1、T2 加权图像上均呈高信号。T2 加权图像上，脊髓断裂处呈两个盲端。

慢性 SCI 可有脊髓空洞的形成，相应脊髓膨大，在 T1 加权图像上呈低信号囊样空洞，T2 加权图像上呈高信号，与 CSF 相似。如空洞内液体呈搏动性，则在 T2 加权图像上呈明显低信号。在 SCI 晚期，尚可见到不同程度脊髓萎缩，可能为继发缺血性改变。蛛网膜粘连、炎症致血管病变可能是引起供血障碍的原因。

脊髓横贯性变性从前到后均呈长 T1 及 T2 异常信号，可累及伤区上下 1~2 个节段，为软化、坏死、囊变的表现，横贯变性的上下端可因胶质增生而呈纺锤状增粗。有时也在正常信号的脊髓内出现类圆形长 T1 及 T2 异常信号区，为部分变性、软化、坏死的表现，数月后可发生囊性变，T1 与 T2 值进一步延长。

MRI 在检查急性 SCI 的效果优于现有其他影像检查方法，其优点为：a. 可在任何方向直接获得脊柱影像；b. 能显示椎旁软组织，很好对比分辨水肿；c. 直接显示韧带损伤；d. 能获得与脊髓造影相当的影像。无需注射造影剂即可观察因椎间盘突出，硬膜外血肿、骨折断片、骨赘等病变对椎管或脊髓造成的影响；e. 脊髓实质病变，如水肿、出血、撕裂或横断；f. 预测神经功能恢复情况。

4. 核素检查：骨扫描可作为骨质反应活动程度的指标，任何能引起反应性骨质形成的疾病都能造成骨扫描异常，核素能深入到反应性骨质形成的羟基磷灰石结晶中去。

骨扫描最多用于骨转移瘤。当病灶较小或骨密度减低不大明显，用一般 X 线技术不能发现时，骨扫描即能检查出来，因此骨扫描在发现病灶方面是比 X 线摄影更为敏感的技术。

对外伤来说，骨扫描亦有一定价值，可以明确骨折时间，判断为新鲜性或陈旧性。对原有脊椎骨疾患如肿瘤、结核、炎症、老年性骨质疏松而合并病理骨折者更有意义。对早期脊柱感染用一般 X 线片检查还正常时，骨扫描可以及时发现，还可以探测移植骨的成骨活性和假关节；对原因不明的酸性或碱性磷酸酶增高的病人，通过骨扫描，可以排除骨骼疾患；股骨颈骨折后也可通过骨扫描观察有无股骨头缺血性坏死情况。

三、神经电生理检查

脊髓损伤后，选择体感诱发电位检查具有很重要的意义。体感诱发电位可以判断脊髓结构和功能的完整性，还可以根据体感诱发电位的变化来评估病人的预后情况。其对预后的估计具有以下意义：

1. 受伤 24h 以后进行检查，不能引出诱发电位的瘫痪患者神经功能多半不能恢复正常。
2. 受伤后，开始不能引出，但后来却能引出异常诱发电位者（包括波的潜伏期延长、波形的变异、波的持续时间延长、波幅减低等），表明瘫痪患者的功能可能会有部分恢复。
3. 不完全截瘫患者感觉存在，可引出其正常诱发电位，其对预后的估计没有帮助。

（方向义　贺宝荣）

参考文献

[1] 张峻，季欣然，唐佩福．脊髓损伤的影像学研究进展［J］．中国骨与关节杂志，2016（8）．

[2] 令狐玲珍，张磊．磁敏感加权成像在脊髓损伤中的诊断及临床应用价值［J］．中国社区医师，2016（23）．

[3] Amy H. Herlihy，AngelaOatridge，Walter L. Curati，et al. FLAIR imaging using nonselective inversion pulses combined with slice excitation order cycling and k – space reordering to reduce flow artifacts［J］. Magn. Reson. Med，2001（2）．

第五章

脊髓圆锥、马尾神经损伤的诊断

第一节　脊髓圆锥、马尾神经损伤节段水平的检查法

在胚胎发育过程中，脊髓生长速度慢于椎管生长速度。在胚胎发育第 3 个月后，两者差距逐渐加大，到出生时，脊髓下端平第 2 腰椎，到成人则平第 1 腰椎下缘水平。因为自胸段脊髓起，脊神经根向下分别出各自的椎间孔，所以至腰骶尾节段，神经根在椎管内几乎垂直下行，因此与相应的椎骨位置是不一致的，此特点在脊髓疾患的定位诊断和手术定位方面是十分重要的。

一、脊髓圆锥损伤的神经学特征

（一）神经学特征

脊髓外观呈圆柱形，前后稍扁，有 2 个梭形膨大部分即颈膨大和腰膨大。脊髓在腰膨大以急骤变细，下端呈圆锥状，故称为脊髓圆锥。它位于脊柱的胸腰段，圆锥部的脊髓系指骶 3～5 脊髓段。

由于脊柱的胸腰段解剖结构特点的特殊性：①位于较固定的胸椎和活动度较大的腰椎的交界处，且为胸椎后突向腰椎前突转换的衔接处。②关节突关节面的朝向在胸腰段移行。③胸 11、12 肋为浮肋，缺乏胸廓保护，稳定性较差。这些特点决定了脊柱胸腰段损伤的发生率较高，无论是垂直压缩损伤所致的爆裂骨折还是脊柱的骨折脱位均可造成脊髓圆锥部的损伤。由于支配下肢的神经根自腰膨大处就已经发出，以及由于圆锥水平位置高低不同，因此同一水平的骨折脱位，可造成表现不同的神经损伤。

脊髓圆锥通常位于 T12－L1 水平，此部是二便和性中枢（S2－4），因下肢运动感觉节段在 S2 以上，故单纯脊髓圆锥损伤的临床特点为：大小便、鞍区感觉、性功能障碍，而双下肢运动、感觉功能正常。

（二）临床应用意义

1. 脊髓圆锥损伤的病因分型：脊髓圆锥部是指骶 3～5 脊髓段，其损伤在临床上较为常见，好发于脊柱胸腰段的骨折脱位，其次为椎管内的占位性病变压迫所致。脊髓圆锥损伤依据节段不同可分为单纯圆锥损伤、圆锥马尾损伤和脊髓圆锥马尾损伤 3 型。

2. 临床主要特点：

（1）单纯圆锥损伤：

①运动障碍：由于支配四肢的上、下运动神经元无病损故四肢机能正常。圆锥部前角支配会阴肌，所以会阴肌可发生瘫痪，膀胱括约肌有部分功能障碍，肛门括约肌失控。

②感觉障碍：阴囊2/3、龟头会阴肛没周围大腿后上1/3皮肤感觉障碍，视损伤程度不同而出现局部麻木、感觉迟钝、过敏，甚至完全消失。

③肛门及阴茎海绵体反射消失、肛门括约肌麻痹。排尿障碍，其系排尿中枢所在地。当完全性损伤时，由于尿液无法在膀胱内滞留而出现真正的小便失禁；如为不完全性损伤，因括约肌尚起到部分作用，当膀胱空虚或不饱满时，无尿滴出，而膀胱充盈时，则出现滴尿现象，此种特点称之为奇异性尿闭（或称矛盾性尿闭）。

（2）圆锥马尾损伤：除圆锥损伤外，还有马尾神经中腰骶神经根损伤，伤及腰5－骶2神经根时，除圆锥损伤症状外，还有坐骨神经损伤症状，足背至股后也麻木。

（3）脊髓圆锥马尾损伤：由于波及圆锥上部相应的脊髓（胸12～骶5），表现为腰骶脊髓平面以下的运动神经元损伤，损伤平面以下感觉运动的完全丧失，一般在腹股沟平面以下，反射弧中断、反射消失，肛门反射、球海绵体反射消失。如为不完全性损伤，则依据部位及程度不同而双下肢瘫痪程度不同。

（三）辅助检查

创伤引起脊髓圆锥损伤者，CT、MRI检查可有效地判断出脊髓损伤节段，尤其MRI作为本病的金指标；若患者伴有膀胱症状者，可进行B超和膀胱镜检以助于诊断。

二、L2－4马尾神经损伤的神经学特征

（一）神经学特征

第2腰椎以下的骨折脱位可以引起马尾损伤。马尾完全断裂者少见，可导致损伤平面以下感觉、运动、反射消失、膀胱无力。若马尾完全断裂，或断裂后进行缝合，通过神经再生，可完全或大部分恢复功能。

（二）临床应用意义

1. 运动障碍：整个下肢及会阴部均出现不同程度的下单位瘫，因而膝反射、踝反射、趾反射以及肛门反射均消失，但提睾反射及下腹壁反射均正常。

2. 感觉障碍：整个下肢及会阴部均有感觉缺失，根痛极为明显，多从腹股沟开始扩散到整个下肢以及会阴部、臀部肛门及骶骨部。

3. 内脏反射障碍：由于破坏了膀胱、直肠的传入传出神经，因而发生尿便潴留，并可产生阳痿。

（三）辅助检查

创伤引起脊髓圆锥损伤者，CT、MRI检查可有效地判断出脊髓损伤节段，尤其MRI作为本病的金指标；若患者伴有膀胱症状者，可进行B超和膀胱镜以助于诊断。

三、L5－S2马尾神经损伤的神经学特征

（一）神经学特征

马尾神经损害临床较为常见，大多是由于各种先天或后天的原因致腰椎管绝对或相对狭窄，压

迫马尾神经而产生一系列神经功能障碍。1949 年 Verbiest 首次临床报告且将其命名为马尾神经综合征。

（二）临床应用意义

1. 运动障碍：坐骨神经支配的肌肉发生瘫痪，小腿屈曲以及足的运动均不可能，但大腿内转和小腿伸展不受影响，病人不能起立步行。跟腱反射、跖反射和肛门反射消失，而下腹壁反射提睾反射和膝反射均正常。

2. 感觉障碍：臀部后面大腿及小腿后面感觉缺失，根痛多沿坐骨神经走行放散。

3. 内脏反射障碍：膀胱、直肠以及性机能障碍同上。

（三）辅助检查

创伤引起脊髓圆锥损伤者，甚至一些患者是由于退行性脊柱改变引起，CT、MRI 检查可有效地判断出脊髓损伤节段，尤其 MRI 作为本病的金指标；若患者伴有膀胱症状者，可进行 B 超和膀胱镜检以助于诊断。

四、S3 以下马尾神经损伤的神经学特征

（一）神经学特征

膀胱脊髓中枢（S2－4）、肛门脊髓中枢（S3－4）和性中枢（S2－4），故单纯脊髓圆锥损伤的临床特点为膀胱过度膨胀与麻痹性失禁（自律性膀胱症状）、大便失禁、性功能障碍、鞍区骑跨状感觉障碍，双下肢肌力和反射正常。

（二）临床应用意义

1. 运动障碍：仅损害会阴部肌肉，因而下肢无瘫痪，病人可以起立步行。肛门反射消失，而下腹壁反射、提睾反射和膝反射、跟腱反射、跖反射均正常。

2. 感觉障碍：臀部内侧肛门部、会阴部等，即所谓马鞍状感觉缺失，根痛也表现在这些部位。

3. 内脏反射障碍：膀胱、直肠以及性机能障碍同上。

（三）辅助检查

创伤引起脊髓圆锥损伤者，CT、MRI 检查可有效地判断出脊髓损伤节段，尤其 MRI 作为本病的金指标；若患者伴有膀胱症状者，可进行 B 超和膀胱镜检以助于诊断。

（王晓东）

参考文献

[1] 钟贵彬，侯春林，王诗波，等．人工膀胱反射弧重建治疗脊髓损伤后弛缓性膀胱［J］．中国脊柱脊髓杂志，2014，17（10）：781－784.

[2] RobertM，OsmarA. Correlation between neurological deficitand spinal canal compromise in 198 patients with thoracolumbar and lumbar fractures［J］. Spine，2015，30：787－791.

[3] 全仁夫．胸腰椎骨折合并单纯脊髓圆锥损伤的手术治疗［J］．浙江临床医学，2012，10：739－740.

[4] 元虎，郑光彬，陈继良．前路减压融合结合前路或后路固定治疗严重的胸腰椎爆裂性骨折［J］．中国矫形外科杂志，2014，14：1041－1044.

[5] AcuteC. Equina syndrome secondary to lumbar discherniation mimicking pure conusmedullaris syndrome［J］. NeurolMedChir，2013，38：429－431.

[6] RobertM, OsmarA. Correlation between neurological deficitand spinal canal compromise in 198 patients with thoracolumbar and lumbar fractures [J]. Spine, 2015, 30: 787-791.
[7] AcuteC. Equina syndrome secondary to lumbar discherniation mimicking pure conusmedullaris syndrome [J]. NeurolMedChir, 2013, 38: 429-431.
[8] RobertM, OsmarA. Correlation between neurological deficitand spinal canal compromise in 198 patients with thoracolumbar and lumbar fractures [J]. Spine, 2015, 30: 787-791.
[9] 全仁夫. 胸腰椎骨折合并单纯脊髓圆锥损伤的手术治疗 [J]. 浙江临床医学, 2012, 10: 739-740.
[10] Mankel HL. The value of postural reduction in the management of closed injuries of the spine with paraplegia and tetraplegia part one [J]. Paraplegia, 2013, 7: 179.

第二节 上位运动神经元障碍时的反射

反射是神经活动的基本形式，是机体对内外环境刺激作出的规律性的反应。脊髓有5种基本反射，即：牵张反射、血压反射、膀胱反射、排便反射及阴茎勃起反射。

一、病理反射

（一）神经学特征

正常情况下，脊髓的基本反射均通过脊髓内传导束接受脑的高级中枢调节。病理反射是一种原始的屈肌反射，在神经系统正常条件下，其被大脑高级中枢及其下行纤维所抑制而不能显现，但当上位运动神经元受到损伤时，因下位运动神经元脱离了高级中枢的影响，原先被抑制的这类异常反射被释放出来。病理反射主要是指病理趾反射及其同类反射。另外，防御反射和潜在反射虽与病理趾反射性质不尽相同，也可归入病理反射。

（二）临床应用意义

1. 病理趾反射及同类反射

（1）病理趾反射或巴彬斯基反射：为一切病理反射中最重要的，很少见到假阳性。是锥体束受损的确实证据之一，检查时用钝针在足底外缘自后向前划过，至趾根部再划向内侧，即可出现拇指背伸，其余四趾着屈并扇形展开。

（2）Chaddock征：用钝针划足的外踝处出现拇指背伸现象。

（3）Oppenheim征：以拇指用力沿胫骨前面的皮肤由上向下擦过，引起拇指背伸。

（4）Gordon征：用手挤压腓肠肌部皮肤，即可出现拇指背伸。

（5）Schaffer征：用手挤压跟腱而引起拇指背伸。

2. 防御反射或三屈反射：以捏掐或用针刺足底时，即能引起踝、膝、髋关节屈曲，使下肢短缩以躲避伤害刺激，具有防御机能，因而叫做防御反射。由于反射的特点是下肢3个主要关节屈曲，所以也叫三屈反射。当脊髓有横贯性损伤时，由于下运动神经元脱离了大脑皮质的抑制作用，因此反应很明显。

3. 潜在反射：当上位运动神经元受损时，不仅能使正常的牵张反射增强，而且还能释放某些潜在性的牵张反射，即潜在反射。只有其十分明显出现或仅出现于一侧时，才有病理意义。主要有以下几种：

（1）指屈曲反射。①Hoffman征：检查者以左手托住病人腕部，用右手食、中指夹住患者的中指，并使其背屈，再以拇指急弹中指的指甲，就能引起拇指屈曲和内收，其余4指也屈曲。②Rossolimo征：检查者以左手握住病人的第2指、第5指的第1节，扣打病人手指末节的掌面，即能引起拇指和其余各指的屈曲。

（2）趾屈曲反射。①Rosslimo征：急促的叩击足趾跖面而引起足趾跖屈。②Mendel－Rechterew征：叩击足背外侧面而引起足趾跖屈。

（三）辅助检查

多用MRI检查以排除脊髓受损，肌电图检查临床应用也较多。

二、正常的表在浅反射

（一）神经学特征

浅反射是刺激皮肤、黏膜引起的肌肉快速收缩反应。多数浅反射实质是伤害性刺激或触觉刺激作用引起的屈曲反射，其反射弧包括一较长复杂的径路，后根节前感觉神经元传入的冲动循脊髓上升达大脑皮质，可能到达中央前回、中央后回，再下降经锥体束至脊髓的前角细胞。因此当中枢神经系统病变及周围神经系统病变均出现浅反射减弱或消失。

（二）临床应用意义

浅反射为刺激皮肤或黏膜的一定区域，使相应的肌肉发生反射性收缩，其中刺激皮肤引起的反射，叫皮肤反射；刺激黏膜引起的反射，叫黏膜反射。临床上脊髓皮肤反射有以下几种：

1. 腹壁反射：包括上、中、下3种腹壁反射，可在仰卧屈膝的体位时，使腹壁放松，然后沿肋弓下、膝平面和腹股沟部3处以钝头物体自内向向外划过腹壁皮肤，则分别引起同侧上、中、下腹壁肌肉的收缩。其中枢部位在胸7～12脊髓节段，传出、传入神经为胸7～12肋间神经。一般说来，上运动神经元病变时，腹壁减弱或消失。

2. 提睾反射：生殖股神经的生殖支支配提睾肌，股支支配大腿内侧上部的皮肤，因而当钝性物体轻划大腿内侧上部的皮肤，则能引起同侧提睾肌收缩，睾丸上提。其反射中枢在腰1、2脊髓节段，传入、传出神经为生殖股神经股支、生殖支。如上运动神经元受损时，提睾反射可减弱或消失。

3. 肛门反射：刺激肛门周围或以手指伸入直肠肛管内，引起肛门括约肌的收缩。当脊髓圆锥或马尾病变时，此反射可减弱或消失。

4. 跖反射：以钝头物体轻划足底外缘，即能引起足趾和踝关节的跖屈。正常时，有些人可无跖反射，只有一侧减弱或消失，才有病理意义。当上运动神经元病变时，正常跖反射可转变成病理反射。

（三）辅助检查

根据浅反射的减弱或增强，结合肌电图或MRI等影像学检查，有利于疾病诊断。

（王晓东）

参考文献

[1] 刘森，李乐涛．腰椎疾病的下肢深反射研究［J］．医师进修杂志，1994（8）：15－16.

[2] Stam J. Tendon reflex asymmetry by Voluntary mental effort in healthy Subieots. Areh Neurol，2015：1046－1059.

[3] Stam J. Tendon reflex asymmetry by Voluntary mental effort in healthy Subieots. Areh Neurol，2015：1046－1059.

第三节 节段水平定位诊断的临床意义

一、排尿障碍

（一）神经学特征

1. 排尿的解剖生理：膀胱为一肌性贮尿器官，构成膀胱壁的平滑肌称为逼尿肌，在尿道内口周围有平滑肌组成的尿道内括约肌，在尿道膜部有横纹肌组成的尿道外括约肌。支配排尿的神经有盆腔神经和阴部神经。前者为副交感神经，后者为躯体神经。副交感神经的节前纤维主要来自骶2~4节段，位于脊髓圆锥之中，盆腔神经纤维在膀胱外壁的神经节内交换神经元后支配膀胱肌肉，使逼尿肌收缩及使内括约肌松弛而引起排尿，这是一种不随意的反射性排尿。而发自骶1~2节段经阴部神经传出的躯体神经纤维支配尿道外括约肌起随意控制排尿的作用。骶髓的低级排尿中枢是受大脑皮层高级中枢控制，故正常人完全可以随意控制排尿。

2. 排尿功能障碍及类型：膀胱反射弧结构比较复杂而广泛，上起大脑皮质的旁中央小叶，下抵支配膀胱的各条神经，而神经系统不同部位对膀胱反射均有各自的影响，因此神经系统不同部位的病变，能引起不同类型的神经性膀胱机能障碍。

骶段以上脊髓损伤，随意排尿功能破坏。但排尿中枢骶髓并没有受到损害，膀胱本身功能也属正常，这种排尿功能障碍为上运动神经元损伤。由于骶髓以上脊髓损伤中断了脊髓低级中枢与大脑高级中枢间的联系，膀胱的排尿机能只受脊髓反射弧的影响，因而称为反射性膀胱。损伤早期，由于脊髓处于休克期，一切反射均消失，排尿反射也不例外，因而出现尿潴留。休克期以后，脊髓反射由于失去高级中枢的控制而亢进，表现为膀胱容量小、无残余尿、膀胱张力亢进，并出现周期性排尿，即尿蓄积至一定量时（比正常容量小），引起一次反射性排尿，排尿突然而不可控制。这是因为感觉冲顶不能上传至大脑皮质，因此膀胱感觉模糊，无明显尿急，只有当膀胱充盈时，腹部可能有一种极其含糊的排尿预感，但这种预感往往不一定出现，所以排尿突然失禁（间歇性尿失禁）。脊髓圆锥部和骶2-4节神经根（排尿中枢）损伤引起的排尿障碍为下运动神经元损伤。膀胱失去了脊髓排尿中枢的控制，因而膀胱没有任何感觉，又不受运动神经的支配，但在膀胱周围的膀胱神经丛或膀胱壁内的节后神经元仍能使逼尿肌收缩以完成排尿动作，此即所谓自动反射，因而称为自律性膀胱。不过逼尿肌的收缩力仍很不足，排尿无力，需用腹肌或以手压腹来帮助排尿，但自律性膀胱的张力仍比无张力性膀胱要强些，膀胱容量也小于无张力性膀胱，残余尿多于反射性膀胱，而少于无张力性膀胱。

根据膀胱排尿的机能将膀胱分为以下几种：

①随意膀胱：系指可由意识控制排尿机能的膀胱，属正常膀胱。

②无抑制性膀胱：膀胱本身的排尿机能正常，由于脊髓长传导束、马尾神经部分损伤或由于神经发育欠成熟而出现的一种膀胱机能失调。

③反射性膀胱：骶髓排尿中枢完好，由于骶髓以上的脊髓发生损伤，切断了它与大脑间的联系所致。反射性膀胱可以排尿，但不受意识控制，且有一定的残余尿。

④自律性膀胱：由于骶髓排尿中枢失去机能或遭到破坏，外周的副交感神经元起而代之，发生更低级的反射，引起膀胱微弱的收缩。这种收缩的幅度小，一般使膀胱内的压力不超过10cm水柱。

自律性膀胱患者的临床表现为有大量残余尿，且尿液淋漓。

⑤无张力性膀胱：在脊髓损伤之早期，膀胱完全丧失神经支配，逼尿肌麻痹而内括约肌收缩，反射活动消失，外括约肌也松弛。临床表现为高度膨胀、尿液潴留。

（二）临床应用意义

脊髓损伤病人不同程度的均有排尿障碍，伤后可立即表现出来，处理不当可引起严重的泌尿系感染，继发结石、肾盂积水乃至肾衰竭直接威胁病人的生命。目前，虽然由于泌尿系感染而引起尿毒的死亡率明显下降，但它仍然是临床上较难处理的问题，应予以重视。

神经源性膀胱排尿功能障碍的治疗主要是改善排尿状况，控制或消除感染，保持或改善上尿路功能，减轻日常生活上的不便。尽量不使用导尿管或造瘘，减少残余尿，以免异物结石形成而造成膀胱防御机能下降，尽可能恢复膀胱的机能。方法有：①留置导尿及膀胱训练。脊髓损伤早期膀胱排尿功能障碍主要为尿潴留，所以一般采取留置尿管间断开放的方式。要注意保持尿管朝向正确方向及开放时间。留置尿管必须进水量达 2500～3000mL，并注意抬高床头及清洁尿道口，每周更换尿管。②间断清洁导尿。这种方法在发达国家普遍使用，效果良好，很少发生感染。一般采用较细的尿管，每次导尿前用盐水冲洗尿管，用后可用清水冲洗后再放入消毒液中保存。对于尿潴留型排尿功能障碍的可采用药物如胆碱能制剂以增加膀胱内压促进膀胱排空或点穴、封闭、电刺激等疗法。必要时可行尿道内外括约肌切开术；耻骨上膀胱造瘘或回肠代膀胱术。而对于尿失禁型排尿功能障碍的可应用阿托品类药物抑制膀胱收缩，阻断神经传导或选择性骶神经根切断；必要时可行人工括约肌植入、电极植入等。

（三）辅助检查

1. 行脊柱 MRI 检查，判断脊髓是否有损伤，判定受损区域；
2. 超声检查有助于本病的诊断，必要时可进行膀胱镜检协助诊断。

二、肠道功能障碍

（一）神经学特征

1. 排粪的解剖生理：乙状结肠与直肠受骶 3～5 节段脊髓发出的副交感神经节前纤维支配，其使结肠的肌肉收缩产生蠕动并使肛门括约肌松弛。正常情况下，直肠内粪便刺激直肠壁内的感受器，信号传入脊髓骶段的排便中枢同时也上传到大脑皮层，引起便意，如环境不允许，则由腹下和阴部神经发出冲动，使直肠肌层松弛，肛门内外括约肌收缩，排便反射受到抑制；若环境允许，则由到脑皮层命令骶髓的副交感神经发出排便冲动，使直肠肌层加强蠕动，肛提肌收缩，肛门括约肌松弛，大便得以排出。

2. 排粪功能障碍及类型：排粪功能障碍的神经性直肠机能障碍基本上与膀胱相似，可出现粪便潴留和粪便失禁。当骶髓以上的脊髓受到损伤时，肛门外括约肌的随意控制及直肠的排便反射均消失，处于反射性紧缩状态，直肠平滑肌松弛，因而粪便潴留，有时经过一段时间后可成为反射性间歇性排便。当脊髓圆锥受到损伤时，因破坏了低级排便中枢，肛门括约肌麻痹，则表现为粪便失禁。

（二）临床应用意义

肠道功能障碍是脊髓损伤常见的并发症。主要表现为顽固性便秘、大便失禁及腹胀等。处理方法有：

1. 饮食及药物疗法：应当多饮水多吃带纤维的食物。另外可口服缓泻剂，如果导片、麻仁丸、石蜡油等。

2. 灌肠：可用肥皂水或中药灌肠。

3. 腹部按摩促进排便：从右到左环形按摩可增强肠蠕动促进排便。

4. 手掏法：用带好手套的手指伸入肛门掏出硬结粪块。

5. 训练排便反射：可让病人坐立增加腹压，定时给适当刺激训练排便反射。

6. 其他：如电极植入等。

（三）辅助检查

1. 进行脊柱 MRI 检查，判断脊髓是否有损伤，判定受损区域；

2. 超声检查有助于本病的诊断；必要时可进行排粪造影检查协助诊断。

三、性功能障碍

（一）神经学特征

1. 阴茎勃起及射精的生理：阴茎勃起中枢在骶 2～4 节段，发出的副交感神经使阴茎血管扩张，支配球海绵体肌的运动神经元在骶 3～4，可引起该肌收缩阻碍静脉回流，二者同时作用可使阴茎勃起，当阴茎头受刺激，冲动沿阴部神经传入脊髓，一部分传出冲动经交感神经传至输精管精囊腺前列腺，引起平滑肌收缩将精液送至尿道，另一部分传出冲动经阴部神经传到海绵体肌，作阵挛性收缩，把精液从尿道射出体外。这些过程均受大脑控制。

2. 性功能障碍：骶段以上脊髓受损时，由于缩血管纤维麻痹，血管充血，可发生阴茎异常勃起，射精反射活动也增强。而骶段脊髓受损时，由于勃起和射精中枢破坏，阴茎不能勃起，也不能射精。

（二）临床应用意义

主要为性功能障碍的处理：

脊髓损伤后，可出现性功能障碍，主要影响到阴茎勃起及射精。脊髓损伤对女性的生育能力影响不大，一般在损伤后 6 个月左右，月经会重新来临，患者仍可怀孕生育，其怀孕概率是正常妇女的 30%；对于男性，由于受到勃起和射精功能障碍以及精子质量和数量低下这两方面因素，因此自然生育率极低。国外多采取先收集患者精液再经人工授精的方法使其配偶怀孕而生育。

（三）辅助检查

1. 进行脊柱 MRI 检查，判断脊髓是否有损伤，判定受损区域；

2. 阴茎动脉造影或阴茎海绵体造影，阴茎夜间勃起试验等可作为排除的辅助诊断。

（王晓东）

参考文献

[1] AcuteC. Equina syndrome secondary to lumbar discherniation mimicking pure conusmedullaris syndrome [J]. NeurolMedChir, 2013, 38: 429－431.

[2] Mankel HL. The value of postural reduction in the management of closed injuries of the spine with paraplegia and tetraplegia part one [J]. Paraplegia, 2013, 7: 179.

[3] AcuteC. Equina syndrome secondary to lumbar discherniation mimicking pure conusmedullaris syndrome [J]. Neu-

rolMedChir, 2013, 38: 429 - 431.

[4] RobertM, OsmarA. Correlation between neurological deficitand spinal canal compromise in 198 patients with thoracolumbar and lumbar fractures [J] . Spine, 2015, 30: 787 - 791.

第四节　脊髓圆锥马尾神经损伤的辅助检查

一、影像学检查

（一） X线检查

X线检查对了解脊柱骨质破坏的部位程度、椎间隙的情况以及对确立脊柱损伤的部位类型和骨折脱位现状是必不可少的，也是不可替代的，在指导治疗方面有极为重要的价值。

（二） CT检查

CT检查比普通X线检查具有优越性。其优点为可测量椎管横截面和中矢状径以及椎体的额状径矢径和椎弓间距。明确骨质破坏的程度、骨折的特征及椎管狭窄的程度，为治疗方案的制定提供依据。

（三） MRI检查

MRI不但可显示脊柱的骨结构和软组织结构，如椎间盘突出、前后纵韧带破裂、骨肿瘤椎管内肿瘤等病变。还可显示脊髓是否受压迫及出血损伤程度，如脊髓软化、创伤后囊肿或水肿等表现。这对判断脊髓损伤的预后评估和是否需要减压及从前方或后方减压提供有价值的参考。

二、神经电生理检查

诱发电位的检查：SEP有助于判断脊髓损伤的完全与否，对于预测能否恢复及手术疗效的预测等方面能提供比较客观的依据。SEP的检查已应用于脊柱外科手术中以及脊柱畸形矫正术中的脊髓监护。

三、其他检查

肛门括约肌肌张力、肛门反射、膀胱残余尿测定（对不完全尿失禁者）、冰水试验、鞍区皮肤感觉是否障碍，男性患者的球海绵体反射情况。膀胱内压测量及排尿动力学检查是评定圆锥和马尾基本功能的重要辅助检查手段。这些检查与其他临床表现相结合可以评价神经功能恢复的可能性。

（王晓东）

参考文献

[1] Stam J. Tendon reflex asymmetry by Voluntary mental effort in healthy Subieots. Areh Neurol, 2015: 1046 - 1059.

[2] RobertM, OsmarA. Correlation between neurological deficitand spinal canal compromise in 198 patients with thoracolumbar and lumbar fractures [J] . Spine, 2015, 30: 787 - 791.

第六章

自主神经功能紊乱的诊断

一、引言

自主神经也称为内脏神经，主要分布于内脏、心血管和腺体。人体的循环、呼吸、消化、泌尿生殖、内分泌等活动都受它的调节。其活动不由人的意识所支配。如心脏跳动、呼气吸气、胃肠蠕动、血管收缩舒张、排泄大便、出汗及性机能等，都是受大脑皮质和皮质下中枢控制的。自主神经分为交感神经和副交感神经两类，两者之间相互拮抗又相互协调，组成一个配合默契的有机整体，使内脏活动能适应内外环境的需要，从而保持体内环境稳定。在大脑皮质兴奋和抑制平衡失调的时候，由于失掉了上级中枢的控制，自主神经功能也会紊乱，即自主神经功能紊乱。

二、神经学特征

病人患有自主神经方面的疾病时，其主诉与某个系统或器官的疾病极其相似，但检查结果呈阴性。常附加有非特殊性的主观不适感，如短暂一过性和游走性的疼痛、烧灼、麻木感，局部内脏一过性不适感，如发胀、下坠等感觉。这往往与心理社会因素有关，但病人常否认或拒绝与医生讨论。病人常好诉述症状，引人注意和同情，慢性病人往往有怨恨心理。包括自主神经症、心脏神经症、胃神经症、器官神经症和神经循环衰弱。

在患病的各个阶段，都可以出现自主神经系统的症状，如血管舒缩功能失调时，可产生头痛、肢体疼痛、脸色时红时白等；胃肠消化运动失常，可致消化不良、胃病、腹胀、便秘、肠鸣及腹泻等。有时患者轻度运动后或感情稍有激动时，就发生心跳过速、气喘、胸闷。有的患者常有脸色改变，自觉有热气上冲、出汗、口干及手足发冷等症状。另有些患者有皮肤划痕症，即在患者皮肤上划一下，就显出一条红色隆起的痕迹。还有许多患者有性功能障碍，如遗精、阳痿、早泄、月经失调等。这些症状往往使患者十分苦恼，误以为有了严重的器质性疾病。实际上不过是自主神经功能紊乱而已。在外伤情况下，如脊柱骨折，伤情严重，并发症多，预后不佳，甚至危及生命，表现为局部疼痛、不能活动，重者神经受压，出现瘫痪。若受伤平面以下，双侧胸、腹部以下对称性感觉、运动、反射完全消失，膀胱、肛门括约肌功能完全丧失者，称完全性截瘫；还有一部分功能存在的，称为不完全性截瘫；颈段脊髓损伤后，双上肢也有神经功能障碍者，为四肢瘫痪，简称四瘫。如为完全性截瘫，受伤脊髓神经所支配的平面以下发生双侧感觉、运动功能丧失，膝反射消失；膀胱括约肌功能丧失，发生尿潴留；肛门括约肌功能丧失，产生便秘。病人腰背部肌肉痉挛，不能起立，翻身困难，感觉腰背部软弱无力，而且由于腹膜后血肿，刺激自主神经，使肠蠕动减慢，常出现腹胀、腹痛等症状。如为不完全性截瘫，则受伤脊髓神经所支配的平面以下，感觉、运动、反射以及膀胱、肛门括约肌的功能部分丧失，此种情况预后较好。如颈椎骨折损伤了脊髓，除四肢瘫痪外，全身各脏器均表现一些症状。如损伤平面以下有血管扩张的表现；血压降低，心率变慢；由于肋间肌瘫痪而致呼吸困难，并出现腹式呼吸、呼吸道的分泌物不易排出、容易发生肺部感染。瘫痪早期自主神经也受影响，肠蠕动减弱，致肠胀气，影响膈肌运动，使呼吸困难，也影响消化吸收。由于大小便功能障碍，尿潴留，而容易引起泌尿系统感染。

三、临床意义

（一）诊断标准

根据《中国精神疾病分类方案与诊断标准》（CCMD－2－R），本病诊断标准如下：

1. 主要限于某一系统或少数内脏器官的自主神经功能障碍症状，症状持续而使病人感到苦恼。
2. 附加的主观不适感，指向某一器官持续或经常发生，但没有确定的疑病性先占观念。
3. 持续至少3个月。
4. 没有器质性病变的证据。

（二）鉴别诊断

1. 广泛性焦虑：在广泛性焦虑中，害怕和焦虑性预期等心理因素在自主神经兴奋中起主导作用，其他症状存在前后一致的躯体定位，可据此鉴别。

感知形式障碍中可有自主神经症状，但与许多其他感觉和感受相比既不突出也不持续，且症状并不总是归于某一特定器官或系统。

2. 疑病性神经症：基本特征是持续存在的先占观念，认为可能患有一种或多种严重进行性的躯体障碍。病人的注意更多地指向潜在进行性的严重疾病过程及其后果，患者趋向于要求检查，明确其潜在疾病，害怕用药及其副作用，常频繁更换医生寻求保证。

（三）诊断提示

根据病人症状起源的器官或系统，可分为心血管系统、高位胃肠道、呼吸系统、泌尿生殖系统及其他器官或系统的自主神经功能障碍。

（四）治疗

1. 心理治疗：告知病人疾病的性质及良好的预后，以解除病人对疾病的疑虑。并鼓励病人进行适当的体育锻炼，如太极拳等，以提高自主神经的张力。

2. 药物治疗：

①自主神经稳定剂谷维素可用于本病，但疗效不够明显，可适当加大剂量。

②苯二氮卓类抗焦虑药可缓解病人的各种躯体不适症状，减轻病人的焦虑不安等。

③三环抗抑郁剂如阿米替林，氯丙咪嗪及其他抗抑郁剂可应用，但剂量宜低，减少药物不良反应。

④发生于更年期的自主神经功能障碍可用性激素治疗。

3. 手术治疗：对于创伤、自主神经受骨赘的激压，导致的自主神经功能紊乱，拟手术治疗原发损害，减轻自主神经功能紊乱的症状。

四、辅助检查

有关自主神经功能紊乱发生机制十分复杂，因此，对患者要进行全面的评价，结合其他检查，临床表现等，才能做出正确的诊断和鉴别。

（一）频谱心电图对自主神经功能紊乱的诊断

1. 功率谱：Ⅰ峰小于Ⅱ峰最常见，出现谱峰的基谐比异常，占90%。

2. 自相关函数：PT段平坦或PT段出现倒置现象。

3. 相干函数：主要是基波相干异常。

4. 传递函数：主要表现在相移超限，占92.4%。

5. 脉冲响应：出现多峰，主峰倒置或M型峰，其中以多峰为主，占63.8%。阳性率高于心电图，有一定的临床诊断价值。自主神经功能紊乱发生频谱心电图变化的原因，可能由于交感神经功能亢进时，儿茶酚胺分泌增多，心脏β-受体兴奋，心肌复极不协调有关。少数患者心率缓慢，心前区导联T波高尖，可能与迷走神经功能亢进有关。本病属于功能性改变，一般不需特殊治疗，用β-受体阻滞剂即可获得较为满意的疗效。而慢性冠状动脉供血不足、心肌炎等疾病引起的频谱心电图上的一系列改变不会改善。

（二）X线检查

脊柱正侧位、斜位，观察椎体有无压缩、裂缝、粉碎或移位，椎管和椎间孔有无变形、关节突、横突、棘突有无骨折，椎间隙有无变化，棘突间距是否等宽，生理曲度和椎体的排列有无变化，齿突与寰椎两侧块距离是否相等。

（三）CT和MRI检查

对于了解骨折情况、脊髓损伤程度、有无压迫、决定是否手术等极为重要。

（四）眼心反射

仰卧休息片刻后，测每分钟脉搏数，令患者闭眼，再用手指压迫一侧眼球20～30s，再测脉搏数。正常每分钟可减慢10～12次/分。迷走神经紧张者减慢次数增加，迷走神经麻痹者无反应，交感神经紧张者不减慢，甚至加快，其反射弧传入为三叉为神经，中枢为延髓，传出为迷走神经。

（五）颈动脉窦反射

患者卧位或坐位，平静后先测每分钟脉搏数，头稍转向欲压迫的对侧，令下颌稍抬起，检查者位于患者身后，用手指压迫颈总动脉分枝部（相当于胸锁乳突肌上1/3处），由前方逐渐向颈椎横突方向压迫，压迫对应于5～30s内逐渐增加手指压力，然后数脉搏。正常人减慢6～10次/分，反射增强说明副交感神经功能亢进。此反射弧传入为舌咽神经，中枢位于延髓，传出为迷走神经和交感神经。

注意避免同时压迫两侧颈动脉窦，敏感者可引起血压骤降、晕厥、抽搐，甚至心搏骤停。

（六）皮肤划痕反应

用光滑小木签钝头在皮肤上划一条线，数秒后先出现白线条，以后变为红条纹为正常反应。如划线后的白条纹较持续为交感神经兴奋性增高；如条纹较宽甚至隆起，为副交感神经兴奋性增高或交感神经麻痹。

（马　兰）

参考文献

[1] 付鹏亮，李志军．中西医结合治疗自主神经功能紊乱 64 例临床观察 [J]．实用中西医结合临床，2012，12 (3)：54-55.

[2] 王旭艺，王辉艺．自主神经功能紊乱性头晕的内科治疗 [J]．中国现代药物应用，2010 (6)：91-92.

[3] 张丽丽，李平．针刺治疗自主神经功能紊乱的临床研究 [J]．四川中医，2012，30 (10)：127-128.

[4] Manni L，Rocco ML，Barbaro PS，et al. Electroacuputure and nerve growth factor：potential clinical application [J]. Arch Ital Biol，2011，149 (2)：247-255.

第七章

神经损伤的物理检查及功能评定

当遇到疑有神经损伤病人时，须详细询问受伤史，根据病史初步了解脊柱、四肢关节和肌肉运动及皮肤感觉一般情况，然后应全面、系统地进行神经系统检查并初步判断损伤部位及程度，在条件许可时再进行必要的X线片、CT、MRI等辅助检查，为进一步的诊断治疗打下良好的基础。本章节重点描述神经系统物理检查及其临床应用意义和功能评定（四肢关节周围神经损伤物理检查参见相关章节）。

第一节　颅脑神经的物理检查及功能评定

一、方法及其临床意义

（一）一般检查

主要是检查病人的意识状态。通过与病人交谈并检查病人对外界刺激的反应而进行脑功能评定。意识状态可分为以下几类：

1. 清醒状态（clear - headed state）：被检查者对自身及周围环境的认识能力良好，应包括正确的时间定向、地点定向和人物定向。当问诊者问及姓名、年龄、地点、时刻等问题时，被检查者能做出正确回答。

2. 嗜睡状态（somnolence state）：意识清晰度降低为主的意识障碍的一种形式。指病人意识清醒程度降低较轻微，呼叫或推动病人肢体，病人可立即清醒，并能进行一些简短而正确的交谈或做一些简单的动作，但刺激一消失又入睡。此时，病人吞咽、瞳孔、角膜等反射均存在。

3. 意识模糊（confusion）：指病人意识障碍的程度较嗜睡深，对外界刺激不能清晰地认识；空间和时间定向力障碍；理解力、判断力迟钝，或发生错误；记忆模糊、近记忆力更差；对现实环境的印象模糊不清；常有思维不连贯、思维活动迟钝等。一般来说，病人有时间和地点定向障碍时，即称为意识模糊。

4. 昏睡状态（stupor state）：意识清晰度降低较意识模糊状态为深。呼喊或推动肢体不能引起反应。用手指压迫病人眶上缘内侧时，病人面部肌肉（或针刺病人手足）可引起防御反射。此时，深反射亢进、震颤及不自主运动，角膜、睫毛等反射减弱，但对光反射仍存在。

5. 浅昏迷（superficial coma）：指病人随意运动丧失，呼之不应，对一般刺激全无反应，对强疼痛刺激如压眶、压甲根等有反应，浅反射消失，腱反射、舌咽反射、角膜反射、瞳孔对光反射存在，呼吸、脉搏无明显变化。见于重症脑血管病、脑炎、脑脓肿、脑肿瘤、中毒、休克早期、肝性脑病等。

6. 深昏迷（deep coma）：指病人对各种刺激均无反应，完全处于不动的姿势，角膜反射和瞳孔对光反射均消失、大小便失禁、呼吸不规则、血压下降，此时可有去大脑强直现象。后期病人肌肉松弛、眼球固定、瞳孔散大，濒临死亡。见于肝性脑病、肺性脑病、脑血管病、脑肿瘤、脑外伤、严重中毒、休克晚期等。

7. 谵妄（delirium）：一种急性意识障碍，表现为定向障碍、错觉、幻觉、情绪不稳、行为紊乱等，有时可有片断的妄想。症状常表现日轻夜重的波动。患者有时白天嗜睡、夜间吵闹。由于受到错觉或幻觉的影响，患者可产生自伤或伤人的行为。可由多种原因引起，常见的有中毒、感染、外伤、严重代谢或营养障碍等。

（二）颅神经检查

颅神经检查对颅脑损害的定位诊断极有意义。颅神经共有 12 对，检查颅神经应按先后顺序进行，以免重复和遗漏。

1. 嗅神经检查（Ⅰ. olfactory nerve examination）：嗅觉的灵敏度可通过问诊了解。

（1）检查方法：嘱病人闭目，并用手指压住一侧鼻孔，然后用醋、酒、茶叶、牙膏等带有气味的物品分别放于鼻孔前，让病人说出所嗅到的气味。同法检查对侧。嗅觉正常时可明确分辨出测试物品的气味。

（2）临床意义：如一侧嗅觉减退或丧失，则为同侧的嗅球、嗅束、嗅丝的损害。见于创伤、前颅凹占位病变、颅底脑膜结核等。鼻黏膜炎症或萎缩亦可出现嗅觉障碍。

2. 视神经检查（Ⅱ. optic nerve examination）：包括视力、视野和眼底检查。

（1）视力检查（vision examination）：

（2）视野检查（visual field examination）：视野是指患者正视前方，眼球不动时所能看到的范围。

①检查方法：一般可先用手试法，分别检查两侧视野。嘱病人背光与医师对坐，相距约为 60～100cm，各自用手遮住相对眼睛（病人遮左眼，医师遮右眼），对视片刻，保持眼球不动，医师用手指分别自上、下、左、右由周边向中央慢慢移动，注意手指位置应在检查者与病人之间，如医师视野正常，病人应与检查者同时看到手指，如病人视野变小或异常时应进一步作视野计检查。

②临床意义：视野的异常改变提示视神经通路的损害，对定位诊断有重要意义。

（3）眼底检查（ocular fundus examination）：

3. 动眼神经检查（oculomotor nerve examination）：动眼神经支配提睑肌、上直肌、下直肌、内直肌及下斜肌的运动，检查时如发现上睑下垂，眼球向内、上、下方向活动受限，均提示有动眼神经麻痹。

4. 滑车神经检查（trochlear nerve examination）：滑车神经支配眼球的上斜肌，如眼球向下及外展运动减弱，提示滑车神经有损害。

5. 三叉神经检查（trigeminal examination）：三叉神经具有运动与感觉两种功能。检查内容包括面部感觉检查、运动功能检查、角膜反射检查及下颌反射检查。

（1）面部感觉检查：医师用针、棉签及盛有冷、热水的试管分别检查面部三叉神经分布区域

（前额、鼻部两侧及下颌）内皮肤的痛觉、触觉及温度觉，两侧对比。观察有无减退、消失或过敏。

（2）运动功能检查：医师将双手置于病人两侧下颌角上面嚼肌隆起处，嘱病人作咀嚼动作，即可对比两侧嚼肌力量强弱的差异。也可将一手置于病人的颊下向上用力，然后嘱病人作张口动作，以感触张口动作时的肌力。正常人两侧翼内、外肌肌力相等，张口时下颌位于中间而无偏斜。当一侧三叉神经运动支损害时，张口时下颌偏向病侧。检查时可嘱病人张口，以上下门齿的中缝为标志，观察下颌有无偏斜。

6. 展神经检查（abduct nerve examination）：展神经支配眼球的外直肌，检查时将目标物分别向左右两侧移动，观察眼球向外转动情况。展神经受损时眼球外展障碍。

7. 面神经检查（facial nerve examination）：包括运动和味觉检查 2 部分。

（1）运动：首先观察病人在安静、说话和做表情动作时有无双侧面肌的不对称，例如睑裂、鼻唇沟及口角两侧是否对称。其次可嘱病人作皱眉、闭眼、露齿、鼓腮或吹口哨等动作，观察左右两侧差异。受损时患侧动作有障碍，常见于面神经瘫痪及脑血管病变。

（2）味觉检查：准备不同的试液（如糖水、盐水、醋酸溶液等），嘱患者伸舌，检查者以棉签分别依次蘸取上述试液，轻涂于患者舌面上，让其辨味。每试一侧后即需漱口，两侧分别试之。面神经损害时舌前 2/3 味觉丧失。

8. 位听神经检查（auditory nerve examination）：

（1）听力检查：粗略的检查可用耳语、表音或音叉，准确的检查需借助电测听计。

（2）前庭功能检查：询问病人有否眩晕，夜行困难；观察病人有否眼球震颤等，若有以上症状需考虑耳蜗及前庭神经病变。

9. 舌咽神经检查（glossopharyngeal nerve examination）：检查时嘱病人张口，先观察腭垂是否居中，两侧软腭高度是否一致，然后嘱病人发“ɑ̄”音，观察两侧软腭上抬是否有力、腭垂是否偏斜等，若病人有吞咽困难、饮水呛咳等，见于 Guillain－Barre 综合征、脑干病变或鼻咽癌脑转移等。

10. 迷走神经检查（vagus nerve examination）：迷走神经有许多功能与舌咽神经密切结合，检查时嘱病人张口发“ɑ̄”音，若一侧软腭不能随之上抬及腭垂偏向健侧，则为迷走神经麻痹的表现。

11. 副神经检查（accessory nerve examination）：副神经主要支配胸锁乳突肌和斜方肌，前者主要作用是向对侧转颈，后者作用为耸肩。检查时，需注意观察有无萎缩，有无斜颈及垂肩等。检测肌力的方法是：医师将一手置于病人腮部，嘱病人向该侧转头以测试胸锁乳突肌的收缩力，然后将两手放在病人双肩上下压，嘱病人作对抗性抬肩动作。若力量减弱，见于副神经损伤、肌萎缩、脊髓侧索硬化、后颅凹肿瘤等。

12. 舌下神经检查（hypoglossal nerve examination）：舌下神经支配同侧舌肌，其作用是伸舌向前，并推向对侧。检查时嘱病人伸舌，观察有无舌偏斜、舌缘两侧厚薄不相等及颤动等。出现以上现象提示舌下神经核病变。而舌向一侧偏斜常见于脑血管病变。

（康光明）

参考文献

［1］宁春晖．神经系统的系统学研究．太原科技大学，2013，05（01）：27－30.

［2］Hoffman HJ，Taecholarn C，Hendrick EB，et al. Management of lipomyelomeningoceles［J］. J Neurosurg，2015，62：1－8.

［3］鄢波，周东．神经系统慢性疾病的综合管理．华西医学，2015，04（21）：26－29.

[4] Izci Y, Gonul M, Gonul E. The diagnostic value of skin lesions in split cord malformations [J]. J Clin Neurosci, 2012, 14: 860 - 863.

第二节 脊髓损伤的物理检查

一、引言

当遇到疑有脊柱损伤病人时，须详细询问受伤史，根据病史初步了解脊柱、四肢关节和肌肉运动及皮肤感觉一般情况，然后应全面、系统地进行神经系统检查并初步判断损伤部位及程度。在条件许可时再进行必要的 X 线片、CT、MRI 等辅助检查，为进一步的诊断治疗打下良好的基础。

二、方法及其临床意义

（一）运动系统检查

首先了解脊柱脊髓损伤病人的姿势和步态、肌力和肌张力等，判断是否存在运动功能障碍，而且这些运动功能障碍是否由脊柱脊髓损伤引起，判断是否同时存在四肢骨、关节、肌肉、肌腱损伤，以免漏诊。

1. 姿势和步态：姿势和步态与本体感觉、各部位的肌力、肌张力以及小脑、前庭等机能密切相关，是一系列复杂的神经机能与反射活动综合起来所表现的主动肌肉活动的结果。对全瘫病人要注意其在卧位的姿势；对不全瘫病人，还要注意在坐位、立位及行走的姿势。

枕颈部损伤，常呈强迫头位，如头稍前屈、侧屈，或枕部朝向患侧肩峰；卧位时只采取一种姿势，如强迫改变头位，将引起剧痛，甚至出现眩晕、呕吐等。腰椎损伤累及一侧腰、骶神经根时，病人常有侧凸，腰椎曲度变平甚至后凸等。

痉挛性瘫痪病人由于伸肌及内收肌紧张，步行时髋关节活动很差，膝关节不能或只能稍作屈曲，步态僵直、拖曳。某些脊髓后侧综合征，后索严重受累，由于本体感觉传导障碍，病人对肢体活动不能有效地控制，行走时跨步过大、抬足过高、落地不稳，白天尚能靠视力纠正，但夜晚即无法行走。

2. 肌营养状况：一般将有无肌萎缩作为区分上、下运动神经元损伤的体征之一。马尾神经损伤或神经根损伤多伴有肌萎缩，但上运动神经单位损伤由于长期缺少肌肉锻炼，也可伴有不同程度失用性肌萎缩。

3. 肌力：进行四肢肌力检查中，可从远端向近端对某块肌肉或某群肌肉检查运动力量的大小、幅度及速度，应注意两侧对比，还应注意个体体质、过去锻炼情况及双侧臂力的差异。一般根据肢体主动活动、抗地心引力及抗阻力情况分为 6 级：

0 级：完全瘫痪。

1 级：可见肌肉收缩，但无主动运动。

2 级：无地心引力下，可作主动运动。

3 级：可对抗地心引力作有限的主动运动。

4 级：能作对抗阻力的运动，但力量较弱。

5 级：正常肌力。

对手部肌力可用握力计测量，可以让病人用力紧攥检查者的手指，检查者则用力抽出，借以测知病人的握力。还可以让病人用全力作分指、并指、对指等动作，而测定病人手内在肌的肌力。

对肌力检查结果应客观地进行分析，脊髓损伤后影响肌力改变同时多伴有肌营养障碍、感觉障碍以及腱反射异常等。

4. 肌张力：病人肢体放松，在静止状态下，观察并抚摸肌张力状态；也可以不同速度作被动运动，体会其阻力，注意伸、屈肌有无差别。

肌张力减低表现为肌肉松软，不能保持正常外形，被动运动时无阻力，活动幅度加大。多见于周围神经损伤，也见于深感觉障碍、低血钾瘫痪、肌肉疾患及某些深昏迷病人。

肌张力增高表现为肌肉坚实，被动运动时有明显阻力，活动幅度受限，甚至很困难。锥体束引起者，试图拉开屈曲的上肢时，开始阻力较大，但到一定角度突然降低，犹如拉开折刀，称为折刀式肌张力增高。锥体外系损伤时，屈、伸肌张力均增高，活动时呈铅管样强直，还可以出现顿挫现象，犹如拨动齿轮，称为齿轮样强直。

5. 共济运动：一种运动的完成有赖于各直接、间接肌群的平衡和协调，如发生障碍，即称为共济失调。这种检查应在肌力、肌张力正常及无不自主运动的前提下进行。

首先应观察病人的步态及手的动作（如穿衣、结扣、取物、写字等）的准确性与速度，以及言语是否清楚、流利等。疑有共济失调者，可作下述试验：

①指鼻试验：嘱病人以示指指端从一定距离以不同方向、不同速度指触自己的鼻尖。

②跟膝试验：嘱病人在平卧位抬高一侧下肢，屈膝，将足跟落于另侧膝前，然后沿胫骨嵴向下滑动。

③快速轮替运动试验：嘱病人快速作正、反手掌、拇指与其他各指轮流作对指动作。

④指物试验：嘱病人伸直上肢，用示指指端触碰放置其面前的物体，然后闭眼重复此动作。

⑤Romherg 试验：嘱病人站立，双足并拢，观察其在睁眼及闭眼时站立是否平稳。对上述各检查注意观察各动作的准确、速度、幅度、节奏及用力大小是否均匀。有共济失调时，动作往往缓慢、笨拙，有间隔、无节奏、易疲劳，动作越快，障碍表现越明显。

感觉性共济失调是由于深感觉障碍引起，多见于脊髓后索病变，如脊髓痨。病人站立时不能保持平衡，行走时足部如踩棉花，左右摇晃不定，睁眼时较轻，闭眼时几乎不能行走。

6. 不自主运动：不自主运动是指不自主或强制的毫无生理意义的动作。

①痉挛：肌肉强直性或阵挛性不随意收缩，可为局部性或全身性，多数都有器质性病变，如肌组织本身或脊髓直至大脑皮质的功能紊乱。

②抽搐：是一定肌群急促而强迫的抽动，可反复刻板地发生，以头面部多见，如眨眼、皱额、转头颈等。

如病人确无颈髓损伤，再使病人做深呼吸，以确定胸部功能，使病人在检查床上仰卧位抬头，以估计腹壁肌肉紧张度，如仅上腹壁肌肉收缩而下腹壁肌肉不动，结果脐部向上，即 Beevor 征阳性，说明截瘫平面在胸部以下。如上、下腹壁肌肉收缩力相等，说明胸髓基本完好。

如病人的下肢在膝伸直时能自床面抬起，说明上段腰髓完好。髋屈曲受 L1－2 神经支配，膝伸直受 L3－4 神经支配，踝跖、背屈受 L5～S1 支配，如果这些脊髓节段都完整，肛门括约肌的紧张度亦良好，说明无严重脊髓损伤。以上各项检查可以在急诊时迅速完成。

（二）感觉系统检查

检查感觉系统时，应注意两侧对称部位的对比，排除病人的主观臆想，更要防止对病人暗示。检查应从感觉缺失或减退区开始，逐渐移向过敏区及正常区。为避免错误，应反复检查核实，注意感觉障碍的程度、性质及其范围。

1. 感觉障碍性质，按感觉障碍程度轻重可分为：

①感觉异常：最常见。病人在无外界刺激情况下，自发地感觉身体某一部位有异常感觉，如麻木感、蚁走感、针刺感、寒冷感、温热感、触电感等。

②感觉倒错：如对触觉刺激感到疼痛，对温热刺激感到寒冷等。

③感觉过度：表现为刺激必须达到较强程度才能被感受到，或刺激从开始到被感知之间有一段潜伏期，随后可向周围扩散，刺激停止后仍持续有后作用。

④感觉过敏：病人对刺激的反应超过正常。轻微的刺激即可引起剧痛，可能由于在感觉传导通路上所产生的刺激总和所引起。

⑤感觉减退：刺激阈增高，反应反而减弱。给予强刺激才能引起一般感觉。

⑥感觉缺失：在清醒状况下，对刺激全无感觉。如同一部位各种感觉都消失，称为完全性感觉缺失；如只有某种感觉消失，而其他感觉尚保存，则称为分离性感觉障碍。

疼痛是临床上最常见和比较复杂的主诉，按其性质可分为以下几种：

①局部性疼痛：疼痛部位和病变部位相符合。

②放射性疼痛：某一神经根或神经干的病变可投射到该神经远端支配区，如腰椎病变影响到某些腰神经根时，可引起同侧下肢有关神经支配区的疼痛。

③扩散性疼痛：某一神经的分支疼痛刺激可以扩散到另一分支。

④牵涉性疼痛：主要指内脏病变引起体表某一特定部位的疼痛，可能病变的刺激由内脏感受器经交感神经纤维进入交感总干，再经交通支而进入脊神经后根和脊髓后角的感觉核，因而在相应节段所投射的皮肤区就发生疼痛。

⑤灼性疼痛：呈烧灼样剧烈神经痛，常伴有局部显著的感觉过敏。多见于周围神经不完全损伤，可能与交感神经纤维受累有关。

2. 不同感觉检查方法：

（1）浅感觉：

①痛觉：用针尖以均匀的力量轻触皮肤；

②温度觉：分别用装有冷水（5～10℃）及热水（40～45℃）的试管接触皮肤；

③触觉：用棉签轻触皮肤。

（2）深感觉：

①关节位置觉：病人闭目，指、趾放松。检查者以指尖轻夹病人指、趾，作屈伸动作。询问病人是否感到指趾被夹及指、趾活动方向。

②震动觉：将震动的音叉柄端放在病人骨突起的皮肤上，询问病人是否感到震动及持续的时间。

（3）皮肤（综合）感觉：

病人闭目，检查以下感觉：

①实体觉：触摸手中的物体，说出其名称、形态及大小。

②重量觉：病人手中握大小形状相同而重量不同的物体，辨别其重量。

③两点辨别觉：用两脚规的一脚和两脚接触皮肤，测定病人能否辨别是一点或两点刺激，并能否感知两点刺激间的最小距离。身体各部位敏感程度不同，正常上臂及大腿两点最小距离为75mm，背部40～70mm，前胸40mm，手背30mm，手掌8～12mm，指尖最敏感，为3～8mm。

④图形觉：在病人体表用火柴或笔杆划圆形或三角形等几何图形或写数字，询问病人能否

辨别。

⑤定位感：用手轻触病人皮肤，嘱病人用手指指出刺激部位。

3. 神经系统不同部位感觉改变：仔细精确的感觉检查有助于确定病灶的部位。

（1）神经末梢各种深、浅感觉均受累，常局限于肢体末端，呈手套或袜套状。

（2）神经干各种深、浅感觉均受累，其范围与某一周围神经的感觉分布区相一致。

（3）神经丛属于该丛分布区所有深、浅感觉均受累。

（4）神经根各种深、浅感觉均受累，可出现剧烈根性疼痛，其范围与神经根段及有关皮节相一致。各神经根分布区及平面如下：C1 无皮支，C5－T2 分布于上肢，因此 C4 与 T3 皮肤感觉区在颈胸交界处相邻接，T4 相当于乳头平面，T7 相当于剑突，T10 相当于脐平面，T12 相当于腹股沟平面，L1－5 主要分布于下肢前面，S1－3 主要分布于下肢后面、臀部及肛门周围。

（5）脊髓后角呈节段性痛、温觉障碍而深感觉可保持正常，系由于本体感觉纤维不进入后角而在其内侧上行，称为节段型分离性感觉障碍。

（6）脊髓前联合表现为两侧对称性节段性痛、温觉障碍，而本体感觉正常，系由于本体感觉纤维在后索中上行，不经过前联合，也属于节段型分离性感觉障碍。

（7）传导束后索损害时，同侧受损平面以下将出现本体感觉障碍。一侧脊髓丘脑束损害时，对侧病灶平面 2～3 节以下将出现痛、温觉减退或缺失，但触觉相对完好。这是因为传导痛、温觉的纤维进入脊髓后，向上斜行 2～3 节后才交叉到对侧侧索，而在后索中上行的部分触觉纤维未被累及。脊髓半横切损伤时，主要表现为损伤平面以下同侧深感觉障碍及对侧浅感觉障碍，即感觉分离障碍。脊髓觉全横断性损伤时，损伤平面以下所有感觉均消失。

（三）反射检查

反射靠完整的反射弧来实现，是神经活动的基础。神经系统早期损害时，即可出现反射变化，检查时应注意两侧对比，两侧反射的不对称较反射强弱变化更有诊断意义。

1. 深反射（本体反射）：检查时应分散病人的注意力，使两侧肢体对称放置，肌肉放松，反应肌肉应维持一定张力，叩击应迅速而准确。两侧用力一致，以能引起反射的阈刺激即可。观察有无反应及反应幅度，一般用－表示消失，＋减退，＋＋正常，＋＋＋增强，＋＋＋＋亢进并伴有阵挛。

深反射消失或减退表示反射弧中断或受到抑制，病变可发生在传入、传出或脊髓反射中枢。皮质运动区和锥体束病变多表现深反射增强，也可见于神经系统兴奋性普遍增高，但深昏迷病人，也可表现消失或减退。深反射亢进表现为刺激阈降低，反应速度加快，运动力量与幅度增大，肌肉收缩时间延长。

表 7－2－1 常用的深反射节段定位及检查方法

	节段定位	肌肉	神经	检查方法	反应
肱二头肌腱反射	C5－6	肱二头肌	肌皮神经	一手托住病人肘部，使肘关节屈曲 90°，检查者拇指压在肱二头肌腱上叩击此拇指	肘屈曲
肱三头肌腱反射	C6－7	肱三头肌	桡神经	使病人肘屈曲，叩击肱三头肌腱下端或鹰嘴突	肘伸直

续表

	节段定位	肌肉	神经	检查方法	反应
桡骨膜反射	C5－8	肱二头肌，肱三头肌，肱桡肌，旋前肌，指屈肌	正中神经，桡神经，肌皮神经	使病人前臂半屈，旋后位，轻叩桡骨茎突或桡骨外侧下1/3部	肘屈曲，前臂旋前，有时伴腕及手指屈曲
膝腱反射	L2－4	股四头肌	股神经	病人仰卧，检查者一手托住其腘窝，使膝关节呈半屈位，或病人坐于床沿，双下肢自然下垂，叩击膑腱	膝伸直
跟腱反射	S1－4	腓肠肌	胫神经	病人仰卧，下肢半屈曲髋外展，检查者一手托其足底，使小腿后肌群维持一定张力，轻叩跟腱	足跖屈

2. 浅反射：刺激皮肤或黏膜所引起的反射，常用各种浅反射见表7－2－2。

在妊娠后妇女，年老腹壁过分松弛及皮下脂肪过多，病人腹壁反射可消失或减退，不具神经系统损害的定位诊断意义。正常人双侧提睾反射也可以不对称。两种反射的亢进可见于某些中毒和神经官能症病人。

表7－2－2 常用浅反射节段定位及检查方法

	节段定位	肌肉	神经	检查方法	反应
上腹壁反射	T7－8	腹斜肌 腹横肌 腹直肌	肋间神经	用尖锐器械从腹上部外侧缘沿肋缘朝剑突轻划腹壁皮肤	上腹壁收缩
中腹壁反射	T9－10	同上	肋间神经	从腹中部外侧缘向脐部轻划	中腹壁收缩
下腹壁反射	T11－12	同上	肋间神经	从腹下部外缘向耻骨联合轻划	下腹壁收缩
提睾反射	L1－2	提睾肌	生殖股神经	自上而下或自下而上轻划股内侧上部皮肤	同侧睾丸迅速上提
肛门反射	S4－5	肛门括约肌	肛尾神经	病人侧卧位或屈膝胸位，刺激肛门周围皮肤	肛门外括约肌收缩

3. 病理反射

（1）锥体束受损后常出现的病理反射：

①霍夫曼（Hoffmann）征。检查者以食、中指夹住病人半伸的食指或中指，同时使病人其他手指半屈，腕关节稍背屈，前臂旋前，手放松，迅速弹夹住手指的指甲，如迅速引起各指掌屈运动，即为阳性。

②巴彬斯基（Babinski）征。用较尖锐的刺激物从足底沿跖外缘划去，直至拇趾附近，如拇趾背屈，其他四趾扇形分开，即为阳性。如毫无反应，则称跖反射中性。

③欧本海姆（Oppenheim）征。检查者用拇指沿胫骨前面自上而下用力下压，如拇趾背屈，即为阳性。

④戈登（Gordon）征。检查者以手指捏压腓肠肌，拇趾背屈即为阳性。

⑤却铎克（Chaddeck）征。自外踝下方沿足外缘由后向前压过，跨趾背屈即为阳性。

上述各征阳性均表示皮质运动区或锥体束功能障碍，但锥体束发育尚不完全的2岁以下幼儿及昏迷者，也可呈阳性。在神经官能症病人，神经活动普遍活跃，霍夫曼征亦可表现为阳性，但多为双侧性，不具病理意义。巴宾斯基征一侧中性，而另一侧为正常屈性跖反射应考虑有临床意义。

（2）脊髓防御反射：又称缩回反射。对瘫痪病人捏夹、针刺下肢或强力使足趾跖屈失去感觉的下肢，可立即或经过短暂潜伏期，发生其髋、膝、踝三关节屈曲。同时病人还可出现排便、血压升高现象，摇动床铺或掀开被褥也可引起此反射，这是脊髓反射中枢脱离高级中枢的控制，兴奋增强和扩散的结果。此种反射多见于腰骶段脊髓以上完全横断性损伤而腰骶段未受影响者。

（3）阵挛：指肌肉受牵拉而发生的节律性收缩。

①髌阵挛病人仰卧，下肢伸直，检查者用手按于病人的髌骨上缘，迅速而有力地推髌骨向下，并继续维持适当的推力，如股四头肌腱出现有节律的收缩而髌骨急速上下跳动，即为髌阵挛阳性。

②踝阵挛病人仰卧，检查者一手托住病人腘窝，使膝关节呈半屈位，另一手托足底，迅速用力推足底使之背屈，并继续维持适当的推力，如踝关节出现有节律的屈伸动作，即为踝阵挛阳性。

膝、踝阵挛阳性的意义与深反射亢进相同，其实质是亢进的深反射连续出现。

（四）自主神经检查

出汗、竖毛和血管舒缩的交感神经纤维起于脊髓（C8－L2）侧角细胞，其分布区与脊髓节段的关系和躯体神经在皮肤的节段并不一致，也不那样整齐、肯定。来自C8－T4节段的交感神经纤维分布于同侧面部及颈部，来自T4～9节段者分布于同侧躯干，来自T11－L2节段者分布于同侧下肢。

1. 出汗反射。病人仰卧，在皮肤上涂上一层含有1.5%碘及10%蓖麻油的酒精溶液，后者的作用是防止皮肤吸收大量碘而引起中毒。待皮肤干燥后，在其上均匀撒上一层细干淀粉，然后使病人发汗，或皮下注射1%毛果芸香碱1mL，直接刺激汗腺内的泌汗纤维末梢而发汗；或用电热器提高病人周围温度，通过脊髓反射而出汗；或用热水口服阿司匹林0.5～1g，作用于间脑或丘脑下部发汗中枢。当脊髓反射障碍时，仅毛果芸香碱试验引起发汗，脊髓有横断性损伤时，阿司匹林试验仅引起断面以上发汗。

2. 竖毛反射。用乙醚擦拭项部或肛门周围，使局部皮肤温度降低，这些刺激将引起受刺激同侧半身竖毛肌收缩，出现鸡皮疙瘩，称为全身性竖毛反射；应与局部受到直接机械刺激而引起的竖毛反射相区别。交感神经兴奋性异常增高者，可见全身竖毛反射增强；脊髓横断损伤后，病变水平以下竖毛反射增强，分别刺激项部及肛门周围皮肤，比较身体上、下部竖毛反射，可以协助脊髓病变的定位。脊髓侧角、脊神经前根和交感干受到损害后，相应部位的竖毛反射消失。

3. 血管舒缩反射。血管舒缩神经纤维均经脊神经后根发出，其神经支配与节段性感觉神经一致。正常时，如以钝器缓慢稍加压划皮肤，几秒钟后可出现红色条纹，镶有白色边缘，称为红色皮肤划痕；如急速轻划皮肤，由于毛细管收缩，可出现白色条纹，称为白色皮肤划痕。如两种划痕均引起红色条纹，表示毛细管紧张过弱；相反，均引起白色条纹，则表示毛细管紧张过强。划痕后如从血管有血浆漏出，致使皮肤隆起，表示血管舒张倾向显著。脊髓横断性损伤或周围神经和后根损伤后，根据划痕反射消失的范围，可用以协助病变定位。

4. 直立反射。在内脏反射中，正常人自卧位突然直立，心搏增快6～24次/min，称为直立反射。自立位变为卧位时，心搏减慢6～12次/min，称为卧倒反射。如果变换体位后，直立反射心搏增快超过24次/min，或卧倒反射心搏减慢低于12次/min，应认为心脏神经肌肉装置兴奋性增高。

（方向义）

参考文献

[1] 段波，秦军，罗杰，等．脊髓纵裂合并脊髓拴系综合征的显微手术治疗［J］．中国临床神经外科杂志，2012，17：388－389.

[2] Hoffman HJ，Taecholarn C，Hendrick EB，et al. Management of lipomyelomeningoceles［J］．J Neurosurg，2015，62：1－8.

[3] 周曦．对骶骨骨折合并神经损伤患者的护理．求医问药（下半月），2012，30（4）：582－583.

[4] Izci Y，Gonul M，Gonul E. The diagnostic value of skin lesions in split cord malformations［J］．J Clin Neurosci，2012，14：860－863.

第三节　脊髓损伤的功能评定

一、引言

各种急、慢性脊柱病变，以及脊柱外伤后骨折脱位所引起的脊髓完全性或不完全性损伤不仅给患者带来身体上的巨大伤害，也同时给患者带来严重的心理伤害。正确判断脊髓损伤的程度、脊髓损伤的节段，区分脊髓功能性损伤或器质性损伤有助于制定正确的治疗方案，正确预见预后情况，使患者得到最佳的治疗。

二、神经学特征

（一）完全性脊髓损伤

1. 感觉障碍：损伤平面以下浅、深感觉完全丧失，双侧对称，肛门周围黏膜感觉丧失。

2. 运动功能障碍：损伤平面以下肌力 0 级，肢体的运动功能完全丧失。

3. 神经反射：早期损伤平面以下的浅、深反射不能引出，晚期表现为肌张力增高、腱反射活跃或亢进、病理征阳性、髌振挛和踝振挛阳性。瘫痪肢体受刺激后，屈肌反射性痉挛，而且屈曲后不能伸直，称为单向反射。

（二）不完全性脊髓损伤

1. 感觉障碍：损伤平面以下浅、深感觉不完全丧失，根据损伤程度和性质的不同，双侧可不对称，表现为不同形式的感觉功能障碍。

2. 运动功能障碍：根据损伤程度和节段不同，损伤平面以下可以表现为部分肌群肌力 0 级，而另一部分肌力完全正常（肌力 V 级），肢体的运动功能可以表现为完全无效的运动，也可表现为近乎完全正常的运动功能。

3. 神经反射：损伤平面以下的浅、深反射可存在或不能引出，肌张力可表现为正常、减低或增高，腱反射可表现为消失、正常或活跃，病理征可表现为阴性或阳性。不全瘫痪的肢体受刺激后，肢体反射性屈曲又可伸展至原位，称为双向反射。伸肌推进反射、对侧伸肌反射、Philippson 反射阳性。

三、临床应用意义

（一）完全性脊髓损伤

1. 膀胱功能及直肠功能：脊髓休克期过后（24h 以内，一般不超过 1 周），球海绵体反射或肛门反射之一恢复后，肛门周围感觉完全丧失，肛门反射及肛门痛觉反射完全消失，肛门括约肌松弛，大便潴留，以后可出现自主性反射性排便。膀胱功能在损伤早期随意性及反射性排尿功能均丧失，出现尿潴留。脊髓圆锥以上完全损伤者晚期可建立反射性膀胱，而脊髓圆锥以下的完全性损伤者可建立自律性膀胱。

2. 性功能：伤后早期，男性阴茎不能勃起和射精，以后依靠脊髓的自主活动成分，在外在或内在的刺激下可发生反射性勃起和射精，女性将有暂时闭经及月经周期不规律。

（二）不完全性脊髓损伤

不完全性脊髓损伤虽然也存在脊髓休克，但在反射活动恢复后期表现与完全性脊髓损伤有着明显的不同。脊髓休克期过后，肛门周围皮肤对锐性刺激和钝性刺激的分辨觉存在，能屈趾。膀胱功能及直肠功能可控制括约肌。

（康光明）

参考文献

[1] Sąsiadek MJ，Szewczyk P，Bladowska J. Application of diffusion tensor imaging（DTI）in pathological changes of the spinal cord. Med Sci Monit，2012，18（6）：RA73－79.

[2] 李长思，马跃文．生物刺激反馈仪治疗脊髓损伤所致神经源性膀胱的治疗效果［J］．中国医科大学学报，2013，42（5）：469－471.

[3] Lindberg PG，Sanchez K，Ozcan F，et al. Correlation of force control with regional spinal DTI in patients with cervical spondylosis without signs of spinal cord injury on conventional MRI. Eur Radiol，2016，26（3）：733－742.

第三篇

Di san pian

骨科常见周围神经损伤

第八章

周围神经损伤

第一节　概述

一、引言

周围神经损伤是骨科临床常见的损伤，可以单独发生，也可与其他组织损伤合并发生。据统计，四肢神经损伤约占外伤总数的10%，火器伤骨折中约有60%合并神经伤。四肢神经伤最多见的为尺神经、正中神经、桡神经、坐骨神经和腓总神经。上肢神经伤较多，约占60%～70%。周围神经损伤后，受该神经支配区的运动、感觉和营养均将发生障碍。临床上表现为肌肉瘫痪、皮肤萎缩、感觉减退或消失。闭合性损伤，如关节脱位或骨折，可挤压或牵拉神经；骨筋膜室综合征对神经血管的压迫；锐利骨折端刺破和切割作用致伤神经；暴力冲击钝性挫伤，用石膏外固定时压伤浅表神经；肢体被暴力牵拉等因素致伤神经。开放性损伤，如锐器切割和火器伤致神经断裂；机器绞伤或撕脱伤等，这类神经损伤范围有时可达20～30cm，治疗困难，预后差。因受周围神经本身再生特点的影响，其修复过程缓慢且难以预料，周围神经损伤会引起严重的肢体功能障碍，甚至留下终生残疾。神经损伤者务须及早进行神经修复，建议患者尽量在有条件的医院找专科医师作显微外科修复手术，疗效会有明显提高。

二、病因

周围神经损伤常见于车祸、劳动与日常生活中，多因外伤、压迫及牵拉等原因所致，偶因药物注射到神经干或邻近组织而发生。由于神经损伤造成的功能丧失，使神经损伤初期治疗和晚期功能重建备受关注。周围神经损伤可以单独发生，也可与其他组织损伤合并发生，损伤后，受该神经支配区的运动、感觉和营养均将发生障碍。临床上表现为肌肉瘫痪、皮肤萎缩、感觉减退或消失。闭合性损伤：如骨折或关节脱位，可挤压或牵拉神经；骨筋膜室综合征对神经血管的压迫；锐利骨折端刺破和切割作用致伤神经；暴力冲击钝性挫伤，用石膏外固定时压伤浅表神经；肢体被暴力牵拉等因素致伤神经。开放性损伤：如锐器切割和火器伤致神经断裂或失用；机器绞伤或撕脱伤等，这类神经损伤范围有时可达20～30cm，治疗困难，预后差。

三、临床表现

见各论。

四、诊断要点

1. 常有外伤史：多合并有四肢骨折或关节损伤。

2. 肢体姿势：周围神经损伤肢体呈不同程度畸形。

3. 运动功能：根据肌力测定了解肌肉瘫痪情况，判断神经损伤及其程度。晚期可存在不同程度肌肉萎缩。

4. 感觉功能：感觉神经支配区皮肤痛觉和触觉等发生障碍。根据 Tinel 征预测神经再生到达的部位。

5. 自主神经功能：支配区皮肤营养障碍，由早期无汗、干燥、发热、发红到后期变凉、萎缩、粗糙甚至发生溃疡。

6. 反射功能：神经支配范围的肌腱反射减弱或消失。

7. 神经肌电图检查：有助于神经损伤部位的确定，为判断损伤程度，预后及观察神经再生提供依据。

五、治疗原则

1. 开放性损伤：对锐器伤或清洁伤口，作一期神经缝合；对火器伤或污染伤口，待伤口愈合后 3 ~6 周后作二期神经修复。

2. 闭合性损伤：神经受压、牵拉或挫损，早期作骨折及关节重定，神经功能多能自行恢复。如 1 ~3 个月无恢复，则需手术检查。

3. 晚期神经损伤：争取 3 个月内修复，伤后 3 年以上的病例，也应积极修复。

4. 根据神经损伤的时间、性质、程度和范围，可分别进行神经松解、减压，缝合修复或进行神经移位或移植，或后期进行功能重建术。

六、预后疗效评价

1. 文献回顾：由于周围神经解剖和功能上的特殊性，损伤后神经功能恢复不理想，一般只有 70% 左右。如何提高神经再生的速度和质量，寻找新的修复方法是目前需要迫切解决的问题。

2. 评估方法标准：①治愈。肌力、感觉恢复满意，肢体无畸形、功能良好，肌电图检查，神经传导功能恢复满意。②好转。神经修复满意，伤口愈合。

3. 应对策略：

七、相关解剖

见各论。

八、相关综合征

见各论。

（樊 源 彭 慧 鹿 军）

参考文献

[1] [美] 卡纳尔. 卢世璧, 译. 坎贝尔骨科手术学 [M]. 北京: 人民军医出版社, 2013: 3748-3750.
[2] 李峰, 穆广态, 俞伟, 等. 外周神经损伤的显微外科修复. 中华显微外科杂志, 2014, 27 (1): 27-29.
[3] 席建平. 显微外科技术修复周围神经损伤. 中国修复重建外科杂志, 2015, 19 (8): 677-678.
[4] Terzis JK. The nerve gap: Suture tension vs graft. Plast Reconstr Surg, 2015, 56: 166-172.

第二节 臂丛神经损伤

一、引言

臂丛神经单一神经根损伤乃至断裂可不发生临床症状及体征，这是因为臂丛的每一神经根都非独立地组成上肢的周围神经，因此只有相邻两神经根同时损伤时才可见临床症状与体征。

二、病因

运动中出现周围神经损伤的主要原因有牵拉、切断、缺血和压迫等，诸如，乒乓球运动员在正手挥臂大板抽杀（臂处于外展后再向前用力扣球）为主的所谓攻击型运动，由于每天从事该动作的大量练习极易损伤臂丛神经及血管束，抬臂局部受压致使乒乓球运动员肩及指的神经及血管症状，出现运动员肩过度外展综合征。又如游泳运动员仰泳时两臂反复直上举，并于约 160°时用力后伸，向下向前划水练习的动作，多因两臂交替用力，伤及臂丛神经及血管，造成喙突对神经干和血管束的压力增大。由于训练量过大，运动时间过长，自然就有引起臂丛神经损伤的可能，引起肩部的过度外展综合征。

三、临床表现

臂丛神经损伤常表现为颈 5、6 或上干损伤、颈 8 胸 1 或下干损伤及全臂丛损伤 3 种类型，很少表现为单独中干型或颈 7 损伤，往往中干损伤合并于上干或下干损伤。在各类损伤中是否合并中干损伤，主要依据是检查背阔肌有无萎缩。有背阔肌萎缩者表示合并有中干损伤。从理论上分析单一神经根损伤乃至断裂可不发生临床症状及体征，因为臂丛每一神经根都非独立组成上肢的周围神经，因此只有相邻两神经根同时损伤时才出现症状。这个现象叫单根代偿现象或者双根组合现象。

（一）臂丛神经根损伤

为了叙述方便，将臂丛神经根分为上臂丛及下臂丛。上臂丛包括颈 5～7 神经根，下臂丛包括颈 8 神经根与胸 1 神经根。

1. 上臂丛神经根损伤：上臂丛神经根受伤时，腋神经、肌皮神经、肩胛上神经、肩胛下神经以及肩胛背神经发生麻痹，桡神经与正中神经发生部分麻痹，使三角肌、肱二头肌、肱肌、肩胛下肌、大圆肌、冈上肌、冈下肌、胸大肌锁骨头、桡侧腕屈肌、旋前圆肌、肱桡肌、旋后肌出现瘫痪，以及上述神经支配的某些肌肉如背阔肌、指总伸肌有部分瘫痪现象。

在临床上主要表现为肩关节不能外展与上举，肘关节不能屈曲而能伸，腕关节虽能屈伸但肌力减弱。上肢伸展感觉大部缺失，拇指感觉减退，其他指、手部及前臂内侧感觉完全正常，检查时可发现肩部肌肉萎缩以三角肌为著，臂部肌肉萎缩以肱二头肌为著。另外，前臂旋转亦有障碍，而手指活动尚属正常。

上述症状与臂丛上干（颈5、6）损伤表现类同。是否合并颈7损伤，主要检查背阔肌及指总伸肌有无麻痹现象。如有斜方肌萎缩，耸肩活动受限，以及肩胛提肌与菱形肌出现麻痹，即表示上臂丛神经根在近椎间孔处断伤或为节前撕脱伤。

2. 下臂丛神经根损伤：下臂丛神经根受伤时，尺神经、前臂及臂内侧皮神经、正中神经内侧根出现麻痹，正中神经外侧根与桡神经出现部分麻痹，使尺侧腕屈肌、全部指屈肌，鱼际部肌、小鱼际部肌、全部蚓状肌与骨间肌出现瘫痪，而肱三头肌与指伸肌出现部分麻痹现象。

临床上的主要表现为手的功能丧失或发生严重障碍，肩、肘、腕关节活动尚好，患侧常出现Horner征。检查时可发现手内部肌全部萎缩，其中以骨间肌为著；有爪形手及扁平手畸形，手指不能屈伸或有严重障碍，但掌指关节存在伸直动作（指总伸肌的功能）；拇指不能掌侧外展；前臂及手部尺侧皮肤感觉缺失，臂内侧皮肤感觉亦可能缺失。

上述症状与臂丛下干及内侧束损伤类同。如果有Horner征出现，证明胸1交感神经已断伤，此常提示颈8和胸1近椎间孔处断伤，或为节前损伤。临床上除颈8胸1神经联合断伤外，有时也可合并颈7神经根同时断伤，这时的临床症状及体征与单纯颈8、胸1神经根断伤相类似，但仔细检查可发现背阔肌麻痹，或肌力减退，指总伸肌也有肌力减退的表现，感觉障碍平面可向桡侧扩大。

（二）臂丛神经干损伤

1. 臂丛上干损伤：颈5、6神经联合构成臂丛上干。当上干受伤时，腋神经、肌皮神经与肩胛上神经即出现麻痹，桡神经与正中神经出现部分麻痹。其临床症状与体征和上臂丛损伤相似。

2. 臂丛中干损伤：臂丛中干由颈7神经单独构成，其独立损伤临床上极少见，单独损伤除短暂时期内（一般为2周）伸肌群肌力有影响外，无明显临床症状与体征。

3. 臂丛下干损伤：颈8与胸1神经联合构成下干，当其受伤时，尺神经、正中神经内侧根、臂内侧皮神经与前臂内侧皮神经即发生麻痹，正中神经外侧根与桡神经发生部分麻痹。其临床症状及体征和下臂丛损伤类同。手的功能（屈伸与内收外展）全部丧失，不能持捏任何物件。

（三）臂丛神经束损伤

臂丛神经束受伤后所产生的体征十分规则，根据臂丛结构，即可明确诊断。

1. 臂丛外侧束损伤：臂丛外侧束受伤后，肌皮神经、正中神经外侧根与胸前（外侧）神经发生麻痹，肱二头肌、桡侧腕屈肌、旋前圆肌与胸大肌（锁骨部）出现瘫痪。

临床主要表现为肘关节不能屈，或能屈（肱桡肌代偿），但肱二头肌麻痹；前臂能旋转（旋前方肌的功能），但旋前圆肌麻痹；腕关节能屈（尺侧屈腕肌及掌长肌功能），但桡侧腕屈肌麻痹。前臂桡侧缘感觉缺失。肩关节与手部诸关节的活动尚属正常。

2. 臂丛内侧束损伤：臂丛内侧束受伤后，尺神经、正中神经内侧根与胸前（内侧）神经发生麻痹，它们所支配的肌肉除正中神经支配的桡侧屈腕肌与旋前圆肌外均出现瘫痪。

临床主要表现为由于手内部肌与指屈肌全部麻痹，致手指不能屈伸（掌指关节能伸直），拇指不能掌侧外展，不能对掌、对指，故手无功能。感觉缺失主要限于上肢内侧及手部尺侧。检查时可发现手内部肌与前臂屈肌明显萎缩，手呈扁平手和爪形手畸形；肩、肘关节功能正常。

内侧束损伤需与颈8胸1神经根或下干损伤鉴别，后者有Horner征，胸大肌（胸肋部）、肱三头肌、腕伸肌及指总伸肌部分瘫痪，前者则无此现象。

3. 臂丛后束损伤：臂丛后束受伤后，下述神经及其支配的主要肌肉如肩胛下神经支配的肩胛下肌和大圆肌、胸背神经支配的背阔肌、腋神经支配的三角肌和小圆肌、桡神经支配的臂与前臂背面的伸肌群发生瘫痪。

临床主要表现为肩关节不能外展，上臂不能旋内，肘与腕关节不能背伸，掌指关节不能伸直，拇指不能伸直和桡侧外展，肩外侧、前臂背面和手背桡侧半的感觉障碍或丧失。检查时可发现三角肌、背阔肌、肱三头肌与前臂伸肌群萎缩，无收缩功能，其他的关节活动正常。

（四）全臂丛损伤

全臂丛损伤早期时，整个上肢呈缓慢性麻痹，各关节不能主动运动，但被动运动正常。由于斜方肌功能存在，耸肩运动依然存在。上肢感觉除臂内侧尚有部分区域存在外，其余全部丧失。上臂内侧皮肤感觉由臂内侧皮神经与肋间臂神经共同分布，后者来自第二肋间神经，故在全臂丛损伤时臂内侧皮肤感觉依然存在。上肢腱反射全部消失，温度略低，肢体远端肿胀，并出现 Horner 征。在晚期，上肢肌肉显著萎缩，各关节常因关节囊挛缩而致被动运动受限，尤以肩关节与指关节严重。

四、诊断要点

对臂丛神经损伤进行临床诊断时，要对患肢每个关节、每根神经、每块肌肉进行全面检查，得出正确判断后进行综合分析。首先根据损伤肌肉和感觉改变区逆行推理出属于某支神经损伤；其次根据损伤的神经支逆行推理出属于哪些束支部；再根据损伤的束支逆行推理出属于哪些干、股部；最后上升至某根及节前、节后。由此为基础按下面五个步骤给以框架性界定。

1. 属于中枢性神经损伤还是周围性神经损伤，再进行如下步骤。

2. 有无臂丛神经损伤：以臂丛神经的 5 大主支为纲进行分析，其中任何 1 个神经受损（或非同一平面切割伤）或其中之一合并臂内侧皮神经损伤都说明有臂丛神经损伤；手部 3 大神经中任何一根合并肩或肘关节功能障碍（被动活动正常）也提示臂丛神经损伤。

3. 上下定位分析：以胸前神经和胸背神经为界，完好则为锁骨下方受损，有损伤则为锁骨上方。目的在于锁骨上、下切口的选择。

4. 股束支定位：根据查体，逆行推理，归纳总结。演绎出是某根、某干、某股或某束、某支的损伤。将临床检查的阳性体征，按上肢 5 大神经分类后，进行组合诊断。

（1）腋神经损伤（三角肌萎缩，肩不能外展）。①单纯腋神经损伤其平面在分支下。②腋神经合并桡神经损伤，其平面在后侧束。③腋神经合并肌皮神经损伤，其平面在上干。④腋神经合并正中神经损伤，其平面在 C5 根部。

（2）肌皮神经损伤（肱二头肌萎缩，肘关节不能屈曲）。①单纯肌皮神经损伤其平面在分支以下。②肌皮神经合并腋神经损伤，其平面在上干。③肌皮神经合并正中神经损伤，其平面在外侧束。④肌皮神经合并桡神经损伤，其平面在 C6 根部。

（3）桡神经损伤（肱三头肌、肱桡肌、伸腕、伸指肌萎缩，不能伸腕伸拇）。①单纯桡神经损伤其平面在分支以下。②桡神经合并腋神经损伤，其平面在后侧束。③桡神经合并肌皮神经损伤，其平面在 C6 根部。④桡神经合并正中神经损伤，其平面在 C8 根部。

（4）正中神经损伤（屈指肌群及大鱼际肌群萎缩，手指不能屈曲及拇指不能对掌）。①单纯正中神经损伤其平面在分支以下。②正中神经合并肌皮神经损伤，其平面在外侧束。③正中神经合并尺神经，其平面在下干或内侧束。④正中神经合并桡神经损伤，其平面在 C8 根部。

（5）尺神经损伤（手内在肌萎缩，手指不能内收、外展和对掌对指）。①单纯尺神经损伤其平面在分支以下。②尺神经合并正中神经损伤，其平面在下干或内侧束。③尺神经合并桡神经损伤，其平面在 T1。④尺神经合并正中神经和肌皮神经损伤，为 C6－8、T1 根性断伤或撕脱伤。

五、治疗原则

（一）一般治疗

对常见牵拉性臂丛损伤，早期以保守治疗为主，即应用神经营养药物，对损伤部进行理疗，如电刺激疗法、超短波、红外线、磁疗等，并可配合针灸、按摩、推拿，有利于神经震荡的消除、神经粘连的松解及关节松弛。用三角带悬吊肢体，经常进行肌肉被动活动及改变关节位置，可以促进肢体静脉回流，减轻水肿，防止关节囊挛缩。还必须保护失神经支配的皮肤，防止进一步损伤如碰伤、烫伤或冻伤，因失神经支配的皮肤损伤后修复较困难，可穿戴防护手套，训练用健手试探接触物体温度的习惯，经常涂用脂性防护霜。保守治疗观察时期一般在 3 个月左右。

（二）手术治疗

1. 手术指征

（1）臂丛神经开放性损伤、切割伤、枪弹伤、手术伤及药物性损伤，应早期探查、手术修复。

（2）臂丛神经对撞伤、牵接伤、压砸伤，如以明确为节前损伤应及早手术，对闭合性节后损伤，可先经保守治疗 3 个月。在下述情况下可考虑探查：

①保守治疗后功能无明显恢复者。

②呈跳跃式功能恢复者，如肩关节功能未恢复，而肘关节功能先恢复。

③功能恢复过程中，中断 3 个月无任何进展者。

（3）产伤者：出生后半年内无明显功能恢复者或功能仅部分恢复，即可进行手术探查。

2. 术前准备：除术前一般常规检查外，臂丛损伤患者尚应做如下特殊检查以利手术方法选择及并发症的防治。

（1）X 线胸透与胸片了解膈肌活动及抬高情况：膈神经是臂丛根性撕脱伤手术治疗中最有效的移位神经，移位后效果与膈神经功能状态有直接关系，严重臂丛损伤常伴有膈神经损伤。因此术前应有正确判断，并观察肋骨肋间隙情况。

（2）肺功能测定：对选择多组神经移位的病例术前应了解肺功能状态，对选择手术方式有重要意义，膈神经移位早期均有不同程度的肺功能影响，这些影响虽不造成临床症状，但对肺功能已有损害者，特别是需同时进行多根神经移位者，应谨慎考虑。

（3）斜方肌功能状态的测定：斜方肌由副神经支配，副神经也是临床常用的移位神经，其功能状态可通过如下方法测定：①耸肩功能：观察患者耸肩时肩部抬高水平。②电生理检查：是否失神经电位。

（三）手术方法

1. 臂丛神经损伤探查术

（1）麻醉与体位：

①麻醉：气管插管，全身麻醉。

②体位：仰卧、头斜向健侧，患侧肩部抬高，患肢外展或置于胸腹部。

③皮肤消毒范围：以患侧颈、肩、胸部为主，包括整个患肢。

（2）手术切口及显露：颈、锁、胸、臂皮肤切口从胸锁乳突肌后缘中点开始，沿该肌后缘垂直向下，再在锁骨上缘横形向外达锁骨中点。过锁骨中点后，沿胸大肌与三角肌间隙下行，过腋前皱襞后横行向内，至臂内侧后再沿肱二头肌内侧向下。根据损伤部位，在此皮肤切口设计线上选定长度。

①锁骨上臂丛神经探查术：臂丛神经根和神经干位于锁骨上区。采用颈、锁皮肤切口，其长度自起点向上达锁骨中点即可。切开皮肤及颈阔肌，即遇颈外静脉，可将其切断或牵开。在术野中（锁骨上方）可找到肩胛舌骨肌将其切断或牵开，肌肉断端各缝一牵引线，有利于切口暴露，并防止肌肉缩回，在缝接时不易找到。再沿皮肤切口方向用电刀剖开软组织和脂肪层，在这些软组织中有颈横动、静脉，需作细致分离足够长度后，结扎加缝扎处理。臂丛神经根和神经干位于上述软组织和脂肪层的深部，此时可先找到前斜角肌，并将其向上牵开或切断，臂丛神经根即能全部充分显露。膈神经在前斜角肌表面，由外向内通过，在切断前斜角肌前，应先将其保护。沿各神经根向远端解剖，即能找到各种神经干；向近端解剖，可达椎孔附近。锁骨下动脉在术野下内方，常被下干遮盖。

②锁骨下臂丛神经探查术：臂丛神经束部和上肢神经起端位于锁骨下窝内，欲将其暴露，需将胸大肌和胸小肌切断或牵开。采用胸臂皮肤切口，其长度自起锁骨中点，下至臂上端。切开皮肤及皮下组织，沿胸大肌外侧缘向外解剖分离附于其上的脂肪组织，即可将胸大肌与三角肌分界线找到而不损伤位于其间的头静脉。头静脉在此两肌之间，位置较浅。将头静脉和三角肌之间的分支结扎后，头静脉和胸大肌一起牵向内侧。再沿胸大肌下缘横行剪开腋筋膜，用手指沿胸大肌深面进行分离。此时术野深部所见即为锁胸筋膜和胸小肌覆盖于臂丛神经表面的脂肪层，若需要将胸小肌自喙突处切断、用粗线缝合、牵引以利暴露。为了充分暴露锁骨下臂丛，可沿锁骨剥离胸大肌起点管，并将锁骨下肌在中点处切断，以扩大锁骨下间隙，显露臂丛神经的束支部、上肢神经的近端以及锁骨下的腋部血管。

③锁骨部臂丛神经探查术：臂丛神经的支部位于锁骨后面。可采用锁、胸皮肤切口。其长度以锁骨为中心，上、下各长约7cm。切开皮下组织，沿锁骨方向向两侧分离。采用两端会师法，从上下正常神经处向锁骨部分离，此时可遇到一些小静脉和一些小动脉，需先将其切断和结扎。在锁骨内侧断端的下方有锁骨下动脉和静脉。将动脉向内牵开，可见臂丛神经的下干。这些组织必须严防损伤。也可用线锯将锁骨锯断或截除一段，切断锁骨下肌，臂丛神经的支部即能充分显露，此时可沿臂丛神经干向下解剖，或沿臂丛神经束部向上解剖。锯断的锁骨需用钢丝固定。

（3）术中处理：

①臂丛神经连续性存在，而神经被周围组织粘连压迫者应除去粘连压迫因素，如疤痕化的斜角肌，血肿机化组织、增长的骨膜、骨痂及滑膜肌肉组织应予以切除或松解。神经内疤痕，应在手术放大镜或手术显微镜下进行神经鞘切开神经内松解。神经松解一定要严格止血。

②臂丛神经断裂或神经瘤巨大，应将近远两个断端充分暴露，并将断端疤痕组织及神经瘤切除，使神经断面的神经束乳头清楚可见，两断端在无张力情况下可行鞘膜缝合。对于不能直接缝合的神经缺损，应采用多股神经移植术，移植材料可采用颈丛感觉支、臂或前臂内侧皮神经、腓肠神经。

③椎孔部经断裂，由于神经根近端变性严重，神经断面无明显束乳突，加上神经损伤部位接近神经元，常造成神经元不可逆损害。因此对这类病变需进行神经移位术，其疗效较原位缝接或移植为佳，常用于神经移位的神经有膈神经、副神经、颈丛运动支、肋间神经。

（4）术后处理：臂丛神经减压术后上肢固定3天，神经移植固定3周，神经修复固定6周，应用神经营养药物，拆除石膏后，患肢应进行功能锻炼，防止关节囊挛缩。神经缝合处进行理疗，防止神经缝合处疤痕粘连压迫，并应用神经电刺激疗法刺激神经再生。每3个月进行肌电检查，以了解神经再生情况。

2. 臂丛神经根性撕脱伤的显微外科治疗

（1）神经移位术方式的选择：

①臂丛神经颈5、6根性撕脱伤移位方式：膈神经移位于肌皮神经或上干前股，副神经移位于肩胛上神经，颈丛运动支移位于上干后股或腋神经。

②臂丛神经颈5、6、7根性撕脱伤移位方式：膈神经移位于上干前肌或肌皮神经，肋间神经移位于胸背神经或桡神经。

③臂丛神经颈8胸1根性撕脱伤移位方式：膈神经移位于正中神经内侧根，第3、4、5、6肋间神经感觉支移位于正中神经外侧根，运动支移位于尺神经，颈丛运动支、副神经移位于前臂内侧皮神经。

④臂丛神经颈7、8胸1根性撕脱伤移位方式：膈神经移位于正中神经内侧根，颈丛运动支、副神经移位于前臂内侧皮神经，第3、4、5、6肋间神经感觉支移位于正中神经外侧根，运动支移位于尺神经，第7、8肋间神经移位于胸背神经。

⑤全臂丛神经根性撕脱伤移位方式：膈神经移位于肌皮神经，副神经移位于肩胛上神经，颈丛运动支移位于腋神经，第3、4、5、6肋间神经感觉支移位于正中神经（感觉支—外侧头、运动支—内侧头），第7、8肋间神经移位于胸背神经或桡神经，健侧颈7神经根移位于患侧尺神经（远端），Ⅰ期或Ⅱ期将尺神经（近端）移位于所需要重建的神经。如膈、副、颈丛运动支若有损伤，均可用肋间神经或健侧颈7神经根代替。

（2）各种神经移位的手术方法：

①膈神经移位术：在锁骨上切口内，于前斜角肌表面分离出膈神经，在胸廓口附近直视下切断膈神经（切断前应先用普鲁卡因作神经内封闭）。在锁骨下切口内，分离出肌皮神经残端以便与膈神经吻合。对肌皮神经残端有如下要求：a. 残端待缝接处应有正常的神经束断面，切忌在疤痕断面进行神经吻合；b. 肌皮神经残端有足够的长度以便能直接与膈神经做缝合，否则应进行神经移植。将膈神经与肌皮神经断端于锁骨上软组织内进行束膜缝合，在手术放大镜下应用8－0至9－0尼龙单丝线进行吻合，神经移植后无明显张力，术后患肢作出收及屈肘贴胸固定外，尚应于头部作前屈及斜向患侧的带头支架固定。固定时间为6周。

②肋间神经移位术：颈、肩、胸、臂切口内暴露出受区神经远断端，一般选用肌皮神经、腋神经、正中神经内侧头。于腋下腋中线切开皮肤、皮下深筋膜及前锯肌，显露肋骨及肋间隙，切口长度随切取神经数量而定。在肋间肌的浅表可识别肋间神经外侧皮支，沿外侧皮支向后游离到肋缘下，并继续劈开肋间肌，游离皮支直到皮支与肋间神经主干汇合处，再沿肋间神经主干方向游离。游离长度根据腋窝部被移接的神经缝合所需长度而定。一般肋间神经运动纤维越近胸骨越少。将肋间神经游离到腋前线切断较好。根据需要，可游离3、4、5、6、7、8六根肋间神经。将游离好的肋间神经在近端作发普鲁卡因（1%）封闭后，根据所需长度切断，送到腋部。以9－0尼龙单丝，在手术显微镜下作肋间神经与受区相应神经的束膜缝合术。肋间神经的皮支，一般移位于正中神经外侧头，以期恢复正中神经支配区感觉。肋间神经主干移位于肌皮神经，以期恢复屈肘功能，也可将肋间神经主干移位于正中神经内侧头、桡神经或腋神经，以期恢复相应功能。因肋间神经纤细，多为单束，因而利用多根肋间神经移位于单根神经干，否则疗效很差。

③副神经移位术：在锁骨上切口内可用2种方法找到副神经。

a. 胸锁乳突肌中点后缘处先找到耳大与枕小皮神经，在其上方1～2cm肌肉后缘深层即可找到副神经近端，沿其主干向远端游离达锁骨上进入斜方肌肌腹处切断备用；b. 在斜方肌锁骨止点处上方20cm处肌肉深层，用电刺激寻找有斜方肌收缩刺激点处细致分离，即可找到副神经进入肌腹端。

其神经移位方式及缝合方法同肋间神经。

④颈丛运动支移位术：在胸锁乳突肌中点后缘处先找到颈浅支，识别感觉支，牵开后，在其深层斜角肌表面及前、中、后斜角肌间隙内即可找到运动支。用电刺激作鉴定，一般可找到 2～3 支。颈丛运动支游离长度为 2～3cm，常需作神经移植，与相应受区神经缝接。神经缝接方式与副神经相同，在臂丛颈 5、6 根性撕脱伤时常与腋神经或肩胛上神经缝接。在颈 8 胸 1 根性撕脱伤时，常与前臂内侧皮神经缝接。

⑤健侧颈神经移位术：

手术指征：a. 臂丛根性撕脱伤患者，患侧颈部、胸部外伤严重，膈神经、副神经、颈丛运动支及肋间神经无法利用者。b. 臂丛根性撕脱伤患者，已进行多组神经移位（膈神经、副神经、颈丛运动支及肋间神经），术后经 2 年以上随访无任何功能恢复者。c. 臂丛根性撕脱伤患者在进行患侧的多组神经移位同时，加作患侧尺神经带蒂与健侧颈 7 的神经根缝接，一旦上述多组神经移位，任何一组失败，则可利用已有神经再生的尺神经进行重新移位，重建患肢功能。

手术方法：健侧颈神经根切取。作健侧颈部锁骨上臂丛探查切口，充分显露臂丛神经根，识别 5 个神经根，正确判断颈 7 神经根（电刺激为伸肘动作）。根据尺神经粗细而定，分 3 种方式切断颈 7 神经根：a. 颈 7 神经根合成总干部切断；b. 于中干发出后股部切断；c. 于中干发出前股部切断。

⑥健侧神经根移位的桥接：

将健侧神经根桥接到患侧臂丛处的方法有 2 种：a. 将患侧尺神经自腕部平面切断（包括主干及手背支连同尺动脉及伴行静脉一起游离），在肘部切断尺动、静脉近端并结扎，继续向腋部游离尺神经，直达尺侧上副动脉进入尺神经主干的远端处，一般在腋下 5～7cm。带尺动、静脉的尺神经远端，通过胸前皮下隧道到达健侧颈部切口，尺神经于颈 7 神经断端吻合。b. 另一种为不带尺动、静脉，仅仅依靠尺侧上副动脉为尺神经提供血供。

尺神经第二期移位方法：健侧颈神经与患侧尺神经吻合后，健侧颈 7 神经沿患侧尺神经向患侧方向生长，待临床与肌电证实神经再生到达患侧腋部则应考虑第二期移位。一般第二期手术在第一期手术后 8～12 个月进行，与神经生长速度每天 1cm 一致。第二期尺神经移位的部位可根据患肢功能需要而定，一般重建次序为肌皮神经、肩胛上神经、正中神经、桡神经、腋神经。

六、预后

臂丛神经损伤手术预后：臂丛神经节后性损伤，病变以粘连压迫为主者，手术效果较好。节后完全性损伤，神经断裂者，早期修复对上、中干损伤者，疗效较好，对下干损伤者，疗效相对较差。而对节后性损伤，需行神经移位手术，其疗效比直接吻合或移植吻合要差。移位神经以隔神经移位后效果最好，依次为副神经、肋间神经、健侧颈 7 神经和颈丛神经运动支。影响疗效的因素主要由患者年龄、损伤至手术间隔时间、神经损伤程度及肌肉变性程度等。

（一）文献回顾

臂丛神经根损伤的临床意义：

1. 颈 6 神经根损伤：①单根颈 6 神经根损伤，临床除肱二头肌肌力减习外，上肢活动无明显影响；②一旦颈 5、6 同时断伤或上干损伤，则腋神经与肌皮神经主要功能丧失，临床表现为三角肌麻痹，肩关节不能外展，肱二头肌及肱桡肌麻痹，肘关节不能屈曲。

2. 颈 7 神经根损伤：①单纯颈 7 神经断伤不出现上肢功能障碍，因桡神经支配肌均由其他神经代偿；②颈5～7神经同时断伤，临床表现与颈5、6联合损伤基本相似，而颈7与颈8胸1，其时颈7的主要功能为颈8所代偿。因此，在臂丛损伤病例中，一旦临床上出现颈7麻痹症状，常提示4个神经根以上同时损伤；③尺侧腕屈支由颈7支配，尺神经纤维主要来自在颈8胸1，并合成下干，在第1肋骨表面通过，最终这些纤维支配手内部肌（大小鱼际肌、骨间肌、蚓状肌），而指深屈肌尺侧半和尺侧腕屈肌的尺神经纤维主要来自颈7。

3. 颈8神经根损伤：①颈8单独损伤，临床表现指深屈肌活动减弱，其他功能无明显改变；②当颈5～8同时损伤，除上干损伤症状（肩关节不能上举与外展，肘关节不能屈曲）外，还出现中干损伤等表现，即腕下垂，伸拇、伸指均不能下垂。

4. 胸1神经根损伤：①单独胸1神经断伤，主要影响手内部功能，但由于被颈8神经根所代偿，临床上功能障碍不明显；②胸1颈8联合损伤或下干损伤时主要表现为手内部肌及屈指功能障碍；③颈7、8和胸1、2根联合损伤时，临床表现与颈8胸1两根联合损伤相似，因颈7损伤可被邻近颈6所代偿。

（二）评估方法标准

周围神经再生的判断方法：

1. 沿神经移位行径进行Tinel征叩击。
2. 在神行径中作SEP测定。

（三）应对策略

七、相关解剖

（一）臂丛神经组成

臂丛由第5～7颈神经及第1胸神经前支所组成。颈5与颈6组成上干，颈7独立形成中干，颈8胸1组成下干，其位于第一肋表面。每干平均长度在1cm，很快分出前后股，各股均位于锁骨表面，各股平均长度为1cm。由上干与中干前股组成外侧束，下干前股组成内侧束，三个干的后股组成后束的长度平均为3cm。各束在喙突平面分成神经支，外侧束分为肌皮神经与正中神经外侧根。后束分为桡神经与腋神经，内侧束分为尺神经与正中神经内侧根。正中神经内外侧二个根分别行走在腋动脉内、外侧2～3cm后，在腋动脉前方组成正中神经主干。

（二）臂丛神经的分支

臂丛神经最终形成上肢五大神经，除腋神经外，均支配肩关节以下肢体的感觉和运动，而臂丛神经在根、干、股、束等部位，有许多重要的分支支配肩带部肌肉，这些分支神经的损伤，不仅同样提示有臂丛损伤，而且可以判断损伤平面的部位，因此了解这些分支神经及其支配肌肉的功能意义，对臂丛神经损伤的诊断有着极其重要的作用。

1. 根部分支：副神经支、膈神经支、肩胛背神经、胸长神经、斜角肌肌支及颈长肌肌支，各根部分支损伤表现有所不同；
2. 干的分支：肩胛上神经、锁骨下肌支；
3. 束的分支：外侧束、内侧束及后束组成；
4. 臂丛终末枝：主要有腋神经、桡神经、肌皮神经、正中神经（外侧根）、正中神经（内侧根）、尺神经、臂内侧皮神经、前臂内侧皮神经等。

八、相关综合征

（一）胸廓上口综合征

臂丛的神经及锁骨下动、静脉在颈肩部胸廓出口处受到各种先天或后天继发因素压迫，所致的手及上肢酸痛、麻木、乏力、肌肉萎缩及锁骨下动、静脉受压征象等一系列临床综合表现，称为胸廓出口综合征。

1. 病理解剖：臂丛神经从颈 5 至胸 1 从椎间孔发出后，即被夹在前中和小斜角肌之间，与锁骨下和锁骨下动脉一起跨第一肋。在该段解剖结构中，臂丛神经的各根干之间都有纵横交错的纤维结缔组织及前中斜角肌的交叉纤维，这些组织起着稳定和保护臂丛神经的作用。但是当这些组织水肿、强化或痉挛、挛缩均可对臂丛神经产生压迫，形成胸廓出口综合征。

2. 临床表现：典型的胸廓出口综合征，常见于中年女性，患侧上肢酸痛、不适、无力、怕冷，手部麻木。患肢肌力稍差，手尺侧，特别是前臂内侧针刺痛觉明显改变，同时还可能出现大小鱼际肌萎缩。

3. 诊断：肩颈部疼痛不适，伴同侧上肢肌力减退，感觉改变，颈部痛点局封后，肌力感觉均明显改善，诊断基本可以成立。颈椎 X 片显示颈椎退行性变，第 7 颈椎突过长，或有颈肋，EMG 出现相应神经根支配肌肉有纤颤电位，应神经传导速度的下降，F 波的减退等，均有助于诊断。

4. 治疗：

（1）保守治疗。对早期胸廓出口综合征患者，可通过休息和适当体位来治疗，即患者应避免重体力劳动，将双上肢交叉抱于胸前，并略支高双肩体位，有利于臂丛神经处于放松位。颈部不适显著者可给予颈部压痛明显点局封。用醋酸曲安缩松 2mL +0.5% 布比卡因 2mL 封闭痛点，每周 1 次，连续 4 ~6 次，同时给予神经营养药物，如维生素 B_1、维生素 B_2、地巴唑等药物，部分患者对颈椎牵引有较好疗效。

（2）手术治疗。根据病因的不同术式也不同，如前、中、小斜角肌切断术，颈肋切除术，第 7 颈椎横突切除术，第一肋切除术等。

（二）臂丛神经炎

臂丛神经炎又称神经痛性肌萎缩，病因未明，可能与感染、变态反应等有关。主要表现以肩胛带肌为主的疼痛、无力和肌萎缩。发病急，预后好。

1. 临床表现：多见于成人，常在受凉、感冒、手术后发生。急性或亚急性发病，表现一侧（少数为双侧）颈、肩胛或上肢肌的麻木、疼痛、无力，肌萎缩，近端重，远端轻。锁骨上下窝或腋窝等处明显压痛。牵引臂丛上肢外展或上举即诱发疼痛。肩、上臂外侧处和前臂桡侧感觉减退。肱二头肌、肱三头肌腱反射减弱或消失。

2. 检查：

（1）脑脊液检查：可见蛋白和细胞轻度升高。

（2）肌电图：可有失神经性改变。

3. 诊断：根据病因、临床表现及实验室检查即可做出诊断。

4. 鉴别诊断：常需与颈神经根炎、颈部和肩部肌肉的炎症、肩关节炎和肩关节周围炎相鉴别。

5. 治疗：

（1）急性期患肢应休息，可上肢屈肘宽带悬吊于胸前。

（2）局部理疗，如蜡疗、超短波等有良效。

（3）肾上腺皮质类固醇激素有消肿止痛作用，可用强的松口服。

（4）神经营养药：胞磷胆碱、维生素 B1 等口服。

（5）神经阻滞疗法：以 5% 利多卡因于前、中斜角肌间沟入路阻滞臂丛及颈交感神经节。在臂丛处还可注入地塞米松。疼痛较剧时可用卡马西平口服。

（宋　涛　吴起宁　康光明）

参考文献

[1] 厉彦虎．优秀男子乒乓球运动员肩过度外展综合征 5 例报道［J］．中国运动医学杂志，1997，16（4）：309－310.

[2] Watabe K，Ohashi T，Sakamoto T，et al. Rescue of lesioned adult rat spinal motoneurons by adenoviral gene transfer of glial cell line－derived neurotrophic factor. J Neurosci Res，2000，60（4）：511－519.

[3] 张家红，董海，周之德，等．中臂丛神经炎（Parsonsage－Turer 综合征）．中国矫形外科杂志，1998，12（17）：23－24.

[4] 张功林，章鸣．急性臂丛神经炎．中国骨伤，2016，09（25）：28－30.

第三节　桡神经损伤

一、引言

桡神经在肱骨中下 1/3 处贴近骨干，此处肱骨骨折时桡神经易受损伤。骨痂生长过多和桡骨头前脱位可压迫桡神经。手术不慎也可伤及此神经。

二、病因

桡神经损伤较常见。原因如下：

1. 由于桡神经在上臂贴近肱骨，在前臂也较靠近桡骨，因而骨折时常同时受伤。在骨折愈合过程中也常被埋于骨痂中。

2. 牵拉或压迫而使其受伤。例如上肢外展过久或头枕上臂入睡等。

3. 枪弹伤，切割伤。在战时或角斗时直接致伤。

4. 手术损伤。例如桡骨头切除术或肱骨手术时致伤。

5. 骨痂生长过多或桡骨头脱臼也可压迫桡神经。

三、临床表现

1. 运动：各伸肌属广泛瘫痪，肱三头肌、肱桡肌、桡侧腕长短伸肌、旋后肌、伸指总肌、尺侧腕伸肌及示指、小指固有伸肌均瘫痪。故出现腕下垂，拇指及各手指下垂，不能伸掌指关节，前臂有旋前畸形，不能旋后，拇指内收畸形。

2. 感觉：前臂背面以及手背桡侧半（尤其是虎口区）皮肤感觉障碍。

3. 由于伸肌瘫痪和重力作用，举起前臂时呈垂腕征。若桡骨颈骨折，则可伤及桡神经深支，主要表现为伸腕力弱，不能伸指。

四、诊断要点

1. 有外伤史。

2. 肘以上完全性损伤者，不能伸腕、伸拇、伸指及外展拇，呈垂腕畸形。手背虎口处感觉障碍。

3. 肘以下完全性损伤者，感觉无影响，不能伸拇、外展拇及伸指，无垂腕畸形。

4. 肌电图检查有助于诊断。

五、治疗原则

肱骨闭合性骨折并发桡神经损伤，多属神经挫伤，较少为断裂伤，一般先进行保守治疗，3个月无效后进行手术探查。探查包括腋部和上臂桡神经的显露和肘部及前臂桡神经的显露。根据术中所见神经病变性质进行相应的神经手术。

1. 根据伤情采用神经减压、松解或缝合术。必要时用屈肘、肩内收前屈及神经前移等法克服缺损。如缺损多则作神经移植术。神经吻合后效果较正中神经尺神经为好。

2. 如不能修复神经，可施行前臂屈肌属肌腱转移伸肌功能重建术，效果较好。肱三头肌瘫痪影响不甚严重，因屈肘肌放松和地心引力可使肘关节伸直。

3. 神经未恢复前可使用悬吊弹簧夹板，以减少伸肌过度牵拉，影响疗效。

六、预后

一般预后欠佳。桡神经损伤后，主要能引起以下的一些并发表现：

1. 前臂不能旋后。

2. 手指不能伸直。

3. 拇指不能外展。

七、相关解剖

桡神经（C5－T1）是后束发出的最大神经，在腋腔内位于腋动脉后的后方，然后与肱深动脉一同行向臂后部，在肱三头肌外侧头的深面，贴肱骨桡神经沟行向外下方，于肱骨外上髁的前上方，至肱肌与肱桡肌之间分为浅支和深支。浅支是皮支，走在肱桡肌的深面，至前臂中，下1/3交界处，转向背面，下降至手背。深支是肌支。

1．肌支：支配肱三头肌，肱桡肌和前臂后群的全部肌肉。

2．皮支：分布于臂和前臂后面以及手背桡侧半和桡侧两个半手指的皮肤。

八、相关综合征

（一）桡管综合征

桡管并不是一个真正的管道，实质上是由桡神经穿过的一个区域的组织所组成。桡管位于桡骨近端前侧，长约4指，起于肱骨桡骨小头关节的近端，其远端的止点位于旋后肌浅面，桡神经由其深部穿过。外侧壁由肱桡肌和桡侧腕长短伸肌构成，桡侧腕短伸肌的筋膜边界向内侧与前臂深筋膜相邻，与骨间后神经保持紧密接触，这些肌肉跨过神经形成桡管的前壁。桡管的底部由肱桡关节囊构成。内侧壁由肱肌和二头肌腱构成。

桡管综合征以优势手常见。手工劳动者、需反复用力旋转前臂的运动员易发生此征。40~60岁患者较多见，发病前无明显创伤病史，症状逐渐出现。男女比例相似。桡管综合征的发生以重复性前臂慢性损伤为主。据认为网球肘患者中约5%为桡管综合征。其他引起桡管综合征的原因有前臂外伤史、肿瘤旋后肌管内的腱鞘囊肿和脂肪瘤、骨折和脱位、类风湿关节炎、局部瘢痕、病毒性神经炎等，医源性损伤主要是局部注射局封药物、中药等，可致神经周围瘢痕形成和神经的损伤。因此，临床医师在局部封闭治疗网球肘时需加以重视。

肘外侧疼痛，肘外侧压痛广泛，压痛最显著点在肱骨外上髁下内方2~3 cm处，无功能障碍及感觉障碍，应考虑桡管综合征。需要与骨间后神经卡压症、网球肘、C5、6神经根卡压等相鉴别。

（二）臂部桡神经卡压症

臂部桡神经受压损伤常见有3个部位。第一个部位是腋臂角处。在该部位桡神经正好位于肱骨颈和肱骨干上端的内侧。休息时将腋部置椅子背上而容易发生，或不适当地用拐杖行走，将体重全部经腋部压在拐杖的横杆上，很容易发生桡神经受压而损伤。第二个部位是在上臂的外侧、桡神经沟部、桡神经从后转向外侧部位，在此段桡神经位于肱骨外侧紧贴肱骨，当侧卧时将同侧上肢压在身下很容易损伤桡神经。特别在周末吃醉酒后，侧身卧位，将手臂压在身下大睡，醒后就可能不能伸腕伸指，故西方人将之称为“周末综合征”，但这种综合征常常在2~4周内自行恢复。第三个部位是桡神经在穿出外侧肌间隔的部位，该部位位于肱骨外上髁约10 cm处，在该处桡神经常常被交叉的腱性肌起点所包裹，也就是在此处桡神经相对固定，而且是处于一个腱性组织环中，容易遭受卡压，特别是在上肢剧烈活动后容易损伤该神经。该病有自行恢复的趋势。该部位的卡压又称为上臂桡神经卡压症。

无明显诱因而逐渐出现的腕下垂、指下垂，或剧烈上肢运动后的腕下垂、指下垂，均应考虑该病的可能性。2~3个月前有“感冒、周身疼痛”的病史，疼痛逐渐局限于患肢上臂，继之出现手部无力而发生腕下垂、指下垂者，应考虑为该病。该综合征可能是病毒性感染引起，神经局部因感染、肿胀受压、变性，而产生的一系列临床症状。

（三）桡神经感觉支嵌压症

桡神经浅支从桡侧腕长伸肌与肱桡肌间由深层穿入浅层，深层神经较为固定，在肌腱间隙处有较多的纵横纤维包绕神经。在进入浅层后，桡神经浅支有一定的滑动度，当腕关节长期反复活动，桡神经浅支就可能长期反复的牵拉、摩擦造成损伤；神经的反复牵拉和摩擦，造成桡神经浅支的损伤；局部外伤、扭伤也可能加重桡神经浅支和两旁的肌腱及深层筋膜的粘连，进一步减少活动度，而易诱发该病。

临床出现手背疼痛、麻木、前臂桡侧Tinel征阳性，握拳、屈腕、前臂旋前时症状加重，即可诊断该病。诊断性神经阻滞及电生理可协助诊断。

（四）骨间背侧神经嵌压症

桡神经在肘关节水平附近分成两支，浅支为感觉支，深支为运动支，称为骨间后神经。支配桡侧腕短伸肌的肌支可以从桡神经主干发出，亦可从桡神经浅支发出。骨间背侧神经嵌压症是指桡神经深支即骨间背侧神经受压而产生的伸拇、伸指功能障碍。从解剖学观点看，骨间背侧神经段只居于桡管的一部分，因此本症不应称桡管综合征，因为它不包括肘部桡神经主干受压。所以本症称骨间背侧神经嵌压症为宜。

引起骨间背侧神经受压的因素：①解剖因素可能有四种，即旋后肌弓、桡骨头的纤维带、桡返血管的分支、桡侧腕短伸肌腱缘等。②桡骨近端附近的占位性病变，如脂肪瘤、腱鞘囊肿、血管瘤等压迫神经。③桡骨小头脱位：常见于 Monteggia 骨折，由于桡骨小头向前脱位，直接压迫骨间背侧神经。④肘关节的类风湿性关节炎：由于造成桡骨小头脱位和滑膜肿胀增厚可压迫骨间背侧神经。Millender 认为旋后肌紧贴在肘关节囊的表面，滑膜慢性炎症引起的增生很容易影响到旋后肌，因而使骨间背侧神经被旋后肌近侧缘压迫而发生症状。

诊断要点有 4 个：①肘外侧有夜间疼痛。②肱骨外上髁下方压痛。③前臂抗阻力旋后，有诱发痛。④指下垂，拇下垂。有第 1、2 点时，就应高度怀疑本病的可能性。肌电图示：骨间后神经传导速度下降，伸指伸拇尺侧伸腕肌有纤颤电位。

（樊 源 彭 慧 鹿 军）

参考文献

[1] Jarrel BE, Williams SK, Stokes G, et al. Use of freshly isolated Capillary endothelial cells for the immediate establishment of a monolayerona vascular graftat surgery. Surgery, 2006, 100: 392 - 399.

[2] Herring M, Gardner A, Glover J. A single - staged technique for seeding vascular grafts with autogenous endothelium. Surgery, 2003, 84: 498 - 504.

[3] Bickerstaff A, Orosz C. Evidence for a limited contribution of immune regulation to Cardiac allograft acceptance. Hum Immunol, 2002, 63 (10): 935 - 947.

第四节 正中神经损伤

一、引言

正中神经由颈 5～8 与胸 1 神经根的纤维构成。从臂丛神经外侧索分出的外侧根，和从内侧索分出的内侧根，两者共同组成正中神经，正中神经支配前臂屈侧的大部分肌肉，以及手内桡侧半的大部分肌肉和手掌桡侧皮肤感觉。正中神经损伤较多见。少数病例与尺神经同时受伤。

二、病因

火器伤、玻璃割伤、刀伤及机器伤较常见，尤以正中神经的分支手部指神经伤为多见。肱骨下端骨折和前臂骨折，均可合并正中神经伤。缺血性挛缩亦常合并正中神经伤。

三、临床表现

1. 运动障碍：正中神经主干损伤后，运动障碍表现为前臂不能旋前，屈腕力弱，拇、食和中指不能对掌。由于鱼际萎缩手掌扁平坦，称猿手。

2. 感觉障碍：手掌桡侧半和 1～3 指末节的皮肤感觉丧失或明显减弱。在鱼际附近手术时，注意避免损伤支配鱼际肌的正中神经反支，以免丧失对掌功能。

四、诊断要点

主要是根据其临床表现和病史，辅助检查较少使用。主要是进行一些常规的物理检查。如肌电图检查有助于判断有无神经损伤及程度。

五、治疗原则

对于开放性损伤，都应力争一期修复。对神经断端不齐、挫伤严重，或伤口污染严重者，可作延迟一期修复。对于闭合性神经损伤，程度较轻者观察 1～3 个月，如有恢复不必手术，如无，则应立即手术。

（一）一般治疗

1. 正中神经损伤轻微，肌肉与感觉障碍以减退为主，无主要运动功能障碍。
2. 神经损伤在 3 个月以内，功能渐有恢复征象者。

（二）手术治疗

手术指征：①闭合性神经损伤保守治疗 3 个月后仍无恢复；②开放性神经损伤。

六、预后

一般预后欠佳。部分神经损伤可随时间推移有部分恢复，但完全神经损伤者预后较差。

七、相关解剖

（一）正中神经（C5－T1）

由两个根合成，其内侧根起自内侧束，外侧根起自外侧束，两根包夹腋动脉，主干在肱二头肌内侧沟，由外向内旋绕肱动脉下降至肘窝，再向下穿旋前圆肌走在前臂正中指浅、深屈肌之间达腕部，在桡侧腕屈肌腱和掌长肌腱之间的深方进入腕管，在掌腱膜深面进入手掌。

1. 肌支：支配前臂肌群（肱桡肌，尺侧腕屈肌和指深屈肌尺侧半除外），手的鱼际（拇收肌除外）和第 1、2 蚓状肌。

2. 皮支：分数支，分布于桡侧三个半指掌面及其中节和远节背面、掌心和鱼际的皮肤。

（二）解剖特点

正中神经穿过旋前圆肌深、浅头之间和指浅屈肌内、外侧头之间，自神经干背侧发出此支，位于前臂骨间膜掌侧，在拇长屈肌和指深屈肌之间、旋前圆肌深面下行，发出 1～6 个小支，分布至拇长屈肌和旋前方肌。中指指深屈肌一半支配，少数与尺神经有吻合支。

八、相关综合征

（一）腕管综合征

腕管综合征最为常见。多见于 30～60 岁的女性，男女之比为 1∶2～5。

任何导致腕管狭窄的因素均可使正中神经卡压。常见的如腕横韧带肥厚、桡骨下端骨折对位不佳、腕部感染及外伤引起的腕管内水肿或血肿、腕管内肿瘤、囊肿等，均可使腕管内容积减少，压力增高，致使正中神经受压。

手部正中神经分布区感觉障碍和疼痛为常见症状，夜间疼痛加重，活动手腕后缓解。轻扣腕掌侧有过电感，压破腕横韧带处可加重症状。即极度屈腕并用力握拳 1min 麻木感加重。上臂缚充气止血带后也可出现症状。约半数患者有大鱼际瘫痪，萎缩，对掌受限。电生理检查可表现终末潜伏期延长或潜伏期数率减慢，而运动神经传导速度基本正常。正中神经的感觉神经传导速度也有改变。

对症状轻者，可采用休息腕部或用夹板短期固定等非手术治疗。非手术疗法无效或症状加重者，应该及早手术治疗，切开或切除腕横韧带，解除对正中神经的压迫，注意勿损伤神经分支。手术效果大多良好。

（二）骨间前神经综合征

骨间前神经综合征并不少见，又称骨间掌侧神经嵌压症，但以往对其认识不足，常被忽视。骨间前神经为正中神经分支，属纯运动支，无感觉神经纤维。骨间前神经直接损伤的机会较少，多为间接因素造成，如旋前圆肌纤维带形成和压迫、指浅屈肌腱弓的增厚及压迫、尺桡骨骨折后移、血肿及骨痂压迫等。

患者多主诉前臂掌侧疼痛，拇、示、中指屈曲对捏无力，突然或逐渐发生症状。前臂近掌侧钝痛，示指指深屈肌、拇长屈肌和旋前方肌肌力减弱或瘫痪，拇指与示指对捏时指间关节过伸，呈捏握征阳性。手部感觉及手内肌肌力基本正常。旋前方肌的电生理检查表现为终末潜伏期或潜伏期速率延长或减慢。本病需手术治疗。探查骨间前神经，解除各种压迫因素，为正中神经减压。手术效果好。作者处理 8 例，男 7 例、女 1 例。其中右侧 6 例。均无外伤史，年龄 7～42 岁，平均 25 岁。除 1 例因注射药物引起者外，疗效均优。

（三）旋前圆肌综合征

正中神经走行至肘窝处，可受到附近结构的压迫而出现旋前圆肌综合征。这些压迫因素主要是：①肱二头肌腱膜扩展部；②旋前圆肌异常。临床表现为肘窝附近疼痛，活动后加重，正中神经支配区感觉减退，肌力广泛减弱，包括手外在肌及手内在肌。肘关节伸直时抗阻力旋前可加重症状。电生理检查发现感觉和运动神经传导速度均减慢，波幅降低。应及时诊断，解除压迫因素，如切断旋前圆肌浅头或异常纤维带及指浅屈肌腱弓等。手术治疗效果好。

（樊 源 彭 慧 鹿 军）

参考文献

[1] Jarrel BE, Williams SK, Stokes G, et al. Use of freshly isolated Capillary endothelial cells for the immediate establishment of a monolayerona vascular graftat surgery. Surgery, 2006, 100: 392－399.

[2] Fernandez－Espejo E. Pathogenesis of Parkinson's disease: prospects of neuroprotective and restorative therapies. Mol Neurobiol, 2004, 29 (1): 15－30.

[3] Herring M, Gardner A, Glover J. A single－staged technique for seeding vascular grafts with autogenous endothelium. Surgery, 2003, 84: 498－504.

第五节　尺神经损伤

一、引言

尺神经易在腕部和肘部损伤。尺神经损伤后，手掌的尺侧、小指全部、环指尺侧感觉均消失。尺神经深枝为运动枝，有时受刺伤或贯穿伤。在腕部，尺神经易受到割裂伤。在手指及掌部，尺神经浅支亦易受割裂伤。尺神经损伤属于骨与创伤科疾病。

二、病因

尺神经来自臂丛内侧束，沿肱动脉内侧下行，上臂中段逐渐转向背侧，经肱骨内上髁后侧的尺神经沟，穿尺侧腕屈肌尺骨头与肱骨头之间，发出分支至尺侧腕屈肌，然后于尺侧腕屈肌与指深屈肌间进入前臂掌侧，发出分支至指深屈肌尺侧半，再与尺动脉伴行，于尺侧腕屈肌桡深面至腕部，于腕上约5cm发出手背支至手背尺侧皮肤。主干通过豌豆骨与钩骨之间的腕尺管即分为深、浅支，深支穿小鱼际肌进入手掌深部，支配小鱼际肌、全部骨间肌和3、4蚓状肌、拇收肌和拇短屈肌内侧头。浅支至手掌尺侧及尺侧一个半指皮肤。尺神经损伤后导致相应的功能障碍。

三、临床表现

尺神经损伤主干的主要表现有：

1. 运动障碍，屈腕力弱，无名指和小指末节不能屈，不能屈掌指、伸掌指关节，拇指不能内收，指的内收与外侧功能丧失。

2. 尺神经分布之皮肤感觉区，尤其是小鱼际肌和小指感觉丧失。

3. 由于肌肉萎缩使小鱼际平坦，掌骨间呈现深沟。由于蚓状肌和骨间肌的瘫痪而表现为爪形手。

四、诊断要点

主要是根据其临床表现和病史，辅助检查较少使用，主要是进行一些常规的物理检查。特殊检查如Froment征，肌电图检查有助于判断有无神经损伤及程度。

五、治疗原则

尺神经损伤修复后，手内肌功能恢复较差，特别是高位损伤。除应尽早修复神经外，腕部尺神经运动与感觉神经已分成束，可采用神经束缝合，以提高手术效果。晚期功能重建主要是矫正爪形手畸形。

六、预后

一般预后欠佳。部分神经损伤可随时间推移有部分恢复，但完全神经损伤者预后较差。

七、相关解剖

尺神经为内侧束最大分支。起始后沿腋动脉内侧下行，在臂部沿肱动脉内侧下降，继穿内侧肌间隔至臂后部的肱三头肌内侧头表面，再下行到肱骨内上髁后的尺神经沟，此处神经贴近骨面，活体上可触压到，再向下穿尺侧腕屈肌至前臂尺侧与尺动脉伴行至手。

1. 肌支：支配尺侧腕屈肌，指深屈肌尺侧半，小鱼际肌，拇收肌，骨间肌和第3、4蚓状肌。

2. 皮支：在掌面分布于小鱼际和尺侧一个半手指的皮肤，在手背上分布于手背尺侧半和尺侧两个半手指的皮肤。

八、相关综合征

（一）腕尺管综合征

尺神经在腕部位于尺神经管内（Guyon管），此管长约1.5cm，为紧张的三角形骨纤维管，前为腕横韧带浅层的一部分，底为腕横韧带深层的一部分，内侧为豌豆骨与豆钩状骨韧带。管狭窄而固定，管内压力稍有增高，即可压迫尺神经而产生症状。慢性或职业性损伤如韧带增厚为常见病因，囊肿压迫、腕部骨折、肿瘤以及创伤性关节炎等均可引起腕尺管综合征。

此病发病缓慢，临床表现有腕部疼痛并向环、小指及前臂放射，腕部尺侧有压痛及放射性疼痛，强力屈腕时疼痛加重。小指及环指尺侧半掌面感觉减退，部分病人有骨间肌瘫痪。电生理检查可见第1背侧骨间肌的终末潜伏期延长。

治疗：①非手术疗法：如症状较轻，注意局部休息，用夹板固定，常有效果。②手术疗法：如局部休息无效或症状较重，尤其是有骨间肌瘫痪者，应及早手术探查，为尺神经减压，效果大多良好。

（二）尺神经腕背支卡压

目前尺神经腕背支卡压症的病因尚不清楚。陈德松认为其发生可能和长期反复屈伸腕活动有关。下尺桡关节脱位也可能是原因之一。疼痛表现为酸痛、胀痛。腕被动桡偏时加重，腕掌屈时疼痛加剧且有麻感。腕尺侧均有一明显压痛点。

对于有腕部尺侧疼痛主诉的患者，发现尺骨小头处有压痛，并有 Tinel 征，结合皮肤感觉的改变，局封后能改善，即可考虑诊断为尺神经腕背支卡压症。

治疗可从压痛最显著点进行局封，并观察到 1.5 ~2min 后，手背尺侧部分区域感觉消失。以后每隔 1 周在痛点用同样剂量药物局封 1 次连续 3 ~4 次。

（三）肘管综合征

肘管综合征较常见，发病率为腕尺管综合征的 5 倍，又称为迟发性尺神经炎。

常见原因有：①尺神经脱位。因尺神经沟较浅，约半数病人在屈肘时尺神经滑出尺神经沟而位于皮下，病人在工作时多习惯于将肘部平放桌面，致使尺神经处于慢性受压状态。②肘外翻。任何原因引起的肘外翻畸形，肘关节屈伸活动时尺神经张力增大而受到牵拉及摩擦，神经鞘逐渐肥厚而导致神经受压。③其他如肘部陈旧性骨折造成血肿机化、骨块移位、异常骨赘形成等可造成尺神经受压。局部囊肿、肿瘤等也可压迫尺神经。

临床表现有尺侧个半手指感觉障碍及疼痛，叩击尺神经有放射感，尺神经沟内可触及变硬、滑动的尺神经，屈肘时症状加重。一般症状发展缓慢，严重者有手内肌萎缩、瘫痪，甚至出现爪状手畸形。电刺激检查有助于诊断。

无尺神经脱位或原因不明而症状轻微者，只须改变习惯，避免肘部尺侧受压，可望自愈。如有肘外翻畸形尺神经损害症状明显者，应进行手术治疗。术中松解神经周围粘连，切开增厚的神经外膜进行神经松解，然后将尺神经移位于肘前。

（樊　源　彭　慧　鹿　军）

参考文献

[1] 郑桂芬，任铭奎，姜珂，等．尺神经损伤的康复治疗疗效分析［J］．中国民康医学，2014，19（10）：903 -904.

[2] Fernandez - Espejo E. Pathogenesis of Parkinson's disease：prospects of neuroprotective and restorative therapies. Mol Neurobiol，2004，29（1）：15 -30.

第六节 指神经损伤

一、引言

手部的神经支配主要来自正中神经、尺神经和桡神经。由于神经损伤后，不仅会引起感觉的障碍，而且还常累及手部的运动和交感神经功能，所以对手功能的影响较大，如不及时予以治疗，一旦手部的小肌肉萎缩，就会影响治疗的效果。因此，对于手部神经的损伤要做到及时发现、及时治疗。

二、病因

手部神经损伤的原因较多，主要分为外伤性神经损伤和卡压性神经损伤。外伤性神经损伤主要是创伤所致，而卡压性神经损伤常常是韧带或局部肿物长时间压迫神经所致的损伤。

三、临床表现

手部神经损伤的总体临床表现是感觉、运动和交感神经功能障碍，以及神经损伤部位的 Tinel 征阳性。交感神经的功能障碍主要表现为神经分布区的泌汗功能障碍。由于不同神经的支配区各不相同，所以，具体表现也各不相同。

1. 正中神经损伤后，感觉和交感神经功能障碍的主要分布区是拇、示、中指和环指桡侧半的掌侧，运动支配区主要是大鱼际肌，损伤后主要表现为拇指对掌功能障碍和大鱼际肌的萎缩。

2. 尺神经损伤后，感觉和交感神经功能障碍的主要分布区是小指和环指尺侧半的掌侧以及手背的尺侧半。运动支配区主要是小鱼际肌和手内在肌，损伤后主要表现为环、小指伸直障碍，分指、并指功能障碍和精细动作功能障碍。肌肉萎缩主要表现为小鱼际肌和手内在肌的萎缩。

3. 桡神经在腕部以下仅有感觉神经和交感神经分布，其功能障碍的分布区主要是手背桡侧。

四、诊断要点

对于有明确外伤病史的手部神经损伤，依据临床症状和体征明确诊断并不困难。必要的时候可以进行肌电图的检查。如果怀疑神经存在卡压，则需通过辅助影像学检查来明确卡压的原因和部位。

由于神经性疾病比较复杂，切不能一见到手部的感觉和运动功能障碍就只想到手部的神经损伤，其他诸如神经炎性病变、神经系统的肿瘤、中枢神经系统的病变以及某些全身性疾病（如糖尿病的周围神经病变）等都要予以考虑，进行综合的判断。

五、治疗原则

外伤性手部神经损伤一旦确认为神经的连续性中断，原则上是修复越早，功能恢复越好。如果神经离断且不存在缺损，可进行直接端端缝合，如果神经由于污染严重或陈旧性损伤等原因而存在缺损，一般需要行神经移植。目前对于小范围的指神经缺损，可通过神经鞘管桥接的方式来避免神经移植。神经缝合后需石膏固定 4 周左右。

如果神经的连续性存在，可保守治疗一段时间，依据神经的恢复情况来决定是否继续保守治疗，还是进行神经探查、松解手术。

对于卡压性神经损伤，要区分卡压是由病理性因素（如局部肿物）压迫所致还是由生理性因素（韧带）压迫所致，如果是前者，需及时手术治疗，去除病理性因素并松解神经；如果是后者，可先保守治疗一段时间，保守治疗无效，再行手术松解神经。

需要注意的是神经损伤的治疗效果具有一定的不确定性，因为即使医生很好地进行了神经缝合或神经松解，神经是否能完全恢复功能还要看神经的生长情况和手部靶肌肉的萎缩情况。

六、预后

外伤性手部神经损伤的预防主要是要加强劳动保护，强化岗前培训，增强劳动者的工作熟练性。对于卡压性神经损伤而言，早期治疗原发性疾病和减少劳损是最好的预防手段。

七、相关解剖

手部神经由尺神经、桡神经和正中神经组成。

1. 尺神经的皮支在掌面分布于小鱼际和尺侧一个半手指的皮肤，在手背上分布于手背尺侧半和尺侧两个半手指的皮肤。

2. 桡神经的皮支分布于手背桡侧半和桡侧两个半手指的皮肤。

3. 正中神经肌支支配手的鱼际（拇收肌除外）和第 1、2 蚓状肌；皮支分布于桡侧三个半指掌面及其中节和远节背面，掌心和鱼际的皮肤。

（樊 源 彭 慧 鹿 军）

参考文献

[1] Rosen B, Lundborg G. Sensory re - education after nerve repair: aspects of timing [J] . Handchir Mikrochir Plast Chir, 2014, 36 (1): 8 - 12.

[2] Fallon KB, Havlioglu N, Hamilton LH, et al. Constitutive activation of the neuregulin - 1/erbB signaling pathway promotes the proliferation of a human peripheral neuroepithelioma cell line [J] . J Neurooncol, 2014, 66 (3): 273 - 284.

[3] 刘子洋．周围神经损伤的回顾性分析 [D]．北京：军医进修学院，2013：618.

第七节 腋神经和肌皮神经损伤

一、引言

腋神经由第 5 和第 6 颈神经前支的纤维组成，从臂丛后束发出，伴旋肱后血管向后外方走行，穿四边孔，绕肱骨外科颈至三角肌深面，常伴随腋窝部损伤发生。肌皮神经由颈 5、6、7 神经纤维组成，位置深在，不易伤及。

二、病因

腋神经与肱骨外科颈紧邻，肩关节骨折脱位，特别是肱骨外科颈骨折或不恰当的使用拐杖时，可损伤腋神经。肌皮神经部位隐蔽，不易受损伤。可见于刺伤、枪击伤或手术误伤。机器绞伤等牵拉伤常合并臂丛其余分支损伤。

三、临床表现

主要症状为：

1. 臂不能外展，病人不能进行戴帽等动作。
2. 三角肌区域皮肤感觉障碍。
3. 三角肌麻痹、萎缩，方肩畸形，肩关节下垂半脱位，肩外展功能丧失。

四、诊断要点

1. 肩部外伤史，臂不能外展，病人不能进行戴帽等动作。
2. 三角肌区域皮肤感觉障碍。
3. 三角肌麻痹、萎缩，方肩畸形，肩关节下垂半脱位，肩外展功能丧失。
4. 电生理检查，腋神经动作电位消失，三角肌失神经支配。

五、治疗原则

对于牵拉伤、撞击伤或骨折脱位造成挫伤、挤压伤，可采用非手术治疗，观察3个月，如无恢复应进行手术探查。对于开放性断裂伤应一期进行腋神经修复术修复神经。

1. 麻醉与体位：全麻或臂丛麻醉，患者取平卧位或侧卧位。

2. 手术步骤：

（1）切口：

①前方切口从锁骨中点下缘开始，沿胸大肌与三角肌前间隙下行，过腋前皱襞后横行向内后4～5cm。

②后方切口在腋后皱襞上5cm处做平行于三角肌后缘到肱骨的斜行切口。

（2）显露神经：

①前方切口显露神经：切开皮肤及皮下组织，于胸大肌和三角肌之间显露头静脉，将胸大肌向内牵开，头静脉和三角肌向外牵开，显露胸小肌并切断，在臂丛外侧束及锁骨下动脉后方可显露腋神经。

②后方切口显露神经：切开皮肤、皮下组织，显露三角肌后缘及小圆肌外下缘，将三角肌及小圆肌牵开后，即显露出四边孔及其中的腋神经及旋肱后动脉。

（3）修复神经：根据其损伤情况采用神经松解、神经缝合、神经移植或肋间神经移位术。

（4）石膏固定：术后患肢贴胸石膏固定4～6周后，拆除石膏进行功能训练。术后应用神经营养药物、理疗、体疗等。

六、预后

一般预后欠佳。部分神经损伤可随时间推移有部分恢复，但完全神经损伤者预后较差。

七、相关解剖

1. 腋神经起于臂丛后束，是臂丛神经后束两个终支中较小的一支。其纤维由第5、6颈神经根纤维组成。自后束发出后，初位于桡神经的外侧，腋动脉的后侧，肩胛下肌的前侧，继与旋肱后动脉伴行，穿四边孔间隙。在该部其上为肩关节囊，外侧为肱骨外髁颈，内侧为肱三头肌长头，下面为大圆肌。神经绕肱骨外髁颈出四边孔向后，位于三角肌的深面，其上为小圆肌，其下为大圆肌。在此神经分为上、下两支，肌支支配三角肌和小圆肌，皮支自三角肌后缘穿出，布于三角肌区及上臂部上1/3外侧的皮肤（又称臂外侧皮神经）。四边孔是由小圆肌、大圆肌、三头肌长头和肱骨颈内侧缘组成的解剖间隙。大圆肌起于肩胛骨下角的背面及冈下筋膜，止于肱骨小结节嵴，使肱骨内收、内旋，小圆肌起于肩胛骨腋缘背面，止于肱骨大结节下部和关节囊，使肱骨内收和外旋，三头肌长头起于肩胛骨盂下粗隆，与其他两头合并后止于尺骨鹰嘴。当肩关节外展、外旋时，这三块肌肉均受到牵拉，从上方、下方及内侧对四边孔产生压迫。

2. 肌皮神经是外侧束外侧头的终末支，在胸小肌下缘起自外侧束，在喙突下穿过喙肱肌，于肱二头肌和肱肌间下降，沿途分支支配喙肱肌、肱二头肌及肱肌，终末支为前臂外侧皮神经，在肘横纹上方约3cm处，经肱二头肌与肱桡肌间隙穿过深筋膜分布于前臂外侧皮肤。

八、相关综合征

1. 腋神经卡压综合征：腋神经卡压综合征（四边孔综合征）指旋肱后动脉和腋神经或腋神经的一个主要分支在四边孔处受压后所引起的一系列临床症候群。其主要表现是腋神经支配的肩及臂外侧的感觉障碍和三角肌功能受限，肩外展不能或受限。本病是一少见的疾病，可能并存于胸廓出口综合征中，亦可能继发于肩部外伤或继发于上肢过分运动后。

发病年龄在22～45岁之间，以优势手为主；多为重物坠落伤于腋后部、摔倒时腋后区及肩部着地，四边孔间隙血肿，血肿机化后瘢痕卡压所致。

临床出现肩部疼痛，肩外展肌力下降，三角肌萎缩，肩外侧皮肤感觉改变，肌电图提示腋神经损伤，三角肌有失神经电位即可确诊。需要与之相鉴别的有：C5神经根卡压、肩周炎、肩关节冲击症、肩胛上神经嵌压征等。

2. 保守治疗方法有：①口服消炎镇痛药物。②局部注射醋酸曲安奈德1.5 mL+0.5%布比卡因1.5 mL，从肩后四边孔处穿孔进针，患者感酸痛胀时慢慢注入药物。③理疗：从肩后四边孔处用激光或红外线照射，每次30 min，每日2次。

3. 手术可选择后进路亦可经肩前路。顾玉东、陈德松推荐后进路，认为其创伤小、暴露佳、手术方便。手术以四边孔为中心作“S”切口，掀起三角肌后缘即可暴露四边孔，沿腋神经向深层解剖，切断小圆肌，切断部分三头肌长头的腋神经跨过的纤维腱性组织。如腋神经变硬，可切开神经外膜做松解术，于神经外膜下方及周围的肌肉内注射4～5 mL醋酸曲安奈德。如从肩前进路手术，则从三角肌、胸大肌间隙切口进入，小心保护头静脉。切开胸锁筋膜，沿臂丛神经后侧束找到腋神经，沿腋神经向深层解剖，切断四边孔内的纤维组织及部分三头肌长头的起始部纤维，如可切断小圆肌，从前路暴露小圆肌和三头肌、长头肌起始处常很困难。

（樊　源　彭　慧　鹿　军）

参考文献

[1] 柏树令. 系统解剖学（第七版）. 人民卫生出版社，2009：173－175.
[2] Mimeault M, Hauke R, Batra SK, Stem cells: a revolution in therapeutics－recent advances in stem cell biology and their therapeutic applications in regenerative medicine and cancer therapies. Clin Pha The, 2015, 82 (3): 252－264.
[3] 胡韶楠，顾玉东，徐建光，等. 臂丛神经损伤后不同部位肌肉萎缩的监测和机制探讨［J］. 中华创伤杂志，2015，18（9）：256－259.

[4] 高谦，吴宗耀，姚志彬，等．运动训练对小鼠脑局灶缺血后大脑皮质胆碱能纤维密度的作用［J］．中国临床康复，2013，7（16）：2274－2275.

第八节　坐骨神经损伤

一、引言

坐骨神经由L4、5和S1、2、3神经根组成。损伤原因多由股部或臀部火器伤引起，有时髋关节脱臼和骨盆骨折亦可合并坐骨神经损伤。

二、病因

髋关节后脱位、臀部刀伤、臀肌肉挛缩手术伤以及臀部肌注药物均可致其高位损伤。

三、临床表现

（一）主干损伤

髋关节后脱位、臀部刀伤、臀肌挛缩手术伤以及臀部肌注药物均可致其高位损伤，引起股后部肌肉、小腿和足部所有肌肉全部瘫痪，导致膝关节不能屈、踝关节与足趾运动功能完全丧失，呈足下垂。如在股后中、下部损伤，则股后部肌肉正常，膝关节屈曲功能保存。

（二）分支损伤

1. 胫神经损伤的主要症状是：足不能跖屈，内翻力弱，病人不能用足尖站立或行走；小腿后侧及足底皮肤感觉障碍；钩状足畸形，足呈背屈和外翻位。这是因为小腿前外侧肌群牵拉所致。在损伤后的晚期，由于小腿后群肌挛缩，使足呈强迫性跖屈内翻位，而不能背屈和外翻，呈马蹄内翻足畸形。

2. 腓总神经损伤的主要症状是：足不能背屈、外翻、伸趾，病人行走困难，呈特殊的跨阈步态（用力抬下肢，髋膝关节高度屈曲）；小腿前外侧、足背和趾背外侧的区感觉障碍，由于重力和后群肌的过度牵拉，呈马蹄内翻足。

四、诊断要点

外伤史或注射史，大腿以下或膝以下肌肉瘫痪，神经分支支配区肌肉瘫痪，小腿以下区域部分感觉丧失，肌电图检查可确诊。

五、治疗原则

臀部坐骨神经损伤是周围神经损伤中最难处理和疗效最差的损伤之一。其各段损伤与局部解剖关系密切。药物注射伤应争取尽早行神经松解术，生理盐水反复冲洗，术后采用高压氧治疗可有效促进损伤坐骨神经再生修复，患者年龄越小，手术越早，效果越好；如为切割伤等锐器伤，应一期修复，进行外膜对端吻合术，术后固定于伸髋屈膝位6～8周；如为髋关节脱位或骨盆骨折所致的坐骨神经损伤，早期应复位减压，解除压迫，观察1～3个月后根据恢复情况再决定是否探查神经；如为火器伤，早期只做清创术，待伤口愈合后3～4周再行探查修复术。晚期足踝部功能重建可改善肢体功能。

六、预后

影响坐骨神经疗效的因素，主要与以下因素有关：损伤类型及程度。神经被骨断端、股骨头、骨折片或瘢痕组织压迫者，恢复结果满意；神经挫伤、神经内血肿瘀斑者恢复差；坐骨神经被骨断端穿透伤者常可获得部分功能恢复；神经根性撕脱者恢复效果较差；腓神经损伤严重时预后差。

七、相关解剖

坐骨神经（L4－S3）是全身最粗大的神经，自梨状肌下孔出骨盆，位于臀大肌的深面，经股骨大转子和坐骨结节之间降至大腿后面，在股二头肌与半腱肌、半膜肌之间下行至腘窝，一般在腘窝上方分为胫神经和腓总神经。坐骨神经经股后肌群、小腿和足肌的运动神经，也是小腿和足的重要感觉神经。

坐骨神经分支的平面有很大的差异，有的很高，甚至在盆腔内便分为2支。有的则于腘窝内才分为两大干。此外，坐骨神经与梨状肌的关系也有多种变异：一般所谓正常型即坐骨神经总干出梨状肌下缘者占60.5%，其次还有胫神经出梨状肌下缘，腓总神经穿梨状肌；坐骨神经总干穿梨状肌；胫神经穿梨状肌，腓总神经经梨状肌下缘等诸变异型合占39.5%。

八、相关综合征

1. 梨状肌综合征：坐骨神经在臀部与梨状肌关系密切，二者间关系常有变异，坐骨神经与梨状肌的关系可分为9型。

导致梨状肌综合征的病因是多方面的，主要包括以下几方面：①梨状肌压迫坐骨神经。②变异的梨状肌腱所致的坐骨神经受压。③骶髂关节的病变或滑液囊的炎性变可以刺激梨状肌引起痉挛，并可能通过炎性刺激该肌和坐骨神经产生坐骨神经痛。当神经根周围有瘢痕或蛛网膜炎时，从惟间孔到臀部一段坐骨神经发生粘连，可导致坐骨神经张力增大，移动范围缩小，容易被梨状肌所压迫。④其他原因：如盆底组织（如异位的子宫内膜）自坐骨神经出口疝出，即“袋症”（pocket sign）；局部的占位性病变（如宫颈癌转移性病变，神经纤维瘤囊性变，肿大的淋巴结等）卡压，或异常的血管束卡压；神经干骑跨于坐骨结节上致粘连而发生神经痛等。

本病多见于青壮年，男性多于女性，近2:1。可有臀部外伤史、劳累、受寒湿等诱因。相当于梨状肌投影部位的疼痛，向股外侧、股后侧、小腿外侧放射。极少有腰痛症状，可有臀部、股部等肌肉萎缩表现。查体可发现梨状肌有痉挛呈条索状或腊肠状，梨状肌有压痛，并向下放射。一般腰椎棘突旁无压痛，脊柱前屈时下肢疼痛加重，后伸时疼痛减轻或缓解。直腿抬高试验多为阳性，端坐屈头（Lindner test）无腿痛。将足内旋疼痛出现并向下放射。

2. 梨状肌紧张试验：①主动试验。令病人伸髋、伸膝时做髋关节外旋动作，同时在患者足部予以对抗。患者出现臀中部及坐骨神经疼痛或加重为阳性。②被动试验。被动用力内旋、屈曲、内收髋关节，引起疼痛或疼痛加重者为阳性。臀部压痛点加强试验：患者俯卧于检查床上，按压臀区痛点后，嘱患者支撑起上肢，使脊柱过伸，继而嘱患者跪俯床上使脊柱屈曲。比较伸屈两种姿势臀部同一压痛点的疼痛程度，如脊往过伸时压痛减轻，而脊柱屈曲时压痛加重，称为椎管外疼痛反应。此外，可进行骶管冲击试验：向骶管内推注0.5%普鲁卡因20mL，如患肢放射痛小加重，为椎管外反应。而椎管内病变常常在注药时出现下肢疼痛，这种情况称为药液冲击试验阳性。腰突症时多为阳性，臀梨状肌综合征患者大部分为阴性。此亦有助于鉴别。

3. 腰椎 X 线摄片多无明显病变，骨盆摄片时有骶髂关节炎等表现。超声检查在梨状肌综合征诊断中有一定价值。谢雁翔（1990 年）认为：①梨状肌横断径增大、形态异常；②梨状肌肌外膜粗糙增厚（≥3mm）；③梨状肌回声不均，光点粗强；④梨状肌下孔狭窄或消失（≤8mm）；⑤坐骨神经变异或显示不清。上述 5 条中具有 4 条者，即可提示为梨状肌综合征。坐骨神经肌电图可有异常发现，如呈现纤颤电位或单纯相等变化，神经传导速度可下降。CT 检查一般认为无诊断价值。

4. 保守治疗：①消除致病因素，如防止腰骶部受寒湿、重手法推拿，尤其要防止臀部外伤及长期坐凳的压迫等。②防止组织粘连，痛点局封，每周 1 次，连续 4～6 次。③神经营养药口服，如维生素 B_1、维生素 B_6、维生素 B_{12}及地巴唑等。④理疗、中医中药。可用中草药外敷、推拿、针灸及粗银针剥离加针灸或推拿配合针灸等，有一定的疗效。

5. 手术治疗：手术可在连续硬膜外或局麻下进行。取健侧卧位，患肢在上，屈髋屈膝，在患肢大转子后侧，梨状肌体表投影远侧 2/3 部，纵形或弧形切开皮肤，臀膜膜，沿臀大肌纤维走行方向钝性分离并牵开臀大肌，暴露臀大肌下的脂肪。找到坐骨神经干及位于臀中肌下缘被牵拉紧张的梨状肌，切断梨状肌止点腱性部分，分离梨状肌和周围组织的粘连。若要对坐骨神经干探查松解，则应向近侧分离至神经干盆腔出口处，远至坐骨结节，根据术中发现作不同处理。在盆腔出口部正常情况无粘连，手指可顺利通过，如粘连形成将引起出口狭窄，严重时手指无法通过。术中应注意勿误伤臀下和臀上动脉，以免因断离后缩入盆腔内而导致大出血，危及生命。勿伤及坐骨神经及其滋养血管。逐层缝合后留皮片引流 24～36h。

（樊 源 彭 慧 鹿 军）

参考文献

[1] 周东升．骨盆创伤学［M］．济南：山东科学技术出版社，2003，11：226.

[2] Starr，Walter J C，Harris R W，et al. Percu taneous screw fixation of fracture dislocation of the sacroiliac joint［J］．J orthop Truma，2012，16（2）：116－123.

[3] 李亚洲，潘进社，彭阿钦，等．骨盆后环骨折神经损伤的临床解剖学研究［J］．中国临床解剖学杂志，2014，22（2）：123－132.

第九节 腓总神经损伤

一、引言

腓总神经自坐骨神经分出后，向外下方沿股二头肌内侧缘绕过腓骨小头，穿入腓骨长肌之间下行。这段行程易受牵拉伤，尤其是腓总神经绕过腓骨颈处最易受损，腓浅神经和腓深神经可因外伤或牵拉受损。

二、病因

引起腓总神经损害的常见原因有：闭合性损伤，如关节脱位或骨折，可挤压或牵拉神经；骨筋膜室综合征对神经血管的压迫；锐利骨折端刺破和切割作用致伤神经；暴力冲击钝性挫伤，石膏外固定压伤浅表神经；肢体被暴力牵拉等因素致伤神经。开放性损伤，如锐器切割和火器伤致神经断裂；机器绞伤或撕脱伤等。这类神经损伤范围有时可达 20～30cm，治疗困难，预后差。

三、临床表现

腓总神经为混合神经，损伤后可见：

1. 足下垂，走路呈跨越步态。
2. 踝关节不能背伸及外翻，足趾不能背伸。
3. 小腿外侧及足背皮肤感觉减退或缺失。
4. 胫前及小腿外侧肌肉萎缩。

四、诊断要点

主要根据外伤史和临床表现诊断。

（一）电生理检查

患侧腓总神经传导速度减慢，波幅下降，F 波或 H 反射潜伏期延长；SEP 潜伏期延长，波幅下降，波间期延长；腓总神经支配肌肉的肌电图检查多为失神经电位。

（二）超声检查

能确切显示外周神经特别是腓总神经，能为临床诊治提供影像学资料，可为手术治疗方案提供参考依据。

五、治疗原则

注意预防，如上石膏或夹板前在腓骨头后加用衬垫保护，腘窝或腓骨头处手术时应防止腓总神经损伤。腓总神经损伤应尽早治疗，多数可通过神经直接吻合进行修复，如果神经缺损过大，可考虑选用自体腓肠神经移植修复。临床治疗表明，伤后 3 个月以内手术的效果最好。闭合性腓总神经伤尽管有自行恢复的可能，但也应尽早手术探查，行松解术、吻合术或神经移植术，如无恢复，可转移胫后肌或行三关节融合术，以改善功能。功能不恢复者，晚期行肌腱移位或踝关节融合矫正足下垂畸形。可以使用提足矫形器，避免在行走过程中足尖下垂而导致的异常步态。感觉障碍不在负重区，可不处理。

六、预后

损伤较轻者，手术修复一般预后可；但损伤严重，如缺损较大者，修复困难，术后恢复较差，预后差。

七、相关解剖

腓总神经（common peroneal nerve）（L4－S5），自腘窝上方分出后，沿股二头肌深面向下行至腓骨颈，穿过腓骨头至腓骨颈前面分为腓浅神经和腓深神经，腓总神经是小腿前外侧肌群的运动神经，也是小腿和足背的主要感觉神经。

主要分支：

1. 腓浅神经：行于腓骨长，短肌之间，于小腿中，下 1/3 交界处浅出，它支配小腿外侧群肌，并布于小腿外侧，足背及趾背的皮肤。

2. 腓深神经：伴随胫前动脉，先在胫骨前肌和趾长伸肌之间，之后在胫骨前肌和䠳长伸肌之间下行，支配小腿前肌群和第一趾间隙背面皮肤。

3. 腓肠外侧皮神经（Lateral cutaneous nerve of calf）在腘窝处自腓总神经分出，穿出深筋膜，分支分布于小腿外侧面皮肤，并与腓肠内侧皮神经（发自胫神经）吻合成腓肠神经。

八、相关综合征

（一）腓神经麻痹（腓总神经压迫症）

腓总神经卡压综合征是指腓总神经在腓骨颈部受压而引起的一系列症状，是下肢较常见的一种周围神经卡压症。

常见的病因有：①体位不当或腓总神经反复被腓骨长肌纤维弓挤压、摩擦、发生水肿，局部结缔组织增生等。②局部的占位性病变。如胫腓关节的腱鞘囊肿、腓骨上端的肿瘤、腓肠肌外侧头籽骨、股二头肌腱腱鞘囊肿、外侧半月板囊肿、腓肠肌肌疝等。③小腿上端骨折，关节结构紊乱。如腓骨颈骨折、胫骨平台骨折等，晚期可在骨痂形成过程中直接或间接地对腓总神经形成压迫。膝关节内侧脱位可引起腓总神经断离。④有力的踝关节内翻位扭伤。由于腓总神经被拴在腓骨颈上方腓骨长肌深面，有力的踝内翻引起突然的牵拉亦可损伤腓总神经。⑤医源性损伤。如全膝关节成形术后引起的腓总神经麻痹，石膏或小夹板使用不当等。

腓总神经损伤的诊断，主要根据该神经的运功和感觉功能的症状来决定。临床多无明显疼痛，可因肌力减弱、易于疲劳而感患侧小腿发酸。小腿外侧及足背部皮肤有麻木感。检查腓总神经支配区感觉减退，伸趾肌力弱，重者小腿前、外侧肌萎缩，出现足下垂。肌电检查，腓总神经传导速度减慢，潜伏期延长，重者出现神经损伤电位，可借助电生理检查判断有无 L4 或 L5 神经根平面的疾患。X 线片可观察胫腓骨上端骨折情况。

早期症状较轻者，去除外因，进行非手术治疗，多数患者可以治愈。保守治疗包括：石膏托固定以松弛腓总神经；于腓骨颈部封闭；口服维生素 B_1、维生素 B_6、地巴唑等神经营养药物；理疗等。同时可在小腿前外侧伸肌群作电刺激。

保守治疗 3～4 周若无神经恢复征象，应手术探查修复神经。手术方法：自股后腓骨小头上部 8cm，沿股二头肌内侧缘切开皮肤，切开深筋膜，在股二头肌内侧深部游离腓总神经，对神经周围瘢痕进行松解。

手术治疗的效果取决于腓总神经受损的程度以及解压是否彻底。嵌压时间越长，肌肉萎缩越严重，神经的变性范围越大，效果越差。

（二）腓浅神经卡压综合征

腓浅神经来源于腓总神经，腓浅神经主要以主干和分支（足背内侧，中间皮神经）两种形式穿出深筋膜，以前者为主。主干穿出深筋膜的位置主要在外踝上方、小腿中 1/3 下区和下 1/3 上区。造成腓浅神经卡压的解剖学基础包括腓骨下端锐利的骨前嵴、小腿致密的深筋膜或伸肌支持带及腓浅神经的走行与分布。

引起腓浅神经卡压的可能原因包括：特发性因素、骨折引起的软组织损伤、足踝跖屈内翻性损伤及慢性劳损性骨筋膜室综合征等。

本征临床少见。患者主要以小腿中下段疼痛为主，疼痛可向踝前及足背放射，休息和晨起减轻。由于疼痛发作与站立及行走时间长短有关，故又称为“站立性”疼痛。体检可发现小腿外侧、踝前及足背皮肤感觉过敏或减退，小腿中、下段外侧有固定压痛点或 Tinel 征阳性。肌电图检查可有腓浅神经感觉传导速度减慢，潜伏期延长。注意与脉管炎、静脉炎、血管瘤等疾病相鉴别。

压痛点局部封闭有助于诊治，口服止痛剂等方法可有明显缓解，必要时可进行手术治疗。具体手术方法为以压痛点为中心，作“S”形切口，切开卡压神经的深筋膜或伸肌支持带，使腓浅神经有一个宽松的出口。

（樊 源 彭 慧 鹿 军）

参考文献

[1] 吴玉玲，王水平，李爱萍．调制中频电疗加功能强化训练治疗偏瘫患者踝背屈障碍的临床观察［J］．中华物理医学与康复杂志，2016，8（2）：142－143.

[2] 王茂斌．神经康复学［M］．北京：人民卫生出版社，2014：349－352.

[3] 燕铁斌，Hui－Chan WYC. 踝背伸和跖屈肌群的最大等长收缩：脑卒中急性期患者与同龄健康老人表面肌电图对照研究［J］．中华物理医学与康复杂志，2003，25（4）：212－214.

[4] 吴玉玲，王水平，李爱萍．调制中频电疗加功能强化训练治疗偏瘫患者踝背屈障碍的临床观察［J］．中华物理医学与康复杂志，2006，28（2）：142－143.

第十节 胫神经损伤

一、引言

胫神经于腘窝中间最浅，伴行腘动、静脉经比目鱼肌腱弓深面至小腿，小腿上2/3部行走于小腿三头肌和胫后肌之间，于内踝后方穿屈肌支持带进入足底，支配小腿后侧屈肌群和足底感觉。股骨髁上骨折及膝关节脱位易损伤胫神经，引起小腿后侧屈肌群及足底内在肌麻痹，出现足跖屈、内收、内翻，足趾跖屈、外展和内收障碍，小腿后侧、足背外侧、跟外侧和足底感觉障碍。

二、病因

股骨髁上骨折及膝关节脱位易损伤本神经；骨筋膜室综合征对神经血管的压迫；锐利骨折端刺破和切割作用致伤神经；暴力冲击钝性挫伤，或者开放性损伤均易导致本神经损伤。

三、临床表现

1. 足跖屈不能，内翻力弱，病人不能用足尖站立或行走。

2. 小腿后侧及足底皮肤感觉障碍。

3. 钩状足畸形，足呈背屈和外翻位。这是因为小腿前外侧肌群牵拉所致。

4. 在损伤后的晚期，由于小腿后群肌挛缩，使足呈强迫性跖屈内翻位，而不能背屈和外翻，呈马蹄内翻足畸形。

四、诊断要点

一般可根据外伤史及临床症状体征作出诊断，对于复杂损伤，可通过肌电图进一步检查，以明确诊断。

五、治疗原则

1. 非手术疗法：如症状较轻，注意局部休息，用夹板固定，常有效果。

2. 手术疗法：如局部休息无效或症状较重，尤其是有骨间肌瘫痪者，应及早手术探查，为尺神经减压，效果大多良好。

六、预后

本病多以预防为主，部分损伤或不完全损伤通过手术修复后，随时间推移可实现部分功能恢复；但对于完全断裂等神经损伤，修复困难，恢复时间较长，预后较差。

七、相关解剖

胫神经（L4－S3）在腘窝内，胫神经与腘血管伴行，位于腘静脉后方。在小腿它位于浅、深肌肉之间，降至内踝后面。在分裂韧带的深方，分为足底内、外侧神经至足底的肌肉和皮肤，在腘窝及小腿，胫神经发肌支支配小腿后群肌，并发皮支（腓肠内侧皮神经）至小腿后面和足背外侧的皮肤。

八、相关综合征

踝管综合征比较常见，亦称跗管综合征或跖管综合征。胫后神经最常见的受压部位是在踝关节内侧，在腘窝部受压者少见。常见病因为附近的肌腱等软组织感染、足外翻畸形、扁平足、距骨向内塌陷和踝关节炎症等。主要症状是内踝酸痛，足底烧灼样疼痛或麻木。踝内侧有压痛及放射痛，肌力一般不受影响。可先行保守治疗，如症状不见缓解，可行手术松解减压。肌电图电生理检查可见第1背侧骨间肌的终末潜伏期延长。

（樊 源 彭 慧 鹿 军）

参考文献

[1] 吴林清，殷超，景尚斐，等．周围神经损伤后修复再生的研究进展［J］．中华临床医师杂志（电子版），2014，8：1338－1341.

[2] Goldberg MD，Sharad S，Deshpande，et al. Disparity between neurophysiologic measurements and clinical reality following peripheral nerve transaction and microneuroaphy［J］. Surg Forum，1984，35：608－610.

[3] Krick K，Tammia M，Martin R，et al. Signaling cue presentation and cell delivery to promote nerve regeneration［J］. Curr Opin Biotechnol，2011，22：741－746.

第九章

周围神经其他损伤

第一节　药物注射性损伤

一、引言

药物注射引起的周围神经损伤是一种常见的医源性损伤。这类神经损伤关键在于预防，及时积极治疗亦可取得较好的疗效。

二、病因及病理

（一）药物

任何引起组织坏死、激惹反应致瘢痕形成的药物，都可造成周围神经暂时或永久性瘫痪。本科处理的84例中，注射青霉素29例，氨基比林16例，氯霉素6例，50%葡萄糖4例，10%氯化钙、氨苄青霉素和醋酸泼尼松各3例，其他为金霉素、纯酒精、冬眠灵、安乃近、非那根、安痛定、卡那霉素等20例。据报道，常见引起注射损伤的药物尚有磺胺类药、四环素、链霉素、钡剂、奎宁、秋水仙碱、防疫菌苗、肝素、硫喷妥钠、肾盂造影剂、氢化可的松、痛必灵、百乃定和石上柏注射液（一种中药注射液）等。

（二）注射部位

因臀部和上臂为常用的肌肉注射部位，肘部为常用的静脉注射部位，故坐骨神经、正中神经和桡神经为最常见的注射损伤神经。穴位药物注射可引起腓神经、正中神经和桡神经等损伤。本科处理的84例中，臀部注射66例，肘前静脉注射9例，肘外侧、足三里穴、内关穴封闭各2例，内踝后、腋窝部、环跳穴、曲池穴封闭各1例。注射引起损伤的神经为：坐骨神经66例、正中神经10例、桡神经及骨间背神经5例，腓神经、尺神经、胫后神经各1例。

（三）病理生理

针刺直接损伤神经可引起神经部分损伤或神经束内血肿压迫，一般表现为暂时性的不完全瘫痪。药物直接刺激和局部高浓度的毒性作用可引起神经粘连、变性甚至坏死，这是引起神经损伤的主要原因。根据药物刺激性的强弱、毒性、酸碱度、低渗或高渗以及注射部位的不同，可造成不同程度的损伤。如将药物注入神经鞘内或神经束间，且药物刺激性强或合并感染化脓，可造成一段神经坏死瘢痕化，后果严重。药物注射在神经外可引起组织反应，局部瘢痕化或环形瘢痕狭窄，药物吸收后可部分或完全恢复，但有时需作神经松解术。在病理上，首先发生神经内和神经周围组织的急性化学性炎症，随之出现轴突变性、破坏和髓鞘消失，成纤维细胞浸润，最终神经发生纤维性变。根据作者手术处理的77例所见，损伤神经病变范围为2～10cm一段神经，所有病例均见该段神经内外粘连、受压、失去光泽，部分神经纤维变细、变硬，甚至坏死。

三、临床表现

主要表现为受该神经支配的区域出现感觉障碍、运动障碍和营养障碍。

四、诊断要点

根据穿刺治疗病史，患者临床症状和辅助检查，判断神经损伤的部位、性质和程度。

五、治疗原则

一般先采用非手术疗法，施行理疗、热敷、自动和被动活动瘫痪肢体，给予神经营养药物。如1～2个月仍无恢复征象，应及时作神经探查和神经内外松解术，远近端均要松解到正常部位。注意勿损伤神经纤维，以免加重损伤。如一段神经完全坏死、瘢痕化，应切除该段神经，行神经吻合。

六、预后

（一）文献回顾

近年来国外学者经实验研究证明，大鼠坐骨神经在注射24h后进行神经松解，可大大减轻药物引起的损伤，故强调周围神经注射损伤后应早期作神经松解术，避免神经轴突受压迫，减轻神经损伤的程度。实验研究发现，周围神经药物注射后1h即有局部脱髓鞘，24h大部分退变完全，表明此类神经伤病变发生早，病情发展快，应尽早手术。根据动物肢体功能、神经电生理指标及组织学改变3个方面综合评价结果，发现伤后6h和24h作神经外膜切开减压冲洗，疗效优于伤后4周神经松解者；6h冲洗组又优于24h组。实验结果提示，在临床上对中度损伤以上的周围神经药物注射伤，若能尽快作神经外膜切开减压和生理盐水冲洗，有可能取得较好疗效。

处理的84例中，经2个月至6年非手术方法治疗后，仅有7例神经功能完全恢复（均为不完全瘫痪者）；其余77例非手术治疗无效。69例作了神经探查和神经内外松解术，术后53例平均随访4年，优良率62.3%。本组临床资料也表明，伤后越早手术，疗效越好。

（二）评估方法标准

根据不同部位、不同神经损伤的不同程度，采取不同的治疗策略。

（三）应对策略

1. 注射药物的选择：注射药物尽量选用刺激性小、等渗、pH值接近中性的药物。

2. 注射技术的要求：必须认真负责，掌握注射要点。注意注射处的解剖关系，准确选择臀部、上臂部肌肉注射位置。静脉注射要求准确不外漏。使用有刺激性的药物或给不合作的儿童注射时，尤应注意。

3. 注射药物注意事项：内关、足三里及曲池穴行药物注射时，达到正中神经、腓神经或桡神经时方有针感，所以应禁用刺激性强的药物。最好不用这些穴位作药物注射。

（樊　源　彭　慧　鹿　军）

参考文献

[1] Watabe K, Ohashi T, Sakamoto T, et al. Rescue of lesioned adult rat spinal motoneurons by adenoviral gene transfer of glial cell line - derived neurotrophic factor. J Neurosci Res, 2013, 60 (4): 511 - 519.

[2] Herring M, Gardner A, Glover J. A single - staged technique for seeding vascular grafts with autogenous endothelium. Surgery, 2003, 84: 498 - 504.

[3] 刘子洋．周围神经损伤的回顾性分析［D］．北京：军医进修学院，2013：618.

[4] Starr, Walter J C, Harris R W, et al. Percu taneous screw fixation of fracture dislocation of the sacroiliac joint［J］. J orthop Truma, 2012, 16 (2): 116 - 123.

第二节 周围神经火器伤

一、引言

周围神经火器伤是一种在战争中很常见的神经损伤，据第二次世界大战统计，占外伤总数的10%，骨折合并神经伤约占60%。按其发生频度顺序为：尺神经、正中神经、坐骨神经、桡神经和腓总神经。上肢神经伤占60%~70%。由于其神经损伤范围广泛，伤口均有严重污染，易导致伤口感染，因此该类损伤的研究一直都被人们关注。

二、病因

周围神经火器伤在战时发生率很高。主要为枪弹或弹片伤，常合并开放性骨折及血管伤等。高速弹片通过软组织时，由于直接损伤和冲击波的作用，造成较广泛的软组织伤。周围神经火器伤中除了当高速投射物致伤直接或间接导致的神经干完全断裂外，神经干连续性尚存的神经间接伤也占很大比例。此类伤多为爆震性（冲击波）或挫伤所致。在投射物所致伤道附近走行的周围神经外观完整，但伤员有神经损伤症状，如肢体麻痹等。随着爆炸性战伤增多，间接伤比例不断增加。

三、临床表现

1. 神经断伤：火器伤致神经干断裂伤与其他因素所致神经断伤临床表现相似，伤后对应肢体的运动、感觉功能完全丧失，肌肉明显萎缩。但火器性神经伤常伴有肌肉、大血管或其他器官损伤，如肺、腹部穿通伤和头颈伤。同时神经火器伤还有震荡因素，所造成的损伤范围广，恢复慢。Barsic 等对火器伤和因意外事故神经损伤的儿童进行了神经电生理和临床比较，发现火器伤、儿童都伴有完全的神经变性，神经再生过程缓慢并延迟。

2. 神经间接伤：一般性神经损伤。如刀割伤，多数伤员叙述受伤瞬间电击一样剧痛，并向受伤肢体放射，随后肢体麻木。而火器性间接致伤神经时，多数伤员没有强烈的痛觉而出现感觉麻痹。少数伤员在感觉麻痹症状之前，偶感到不自主的肌肉收缩或拍痉，数分钟后即出现肌无力，继而转为肌松弛性麻痹。受损纤维支配肌肉收缩力降低或萎缩，相应感觉部分或完全障碍，但部分未断裂神经仍可保存传导功能，沿受伤部远侧神经干叩打呈串痛，Tinel 征阳性。

四、诊断要点

根据患者外伤史，结合患者症状体征可明确诊断。

五、治疗原则

尤其是炸伤，污染严重，应早期行清创术。由于组织损伤程度不一，有时不易鉴别，且损伤后反应持续，故清创后不缝合伤口，可待二期缝合伤口。清创时，将神经的断端用健康肌肉覆盖；伤愈后逐步活动关节，恢复关节的活动度，这对于克服神经缺损行对端吻合是必要的。

外伤愈后，经体疗锻炼，待关节活动恢复较好、软组织软化后（一般约需2~3个月），即可进行神经吻合。手术方法同闭合神经伤。即游离神经、屈曲关节或进行神经移位，争取对端外膜缝合，用健康的肌肉覆盖，石膏托外固定。必须始终保持吻合处无张力。用此法修复，多数可望获得满意的疗效。有的神经伤是火器伤冲击波造成的软组织伤，须进行神经松解术。

六、预后

火器性间接周围神经伤的神经功能可以自发恢复，但自发恢复率报道不一。Samardzic 等分析了一组坐骨神经火器伤的患者。在42例间接伤患者中，只有7例在两年后还保留有部分神经功能。其余均因功能丧失而进行了手术治疗。指出坐骨神经火器伤应在伤后3~6个月进行手术治疗对神经进行重建。同时神经损伤的程度和严重性以及外科修复的方法是影响预后的主要因素。一般神经失用恢复时间为伤后1~4个月，轴索中断为4~9个月。低位损伤恢复较高位损伤快。有文献报道11例患者，手术治疗后灼性神经痛立即减轻或治愈，感觉和运动功能也显著进步，有时肢体尚有轻度敏感，但不影响功能，不久可恢复正常生活。

七、相关综合征

灼性神经痛常见于战时火器性神经部分损伤，为一临床综合征，约占四肢神经伤总数的1%~3%，也有报道高达15.4%者。另一组报道，在279例伤员中，有69例81条周围神经伤，7例患灼性神经痛，占10%。

1. 病因：尚不清楚，有人认为是部分神经损伤时感觉纤维和交感神经刺激形成短路反应，即交感神经的冲动经过感觉纤维，使司痛觉的纤维兴奋，因此有烧灼性疼痛及血管舒缩反应，但痛的生理基础及其与自主神经功能紊乱的关系尚不清楚。早在1864午 Mitchell 对此症已有描述，病人局部灼痛，痛苦很大，且病程持续较长。

2. 临床表现：多见于坐骨神经、胫后神经及正中神经，在神经部分损伤后约1周内发生。外伤原因多为火器伤，如弹片伤、子弹伤等。疼痛剧烈，为烧灼性痛，视、听刺激（强声、强光）、情绪波动（受惊、发怒）、接触伤肢或身体其他部分均可引起剧痛。伤员喜独居暗室或以被蒙头，或以冷水保持手足湿润，精神十分紧张，有疲劳感，食欲不佳，消瘦，全身情况较差，局部灼痛，但温度不高。患肢皮肤早期充血、发热、多汗，晚期光滑干燥，常有萎缩。轻者可渐自愈；重者迁延半年或1年以上。由于痛苦大，功能丧失是一个严重问题。

3. 治疗：轻度灼性神经痛如对神经功能无影响，不需特殊治疗；症状严重者，采用减少刺激、住暗室、服用镇静剂等法。交感神经封闭可减轻症状，顽固者可作交感神经节切除。手术治疗待伤口愈合，局部条件许可时，探查神经，作神经内外彻底松解术，切除增厚的神经外膜，必要时作束间松解或切开束膜减压，完全切除神经周围瘢痕组织，将神经置于健康的组织中。

（樊 源 彭 慧 鹿 军）

参考文献

[1] Barisic N, Perovic D, Mitrovic Z, et al. Assessment of war and accidental nerve injuries in children. Pediatr Neuro1, 2014, 21 (1): 450-5.
[2] 李主一. 火器伤外科学. 北京：人民军医出版社，2015，9 (1)：35-38.
[3] 姚建祥，朱盛修，周中英，等. 火器性周围神经伤合并刺激性神经痛. 北京医学，2013，10 (2)：85-87.
[4] Samardiz MM, Rasulic LG, Vuckovic CD. Missible injures of the sciatic nerve. Injury, 2015, 30 (1): 15-20.

第三节 筋膜间隙综合征引起的神经损伤

一、引言

筋膜间隙综合征系肢体创伤后发生在四肢特定的筋膜间隙内的进行性病变，即由于间隙内容物的增加，压力增高，致间隙内容物主要是肌肉与神经干发生进行性缺血坏死。

二、病因

凡可使筋膜间隙内容物体积增加、压力增高或使筋膜间隔区的容积减小，致其内容物体积相对增加者，均可发生筋膜间隙综合征。常见的原因有：

1. 肢体的挤压伤。肢体受重物砸伤、挤压伤或重物较长时间压迫，（例如地震时建筑物倒塌压砸于肢体上；醉酒、CO 中毒等昏迷病人肢体压于自己的躯干或肢体之下）受压组织缺血，于压力除去后，血液再灌流使受伤组织，主要是肌肉组织出血反应性肿胀，使间隔区内容物的体积增加，随之压力增高而发病。

2. 肢体血管损伤。肢体主要血管损伤，受其供养的肌肉等组织缺血在 4h 以上，修复血管恢复血流后，肌肉等组织反应性肿胀，使间隙内容物增加体积，压力增高，而发生本征。例如股动脉或腘动脉损伤在 4h 以后修复血管，可能发生小腿筋膜间隙综合征。肢体创伤出血，在急救时上止血带时间较长，例如 2~3h，肢体尚未坏死，除去止血带之后，肢体反应性肿胀严重者，在下肢可发生小腿筋膜间隙综合征。肱骨髁上骨折处压迫、刺激或损伤肱动脉，导致痉挛或血流淤滞，致前臂肌肉缺血，发生 Volkmann 挛缩，亦是筋膜间隙综合征之一。

3. 肢体骨折内出。血肢体骨折，出血流入筋膜间隙内，由于筋膜间隙的完整结构并未受到破坏，积血无法溢出而内容物体积增加，使压力增高而发病，可见于胫骨折及前臂骨折等。

4. 石膏或夹板固定不当。不少文献报道外用小夹板或石膏夹板固定由于固定过紧压力太大，使筋膜间隙容积压缩，损伤组织、肿胀，亦使间隙内容物增加，如不及时放松夹板，可发生本征。见于前臂或小腿骨折。

5. 髂腰肌出血。因外伤或血友病出血受肌鞘的限制，出血肿胀压力增加，呈屈髋畸形，可压迫股神经致股四头肌麻痹。

6. 其他。如截石位手术时，两小腿置于托架上，小腿三头肌受压超过 5h，也可致本征。Macintosh 报道 5 例，术后出现小腿后筋膜间隙综合征。前臂及手部输液渗出也可致手筋膜间隙综合征。

三、临床表现

（一）症状

疼痛及活动障碍是主要症状。肢体损伤后一般均诉疼痛，但在筋膜间隙综合征的早期，其疼痛是进行性的，该肢体不因肢体固定或经处理而减轻疼痛，肌肉因缺血而疼痛加重，直至肌肉完全坏死，之前疼痛持续加重而不缓解。由于该肌肉损伤肿胀，主动活动发生障碍。

（二）体征

肿胀、压痛及肌肉被动牵拉痛是本病重要体征。肢体肿胀是最早的体征，在前臂、小腿等处，由于有较坚韧的筋膜包绕，肿胀不甚严重，但皮肤肿胀明显，常起水疱。肌腹处明显压痛是筋膜间隙内肌肉缺血的重要体征。于肢体末端被动牵拉该肌，如前臂掌侧筋膜间隙综合征时，被动牵拉伸直手指，则引起屈指肌的严重疼痛。

（三）好发部位

筋膜间隙综合征在上肢最好发生于前臂掌侧及背侧筋膜间隙；下肢好发生于胫后深间隙及胫前间隙，其次为胫后浅间隙。前臂桡侧肱桡肌间隙及小腿外侧、腓骨肌间隙，虽然也位于前臂及小腿，但其间隙的骨壁仅是单骨（桡骨或腓骨），而不是骨间膜及双骨，因而该间隙也具有相对的可扩展性，发生在该间隙的筋膜间隙综合征较少。手内骨间肌间隙也是可以发生筋膜间隙综合征的部位。上臂间区及髂腰肌间隙偶有发生。

四、诊断要点

由于筋膜间隔区内压力上升后，可以造成上述肌肉及神经的改变，时间过久会导致不可逆的损害甚至危及生命，因此，早期诊断和及时治疗至为重要。压力增高的间隔区内的肌肉由于缺血，它的主动活动无力，而被动活动时则可引起疼痛。如在胫前肌综合征时被动屈曲足趾，可引起胫前肌及伸趾肌肌腹部位的剧烈疼痛，这种所谓“被动牵拉试验”，对于早期诊断间隔区综合征有很大帮助。

五、治疗原则

筋膜间隙综合征的后果是十分严重的，神经干及肌肉坏死致肢体畸形及神经麻痹，且修复困难。避免此种后果的唯一方法，就是早期诊断，早期治疗。如治疗及时且措施正确，则筋膜间隙内的肌肉可免于坏死，神经功能不受损害，而完全恢复。

1. 非手术治疗。用保守方法治疗早期筋膜间隙综合征的适应证是：肢体明显肿胀、压痛；皮肤有张力性水疱；肌肉被动牵拉痛；经 Whiteside 穿刺测筋膜间隙压力未高于 30mmHg 者。采用制动，抬高患肢，严密观察，经 7～10d，肿胀消退，症状消失，可完全治愈而不留任何后遗症。

2. 手术治疗。手术切开筋膜减压是治疗筋膜间隙综合征的有效方法，如手术方法正确，减压彻底，术后处理恰当，则患者将顺利恢复。

手术指征：①肢体明显肿胀与疼痛；②该筋膜间隙张力大、压痛；③该组肌肉被动牵拉疼痛；④有或无神经功能障碍体征；⑤筋膜间隙测压在 30mmHg 以上。具有这些体征者，应即行手术切开。对可疑是否切开减压者，宁可切开，并无不良后果，不可失之于观察。

六、预后

本症主要以预防为主：

1. 针对上述发病机理，夹板固定时绷带捆扎不能太紧，绷带可上下移1cm为界，石膏固定时内垫棉花，缠绷带时主张滚动绷带而不是提后再缠。

2. 门诊治疗时应交代病人及家属多活动，脚趾及手指应抬高，如发现手背及足背肿胀及时来院复查。

3. 对住院病人，查房中注意有无“4P”征的存在。早期出现手、脚指麻木对此病诊断很有价值。

4. 要经常巡视病房，询问病人，仔细检查、及时发现、及时处理。

（樊 源 彭 慧 鹿 军）

参考文献

[1] Samardiz MM, Rasulic LG, Vuckovic CD. Missible injures of the sciatic nerve. Injury, 2015, 30 (1): 15 - 20.

[2] Herring M, Gardner A, Glover J. A single - staged technique for seeding vascular grafts with autogenous endothelium. Surgery, 2003, 84: 498 - 504.

第十章

周围神经修复手术方法

第一节　神经松解术

一、引言

神经松解术是将神经从周围瘢痕中彻底游离出来，并切除周围瘢痕组织，将神经置于血运良好的基床上，以利于恢复，包括神经外松解术和神经内松解术 2 种方法。神经损伤后修复的时机很重要，原则上愈早愈好，但时间不是绝对的因素，晚期修复也可以取得一定的疗效。

二、现有方法

神经松解术有神经外松解术与神经内松解术 2 种方法。前者是解除骨端压迫，游离和切除神经周围瘢痕组织。后者除神经外松解外，尚须切开或切除病变神经外膜，分离神经束之间的瘢痕粘连。

（一）神经外松解术

1. 适应证：神经被骨折端压迫或骨折移位较大，神经嵌入骨折断端间时，应手术游离神经，固定骨折。如神经受压过久，周围有瘢痕形成，不仅要解除骨折端压迫，尚须作神经松解术。神经周围创伤或感染，有广泛瘢痕形成时，神经有不同程度的粘连和压迫，也须作神经松解术。

2. 麻醉：根据手术部位和患者的年龄选择适当麻醉方法。在上肢，成人可用臂丛阻滞麻醉；小儿可用基础麻醉加臂丛阻滞麻醉。

3. 止血带的应用：手术操作如能在充气止血带下进行，可得到清晰的手术野，便于辨认、解剖分离神经和血管，以免损伤神经束、神经分支和神经干上重要的营养血管。但须掌握止血带的压力和缚扎时间，每次不得超过 1h，休息 10min 后再用，不得超过 40cm，防止发生止血带麻痹。

4. 手术步骤：以神经病变部位为中心，按神经常规显露切口作足够长的切口显露神经。游离神经时，应分别从切口的远近两端神经正常部位开始，逐渐游离至损伤部位，避免一开始就在损伤部位瘢痕中盲目分离切割而误伤神经。在切口的两端正常部位游离出神经后，用橡皮条套住神经轻轻牵引，用尖刀或小剪刀将神经仔细从瘢痕中分离。瘢痕致密不易分离时，可在瘢痕与神经膜之间注射生理盐水，边注射边分离。在分离神经过程中，要注意保护神经分支，慎勿损伤，并尽量保存神经干上的营养血管。神经周围的瘢痕组织要彻底切除，将松解后的神经放置在有健康组织的神经床内，以资保护并改进神经循环。不要再放回瘢痕组织中，以免术后再发生瘢痕粘连和压迫，影响神经修复的效果。神经松解完毕后，放松止血带，彻底止血，用生理盐水反复冲洗，逐层缝合。肢体不需外固定。

（二）神经内松解术

1. 适应证：作好神经外松解术后，如发现神经病变部较粗大，触之较硬或有硬结，说明神经内也有瘢痕粘连和压迫，须进一步作神经内松解术。

2. 手术步骤：宜在手术显微镜或放大眼镜下进行，用尖刀沿神经纵轴纵行切开病变部神经外膜，予以分离并向两侧牵开，仔细分离神经束间的瘢痕粘连，注意勿损伤神经束间的斜行交叉纤维。在分离神经束时，也可在束间注射生理盐水，边注射边分离。为了准确分离神经束间的瘢痕粘连，可在手术显微镜下操作。进行神经束松解后，宜切除病变段的神经外膜。其他各项要求同神经外松解术。

三、适用范围

凡周围神经部分损伤后，压迫等造成部分传导功能障碍，或因疼痛等症状引起的不适，首先应考虑因周围神经损伤后与周围组织粘连，可先进行简单神经松解术。神经松解术适用于牵拉伤、压迫伤、磨损等使轴索中断，产生神经内瘢痕；神经缺血性损伤、放射线损伤等神经损伤因周围瘢痕压迫而引起的神经损伤，但效果无法准确地判断。

四、禁忌范围

根据术前症状、脑电图检查或肌电图检查确诊为完全性损伤，或术中发现神经完全断裂或接近完全断裂者。

五、相关进展

王廷安应用神经松解术治疗踝管综合征取得相当疗效。研究认为对诊断明确、保守治疗无效者应尽早进行神经探查与松解。由于踝管综合征是神经纤维长期受压发生脱髓鞘改变和理化改变，其病变是可逆的。尽早手术，解除神经周围的纤维疤痕和各种机械性压迫，改善神经局部血运，降低神经内压，维持神经内环境的稳定性，促进髓鞘再生，使神经传导功能恢复。临床资料表明，嵌压时间越长，功能丧失越严重，恢复越慢。早期施行神经松解术，神经功能恢复令人满意。神经探查时应注意术前仔细查体，准确定位。Tinel 氏征阳性部位往往是受损部位，术中应着重查找。术中注意神经周围软组织的情况及神经色泽、质地、血运、硬结等，以便选择合适的松解方式。应在手术显微镜下施术，这样可减少进一步损伤，保护滋养血管和交通支，准确无误地进行束间松解，有利于神经功能恢复。

（黄小强　彭　慧）

参考文献

[1] Lisak M, Dwmarin V, Trkanjec Z, et al. Hypertriglyceridemiaas a possible independent risk factor for stroke [J]. Acta Clin Croat, 2013, 52 (4): 458 - 463.

[2] 顾玉东. 肘管综合征如何治疗 [J]. 中华手外科杂志, 2014, 26: 66.

[3] 张小路，林其仁．尺神经肌下前置肱骨内上髁肌群经骨道原位重建治疗肘管综合征［J］．中华手外科杂志，2014，30（3）：191－193.
[4] Charles YP，Coulet B，Rouzaud JC. Comparative clinical outcomes of submuseular and subcutaneous transpositiont of the ulnar nerve for cubital tunnel syndrome［J］. J Hand Surg Am，2013，34（8）：866－874.
[5] 朱盛修．松解术治疗周围神经嵌压症的疗效观察（附 101 例分析）．中华骨科杂志，2015，7：275

第二节　神经缝合术

一、引言

锐器伤在早期清创时，即可进行一期神经吻合术。火器伤早期清创时对神经不作一期修复，待伤口愈合后 1～3 个月再次手术吻合神经。神经修复的效果，青年人较老年人好，纯感觉和纯运动神经较混合神经为好，近末梢较近中枢为好，早期修复较晚期修复好。

二、历史

传统的神经缝合方法为神经外膜缝合法，显微外科技术的临床应用促进了神经束膜缝合法的发展。周围神经端侧吻合术式可以追溯到本世纪初。1903 年 Balance 等第一次报告此术式，把面神经远端缝合到副神经侧方治疗面瘫。但直到 1992 年 Viterbo 等就端侧吻合发表一系列实验和临床研究文献后，它才因其较好的临床应用前景而被重视，并很快在世界范围内引起反响。

三、现有方法

（一）常规缝合方法

包括端端吻合、端侧吻合以及侧侧吻合等方法，适用于 Seddon 分型的神经断裂伤（Neurotmesis）。

1. 端端吻合法：借助于显微外科技术，将损伤断裂的神经两断端直接吻合，用以修复神经损伤的方法。可分为神经外膜吻合，神经束膜吻合以及外膜、束膜联合吻合法 3 种。

（1）神经外膜缝合法：用人发或 7－0、8－0 尼龙线缝合，只缝合神经外膜，不缝神经质。先在神经断端两侧各缝一针定点牵引线，再缝合前面，然后将一根定点线绕过神经后面，牵引定点线翻转神经 180°，缝合后面。缝合时应准确对位，不可扭转。可根据神经表面血管位置和断面神经束的形状，达到准确对位。两针缝线间距离以能使断端对合良好为度。为了观察术后神经缝合处有无崩断，可在断端两侧相距 1cm 的神经膜上各缝一条细软不锈钢丝，打结作标记，通过 X 线片观察两个金属结的位置有无改变。

（2）神经束膜缝合法：在手术显微镜下进行。先分别在神经两断端环形切除 1～2cm 神经外膜，根据断端神经束的粗细和分布情况，分离出若干组相对应的神经束，切除各神经束断端的瘢痕组织直至正常组织。各神经束的断面可不在同一平面上。用 10－0 尼龙线将各对应神经束作束膜缝合，只缝合神经束膜，不缝神经质。缝合针数以能使两神经束端对齐为度，一般每束缝 2～3 针即可。

（3）外膜、束膜联合吻合法（神经束组缝合法）：神经干内许多功能相同的神经束聚拢形成束组，周围包被由外膜延伸而来的结缔组织，较易分离。作束组缝合时，只将神经干分离成几个功能相同的束组，然后缝合各对应束组的束膜及神经束周围组织，不需将神经束逐个分离缝合，以减少创伤。

2. 端侧吻合法：端侧吻合法是指以受损神经的远断端吻合于供体神经干侧方开窗处，来诱导供体神经侧支发芽，以解决长距离神经缺损的方法。

周围神经端侧吻合术是将损伤神经远断端缝合到相邻神经侧方，或将一段神经用端侧缝合方式桥接于正常神经和失功能神经之间。术后正常的供体神经能够作为动力神经，以侧支发芽（collateral sprouting）神经再生的方式通过缝合口长入受伤神经远端，并且使之获得功能的恢复。

3. 侧侧吻合法：侧侧吻合法是指将受损神经远端的一侧开窗，吻合于供体神经干侧方开窗处来诱导供体神经侧支发芽修复神经损伤的方法。适用于损伤神经未完全离断或无法判断其是否全断时，亦有类似于端侧吻合法的缺点。

（二）神经部分断裂缝合术

在手术显微镜或放大眼镜下进行，仔细辨认神经损伤部分和正常部分，在二者之间沿神经纵轴纵行切开神经外膜，分离出正常部分的神经束加以保护，切除断裂神经的病变部分，用神经束膜缝合法准确缝合。

（三）术后处理

用石膏固定保持关节于屈曲位，减少神经缝合部位的张力。一般在6周后去除石膏，逐渐练习伸直关节。切不可操之过急，以免神经缝线崩断。应用临床检查和诱发电位仪估计神经功能恢复的情况。可摄X线片观察缝在神经膜上的金属标记物距离，判断缝合处有无分离。恢复期间要注意保护患肢，防止外伤、烫伤及冻伤，并采用各种非手术疗法治疗，以达到最好的功能恢复。

四、适用范围

实验及临床资料均表明，神经缝合处的张力是影响缝合疗效最重要的因素，因此神经吻合要求在无张力的情况下进行。虽然可以采用游离神经断端、改变肢体位置、神经移位及骨短缩等方法闭合神经断端的间隙，但周围神经损伤往往很难直接采用端端吻合法修复。因此，临床就产生出了端侧吻合法及侧侧吻合法。端侧吻合法易致早期运动不协调，另外还需寻找功能相近的神经干，所以一般只有在没有神经移置条件、臂丛神经损伤或神经寄养中应用。端侧吻合法手术需要有邻近合适的供体神经，如果无供体神经可用或受体神经不能肯定其是否断裂时，则不宜应用。侧侧吻合法适用于损伤神经未完全离断或无法判断其是否全断时。

五、效果判定

（一）文献回顾

神经外膜缝合法只缝合神经外膜，如能准确吻合，多可取得较好效果。神经束膜缝合法系在手术显微镜下分离出两断端的神经束，将相对应的神经束行神经束膜缝合，此法可增加神经束两端对合的准确性。但术中如何准确鉴别两断端神经束的功能性质，目前尚无快速可靠的方法。因此，束膜缝合有错对的可能，且广泛的束间分离会增加瘢痕形成，甚至损伤束间神经支。有实验结果表明，在良好的修复条件下，两种吻合方法的效果无明显差别。一般宜采用外膜缝合，因其简便易行，不需特殊设备，根据长期临床实践，其效果胜于其他方法。对神经束较粗大，易识别相对应的神经束，可采用束膜缝合。对部分神经损伤，在分出正常与损伤的神经束后，宜用束膜缝合法修复损伤的神经束。此外，根据情况还可采用神经束组缝合法。从理论上讲，束膜吻合较单纯缝合外膜更为理想，但文献对这两种方法的优劣仍有争议。神经束膜缝合要求准确的神经功能束对位，因此判定功能束的性质至关重要。Watchmaker 用微电极刺激近端神经功能束区分运动、感觉或混合神经，但其对远断端的判断能力较差。Deutinger 和 Riley 分别用碳酸酐酶和乙酰胆碱酯酶对神经断端进行切片染色以区分神经功能束；何蕴韶等用乙酰胆碱酯酶组化法鉴别出神经功能束，但染色时间常需 5h 以上，且不能活体染色，限制了其临床应用。顾晓松等进行免疫组化染色，提高了精确度而且将染色时间缩短为 30min，但仍不能活体染色。此外，周围神经损伤断端常伴有部分缺损，使远近端神经束的大小、数量及部位不一致，也影响功能束的准确对位。

Rowan 等复习文献后认为端侧吻合法在解决长距离神经缺损中有一定的应用价值。曹学成等实验结果显示端侧吻合法能诱发侧支发芽，神经再生良好，在长距离神经缺损和臂丛神经损伤中有一定的应用前景。尚咏等实验显示端侧吻合法修复大鼠周围神经缺损，再生神经纤维质量不及自体神经移植，外膜开窗组与束膜开窗组之间无显著性差异。端侧吻合法总的效果不如端端吻合法。

修先伦等应用侧侧缝合法（神经外膜、束膜均开窗）修复 SD 大鼠实验腓总神经损伤，发现供体胫神经有侧芽长出，再生轴突通过吻合口长入伤侧腓总神经干，再生效果类似于自体神经移置。

（二）评估方法标准

神经缝合后感觉和运动功能恢复的程度与每根神经中运动和感觉成分的损伤程度等多种因素有关，不可能完全恢复。可采用相应方法标准评估等。

（三）应对策略

1. 克服神经缺损的方法：

（1）为克服缺损，可分别游离神经远端与近端各一段，或屈曲关节，必要时可轻柔牵拉神经使之逐渐延长。也可采用改变神经位置的神经移位法，如将尺神经由肘后移至肘前，缩短距离，使神经两断端得以接近，缝合时无张力。正中神经和尺神经通过游离神经、屈曲关节等方法，可以克服的最大缺损长度为：上臂 5～6m，肘部 8～9cm，前臂 3～4cm，腕部 3～4cm。

（2）切除假性神经瘤前应估计切除后能否缝合，如长度不够，宁可将不健康的组织暂作吻合，甚至缝在假性神经瘤上，固定关节于屈曲位，必须保证吻合处不承受张力。6 周后去除石膏，逐渐练习伸直关节，使神经得以延长。再次手术即可切除不健康的神经组织，重新缝合。在断肢再植或骨折不连接时，如神经缺损较大，可考虑缩短骨干以争取神经对端吻合。

2. 手术其他注意事项：

（1）麻醉、体位、止血带应用、显露及分离神经等项操作同神经松解术。

（2）显露神经：从神经正常部位分离至断裂部位，注意勿损伤神经分支。

（3）切除神经病变部准备缝合：先切除近端假性神经瘤，至切面露出正常神经束，再切除远端瘢痕组织。要求切除病变组织至正常组织，以便缝合取得良好效果。但也不可切除过多，以免缺损过大不易缝合。

（黄小强　彭　慧）

参考文献

[1] 朱家恺，卢传新，王书诚，等．周围神经外科学．北京：三环出版社，1991. 34－35.

[2] 朱家恺．周围神经损伤的显微外科治疗［J］．中华创伤骨科杂志，2013，3（3）：1－5.

[3] 范颂鸣，陈鸿辉，关活茂，等．神经松解减压术治疗上肢神经损伤［J］．中国现代医学杂志，2014，12（2）：51.

[4] Charles YP, Coulet B, Rouzaud JC. Comparative clinical outcomes of submuseular and subcutaneous transpositiont of the ulnar nerve for cubital tunnel syndrome [J]. J Hand Surg Am, 2013, 34 (8): 866-874.

第三节 游离神经移植术

一、引言

神经转移术是一种神经功能替代疗法，系借助健侧神经干转变位置吻合于患侧用以恢复患侧神经功能，重建不可修复的损伤神经功能的方法。但该术式需要有一条可供转移的供体神经，既要求供体神经转移后对其支配区功能影响不大，又要求神经纤维有足够的数量与质量以保证患侧神经功能的恢复。

神经移植术是解决长距离神经缺损的经典方法，有带蒂神经移植及游离神经移植两类。按移植神经的来源又分为自体神经移植、异体神经移植及异种神经移植。目前效果肯定并广泛应用于临床的只有自体神经移植。但自体神经移植存在着来源有限、切取后供区感觉障碍及直径与受体神经不符等问题。理想的移植用神经应是较细而长，分支少，切取后不产生明显功能障碍。常用的有腓肠神经、隐神经、股外侧皮神经、前臂内侧皮神经、桡神经浅支及肋间神经等。异体及异种神经移植仍处于实验研究阶段，因存在着免疫排斥反应，尚不能临床应用。

自体神经移植虽不如端端吻合法，但临床效果肯定，并已经公认为修复神经损伤的金标准，用于判断其他修复方法的作用，如用于判定端侧吻合法、侧侧吻合法、神经套管法以及组织工程方法等。主要适用于神经断端有较大缺损，无法通过游离神经断端、屈曲关节，改变神经位置及骨干短缩等方法修复。

二、历史

Harris 和 Low 1903 年首先应用神经转移方法治疗产瘫患者，1913 年 Turttle 用副神经转移，1963 年 Seddon 应用肋间神经转移，1971 年 Kotani 采用副神经转移至肌皮神经，肋间神经转移至尺神经治疗臂丛损伤。顾玉东院士 1983 年创立用多组神经转移治疗臂丛根性撕脱伤，优良率达 84.6%，对无法利用多组神经转移的病例又首创膈神经转移、健侧颈七神经转移治疗，使我国在臂丛损伤的诊治中处国际领先地位。Narakas 曾经把神经转移分为两型，丛内型及丛外型。丛内型是指转移的健康神经束选自臂丛神经内；丛外型是指神经束选自臂丛神经以外，如肋间神经、膈神经等。传统的神经转移术，其动力神经多采用膈神经、肋间神经、副神经、颈丛运动支及健侧 C7 神经根等，用以恢复患肢的部分功能。另外有报道采用正中神经及尺神经束支移位于肌皮神经肱二头肌肌支，重建屈肘功能的方法，亦获得了满意的临床疗效。神经转移术虽然在治疗臂丛根性损伤中占据着重要的地位，对患侧神经功能的恢复有一定的作用，但如何提高神经转移术的疗效、减轻对肢体原有功能的影响，仍是努力的目标。

三、现有方法

（一）神经转移术

手外伤后，可利用残指神经修复其他手指的神经损伤。在上肢，如正中神经和尺神经同时在不同平面损伤和缺损，应争取行神经移植修复 2 条神经；但如缺损过大，无法同时修复两条神经，可转移较长的尺神经近段与正中神经远段缝合，以恢复正中神经的功能。

（二）神经移植术

1. 神经移植时，多取用自体次要的皮神经修复指神经或其他较大神经，常用的有腓肠神经、隐神经、前臂内侧皮神经、股外侧皮神经及桡神经浅支等。可取 20 ~ 40cm 长的神经作移植用，但不可用同侧桡神经浅支修复尺神经，以免患手麻木区过大。

2. 在数条大神经同时损伤时，可利用其中一条修复其他更重要的神经。例如上臂损伤时，正中、尺、桡与肌皮神经均有较大缺损，不能作对端吻合时，可取用尺神经分别移植修复正中、肌皮和桡神经。在前臂正中神经和尺神经均有较大缺损不能作对端吻合时，可取用尺神经移植修复正中神经。在下肢坐骨神经缺损过大不能修复时，可将其中胫神经与腓总神经分开，用腓总神经移植修复胫神经。

3. 神经移植的方法有以下几种，可根据具体情况选用。

（1）单股神经游离移植法：用于移植的神经和待修复的神经应粗细相仿。如利用皮神经或残指的神经修复指神经，可采用神经外膜缝合法，移植神经的长度应稍长于缺损的长度，使神经修复后缝合处无张力。

（2）电缆式神经游离移植法：如用于移植的神经较细，须将数股合并起来修复缺损的神经。修复时先将移植神经切成多段，缝合神经外膜，形成一较大神经，然后与待修复的神经缝合。由于显微外科技术的发展和应用，已逐渐被神经束间游离移植法所取代。

（3）神经束间游离移植法：在手术显微镜下进行。操作技术与神经束膜缝合术相同，即先将神经两断端外膜切除 1 ~ 2cm，分离出相对应的神经束，切除神经束断端的瘢痕组织至正常部分，然后将移植的神经束置于相对应的神经束间作束膜缝合。

（4）神经带蒂移植术（神经襟式转移法）：较细的神经移植后，一般不致发生神经坏死。取用粗大的神经作移植时，由于神经的游离段缺血，往往发生神经中心性坏死，导致束间瘢痕化，影响效果。如正中神经与尺神经同时断裂，缺损过大，无法修复，可以用尺神经修复正中神经。将正中神经和尺神经近段的假性神经瘤切除并作对端吻合，再切断尺神经近侧段而尽量保留其血管，6 周后游离尺神经近段缝合于正中神经远段。

（5）带血管蒂神经游离移植法：多用带小隐静脉的腓肠神经作游离移植。

三、术后处理

同神经吻合术。

四、适用范围

神经的弹性有一定限度，如缝合时张力过大或须过度屈曲关节才能缝合，手术后缝合处易发生分离或损伤，或因过度牵拉而引起缺血坏死，致神经束间纤维组织增生，影响神经的恢复。故如缺损过大，用游离神经和屈曲关节等方法仍不能达到无张力吻合时，应考虑神经转移和神经移植术。

五、相关进展

参见第十一章。

（黄小强　彭　慧）

参考文献

[1] Gulati AK. Immunological fate of Schwann cell populated acellular basal lamina nerve allografta [J]. Transplantation, 1995, 59: 1618.

[2] 许扬滨，胡军，江长青，等. 用去细胞同种异体神经构建称猴组织工程化神经的实验研究 [J]. 中华显微外科杂志，2005，28 (2): 136-138.

[3] 顾玉荣，蒋电明，朱天亮. 低温冷冻和酒精处理的同种异体周围神经移植的效果比较 [J]. 创伤外科杂志，2002，4 (1): 31-34.

第四节 感觉神经植入术

一、引言

感觉神经植入术系切取次要的皮神经或利用离断肢体废弃的皮神经与创口附近的皮神经断端缝合，并植入到覆盖创面的皮瓣或感觉缺失区，以重建皮肤或皮瓣的感觉功能，感觉功能重建的机制是再生轴突长入皮瓣内退变的神经内膜管，可形成新的游离末梢和毛囊感受器，猴类还可再生感觉小体。

二、历史

感觉神经植入术是现代医学的一大成果。早在过去，由于感觉功能重建是一个比较艰巨的过程，所以手术常常会出现过敏现象，然而随着科技进步，这种手术方法日趋成熟，已经取得较大突破。

三、现有方法

神经损伤后需要常规进行神经吻合术，多为断端对端吻合，但对于神经缺损者，可考虑进行神经移植术，被移植神经多为次要神经（常用的有前臂内侧皮神经、股外侧皮神经、隐神经等）或离断伤后废弃的神经组织，将移植神经置于神经缺损处，行两端无张力对端吻合。对于感觉要求高的部位，如手指指腹、足底等部位，可考虑移植感觉神经，恢复局部皮肤或转移皮瓣的感觉功能。多数预后较差，神经植入后未达到预想结果。

四、适用范围

1. 手、足等功能部位严重软组织外伤后感觉功能障碍。
2. 用不带神经的皮瓣修复缺损后，感觉功能恢复较差者。

五、注意事项

1. 手指神经损伤而掌侧皮肤尚好者，将神经置于创面与皮肤之间即可，否则应同时置换皮肤，或先植皮后植入神经，作分期修复。

2. 切取的皮神经长度，至少能从缝接处到达创面的中央附近。如神经段较长，作波浪式或曲折迂回式摆放，扩大其分布面积，更有利于感觉功能重建的速度和范围。

3. 通过隧道植入神经时，应避开血管，潜行分离不得用力，以免损伤皮瓣血运。

4. 为减少供区皮肤麻木范围，尽量靠近远侧切取神经，最好是利用分支。

六、相关要点

近几年，人们对以感觉神经植入术的方法已展开了比较深入的研究，不过“植入神经能够支配多大面积的皮肤”尚缺乏实验依据，所以目前的临床应用也还存在一些局限，需要大家给予重视。

（康光明）

参考文献

[1] 刘先国，庞瑞萍，周利君，等．感觉神经损伤，还是运动神经损伤引起神经病理性疼痛？中国疼痛医学杂志，2015，03（16）：23－25.

[2] 彭建平，寇玉辉，邓玖旭，等．单纯感觉/运动神经纤维动物模型的制作及鉴定．北京大学学报（医学版），2013，05（12）：10－13.

[3] 陈思圆，覃俊君，穆天旺，等．植入感觉神经束和血管束的组织工程骨修复兔股骨缺损对神经激肽1受体和血管活性肠肽受体1表达的影响．中国修复重建外科杂志，2010，07（15）：134－138.

[4] 王欢，顾玉东，徐建光．不同方法的感觉神经（元）营养失神经骨骼肌实验研究的疗效比较．中华手外科杂志，2000，01（06）：19－20.

第四篇

Di si pian

骨科常见脊柱脊髓神经损伤及疾病

第十一章

脊柱脊髓损伤

第一节　脊柱损伤

一、引言

脊柱损伤是最常见的创伤。脊柱骨折的发生率占全身骨折的6%，在战争、地震时高达10.2%～14.8%。以胸腰段发生率最高，其次为颈椎、腰椎，胸椎最少，常可并发脊髓及马尾神经损伤。有资料显示，脊柱损伤主要集中在20～49岁的青壮年，且大多数为男性，可能为该年龄段是从事高风险社会活动的主体有关；大于60岁的女性压缩性骨折较多。

（一）脊柱损伤分类

脊柱损伤的分类方法很多。按骨折部位分：颈椎骨折、胸椎骨折、腰椎骨折、骶尾椎骨折等。按受伤至就诊的时间分：急性脊柱骨折、陈旧性脊柱骨折（伤后时间大于3周）。按损伤后脊柱稳定性程度分：稳定性骨折、不稳定性骨折。按损伤机制分：屈曲压缩、屈曲牵张、侧屈压缩、屈曲旋转、垂直压缩、剪力损伤等。1983年Denis提出了脊柱的三柱理论，并将脊柱骨折分为：压缩性骨折、爆裂骨折、安全带骨折（chance骨折）、骨折脱位4种类型。同年Mcafee提出将脊柱骨折分为：压缩性骨折、稳定性爆裂骨折、不稳定性爆裂骨折、chance骨折、屈曲牵张骨折、骨折脱位6种类型。1995年元月我国学术界在骨科会议上总结了Denis分类及Mcafee分类的优缺点，提出将脊柱骨折分为5类：压缩性骨折、稳定性爆裂骨折、不稳定性爆裂骨折、安全带骨折、骨折脱位。下面对以上分类重点介绍。

1. Denis分类：根据骨折发生机制、骨折形态及部位，移位及脱位程度分：

（1）压缩性骨折：由屈曲暴力所致，X线片上椎体呈楔形变，CT示椎管完整，前柱压缩，中柱无损伤，无神经损伤。分四型：A型椎体上下终板均损伤，可有前半椎体纵行骨折；B型椎体上终板骨折；C型椎体下终板骨折；D型椎体前壁骨折。

（2）爆裂骨折：多由垂直压缩暴力造成，伤及脊柱前中柱，X线片上表现为椎体前后高度丢失，椎体前后径增加，椎弓根间距增宽；CT片上表现为椎管受累。分5个亚型：A型X线片上椎体后方上下终板均破坏；B型X线片上椎体后方上终板破坏，此型最常见；C型X线片上椎体后方下终板破坏；D型X线片上椎体上下终板及关节突均骨折；E型X线片上椎体后壁加侧壁骨折。

（3）安全带骨折：屈曲牵张暴力致脊柱三柱损伤，椎管不受累，一般无脊髓损伤，分 4 个亚型：A 型单平面损伤，X 线片上表现为骨折线经过全椎体；B 型单平面损伤，X 线片上表现为椎间关节韧带损伤；C 型双平面损伤，中柱骨折，后柱韧带损伤；D 型双平面损伤，中柱为韧带损伤，后柱为骨折。

（4）骨折脱位：剪切旋转暴力所致，三柱均有损伤，常伴脊髓损伤。

2. Mcafee－yuan 分类：

（1）压缩性骨折：同 Denis。

（2）稳定性爆裂骨折：前中柱均损伤，后柱无损伤，30% 并发脊髓损伤。

（3）不稳定性爆裂骨折：前中柱均损伤，后柱椎板、小关节突等有骨折，60% 并发脊髓损伤。

（4）Chance 骨折：三柱均损伤，过度屈曲致中后柱分离骨折。X 线片上椎体前方压缩，后高增加，椎板、棘突分离。

（5）安全带骨折（屈曲牵张损伤）：三柱均损伤，X 线片上椎体前高减少，后高不变，棘突间距增大，10% 并发神经损伤。

（6）骨折脱位：剪切暴力所致，80% 并发神经损伤。

脊柱骨折分类对判断脊髓损伤的程度和预后，以及选择手术方式都很重要。

（二）复合性脊柱损伤（complexinjuriesofthespine）

由 Blauth 等于 1998 年最早提出，复合性脊柱损伤为脊柱损伤同时，伴有其他器官、组织损伤，是一类危重的多发伤。该类损伤具有损伤能量大、致伤机制多样、病情演变复杂及易于漏诊或延迟诊断等特点，常常危及伤者生命。Blauth 等将复合性脊柱损伤分为 3 型：Ⅰ型指脊柱多节段相邻或非相邻不稳定损伤；Ⅱ型指伴有胸或腹腔器官损伤的脊柱损伤；Ⅲ型指伴有多发创伤的脊柱损伤。Blauth 报道总发生率为 32.5%. 诊断及救治顺序为先稳定生命体征，再抢救重要器官功能，然后处理脊柱及四肢骨折，脊柱复合性损伤正确的分型利于早期诊断，早期手术益于提高疗效。非相临多节段脊柱骨折文献报道仅占全部脊柱骨折的 1.6% ~16.7% 。

二、病因

据报道，在美国脊柱损伤的原因包括：交通伤（43%）、高处坠落伤（25%）、暴力事件（枪伤等占 16.5%）。总结我院近 10 年的脊柱损伤病例，原因由多到少依此为：高处坠落伤、交通伤（车祸伤）、重物打击伤。

1. 高处坠落伤。在平时，多数脊柱骨折和脱位的患者系高空坠落足或臀部先着地，上半身的重量加冲力使脊柱过度屈曲，或高空坠落的重物外力作用于头、肩背部，同样可引起脊柱过度屈曲，造成脊柱压缩性骨折。若人体垂直坠落，纵向暴力常在颈椎、腰椎等伸直部位造成椎体爆裂骨折。

2. 交通伤。当车高速行驶突然减速或撞车时，由于惯性，头和颈椎向前继续运动（相当于加速运动）可造成颈椎屈曲性损伤；当头碰于前方坐椅或挡风玻璃上被弹回时，可产生颈椎过伸性损伤；若屈曲后再过伸则可引起挥鞭性损伤。同样，若坐带束于腰部，坐带支点以上躯干屈曲，同时前冲力还产生一个向前拉伸的力量，椎体由后方向前撕裂，骨折线横过椎体、椎板、椎弓根，形成屈曲牵张型骨折，1948 年 Chance 首先描述，也叫 Chance 骨折。

3. 重物打击伤。高处重物打击头颈、腰背部致伤。

三、临床表现

（一）症状、体征

1. 外伤后脊柱区疼痛，多有明确的外伤史，如高处坠落、车祸伤、打击伤等。老年人多由轻微外伤造成。伤处局部疼痛，如颈项痛、胸背痛、腰痛等。翻身时疼痛加重。颈椎骨折多有头面部外伤史。寰枢椎骨折、脱位常有颈枕部疼痛。

2. 脊柱活动受限。颈椎骨折的病人颈部旋转或左右侧屈、前屈后伸受限。腰椎骨折或胸腰段骨折的病人常表现为弯腰受限。

3. 压痛、叩击痛。骨折部位多有压痛，无压痛者局部叩击痛多明显。

4. 畸形。急性脊柱骨折多有伤处的肿胀；棘突骨折可见皮下淤血；颈椎骨折可呈颈部前倾僵直状态，颈肌痉挛；陈旧性胸腰椎骨折可有脊柱后凸畸形。

5. 神经功能障碍：一些病人可出现颈肩痛、腰腿部疼痛，上、下肢或四肢感觉、运动异常。二便障碍。截瘫最常见，早期一般为迟缓性瘫，查体见肌张力减弱；晚期多呈痉挛性瘫，查体见肌张力增高，腱反射亢进，可有病理征。高位截瘫的病人可出现呼吸困难。

6. 合并伤。颈椎骨折的病人多有颅脑或头面部外伤，可有昏迷等神志障碍；胸椎骨折的病人多合并肋骨骨折，可有胸背痛、呼吸困难；胸腰段脊柱骨折多有腹膜后血肿，可有腹胀等；合并多发伤的病人可有休克等表现。

（二）影像学检查

能够明确诊断，判断损伤类型及机制，对选择治疗方法提供依据。

1. X 线片。X 线片应被作为脊柱外伤的常规检查项目。

（1）颈椎：正侧位片常用，另外可摄双斜位片。

①颈椎张口位片：寰椎两侧块向外侧分离移位，超过枢椎侧块外缘提示有寰椎骨折（也称 Jefferson 骨折，即寰椎爆裂骨折）。若两侧分离性移位距离之和大于 6.9mm，提示同时合并寰椎横韧带损伤；若为枢椎齿状突与寰椎两侧块左右间距不等，相差大于 3mm，且寰椎与枢椎两侧块关节面不平行，提示有寰枢椎半脱位可能。若有齿状突骨皮质连续性中断或移位，提示有齿状突骨折。Anderson 同 D'Alonzo 将其分为 3 类：I 型齿状突点部撕脱骨折或移行骨折；II 型最常见，基底部骨折；III 型枢椎椎体部骨折。

②颈椎正位片：可见椎体压缩，钩椎关节关系紊乱，棘突偏斜或棘突间距增大或缩小。

③颈椎侧位片：可清晰显示颈椎的骨折与脱位。常见颈椎生理曲度改变，椎前软组织影增宽（正常情况下颈 4 以上椎前软组织一般厚度为 3mm，颈 5 以下椎前软组织一般厚度为 6 ~ 7mm）。若有寰椎后弓骨折，提示有 Jefferson 骨折。若寰齿前间隙（寰椎前弓后缘与齿状突前缘间距离）在儿童大于 5mm，成人大于 3mm，则认为寰椎前弓骨折寰枢椎半脱位的同时伴寰椎横韧带断裂。若显示有枢椎椎弓根断裂、移位，可认为有枢椎椎弓骨折（Hangman 骨折，又称绞刑者骨折）。若骨折后枢椎椎弓向后移位，而椎体向前移位，故称为枢椎创伤性滑脱。若损伤阶段椎体前移的距离为椎体前、后径的 2/5 或 1/2，上位颈椎的下关节突位于下位颈椎的上关节突的顶部或前部，则认为有颈椎双侧小关节脱位；而单侧关节突脱位者，则损伤阶段椎体前移约为颈椎椎体前后径的 1/3。棘突骨折于颈椎侧位片上可见棘突游离缘以内 1 ~ 2cm 骨皮质连续性中断，且有移位，常见于下颈椎或第一胸椎，多见于铲土劳动者，故又称“铲土骨折”。

（2）胸、腰椎：胸腰段脊柱骨折最常见，脱位 X 线片上易显示。若椎体滑脱，要摄腰椎斜位片，易于诊断腰椎峡部骨折。

①正位片：可清晰显示椎体及横突骨折、椎体的侧方脱位。若见椎体的高度变低，则认为有椎体压缩性骨折；若同时合并椎弓根间距增宽，可认为椎体爆裂性骨折；若合并棘突间距增宽，应考虑安全带骨折（chance 骨折）。

②侧位片：椎体前窄后高斜形变多见，为椎体压缩性骨折的常见表现，以椎体前缘压缩的高度占椎体后缘高度的比值计算，1/3 为Ⅰ度压缩；1/2 为Ⅱ度；2/3 为Ⅲ度。若侧位片上椎体前后径也增加，并可见骨块向四周移位，则认为爆裂骨折；若伤椎的后缘高度高于上下相临正常椎体高度和的一半以上时，应认为 chance 骨折；若可见经椎体、椎弓的横行骨折线，伤椎与他椎棘突间距增大，则为典型的 chance 骨折。

（3）骶尾骨骨折与脱位：

①正位片：骶骨的纵行骨折及移位常见，严重者可有同侧骨盆同时移位。

②侧位片：骶骨的横行骨折及移位、骶尾关节脱位常见，多发生于骶髂关节平面以下（第3－5骶椎）。因尾骨解剖变异大，正常人骶尾角可超过 90°，诊断尾骨骨折与脱位应慎重。

2. CT 检查：对 X 线片上疑似骨折的脊柱阶段 CT 检查，可明确诊断。CT 平扫对 X 线是一种良好的补充检查。CT 可显示椎体、椎弓根骨折情况及其对椎管的影响，有益于手术方案的设计。Wolter 将椎管经 CT 扫描的横断面分成 3 等份，提出椎管指数：椎管完整性破坏但无狭窄者椎管指数为 0；椎管受压或狭窄占横断面的 1/3 者椎管指数为 1；椎管受压或狭窄占横断面的 2/3 者椎管指数为 2；椎管完全受压或完全堵塞者为 3。当椎体内出现微密线及局部椎体轮廓不连贯时，常为压缩性骨折征象；有时椎体前缘为一模糊凸面，后缘为一锐利凹缘，碎骨片凸向椎管，常为椎体爆裂骨折的征象。椎体骨折脱位常见“双椎体征”。三维 CT 重建可清晰显示确认上颈椎、颈胸段的 X 线片不确定的疑似骨折，可清晰显示 X 线片上无法显示的椎体后缘撕脱骨折。

3. MRI 检查：可显示椎管狭窄程度及压迫脊髓的因素、部位及脊髓损伤后的改变，可明确椎间盘是否突出。除了表现其骨折程度及脊柱排列弯曲程度外，更可由椎体内骨髓信号的变化得知骨折的急慢性及愈合程度。若损伤轻微，在 T1 像椎体内低信号，T2 像椎体内呈现高信号，表示骨折后有骨髓水肿现象，可能为亚急性骨折；若压缩性骨折非常严重，T1 像高信号，T2 像低信号，表示椎体内已被脂肪组织所取代，为一慢性压缩性骨折；对于骨质疏松的压缩性骨折患者，椎体内可能有混杂信号。

四、诊断要点

1. 病史：多有明显的外伤史，坠落伤、车祸伤后脊柱区的疼痛、活动受限；可有四肢麻木、感觉活动异常；二便异常。

2. 查体多有脊柱区的压痛、叩击痛，脊柱活动受限，可有四肢或下肢的感觉运动异常。

3. X 线片检查是诊断脊柱骨折的重要依据，多有脊柱的骨折或脱位征象。CT 或三维 CT 重建可发现轻微的骨折。MRI 检查有益于诊断。

五、治疗原则

（一）治疗目的与现场急救

1. 治疗目的：复位固定骨折、重建脊柱稳定性，保护神经结构与功能。

2. 脊柱骨折的现场急救：首先是抢救生命，保持呼吸道通畅。要防止休克，输血、输液。注意对危及生命的并发伤的处理：如张力性气胸、开放性伤口的止血、包扎；其次救治脊柱脊髓损伤，即使对怀疑有脊柱脊髓损伤的患者，也一律按脊柱脊髓损伤处理。要注意保持脊柱（颈椎）的稳定性，由3~4人平起平放，防止脊柱屈伸、扭转。然后要迅速转送至有救治能力的医院。

（二）部位治疗原则

1. 颈椎骨折、脱位：稳定性损伤要卧床，枕颌带牵引，支具或石膏托固定；不稳定性损伤为脊柱的两柱损伤，颅骨牵引或头环牵引，手术开放复位。寰枕损伤很不稳定，应立即外固定，应用轻重量牵引（1~1.5kg），复位后行颈枕融合术。单纯的Jefferson骨折以头颈胸石膏或Halo-vest支架固定6~12周；对无神经损伤症状合并寰椎横韧带断裂、寰枢椎半脱位、Ⅰ型及Ⅲ型齿状突骨折、Hangman骨折者应尽早行颅骨牵引，复位后维持牵引或头颈胸石膏固定至伤后12周。上颈椎牵引儿童1~2kg，成人3kg。对于颈椎后部结构骨折，椎板、棘突、关节突骨折予颈围或支具固定8~12周。在颈椎前脱位，尤其伴小关节绞锁时，牵引方向宜保持颈椎约20°屈曲位，脱位复位后改为轻度伸展位。

对于伤后有颈髓压迫的寰枢椎脱位（不稳定性骨折），牵引复位后行后路寰枢椎融合术；对于牵引复位不好、后期仍有不稳的Hangman骨折，我院采用前路颈2~3椎间盘切除和椎体间植骨融合效果好。寰枢椎旋转半脱位大多数病人通过卧床、颈围领等治愈。若在出现症状1周内明确了诊断，即给予枕颌带牵引，超过1周未超过1个月或经上述治疗无效给予颅骨牵引，之后即用颈部外固定。对于骨折脱位>5mm的Ⅱ型和基底浅的Ⅲ型齿状突骨折或复发脱位者可行前路齿状突螺钉固定。对于难以牵引复位的陈旧性齿状突骨折脱位患者可进行经口齿状突切除，一期后路复位植骨融合内固定。对于单纯的颈椎屈曲压缩性骨折、过伸性损伤可用颈部支具固定8~12周。如果骨折相临椎体处有大于110°后凸成角，表示后纵韧带损伤，应行颈椎前路或后路复位植骨融合内固定术。对于颈椎爆裂骨折，合并椎间盘突出的关节突关节脱位，应在牵引复位后进行前路病椎及间盘切除植骨融合内固定术。

2. 胸腰椎损伤：附件骨折卧床4~6周，脊柱后凸成角<30°、小于Ⅰ°压缩性骨折，椎管受累小于30%、神经检查正常、后凸成角较小的爆裂骨折者，给予卧硬板床，可采用过伸复位，卧床6~8周后戴腰背支具起床活动。对近Ⅱ°或以上的压缩性骨折，有神经症状或后凸成角较大的爆裂性骨折，应早期进行后路复位减压植骨融合内固定术。不稳定Chance骨折、椎体后缘皮质撕脱性骨折应手术治疗。对严重的骨质疏松性椎体压缩性骨折可进行椎体成形术。

3. 骶骨骨折的手术治疗多局限于椎板切除与椎管减压，很少对骶骨畸形进行复位。对并发神经损伤的骶骨横行骨折需进行后路切复内固定术。尾骨骨折脱位卧床2~3周，防止大便密结，坐位时加气垫圈。对疼痛严重，长期非手术治疗6个月以上效不佳者进行尾骨切除术。

六、预后

（一）文献回顾

Landells回顾了长期有症状的3种类型Jefferson骨折：Ⅰ型单弓骨折；Ⅱ型双弓骨折；Ⅲ型侧块骨折。具有晚期症状的病人Ⅰ型<50%，Ⅱ型<70%，Ⅲ型<33%。粉碎性骨折病人2/3叙述颈椎活动严重受限，对日常生活及活动没有明显影响。尽管枢椎创伤性骨折幸存者很少有神经损害，遗留神经损伤症状者约6.5%，但这类损伤的病人25%~40%在事故现场立即死亡，死因多为所并发的脊髓和相关肌肉、骨骼及内脏损伤。北医三院周海涛总结了28例寰椎骨折（其中25例保守治疗）经4~48月随访，认为无论骨折愈合与否，均未发现寰枢椎失稳的情况发生，认为其治疗的关

键在于寰椎横韧带的判断。Denis 报道 104 例不伴有神经损害的爆裂骨折病人的保守治疗结果，17% 发生晚发性神经系统症状，25% 不能参加工作。脊柱损伤早期手术对大多数病人是有利的，半脱位或全脱位（如关节突绞锁）在伤后 3 ~4d 很容易复位，但在伤后几周内则常不能复位，需手术治疗。有文献报道椎管面积恢复到正常的 66% ~100%，脊髓神经功能恢复率无明显差别。顽固性腰背痛和脊柱后凸畸形是爆裂性骨折常见的 2 大继发症状，在无神经症状型胸腰椎爆裂骨折的外科治疗方法的选择上争论较大。Denis 报道在无原发性脊髓神经损伤的胸腰椎爆裂骨折患者经非手术治疗后 17% 的病人发生继发性神经损伤。Hashimoto 认为在 CT 片上，T11、12 水平椎管容积受压在 35% 或以上，L1 椎管容积受压在 45% 或以上，L2 以下椎管受压在 55% 或以上时，脊髓或神经受损的可能性极大，尽管伤时无原发神经损伤症状，但临床上仍需积极手术减压。Seybold 等多中心研究结果显示下腰段爆裂骨折保守治疗与手术治疗功能无明显差别，手术组再手术率达 41%。林研总结 58 例（26 例保守）胸腰段爆裂骨折患者随访 1 年后认为：对疼痛主观评价都比较满意，保守治疗与手术治疗无差异性；CT 扫描椎管面积、X 线测量胸腰段 Cobb 角，认为保守治疗与手术治疗有显著差异，保守组几无良好复位，手术复位固定效果明显。

（二）评估方法标准：

1. 脊柱损伤的预后目前尚未见到明确的评价方法与标准，对脊髓损伤较轻的病人（Frankel C 级或以上者），学者认为可以从以下方面进行评价：

（1）症状：脊柱局部疼痛（可参照 VAS 疼痛评分）、畸形。

（2）功能情况：脊柱活动度。

（3）影像学评价：X 线脊柱动态片受伤局部有无失稳，脊柱 Cobb 角。

（4）标准：伤后（术后）3 个月、6 个月、1 年上述指标均良好为治愈；有两项较前改善者为良好；第③项及或①、②项任一恶化者为无效。

2. 上颈椎失稳的诊断标准：

（1）寰枕失稳：

①单侧寰枕关节轴向旋转 78°。

②在寰枕屈曲、过伸时寰枕移位（枕骨基底与齿突顶点的距离）>1mm。

（2）寰枢椎失稳：

①颈 1－颈 2 寰齿侧间距（无论在左侧或右侧）>7mm。

②单侧颈 1－颈 2 轴向旋转 >45°。

③颈 1－颈 2 移位（寰齿前间距）>4mm。

④颈 2 椎体后缘和颈 1 后弓间距 <13mm。

3. 下颈椎失稳的临床诊断标准：相邻椎体前后移位 3.5mm 或以上；成角 11°或以上。

（三）应对策略

1. 早期漏诊、误诊：脊柱损伤合并其他严重损伤或临床上忽视，早期漏诊、误诊时有报道，其中以颈椎漏诊最多见。如不能及时确诊，将有可能导致脊柱损伤加重，出现难以恢复的继发脊髓损伤。

（1）原因

①寰枢椎部位脊髓在此水平有较大的活动空间，除严重创伤致脊髓受压，四肢瘫或急性呼吸衰竭外，大部分早期不出现神经症状；上颈椎损伤十分复杂，诊断困难，易发生漏诊。

②有资料报道，2 例初诊时颈椎前方软组织影正常，后 MRI 检查发现颈 5/6 椎间盘外伤性突出，前纵韧带断裂。近年国外文献指出普通颈椎 5 位片（正侧位、张口位、双斜位）对颈椎损伤

的误诊率达 52.3%。因此，症状、体征与 X 线片不符时，怀疑颈椎损伤时，可根据情况进行 CT 或 MRI 检查。

③损伤部位靠近颈胸交界处，摄片显示不清，C7 和 T1 位置深在，自然体位常因肩部阴影重叠，使之显示不清，即使在牵引状态下，床旁透视颈椎侧位片显示 C7－T1 节段仍欠满意。

④多发创伤、骨折不仅会加重患者病情，而且还影响医师对病情的判断，特别是多发间隔性脊柱损伤。如脊柱损伤合并颅脑损伤而意识障碍，或因合并截瘫而使神经学检查难以确定损伤平面，从而影响早期诊断而延误急救和治疗。

（2）预防措施

①认真询问病史，重视查体；

②对症状、体征与 X 线片不符、怀疑颈椎损伤时，可根据情况进行 CT 或 MRI 检查或多次摄片；

③Korres 等认为由于非相邻多节段脊柱骨折存在脊髓和神经二次损伤的风险，故对可疑病例应摄脊柱全长 X 线片。

2. 外科治疗失误与防范：脊柱损伤后脊柱的稳定性直接关系到治疗的选择。对于稳定骨折早期一定要制动至足够的时间，并摄屈伸动态片随诊观察。对患者在随诊过程中出现的疼痛、畸形、功能障碍的任一项加重都要寻找原因。对于不稳定骨折要准确选择手术入路，手术入路错误常导致手术的失败；其次应注意植骨融合，没有愈合或植骨融合的内固定常导致断钉、内固定松动、脊柱畸形从而产生医患纠风；再次要注意术后随访。

3. 儿童脊柱骨折：儿童脊柱骨折没有成人那么多，约占脊柱损伤的 5%～10%。由于儿童脊柱处于生长发育之中，其影像学表现与成人不同，因此诊断比较困难。寰椎的 3 个骨化中心的联合常在 7 岁时。齿状突与神经弓和椎体骨化中心融合时间为 3～6 岁，偶尔在 11 岁时，张口位片上仍然可见到此骨骺软骨存在。在侧位 X 线片上，颈椎在 7 岁以下只有部分骨化，直到 7 岁时椎体才形成方形。胸腰椎到 10 岁就达到了成人的特点，骶骨直到 14 岁才融合。

儿童 70% 的颈椎损伤发生于上颈椎。约 20% 的儿童在 1～7 岁，颈 2 或颈 3 椎体显著前移像真正半脱位，局限性颈椎活动度增加，多无症状和其他脊柱损伤的阳性体征，称之为上颈椎假性半脱位。儿童由于脊柱柔韧性较好，X 线片上无异常的脊髓损伤发生率高。另外，儿童迟发性神经损伤多见，完全性脊髓损伤比例较高。颈椎屈伸位片用于陈旧性颈椎损伤，而在损伤早期不宜常规应用，而应根据需要进行 CT 或 MRI 检查。小儿颈椎损伤以非手术治疗为主。当上颈椎损伤时，即使骨折有移位，经牵引复位及外固定治疗后多可获得骨性愈合。对于寰枢椎横韧带断裂，应早期手术，在颅骨牵引下寰枢椎融合、外固定，对有神经压迫者，同时进行减压手术。不稳定颈椎损伤非手术治疗无效甚至畸形或脊髓损伤加重者，应在减压的同时进行融合术。McGrory 等报道了一组 42 例小儿颈椎骨折脱位进行颈椎融合手术后长期随访，优良率为 90%。

七、相关解剖

正常中国人齿状突颈部外径最小矢状径及冠状径分别为 10.47mm 和 8.93mm，高度为 20.1mm，齿状突平均后倾角为 11.7°，寰椎后弓平均高度为 4.58mm，寰椎椎弓根平均宽度为 7.89mm，侧块中部高度和宽度分别为 12.9mm 和 2.76mm，最大进钉深度为 28.5mm，螺钉内斜度为 9.1°，上斜度为 4.7°。了解这些数据，对于齿状突螺钉和寰椎后弓侧块螺钉的固定提供了解剖学基础。颈 2－6 椎体逐渐增大，横径约为矢径的 2 倍，后缘略高于前缘，在干燥骨上颈椎的矢状径平均为 16mm，横径为 24mm，男略大于女。颈 6 椎体前结节较大，位于颈总动脉后方又称颈动脉结节，可作为颈前路手术的定位标志。胸椎椎弓根高度为胸 4 为 10mm，胸 12 为 14mm；宽度为胸 4 为 4.5mm，胸 12 为 7.8mm；椎弓根向前中线倾斜度胸 4 – 胸 12 由 13.9°依次降至 0.5°。腰椎椎弓根宽度 L1 为 9mm，L5 为 18mm，椎弓根横切面上与中线成角 L1 – L5 为 12 ~ 30°逐渐增大。了解其解剖，对脊柱骨折内固定有关的螺钉置入有指导作用。

八、相关综合征

Wallenberg 综合征：颈椎过伸轴向牵张和过度旋转可导致单侧椎基底系统损伤，表现为第 V、IX、X、XI 同侧颅神经运动障碍，对侧痛温觉障碍及同侧霍纳氏（Horner's）征，多见于寰枕部损伤。

第二节　脊髓损伤

一、引言

脊髓损伤除火器伤与爆炸伤外，多因脊柱骨折或骨折脱位引起。脊髓损伤与脊柱脱位明显相关，脱位越重，截瘫越重。我国因脊髓损伤所致的截瘫发病率为 6.3/百万 ~23/百万人，多为脊髓受压、挫伤，较少为脊髓横贯性完全断裂。Riggins（1977）报告其发生率约占脊柱损伤的 14%。从儿童至 16 岁，甚少有脊髓损伤，儿童脊髓损伤 50% 无 X 线改变，52% 截瘫可延迟出现，可晚至伤后 4d。脊髓损伤多发生于年轻人，80% 为 40 岁以下男性。脊柱骨折较之脊髓损伤多三倍。脊髓损伤好发于颈椎下部，其次为胸腰段脊柱部，一般脊柱损伤与脊髓损伤的部位基本相符，最多有 1 ~2 节段的出入。间盘突出所致脊髓损伤见有关章节。

（一）脊髓损伤的分类

脊髓损伤的分类方法很多。

1. 按病理生理分：

①原发性脊髓损伤：脊髓震荡（休克）、挫伤、断裂伤；

②继发性脊髓损伤：脊髓水肿、受压、椎管内出血。

2. 按损伤的部位分：颈髓损伤（四肢瘫）、胸髓损伤（截瘫）、腰髓损伤等。

3. 按损伤的严重程度和临床表现分：①脊髓震荡（休克）；②不完全性脊髓损伤；③完全性脊髓损伤。不完全性脊髓损伤指损伤平面以下包括最低位的骶部（S4 – S5）存在感觉和运动功能。

4. 由于在脊髓内损伤的部位不同又可分为：①脊髓中央型损伤（中央脊髓综合征）；②前脊髓损伤综合征；③后脊髓损伤综合征；④脊髓半切综合征；⑤马尾综合征。

5. 按脊髓损伤的发生发展过程分：急性脊髓损伤、迟发性脊髓损伤。只有在脊髓休克期过了以后，才能对脊髓损伤的程度作出分类。

（二）脊髓震荡与休克

1. 脊髓震荡：为轻度脊髓损伤。脊髓神经细胞遭受强烈刺激而发生的超限抑制，脊髓功能处于生理停滞状态，脊髓实质无损伤。临床表现为脊髓损伤平面以下感觉、运动功能完全消失。一般经数小时至 2 ~3 周恢复，无神经系统后遗症。

2. 脊髓休克：脊髓与高级中枢的联系中断后，断面以下的脊髓暂时丧失反射活动，处于无反应状态，是暂时现象，损伤后不久可逐渐恢复，一般持续 1 ~6 周，但也可持续数月。鉴别见表 11 –2 –1。

表 11-2-1 脊髓休克与脊髓震荡的鉴别

鉴别要点	脊髓休克	脊髓震荡
脊髓损伤的类型	严重脊髓损伤	轻微脊髓损伤
神经功能改变	感觉、运动、反射功能3者全部消失	感觉、运动、反射功能3者可消失
截瘫程度	完全性截瘫	不完全性截瘫
肛周及肛门深感觉	丧失	保留
肛门外括约肌自主收缩	丧失	保留
球海绵体反射和肛门反射	多丧失，个别可保留	保留
全身性反应	有低血压、低体温、心动过速心排出量下降、呼吸衰竭	无明显全身反应
恢复时间	较长，数天或数月	短暂，时间一般不超过48h
恢复标志	球海绵体反射和肛门反射最早出现，其次为腱反射，从骶段向近段恢复	随意运动出现，感觉反射恢复
最终结局	不完全脊髓损伤可恢复到不全瘫，完全脊髓损伤仍为全瘫	恢复至正常水平

二、病因

脊髓损伤除急性脊柱损伤因打击或压迫致伤外，若病人存在脊柱结构异常（脊髓慢性压迫），即使轻微外伤，亦可造成脊髓损伤，如椎管狭窄（先天性、退变性）、脊柱结核、椎管内肿瘤、椎间盘突出、颈椎病。椎管内出血形成血肿也可致脊髓损伤：如外伤穿刺、血管畸形、放射治疗等致脊髓血管闭塞，脊髓缺血、坏死、软化等。直接暴力或间接暴力作用在正常脊柱脊髓组织，均可造成脊髓损伤。房屋倒塌、矿井塌方、高处坠落伤、交通事故等属间接外力。山石击伤腰背部致脊髓损伤均为闭合性脊髓损伤，火器或者刀刺伤所致脊髓损伤则为开放性脊髓损伤。

三、临床表现

不同平面阶段的脊髓损伤，表现不同的临床征象。

（一）症状、体征

急性脊髓损伤多有脊柱损伤的症状之外，可有：

1. 颈髓损伤：伤后颈部疼痛、活动受限。可有数小时至数周的脊髓休克期。上颈髓（C1－4）由于颈4以上脊髓损伤，膈肌、腹肌等呼吸肌受累全部瘫痪，病人呼吸极度困难，患者多早期丧命。幸存者多有不同程度的四肢痉挛性瘫。影响延髓血管中枢者可出现血压不稳、心功能紊乱等。中颈髓（C5－7）损伤可有感觉障碍平面，下肢呈痉挛性瘫，上肢呈迟缓性瘫，四肢病理征阳性，腱反射活跃。下颈髓（C8－T1）损伤以下肢痉挛性瘫为主，胸部感觉异常，尺神经损伤可有爪形手畸形。中下颈髓损伤后，尿潴留、尿失禁，二便功能丧失。由于颈交感神经损伤，可出现持续高热。流行病学资料表明57.1%的颈髓损伤（SCI：脊髓损伤）患者合并体位性低血压，中颈髓SCI多有呼吸困难，而严重的四肢瘫患者都有持续性心动过缓，其中68%合并低血压。一般认为T6是SCI后继发交感神经系统功能紊乱的最低平面。

2. 胸髓损伤：病人表现为截瘫，若为上胸髓（T1、T2）损伤，可有上肢感觉、运动障碍。胸髓损伤的病人多有背痛，损伤平面以下感觉、运动功能异常，二便异常，浅反射引不出，深反射亢进。下肢肌张力高，病理征阳性。

3. 腰髓损伤：腰髓位于胸 10 ~ 腰 1 椎节之间，损伤后可有二便异常、下背部和腹股沟以下平面感觉障碍。腰 1 椎节以上损害表现为下肢瘫、肌张力增高、腱反射亢进、病理征阳性。

4. 并发症：褥疮、泌尿系感染、呼吸系统感染（坠积性肺炎）等。

（二）影像学检查

1. X 线片：脊柱正侧位片常可发现脊柱骨折或脊柱骨折脱位、畸形等。

2. CT 检查：可以显示 X 线片显示不清的问题，可以了解骨折片移位情况及椎管情况。脊髓震荡多无阳性发现，脊髓挫裂伤时表现为脊髓外形膨大、边缘模糊，其内密度不均，有时可见点状高密度影。

3. MRI 检查：为脊髓损伤患者必查项目，可清晰显示椎管狭窄情况、脊髓受压部位及因素，显示脊髓损伤的各种改变，如矢状面成像可直接观察脊髓损伤的全貌和周围组织结构损伤程度。脊髓震荡多无阳性发现。脊髓挫裂伤 T1 加权像上可见脊髓内信号不均，并可见局限的低信号水肿区，脊髓外形膨大；高磁场强度的图像上还可见脊髓灰白质分界消失，可清晰显示硬膜外出血，早期 T1 加全像为高信号，T2 加全像为低信号，随着时间的延长，T1 及 T2 加全像均为高信号。

MRI 可将脊髓损伤分为以下类型：

（1）出血型：脊髓成像中有较大的中心低信号区，表明灰质出血细胞内去氧血红素，周围饶以高信号，表示为脊髓水肿。

（2）水肿型：脊髓伤区呈现一致高信号。

（3）混合型：表现为脊髓内混杂高低不均匀信号。

（三）实验室检查

颈髓损伤后，低钠血症、多尿症是非常普遍的现象。

四、诊断要点

1. 病史：急性脊髓损伤多有明确的外伤史。

2. 查体：保留脊髓正常感觉、运动的最低脊髓阶段可确定脊髓感觉、运动障碍平面；深浅反射异常。

3. MRI 能显示脊髓损伤后的一系列病理改变，对急性脊髓损伤效果尤于其他影像检查。X 片、CT 有益于脊柱骨折脱位的诊断。

4. 脊髓损伤性质的诊断：上神经元瘫和下神经元瘫痪、完全性和不全性脊髓损伤、脊髓震荡和脊髓休克诊断要点，见表 11－2－2。

表 11－2－2　不完全性与完全性脊髓损伤的鉴别

损伤类型	感觉障碍	运动障碍	括约肌障碍	脊髓休克期	反射障碍	病理反射
不完全性	保留部分感觉	不完全、不对称	较轻	不超过 1 周	不对称、不完全	可有可无
完全性	完全丧失	完全，基本对称	完全	多在 3 周以上	完全、对称	多有

表 11-2-3 瘫痪类型鉴别表

	上神经元瘫	下神经元瘫	混合性瘫
瘫痪程度	不完全	完全性	以完全性为主
肌萎缩	不明显	较明显	较明显
肌张力	增高	降低或丧失	早期可增高，后期丧失
瘫痪范围	较广泛	局限于所支配节段	较广泛
腱反射	亢进	消失	先亢进，后消失
病理反射	多有	无	先有，后消失

五、治疗原则

整复脊柱骨折、脱位，治疗愈早愈好，采用综合治疗，预防和治疗并发症，进行功能重建和康复。脊髓损伤后病理改变的进展很迅速，6h 灰质挫裂出血，12h 后波及白质，24h 退变坏死，因此美国 SAIA 规定对脊髓损伤进行 MP 治疗必须在 8h 以内，3h 内最好。瑞士 BrodrMAN 主张 6h 内使脊髓减压。

（一）现场抢救

凡怀疑脊柱脊髓损伤者一律按脊柱骨折处理，避免二次损伤。

（二）非手术治疗

1. 药物治疗：

（1）脱水剂：急性脊髓损伤都会产生不同程度的脊髓水肿，在损伤初期或术后用药物脱水治疗，可减轻脊髓水肿，减轻神经元的破坏，对脊髓功能的保护和恢复均有一定的好处，应限制液体入量。常用脱水剂有：20% 甘露醇、50% 葡萄糖，利尿药如氢氯噻嗪。

（2）甲泼尼松（MP）：为一种人工合成的糖皮质激素。MP 神经保护的确切机制仍未完全清楚，目前大多数学者认为 MP 对急性脊髓损伤保护作用最重要的是抑制脂质过氧化，这可能是最根本的作用。用药原则一般不迟于伤后 8h，静脉给药，大量用药时 30mg/kg，15min 内静脉输入，间隔 45min，然后 5.4mg/（kg·h），连续 24h。我院应用该法治疗一组伤后 12h 的脊髓不全损伤病人，结果与未用该药的对照组相比运动功能明显改善。超过伤后 24h 不再应用。目前已经公认 MP 大剂量冲击疗法在脊髓不完全性损伤 6～8h 内使用，能够预防脊髓的继发性损伤。Levy 等回顾研究了 252 例脊髓火器伤的病例，结果发现激素治疗并不能促进神经功能恢复。Fehlings 也强调了脊髓穿透伤时不宜使用激素。

（3）神经节苷脂（GMI）、鸦片类受体阻滞剂、促甲状腺激素释放激素，这些药物在实验显示对脊髓功能恢复有效，但尚待临床广泛应用证实。

2. 高压氧治疗：于伤后数小时内进行，以达到增加脊髓血氧饱和度、改善脊髓缺氧的作用。

3. 低温疗法：低温可降低细胞代谢率，减少组织耗氧量，从而增强脊髓对缺血的耐受性，减轻脊髓水肿；可改善受伤脊髓的血液循环，减少中央出血及坏死进一步发展。有开放法、闭合法两种。越早越好，最好在伤后 4h 内进行，开始维持在（5±2）℃，以后维持在（15±2）℃。

（三）手术治疗

1. 目的：保护残存的脊髓组织，减少及防止继发性损伤，尽可能促进脊髓功能恢复。

手术原则：脊柱骨折的复位，解除脊髓压迫，重建脊柱稳定性。

2. 类型及方法：

（1）开放性脊髓损伤：控制休克，在有效抗生素的应用下及时、彻底清创，清除异物及血肿、骨片、硬膜修复，减压至脊髓搏动，预防感染。

（2）性脊髓损伤：

①后路手术：这是一种传统方法，主要适用于椎管狭窄、胸腰椎骨折脱位致脊髓损伤。手术内容为脊柱骨折的切开复位、脊髓减压探查、脊柱内固定。我院颈椎后路稳定性重建多应用颈椎侧块螺钉系统，胸腰椎主要应用椎弓根螺钉系统内固定，具有良好的效果。

②前路手术：主要适用于颈椎骨折脱位合并脊髓损伤，陈旧性胸腰椎骨折脱位合并脊髓损伤。手术主要内容为脊髓减压、植骨融合内固定术。

（四）脊髓损伤并发症的治疗

1. 排尿障碍：根据膀胱排尿机能分为随意膀胱、正常膀胱。无抑制膀胱是指由于脊髓或马尾神经遭受部分损伤或神经发育欠成熟而出现的一种膀胱技能失调，表现为遗尿或其他不随意排尿；反射性膀胱见于骶髓以上脊髓损伤晚期，切断了骶髓与大脑的联系所致，能排尿，但不受意识控制，且有一定的残余尿；自律性膀胱见于骶髓排尿中枢受损或失去机能，外周的副交感神经元取而代之，发生低级反射，引起膀胱微弱收缩，临床表现为大量残余尿，尿液淋漓；无张力性膀胱见于脊髓损伤早期，膀胱完全丧失神经支配，逼尿肌麻痹而内括约肌收缩，反射活动消失，临床表现为尿潴留。

治疗：伤后留置导尿，持续引流。1～2 周后夹管，定时开放，每 1～2 周更换尿管。若平时尿液能自行沿导尿管周围溢出，说明膀胱已恢复排尿机能，可作为拔管指征。抬高床头，多饮水，清洁尿道口可预防尿路感染。

2. 呼吸困难与肺部并发症：一般而言，脊髓损伤平面愈高，对呼吸的影响愈严重。肺部感染、肺不张为常见而又危险的并发症。呼吸困难时，气管切开指征为脊髓损伤平面在颈 4、5 椎以上者，呼吸微弱，肺活量小者可作预防性气管切开；呼吸道严重感染、痰液多、黏稠不易咳出者；并发颅脑损伤或胸部损伤呼吸困难者；老年四肢瘫且伴慢性心肺肾功能不全者。预防需定时翻身、呼吸锻炼、雾化吸入。

3. 痉挛：损伤平面以下反射弧兴奋性增高，见于脊髓损伤后病人恢复时，可表现为轻中度痉挛状态。于伤后 1～2 个月出现痉挛，伤后 3～4 个月达到中等程度的痉挛。痉挛可因内外因素诱发加重。这包括体位改变、压疮、泌尿系感染、结石及情绪激动。预防在脊髓损伤早期，从一开始应注意瘫痪肢体的位置，损伤早期肢体的位置对后期反射协同作用的发展有很大影响，去除诱因。治疗应以巴氯芬（Baclofen）为一线药，起始量 15mg/d，分 3 次服，渐增加至最大量 100～150mg/d；丹托洛尼（Dantrolene）作用外周，使肌肉兴奋—收缩偶联过程分离而抑制痉挛，25mg/次，2 次/d，可增加到 100mg/次，4 次/d，有肝损害；功能性电刺激，应用于痉挛肌肉的拮抗肌，每日 1 次。

4. 顽固性疼痛：一是与骨折局部异常有关，另一种起源于脊髓本身。

（五）实验性治疗

脊髓冷疗、蒂大网膜脊髓移植，对不完全脊髓损伤病人是有效的。嗅神经元具有终生再生能力。嗅鞘细胞移植被认为是修复脊髓损伤最有前景的方法之一。

六、预后

（一）文献回顾

1996 年 Waters 报告 Rancho Los Anigos 医疗中心 1985－1990 年选择收治的 29 例脊髓外伤病人，结果经 1 个月及 1 年随访，按 ASIA 评分标准，认为手术与非手术治疗无明显差别。Tator 回顾北美 56 家医疗中心 1994－1995 年在伤后 24h 入院的脊髓损伤 585 例，通过对比分析发现，无论手术治疗还是非手术治疗，早手术还是晚手术均有一定程度的恢复。脊髓损伤预后的两个主要因素为损伤当时外力的大小和脊髓受压的时间。Krengel 等对胸腰段脊髓不完全性损伤的 14 例患者在 5d 内对受伤节段进行减压和固定治疗，随访 9～65 个月（平均 20 个月），Frankel 分级提高 2.2，运动评分从 7 分提高到 44 分，因而认为早期对脊髓损伤进行外科治疗是安全的。

沈强 2001 年总结了一组颈髓损伤后 3d 内手术减压和或固定的病人 37 例，23 例脊髓不完全损伤术后 15d 运动和感觉神经功能分别改善（ASIA 神经功能评分法）9.12 和 9.30；14 例脊髓完全性损伤者运动和感觉神经功能分别改善 0.43 和 1.43；术后 12 个月随访，9 例脊髓不完全性损伤者运动和感觉神经功能分别改善 4.0 和 18.3；6 例脊髓完全性损伤者运动和感觉神经功能分别改善 0.50 和 1.0。

1997 年包聚良对 110 例脊髓伤患者进行病史调查。损伤早期（2～3d）神经损害按完全性及不完全性分组及 ASIA 损伤程度分级，伤后 9 个月至 3 年随访的神经功能采用 Benzel 分类，定义患者显著恢复的标准，分析术后早期脊髓损伤程度和显著恢复率的对应关系，结果脊髓完全性损伤组的显著恢复率为 5.7%，中央综合征为 59.0%，半切损伤综合征为 62.5%，前部损伤综合征为 10.0%。得出结论，脊髓损伤早期的预后判断要点应抓住脊髓休克末期分清骶髓幸免和骶髓反射、对脊髓损伤的正确分类，则可尽早的大致预言远期恢复率。骶髓反射（球海绵体反射和肛门反射）表明骶髓反射弧完整，脊髓休克已过。骶髓幸免为脊髓损伤后，骶髓支配区的感觉和运动功能能够兴存下来，是由于支配骶髓区的上行传导束位于脊髓的外周，而脊髓伤后继发损害却是由中央向周围发展。骶髓幸免提示脊髓损伤的不完全性。

2002 年侯树勋总结了 1994－2000 年胸腰椎骨折病例 97 例，采用环行减压等手术，术后平均随访 23.2 个月，按 ASIA 分级标准评定。71 例脊髓不完全性损伤患者中，64 例分别提高 1～3 级，7 例无变化；26 例完全性脊髓损伤患者部分神经功能有所恢复。

文献报道：高位完全性截瘫病人的死亡率为 49%～68.8%，常见原因为呼吸衰竭、呼吸道（肺部）感染、高热、水电解质酸碱平衡紊乱。脊髓损伤愈重，功能恢复率愈低。颈胸椎椎体移位大于 1cm 者及胸腰段椎体移位大于 0.5cm 者预后较差。对完全截瘫者采用非手术治疗者其功能有 10% 获得恢复，而采用手术治疗者，其功能有 10%～24% 获得恢复。对不完全性截瘫采用手术或牵引治疗，其功能恢复率为 80%～94%。脊髓锐器伤的预后远比脊柱骨折脱位之合并脊髓损伤者为好。

郝定均等认为，入院时 ASIA 神经功能分级为 B 级者很难确定，入院时 ASIA C 级者，入院时肌力为 2 级或以上，在伤后 2 个月伸肌肌力大于 3 级者预示可行走。伤后 1 个月表现为 T12 或以下不全瘫者，对行走预后好。不全瘫伤后 1 个月屈髋或伸膝肌力大于 2 级者，运动预后好。四肢瘫表现为中央损伤综合征者，如果年龄在 50 岁以下者，行走预后较好。

（二）评估方法标准

目前脊髓损伤神经功能评定的标准可分为 2 类，一种侧重于对损伤初期神经损伤程度的评定，即神经学检查分级标准：Frankel 分级，Brocken 分级，Sunnybrook 分级，Botsford 分级，NASCIA 标准，ASIA 标准，胥少汀 ULSMS 分级；一种侧重于对损伤后期患者的日常生活能力和伤残程度的评定，即功能结果评定标准：Barthel 指数，四肢瘫功能指数（QIF），功能独立评定标准（FIM）。1996 年 ASIA 标准和 FIM 被正式推荐为脊髓损伤神经和功能分级的国际标准。

1. ASIA 标准是 1982 年由美国脊髓损伤协会（ASIA）制定，关键肌有 10 组，评分 100 分，1992 年与国际截瘫医学会（IMOP）合作，通过了关键感觉点检查的感觉评分，感觉评分检查每侧 28 个关键感觉点（C2 - S5，S4 - 5 作为 1 个平面）的针刺觉和轻触觉分别评分，总分 0 - 112 分。1996 年修订了 ASIA 损伤分级：A 级为完全性损伤，骶段（S4、S5）无任何运动及感觉功能保留；B 级为不完全性损伤，在神经损伤平面以下，包括骶段（S4、S5）存在感觉功能，但无任何运动功能；C 级是不完全性损伤，在神经损伤平面以下有运动功能保留，一半以上的关键肌肌力小于 3 级；D 级为不完全性损伤，在神经损伤平面以下有运动功能保留，至少一半的关键肌肌力大于或等于 3 级；E 级为正常，感觉和运动功能正常。10 块关键肌及其对应平面为肱二头肌、肱肌（对应 C5 神经平面，下同），桡侧腕伸肌（C6），肱三头肌（C7），指深屈肌（C8），小指展肌（T1），髂腰肌（L2），股四头肌（L3），胫前肌（L4），趾长伸肌（L5），腓肠肌、比目鱼肌（S1 - S2）。

2. Barthel 指数产生于 20 世纪 50 年代中期，由美国人设计并应用于临床，由进食、洗澡、修饰、穿衣、大便控制、小便控制、用厕、椅座转移、平地行走等 10 个技能项组成，每项的得分由完成该项任务所需的帮助强度决定，分 0、5、10 三个级，总分 0 ~ 100 分，0 分表示完全依赖，100 分表示完全独立。1987 年 Barthel 指数被修订为改良 Barthel 指数（MBI），在 MBI 中，每项的得分改为 5 级。功能独立性评定（FIM）产生于 20 世纪 80 年代，包括 18 个评测项目，每一项的评测级别为 7 级。与 Barthel 指数相比，FIM 增加了认知和社交方面的内容，在描述伤残水平和功能独立方面更为敏感和准确，更接近康复的总目标。

（三）应对策略

1. 脊髓损伤后的神经恶化：脊髓损伤病人入院后，任何原因引起脊髓进一步损伤，并且临床上出现可观察到的感觉、运动障碍加重的改变（脊髓损伤平面上升），一般报道其发生率为 2% ~ 5.8%。多见于急性颈髓损伤。王兰等认为颈髓损伤后神经恶化与早期手术（伤后 5 天内）和 Halo - vest的使用不当有明显的时间相关性。我院郝定均认为其主要因素为①手法复位不当；②牵引过重、时间过长及方向不正确；③复位中已突出的椎间盘及硬膜前血肿进一步压迫脊髓造成机械性损伤。预防及治疗：复位前应行 MRI 检查。早期手术要谨慎，对老年、高位颈髓损伤病人，早期宜采用保守治疗，Halo - vest 牵引或颅骨牵引时应注意神经学观察并注意调整治疗方案。对脊髓损伤后保守治疗过程中进行性神经恶化者可考虑急诊手术。

2. 创伤性上升性脊髓缺血损伤：多见于下胸椎损伤，伤后截瘫平面与骨折脱位一致，伤后 2 ~ 3d 截瘫平面上升至 C2 - 4 平面可因呼吸衰竭致死。大多在 T7 - 8 平面停止上升，停止的最晚时间在伤后 23d。其原因有伤及 T10 脊髓血管（前后动静脉）致血栓形成并逐渐扩大，胸腰段的大脊髓动脉（过去称根大动脉）受损伤。

3. 无骨折脱位型脊髓损伤：外伤后普通 X 线片，甚至 CT 及 MRI 检查未发现脊柱骨折脱位的一类特殊类型的脊髓损伤。多发生于颈椎，发生于胸腰椎者少见，近年来随着 MRI 的广泛应用，漏诊率下降，发病率有逐年增多的趋势，以儿童和老年人发病率较高。MRI 可明确诊断。毛宾尧等认为外伤性颈椎间盘突出压迫脊髓和一过性损伤是无骨折脱位性脊髓损伤的主要原因。影响预后的因素除与诊断是否及时正确、脊髓损伤的程度有关外，还与患者年龄有关。有人将急性中央型颈脊髓损伤以 50 岁为界分为两组，年龄小于 50 岁者经治疗后 97% 可下地行走，而 50 岁以上者仅占 41%。

儿童无骨折脱位脊髓损伤占儿童脊髓损伤的一半，大多在 8 岁以内，60% 发生于 C6 ~ 8，胸腰髓损伤以胸腰段脊髓损伤多见。我院郝定均报道了一组31例儿童SCIWORA中8例（29%）在受伤当时仅有四肢无力，颈部疼痛、僵硬等症状，30min至3d后才出现瘫痪，即具有“迟发”与“复发”的特点，多采用保守治疗。使用恰当的外固定是预防损伤加重的关键。对儿童完全性颈髓损伤者，主张早期气管切开；对有明确压迫因素或颈椎不稳者，可采用手术治疗。

成人无骨折脱位型脊髓损伤者，50岁以上居多。以跌伤、颈部扭伤等轻中度外力占大多数，可称之为“生活伤”。颈椎管狭窄（先天性或退变性）、后纵韧带骨化是损伤的病理基础。外力是造成损伤的诱因，此类损伤的外力具有显著的特点——过伸性暴力。损伤节段以C5－8水平多见，中央脊髓损伤约占70%。治疗原则同急性脊髓损伤。对MRI显示有椎管狭窄、颈椎后纵韧带骨化、黄韧带肥厚、钙化脊髓背侧受压者可采用椎管扩大成形术。孙宇、蔡钦林等总结此类损伤107例，认为手术治疗明显优于保守治疗效果，早期手术不仅可以明显改善脊髓的功能状况，缩短治疗周期，还可以避免后期发生创伤性脊髓病。

七、相关综合征

1. 脊髓前部综合征：损伤累及脊髓的前2/3，后1/3尚完整，相当于ASIA评分的B级，与椎间盘突出的高发病率有关。可有触觉和振动觉，痛、温觉传导路位于脊髓侧索的前部，因而常累及。感觉可能仅限于肛门区。部分病人只是轻度前柱损伤，双下肢可有明显痛觉，这种病人70%将来可恢复行走。

2. 脊髓中央损伤综合征：特点是上肢受累比下肢重。最初人们以为是由于脊髓中央的血肿所致，其预后良好。与中央管损伤有关的脊柱损伤各异，以脊柱强直较多，常常不伴有骨折，其次是过伸性损伤，脊髓受到后移的椎体后部与折叠入椎管的黄韧带的挤压而受伤。

3. 脊髓半切综合征：即布郎氏综合征（Brown—Sequard Syndrom），由脊髓半切损伤所致。损伤侧运动与触觉丧失是布郎氏综合征的典型表现。脊髓穿透伤及脊柱各种骨折均可导致这种损伤。预后较好，90%可恢复行走，这一综合征常与中央损伤综合征并存。

4. 脊髓后部损伤综合征：不常见。其特点是脊髓背侧触觉、震动觉及位置觉功能丧失。可能会行走，但如果本体感觉受累则行走困难。

5. 脊髓圆锥损伤综合征、马尾神经损伤综合征：见相关章节。

6. 神经根综合征：单根神经根或数根神经根在椎间孔附近受到压迫或牵拉损伤称为神经根综合征。可发生在从颈椎到骶椎任何神经根，其临床表现为相应神经根受累的症状与体征。

八、相关解剖

颈1、2，即寰、枢椎解剖形状各异，一般称为上颈椎。C3－7解剖结构相同，而损伤多发生于C4－7，称之为下颈椎损伤。第1颈神经自C1弓上缘穿出，C8神经自C7T1椎间孔穿出。脊髓末端呈圆锥形，称为脊髓圆锥。脊髓圆锥多位于腰1椎下缘或腰1－2椎间。脊髓于颈6椎体水平形成颈膨大，于T11－L1椎体水平形成腰膨大。脊髓的结构包括外部的白质和内部的灰质。脊髓白质含有神经纤维和神经胶质，分后束、侧束和前束。后束传导本体感觉、振动觉和精细触觉，侧束主要控制同侧肢体运动（皮质脊髓侧束大部分纤维在大脑下部交叉到身体对侧）。神经纤维排列有一定的顺序，由外向内分别为支配下肢、躯干、上肢的神经纤维，故脊髓外部伤累及皮质脊髓束时，同侧下肢最先出现运动障碍。脊髓的第4胸节（相当于T2椎体平面）和第1腰髓节（约在T10椎平面）为侧支循环欠佳区。

（宋宗让　刘国良）

参考文献

[1] BlauthM, KnopC, BastianL, et al. Complex injuries of the spine. Orthopaede, 1998, 27 (1): 17 - 31.

[2] 韦兴，侯树勋，史亚民，等．661 例胸腰椎骨折患者的流行病学分析．中国脊柱脊髓杂志，2004，14 (7): 403 - 405.

[3] 张光铂．胸腰椎损伤的分类与治疗．中国脊柱脊髓杂志，1997，7: 190 - 192.

[4] 叶启彬，邱贵兴．脊柱外科新手术．北京：中国协和医科大学出版社，2001: 73 - 82.

[5] Katzberg RW, Benedetti PF, Droke CM, et al. Acute cervical spine injuries: Prospective MR imaging assessment ata-level 1 trauma center. Radidogy, 1999, 213 (1): 203 - 212.

[6] 郝定均，贺宝荣，窦愈生，等．Hangman 骨折的外科治疗．骨与关节损伤杂志，2004 (3): 145 - 147.

[7] 郝定均，袁福镛，J. P. Kostuik. 创伤脊柱外科学．西安：陕西科学技术出版社，2001: 30 - 216.

[8] Seybold EA, Sweeney CA, Fredrickson BE, et al. . Functional outcome of low lumbar burst fracture. Spine, 1999, 24 (20): 2154 - 2161.

[9] 周海涛，王超，闫明，等．对寰椎骨折治疗策略的探讨．中国脊柱脊髓杂志，2005，15 (1): 8 - 11.

[10] Grutcher JP, Anderson PA, King HA, et al. Indirect spinal canal decompression in patient with thoracolubar burst fracture treated by posterior distraction rods. J Spinal Disord, 1991, 4: 39.

[11] Koichiro O, Eiji A, Mitsuho C, et al. Outcome of anterior decompression and stabilization for thoracolumbar unstable burst fracture in the absence of neurologic. deficits, 1996, 21: 620 - 625.

[12] Hashimoto T, Kanede K. Abumi K. Relationship between traumatic spinal canal stenosis and neurologic deficits in the thoracolumber burst fracture. Spine, 1988, 13: 1268 - 1272.

[13] 林奇，印心奇，徐根宝，等．不同方法治疗胸腰椎骨折临床观察．中国矫形外科杂志，2000，7 (6): 534 - 537.

[14] Schenarts PJ, Diaz J, Kaiser C, et al. Prospective of adimission computed tomographic scan and pain film of the upper cervical spine in trauma patients with attered mental status. J trauma, 2001, 51 (4): 663 - 668.

[15] Diaz JJ Jr, Giuman C, Morris JA Jr, et al. Are five view pain films of the cervical spine unreliable? a prospective e-valuation in blunt trauma patients with altered mental status. J Trama, 2003, 55 (4): 658 - 664.

[16] Korres DS, Boseainos PJ, Papagelopoulos PJ, et al. Multiple level noncontiguous fracture of the spine. Clin orthop, 2003, 4 (1): 95 - 102.

[17] 侯树勋．现代创伤骨科学．北京：人民军医出版社，2002: 919 - 1004.

[18] 陈孝平．外科学．北京：人民卫生出版社，2002: 997 - 1001.

[19] 周海涛，党耕町，王超，等．寰枢椎脱位与不稳 388 例住院病例分析．中华骨科杂志，2001，21 (4): 218 - 221.

[20] 胥少汀，郭世跋．脊髓损伤的基础与临床．第二版．北京：人民卫生出版社，2002: 11 - 17.

[21] 包聚良，邵擎东，陈爱民，等．脊髓损伤早期预后判断．第二军医大学学报，1997，18 (6): 547 - 548.

[22] Cariga P, Ahmed S, mathias CJ, et al. The prevalence and association of neck (coat - hanger) pain and orthostatic postural hypotension in human spine cord injury. Spinal cord, 2002, 40 (4): 77 - 82.

[23] Casha S, Yu WR, Fehlings mg. Oligodendroglial apoptosis occurs along degenerating axons and is associated with FAS and p75 expression followiong spinal cord injury. neurosience, 2001, 103 (1): 203 - 218.

第十二章

脊髓圆锥马尾神经损伤

第一节　脊髓圆锥损伤

脊髓外观呈圆柱形，前后稍扁，有 2 个梭形膨大部分即颈膨大和腰膨大。脊髓在腰膨大以急骤变细，故称为脊髓圆锥。圆锥部脊髓系指骶 3～5 脊髓段，此处损伤在临床上较为常见。

一、病因及分类

（一）脊髓圆锥损伤的病因

1. 直接暴力因素，如枪弹伤、火器伤、刀刺伤等直接损伤。

2. 间接暴力因素，如高处坠落、车祸、重物撞击造成脊柱骨折脱位，撞击和挤压脊髓神经而造成急性损伤。

3. 慢性压迫性因素，包括椎体肿瘤、椎管内肿瘤、脊柱结核形成的脓肿、死骨等造成脊髓慢性压迫的因素。

4. 血管性因素，比较少见，如脊髓的血管意外、血管畸形、动脉硬化，血液病等以及脊髓前动脉的主干或分支出现血栓或栓塞而引起的脊髓损伤。

5. 慢性牵拉性因素，如脊髓栓系综合征、脊柱裂引起的硬脊膜膨出等。

（二）脊髓圆锥损伤的分类

1. 临床上依据损伤因素，发病的缓急将脊髓圆锥损伤分为急性损伤和慢性损伤。急性损伤多指损伤暴力直接作用于脊柱脊髓造成脊柱损伤，继而累及脊髓引起损伤。

2. 熊祥虎将脊髓圆锥和马尾损伤分为 7 种类型：

（1）脊髓完全性损伤（1 型）：仅为脊髓损伤而不波及圆锥，圆锥功能不受影响。损伤平面以下感觉、运动完全丧失，肛门反射、球海绵体反射仍然存在。

（2）脊髓圆锥完全性损伤（2 型）：损伤节段以圆锥为主，由于波及圆锥上部相应的脊髓（胸 12～骶 5），表现为腰骶脊髓平面以下的运动神经元损伤，具有感觉、运动整齐平面。反射弧中断、反射消失，肛门反射、球海绵体反射消失。

（3）圆锥马尾不完全性损伤（3 型）：损伤在节段，表现为感觉运动功能不对称性和不一致性。

肛门反射、球海绵体反射存在或减弱，或单侧存在另一侧减弱。

（4）圆锥完全性损伤、马尾不完全性损伤（4型）：表现为肛门反射、球海绵体反射消失，但有部分马尾功能存在，下肢功能可能存在。

（5）圆锥马尾完全性损伤（5型）：此型易与2型混淆，但其解剖范围明显不同。该型损伤不包括与圆锥相邻的脊髓，只局限于圆锥和马尾。损伤平面低，主要表现为损伤平面以下感觉、运动和括约肌功能完全性丧失。

（6）单纯圆锥（骶2～5节段）损伤（6型）：圆锥以上的脊髓及其发出的神经根均未受损。主要表现为马鞍区和骨盆底肌肉的损伤，感觉和运动丧失，步态基本正常，膀胱、直肠功能丧失，肛门反射、球海绵体反射消失。

（7）单纯马尾神经损伤（7型）：表现为神经根支配区感觉、运动功能丧失，具有不对称性。马鞍区感觉正常，膀胱、直肠功能可能正常。

3. 胥少汀等将脊髓圆锥损伤依据损伤节段不同可分为3型：

（1）单纯圆锥损伤：表现有：①运动障碍：由于支配四肢的上下运动神经元无病损，故四肢机能正常。圆锥部前角支配会阴肌，所以会阴肌可发生瘫痪，膀胱括约肌有部分功能，肛门括约肌失控。②感觉障碍：阴囊2/3、龟头会阴肛没周围大腿后上1/3皮肤感觉障碍，视损伤程度不同而出现局部麻木、感觉迟钝过敏甚至完全消失。③肛门、阴茎海绵体反射消失，肛门括约肌麻痹，排尿障碍。其系排尿中枢所在地，当完全性损伤时，由于尿液无法在膀胱内滞留而出现真正的小便失禁；如为不完全性损伤，因括约肌尚起到部分作用，当膀胱空虚或不饱满时，无尿滴出，而膀胱充盈时，则出现滴尿现象，此种特点称之为奇异性尿闭（或称矛盾性尿闭）。

（2）圆锥马尾损伤：除圆锥损伤外，还有马尾神经中腰骶神经根损伤，伤及腰5～骶2神经根时，除圆锥损伤症状外，还有坐骨神经损伤症状，足背至股后也麻木。

（3）脊髓圆锥马尾损伤：由于波及圆锥上部相应的脊髓（胸12～骶5），表现为腰骶脊髓平面以下的运动神经元损伤，损伤平面以下感觉运动的完全丧失，一般在腹股沟平面以下，反射弧中断、反射消失，肛门反射、球海绵体反射消失。如为不完全性损伤，则依据部位及程度不同而双下肢瘫痪程度不同。

二、临床表现

（一）症状和体征

1. 疼痛：胸腰段脊柱骨折脱位造成的急性损伤者有伤区疼痛，腰背部肌肉痉挛，不能起立、翻身困难等症状。伴有腹膜后血肿者，由于自主神经的刺激引起肠蠕动减慢，常出现腹胀、腹痛、便秘等症。而慢性压迫或牵拉因素引起损伤者仅有胸背部慢性疼痛或会阴区放射痛。

2. 压痛、叩击痛：无论急慢性损伤者，局部均有压痛叩击痛。

3. 活动受限：无论急慢性损伤者，均有不同程度的脊柱活动受限，以急性者表现明显，检查时切忌让患者坐起或身体扭曲以免加重脊髓损伤。

4. 神经症状：视急慢性损伤及损伤部位和程度，可表现为单纯圆锥损伤、圆锥马尾损伤和脊髓圆锥马尾损伤的不同临床症状及体征。对每位患者均应进行多次、仔细的神经学检查，包括对运动、感觉、反射、括约肌以及自主神经功能的检查。

（二）影像学检查

1. X线检查：X线检查对了解脊柱骨质破坏的部位程度、椎间隙的情况以及对确立脊柱损伤的部位类型和骨折脱位现状是必不可少和不可替代的，在侧位片上测量伤椎上下相邻椎及椎间隙的高度以确定伤椎及椎间隙的高度，测量后凸成角可判断脊柱的稳定性，在指导治疗方面有极为重要的价值。

2. CT 检查：CT 检查比普通 X 线检查具有优越性。其优点为可测量椎管横截面和中矢状径以及椎体的额状径、矢径和椎弓间距，明确骨质破坏的程度、骨折的特征及椎管狭窄的程度，并且能显示出椎间盘破裂后突出物与硬膜囊的关系，为治疗方案的制定提供依据。但检查还存在一定的局限性，扫描间距较大，容易漏诊，不能发现脊椎多节段病变，对椎管内占位以及马尾神经损伤情况显示不如磁共振。

3. MRI：MRI 不但可在任何方向（包括矢状面、冠状面及水平面）直接显示脊柱的骨结构和软组织结构，如椎间盘突出、前后纵韧带破裂、骨肿瘤椎管内肿瘤等病变，还可显示脊髓是否受压迫及出血损伤程度，如脊髓软化、创伤后囊肿或水肿等表现。对判断脊髓损伤的预后的评估和是否需要减压及从前方或后方减压提供有价值的参考。

（三）诱发电位的检查

SEP 有助于判断脊髓损伤的完全与否，对于预测能否恢复及手术疗效的预测等方面能提供比较客观的依据。SEP 的检查已应用于脊柱外科手术中以及脊柱畸形矫正术中的脊髓监护。

三、诊断要点

主要依据病史症状及认真仔细的神经学检查以明确脊髓圆锥损伤的类型，辅以 X 线、CT、MRI 及诱发电位等检查可确诊病变的性质及程度。

四、治疗原则

对于脊髓圆锥部损伤的治疗，首先要明确引起损伤的原因，如脊柱骨折、肿瘤、结核等病变对脊髓圆锥的压迫，脊椎管内肿瘤的占位压迫，是急性损伤还是慢性损伤等来决定采取保守还是手术治疗。

（一）非手术治疗

对于无骨折脱位型脊髓圆锥部损伤，给予保守治疗，避免手术进一步损伤脊柱的稳定性和脊髓的功能。包括卧硬板床休息、大剂量激素冲击疗法、脱水高压氧治疗，防止或减轻脊髓的继发性损伤。

（二）手术疗法

手术的原则是去除病因、解除脊髓压迫、恢复脊柱解剖序列、保持或增加脊柱的稳定性、促进残存脊髓功能的恢复。手术方法应依据病因进行选择，如按照骨折的类型和脊髓损伤的程度以及各种内固定器械的特点选择手术入路及器械。胸腰段后路减压的特点是损伤小、出血少，随着近年来脊柱内固定器械的长足发展，后路椎弓根内固定系统能通过固定脊柱的三柱进行三维矫形，最大限度地保留脊柱的运动功能单位，保持脊柱生理弯曲，使之更符合生物力学。前路减压手术的特点为手术能直达椎体，直视下解除脊髓前方的压迫，扩大椎管的矢状，径减压效果确实，前路椎间植骨可使节段间撑开恢复伤椎高度，矫正后突畸形。缺点是操作复杂、创伤大，出血多。

五、预后

脊髓圆锥及马尾神经的损伤后依据临床神经学检查、SEP 及 MRI 检查对损伤作出早期诊断，对于损伤后的预后可进行初步估价。完全性损伤较不完全性损伤预后差。马尾神经损伤较脊髓及脊髓圆锥损伤预后好，原因是马尾神经与脊髓圆锥的组织学性质不同，前者属于周围神经性质，对于钝性压迫的耐受性较属于中枢神经的脊髓圆锥强。脊髓震荡、脊髓挫裂伤及肿瘤占位、椎间盘突出以及结核脓肿压迫造成的损伤一般预后较好。一般来说，临床症状越重、压迫越重，压迫时间越长预后较差，尤其是括约肌及性功能恢复越不满意。因为脊髓持续受压产生脊髓局部缺血低灌注是继发损伤的关键因素。吴昊天等通过对犬应用水囊分别压迫 30 分钟及 180 分钟后造成脊髓损伤后，在受压时间和去除压迫后，监测 SEP 及脊髓灰质的血流量，研究脊髓受压时间与损伤程度的相关性研究，结果表明，受压时间长，去除压迫后脊髓灰质的血流及 SEP 波幅恢复缓慢甚至没有恢复，而受压时间短者则有明显恢复。亦证实了此点。但等也报道马尾神经损伤晚期减压后 30 年得到明显恢复的病例，因此对于脊髓圆锥及马尾神经的损伤者，应予以早期诊断，明确损伤部位及程度，制定正确治疗方案，尽可能在恢复脊柱稳定性的基础上，尽早解除压迫、减轻继发损伤。

第二节　马尾神经损伤

一、引言

脊髓末端呈圆锥状，终止于第 1 腰椎中下 1/3，末端移行为终丝，终丝一部分位于硬膜囊内称为内终丝，并抵达硬膜下界，一部分进入终丝鞘内并在骶管内形成扇状，将脊髓固定于尾椎上，由于脊髓和椎管发育长度的差异，在腰膨大部的神经根纵形向下在腰 2 水平围绕终丝形成马尾。其神经根的数目自上而下逐渐减少，马尾神经漂浮在脑脊液中，因此马尾神经对于损伤有充分的缓解余地，并且马尾神经损伤因损伤的高低及程度不同，临床表现也有所差异。

二、病因及分型

（一）马尾神经损伤的病因

1. 由于车祸或高处坠落伤等间接暴力造成腰椎骨折脱位而继发马尾神经损伤。

2. 直接暴力如刀刺伤、火器伤等造成马尾神经损伤。

3. 腰椎椎管狭窄以及腰椎间盘突出、腰椎滑脱造成马尾神经损伤。

4. 原发或继发腰椎肿瘤、腰椎管内肿瘤及结核等病变造成的死骨脓肿对马尾神经压迫引起的损伤。

5. 自发性椎管内出血形成血肿压迫马尾神经压迫引起的损伤。

6. 医源性损伤如椎管麻醉椎间盘切吸及切溶术。Mollmann 等对硬膜外麻醉造成马尾神经损伤进行研究，研究表明硬膜外针直接损伤马尾神经，或误伤硬膜外血管形成血肿以及麻醉剂的毒性作用均可造成马尾神经损伤。而 Samuel 等研究表明椎间盘溶解酶误入或侵入蛛网膜下腔引起蛛网膜炎马尾神经损伤。另外，腰椎手术术中操作损伤马尾神经，减压后腰椎失稳或滑脱，以及术后瘢痕牵拉压迫也是造成马尾神经损伤的因素。

（二）马尾神经损伤的分型

1. 按损伤部位分为 3 型：

（1）上部马尾损伤：①运动障碍表现为整个下肢及会阴部均出现下单位瘫，因而膝反射、踝反射跖反射及肛门反射均消失，但提睾反射及下腹壁反射均正常。②感觉障碍表现为整个下肢及会阴部感觉均缺失，根痛极为明显，多从腹股沟开始扩散到整个下肢以及会阴部、臀部、肛门、骶骨部等。③内脏反射障碍表现为由于破坏了膀胱直肠的传入传出神经，因而发生尿便潴留，并可产生阳痿。

（2）中部马尾损伤：①运动障碍表现为坐骨神经支配的肌肉发生瘫痪、小腿屈曲以及足的运动均不可能，但大腿内转和小腿伸展不受影响，病人不能起立步行。踝反射、跖反射及肛门反射均消失，但膝反射、提睾反射及下腹壁反射均正常。②感觉障碍表现为臀部后面大腿及小腿后面感觉缺失，根痛多沿坐骨神经走行放散。③内脏反射障碍表现为膀胱、直肠、以及性机能障碍同前。

（3）下部马尾损伤：①运动障碍表现为仅损害会阴部肌肉，因而下肢无瘫痪，病人能起立步行。肛门反射均消失，但膝反射、踝反射、跖反射及提睾反射及下腹壁反射均正常。②感觉障碍表现为臀部内侧肛门部、会阴部等处感觉缺失，即所谓马鞍状感觉缺失，根痛也表现在这些部位。③内脏反射障碍表现为膀胱、直肠以及性机能障碍同前。

2. 按损伤程度可分为：马尾受压、马尾挫裂伤、马尾断裂。

三、临床表现

（一）症状和体征

1. 疼痛：腰段脊柱骨折脱位造成的急性损伤者有伤区疼痛，腰背部肌肉痉挛、困难等症状，伴有腹膜后血肿者，由于自主神经的刺激引起肠蠕动减慢，常出现腹胀、腹痛、便秘等症。而慢性压迫或牵拉因素引起损伤者仅有胸背部慢性疼痛或会阴区放射痛。

2. 压痛、叩击痛：无论急慢性损伤者，局部均有压痛、叩击痛。

3. 活动受限：无论急慢性损伤者，均有不同程度的脊柱活动受限，以急性者表现明显，检查时切忌让患者坐起或身体扭曲，以免加重脊髓损伤。

4. 神经症状：由于腰椎管相对宽大，且马尾神经漂浮在脑脊液中，由上而下起神经根数目逐渐减少，因此马尾神经对损伤缓冲能力很大，并且因损伤程度、部位不同，表现也是多种多样。完全性断裂或损伤表现为双下肢感觉运动丧失，大小便潴留，各种腱反射及病理反射均引不出。不完全性损伤则表现为双下肢瘫痪品面不一，轻重不同。即使在同一侧，各肌肉瘫痪程度也不一样，而且其神经损伤情况与影像学上腰椎骨折脱位程度不成正比。有的患者影像学上显示椎管狭窄率达70%~80%，却无神经症状，郝定均等因此提出创伤性马尾神经硬膜疝的概念，即腰椎骨折脱位后马尾神经逃逸的现象。并总结出其预后较未发生疝的损伤好，提出了分型及治疗方法。因此必须依据对双下肢感觉、运动及各个肌肉肌力、腱反射及病理反射详细检查才能正确判断马尾神经损伤的水平、数目及程度。

（二）影像学检查

1. X 线检查：X 线检查对了解脊柱骨质破坏的部位、程度，椎间隙的情况以及对确立脊柱损伤的部位类型和骨折脱位现状是必不可少的和不能替代的。正位片可见椎体一侧或两侧楔变，骨质连续性中断、移位的情况，还可见到椎板关节突、横突骨折。侧位片可见椎体前后缘的骨折，并可进行椎体楔变程度、旋转及稳定性的测量，在指导治疗方面有极为重要的价值。

2. CT 检查：CT 检查比普通线检查具有优越性。其优点为可测量椎管横截面和中矢状径以及椎体的额状径矢径和椎弓间距。明确骨质破坏的程度、骨折的特征及椎管狭窄的程度，尤其对于爆裂性骨折的诊断及骨块突入椎管的程度一目了然，为治疗方案的制定提供依据。

3. MRI：MRI 不但可显示脊柱的骨结构和软组织结构，如椎间盘突出、前后纵韧带破裂、骨肿瘤椎管内肿瘤等病变，还可显示马尾神经是否受压迫及出血损伤程度、水肿等表现。对判断脊髓损伤的预后评估和是否需要减压及从前方或后方减压提供有价值的参考。

（三）诱发电位的检查

SEP 有助于判断脊髓损伤的完全与否，对于预测预后及手术疗效等方面能提供比较客观的依据。SEP 的检查已应用于脊柱外科手术中以及脊柱畸形矫正术中的脊髓监护。

四、诊断要点

主要依据病史症状及认真仔细的神经学检查以明确马尾神经损伤的类型，辅以 X 线、CT、MRI 及诱发电位等检查可确诊病变的部位、性质及程度。

五、治疗原则

对于马尾神经损伤的治疗，首先要明确引起损伤的原因，如脊柱骨折、肿瘤、结核等病变对脊髓圆锥的压迫，脊椎管内肿瘤的占位压迫，是急性损伤还是慢性损伤等来决定采取保守还是手术治疗。

（一）非手术治疗

对于无骨折脱位型或稳定性腰椎骨折并马尾神经轻微损伤者，给予保守治疗，避免手术进一步损伤脊柱的稳定性和脊髓的功能。包括卧硬板床休息、大剂量激素冲击疗法、脱水高压氧治疗，防止或减轻马尾神经的继发性损伤。

（二）手术疗法

1. 原则是早期诊断、早期手术，必要时急诊手术。手术的目的是在重建脊柱稳定的基础上解除压迫、松解粘连。Tag 认为出现马尾神经损伤 2 周内手术效果最好，大于 2 周效果差。这主要是针对于急性损伤者。而慢性损伤者，有学者通过大量病例证实手术疗效与手术时间无明显相关性。

2. 手术方式：

（1）椎板减压术：其目的是扩大椎管或通过器械间接复位，恢复脊柱的解剖结构，直接或间接解除压迫。

（2）前路减压内固定术：主要用于来自脊髓前部致压物的清除，具有直接的减压作用，并可通过内固定器来重建脊柱的稳定性。

（3）马尾神经吻合术：马尾神经不同于脊髓也不同于周围神经，损伤后有一定的再生能力，但不如周围神经。

①近端马尾神经吻合术。腰 1、2 水平马尾神经尚未分散，神经根聚集，损伤的马尾排列紊乱，可用盐水反复冲洗后应用显微外科技术依据马尾粗细仔细对合，缝合神经束膜。

②远端马尾神经吻合术。腰 3 以下马尾神经的运动神经逐渐靠先腹侧，而感觉神经分布于背侧，许多实验研究发现马尾运动神经的恢复明显优于马尾感觉神经，且运动功能的恢复不是减压固定所发生的根性恢复，而是与距离相关的神经再生性恢复。北京军区总院孙天胜等观察了一组应用纤维蛋白胶对损伤马尾神经黏合的病人，随访平均 1 年，所得结论为神经损伤修复后，无论是腰神经支配的股四头肌还是骶神经支配的臀部肌肉均有恢复，膝关节以下肌肉均没有恢复，说明靶肌肉与受伤部位的距离有关。而陈旧性损伤无任何恢复，说明恢复有一定的时间窗，这主要针对于骨折脱位造成的急性损伤，所以应尽量吻合运动神经即前根。马尾神经缺乏结缔组织无神经外膜，但有神经束膜，吻合有一定的难度。

（4）马尾神经松解术，适应于慢性损伤造成马尾神经粘连者。

（王晓东　刘国良）

参考文献

[1] 郝定均，王岩，田伟．脊柱创伤外科治疗学．北京：人民卫生出版社，2011：111－124.

[2] 周天健．脊柱脊髓损伤——现代康复与治疗．北京：人民卫生出版社，2006：567－576.

[3] Theiss RD，Kuo JJ，Heckman CJ. Persistent inward currents in rat ventral horn neurons. J Physiol，2007，580（2）：507－522.

[4] 胥少汀，郭世钹．脊髓损伤基础与临床．北京：人民卫生出版社，1993：703－705.

[5] Liu N K，ZhangY P，Han S，et al. Annexin reduces inflammatoryreaction and tissue damage through inhibition of phospholipase A2 activation in adult rats following spinal cord injury . J Neuropathol Exp Neurol，2007，66（10）：932－943.

[6] Gupta R，Bathen ME，Smith JS，et al. Advances in the management of spinal cord injury. Journal of the American Academy of Orthopaedic Surgeons，2010，18（4）：210－222.

[7] 王波，史建刚，贾连顺，等．突发事件中脊柱脊髓损伤临床救治现状．第二军医大学学报，2010，31（1）：108－109.

[8] Van Leeuwen CMC，Post MWM，van Asbeck FWA，et al. Social support and life satisfaction in spinal cord injury during and up to one year after inpatient rehabilitation. Journal of Rehabilitation Medicine，2010，42（3）：265－271.

[9] Tawashy AE，Eng JJ，Krassioukov AV，et al. Aerobic exercise during early rehabilitation for cervical spinal cord injury. Physical Therapy，2010，90（3）：427－437.

[10] Cappuccino A，Bisson LJ，Carpenter B，et al. The use of systemic hypothermia for the treatment of an acute cervical spinal cord injury in a professional football player. Spine，2010，35（2）：E57－E62.

第十三章

椎管内占位病变

椎管内占位病变颈椎病为颈椎间盘本身的退行性改变及其继发性改变刺激或压迫邻近组织所引起的一系列临床症候群。随着人均寿命的延长、现代生活和工作性质的影响，以及医学检查手段的提高，这种以椎间盘退行性改变为基础的疾患呈现出逐年增加的趋势。目前，颈椎病所造成的各种急、慢性血管、神经损伤已为广大医学工作者所重视，医学工作者通过不懈的努力，使得颈椎病的治疗有了较为满意的疗效。但是在颈椎病的分类及诊治方面，众学者之间仍然存在较多的争议，特别是在颈椎病的分类诊断方面、保守治疗还是手术治疗以及手术治疗方式和时机方面尚有不同的见解。

第一节　肿瘤

一、引言

椎管内肿瘤是指发生于脊髓本身及椎管内与脊髓邻近组织原发性或继发性肿瘤的总称。临床上根据肿瘤与脊髓和硬膜的关系分为硬膜内髓外肿瘤和硬膜内髓内肿瘤。肿瘤可发生于脊柱的任何节段，由于胸椎最长，故胸段者最多，达半数左右，颈段椎管内肿瘤约占全脊柱 1/4，其余发生在腰段脊髓和马尾。椎管内肿瘤可见于任何年龄阶段，发病高峰多在 20～50 岁之间。除脊膜肿瘤外，椎管内肿瘤男性较女性发病率稍高。在原发性中枢神经系统肿瘤中，硬膜内肿瘤占 10% 左右，其中 2/3 为髓外肿瘤，而 80% 的髓外肿瘤为脊膜瘤和神经鞘瘤，15% 的髓外肿瘤位于马尾区域终丝的室管膜瘤，其余 5% 为一些罕见的肿瘤，如神经节细胞瘤、转移瘤和肉芽肿。髓内肿瘤很少见，发病率较低，据统计发病率低于 1/100000，并且瘤体生长比较缓慢。在所有的脊髓肿瘤中，半数以上的肿瘤为神经胶质瘤，如室管膜瘤和星形细胞瘤。

二、病因病机

椎管内肿瘤病因学机制目前仍然不是很清楚，但通过学者们大量研究证据显示，有些神经性肿瘤是由遗传性疾病导致的，肿瘤的基因学研究将重点放在了染色体畸变，影响有丝分裂的因素作用于受体。

椎管内肿瘤可压迫神经根引起各种神经功能障碍，压迫血管可造成脊髓水肿、缺血及坏死，引起不同程度的脊髓压迫综合征。通常在病变周围水肿带尾部有喙状突起，这是由于静脉丛无瓣膜解剖特点导致损伤性的静脉回流。约有 70% 的髓内肿瘤会伴有瘘管及脊髓积水或髓内囊肿形成。由于椎管内肿瘤生长缓慢，脊髓组织在功能上对瘤体所产生的压迫有很强的适应性，所以，临床上从最初出现症状到确诊，持续时间一般在 3 年左右。

三、临床表现

（一）病史

由于椎管内肿瘤生长缓慢，脊髓组织在功能上对瘤体所产生的压迫有很强的适应性，症状和体征长时间隐匿而不容易被觉察到。据报道，临床上从最初出现症状到确诊，持续时间一般在 3 年左右。但是当室管膜瘤和海绵状血管瘤瘤体破裂出血时，症状和体征突然会出现。

（二）症状与体征

一般临床表现为肿瘤瘤体所在平面神经根损害及该平面以下长纤维束受累的症状和体征。

1. 神经根性疼痛：神经根或硬脊膜刺激所致部位比较固定，常常局限于受累神经根分布区域放射。性质如刀割针刺或烧灼样呈间歇性发作，在用力咳嗽或打喷嚏时症状加重或诱发。神经根性痛常为髓外占位病变的首发症状，其中颈段与马尾部肿瘤更多见。硬膜外转移瘤的疼痛最为严重，疼痛部位与肿瘤所在平面的神经分布一致，疼痛早期为间歇性、单侧痛，夜间发作明显，后期则表现为持续性对称性疼痛，在躯干呈束带感，在四肢呈放射状疼痛。神经根性疼痛主要是因为神经根或脊髓的后角细胞受到肿瘤的刺激而发作，脊髓的感觉传导受刺激，神经根或硬膜受压迫牵拉所致。

2. 感觉障碍：受损脊髓平面以下感觉减退或感觉异常，如患者感觉麻木或蚁行感。神经根期可出现束带感，感觉会随着瘤体的增大越来越明显。早期当感觉纤维受到压迫时，表现为感觉不良和感觉错乱，当神经纤维受到破坏时则表现为感觉丧失。当髓外肿瘤从一侧挤压脊髓移位，使肿瘤平面以下同侧瘫痪深感觉消失，对侧痛、温觉消失，构成脊髓半切损害综合征。

3. 运动障碍：肿瘤压迫神经前根或者脊髓前角时表现为所支配区肌群下运动神经元瘫痪，肌张力降低，腱反射减弱或消失，病理征阴性，肌肉萎缩；肿瘤压迫平面以下因椎体束向下传导受阻，则表现为上运动神经元瘫痪，肌张力高，腱反射亢进，病理征阳性，肌肉无萎缩。颈段病变表现有四肢肌力减弱，严重者会出现四肢瘫，主要表现为上肢软瘫和下肢的硬瘫；胸段椎管内肿瘤表现为下肢无力，肌张力增高，病理反射阳性等；腰骶段主要表现为马尾神经受损和腱反射减弱等。

4. 自主神经功能障碍：交感神经节受损功能紊乱会出现单侧性瞳孔缩小、眼睑下垂、眼球下陷及同侧结膜充血和面部无汗或多汗。另外，还表现有血管收缩反射异常等及立毛、直肠和膀胱功能障碍，括约肌功能受损而出现二便障碍，一般出现症状较晚。

5. 脊柱或中线部位皮肤异常：可有脊柱畸形，多为胚胎残余组织发生肿瘤的长期慢性压迫所致，表现为椎板缺如或隐性脊柱裂等。背部或腰骶部皮肤有毛窦或局部毛发异常分布。

（三）体格检查

完善神经学检查对肿瘤进行系统的评价是椎管内肿瘤治疗和预后的关键。

1. 头痛（脑积液回流受阻，颅内压增高所致）。

2. 斜颈。

3. 感觉减退。

4. 肌力及运动减弱。

5. 步态失稳。

6. 运动失调。

7. 二便功能障碍。

8. 脊柱畸形。

9. 背部或腰骶部皮肤有毛窦或局部毛发异常分布（儿童及青少年多见）。

（四）神经纵向定位体征

1. 颅颈交界区：这一区域主要累及第 11 和 12 脑神经，使后柱受压，导致位置觉、震颤觉和轻触觉障碍，四肢表现为上运动神经受损害，C2 区域可有感觉障碍。

2. 颈脊髓区：上颈脊髓区病变主要表现为枕颈区疼痛和感觉异常。病变节段以下会出现痉挛性四肢瘫，肱二头肌肌腱反射亢进。C5 节段脊髓病变可致三角肌、肱二头肌和旋后肌萎缩性瘫痪，感觉障碍延伸到臂外侧，肱二头肌和旋后肌反射减退或消失；C6 节段脊髓病变肱三头肌及腕伸肌瘫痪，部分性垂腕，相应皮节出现感觉障碍；C7 节段脊髓病变出现腕屈肌和屈指伸肌瘫痪，臂中线偏尺侧出现感觉障碍；C8 节段脊髓病变会导致手内侧肌群萎缩性瘫痪，出现爪形手畸形，可有交感神经节受损功能紊乱，会出现单侧性瞳孔缩小、眼睑下垂、眼球下陷及同侧结膜充血和面部无汗或多汗，臂内侧及第 4、5 指感觉障碍。

3. 胸脊髓区：临床定位时常常依赖感觉障碍出现的水平，很难依赖肋间肌的肌力来加以判断。当患者出现下腹肌瘫痪而上腹肌正常时，让患者仰卧，对抗胸部所加阻力坐起时，脐向上移动，下腹壁反射消失，即出现比弗氏征。

4. 腰脊髓区：当腰 1、2 节段脊髓病变时，会引起提高反射消失；第腰 3、4 节段脊髓病变未累及到马尾神经根时，股四头肌力量减弱，膝反射消失，跟腱反射亢进，踝阵挛出现。该水平马尾神经受累，小腿迟缓性瘫痪，膝踝反射均消失。当脊髓和马尾神经同时受累时，一侧小腿挛缩性瘫痪，另一侧迟缓性瘫痪。

5. 圆锥与马尾区：患者在早期有腰痛，鞍区和下肢疼痛或麻木，括约肌功能障碍出现也较早。患者可出现下肢迟缓性瘫痪、肌肉萎缩、足下垂、鞍区可有不同程度的感觉障碍，偶有患者可出现腰骶、臀部或髋部及足跟溃疡。

（五）辅助诊断检查

当患者的症状和体征提示椎管内肿瘤时，首选的检查方法为核磁共振，核磁共振对肿瘤的诊断有重要价值。在成血管细胞瘤和血管畸形行脊髓血管造影有重要价值。

1. X 线片检查：

（1）转移瘤会出现骨质的破坏。

（2）椎弓根变细，椎间距离增大。

（3）椎间孔扩大。

（4）脊柱正常的生理曲度改变，渐进性出现脊柱畸形。

（5）瘤体钙化。

2. CT 检查：

（1）转移瘤会出现骨质的破坏。

（2）椎管及椎间孔扩大。

（3）瘤体钙化。

（4）脊髓或神经根受压。

（5）脊髓扩大。

3. MRI 检查：

（1）神经鞘瘤在 T1W 相呈等密度影，而在 T2W 相呈高密度影，都会有对比增强的表现。

（2）脊膜瘤表现为 T1W 相和 T2W 相与脊髓呈等信号影，不伴有骨质破坏。

（3）室管膜瘤与脊髓在 T1W 相呈等信号影，在 T2W 相上呈高信号影，瘤体内可见点状或线状信号影，在圆锥肿瘤中，椎体呈扇形改变。

（4）星形细胞瘤在 T1W 相上为等或低信号影，在 T2W 相上呈边界不清的高信号影，中度对比增强为小斑点阳性，大部分会形成囊肿。

（5）成血管细胞瘤在 T1W 相上为等信号，在 T2W 相呈点状或线状高信号影，中度对比增强为强阳性，囊肿形成多见。

（6）海绵状血管瘤常见“爆米花样”或“猫眼状”混合信号，在 T2W 相及梯度回波序列上为花朵样表现。

4. 腰肢穿刺检查：腰椎穿刺送实验室检查示脑脊液中蛋白含量增高，一般可达 500 ~ 1000mg/dL。细胞学检查可检测到肿瘤细胞，当脑脊液黄染时可提示肿瘤出血。

四、诊断要点

有脊髓横贯性损伤的症状和体征，做腰椎穿刺，送实验室检查示脑脊液中蛋白含量增高，相应的 MRI 检查即可确诊。

五、鉴别诊断

（一）髓内肿瘤与髓外肿瘤鉴别

髓内肿瘤早期表现为神经根受压及逐渐出现脊髓受压的变现，主要表现为麻木无力、感觉障碍，伴有脊髓传导束受刺激或受压的体征。早期有侵犯脊髓灰质的表现，且有垂直发展的倾向，其对脊髓丘脑束的影响恰与髓外肿瘤相反，感觉障碍常首先其余病变的相应节段，随病变发展，逐渐由上向下发展；髓外肿瘤病程较长，典型的症状为神经根疼痛，以后出现肢体麻木、酸胀或感觉减退的表现，随后可进一步出现瘫痪及膀胱、直肠功能的障碍。可见典型的脊髓半切综合征，即患侧运动障碍和深感觉消失，对侧痛、温觉消失。

（二）髓外硬膜外肿瘤的鉴别

转移瘤多见老人，髓外硬膜外肿瘤发展较快，首发症状为疼痛，随后很快出现脊髓受压的症状；淋巴瘤多发于胸腰椎，主要表现为脊髓和神经根受压的症状，以局部疼痛为主，逐渐出现下肢运动、感觉障碍和括约肌功能障碍。

六、治疗原则

（一）非手术治疗

放疗和化疗技术的发展，促进了椎管内肿瘤的保守治疗，尤其是对分级较高的神经胶质瘤进行放疗治疗成为可能。凡恶性肿瘤在手术后均可以采取放疗，疗程一般为 4 ~ 5 周，多可以提高治疗的效果；对于胶质细胞瘤可采用脂溶性烷化剂如卡莫司汀（BCNU）治疗有一定的疗效，对于转移癌，如腺癌和上皮癌，应用环磷酰胺和氨甲蝶呤等疗效显著。另外，近些年来血管介入技术的普及，采用血管介入栓塞成为治疗成血管细胞瘤的一种很好的方法。

（二）手术治疗

良性神经鞘瘤的治疗主要为外科手术切除，绝大多数病例均可采取后路椎板切开，肿瘤切除可达到治愈的目的，临床上很少见到复发。恶性神经鞘瘤手术切除为主要治疗方法，术后应辅助放射治疗。神经鞘瘤绝大多数见于脊髓的背侧，在脊硬膜打开后很容易暴露位于腹侧的肿瘤，在患者颈部的肿瘤需切断齿状韧带，以便于更充分地暴露肿瘤；腰部瘤体可能会被脊髓圆锥或者马尾所覆盖，有些病例肿瘤将脊髓圆锥或马尾神经压迫到椎管的一侧，当暴露充分时肿瘤与脊髓圆锥或马尾的界面清晰辨认。如果肿瘤组织较大时，可以先进行囊内切除，进行囊内减压。对于肿瘤起源的神经根需要切断，即使在颈椎或腰椎脊髓膨大水平，也很少引起严重的神经功能缺失，通常这些被切除的神经根功能会被邻近的神经根代偿。部分病例肿瘤组织镶嵌入脊髓软膜组织并压迫脊髓，此时脊髓与肿瘤组织很难分离，需切除部分节段的软膜组织才能获得肿瘤的全部切除。肿瘤通过椎间孔明显侵犯椎旁结构时，手术过程中应该做特殊的处理。术前对硬膜下肿瘤的临近组织仔细分析，便于手术入路的准确决策，核磁共振检查通常可以仔细了解肿瘤的毗邻结构组织，但对于哑铃状肿瘤行脊髓造影后 CT 断层将更加敏感，便于观察椎管及椎旁结构。

手术是治疗大多数髓内肿瘤最有效的方法。手术切除肿瘤的范围取决于肿瘤与脊髓之间的界限。如果肿瘤与脊髓之间的界限清楚，多为良性肿瘤，应用现代显微外科技术不但可以将瘤体全切，而且手术致残率低，常常可以获得满意的疗效。几乎所有的室管膜瘤、分化较好的星形细胞瘤和血管网织细胞瘤与脊髓都有明显的界限，手术力争全切或次全切。对于髓内恶性肿瘤，虽然肿瘤内大部分切除或部分切除术可以减轻患者症状及缓解患者病情，但术后有高致残率。对于髓内的皮样囊肿和表皮样囊肿，手术很难将囊壁从脊髓上完全剥离下来，所以不必强求全切，即使有少量的囊壁残存在脊髓上，长时间内也很少复发。脊髓内的脂肪瘤也不可全切，故进行大部分切除术，患者可得到满意的疗效。

椎管内转移瘤通常压迫脊髓和神经根引起脊髓障碍或顽固性疼痛，治疗主要采取放疗或手术后放疗的姑息性治疗。血液系统的恶性肿瘤侵犯到脊髓和神经根，通常只行放射治疗。手术的目的在于减轻脊髓和神经根的压迫程度，减轻疼痛，尽量切除瘤体肿物，明确病理诊断，为化疗和放疗提供可靠的依据。

先天性椎管内肿瘤多为胚胎残留细胞发展而来，以表皮样囊肿、脂肪瘤和畸胎瘤最为常见，常合并脊柱裂、脊柱侧弯和其他畸形，在临床上起病缓慢，病程较长，对神经的压迫较轻，所以容易被忽视。目前采取显微手术切除先天性脊髓肿瘤是最佳的治疗方法。

七、预后

恶性神经鞘瘤的预后较差，生存期很少超过 1 年，这些肿瘤必须和某些少数表现出侵袭性组织学特征的施万细胞瘤相鉴别。施万细胞瘤有恶性倾向者相对预后较好。大多数髓内室管膜瘤、血管网织细胞瘤能够全切，复发率较低，甚至可以治愈，预后较好，髓内皮样囊肿、表皮样囊肿和脂肪瘤为良性肿瘤，一般预后较好。髓内恶性星形细胞瘤放疗是主要的治疗方法，平均生存期是 6 个月到 1 年，对于良恶性临界肿瘤最好的治疗方法是采取手术行瘤体大部分切除术，术后辅助放疗。

第二节 脊髓血管畸形

一、引言

脊髓血管畸形是指脊髓血管先天发育异常所形成的血管病变，导致脊髓运动、感觉和括约肌功能障碍性疾病。其发病率远远低于脑血管病的发病率，临床上表现为脊髓缺血和脊髓出血。它不包括血管性肿瘤。硬脊膜下血管畸形男女发病率相似，多见于10~30岁青少年。

二、病因病机

脊髓血管畸形引起临床症状的原因是畸形血管破裂出血。由于畸形血管的先天性发育异常，血管管壁薄弱，引流静脉压力高，特别是并发动脉瘤或静脉瘤时，如有突然的动脉血压增高或静脉回流受阻，畸形的血管很容易破裂出血，出血可发生在脊髓蛛网膜下腔内或脊髓内部，当出血较多形成血肿时，造成对脊髓的压迫或者破坏，进一步加重对脊髓的损伤。

三、临床表现

（一）神经根性疼痛

在病变所在神经根分布区域内有放射性痛，如双上肢或双下肢放射痛，疼痛可随体位改变而诱发，休息后疼痛症状可自行缓解，疼痛可影响2个或2个以上的神经根分布区域。

（二）进行性神经根和脊髓功能障碍

不同部位、不同程度的运动、感觉和括约肌功能障碍表现为神经分布区域内肌力减弱，患者出现间歇性跛行，相应皮节区域内出现感觉障碍，大小便功能障碍。最为典型的症状是间歇性跛行，患者在行走很少距离后感到下肢乏困无力、疼痛，休息后症状可自行缓解或消失，在行走一段距离后症状反复。发生间歇性跛行的主要原因是畸形血管盗血现象时脊髓慢性缺血，当患者运动时血液重新分布，血液多分布在骨骼肌，则脊髓供血量相对减少，脊髓神经缺血而出现症状。

（三）急性出血

患者突然出现剧烈神经根性疼痛、四肢瘫或者截瘫，当出血逆流入颅时，出现头部胀痛、呕吐、抽搐，严重者可出现意识障碍。当患者椎管内形成血肿后，对脊髓产生压迫或破坏，使脊髓功能迅速出现障碍。

（四）合并其他畸形

常合并脊柱畸形，病变相应节段的背部皮肤血管瘤或血管痣、颅内血管畸形、动脉瘤、肝脏或肾脏血管瘤。

四、辅助检查

（一）X线片

髓内血管瘤可见椎管及椎弓根间距增宽，类似髓内肿瘤。

（二）CT检查

CT平扫可检出髓内血肿和钙化。注射造影剂可见蛛网膜下腔有异常的充盈缺损。造影增强可见髓内、外异常血管团。

（三）MRI 检查

在蛛网膜下腔或脊髓内可见迂曲的低信号流空现象。在静脉充盈时可显示脊髓膨大，信号或强或弱。髓内海绵状血管瘤在 T1WI 上可见“黑环”征，即中间是高信号，周围是低信号。

（四）脊髓血管造影

脊髓血管造影是诊断和分类脊髓血管畸形的唯一方法，为脊髓血管畸形的治疗提供有价值的信息。

五、临床诊断

患者有神经根性疼痛及进行性神经根和脊髓功能障碍等典型的临床症状，对患者进行脊髓 MRI、CT 和 DSA 检查就可以做出诊断。脊髓血管畸形的诊断并不是很困难，但要早发现是很不容易的。有些患者需要手术探查才可以确诊。

六、鉴别诊断

需要与脊髓血管畸形鉴别诊断的疾病有脊髓型颈椎病、颈椎管狭窄症和脊髓侧索硬化症。①脊髓型颈椎病：患者发病多在 45 岁以上，颈椎骨赘形成明显，颈椎 MRI 检查显示椎管前方骨性或软组织致压物。临床变现为脊髓压迫的表现。②颈椎管狭窄症：起病症状以感觉障碍为主，多在中年以后发病，椎管矢状径 12mm 以下，甚至在 10mm 以下。③脊髓侧索硬化症：症状以运动障碍为主，一般不伴有感觉障碍及自主神经障碍，而且受累平面较高，多见于颈 4 以上，多见于青年人，发病较为迅速，椎管矢状径一般较宽；④另外，还要与急性间盘突出症和粘连性蛛网膜炎等相鉴别。

七、治疗

目前外科治疗脊髓血管畸形的方法有：血管栓堵术、畸形血管病灶切除术、供血动脉结扎术和椎板切除减压术。对于急性出血的患者采取急性减压、清除血肿，防止脊髓因血肿压迫而变性、坏死，以便于进一步处理。

（一）血管内栓堵术

一般而言，脊髓血管畸形均是血管栓堵术的适应证，尤其对于硬脊膜和脊髓周围血管畸形患者是首选的治疗方法。

（二）现代显微外科病灶切除术

应用现代显微外科技术不但可以将病灶全切，而且手术致残率低，常常可以获得满意的疗效。位于脊髓背侧呈长条状的畸形血管以及位于脊髓内较局限的静脉瘘患者均可手术切除。

（三）供血动脉结扎术

对于血管栓堵和没有办法切除的畸形血管病变的患者，可采取供血动脉结扎术。

（四）椎板切开减压术

对于畸形病变血管出现急性出血，血肿压迫脊髓的患者可施行椎板切开减压术。

八、相关解剖

脊髓血管供应主要来自于椎动脉的脊前动脉和脊后动脉，它们行于脊髓全长，发出的根动脉供应着邻近的脊髓节段。但是在31对根动脉中，有7～8对根动脉是脊髓血液供应的主要血管，主要是指颈脊髓的血液供应。其他如肋间动脉供应胸脊髓，主动脉降支和髂内动脉分支供应胸脊髓和腰脊髓。另外，脊髓前动脉供应脊髓腹侧的前2/3，脊髓后动脉供应脊髓背侧的1/3区域。胸脊髓2～4节段是颈脊髓和胸脊髓动脉供应的交叉区，血液供应相对较差，在此节段发生血管性损伤的机会较大。

第三节 脊髓硬膜外血肿

一、引言

脊髓硬膜外血肿是由于轻微脊柱外伤、脊柱手术、抗凝治疗、血液系统疾病或者是脊柱穿刺麻醉和硬膜外注药后患者硬膜外急性或缓慢出现血肿，当血肿较大压迫脊髓时，会出现脊髓功能障碍。根据患者血肿出现的位置不同而表现为相应的临床表现。大多数患者呈急性发病，患者突然出现剧烈的放射性腰背部疼痛，随后迅速出现血肿平面以下神经功能障碍，少数患者会出现亚急性或慢性发病。

二、致病因素

1. 患者有轻微脊柱外伤、抗凝治疗史、血液系统疾病、脊柱手术、脊柱穿刺麻醉和硬膜外药物注射史等。大约半数以上的患者发病较为隐匿，很难找到致病因素。

2. 患者既往有高血压、糖尿病、脊柱或椎间盘退变、硬脊膜血管病或硬脊膜肿瘤的病史。

三、临床表现

1. 一般检查：患者体温、血压、意识和生命体征的变化；患者是否有脊髓损害导致呼吸及吞咽困难。

2. 局部检查：脊柱有无压痛或畸形。

3. 神经系统检查：运动、感觉、反射、括约肌及自主神经功能的改变。

四、辅助检查

1. 血液检查：明确患者有无感染和凝血功能障碍。

2. 脊柱X线片检查：明确患者有无脊柱骨折和破坏性病灶。

3. 脊髓CT和MRI检查：明确显示硬膜外腔有无血肿以及血肿的大小和血肿压迫脊髓的严重程度。

4. 腰椎穿刺：脑脊液常规检查和Queckenstedt试验。

五、诊断依据

1. 部分患者有明确的病史，如有轻微脊柱外伤、抗凝治疗史、血液系统疾病、脊柱手术、脊柱穿刺麻醉和硬膜外药物注射史等。部分患者发病前有外伤、腰部扭伤和胸腹部压力骤然增高等诱因。

2. 大多数患者的病情呈急性发病，患者突然出现剧烈的放射性腰背部疼痛，随后迅速出现血肿平面以下神经功能障碍，少数患者会出现亚急性或慢性发病。

3. 脊柱手术后神经症状加重，也不能以手术损伤解释，经脱水、激素治疗无效，应该考虑硬脊膜外血肿的可能。

4. 脊柱 X 线片：判断有无血管畸形病变和有无肿瘤、结核等所致椎体破坏。

5. CT 和 MRI 检查：明确显示硬膜外腔有无血肿以及血肿的大小和血肿压迫脊髓的严重程度。

6. 腰椎穿刺：脑脊液常规检查可排除急性脊髓炎、硬膜外脓肿和脊髓损伤，Queckenstedt 试验提示椎管梗阻。

六、治疗原则

1. 手术治疗：椎板切开减压血肿清除术是硬脊膜外血肿治疗的首选方法，在血肿形成的 24 小时内手术。一般认为成人需要全椎板切除术，而儿童则需要行半椎板切除术，以防止儿童形成脊柱畸形。

2. 药物治疗：经 CT 和 MRI 检查显示患者硬膜外腔有血肿较小且稳定，压迫脊髓的程度较轻，可用药物治疗。药物包括止血剂、脱水机、激素及营养神经的药物，后期可适当加扩血管的药物，以便促进脊髓功能的恢复。

3. 高压氧治疗：手术后或出血停止后尽早进行。

4. 神经康复治疗：可采用针灸、理疗及功能锻炼等。

第四节　脊髓硬膜外脓肿

一、引言

脊髓硬膜外脓肿（spinal epidural abscess，SEA）是神经脊柱外科少见的急症之一，临床误诊率及致残率均较高。它最初报道于 1761 年，是严重广泛的硬膜外腔化脓性感染，由于大量的脓液积聚压迫脊髓而出现症状。需要神经脊柱外科治疗来避免永久性神经损伤。容易产生硬脊膜外脓肿的因素包括：糖尿病慢性肾病、免疫低下或缺陷、酗酒、恶性肿瘤、静脉内药物滥用、脊柱手术和外伤等。

二、致病因素

脊髓硬膜外脓肿绝大多数为继发性，其原发感染灶可为邻近或远隔部位的蜂窝织炎等化脓感染病灶，或为脏器的感染，或为全身败血症感染引起。

感染途径主要为：血源性感染、感染直接蔓延、直接进入以及隐匿性感染。常见的致病菌为金黄色葡萄球菌、白色葡萄球菌、链球菌、假单胞菌、伤寒杆菌等，也偶为真菌，如放线菌、芽生菌等。

三、临床表现

1. 急性硬脊膜外脓肿：起病时有高热、寒战、全身倦怠、精神不振、头痛、血白细胞计数及中性粒细胞数增高等全身感染征象，部分病例有脑膜刺激征。早期患者感染病变部背部明显疼痛，病变部位或附近棘突有压痛和叩痛，棘突旁组织有压痛和叩痛。由于病变部位神经根受炎症刺激而出现神经根痛，因病变部位不同而向胸、腹部放射，位于腰骶部脓肿可出现下肢疼痛，早期出现小便障碍，逐渐出现下肢乏力、麻木、锥体束征。脊髓症状出现后常在一至数天内迅速出现横贯性损害，表现为肢体弛缓性瘫痪，感觉障碍合并明显的括约肌功能障碍。

2. 亚急性硬膜外脓肿：临床进程和急性相似，只是背痛较明显且时间较长，发病 1 ~ 2 周出现神经根痛，疼痛每因活动或腹压增加（如排便、咳嗽、喷嚏）而加重，进一步发展出现脊髓功能损害症状。

3. 慢性硬脊膜外脓肿：有时有低热，症状时有起伏，进而出现脊髓受压症状，表现为痉挛性截瘫、感觉和括约肌功能障碍，与椎管内肿瘤常难以鉴别。

四、辅助检查

1. X 线片检查：患者早期在 X 线片上没有显示出异常变化，慢性硬膜外脓肿在患者出现严重的临床症状时会出现骨质破坏、增生或椎体塌陷。

2. CT 和 CT 椎管内造影：增强 CT 检查阳性率达 100%，CT 椎管内造影诊断率可达 90% 以上，但是通过 CT 和 CT 椎管内造影显示病灶范围仍有困难。

3. MRI 是目前诊断硬脊膜外脓肿最为可靠和准确的方法，它可显示锥体骨髓炎（T1 低信号、T2 高信号）、椎间隙和软组织感染（T2 信号增高）和脊髓受压移位以及脓肿（T1 为低或等信号）的范围。

4. 实验室检查：血白细胞计数及中性粒细胞数增高，血沉增快，血液培养有致病菌。

五、鉴别诊断

硬膜外脓肿应与以下疾病相鉴别：①急性脊髓炎常无原发化脓感染史，体检无局限性棘突叩击痛或压痛，腰背痛也不明显。一般在发病后 3 天内病变节段以下肢体即完全瘫痪，脊髓蛛网膜下腔没有阻塞。②脊柱转移癌常可找到原发癌肿，如肺、乳腺、前列腺或消化道等肿瘤，X 线片可见到“手风琴”样椎体压缩和破裂。③椎管内肿瘤常无感染史，必要时可作椎管碘油造影或脊髓 MRI 检查，手术探查亦可区别之。④脊柱结核有肺结核或身体其他部位结核病史，腰背痛和低热症状历时较长，脊柱可有后突畸形，X 线片可见骨质破坏和椎旁冷脓肿阴影等，CT 和 MRI 也有助于鉴别诊断。

六、治疗原则

1. 手术治疗：手术是治疗硬膜外脓肿的首选方法。手术的主要目的是利用吸引——灌洗的方法清除脓肿、坏死组织及周围受侵组织。常用的方法有：①椎板切除术，适用于多间隔的硬膜外脓肿和脊柱旁多间隔开放性脓肿；②椎板切开术，适用于儿童硬膜外脓肿；③CT 引导下经皮穿刺引流术，适用于影像学诊断比较清楚的脓肿。

2. 保守治疗：保守治疗适用于：①未出现神经功能障碍的患者；②患者有其他疾病不能耐受手术者。有研究表明，较小的、没有临床症状的硬膜外脓肿，影像学检查脊髓没有受压的脓肿可以单独使用抗生素进行长期的治疗且疗效较好。

3. 应尽早确定病原菌以及应用有效的抗生素对治疗硬膜外脓肿十分重要。应根据细胞学培养和药物敏感试验的结果使用抗生素。另外，硬膜外感染初期抗生素的应用时间为 3 ~ 4 周，如果出现椎骨骨髓炎的患者抗生素的应用时间为 6 ~ 8 周，最长可达 12 周。首先采用静脉给药，待病情稳定后可改口服。抗生素有效的指标为血沉减慢、白细胞计数下降、疼痛减轻和神经功能改善。

七、相关解剖

脊髓硬膜外脓肿发病部位与解剖特点有密切关系。硬脊膜由脊椎骨骨膜和硬脊膜两层结构形成。硬脊膜外腔内充满富含脂肪的疏松结缔组织和静脉丛，硬脊膜前方此两层紧密相连，并与脊柱后纵韧带接触，实际上无腔隙存在。硬脊膜外组织主要在背侧方和外侧方，自颈以下间隙渐增大，胸4~8之间的腔隙达0.5~0.7cm，胸9~腰2以下腔隙渐变狭窄，故病变部位以脊髓的背侧、胸腰段最常见，极少发生在上胸段和颈段。

（刘国良）

参考文献

[1] Virchow R. Die krankhaften Gerschwulste [M]. Hirschwald, 1863: 306.

[2] Jiang L, Liu X G, Yuan H S, et al. Diagnosis and treatment of vertebral hemangiomas with neurologis deficit: a report of 29 cases and literature review. Spine J, 2014, 14 (6): 944.

[3] Cruss JJ, Autoun NM, Laing RJ, et al. Imaging of compresssive vertebal haemangiomas. Eur Radiol, 2000, 10 (6): 997.

[4] Galibert P, Deramond H, Rosat P, et al. Preliminary note on the treatment of vertebral angioma by percutaneous acrylic vertebroplasty. Neurochiru-rgie, 1987, 33 (2): 166-168.

[5] Garfin SR, Yuan HA, Reiley MA. New technologies in spine: kyphoplasty and Vertebroplsty for the treatment of painful osteoporotic compression fractures. Spine (Phila Pa 1976), 2001, 26 (14): 1511-1515.

[6] S. Terry Canale, James H. Beaty. 坎贝尔骨科手术学. 王岩译. 北京：人民军医出版社，2011：1827-1839.

[7] 郝定均. 简明临床骨科学. 北京：人民卫生出版社，2014：1018-1021.

[8] Vishwakarma R, Joseph ST, Patel KB, et al. Giant frontal osteoma: case report with review of literature. Indian J Otolaryngol Head Neck Surg, 2011, 63 (Supp 1): 122-126.

[9] Kpidai Y, Hamada J, Mmorioka M, et al. Dissecting aneurysms of the vertebral artery - angiographic patterns at the dissecting site on balloon test occlusion. Neuroradiology, 2012, 54 (8): 857-862.

[10] Rehsaus E, Waldbaur H, Seeling W, et al. Spinal epiduralabscess ameanalysis of 915 patients. Neurosurg Rey, 2000, 23 (1): 175-204.

[11] 刘建雄，王伯镛. 脊髓硬膜外脓肿的诊断和治疗. 中华神经外科疾病研究杂志，2004，3（2）：108-109.

[12] 樊珝凌，王勇，万杰清，等. 脊柱硬膜外脓肿的诊断和外科治疗. 神经病学与神经康复学杂志，2009，6（3）：90-92.

第十四章

脊柱肿瘤

一、引言

脊柱肿瘤是临床肿瘤中较为少见的一类肿瘤。在美国每年每10万人中有2.5~8.5人患脊柱原发性肿瘤，而在我国脊柱肿瘤占骨肿瘤及瘤样病变的5%。脊柱肿瘤按瘤体的来源可分为原发性肿瘤和转移性肿瘤。相对而言，原发性肿瘤少见，累及胸腰椎者更为少见。脊柱肿瘤中原发良性肿瘤主要为骨软骨瘤、骨血管瘤、成骨细胞瘤、成软骨细胞瘤、神经纤维瘤、骨样骨瘤及神经鞘瘤等。主要的瘤样病变有嗜酸性肉芽瘤、动脉瘤样骨囊肿、纤维异样增殖症、孤立性骨囊肿。主要的原发恶性肿瘤有骨巨细胞瘤、脊索瘤、骨髓瘤、软骨肉瘤、恶性纤维瘤和骨肉瘤等。近几年来脊柱肿瘤的发病率有所上升，临床医生也越来越重视脊柱肿瘤，对于脊柱肿瘤的基础与临床研究也有了很大的进步，综合治疗脊柱肿瘤成为治疗脊柱肿瘤的一个发展方向。

二、分类

（一）原发性肿瘤

原发性肿瘤的发病率较低，约占所有肿瘤的0.4%，胸椎好发，其次是腰椎、颈椎和骶椎。

1. 原发良性肿瘤与瘤样病变

（1）成骨细胞瘤：多见于青少年及儿童，患者因脊柱生长平衡失调出现脊柱畸形，主要表现为疼痛，可伴有神经症状，有些患者突然发病，但也有些患者慢性发病。

（2）巨细胞瘤：多见于青壮年，好发年龄为20~40岁左右，约占脊柱肿瘤的15%，占原发骨肿瘤的4%~5%，女性发病率为男性的2倍。巨细胞瘤是骶骨最常见的良性肿瘤，脊柱其他部位很少见，其发病率在脊柱良性肿瘤中仅次于血管瘤，居第2位。疼痛是最常见的症状，通常在确诊前疼痛已经持续很长时间。在脊柱巨细胞瘤患者中，有20%~80%的病例出现神经功能损伤。X线片影像显示巨细胞瘤为溶骨性、分隔性和膨胀性的病变，常伴有皮质骨的破坏和软组织包块。当巨细胞瘤发生在骶骨时，病灶靠近近端并偏向一侧。

（3）血管瘤：为一种常见的病变，1867年，Virchow首次报道并详细描述该病，发病率11%左右，多见于中年人，据统计女性多于男性。血管瘤多见于胸椎，绝大多数患者表现为无症状静止型病变，只有1%的患者会出现症状。有症状患者50%以疼痛为主要临床表现，约45%患者表现为神经功能损伤和骨折，查体病椎棘突压痛和叩击痛阳性。X 线片可见病椎椎体内竖状条纹或栅栏状改变和粗大的骨小梁影，被称为“灯芯绒”椎。轴位 CT 扫描可显示椎体出现“斑点状”影，MRI 成为血管瘤的标准诊断，典型的血管瘤在 MRI 上变现为 T1 和 T2 加权序列上均为信号增强影像，这可与 Paget 进行鉴别。血管瘤可累及关节突、棘突及椎弓根，出现相应的临床表现。大多数血管瘤不需要治疗，对于那些渐进性神经功能损伤的血管瘤患者，椎体成形术已经成功用于血管瘤的治疗，也有报道直接往血管瘤内注射乙醇可以消除血管瘤引起的症状。

（4）嗜酸性肉芽肿：嗜酸性肉芽肿最常见于小儿患者，它通常表现为骨质上孤立性病灶，约 7% ~15% 的嗜酸性肉芽肿出现在脊柱，且多见于脊柱胸椎部位。嗜酸性肉芽肿临床上主要表现为疼痛、肌性脊柱强直和相应节段神经功能障碍，可出现系统性症状。X 线典型表现为侧位片上椎体似乎完全塌陷而变成扁平椎体。骨扫描显示病灶为“冷”性影像。MRI 影像显示在 T2 加权像上病灶周围有一定的浸润反应。

2. 恶性肿瘤：流行病学统计恶性肿瘤多于良性肿瘤，脊柱的恶性肿瘤也多于良性肿瘤。几乎所有脊柱恶性肿瘤的患者都有疼痛，超过 95% 的患者是因为疼痛而来就诊的，其中 20% 的患者前来就诊时已经出现了神经根病变的症状。脊柱肿瘤常见的恶性肿瘤有以下几种：

（1）脊柱成骨肉瘤：脊柱成骨细胞瘤发病率占其他脊柱恶性肿瘤的 20%，多见于青年人，椎体主要受累，后方附件组织也可累及，患者的首发症状变现为疼痛，可出现神经症状，影像学特点为椎体呈破坏性或成骨性改变。

（2）脊索瘤：脊索瘤是一种主要发生于成人的肿瘤，它的发病率不高，多见于骶骨和尾骨。由于肿瘤起源于胚胎时的脊索，所以脊索瘤常发生在躯体的中线上，脊索瘤瘤体生长缓慢，但是对瘤体切除不彻底，没有对瘤体周围进行广泛的切除，脊索瘤复发率极高，而且瘤体进展特别迅速。常常在直肠检查时于骶骨前方可触及一包块，无压痛。据统计，脊索瘤的发病率男性患者是女性的 2 倍，好发于老年人群，最常发生在 50 ~ 70 岁的人群当中。

（3）脊柱软骨肉瘤：软骨肉瘤在脊柱的发病率为 3.5% ~8%，约有 50% 左右的肿瘤出现在骶骨。这是一种侵袭性病变，发病年龄较广，以 30 ~ 60 岁多见。按发生部位分为中心型、周边型和骨膜型。症状常以疼痛为主，病程较长，发展缓慢，侵袭神经时常因压迫神经而表现出神经症状。影像学特点为局部透亮区，其间可见钙化灶影。本病患者可长期存活，放疗和化疗 5 年存活率为 20% ~44%，出现大脑和骨骼转移的发生率要高于四肢的病变，肺部是最常见的转移部位。脊柱软骨肉瘤当瘤体导致神经功能受损或有脊柱不稳而危及神经功能时，才有手术减压的指征。

（4）多发性骨髓瘤：浆细胞瘤是多发性骨髓瘤的一种，是一种单一的病变。本病很少见，据有关报道统计，其发生率大约只有 3% 左右。国外有报道，浆细胞瘤 5 年生存率可达 60% 左右，因而可逐渐发展为多发性骨髓瘤。多发性骨髓瘤与浆细胞瘤的不同在于多发性骨髓瘤首次诊断为恶性肿瘤病变中占 1%，一旦诊断为多发性骨髓瘤，患者一般在 4 年内死亡。患者在 50 ~ 80 岁年龄阶段，男女的发病率没有区别。多发性骨髓瘤确诊条件如下：患者出现异常的浆细胞并占细胞总数的 10% 左右；呈溶骨性破坏；血清蛋白电泳和尿蛋白电泳有单克隆的免疫球蛋白病变。另外患者也有贫血和血沉升高的实验室特征性表现。对多发性骨髓瘤可采取放疗，对于有神经功能损伤表现和对放疗作用不明显的患者可采用手术治疗。

（二）脊柱转移性肿瘤

转移性肿瘤是骨骼系统最常见的恶性肿瘤，国外研究文献报道，转移性肿瘤发生率是其他所有原发恶性肿瘤总和的 40 倍。最常见的有：乳腺癌、肺癌、前列腺癌、肾癌、胃肠道肿瘤和甲状腺瘤。应注意的是淋巴瘤是经常侵犯脊柱的肿瘤。伴随着生存率的提高，脊柱转移瘤的问题在临床上日益突出，并对患者生存质量构成严重的威胁。在50%~85%的肿瘤患者中，会出现肿瘤向脊柱的转移的现象，好发部位为腰椎，其次是胸椎，随后是颈椎和骶椎。

三、临床表现

1. 良性肿瘤：病程较长，发展缓慢，患者一般无全身症状，除骨样骨瘤外，疼痛相比而言较轻，常常因为剧烈活动或扭伤经影像学检查后被发现和重视。患者体征有局部叩击痛和压痛阳性，肌肉痉挛，腰背部活动受限。当椎体遭受破坏造成压缩性骨折，神经根或脊髓受压，可出现相应节段神经功能受损的表现。

2. 恶性肿瘤：病程较短，发展迅速，局部症状常以间歇性疼痛开始，疼痛夜间加重，疼痛逐渐发展为持续性颈、肩和坐骨神经疼痛，患者出现发热、消瘦等全身症状。在患者出现疼痛不久后可伴有神经症状。

四、实验室检查

恶性肿瘤可出现贫血、血沉增快、白细胞增高，血沉可作为恶性肿瘤发展过程中的动态监测指标，但不具备特异性，在肿瘤生长加速、复发和转移时可明显升高。碱性磷酸酶根据成骨活跃程度而有不同程度的升高，在良性肿瘤和恶性肿瘤的早期，尤其是在生长缓慢的病灶中，碱性磷酸酶的含量可正常，当有新生骨形成时，碱性磷酸酶升高，手术切除瘤体后2周内碱性磷酸酶可降至正常，若不降至正常则表明仍有病灶残余或已有肿瘤转移。骨髓瘤患者血清总蛋白升高，血球蛋白倒置，血清蛋白电泳和尿蛋白电泳阳性，异常浆细胞数占细胞总数的10%。转移瘤可有起始器官相应检验指标的异常。

五、影像学检查

1. X线检查：在脊柱肿瘤的诊断中为首选检查方法，是CT、MRI和DSA诊断的基础。良性肿瘤多表现为形态规则，密度均匀，边界整齐，无骨膜反应，形态为囊性或膨胀性阴影，椎体间隙完整，椎旁多无软组织肿胀。恶性肿瘤则表现为形态不规则，密度不均，边界不齐，椎体呈溶骨性破坏，骨膜反应较明显，椎体和附件多同时受累，椎旁可见球形软组织阴影。

2. CT检查：相比而言，CT对脊柱肿瘤的灵敏度较高，能够准确地显示肿瘤的部位和瘤体溶骨浸润特征以及瘤体与周围组织的关系，CT可借助窗宽和窗位调节技术以及CT值的测量，对病变内的脂肪、液体、软组织、钙化、骨化成分进行分析，协助病变定性，同时通过三维重建技术和增强扫描，清楚显示病灶的范围、血供以及邻近组织的结构状况，对临床诊断脊柱肿瘤有一定的价值。另外，临床常借助CT作为精准穿刺病理活检的导向工具。但是，CT对椎管内肿瘤和椎管内软组织的辨别能力有限，不能够清楚地显示。

3. MRI检查：具有高度软组织分辨率，无骨性伪影，是临床上诊断脊柱肿瘤的最常用手段。MRI可以直接显示肿瘤的部位、范围以及瘤体与软组织的关系，尤其是椎管内肿瘤与脊髓之间的关系。椎体血管瘤T1WI的信号比正常脊髓信号高，T2WI或梯度回波序列扫描图像其信号可以比正常脊髓信号高、低或相等。骨母细胞瘤发生部位多在附件，呈局限性膨胀，正常形态尚存在，与转移瘤所见附件破坏不同，异常信号均匀，强化易均匀，在病灶旁可见软组织肿块。骨软骨瘤MRI表现为骨性基底部有与正常骨相连的线样皮质骨，T1WI、T2WI为低信号，瘤体内为脂肪存积的松质骨，瘤体内T1WI为高信号，T2WI为中等信号。嗜酸性肉芽肿表现为椎体或附件圆形或类圆形骨质破坏区，T1WI 为低信号，T2WI 为高信号，若伴有出血则 T1WI 为高信号，椎体压缩呈扁平状，部分病例出现椎旁软组织影。骨巨细胞瘤呈膨胀性生长，破坏周围骨质，形成软组织肿块，压迫邻近组织和器官，MRI 表现为骶椎膨胀性多囊性骨质破坏，T1WI 多成低信号或中等信号，出血时可呈高信号，T2WI 呈低、中、高混杂信号，周边可见一低信号环，相当于硬化边。脊索瘤 MRI 信号多不均匀，T1WI 肿瘤多为低、等混合信号，伴出血时出现高信号，T2WI 肿瘤多为高信号，其内有不规则斑片状低信号，为肿瘤钙化、肿瘤内部血管流空或残留骨所致，增强扫描呈明显的强化或轻度强化，坏死囊变区不强化。软骨肉瘤磁共振表现 T1WI 等或低信号，T2WI 呈均匀一致高信号或不均匀高信号，瘤软骨钙化在 T1WI 和 T2WI 均呈低信号或略低信号，注射 Gd－DTPA 后部分瘤体内及周边较明显强化。骨髓瘤的 MRI 诊断比较敏感，T1WI 呈低信号，T2WI 呈高信号。

4. 核素骨显像：核素骨扫描是通过放射性核素检测骨组织的代谢异常，可以在 X 片和 CT 扫描出现异常之前发现肿瘤，且主要是寻找转移性病灶，是探查骨转移瘤高度敏感的方法，可用于脊柱多发肿瘤和转移瘤的定性。但是核素骨扫描特异性差，在鉴别肿瘤和非肿瘤性疾病时存在一定的困难。

5. 正电子发射型计算机断层（PET）：PET 在肿瘤的诊断和指导治疗方面发挥着独特的作用。PET 能够鉴别肿瘤的良恶性、评定恶性程度、临床分期、寻找原发病灶和转移病灶、评价疗效和确定复发与否。

六、病理检查

病理检查是诊断肿瘤的金标准，是确诊肿瘤必不可少的手段，对肿瘤确诊、制定治疗计划起决定性作用。当病理检查难以确诊时，需要进一步做特殊染色、电镜观察、免疫组化及细胞遗传学和分子生物学技术的应用。

七、鉴别诊断

1. 与其他疾病鉴别：当颅内转移性肿瘤侵犯颈丛时可出现肩颈部位的疼痛，如患者伴有颈椎病或颈椎退行性病变时，肿瘤情况极易漏诊，需要特别注意；胸椎肿瘤的患者可出现腰腿痛和双下肢感觉运动的障碍，这与腰椎间盘突出症的症状相同，需进一步鉴别；当脊柱结核不典型患者的临床表现和影像学特征与脊柱肿瘤类似，容易混淆。

2. 脊柱良、恶性肿瘤鉴别：良性肿瘤对椎体破坏缓慢、局限，疼痛较轻，神经症状较轻，一般无全身症状，局部不易触及包块，不易转移，脊柱的活动度一般不受限制，影像学示骨破坏边界清楚，无软组织肿块影；恶性肿瘤对椎体破坏迅速而范围广泛，疼痛持续而剧烈，夜间疼痛明显，神经功能明显且进行性加重，有发热、贫血及消瘦等全身表现，脊柱活动度有不同程度的受限，晚期瘤体可出现其他部位转移，瘤体对脊柱骨质破坏边界不规则，影像学可有软组织肿块影。另外，恶性肿瘤晚期出现实验室检查指标异常，如贫血、血沉增快、白细胞升高及 AKP 异常等。

八、治疗

随着科学技术的进步和医学水平的进一步发展，脊柱肿瘤化疗、放疗、手术和其他治疗手段的新进展，使多种肿瘤的存活率显著提高。脊柱肿瘤，尤其是转移瘤只有在采用多种手段充分的综合治疗下，患者才能够获得较长的生存和较高的生活质量。

（一）治疗原则

1. 基本原则：综合考虑患者所患肿瘤的类型、患者的年龄、身体的一般情况、脊柱局部稳定性、神经脊髓功能情况以及预后等情况，因人而异，为患者制定个体化的治疗方案。目前，国际学术界已经将“循证医学、诊疗规范化、治疗个体化”作为肿瘤治疗的规范原则。

2. 治疗方法：放疗、化疗、手术疗法、生物治疗、激素疗法、免疫疗法和综合疗法。

3. 手术疗法：目前手术疗法是治疗脊柱肿瘤最常用的方法，充分将整个瘤体切除可以减少术后复发，恢复和保留神经、脊髓功能，重建脊柱稳定性，防止迟发型神经脊髓损伤。

4. 综合治疗：采取综合治疗的手段对脊柱肿瘤有重要意义，能够有效地减少术后肿瘤的复发和转移，控制肿瘤的进一步发展。综合治疗包括放疗、化疗、手术疗法、激素疗法、免疫疗法的综合。另外，祖国医学对治疗肿瘤有一定的疗效，我们可以加以利用来治疗脊柱肿瘤。

5. 对症支持处理：对于脊柱恶性肿瘤后期患者出现贫血、消瘦及水电解质紊乱等，需要我们纠正贫血、维持水电解质平衡和抗恶病质治疗。

（二）外科手术治疗

1. 术前评估：

（1）以全身评估为主：偏重于对脊柱肿瘤预后的判断，包括 Tomita 评分和 Tokuhashi 评分。

（2）以局部病变情况为基础：偏重于手术方式的选择，主要包括 harrington 分型、Tomita 分型、Enneking 分期和 WBB 分期。

2. 手术治疗的适应证：

（1）进行性椎体不稳或椎体塌陷可能或者已经引起神经或脊髓受损症状，非手术治疗无效者；

（2）顽固性疼痛，非手术治疗无效者；

（3）明确患者脊柱肿瘤性质者；

（4）对于转移瘤，患者预期生存寿命大于 6 个月者；

（5）转移肿瘤病灶对放、化疗不敏感者；

（6）脊柱恶性肿瘤放、化疗后引起神经根或脊髓受压者。

3. 手术方式的选择：

（1）脊柱肿瘤瘤体切除术：对瘤体进行切除术时，应尽量选择广泛切除和边缘切除，尽量避免瘤体内切除，以减少手术后复发。脊柱肿瘤，尤其是恶性肿瘤的血管异常增生，瘤体血液供应丰富，手中切除肿瘤的过程中出血较多，这就增加了手术的难度。随着介入医学的进步与发展，现在进行脊柱肿瘤切除前先进行选择性瘤体动脉栓堵术，再进行手术切除肿瘤。这种方法有效地减少了手术过程中的出血，缩短了手术时间，有效地减少了术后并发症。目前，临床上切除脊柱肿瘤主要采取的是改良后路全椎体切除的方法，该方法是由 Katsuro 于 1996 年首先报道的。该方法能够将有瘤体的整个病椎完全切除，降低了手术后再次复发的风险。

（2）经皮椎体成形术：经皮椎体成形术（percutaneous vertebroplasty，PVP）是在影像仪器设备的辅助配合下，经皮肤向骨折或被破坏的椎体穿刺钻取工作通道，沿通道向椎体内注入适量的生物骨水泥而达到缓解腰背部疼痛、稳定增强脊柱椎体、防止伤椎塌陷及部分恢复椎体高度的手术，但 PVP 由于不使用球囊扩充，注入骨水泥时阻力较大，骨水泥弥散不易控制，所以容导致骨水泥的渗漏。1987 年法国神经放射科医师 Deramond 和 Galibert 等人首次采用 PVP 成功治疗 1 例 C2 椎体海绵状血管瘤，长期缓解了患者疼痛。其适应证为严重的背部机械性疼痛，需要用强镇痛剂，椎体肿瘤引起的塌陷，且瘤体未累及到硬脊膜。PVP 能够起到可稳定脊柱和缓解疼痛的作用。PVP 缓解疼痛的原理是稳定病椎局部，骨水泥的细胞毒性作用破坏神经末梢和骨水泥产热止痛。

（三）放射治疗

由于脊柱肿瘤所在解剖位置的特殊性，有时病灶难以完全切除，所以放射性治疗是脊柱肿瘤的一种重要的治疗方法。放疗适用于轻度、缓慢进展的神经系统症状的患者，且肿瘤应对放疗敏感。有学者认为放疗对于瘤体侵犯软组织有效，而对于发生病理性骨折时预防椎体进行性塌陷则是无效的，故脊柱不稳是脊柱肿瘤的相对禁忌症。放射疗法对血管瘤敏感，且手术切除出血较多，故脊柱血管瘤可首选放疗。已经证实放疗对于患者疼痛治疗的有效率为 62%，对神经损伤的有效率为 52%，有 25% 的病例有神经症状的改善。在患者生存率方面，手术并未显示出有超过放疗的益处。因此，如果症状能够控制，放疗则是一个较为合理的治疗方案。但是，如果患者有急性神经功能损害的表现，急诊手术减压才是最合适的选择。

（四）化学治疗

化学治疗属于全身效应的方法，起着越来越重要的作用，成为手术不可缺少的一部分。化疗后的生存率直接与肿瘤细胞对化疗的敏感度有关，关键依赖于正规化、系统化的治疗，对于全身化疗敏感的肿瘤，强调多疗程、足剂量的用药方法。对于一些肿瘤如尤文肉瘤、淋巴瘤和骨髓瘤等，化疗可作为一线治疗方案。1982 年建立起了新辅助化疗的概念，产生了新的治疗模式：术前化疗 + 手术治疗 + 术后化疗，形成了骨与软组织肿瘤治疗史上的里程碑。新辅助化疗的优点是：①可以早期进行全身治疗，消灭潜在的微小转移灶；②通过评价术前效果可指导术后化疗；③减少手术中肿瘤扩散的机会，提高生存率，延长患者生存时间；④缩小肿瘤及肿瘤周围的反应带，减少复发率。

总之，脊柱肿瘤的治疗应以综合疗法为主。在原发性恶性肿瘤中，骨髓瘤、尤文肉瘤和恶性淋巴瘤应以化疗为主，对于孤立性病灶可采用根治性放疗，对于有病理性骨折合并有神经损伤的患者可首选手术减压，稳定脊柱，减少神经进一步损伤；对于放化疗不敏感的脊柱肿瘤患者，应以手术切除为主，术前和术后辅助放、化疗和免疫疗法。对脊柱转移性肿瘤，应以处理原发灶，全身化疗和对症治疗为主。如果是合并神经脊柱受损的患者，根据患者综合情况，也可采取手术减压，提高患者的生存质量。

九、相关解剖

下腰椎与静脉丛之间存在着广泛的联系，而这些静脉丛都没有静脉瓣，所以大脑、胸腔和骨盆的血液都可经过这些静脉丛而回流。而 Batson 丛将椎体、硬膜外静脉丛、椎体内静脉丛与小关节突旁的静脉丛交织在一起，血液能够在这些静脉丛中逆流，结果肿瘤可以沿着这些途径转移，导致出现特征性的肿瘤在椎体骨质中播散的表现。另外，硬膜外静脉丛与骨盆和乳腺静脉的相互联系，构成了前列腺癌和乳腺癌无障碍转移扩散的通道，这可能是这些肿瘤易于转移扩散到脊柱的原因。

（刘国良）

参考文献

[1] Virchow R. Die krankhaften Gerschwulste [M]. Hirschwald, 1863: 306.

[2] Jiang L, Liu X G, Yuan H S, et al. Diagnosis and treatment of vertebral hemangiomas with neurologis deficit: a report of 29 cases and literature review [J]. Spine J, 2014, 14 (6): 944.

[3] Cruss JJ, Autoun NM, Laing RJ, et al. Imaging of compresssive vertebal haemangiomas [J]. Eur Radiol, 2000, 10 (6): 997.

[4] Galibert P, Deramond H, Rosat P, et al. Preliminary note on the treatment of vertebral angioma by percutaneous acrylic vertebroplasty [J]. Neurochiru-rgie, 1987, 33 (2): 166-168.

[5] Garfin SR, Yuan HA, Reiley MA. New technologies in spine: kyphoplasty and Vertebroplsty for the treatment of painful

osteoporotic compression fractures [J]. Spine (Phila Pa 1976), 2001, 26 (14): 1511 - 1515.

[6] S. Terry Canale, James H. Beaty. 坎贝尔骨科手术学 [M]. 王岩译. 人民军医出版社, 2011.

[7] 郭卫, 唐顺, 杨毅, 等. 脊柱原发性肿瘤的手术治疗策略 [J]. 中华骨科杂志, 2006, 26 (12): 793 - 797.

[8] Guzik G. Surgical Treatment in Patients Spinal Tumors - Differences in Surgical Strategies and Malignancy - Associated Problems. An Analysis of 474 Patients [J]. Ortop Traumatol Rehabil, 2015, 17 (3): 229 - 240.

[9] Li Z, Zhao Y, Hou S, et al. Clinical features and surgical management of spinal osteoblastoma: a retrospective study in 18 cases [J]. PLoS One, 2013, 8 (9): e74635.

[10] Sciubba DM, Macki M, Bydon M, et al. Long - term outcomes in primary spinal osteochondroms: a multicenter study in 18 cases [J]. J Neurosurg Spine, 2015, 22 (6): 582 - 588.

[11] Slon V, Stein D, Coben H, et al. Vertebral hemangiomas : their demographical characteristics, location along the spine and position within the vertebral body [J]. Eur Spine J, 2015. [Epub ahead of print].

[12] Boriani S, Lo SF, Puvanesarajah V, et al. Aneurysmal bone cysts of the spine: treatment options and considerations [J]. J Neu - rooncol, 2014, 120 (1): 131 - 136.

第十五章

脊柱结核

第一节　脊柱结核

一、引言

结核病是世界上最流行和致命的传染病，骨结核的发病率为1%～2%，脊柱结核的发病率占骨结核的50%左右。脊柱结核因1779年Pott医生的记录最为完整，故也叫Pott's病。公元前3000年的木乃伊中就有发现，公元前450年希波克拉底的医书中也有记载。20多年前经外科干预Pott's病曾经衰退，但随着人口流动的增加、艾滋病等在部分国家和地区的流行、耐药菌的增加、结核病防治工作的松懈等原因，近年来，随着结核病在全球的重新抬头，脊柱结核的发病率有增高的趋势。脊柱结核好发于人口拥挤及不发达地区，营养不良、社会经济、政治地位低下者易发病。儿童、成人均可发病，20～30岁的青壮年最多见，男性发病率略高于女性，最常受累的椎体为腰1椎体，骶椎、颈椎结核相对少见，但颈椎结核截瘫发生率较高。脊柱结核是脊柱以外的结核菌感染引起，椎体是最常受累的部位，90%的病例椎体病灶只有一处，跳跃性病变占10%。脊柱结核分椎体结核和单纯的椎弓结核，前者约占99%。早期常累及椎体前缘，随着病变的发展，椎体塌陷，会产生疼痛、后凸畸形、瘫痪。脊柱结核未治愈或术后复发仍屡有报道，再手术率约6%～15%。

二、病因

脊柱结核是一种继发病，常继发于全身其他部位的结核菌感染。原发病变多在肺部，少数在淋巴结、消化道等。结核菌是分枝杆菌，为需氧菌，人工培养4～6周才能形成明显的菌落，涂片染色具有抗酸性，也叫抗酸杆菌，喜阴湿、对温热较敏感。结核菌可分为人型、牛型、鸟型、鼠型，前两型（尤其是人型）为人类结核病的主要病原菌。结核菌含有类脂质、蛋白质、多糖类。类脂质能引起单核细胞和淋巴细胞浸润，从而形成结核结节，蛋白质可引起过敏反应，多糖类能引起免疫反应。

当人体患病，营养不良、精神消沉或接受化疗、放疗及免疫抑制剂治疗后，机体抵抗力差，结核杆菌可经血流或淋巴到达脊柱局部，原在脊柱局部潜伏或已静止的病灶也可重新活动起来而发生脊柱结核。临床事实证明：外伤性骨折、脱位等损伤不会诱发结核病。脊柱结核发病率高可能与脊柱负重多有关，劳累对本病的发生有一定的关系。人体感染结核菌3~9周后，机体对结核菌及其代谢产物发生过敏性或产生免疫力，此时结核菌素实验由阴性转为阳性，感染后出现血清内抗体和细胞内抗体。

人患结核病时，由于局部炎症细胞的堆积，压迫毛细血管，引起局部缺血及坏死，或与菌体蛋白产生过敏反应形成干酪样坏死组织，干酪样组织很少吸引白细胞，因此常没有一般化脓性感染的特点，其腐败碎屑也不像一般坏死组织那样快地被吞噬细胞运走，以致长期不被吸收。干酪样病灶经软化、吸收、纤维组织增生、钙化而治愈。在一部分虽已纤维化或钙化的病灶中，仍有结核菌存在。软化后干酪样物质常随脓汁流注到身体其他部位而引起新的病灶。脊柱结核常伴有椎旁脓肿，因无急性炎症表现，也称为寒性脓肿，穿破皮肤可形成窦道，继发混合感染。

三、临床表现

（一）症状和体征

1. 全身症状：起病多缓慢，大多有全身乏力，午后低热，盗汗。典型病例可见消瘦、食欲不振、贫血等症状。少数起病急骤，可有高热。

2. 疼痛为最常见的症状。多为钝痛，起床、行走、弯腰、咳嗽、打喷嚏等体位改变时疼痛加重，休息后则减轻。当病变波及或压迫脊髓、神经根时，可产生沿神经根放射的剧烈疼痛。一般无夜间痛。疼痛多和病变部位一致。脊柱活动明显受限。颈椎结核常有斜颈畸形，腰椎结核病人从地上拾东西时尽量屈膝、屈髋，可避免弯腰疼痛，起立时用手扶大腿前方，称为拾物试验阳性。

3. 脊柱后凸畸形，多为严重病变的脊柱结核，胸腰段病变多见，侧弯不常见。

4. 压痛和叩击痛。因椎体病变深在，棘突压痛不明显，局部叩击痛多较明显。

5. 寒性脓肿和窦道：颈部、腰骶部包块多见，多无红肿表现，局部皮温不高，质韧。当脓肿破溃时，常形成迁延不愈的窦道。

6. 艾滋病人免疫缺陷，常并发脊柱结核，单其临床表现可被艾滋病在中枢和周围神经系统症状所掩盖。

（二）实验室检查

1. 血常规：血红蛋白及红细胞定量多低于正常，白细胞分类是正常的。

2. 血沉：80%～90%的病例中高于20mm/h，可作为诊断、评价结核病及疗效的一个敏感指标。

3. 结核菌素试验：多呈典型强阳性，但无变应性的病人可产生假阴性。

4. CT引导下的骨组织活检、培养、特殊染色可明确病菌，常需几周，敏感度低至50%。

5. PCR（聚合链反应技术）：能够快速诊断，已用于基因变异、DNA序列检测和相关药物治疗。

（三）影像学

1. X线平片：包括胸部X线片和脊柱正侧位片，胸部X线片用以了解肺部有无结核病灶并可观察其范围及活动情况。脊柱X线片不能早期诊断，一般在起病6~8周后方有改变。根据感染最初的发生部位分为：椎体结核、附件结核。脊柱结核常引起脊柱生理曲度改变，椎间隙变窄、硬化或新骨形成是一个特征。

（1）椎体结核：多数（90%）病变椎体只限一处，少数在两处以上，每处病灶间有较健康的椎体或椎间盘隔开，称作跳跃性病变。椎体结核又分为边缘型、中央型和骨膜下型3类。边缘型最常见，发生于椎体上或下边缘、临近间盘处，即椎体终板，表现为椎体缘模糊、椎间隙变窄，在受累区常见椎旁软组织影增宽，提示有椎旁脓肿，随着病变发展，可见椎体楔形变，脊柱局部有后凸畸形。中央型，少见，原发病灶在椎体内，早期间盘不受累。骨膜下型或称前缘型，少见，侧位X线示椎体前缘不规则侵蚀或缺损。

（2）附件结核：较少见。分两种情况：一种为原发于附件的骨结核，另一种为继发于严重的椎体结核。X线表现为椎弓根环、椎板、棘突等骨皮质中断、破坏、消失。

颈椎结核X线表现为咽后壁软组织影增宽，可有寰枢关节破坏及脱位。

X线照片在脊柱结核诊断方面有其重要意义，它能明确病变的部位、范围、程度以及椎旁脓肿的情况。但其分辨率、对病变范围的揭示以及椎管内是否受累都有较大的局限性。

2. CT：可弥补平片不足，其优点为：①易于发现松质骨死骨片和椎旁组织及腰大肌影内的细小钙化；②显示脊柱结核病变突入椎管的范围和其狭窄的程度；③明确椎间盘和椎体附件结构受累情况（椎间盘破坏X线片上难以显示）；④明确椎体前部轻微的破坏和椎体前缘浅在的凹陷性缺损；⑤对脊柱结核分型有一定帮助（椎体型、前缘型、附件型）；⑥CT导向可精确地提供穿刺活检的部位、深度，安全可靠。缺点：有时与多发性骨髓瘤、转移瘤等鉴别比较困难。一般可见椎体内“Y”字形或分支状的不规则破坏区，多累及椎体前部，90%以上的病例在破坏区内可见沙粒状死骨残存，并可见赘生骨沿骨质破坏部位生长。

3. MRI：Akman等报道MRI对脊柱结核早期诊断比其他任何影像学检查更为敏感。MRI其信号具有多种成像参数，检查时能随意切取受检部位的横断、冠状与矢状面断层图像，图像十分清晰，对鉴别诊断和治疗方法的选择具有极大价值。椎间盘破坏、椎间隙变窄是脊柱结核的重要特点，椎体破坏位置多靠近椎间盘，一般可见椎旁脓肿。受累椎体、间盘椎旁软组织及脓肿T1WI信号均下降，T2WI多升高，脊髓受压严重时，可出现水肿、软化、变性。脊柱转移瘤椎间盘均未受累，MRI信号正常，压迫硬膜囊和脊髓的原因为变形的椎体和硬膜囊后方的硬膜外转移。

4. 放射性核素扫描：锝99同位素扫描最常用，灵敏度高，特异性强。

5. B超检查脊柱结核的椎旁或腰大肌脓肿对确定手术指征、选择切口和术式都有参考价值。B超声像图能确定脓肿的有无、大小、位置、数目和脓肿的性质。它能弥补X线片诊断的不足，为临床提供可靠的依据，对治疗也有一定的指导意义。但必须密切结合临床资料，尤其是与X线照片作出综合判断，才能提高准确率。

四、诊断要点

根据病史、症状体征、实验室检查和X线片诊断。症状和体征：病变多为轻微钝痛；姿势异常；脊柱畸形；脊柱活动受限；局部压痛和棘突叩击痛；寒性脓肿及脊柱受压表现从X线片可见脊柱生理弧度改变、椎体形状的改变、椎间隙改变、椎体周围软组织改变。

五、治疗原则

（一）一般原则

脊柱结核是结核杆菌全身感染的局部表现，应采取局部与系统兼顾的综合治疗，包括：全身治疗（休息、营养、一般支持疗法）、局部制动、药物化疗及外科治疗等。

（二）化学治疗

化疗应遵从早期、规律、全程、适量、联用的原则，并强调全程督导。

全身抗结核治疗是脊柱结核的根本疗法。主要抗结核药物有异烟肼（H）、利福平（R）、链霉素（S）、吡嗪酰胺（Z）、乙胺丁醇（E）等。骨关节结核常用标准化疗方案为3HRSE（Z）/6～15HRE（Z），即H、R、S、E（Z）联用3个月后停用S，其他三药继续治疗6～15个月，脊柱结核一般疗程为18个月。此方案疗效好但疗程较长。吴启秋等采用短程化疗方案4HRSE/5HRE或4HRSE/5H3R3E3+手术治疗149例患者，取得良好效果。用药期间应注意抗结核药物的毒副作用，定期复查肝功、肾功、血常规、血沉，并注意及时调整。Martini（1988年）认为按既定的化疗方案持续治疗4个月，一般情况无好转，疼痛未减轻或消失，被认为治疗无效；吴启秋认为按既定的化疗方案持续治疗2个月左右，根据患者一般情况、体温变化、疼痛缓解情况、B超复查脓肿、ESR、血常规等变化即可判断是否有效。

（三）手术治疗

现普遍认为应根据患者的具体病情制定个体化的治疗方案。Rezai认为是否手术应参考以下方面：骨破坏的部位及程度、脊柱畸形及稳定性情况、神经功能受损严重度、病人免疫力及细菌的耐药性、医院条件和技术等。对有神经功能受损、脊柱畸形或不稳、化疗效果不佳、病情进展的患者应积极手术。同时他认为，病灶清除对伴受损、有耐药性的患者很有帮助。由于有效抗结核药物的增多及化疗理论的进展，对此病的手术指征问题存在不同见解。吴启秋详细归纳了手术的相对、绝对适应证，认为早期骨关节结核的治疗应如肺结核一样以保守治疗为主，较晚期患者则应积极手术，在有效抗结核药物的控制下，及时、彻底地清除结核病灶，可预防畸形及截瘫的发生。

1. 手术适应证：①病灶内有较大的死骨；②椎旁有较大的寒性脓肿或窦道经久不愈；③有脊髓、神经受压需行减压者；④诊断不明需行组织学检查者。

2. 一期手术内固定问题：对无截瘫、无巨大脓肿、仅1～2个椎体受累的患者单行后路内固定术有应用价值。但应指出的是，大多数早期脊柱结核单用化疗疗效是满意的，辅以后路内固定只是针对确有稳定脊柱必要的患者。另外若椎体有明显破坏，仅行后路内固定而不行前路病灶清除、植骨重建，固定往往失败。在内固定方式的选择上，过去多数学者主张后路固定，认为前路固定内植骨直接位于病灶局部，有引起结核持续不愈、感染扩散等危险，而后路固定虽需另行切口，手术时间长、出血多、创伤大，但其避开了结核病灶，似乎安全性要高。然而一些临床资料表明在充分准备下行前路固定同样是安全的，在畸形的矫正、脊柱稳定性的维护方面疗效比后路固定更佳。

六、预后

（一）文献回顾

在抗结核药问世以前，脊柱结核的病程长达40个月，并发截瘫的死亡率为36%，胸腰椎结核合并窦道者死亡率约为46%。1943瓦可斯曼发现了链霉素；雷米封（LNH）和PAS于1952年相继产生，开辟了现代抗结核药物治疗的时代，全球保守治疗的病人死亡率下降了接近70%。单用药物治疗有着无可置疑的疗效，同时使外科治疗脊柱结核的死亡率从70%直线下降至0～2.1%，由此引起波特氏病外科治疗的复兴。英国医学研究会（British Medical Research Council，MRC）曾开展了大规模的临床对照研究，15年随访结果表明：对患者单行非住院化疗其远期治疗满意率可达87%，住院卧床休息、佩戴支具、行病灶清除术意义不大，而“香港手术”（前路病灶清除、自体骨植骨融合术）可明显缩短病灶骨性融合时间、减少后凸畸形，但对提高治愈率无明显帮助。Shanmugasunchara观察了90例药物治疗6年后脊柱后凸角公式（精确度90%）：$Y=5.5+30.5X$，X是治疗开始前丢失的椎体高度，Y是脊柱畸形的角度。Boachie2Adjei等认为MRC在病例纳入标准中将中、重度神经功能受损、椎体受累≥3 个者排除在外，对结论有一定影响；疗效评定中未将后凸畸形问题考虑在内，而单用化疗组后凸畸形明显较“香港手术”组严重 。Upadhyay 等也强调积极手术对预防、纠正后凸畸形有重要意义。Moon 认为对早期因脓肿压迫引起的神经功能损害，手术与否对疗效影响不大，但对病情进展或伴畸形的患者，保守治疗即使可成功治愈截瘫，也需长期卧床，而采用手术则能较快改善功能，且疗效确切，故对此类患者应积极手术 。Moon 等采用前路病灶清除、椎体间植骨、后路内固定术治疗 44 例胸腰椎结核伴后凸畸形患者，4 ~6 个月植骨均骨性融合，未见吸收征象；结核病变均痊愈；后凸角矫正满意，成年组和儿童组分别达到 19°和 24°。他们认为单纯前路植骨融合矫正角度易丢失，而加用后路内固定能稳定植骨块，矫正角度丢失少。赵宏等将 Dick 或 Luque 后路内固定应用于 18 例胸、腰椎结核患者，先行前路手术，3 周后二期手术后路内固定，随访 1 ~5 年均无复发及后凸畸形形成。他们认为使用内固定有助于减少结核复发、预防和矫正后凸畸形，病人可早期下床活动，故减少了相关并发症。Yilmaz 等对 38 例伴中、重度后凸畸形或受累椎体多于 2 个的脊柱结核患者采用前路器械固定，22 例伴严重后凸畸形者术后后凸角矫正达 64%，16 例多椎体受累者矫正度达 81%。长期随访 21 例矫正角无丢失，16 例最大丢失角度仅为 3°。所有病灶均痊愈无复发。他们认为前路固定是安全的，与后路固定相比，前路固定可缩短手术时间、减少失血量、降低术后并发症，对畸形的矫正及脊柱稳定性的维护更为有效。

（二）评价方法和标准

骨与关节结核的治愈标准：①全身情况良好，体温正常，食欲良好；②局部症状消失，无疼痛，窦道闭合；③X 线片示脓肿缩小或消失，或已钙化，无死骨，病灶边缘轮廓清晰；④3 次血沉都正常；⑤起床活动 1 年后仍能保持上述 4 项指标，符合标准可停服抗结核药物，但仍需定期复查。

脊柱结核手术治疗的治愈标准：术后半年结核症状无复发，血沉在正常范围，X 线片显示病变椎体已骨性愈合，恢复正常工作 3 ~6 个月。

（三）应对策略

早期诊断：有资料表明，当前延误诊治超过 1 年的骨结核病例约为 40%，，脊柱结核的误诊率为 32.2%。近年来，非典型性脊柱结核增多。非典型脊柱结核为椎间盘结核、单椎体中心性结核、附件结核及非连续性结核等，不具备脊柱结核的典型症状和体征。对疑似病例应定期检查，复查血沉、X 线片，必要时脊柱 MRI 检查。Akman 等报道 MRI 对脊柱结核的早期诊断比其他影像学检查都敏感。张宏其报道一组 81 例脊柱结核并截瘫病例显示，X 线显示的信息比 MRI 提示的信息平均漏掉两个病椎。

脊柱结核术后病变一度治愈，1 年以后因某种原因，导致原病灶复活谓之复发，复发率为 1.28% ~25%。多数复发时间为 2 ~3 年。术后复发的主要原因是：脊柱稳定性的严重破坏，影响病椎之间骨性融合；病灶清除不彻底，残留病灶或隐匿病灶被遗漏；不合理的化疗，不能抑制和杀灭骨病灶内的结核菌，从而促使复发。其次是：术后卧床时间过短；合并混合感染，如久治未愈的瘘管，可导致硬化性骨髓炎，致手术不能彻底切除病骨；全身健康状况恶劣，直接影响病灶愈合，且促使原病变复发。关于防止复发问题，应在彻底清除病灶的基础上，合理和足量的规律化疗，时间不少于 1 ~1.5 年，对脊柱稳定性差者，应及时施行融合术，维护脊柱稳定性。术后应有一定时间的局部制动，卧硬板床 3 ~6 个月，并加强营养，增强体质，提高抵抗力，以防止病变的复发。

第二节 脊柱结核并截瘫

一、引言

脊柱结核病人中有10% ~61%神经受累，其中截瘫的发生率约10%左右。其中胸椎结核合并截瘫最多，其次为颈椎、颈胸段、胸腰段，腰椎结核合并截瘫最少。脊柱附件结核并截瘫的发生率较高，其中椎弓根结核合并截瘫的发生率约25%。根据结核病灶是否活动将脊柱结核并截瘫分为两类：骨病活动型截瘫，骨病治愈型截瘫。

骨病活动型截瘫：椎体或椎弓的结核病变尚在活动期，是脊髓直接受结核性物质压迫的结果，占脊柱结核并发截瘫病例的89%。骨病治愈型截瘫：椎体或椎弓的结核病变已经治愈，但有比较严重的后凸畸形，椎关内有大量纤维组织增生，硬膜增厚和脊髓磨损变性出现的截瘫，也称“晚发性截瘫”。骨病活动型截瘫的手术减压效果较好。

二、病因

脊柱结核由于病灶常破坏骨质、浸润神经、血管等。常见神经损害有：①椎体和碎骨片、脓肿对脊髓、神经的直接压迫（一般见于活动性结核）；②对脊髓、神经的直接浸润（常形成结核瘤）；③病理性骨折、脱位；④脊髓、神经的血管受累（压迫、栓塞等）致缺血性脊髓病变。

三、临床表现

除具有脊柱结核的症状和体征外，合并脊髓、神经受压的症状，通常先有运动功能障碍，感觉障碍发现较晚，大小便障碍也较晚。

1. 运动障碍：由于结核病变常破坏椎体的前方，故运动障碍一般出现最早，对病人影响最大，也易最早发现。痉挛性截瘫的病人下肢发硬、乏力，容易跌倒，走路时步态呈痉挛步态或剪刀步态；迟缓性截瘫的病人（多见于腰椎结核）或结核病变进展快，急性脊髓受压的早期，下肢松弛、无力，常难以站立。当脊柱结核并发高位截瘫时，不但四肢瘫痪，呼吸肌也受累，极易发生窒息及肺部感染等并发症。查体可见肌力减退，可见肌萎缩。

2. 感觉障碍：一般出现较晚。常表现为受累脊髓平面以下麻木、感觉减退或消失，可根据感觉功能障碍平面来测定、确定脊髓受压的部位。

3. 二便障碍：一般为病情严重时的表现，以排尿障碍为主。早期表现为排尿费力、便秘、腹胀，严重时尿闭。

4. 自主神经功能障碍：在早期，截瘫平面以下皮肤干燥、无汗，常与感觉平面一致。截瘫恢复后，排汗功能也随之恢复。在后期，即使截瘫不恢复，截瘫平面以下也可出现反射性排汗。

5. 反射异常：截瘫早期，可见受损平面以下深浅反射减弱或消失，以后腱反射可出现亢进，并出现病理反射、髌阵挛、踝阵挛。

6. 影像学检查：X线片一般可见脊柱结核灶，可见骨质破坏、椎间隙变窄，脊柱病理性骨折、脱位、椎旁较大脓肿；CT可显示脊柱结核病变突入椎管的范围和其狭窄的程度、可显示椎旁脓肿情况；MRI可明确脊髓或神经受压的部位、原因及程度。

四、诊断要点

先作出脊柱结核并截瘫诊断，然后根据结核是否活动分为骨病活动型截瘫与骨病治愈型截瘫。

1. 结核病史：有肺结核、胸膜结核（胸腔积液）、淋巴结核等病史或慢性结核中毒症状。老年人常遗忘有结核病史，结核症状常不明显。

2. 截瘫症状。

3. 影像学：X 线片、CT、MRI 支持脊柱结核诊断。

五、治疗原则

除对脊柱结核的治疗外，应积极治疗截瘫及其并发症。脊柱结核合并截瘫均应早期手术解除脊髓压迫，防止其发展为不可逆改变，尽早病灶清除减压，中止病变进展，减少椎体坏死及后凸畸形发生。

（一）骨病活动型截瘫

彻底病灶清除可以使截瘫病人获得高质量的及较快速度的神经功能恢复。绝对的非手术治疗对Pott'S 截瘫是不合适的，因为这将失去最珍贵的时间，导致不可修复的神经功能损害渐进性加重，致使运动功能的完全丧失。保守治疗和手术减压应形成一个整体。保守治疗适用于社会经济地位低下，身体状况较差，严重贫血、肺结核等不适合手术的病例，可以经过 3～6 周的观察，绝对卧床，加强营养，全身抗结核。对上述病人经保守治疗后应做病灶清除，以求彻底治愈。对较重的不全瘫患者，只要没有明显的手术禁忌证，应尽早作病灶清除和脊髓减压术。常用手术方式可有：

1. 前方入路减压植骨融合内固定术：适用于颈椎结核、儿童和瘫痪较轻的成人。可彻底清除病变椎体、脓肿和后纵韧带前方的病灶，迅速减轻脊髓受压。

2. 前外侧入路减压和病灶清除植骨融合内固定术：适合于绝大多数胸腰椎结核并截瘫患者。适于前外侧脊髓减压、结核病灶清除。一般从截瘫较重、病灶和死骨明显或脓肿较大的一侧进入。多选用肋横突切除或经胸廓胸膜外入路。脊髓彻底减压后常可见脊髓搏动，术中植骨处可置入链霉素，术后伤口内要放置引流管。我院采用一期前外侧入路结核病灶清除植骨融合内固定术取得了良好的效果。

（二）骨病治愈型截瘫

手术效果较差。主要采用肋横突切除前外侧减压植骨融合术，术中须减压充分，重建脊柱稳定性。

六、预后

（一）文献回顾

年轻病人、截瘫存在时间较短，病灶活动型、伸直型截瘫，截瘫进展缓慢者，脊髓软性病变组织压迫者预后好。

一般情况差、病人年老者、颈胸交界部、上胸椎脊柱结核因椎管狭窄神经功能恢复较差。截瘫存在时间较长、病灶治愈型，完全屈曲痉挛型，截瘫进展快、弛缓性截瘫，后突畸形大于60°者，合并其他部位结核病或重要器官疾患者预后差。

据临床观察，最快的减压术后 24h 开始恢复，90% 病例于术后 6 周之内开始恢复。香港（1998）报道 22 例晚发截瘫，病灶活动型术后恢复时间平均为 6.8 个月，病灶治愈型者恢复时间最长为24个月。张宏其报道81例脊柱结核并截瘫患者采用一期病灶清除、植骨内固定术，72例获26.4个月随访，Frankel分级平均改善1.22级，后凸畸形明显改善。Pattisom（1993）单用化疗非手术的89例中，治疗前截瘫持续存在3个月以内占48%，3～6个月占27%，6～12个月者4例，超过12个月者2例。治疗后截瘫恢复的时间3个月者有42例（48%），3～6个月者27例（30%），余4例为6～12个月。一般先是震动觉、关节位置觉恢复，随之恢复温、触和痛觉，自主运动，括约肌功能和肌萎缩等。据国内资料，术后截瘫完全恢复者约占89%左右。后突畸形大于60°者多为部分恢复。值得提出，泌尿系感染和严重褥疮是截瘫病人死亡的主要原因，应加以预防。

（二）评价标准

Frankel和ASIA评分，广泛应用于脊髓疾病神经功能障碍的分类，不能区分由脊柱结核引起的神经功能障碍。由Tuli建立在神经功能缺陷的脊柱结核病人连续观察基础上的分类最为合理。stage I：步态笨重，主要征象为上运动神经元损害，（踝阵挛）；stage II：肌力减弱，上运动神经元损害，但病人能走，肌力一般在III级或以上；stageIII：上运动神经元性瘫痪，感觉功能减退＜50%，严重的肌力减退，病人须卧床；stage IV：迟缓性瘫或痉挛性瘫，肌力消失，感觉功能减退＞50%，膀胱、直肠也受累。

（三）应对策略

脊柱结核并截瘫的预防：对脊柱结核要坚持正规的药物治疗，及时的手术治疗，充分的休息，足够的营养。要定期复查，彻底治愈脊柱结核。儿童患者胸腰椎结核前路病灶清除术后应行后路植骨融合防止后凸畸形的发展。对脊柱结核治愈以后出现的疼痛、驼背（后凸畸形）、肢体感觉及运动障碍逐渐加重等应及时诊治，采用手术或外固定支架、药物等治疗阻止病情加重。

（宋宗让）

参考文献

[1] 骨关节结核临床诊断与治疗进展及其规范化专题研讨会学术委员会．正确理解和认识骨与关节结核的若干问题［J］．中国防痨杂志，2013，35（5）：379－383.

[2] 郝定均．简明临床骨科学．北京：人民卫生出版社，2014：906－913.

[3] 王岩．坎贝尔骨科手术学．第11版．北京：人民军医出版社，2011：1774－1781.

[4] 冯传汉，张铁良．临床骨科学．第2版．北京：人民卫生出版社，2004：1823－1846.

[5] Mehta JS，Bhojraj SY. Tuberculosis of the thoracic spine：a classification based on the selection of surgical strategies. J Bone Joint Surg（Br），2001，83（6）：859－863.

[6] Tuli SM. Historical aspects of Pott's disease（spinal tuberculosis） management［J］. Eur Spine J，2013，22（Suppl 4）：529－538.

[7] Gong K，Wang Z，Luo Z. Single－stage posterior debridement and transforaminal lumbar interbody fusion with autogenous bone grafting and posterior instrumentation in the surgical management of lunbar tuberculosis［J］. Arch Orthop Trauma Surg，2011，131（2）：217－223.

[8] Sun L，Song Y，Liu L，et al. One－stage posterior surgical treatment for lumbosacral tuberculosis with major vertebral body loss and kyphosis［J］. Orthopedics，2013，36（8）：e1082－1090.

[9] Wang X，Pang X，Wu P，et al. One－stage anterior debridement，bone grafting and posterior instrumentation vs. single posterior debridement，bone grafting，and instrumentation for the treatment of thoracic and lumbar spinal tuberculosis［J］. Eur Spine J，2014，23（4）：830－837.

[10] Tebruegge M，Connell T，Curtis N. Tuberculosis in children［J］. N Engl J Med，2012，367（16）：1568.

[11] Jain AK, M. Serdar Kemaloglu, Remzi Cevik, et al. The result of rehabilitation on motor and functional improvement of the spinal tuberculosis. Joint Bone spine, 2004: 71: 312 -316.
[12] Jain, Anil K. Treatment of tuberculosisof the spine with neurologic complications. Clin Orthop, 2007, 460: 117 -123.
[13] Gokce A, Ozturkmen Y, Mutlu S, et al. Spinal osteotomy: correctingsagittal balance in tuberculous spondylitis [J]. J Spinal Dissord Tech, 2008, 21 (7): 484 -488.
[14] Jain AK, Sreenivasan R, Mukunth R, et al. Tubercular spondylitis in children [J] . India J Orthop, 2014, 48 (2): 136 -144.
[15] Jain AK. Tuberculosis of spine: a fresh look at an olddisease [J] . J Bone Joint Surg Br, 2010, 92 (7): 905 -913.
[16] 金大地. 再谈脊柱结核的外科治疗 [J]. 中华外科杂志, 2007, 45 (18): 1225 -1226.
[17] Zhao Y, Xu S, Wang L, et al. National survey of drug -resistant tuberculosis in China [J] . N Engl J Med, 2012, 366 (6): 2161 -2170.

第十六章

颈椎病

颈椎病为颈椎间盘本身的退行性改变及其继发性改变刺激或压迫邻近组织所引起的一系列临床症候群。随着人均寿命的延长、现代生活和工作性质的影响，以及医学检查手段的提高，这种以椎间盘退行性改变为基础的疾患呈现出逐年增加的趋势。目前，颈椎病所造成的各种急、慢性血管、神经损伤已为广大医学工作者所重视，医学工作者通过不懈的努力，使得颈椎病的治疗有了较为满意的疗效。但是在颈椎病的分类及诊治方面，众学者之间仍然存在较多的争议，特别是在颈椎病的分类诊断方面、保守治疗还是手术治疗以及手术治疗方式和时机方面尚有不同的见解。

第一节　颈椎病

一、病因

颈椎病为以颈椎间盘退行性改变为主的一种疾病，影响因素众多，其主要影响因素如下：

（一）颈椎的退行性改变

正常完整的脊柱功能单位包括为上、下椎体及椎体间牢固的连接结构。其中的椎间盘退行性改变被视为颈椎病发生与发展的主要因素。

1. 椎间盘变性：

（1）纤维环的变性多在 20 岁前后即开始，早期为纤维组织的透明变性、纤维增粗和排列紊乱，随后出现裂纹并逐渐形成肉眼可见的裂隙，最终导致纤维环的断裂，造成髓核及纤维环的局部突出，同节段神经根及硬膜囊甚至同节段脊髓受压，诱发头、颈部以及四肢出现一系列临床症状和体征。

（2）变性一般在 25 岁以后出现，早期表现为水分脱失和吸水功能的减退，体积逐渐减少，最终其正常组织结构为纤维组织所取代。

（3）骨板退变出现较晚。软骨板出现变性后作为体液营养物质交换的半透明膜作用减少，而当软骨板进一步变薄、变性时，其滋养作用也进一步减退，甚至完全消失。

2. 韧带－椎间盘间隙的出现与血肿形成：椎间盘变性后髓核组织突入韧带下方，造成韧带连同骨膜从椎体上分离，同时局部微血管的撕裂、出血形成韧带－椎间盘间隙血肿，这些改变刺激分布于后纵韧带上的窦椎神经末梢引起颈部甚至其他部位症状。

（1）椎体边缘骨赘形成：当韧带－椎间盘间隙的血肿形成后，成纤维细胞逐渐长入血肿内，以肉芽组织取代血肿。随着血肿的机化和钙盐沉积，逐渐形成突向椎管、神经根管和椎体前缘的骨赘。骨赘压迫临近血管神经和食管，同样引起同节段神经根及硬膜囊、甚至同节段脊髓受压，诱发头、颈部以及四肢出现一系列临床症状和体征。

（2）脊椎其他部位的退变：

①小关节损伤性关节炎，钩椎关节及关节突关节囊松弛、关节不稳定刺激关节囊上的窦椎神经末梢引起颈部症状。

②黄韧带松弛、增生、肥厚并突入椎管内，在后期甚至钙化或骨化，造成脊髓背外侧受压并产生相应临床症状。

（二）其他

颈部慢性劳损、头颈部外伤、咽喉部炎症、发育性椎管狭窄、颈椎的先天性畸形等均可诱发或加重颈椎退变及其临床症状。

二、相关解剖

颈椎椎间盘的纤维环前部厚，后部较薄，纤维环附着在椎体终板的软骨上，髓核的位置呈轻度偏心，略靠椎间盘的后部，为脊柱运动轴线通过的部位，故椎间盘的髓核易于从后外侧突出。纤维环的外层有窦椎神经支配，椎间盘疾患时可引起疼痛。另外，椎间盘至成年人已无血管供应，它的营养主要来自渗透过软骨板及纤维环的淋巴液，颈椎间盘损伤后很难自行修复，颈椎有自己独有的钩椎关节，有限制颈椎侧方滑动的作用。钩椎关节的各椎体钩突的倾斜度不一样，下部椎体钩突的倾斜度较大，使椎间孔相对狭小。钩椎关节构成了椎间孔的前壁，当其增生、肥大时可挤压神经根和临近的椎动脉。

三、分类

多年来，关于颈椎病的分型，国内外学者间一直存在着一定的分歧。目前，国外一些学者将颈椎病分为神经根型颈椎病和脊髓型颈椎病两类。国内学者通过 1992 年全国颈椎病研讨会讨论，根据我国的实际情况以及诸学者多年的临床经验将颈椎病简易分为：颈型颈椎病、神经根型颈椎病、脊髓型颈椎病、椎动脉型颈椎病、交感型颈椎病、食道压迫型颈椎病、混合型颈椎病。

目前，临床上常见的颈椎病为神经根型颈椎病和脊髓型颈椎病两类，而交感型颈椎病和椎动脉型颈椎病因其病因尚未明确、诊断因素不易掌握，以及治疗措施尚未完全确定等因素而受到一定的质疑。食道压迫型颈椎病临床亦不常见。

四、临床表现

（一）神经根型颈椎病

神经根型颈椎病是由于脊神经根受到压迫所产生的一系列临床症状，通常表现为颈部疼痛、颈部棘突及椎旁压痛，单侧或双侧上肢出现根性疼痛、根性肌力减退，以及神经根支配区感觉缺损，肱二头肌和肱三头肌腱反射减弱或消失，颈椎间孔挤压试验阳性、臂丛牵拉试验阳性等症状和体征。

最常见的病变发生在 C5、C6 或 C7 脊神经根，各节段神经根受累的表现如下：

C4 神经根受累所表现出的根性痛向肩部放射，肩部疼痛严重，但感觉障碍个体间差异较大，没有上肢腱反射改变。C4 脊神经受累容易与肩袖部疾患或肩部其他病变相混淆。

C5 脊神经根受累表现为肩外侧面、臂外侧面感觉减退，三角肌和肱二头肌肌力减退，肱二头肌肌腱反射减弱。

C6 脊神经受累表现为臂外侧至拇指、食指和中指的放射性疼痛，肱二头肌、肱三头肌肌力以及伸腕肌（特异性表现）肌力减退，肱桡反射减弱。

C7 脊神经受累表现为前臂后外侧疼痛，食指、中指、环指外侧和小指内侧面感觉减退，肱三头肌、前臂旋前肌肌力减退，肱三头肌肌腱反射减弱。

C8 神经根受累表现为屈腕肌和手部握力减退，前臂尺侧向环指、小指的放射性疼痛为其特征性改变。无明显腱反射改变。

T1 神经根受累较为少见，特异性表现为前臂尺侧放射痛并止于腕部，手部内在肌肌力减弱，前臂内侧面感觉减退。

（二）脊髓型颈椎病

脊髓型颈椎病的临床表现较为复杂，主要为脊髓受到刺激或压迫所引起的一系列脊髓中央型椎管狭窄的临床表现：

1. 内在肌功能障碍、手精细运动障碍，书写困难，用手进食困难或关节位置觉差（脊髓病手）。

2. 下肢乏力或无力感，步履沉重、笨拙，跛行或摇摆步态，易跪倒或跌倒等（踩棉感）。

3. 有时表现有排便排尿功能障碍，可有尿急、排空不良、尿频或便秘，严重时可出现尿潴留或大、小便失禁。

4. 躯干或双腿发紧（束带感）。四肢痛、温觉减弱或消失，触觉可存在。

5. 屈颈试验阳性，表现为 Lhermitte 现象（双下肢或四肢在颈椎屈伸时出现电击感）。腱反射活跃、甚至亢进，腹壁反射、提睾反射和肛门反射可减弱或消失。病理反射如 Hoffman 氏征、Babinski 征阳性，踝阵挛和髌阵挛阳性。

（三）颈型颈椎病

临床表现为颈部疼痛、酸胀不适，可伴有颈部活动障碍或被迫体位，这些症状常在晨起、劳累、姿势不正或寒冷刺激后诱发。

（四）椎动脉型颈椎病

椎动脉型颈椎病主要临床表现为偏头痛、耳鸣、听力减退及耳聋、眩晕、记忆力减退、视力减退、视力模糊，也可表现为失眠、多梦，甚至发生猝倒等症状。

（五）交感型颈椎病

交感型颈椎病有交感神经兴奋或抑制的症状，视物模糊、瞳孔扩大、眼球震颤，头痛头昏、枕颈部疼痛，心动过速或缓慢、血压升高，四肢发冷或手指发红、发热、感觉过敏等症状。

（六）食道压迫型颈椎病

食道压迫型颈椎病主要表现为因增生骨赘压迫食道造成的吞咽、进食困难，胸骨后烧灼感或刺痛感等症状。

（七）混合型颈椎病

混合型颈椎病为同时具有两种以上上述颈椎病的症候群，其临床表现也因原发颈椎病类型的不同而异同。

五、诊断要点及治疗原则

（一）神经根型颈椎病

1. 诊断标准：

（1）有典型的根性症状如上肢麻木、疼痛等，其范围与颈脊神经所支配的区域一致。压颈试验和上肢牵拉试验阳性。

（2）X线平片上显示颈椎曲度改变、颈椎不稳、骨赘形成、钩椎关节增生，椎间孔狭窄、椎间隙狭窄等异常表现。CT/MRI显示椎体骨赘形成、椎间盘退变突出致颈椎神经根管狭窄。肌电图（EMG）和诱发电位（SSEP）证实脊髓损伤表现与影像学检查一致。

（3）临床症状及体征与影像学检查的异常表现在节段上一致。

（4）应排除外颈椎骨骼其他实质性病变（结核、肿瘤等）、胸廓出口综合征、腕管综合征、尺神经、桡神经和正中神经受损、肩关节周围炎、网球肘、肱二头肌腱鞘炎等以上肢疼痛为主的各种疾患。

2. 治疗原则：

（1）早期可行颈椎牵引、颈围制动及药物等治疗。

（2）手法治疗亦有一定的疗效，但手法治疗前应有颈椎X线片检查，排除颈椎椎体病理性病变，以免因此出现意外。另外手法治疗应轻柔，切忌操作粗暴。

（3）具有以下情况者可考虑手术治疗：经正规非手术治疗3个月以上无效者；临床表现、影像学检查所见及神经学定位相一致，有进行性肌肉萎缩或剧烈疼痛者；虽然保守治疗有一定效果，但由于症状反复发作，以至于影响正常工作、学习和生活者。

手术方式以颈前路减压术为宜，术中需切除引起神经根压迫的增生骨赘或退变突出的椎间盘组织，当存在颈椎间盘突出或颈椎椎节不稳时，目前多采用髓核摘除、椎体间植骨融合（或椎间融合器固定）术，必要时颈椎前路钢板固定以重建颈椎的即刻稳定性。

（二）脊髓型颈椎病

1. 诊断标准：

（1）临床上出现颈脊髓损害的表现：脊髓病手、束带感、肢体麻木无力感（踩棉感）、步态不稳、易摔倒、排尿障碍及病理征阳性等。

（2）X线片显示椎体后缘骨质增生、椎管矢状径狭窄、椎节不稳及梯形变，CT及MRI影像学证实存在脊髓压迫，甚至出现脊髓信号异常。肌电图（EMG）和诱发电位（SSEP）证实脊髓损伤表现与影像学检查一致。

（3）排除肌萎缩性脊髓侧索硬化症、脊髓肿瘤、脊髓损伤、多发行末梢神经炎、脊髓空洞症、脊髓痨、颅底凹陷症、多发神经炎、继发性粘连性蛛网膜炎、共济失调症及多发性硬化症等。

2. 治疗原则：

（1）非手术疗法：经颈部制动、血管扩张药物治疗、神经营养药物治疗后一部分症状和体征较轻的患者，病情可得到一定的改善。

（2）手术疗法：有学者认为脊髓型颈椎病一旦确诊，即应及时手术，以解除脊髓压迫，保护和改善脊髓功能。

手术指征：①急性进展性肢体麻木、无力、肢体功能障碍，临床及影像学检查确诊者，应尽早手术治疗。②病程较长、症状体征持续加重并诊断明确者。③脊髓受压症状及体征较轻，但经非手术疗法无改善而又影响工作者。

手术入路：根据影像学资料以及病情选择合适的手术入及术式。①病变节段少于3个椎间隙，而且脊髓主要致压物来自脊髓前方者，宜选择颈前入路减压、植骨融合内固定术。②致压物来自脊髓前方但同时伴有发育性颈椎管狭窄、后纵韧带骨化或病变节段在3个椎间隙以上者，或颈椎黄韧带肥厚者，易行颈椎后路减压植骨融合内固定术，必要时须行一期或二期前后路联合手术。③术后颈托制动，早期下床功能活动。

（三）颈型颈椎病

1. 诊断标准：

（1）颈、肩及枕部疼痛。

（2）X线平片上显示颈椎曲度改变，动力性侧位片上显示椎节不稳。CT/MRI可显示颈椎单节段或多节段椎间盘膨出或轻度突出。

（3）应排除颈部扭伤、肩关节周围炎、风湿性肌纤维组织炎以及其他非因颈椎间盘退变所致之颈、肩部疼痛。

2. 治疗原则：

（1）宜行颈部按摩、理疗、热敷、颈围制动和颈椎牵引等治疗。

（2）避免与消除各种诱发因素，纠正不良睡眠及工作姿势，防止颈部外伤及寒冷等刺激。

（3）保守治疗无效，症状严重者可考虑手术治疗。

（四）椎动脉型颈椎病

1. 诊断标准：

（1）症状：颈性眩晕。间断性或持续性恶心、呕吐，严重者可出现颈性猝倒病史。

（2）体征：旋颈诱发试验阳性。

（3）动态X线片检查提示颈椎椎间关节失稳、钩椎关节骨质增生；椎动脉血流图及脑血流图检查可作参考，椎动脉造影可确诊。

（4）眼源性和耳源性眩晕；排除先天性椎动脉闭塞、锁骨下动脉闭塞性脉管炎、神经官能症，以及颅内肿瘤等。

2. 治疗原则：

（1）首选保守治疗。颈部制动及理疗以缓解局部肌肉痉挛性疼痛，减少椎动脉因不稳定性刺激，血管扩张药物治疗，康复期进行项背肌功能锻炼、避免颈部不良姿势防止复发。

（2）手术指征：①颈性眩晕症状严重或频发猝倒者；②经椎动脉造影或血管数字减影确诊者；③经保守治疗无效者。手术方式为颈椎不稳定节段植骨融合内固定术。

（五）交感型颈椎病

1. 诊断标准：

（1）有明显的交感神经兴奋或抑制的症状，如视物模糊、眼球震颤，头痛、头昏、心动过速或缓慢、胸闷、血压升高，四肢发冷、感觉过敏等症状。

（2）动态X线片检查提示颈椎椎间关节失稳等。

（3）排除神经官能症、甲状腺功能亢进或减退、心血管疾患以及颅内肿瘤等病变。

2. 治疗原则：

（1）首选保守治疗：颈部制动及理疗，血管扩张药物及调节自主神经功能治疗。

（2）症状严重经保守治疗无效者可进行手术治疗。

3. 预后：本病预后良好。

（六）食道压迫型颈椎病

1. 诊断标准：

（1）症状：吞咽较干燥食物时有异物感，吞咽较大块食物困难，颈前屈时症状较轻，仰伸时加重。

（2）X 线平片提示病变椎节前方有骨赘形成；食道钡餐检查显示食道因受压而狭窄。

（3）排除食道癌、颈部占位性病变、喷门痉挛、癔症和食道憩室等疾患。

2. 治疗原则：

（1）以保守治疗为主，可进行颈部制动、口服硫酸软骨素片，避免进食硬质、块状、或刺激性较大的食物。

（2）经保守治疗无效者可进行手术切除病变节段骨赘，合并其他类型颈椎病而且需要手术治疗时，可在手术时一并切除颈椎前方的骨赘。

六、预后

颈型颈椎病的预后较好。只要平时注意颈部保护、避免各种诱发因素多可痊愈。当然，如果不注意颈部保健，维持颈部不良姿势者，则有可能使病程延长或症状进一步加重。

神经根型颈椎病、交感型颈椎病、椎动脉型颈椎病预后也较好，一般经过规范的局部制动、牵引、理疗，以及服用活血通络的药物等保守治疗均可得到症状改善甚至治愈，个别经正规保守治疗无明显疗效者，必要时可手术治疗。有研究表明，神经根型颈椎病患者接受手术治疗者中约 72% 疗效优良（无手臂疼痛，较术前症状得到缓解，神经学障碍得到消除），18% 疗效一般（有一定程度的缓解，但不完全），10% 疗效较差（术前症状无改善或加重）。另有研究报道，由同一术者完成的神经根型颈椎病手术治疗达到了 90% 的优良疗效，7% 疗效一般，2% 疗效较差。

脊髓型颈椎病的总体疗效较不如其他型颈椎病，症状较轻或中度者预后较佳。症状严重、病程较长、高龄者或后纵韧带钙化者预后较差。颈椎核磁共振提示脊髓变性严重或范围较大者预后最差。大量研究表明：60% ~70% 的患者脊髓功能恢复较满意，20% 的患者有一定的改善，而 10% 的患者无改善，甚至可能加重。四肢痉挛性症状和体征的恢复常常晚于运动和感觉功能的恢复。

（一）文献回顾

国内颈椎病的分类和命名源于 1992 年召开的第二届全国颈椎病专题座谈会，会议确定颈椎病定义为：颈椎椎间盘组织退行性改变及其继发病理改变累计周围组织结构（神经根、脊髓、椎动脉、交感神经等），出现相应的临床表现。而国外颈椎病的分类仍为神经根型颈椎病和脊髓型颈椎病两类。

颈椎病的手术治疗多采用颈椎前外侧入路和颈椎后正中入路，前后入路尚存在多种手术方式。颈椎前外侧入路的开展源于 1955 年 Smith 和 Robinson 在治疗颈椎间盘疾病时首次介绍并使用的颈椎前侧入路，此方法在 1958 年经 Cloward 改良并引入新器械（环钻）后得到进一步的重视。随后 Smith Robinson 方法和 Cloward 方法治疗颈椎疾患的技术得到了进一步的推广和应用，而且取得了满意的疗效。颈椎后正中入路椎板减压术、颈后路椎管成形术为传统的颈后路手术方式，近年来随着内固定器械的发展，颈椎侧块螺钉固定技术以及椎弓根固定技术的应用，解决了颈椎术后颈椎失稳和畸形问题。

（二）评估方法标准

目前关于颈椎病疗效的评估尚无统一的方法和标准，国内外现有评定标准，主要依据各型颈椎病的临床症状、体征、工作及生活能力恢复情况分为痊愈、显效、有效、无效或优、良、可、差四级。

近年来较为常用的国外评估手段有：1. 1975 年日本骨科协会制定的脊髓功能状态评定及疗效评定标准（JOA－17 分法，见附表 1），①改善率表示法：改善率＝（治疗后评分－治疗前评分）/（正常－治疗前评分）×100%；②阶段表示法：如治疗前 10 分→治疗后 15 分，上肢运动功能 4→2 分；③综合评定表示法：改善率在 75% 以上为优，改善率在 50%～74% 之间为良，改善率在 25%～49% 之间为可，改善率在 25% 以下为差。2. Oswestry 功能状态评分标准。3. SF－36 问卷调查等。4. ASIA 感觉与运动功能分级（见附表 2）。5. Frankel 感觉与运动功能分级等。

国内一些学者根据术后患者的主诉症状及体征分为：①无反应型：术后部分症状有轻微改善，主诉肢体有松快感，但无感觉和运动改善。多数症状和体征为发生变化，术后 3～6 个月仍无改善信息，则可能神经组织已变性，恢复无望。②缓慢反应型：术后 1 周内可有某些症状改善，以后长期内稍有进步，可能对患者某些功能有好转，但不明显，超过 3 个月或 6 个月不再有进步。此类预后差。③一过性反应型：手术后数日症状明显减轻，并有部分功能性进步，一周后突然停止恢复，或已经改善的症状又复原，回到术前状况，证明减压后是有效的，但由于神经组织已有变性，故不能恢复，预后不会令人鼓舞。④即刻反应型：术后数日，患者感到四肢松快，躯干重压感和紧缩感消失或减轻，关节功能明显改善，而且这些变化继续进展，这表示致压物解除后，脊髓血供有恢复，脊髓变性不严重有恢复可能，这表示后果良好。⑤延迟反应型：少数病例术后短期内无明显反应改善，而在术后 1～2 月症状缓缓改善，改善可持续相当长时间。这种情况多见于病程长的神经根型或脊髓型颈椎病，可能是减压后局部血运恢复慢，或是要待局部骨性融合后致压物逐渐吸收之故，这至少表示神经组织尚未变性，有恢复可能。

另有学者参照日本整形外科学会 1984 年制定的“腰椎疾患治疗成绩评分表”制定了“颈椎病治疗成绩评分表”，作为颈椎功能的评定标准。该表包括：临床症状、临床检查、日常生活动作三大项目。临床症状分为颈、肩、背部疼痛，上肢痛或麻木，活动痛，头痛、头晕 4 个分项目；临床检查分为压痛、压顶和椎间孔挤压试验、臂丛牵拉试验、感觉障碍、肌力分级、霍夫曼征、颈过伸试验 7 个分项目；日常生活动作分为睡觉翻身、颈活动两个分项目；每个分项目都有级别评分，最高评分为 27 分。根据治疗前后评分，计算改善指数和改善率。改善指数＝治疗后评分－治疗前评份治疗后评分；改善率＝治疗后评分－治疗前评分正常评分－治疗前评分×100%（详见附表 3）

（三）应对策略

颈椎病的预防重于治疗，加强自我保护和自我保健最为关键。首先要注意的是睡姿，枕头高低要合适，不良的睡姿可能诱发颈椎病的发生和发展。正确的睡姿是维持颈部放松时的中立位，即仰卧位时枕头高度为自己拳头高度，侧卧位时枕头高度为头至肩膀的高度。另外，伏案工作或同一姿势时间不宜过长，建议 30～45min 后做一些颈部放松运动。再者还要注意颈部保暖，防止颈部受凉。

神经根型颈椎病、颈型颈椎病、交感型颈椎病、椎动脉型颈椎病经过规范地局部制动、牵引、理疗，以及服用活血通络的药物等治疗，可以明显改善颈椎周围组织血液循环，减轻神经水肿，消除炎症反应，从而缓解症状或痊愈。

除脊髓型颈椎病外的其他类型颈椎病均具有一定的自限性，即使不采取特殊的治疗手段，有时患者的症状也可以逐渐减轻甚至缓解。这可能与不稳定导致的局部损伤、神经结构受刺激等有关，通常是可以逆转的。

脊髓型颈椎病是由于脊髓受到突出的椎间盘或椎体后缘的骨赘压迫所致，慢性压迫可以导致脊髓不可逆性损害。脊髓型颈椎病的手术疗效与病程和脊髓损害程度密切相关，病程越长，脊髓损害越重者，疗效越差。有研究表明，动态 Hoffmann 征阳性则可能为早期脊髓型颈椎病的特征性表现。这样，尽早确诊、尽早手术治疗是争取脊髓型颈椎病获得最佳疗效的重要因素。

随着医疗技术和诊疗手段的发展，颈椎前外侧入路和颈椎后入路各种手术方式的应用，以及颈椎内固定技术的不断发展，使得颈椎病的手术治疗疗效得到了进一步的提高。

第二节　与颈椎病有关的几种疾患

一、急性颈椎间盘突出症

有轻微外伤或无外伤史，临床表现为较典型的脊髓和颈神经根受压症状。X 线平片显示颈椎退变不明显，椎体无骨折脱位。CT、MRI 中表现为单节段椎间盘突出，突出髓核在 MRI 中呈蘑菇形、球形、半球形、屋脊形、山丘形、腊肠形或梭形等。根据颈椎间盘的突出髓核与颈椎后纵韧带的位置关系，将其分为后纵韧带下型（两层后纵韧带均完整）、后纵韧带间形（髓核穿破前层后纵韧带，深层后纵韧带完整）和硬膜外形（髓核穿破两层后纵韧带到达硬膜外腔）。硬膜外形在 T1 加权像上可显示后纵韧带的条状阴影被髓核穿过，脊髓受压变形，向后移位，可出现巨大的压挤，在横断面上呈新月形，矢状面上脊髓前缘有局限性压迹，相应的蛛网膜下腔和硬膜囊受压变窄或模糊不清，严重时脊髓信号几乎完全中断。T2 加权像表现不同程度的高信号，说明脊髓存在水肿。突出椎间盘生化分析正常，但超微结构表现椎间盘细胞变形，有异染色质及空泡出现，与 CSN 期的椎间盘细胞形态和功能有明显区别，说明该期为功能代偿期。治疗原则：一般不采用保守治疗，进行单纯突出间盘切除效果较好。

二、发育性椎管狭窄症

主要因先天发育椎管矢状径小，再加上后天椎间盘退变、髓核后突及其继发的骨刺、韧带肥厚骨化而造成的颈脊髓压迫症。X 线侧位片用 Pavlov 比值测量（京椎管矢状径/颈椎体矢状径，一般采用 C5、C6 椎间为标准），如比值 $<75\%$，CT 测量颈椎管矢状径 <12mm，应诊断为发育性椎管狭窄症。但应注意测量椎体后缘中点之两侧椎板联合处的椎管发育性矢状径（DSSD），而非指突出椎间盘或增生骨刺后缘至椎管后壁的继发性矢状径（SSSD）。常见轻度椎间盘突出或较小骨刺即可造成脊髓受压。临床症状典型，发病年龄较 CSM 早，有时遇轻微外伤即发病。治疗原则：该病应采用手术治疗，以后路椎管扩大成形术效果为好。

三、颈椎后纵韧带骨化症

又称日本病。大量临床资料证明，在东方人中发病率均较高。我们对骨化韧带进行电镜观察，其病理变化以软骨内成骨为主。OPLL 根据骨化形态分为连续型、节段型、混合型、合并椎间盘突出型和局灶型。该病脊髓受压症状明显，体征典型，病程进展快。治疗原则：非手术治疗无效，应争取早手术。C3 以下较小的局限性骨化早期可行前路切除，较严重的连续性 OPLL，应行后路椎管扩大成形术。

四、颈椎失稳症

由于椎间盘退变，韧带松弛，造成颈椎不稳。其主要症状为颈痛，伴有头痛、头晕。我们一项研究中显示，45例颈椎失稳患者中，67%合并颈性眩晕，<40岁的患者27例（90%）。多见于长期伏案工作者，颈部肌肉较瘦弱、年轻女性多见。虽然颈椎病各期均可见到，但一般认为该型处于颈椎退变的早期。动力摄片显示椎间前后错动>3mm，或椎间成交>11°为不稳定。治疗原则：非手术治疗为主，其中以理疗、牵引、颈领保护较有效。严重的颈椎不稳、症状顽固发作者，可进行椎间植骨融合术。

五、无骨折脱位的颈脊髓损伤

由于老年人已存在的椎管狭窄或颈椎病史，轻微外伤（如急刹车）即出现四肢软瘫，以后发展为痉挛性瘫痪。影像学检查显示广泛的颈椎退行性变，极严重的退变性椎管狭窄，有时发现巨大的椎间盘突出，但无明显的骨折脱位。MRI可显示受累节段T1和T2异常高信号。在CT和MRI应用前，该病容易误诊或漏诊。以前诊断为挥鞭性损伤，有时表现为典型的过伸性损伤（脊髓中央管综合征—瘫痪症状上肢重于下肢）。其发病机制主要与颈椎管狭窄有关，再者合并颈椎广泛退行性变，椎管内储备间隙减小，再加上颈椎后伸时黄韧带皱褶。即使轻微外伤可造成严重的脊髓受压出现瘫痪。治疗原则：颈椎损伤应立即给予颈部制动，应用脱水药物和激素。老年患者还应注意呼吸和全身状况，观察2周后，瘫痪多数自行恢复。如不能恢复，特别是存在巨大椎间盘突出及骨刺者，应及早手术。

六、创伤后颈脑综合征

又名外伤性钩椎关节病或外伤性颈脑综合征，是指在头颈部外伤后，由于钩椎关节创伤反应造成椎动脉痉挛、狭窄或折曲而引起颅脑症状（椎——基底动脉供血不全症状）。以往总将这种病例归到脑外伤后遗症之列，实质上其各种症状主要系椎动脉受累所致，故亦可称之谓外伤性椎动脉型颈椎病。诊断标准：（1）头颈部外伤后出现椎——基底动脉供血不全症状者。（2）排除外脑外伤后遗症：①旋颈试验多阳性；②为一侧性偏头痛；③多伴有颈痛；④颈源性眼球震颤试验多为阳性；⑤高渗（或低渗）液静脉内注射试验均为阴性；⑥脑电图无特殊所见；⑦必要时可进行椎动脉造影或采用数字减影技术确诊。以保守治疗为主，多可好转或痊愈。

（方向义）

参考文献

[1] 杨克勤，张之虎．颈椎病．北京：人民卫生出版社，1981：328-331.

[2] 李家顺，贾连顺．颈椎外科学．上海：上海科学技术出版社，2004：181-182.

[3] 郝定均．简明临床骨科学．北京：人民卫生出版社，2014：906-913.

[4] 王岩．坎贝尔骨科手术学．第11版．北京：人民军医出版社，2011：1693-1717.

[5] 冯传汉，张铁良．临床骨科学．第2版．北京：人民卫生出版社，2004：1823-1846.

[6] Cho BY, Lim J, Sim HB, et al. Biomechanical analysis of the range of single-and two-level cervi-cal ProDisc-C versus hybrid construct. Spine, 2010, 35 (19): 1769-1776.

[7] 袁文．颈前路Hybrid术式是融合与非融合手术的完美平衡吗？中国脊柱脊髓杂志，2014，24（1）：5-6.

[8] Cunningham BW, Hu N, Zorn CM, et al. Biomechanical comparison of single - and two - level cervical arthroplasty versus arthrodesis: effect on adjacent - level spinal kinematics. Spine J, 2010, 10 (4): 341 - 349.

[9] 孙宇．对颈椎前路融合与非融合手术混合应用的初步认识．中国脊柱脊髓杂志，2014，24（1）：8 - 9.

[10] 刘海鹰，许晓诺，王波，等．双节段 Hybrid 手术治疗颈椎病的临床疗效观察．中华外科杂志，2012，50（3）：238 - 242.

[11] Zhao YB, Li Q, Mo Z, et al. Finite element analysis of cervical arthroplasty combined with fusion against 2 - level fusion. J Spine Disord Tech, 2013, 26 (6): 347 - 350.

[12] Faldini C, Pagkrati S, Leonetti D, et al. Sagittal segmental alignment as predictor of adjacent - level degeneration after a cloward procedure. Clin Orthop Relat Res, 2011, 46 (3): 674 - 681.

[13] 王晓红，丁明甫，何成奇，等．颈椎病颈椎功能评定表．华西医学，2003，18（1）：35 - 36.

第十七章

椎间盘突出症

一、引言

椎间盘突出症是椎间盘在退变的基础上，因轻微外力或明确诱因导致椎间盘突出而致脊髓和神经根受压产生的临床综合征，为常见病。1932 年美国医生 Barr 和 Mixter 首先提出腰椎间盘突出是腰腿痛的原因；1946 年骨科先辈方先之教授在国内首次开展了腰椎间盘突出症的手术。

根据发病部位和发病率由高到低分腰椎间盘突出症、颈椎间盘突出症、胸椎间盘突出症。颈、腰椎间盘突出症的主要临床表现是颈肩、腰腿痛。国外有人统计，腰腿痛病人约占外科门诊的 50%，占骨科门诊病人的 70%，其中男性病人约为女性病人的 2 倍。青年人居多。因腰骶部活动度大，正处活动的腰椎与固定的骶椎和骨盆交界处，承受垂直压力和剪力较大，椎间盘易于退变或损伤，所以腰 4、5 和腰 5 骶 1 椎间盘突出发病率最高，而发生在腰 3、4 者很少，故将有症状的腰 3、4 平面以上的椎间盘突出称为高位腰椎间盘突出症。对 2 个平面的同侧或 1 个平面的两侧突出以上的椎间盘突出称为多发性腰椎间盘突出症。由于胸椎有肋骨及胸骨与其构成比颈腰椎相对稳定的特殊结构，其椎间盘突出发病率较低，且胸椎间盘突出早期缺乏典型的临床表现，因而容易漏诊、误诊和延迟诊断。急性颈椎间盘突出症由颈部创伤所致，以颈 3、4 间隙多见；慢性颈椎间盘突出症以颈 6/7、5/6、C7/T1 多见。根据临床症状和体征可分为典型性和非典型性椎间盘突出症。根据椎间盘向后突出的方向和部位可分为：旁侧型、中央型。以旁侧型居多，又可分为正中央型和偏中央型、极外侧型、许莫氏结节与经骨突出型 4 种。根据病理过程和形态、退变程度及影像学检查，国际腰椎研究会（LSSLS）和美国矫形外科协会（AAOS）分 6 种类型：退变型、膨出型、突出型、后纵韧带下脱出、后纵韧带后脱出及游离型，后三者属于破裂型。

CT、MRI 片上诊断的椎间盘突出，如无临床症状与体征不能称之为椎间盘突出症，而只能称之为椎间盘突出。

颈椎间盘突出症与颈椎病相比，具有不同的临床特点：①发病年龄偏低，中青年居多；②有外伤史者居多；③有外伤史者中，伤前均无明显的临床症状，伤后出现脊髓或神经根受压的临床表现；④影像学检诊查显示颈椎无退变，但 MRI 显示颈椎间盘突出，压迫脊髓或神经根等结构。

二、病因

1. 椎间盘退变是椎间盘突出的基本病因，椎间盘在脊柱中的负荷与运动中承受强大的压力，从

18 岁椎间盘开始退变，髓核内的水分随年龄增长而减少。

2. 损伤是椎间盘突出的常见原因，是颈、胸腰段椎间盘突出的主要病因，慢性劳损是椎间盘突出的重要诱因。长期伏案工作者易产生颈椎间盘突出，汽车驾驶员等长期弯腰工作易发生腰椎间盘突出。

3. 遗传因素。腰椎间盘突出症具有家族发病的报道，印第安人、爱斯基摩人和非洲黑人发病率较其他民族发病率明显为低。

4. 妊娠时盆腔及下腰部组织充血明显，各种结构（纤维环、后纵韧带）相对松弛易于使椎间盘膨出。

5. 腰骶部先天异常：骶椎腰化或腰椎骶化和关节突不对称，使腰椎产生异常压力，是构成椎间盘旋转性损伤的因素之一。

6. 吸烟影响椎间盘的血液供应，引起椎间盘退变，为颈椎间盘突出发病最相关的潜在因素。另外身高超过正常的人易患椎间盘突出，重体力劳动者易产生腰椎间盘突出。

目前对腰椎间盘突出症发生腰腿痛的机制有 3 种学说：机械受压学说，化学性神经炎学说，自身免疫学说。颈椎间盘突出症的发病机制为正常或轻度退变的椎间盘，在颈椎受到外力或头颈部持久非生理姿势的作用时，髓核向椎管内突出，导致脊髓或神经根受压而引起的一系列临床表现。与成人腰椎间盘突出症的发病机制不同，青少年腰椎间盘突出症的发生与外伤、遗传、家族易感性、肥胖、脊柱结构上存在的薄弱点（如脊柱裂）有关。

三、临床表现

（一）颈椎间盘突出症

1. 外伤史：急性颈椎间盘突出症大多数病例有明确的颈部外伤史，有的可因轻微外伤引起，甚至伸懒腰亦可诱发。

2. 疼痛：颈枕部疼痛，肩部束带感及上肢放射性疼痛、麻木、无力等，呈神经根分布范围放射。疼痛程度差别很大，并常影响休息和睡眠，亦可有间歇性颈部僵硬感。疼痛较久者以麻木为主。C5 神经根受累可产生肩部及上肢近端外侧区疼痛；C6 神经根受压可产生自颈部至肱二头肌以及沿前臂外侧到拇指及手指区的疼痛。C7 神经根性症状在颈椎间盘突出症中最为多见，这是因为 C6、7 是颈椎间盘突出最常见的部位，可以产生肩后部沿肱三头肌向前臂后外侧一直到中指的疼痛。

3. 感觉、运动异常，颈部僵硬：C2 – T1 分布区可有感觉障碍，可有三角肌或上肢某组肌肌力减退。

4. 反射异常：可有肱二头肌腱、桡骨膜与肱三头肌腱反射减弱或消失，Hoffman 征阳性，上臂牵拉试验（Eaton sign）阳性，压头试验（Spurling sign）阳性。

5. 影像学检查：X 线片可见颈椎生理曲度改变，年龄偏大的患者受累椎间隙可有不同程度的退行性改变，过伸、过屈位片可显示受累节段失稳。MRI 检查是诊断颈椎间盘突出症的重要依据。在 T1 加权时，可显示椎间盘突出的形态，T2 加权时显示颈髓受压的情况；MRI 还可排除脊髓空洞症、椎管内肿瘤、脊髓脱髓鞘病变。

（二）胸椎间盘突出症

多缓慢起病，渐进性加重。早期往往是不规则的痛，为背痛、躯干放射痛或下肢痛，腰背部酸胀不适、疼痛，胸腹部束带感。病变严重者表现为不同程度的双下肢无力、麻木、行走困难，二便异常。查体可见病变平面以下感觉减退或消失，肌力减弱，肌张力增高，反射亢进，可有病理反射。X线片可见椎体后缘骨质增生，椎间隙变窄。MRI可明确诊断。中下胸椎椎间盘突出发生率高。胸椎间盘突出的病例75%发生在胸8椎体平面以下。

（三）胸腰段椎间盘突出症

胸腰段包括下胸段T11、T12和上腰段L1、L2节段。多有明确的外伤史。早期多有腰背酸痛，症状多逐渐加重，常伴有下肢麻木、感觉减退，下肢乏力，肌力减退，肌张力增高，下肢腱反射亢进。X线片多无骨折脱位，胸腰段MRI可以确诊。

（四）腰椎间盘突出症

1. 症状与体征

（1）疼痛。腰背痛是腰椎间盘突出症的早期症状，也是最常见的症状。坐骨神经痛多逐渐发生，多为放射性神经根性痛，部位为腰骶部、臀后部、大腿后外侧、小腿外侧至跟部或足背，少数病例可由下向上放射。弯腰、屈髋屈膝位（神经根松弛）疼痛可减轻，故骑自行车远行无明显困难。有关实验证实，在腰椎前屈时，椎管容积增大。当咳嗽、喷嚏、排便等腹压增高时，可诱发或加重腰腿痛。后期常表现为坐骨神经痛重于腰痛或仅有坐骨神经痛。高位椎间盘突出（腰2/3、腰3/4）能引起股神经痛。坐骨神经痛既可和腰背痛同时发生（33%），也可在腰背痛出现6～8周发生，其表现为疼痛自臀部逐渐向下放射。腰5骶1椎间盘突出，疼痛放射至大腿后方，腘窝到小腿后外侧、外踝、跖部和小趾。腰4、5椎间盘突出，放射至大腿后外方、腘窝、小腿前外侧至足背拇趾；腰3、4椎间盘突出，疼痛放射至大腿前方、小腿前内侧。疼痛性质常为麻痛、针刺样痛或烧灼样痛，重者似刀割样痛。坐骨神经痛出现后腰痛常立刻减轻，因为此时突出的髓核主要压迫神经根，而硬脊膜、后纵韧带压力减弱，神经纤维受到的刺激轻，另外剧烈的下肢痛掩盖了腰痛。本病最大的特点是单侧坐骨神经痛，只有少数病人表现为双侧根性痛，常见于：①中央型或游离型腰椎间盘突出；②合并腰椎管狭窄。两侧腿痛可同时出现，也可先发生于一侧。当另侧腿痛时，原发侧腿痛常已缓解或减轻，其原因有二：①压迫原发侧的髓核脱水、皱缩，使压迫减轻或受压神经根移位；②受压重、时间长，发生坐骨神经麻痹。一般是活动后加重，休息后减轻。若纤维环完全破裂，大块的髓核和纤维环碎片突入椎管压迫神经根，则出现持续性剧痛，任何体位都难以使疼痛减轻。

（2）麻木。当椎间盘突出刺激了本体感觉和触觉纤维，引起肢体麻木而不出现下肢疼痛。麻木感感觉区按受累神经区域皮节分布。

（3）间歇性跛行。患者行走时，随着距离的增多而出现腰背痛或患侧下肢放射痛或麻木加重、无力，停步休息或弯腰、下蹲症状减轻或缓解后仍能继续行走，步行距离为数十米至数百米，距离越短，病情越重。间歇性跛行提示有多发性腰椎间盘突出症或合并腰椎管狭窄症可能，这是因为椎间盘组织压迫神经根或椎管容积减小，使神经根充血、水肿及炎性反应。当行走时，椎管内受阻的静脉从逐渐扩张，加重了对神经根的压迫，引起缺氧而出现症状；弯腰下蹲，椎管容积增大，压迫缓解后症状消失。

（4）马尾综合征。见于中央型腰椎间盘突出症。见相关综合征。

（5）腰椎活动受限和畸形。腰椎各个方向的活动度都会减低，其中以后伸受限（纤维环未完全破裂）对本病的诊断最为可靠。腰4、5椎间盘突出症常出现腰椎侧凸，腰5骶1椎间盘突出症侧凸不明显。脊柱侧凸可有交替性变化，这与神经根与突出髓核两者相对位置发生了改变有关。

（6）压痛和放射痛。在棘突旁偏外2～3cm处有深压痛，有时向同侧臀部和下肢沿坐骨神经分布区放射。另外压痛点可在棘突间，见于游离型或中央型腰椎间盘突出症。深压痛刺激了骶棘肌中受累神经的背根神经纤维产生感应痛。压痛点在腰4、5椎间盘突出较明显。

（7）感觉减退或肌力改变。感觉障碍按受累神经根支配区分布。感觉障碍表现为：感觉过敏、减弱或消失，以减退最为常见。L4神经根受损，大腿内侧和膝内侧感觉障碍；L5神经根受损，足背前内方和拇趾感觉障碍；S1神经根受损，足外侧及小趾感觉障碍。受累神经根所支配的肌肉皆有不同程度的肌力减退与肌萎缩；L4、5椎间盘突出症，拇趾背伸肌肌力明显减弱，少数病情严重者可出现足下垂（踝关节背伸无力）。L5S1椎间盘突出可见小腿三头肌萎缩，但瘫痪者极少。

（8）腱反射改变。L3、4椎间盘突出膝反射减弱或消失；L5、S1椎间盘突出跟腱反射减弱或消失；L1、2、L2、3椎间盘突出不引起反射障碍。

（9）特殊检查异常。鞠躬试验、屈颈试验、仰卧挺腹试验，出现坐骨神经痛者为阳性。

直腿抬高试验，又称Forst征，目前临床上常用的方法是直接写明开始出现放射痛的角度，如右下肢直腿抬高至40°发生疼痛，即写成直腿抬高40°（+），这样更加具体。直腿抬高加强试验阳性，可明确坐骨神经痛为椎管内因素所致，除外椎管外因素，如骶髂关节、阔筋膜张肌、髂胫束等因素。直腿抬高试验、直腿抬搞加强试验为椎间盘突出症的主要依据。

2. 影像学检查

（1）X线片为首选的影像学诊断手段。可发现相关的腰椎退行性改变征象，同时排除可能存在的影响腰骶神经的骨性改变。部分病人腰椎平片可完全正常，但也有一部分病人可显示以下征象：①腰椎正位片可有脊柱侧弯；②腰椎侧位片显示腰椎生理前凸变小或消失，椎间隙变窄，即除L5S1间隙外，下一椎间隙较上一间隙为窄（正常椎间隙在第9胸椎至第5腰椎逐渐增宽），椎体边缘骨质增生，可有脊柱不稳等；③椎管造影（也叫脊髓造影）为诊断椎间盘病变的最佳手段之一，正位在突出的椎间盘平面显示造影剂呈不完全梗阻或完全梗阻，造影剂截面呈须根状或雨幕状，侧位片硬膜囊腹侧充盈缺损，其压迹之大小与病变相一致，严重者可占椎管矢状径的1/2以上。

（2）CT主要观察椎管不同组织密度变化。表现为硬膜外脂肪消失，椎间盘组织从后方压迫硬膜囊或从后外侧压迫神经根可使之移位。在大的椎间盘突出时，神经根由被突出椎间盘影所覆盖，有时可见突出的髓核钙化。髓核内积气称之为“真空”现象，为椎间盘变性的征象，当气体位于椎间盘后缘之外时方可诊断为突出。

（3）MRI诊断准确率优于脊髓造影和CT扫描。正常椎间盘在T1加权像上显示为较均匀减低信号；在T2加权像上呈高信号。退变椎间盘信号减低。在严重退变成低信号，称为黑色椎间盘。由于T2加权脑脊液信号强而发亮，椎间盘压迫硬膜囊显示更加清楚。

髓核脱出率：髓核矢状径指数（nucleus protrusion rate，NPR），选择最明显、椎间盘突出最大的层面作为测量对象，突出椎间盘的最大矢状径/同一层面局部椎管最大矢状径×100%。作为衡量椎间盘突出的量化指标客观可靠，且方便简捷，与病情判断存在一定的相关性。

四、诊断要点

1. 神经根或脊髓受压的症状、体征：如反复发作的颈肩或腰腿疼痛，四肢感觉、运动障碍，肌力减弱、感觉减退，反射异常。

2. 脊柱活动受限。

3. CT或MRI诊断为椎间盘突出是脊髓、神经根或马尾神经受压的主要因素，且与临床症状、体征相一致。结合X线片等，除外脊柱结核、肿瘤、脊柱滑脱等。

五、治疗原则

以非手术治疗为主，非手术疗法是本病的基本疗法。手术治疗适应于有脊髓或马尾神经压迫症状或症状严重，保守治疗无效的病人。治疗的主要目的是使椎间盘突出的髓核部分或全部回纳，消除对神经的压迫，改善局部血液循环，加速炎性水肿的消退，从而减轻或消除症状。要做到早发现、早治疗、早控制。

（一）保守治疗

1. 适应证：

（1）初次发作，病程尚短的患者。

（2）病程虽长，但症状和体征较轻，经休息后症状能自行缓解者。

（3）CT 或 MRI 等特殊检查发现突出的椎间盘组织较小，对神经压迫较轻的病人。

（4）年龄较大，不能耐受手术或已不参加体力劳动的患者。

（5）由于全身性疾病或局部皮肤疾病不能施行手术者。

（6）临床症状、体征与特殊检查结果不相符合且难以用某个节段的椎间盘突出解释者。

（7）不同意手术治疗的患者。

2. 方法：

（1）休息：绝对卧床休息可减少椎间盘承受的压力，缓解突出髓核对神经的压迫。硬板床较好，一般需 3 周或更长时间。

（2）药物：消炎镇痛药物对症治疗，脱水消肿的药物、营养神经药物；活血化淤、舒经通络、利水消肿的中药。

（3）制动：颈椎间盘突出可用颈围领；腰椎间盘突出可用腰围领制动。

（4）牵引：可恢复椎间盘的高度，解除肌肉痉挛，使部分突出物有望还纳，从而减轻神经受压。适用于侧方型椎间盘突出症，但对中央型、游离型或巨大髓核突出的椎间盘突出症有可能加重病情。颈椎可采用坐位，持续牵引效果较好。腰椎牵引每天 2 次，牵引后应卧硬板床休息。

（5）推拿、按摩：对颈椎间盘突出症应谨慎，应由有经验的专业医师实施。可舒松肌肉、解除痉挛、粘连松解、活血化淤、温经通络。最显著的疗效是镇痛，其机理为 20 世纪 70 年代提出的大脑、中枢干扰学说，并非突出的椎间盘髓核的回纳复位。

（6）理疗：为辅助治疗方法。

（二）手术治疗

1. 适应证：

（1）诊断明确，首次发病但疼痛难忍、神经受压症状严重者。

（2）病情反复发作，经正规保守治疗 3 ~6 个月无效或症状加重者。

（3）对出现脊髓压迫症且渐进加重的颈胸椎间盘突出症病人应尽早手术，椎间盘突出导致的马尾综合征或单根神经麻痹（如足下垂）是急诊手术指征。

（4）椎间盘突出并椎管狭窄。

（5）病史虽不典型，CT 或 MRI 或造影证实椎间盘对硬膜囊或神经有明显严重压迫者。

2. 禁忌症：

（1）有影响疗效的社会因素：如有（法律）纠纷尚未解决者。

（2）存在心因性疾病：精神病、神经官能症或药物依赖者。

（3）有感染灶者：全身或局部。

（4）合并风湿或类风湿症状者。

（5）年龄较大，不能耐受手术者。

（6）症状、体征或特殊检查不符，难以用单个阶段椎间盘突出解释者。

3. 方法：神经减压、脊柱稳定性重建。

（1）前入路手术：为颈、胸椎间盘突出症的主要方式。适用于中央型、旁中央型椎间盘突出症。椎间盘摘除后可采用植骨融合内固定术或椎间盘置换术。

（2）后入路手术：为腰椎间盘突出症的传统经典入路。适用于合并椎管狭窄的颈、腰椎间盘突出症及椎间盘突出症前路手术失败的补救手术。

（3）方法：①微创：经皮内窥镜椎间盘摘除、射频消融、激光椎间盘汽化、减压及髓核溶解。②传统术式：椎间盘髓核摘除，神经减压；对合并腰椎失稳及减压可能造成失稳者进行植骨融合内固定术。③最新进展：人工椎间盘置换技术被认为是最有发展前景的脊柱生物重建技术。

五、预后

（一）文献复习

颈椎间盘突出症的预后较好，尤其是以神经根症状为主要表现的外侧型脱出，经非手术治疗后，多能改善；颈椎间盘突出症的效果也明显优于颈椎病，多数病人能完全恢复正常。

胸椎间盘突出症的病程大致有两种：一种为较年轻者，有外伤史，始为背痛，迅速出现脊髓损害征象；另一种为较年长者，无外伤史，但椎间盘有退行性改变，临床症状多呈缓慢进行性加重。成人胸腰椎间盘的钙化率为4%～6%，而脱出椎间盘的钙化率则高达70%。目前尚无关于未经治疗的胸椎间盘突出症病人的长期随访。多数学者指出，除儿童外，几乎所有病人最终因神经功能障碍或持续的疼痛而手术。据 Russeu 报告其67 例胸椎间盘突出采用各种手术的有效率依次为：经胸腔入路88%，经肋骨横突入路75%，经椎弓根入路50%，经椎板入路47%。

瑞典卡洛琳斯卡研究所对583 例病人（其中28%进行手术治疗）平均随访7 年，结果表明：无论手术与否，急性发作的坐骨神经痛大多数持续时间较短，恢复较好，而亚急性或慢性病人，症状大多迁延；随访结束时，非手术组中的15%的病人工作活动仍受限，20%仍有较明显的坐骨神经痛。Weber 报告280 例腰椎间盘突出，住院进行非手术治疗两周，后将有相对指征的病例随机分成手术组和非手术组，1 年后随访发现手术组在减轻腰痛和神经痛方面优于非手术组，但4 年后非手术组病情改善，两组间已无明显差别。腰椎间盘突出症的手术优良率约为80%～95%，少数（3%～7.5%）效果较差。80%～90%的腰椎间盘突出症可以经非手术治疗而治愈，有10%～20%的病人需手术治疗。各种手术治疗的优良率为80%～98%。

部分文献显示，约50%～90%的病人对髓核化学溶解疗法有效，一般近期疗效较高，远期疗效偏低。Wintermantel 等经34 例注射前后经 CT 检查，观察到绝大多数注射酶后突出物增大，1 周后仍增大者有2/3，6 周后有1/4，认为化学溶解术后6 个月症状不见缓解即认为失败。手术治疗腰椎间盘突出症主要是为了缓解腿痛，以腰痛为主要症状的患者术后其主要症状可能不会缓解。国外文献报道的手术优良率为46%～97%，并发症从0～10%，再手术率4%～20%。国内报道手术优良率80%～91%。

（二）评价标准

目前应用最多的有：Nakai 疗效标准，Macnab 疗效标准，模糊视觉疼痛评分系统（VAS），JOA

评分。中华骨科学会脊柱学对腰背痛手术评价标准与前两者类似。

1. Nakai 疗效标准：优 - 症状和体征完全消失，恢复原工作；良 - 症状和体征基本消失，劳累后偶感腰痛或下肢酸胀感；可 - 症状和体征明显改善，遗留轻度腰痛或下肢不适，须减轻工作及活动；差 - 症状和体征明显，无改善，不能从事正常工作和生活。

2. Macnab 疗效标准：优：疼痛消失，无运动功能受限，恢复正常工作和活动；良：偶有疼痛，能正常工作；可：疼痛有所减轻，能做轻工作；差：仍有神经根受压表现，需进一步手术治疗。

3. 模糊视觉疼痛评分系统（VAS）：0 分：无痛；1 ~ 3 分：轻度疼痛；4 ~ 6 分：中度疼痛；7 ~ 10 分：重度疼痛。

（三）应对策略

1. 预防：要养成良好的生活习惯，戒烟。加强锻炼，强身健体，如广播操、健美操。工作中注意劳逸结合，避免长期一个姿势的坐立，防止肌肉劳损。工作、生活中，防止意外伤害。青少年腰椎间盘突出症与腰部急性扭伤有关。急性颈椎间盘突出症有颈部创伤所致。保持正确的劳动姿势，抬重物时可用腰带增加腰部稳定性。另外，当出现颈肩、腰腿痛时要及时到医院就诊，以尽早采取措施，防止病情加重。。

2. 治疗：中老年人经 CT 或 MRI 检查有椎间盘病理改变（退变等）是常见的，只有影像学改变而没有症状和体征的椎间盘突出一般是不需要治疗的。保守治疗应坚持正规、综合治疗。手术治疗应注意严格手术指征准确定位。近年来，我院应用 C 臂机术中 X 线透视定位未发生定位错误。术中要精细操作，尽量减少出血，避免神经根、硬脊膜受损，术后要注意引流通畅。术中应用几丁糖、透明质酸钠等抑制瘢痕形成的药物，术后早期指导患者功能锻炼。

3. 腰椎间盘突出症术后复发是指腰椎间盘切除术后，经过一定时间的无症状期或明显缓解期后，由于同间隙残余椎间盘的再次突出而导致腰腿痛等临床症状。杨连发等发现中央型、基底宽的椎间盘突出术后复发概率高。Carrage 认为突出椎间盘纤维环的完整性与术后复发明显相关。普通 CT 平片可以确认，鉴别椎间盘突出复发和瘢痕形成需椎间盘造影或 MRI 检查。椎间盘复发产生神经压迫的症状和体征时保守治疗效果差。对诊断明确者可二次手术治疗。Eie 等认为对腰椎间盘突出症患者行间盘切除同时行腰椎融合术，其术后复发率（3%）明显低于单纯椎间盘切除组。因此，许多学者认为对椎间盘突出的复发阶段应采用内固定加植骨融合。复发的预防：术中应认真细致，手术视野充分显示清楚，把变性的椎间盘尽量掏干净，有条件植入人工椎间盘以维持椎间隙高度。术后应适当卧床休息 1 个月左右，避免过早起床。如需早期起床，应用腰围保护，避免弯腰和负重。

4. 腰椎间盘突出症再手术原因：①手术阶段错误；②手术方法、适应证不当，忽视极外侧型椎间盘突出、合并腰椎管狭窄等；③多间隙突出仅摘除一个间隙；④椎间盘切除不彻底或复发；⑤瘢痕增生压迫神经；⑥部分腰椎间盘突出症患者术后疗效极差，尤其是神经根性疼痛仍然非常明显和剧烈，须考虑极外侧型椎间盘突出的存在。另外，腰椎间盘突出合并侧隐窝狭窄、小关节内聚增生致骨性神经管狭窄。

5. 极外侧椎间盘突出症：脱出或突出的椎间盘组织位于椎间孔内或椎间孔外，导致同阶段的神经根在腰椎间孔内或腰椎间孔外受到脱出或突出的椎间盘组织的直接机械压迫或炎性刺激，造成受损神经根支配区剧烈的下肢放射性疼痛伴腰骶部痛，同时还可伴有支配区不同程度的皮肤感觉或运动功能损害。主要发生于 L4、5 间隙，其次是 L3、4 间隙，主要累及 L4 和 L3 神经根，导致以股神经根性疼痛，股神经牵拉试验阳性和膝腱反射减弱或消失为特征的临床表现。诊断须行腰椎间盘

CT 和 MRI 扫描，应包括椎间盘相临上下椎体的 1/3，以免漏诊。极外侧椎间盘突出症的发病率 1% ~11%。治疗：传统术式由后路半椎板和半关节突入路椎间盘切除腰椎融合术；以后经骶棘肌后外侧旁正中切口，经横突间入路椎间盘摘除术。

六、相关综合征

（一）颈椎间盘源性疼痛综合征

指颈椎间盘源性痛限局在椎间盘内部紊乱引起的疼痛，是颈肩部慢性持续性钝痛，可扩散至头、颈、肩及上肢放射，常伴有麻木，但无皮节分布的感觉、运动神经障碍，一般不涉及前臂及手。易感因素包括长时间不正确的坐姿。椎间盘造影对痛性椎间盘的确诊和定位最有效，一般先保守治疗，可自愈；严重者可进行颈椎间植骨融合术、颈髓核成形术等。

（二）颈腰椎综合征

系颈椎及腰椎管同时狭窄，并出现椎关内神经受压的临床综合征，也有学者认为颈腰椎间盘突出症是本病的重要原因。中年人易发病。绝大多数病人诉上肢、头颈部症状，偶尔联系到下肢痛麻、间歇性跛行；少数人以腰椎间盘突出症入院，同时伴有颈部不适的模糊症状。易漏诊和误诊。

（三）腰椎手术失败综合征

又称椎间盘手术失败综合征，指病人在施行椎间盘切除手术后症状未能解除，或残存部分症状和体征，或症状一度缓解又复发和加重者，多数需要再手术。发生率一般在 6%~20%。常见原因为定位错误、髓核未取尽或一侧被遗漏、神经根损伤，对椎管狭窄、极外侧型椎间盘缺乏认识，术中神经损伤，术后瘢痕压迫、椎间隙感染等。

（四）梨状肌综合征

由于臀部外伤、慢性劳损及长期经受寒冷与潮湿刺激，引起臀深部组织肌筋膜炎，使梨状肌肥厚、挛缩、与周围瘢痕粘连，造成经梨状肌穿出的坐骨神经（正常坐骨神经经梨状肌下缘穿出的占 61%，经肌腹或其上下缘穿出占 39%）出现卡压症状，表现为坐骨神经痛，疼痛多局限于臀及腿，压痛点在坐骨神经出口处，而非腰椎棘突等部位，另外 CT 及 MRI 检查无腰椎间盘突出。

（五）胸廓出口综合征

臂从神经和锁骨下动静脉在胸腔出口部和胸小肌喙突附着部受压引起的综合征。可因颈肋、前斜角肌附着部先天性肥大，前中斜角肌先天性分不全，将出口减少。包括颈肋综合征、前斜角肌综合征、过度外展综合征。一般主诉单侧肩臂痛、手臂发麻、乏力感。患臂持重物或上举时症状加重。Adson 试验阳性（头旋向后方或同时上举上肢，桡动脉搏动有减弱到消失为阳性）。X 线摄片有时可有颈肋。

（六）肩手综合征

一种原因未明的上肢植物性神经功能异常引起的疼痛综合征，与 Sudeck 氏骨萎缩属同一类病变，一般在损伤后发生。主要症状是肩、上肢及手部疼痛，运动障碍，伴血管运动障碍。肢体肿胀，皮肤发热、充血，手指被动屈曲出现明显疼痛。肩关节活动往往受限，但无局限性疼痛。可采用对症解热镇痛药、扩血管药物，加强患侧受功能锻炼治疗。

（七）马尾综合征

由椎间盘突出或肿瘤等使上部马尾（L2 - S2）神经受压产生的一组临床综合征，占腰椎间盘突出症的0.8%～24.4%，易漏诊，多见于中央型或游离型椎间盘突出症。主要表现为双侧或单侧腰腿痛。常有臀部、大腿外侧、小腿和足部感觉减退，鞍区感觉减退或消失，便秘，排尿困难。重者发生尿潴留，甚至充溢性尿失禁，性功能障碍，阳痿多见，肌力减退，小腿和足部肌萎缩，Babinskin 征阴性。

（八）腰椎间盘吸收综合征

又称单一腰椎间盘吸收症。1932 年最早报道本病。它是因为腰椎间盘变性吸收，造成腰椎间隙变窄，并引起神经根受压的一系列临床表现，主要发生于腰 5 骶 1 椎间盘，偶尔发生于腰 4、5 椎间盘。其表现与腰 5 骶 1 椎间盘突出症相似。如有椎间盘突出者，则不属本病。

（宋宗让）

参考文献

[1] 王忠诚．神经外科学．武汉：湖北科学技术出版社，1998：778－788.

[2] Fields AJ，Keaveny TM. Mechanisms of initial end－plate failure in the human vertebral body［J］. J Biomech，2010，43（16）：3126－3131.

[3] Hee TM，Chuah TM，Tan BHM，et al. Vascularization and morphological changes of the end－plate after axial compression and distraction of theintervertebral disc［J］. Spine，2011，36（7）：505－511.

[4] Richardson SM，Freemont AJ，Hoyland JA. Pathogenesis of Intervertebral Disc Degeneration［M］. Vienna：Springer－Verlag Wien，2014，177－200.

[5] 郭钧，陈仲强，齐强，等．腰椎间盘突出症术后复发的临床分析［J］．中国脊柱脊髓杂志，2004：14（6）：334－337.

[6] Wu LC，Chiang CJ，Liu ZH，et al. Fabrication and properties of acellular porcine anulus fibrosus for tissue engineering in spine surgery［J］. J Orthop surg Res，2014，9（1）：118－125.

[7] Seol D，Choe Ramakrishnan PS. Organ culture stability of the intervertebral disc：rat versus rabbit［J］. J Orthop Res，2013，31（6）：838－846.

[8] Walter BA，Illien－Junger S，Nasser PR，et al. Development and validation of a bioreactor system for dynamic loading and mechanical characterization of whole human intervertebral discs in organ culture［J］. J Biomech，2014，47（9）：2095－2101.

[9] Bonaldi G，Brembilla C，Cianfoni A. Minimally－invasive posterior lumbar stabilization for degenerative low back pain and sciatica：a review［J］. Eur J Radiol，2014，4（12）：6748－6758.

[10] Patel VV，Whang PG，Haley TR，et al. Two－year clinical outcomes of a multicenter randomized controlled trial compar－ing two interspinous spacers for treatment of moderate lumbar spinal stenosis［J］. BMC Musculoskelet Disord，2014，15（6）：221－227.

[11] 朱小广，丁亮华，姜世涛，等．腰椎后路经椎弓根动态系统研究新进展［J］．中国脊柱脊髓杂志，2011，21（3）：252－255.

[12] Li HP，Li F，Guan K，et al. Dynesys dynamic stabilization system for the lumbar degenerative disease：a prelimin－ary report from China［J］. Chin Med J（Engl），2013，126（22）：4265－4269.

第十八章

椎管狭窄症

椎管狭窄是以先天发育、椎管内占位、退行性骨与韧带改变、骨代谢性疾病以及医源性原因等为诱因，引起脊髓及脊神经根受压，导致肢体麻木、无力、间歇性跛行、腰痛、腰腿痛等一系列慢性进行性的脊髓及脊神经功能障碍。椎管狭窄包括颈、胸和腰椎管狭窄，各节段狭窄因其对相应节段脊髓及脊神经根的影响程度不同而症状、体征亦不尽相同。

第一节　颈椎管狭窄症

1984 年在广西桂林全国首届颈椎病座谈会上，主张将此种发育性椎管狭窄视为颈椎病发病的主导因素之一。1992 年在青岛全国第二届颈椎病座谈会上，将具有独立病因、病理特点、临床表现、诊断标准和治疗要求的症候群从颈椎病的病因中独立出来，列为一个新的、独立的疾患——颈椎椎管狭窄症。本病多见于中老年人。

一、病因与分类

颈椎椎管因骨性或纤维性增生引起一个或多个平面管腔狭窄，导致脊髓血循环障碍，脊髓压迫症者为颈椎椎管狭窄症。颈椎椎管狭窄症是以颈椎发育性椎管狭窄为其解剖特点、以颈髓压迫症为临床表现的颈椎疾患。发育性颈椎椎管狭窄并非一定属于临床上的颈椎椎管狭窄症。退行性变和损伤等因素是导致临床发病的主要诱因。

（一）先天发育性颈椎椎管狭窄

颈椎在胚胎发生和发育过程中，由于某种因素造成椎弓发育过程，导致椎管矢状径小于正常的长度。在幼年时无症状，但随着发育过程和其内容物逐渐不相适应时，则出现狭窄症状。

（二）继发性颈椎椎管狭窄

1. 退变性椎管狭窄：颈椎间盘退变、椎体后缘骨质增生、黄韧带肥厚、椎板增厚、小关节肥大。这些因素可引起椎管内容积减小，导致脊髓受压。此时如果遭受创伤，即使轻微外伤也能引起椎管某个节段骨或纤维结构破坏，使椎管内缓冲间隙减小，而发生相应节段颈髓受压。

2. 医源性椎管狭窄：颈椎手术后引起的继发性椎管狭窄。包括：

（1）手术创伤及出血引起椎管内瘢痕组织增生和粘连。

（2）全椎板或半椎板切除后，瘢痕组织增生。

（3）手术破坏了脊柱的稳定性，引起颈椎不稳，继发创伤性骨性和纤维结构增生。

（4）脊柱融合术后，骨块突入椎管内。

3. 其他病变和创伤所致的继发性椎管狭窄：如颈椎病、颈椎间盘突出症、颈椎后纵韧带骨化症、颈椎肿瘤、结核、创伤等均可引起颈椎管狭窄。但因这些疾病是独立性疾病，椎管狭窄只是其病理表现的一部分，不宜诊断为颈椎椎管狭窄症。

二、临床表现

（一）症状

多见于中老年人，好发于下颈椎（其中颈 4 ~ 6 水平最为多见）。

发病较缓慢，大多数患者始发症状为四肢麻木、无力、发凉、僵硬不灵活、脚落地似踩棉感。四肢可同时发病，也可一侧肢体先出现症状，然后累及另一侧肢体。但大多数患者双上肢症状出现早于下肢。表现为双手麻木、握力差、持物易坠落。较重者站立及行走不稳，需拄双拐或扶墙行走，严重者可出现四肢瘫痪。可有“束腰”或“束胸”感，严重者可出现呼吸困难，大小便失禁一般出现较晚，多为大小便无力。患者一旦发病，多呈进行性加重，但病情发展速度快慢不一。

（二）体征

多数患者呈痉挛步态，行走缓慢不稳。颈椎多无压痛，颈部活动受限不明显。四肢及躯干感觉减退或消失，肌力减弱，肌张力增加，上下肢腱反射亢进，Hoffmann 征阳性，严重者可存在髌阵挛、踝阵挛及 Babinsky 征阳性。

（三）影像学检查

1. X 线摄片检查：

（1）通过 X 线摄片可以了解到：

①颈椎的生理曲度发生改变，出现曲度变直甚至反屈现象。

②椎体上下缘骨赘形成。

③退变椎间隙变窄。

④椎弓根短厚及内聚。

（2）在 X 线平片上测量椎体和椎管的矢状径，可以了解是否存在发育性颈椎管狭窄，测量及判断方法如下：

颈椎椎管矢状径（mm，自椎体前缘中点至椎体后缘连线）/颈椎椎体矢状径（mm，为椎体后缘中点到椎板连线中点的最短距离）= 椎管比值（两者之比值应在 0.75 以上，低于 0.75 者则为椎管狭窄）

2. CT 扫描检查：CT 扫描检查在显示椎体后缘增生、后纵韧带骨化、椎弓根变短、椎板增厚、椎间盘退变突出、黄韧带增厚及钙化等方面有其明显的优势，同过 CT 扫描可以更好地了解这些退变性改变所引起的颈椎管狭窄程度。

3. 椎管造影：颈椎椎管造影术对确定颈椎管狭窄的部位和范围及手术方案制订具有重要意义。颈椎管造影可采取两个途径：腰椎穿刺椎管造影和小脑延髓池穿刺椎管造影。此技术因其侵袭性原因现已少有应用。

4. MRI 检查：MRI 检查可清晰显示颈椎管容积改变、椎体后缘骨质增生程度、椎间盘退变程度、脊髓及神经根周围缓冲间隙以及硬膜囊、脊髓、神经根受压情况。但 MRI 在区分椎体、椎板骨皮质及骨化的韧带方面较 CT 稍差。本病 MRI 表现如下：

（1）间盘退变、突出，椎体后缘增生骨赘形成致硬膜囊或脊神经受压。

（2）黄韧带肥厚，可形成折皱并突入椎管。

（3）总体上椎管均匀性狭窄，椎管前后嵌夹式狭窄，硬膜囊呈蜂腰状或串珠状改变，脊髓及神经根周围缓冲间隙明显狭窄，但脊髓及神经根局部不显著。

三、诊断与鉴别诊断

（一）症状及体征

患者多为中老年以上，无明显诱因，逐渐出现四肢麻木、无力、行走不稳等脊髓受压症状，呈慢性进行性加重；患者呈痉挛步态，行走缓慢，四肢及躯干感觉减退或消失，肌力减退，肌张力增加，四肢腱反射亢进，Hoffmann 征阳性，严重者存在踝阵挛及 Babinsky 征阳性。典型的间歇性跛行表现为：早期表现行走一段距离后出现双下肢无力、麻木、踩棉花感，症状逐渐加重致行走距离逐渐缩短，甚至出现因下肢无力而跌倒表现，躯干及下肢束带感。

（二）影像学检查

X 线平片和 CT 片显示颈椎管矢状径小于 12mm，椎管与椎体的矢状径比值小于 0.75。椎弓根变短、关节突增生肥大突入椎管内、椎体后缘骨赘及椎间盘突出、黄韧带肥厚钙化等。

椎管造影提示：完全或不完全梗阻，不完全性梗阻者呈节段性狭窄改变。

MRI 检查显示椎管矢状径变窄、脊髓及神经根周围缓冲间隙减小甚至消失，脊髓呈蜂腰状或串珠样改变。

（三）鉴别诊断

1. 脊髓型颈椎病：以颈椎间盘退变或骨赘为主引起的脊髓压迫症状，以侵犯锥体束为主，表现为手足无力，下肢发紧，行走不稳，手握力差，持物易坠落，有时感到四肢麻木，脚落地似踩棉感。重症者行走困难，大小便失禁，甚至四肢瘫痪。MRI 检查椎间盘及骨赘对脊髓压迫明显，严重时可出现脊髓信号改变，表现为脊髓受压节段局部 T1 相低信号改变，T2 相高信号改变。

2. 颈椎后纵韧带骨化症（OPLL）：在侧位 X 线片上可见椎体后部有节段性或连续性条索状钙化阴影。CT 片上可见椎体后方有骨化块，脊髓压迫症状常较严重，椎管矢状径明显减小。

3. 椎管内肿瘤：在临床症状及体征方面鉴别困难；X 线平片可有椎弓根变薄、椎弓根间距增宽、椎间孔增大等椎管内占位征象；腰穿脑脊液蛋白含量增加；MRI 检查可清楚显示椎管占位性肿瘤改变，从而完成鉴别诊断。

4. 脊髓空洞症：起病缓慢，有感觉分离的临床征象。MRI 检查可见髓内长 T1、长 T2 信号改变，颈髓呈囊性改变，中央管扩大。

四、治疗原则

颈椎管狭窄症宜早期手术治疗，但在症状较轻的早期，亦有学者认为可进行非手术治疗。

（一）非手术治疗

主要用于症状较轻的早期阶段及手术治疗前后。平时应注意颈部体位，不宜颈部过伸或过屈，也可通过颈围保护、药物等进行对症治疗。学者不建议进行推拿、按摩疗法。

（二）手术治疗

1. 对椎管狭窄症状严重者，特别是已影响正常生活及日常工作的病例，应及早手术治疗。常用手术方案如下：

（1）常规椎板切除减压术。可直接解除椎管后壁压迫，并使脊髓后移而间接缓解前方压迫。但由于术后瘢痕形成和收缩可影响疗效，远期尚有出现症状加重或成角畸形可能。

（2）扩大性椎板切除减压术。

（3）椎管成形术（后路单开门或双开门椎管扩大成形术，前路椎间盘摘除或椎体次全切除前路减压植骨融合内固定术等）。

2. 手术与神经损伤的注意事项：

（1）手术暴露椎板前过程中的损伤：颈后路手术入路较前路简单，而且此入路无重要组织、器官或大血管等，在此入路上发生神经损伤情况者相对较少，但临床上尚应注意在应用局部麻醉时可能引起的意外情况。在操作时如果进针时深浅掌握不当，则易对椎管内之脊髓或脊神经根造成误伤，尤其是用长针头向深部穿刺推注麻药时，如果进针过深，则有可能穿过椎板间黄韧带刺入硬膜囊内而误伤脊髓，或误将麻药注入硬膜囊外，形成颈髓段硬膜外麻醉而出现严重后果，甚至呼吸骤停引起死亡。

（2）进入椎管后之误伤：

硬膜损伤：椎管狭窄情况下硬膜外脂肪往往缺如，脊髓及神经根周围缓冲间隙减小或消失，局部存在黄韧带与硬膜囊纤维瘢痕粘连情况。因此在操作中应注意下列情况：

①用枪式（冲击式）咬骨钳咬除椎板时，易造成硬膜被挟于钳口内而造成撕裂。

②切除黄韧带时应注意是否存在韧带与硬膜间的粘连，否则亦可造成硬膜损伤。

③缝合硬膜囊时注意拉力切勿过大，否则易造成硬膜囊撕裂损伤。

脊神经根损伤：在对椎管侧方或脊神经根根管减压时，应注意选择损伤较小的器械，尤其是涉及椎管之器械，防止使用冲击式咬骨钳或高速电钻时造成神经根损伤，在切开硬膜囊行齿状韧带切断或粘连松解术时，对神经根不宜过度牵拉，以防误伤。必要时应在局麻下或术中肌电监测下手术。

脊髓损伤：造成脊髓损伤的原因同样以器械误伤为主，包括冲击式咬骨钳、吸引器头、神经拉钩及高速电钻等均有可能误伤脊髓。其损伤程度与暴力的强度和持续时间呈正比，轻者引起脊髓震荡及脊髓休克，重者则引起挫伤而失去神经功能恢复的可能性。因此，应以预防为主，预防措施应注意以下几点：

①对脊髓不应牵拉。

②吸引器头不可直接贴在硬膜上吸引。

③对椎管狭小者避免使用需在椎管内占位之器械，如冲击式咬骨钳、鹰嘴钳等。

④保持手术视野清楚。

⑤切开硬膜囊时避免误伤。

⑥对椎体后缘之骨刺或突出之髓核，缺乏临床经验者不宜从后方切除。

⑦术中对脊髓传导功能进行监护。对全身麻醉者则可采用诱发电位（以带叠加者为佳）或麻醉唤醒试验。

（3）手术后脊髓损伤：

①血肿：颈深部血肿压迫造成的神经功能加重。

颈椎后路手术后大多存在程度不同的血肿，量少者可以逐渐吸收，量多者则可造成脊髓受压而临床症状体征加重，因此，术中止血应尽可能彻底，关闭手术切口时应尽量消除无效腔，术后应常规于切口深部放置橡皮片（或较软之导管）。

②脑脊液瘘：在术中切开硬膜囊进行蛛网膜下腔探查术后，可出现脑脊液瘘现象，若经保守治疗和观察无效者须再次手术处理。防止椎管内感染造成手术失败。

③植骨块滑脱及颈椎不稳造成的成角畸形：后路手术若术后未行植骨融合内固定以维持其稳定性，可造成颈椎不稳与畸形。若术中植骨块安放不牢固或术后保护措施不当，则易造成植骨块滑脱。如果滑脱之骨块压迫脊髓则可引起瘫痪或死亡（高位者）。同样颈椎不稳与畸形亦可造成脊髓不同程度的损伤。

第二节　胸椎管狭窄症

胸椎管狭窄症相对于腰椎和颈椎而言，其发生率较低。自从 Nakanish 等 1971 年报道胸椎后纵韧带骨化引起胸椎管狭窄以来，由于其独特的解剖学特征、症状体征的严重性以及手术后高致残率，愈来愈受到广大学者的关注。

一、病因

（一）退变性胸椎管狭窄

1. 椎板增厚骨质坚硬。
2. 关节突起增生、肥大、向椎管内聚。
3. 黄韧带肥厚、骨化，骨化后的黄韧带与椎板常融合成一整块骨板，使手术难度增大。
4. 硬膜外间隙消失，胸椎硬膜外脂肪消失而静脉淤血。
5. 硬脊膜增厚。
6. 椎间隙变窄，椎体周缘骨赘增生或形成骨桥，向椎管内突出压迫脊髓。

（二）胸椎后纵韧带骨化（TOPLL）

TOPLL 可以是单节段（孤立型）或为多椎节（连续型），增厚并骨化的后纵韧带可向椎管突出造成脊髓压迫。

（三）先天性胸椎管狭窄

胸椎管先天性狭窄，椎弓根短粗，椎管矢状径狭小。年幼时脊髓无明显症状体征，成年后有轻微胸椎管退变或其他致胸椎轻微损伤等诱因，即可构成脊髓压迫。

（四）其他

氟骨症骨质坚硬，伴随韧带蜕变和骨化，可引起广泛严重的胸椎管狭窄。

二、临床表现

（一）症状及体征

胸椎管狭窄症多见于中年。上、中、下胸椎均可发病，但以下胸椎为多见。

1. 症状：胸椎管狭窄症起病缓慢，早期逐渐出现双下肢或单侧下肢麻木、无力、发凉、僵硬不灵活。患者可主诉行走一段距离后下肢麻木无力症状加重，须弯腰或蹲下休息片刻方能再走等间歇性跛行症状。随着病情发展逐渐出现站立及行走不稳，需持双拐或扶墙行走，甚至双下肢瘫痪。部分病人可有胸腹部束紧感或束带感，胸闷、腹胀，大小便功能障碍出现较晚，多为解大小便无力。患者一旦发病，多呈进行性加重。

2. 体征：多数患者呈痉挛步态，行走缓慢，脊柱多无畸形，腹壁反射及提睾反射减弱或消失。胸部及下肢感觉减退或消失，部分病人胸椎棘突叩击痛并有放射痛。下肢肌张力增高，肋力减弱。膝及踝反射活跃，髌阵挛和踝阵挛阳性，巴彬斯基（Babinski）征、欧本汉（Oppenheim）征、革登（Gordon）征、察多克（Chaddock）征阳性。当椎管狭窄平面较低时，如脊髓圆锥部，可表现为软瘫，即肌张力减低，腱反射减弱或消失，病理反射不能引出。

（二）影像学检查

1. 胸椎X线片：胸椎X线片因受到肺部及膈肌影响，要获得高质量的X线片比较困难，因此在清楚显示椎体病变方面存在一定的困难。良好的X线片可显示椎体骨赘形成、椎间隙变窄、椎弓根短而厚、后关节增生肥大、内聚、椎板增厚，椎板间隙变窄。有时尚可显示后关节间隙及椎板间隙模糊不清，密度增高。少数病例有前纵韧带骨化、椎间盘钙化、椎管内钙化影或椎管内游离体表现。个别病例者可显示脊椎畸形，如圆背畸形、脊髓分节不全、侧弯畸形等。

本病的特征性X线改变：可见侧位片上关节突肥大增生突入椎管，黄韧带骨化和后纵韧带骨化。

2. CT检查：CT扫描可清晰显示椎体后缘的增生、后纵韧带骨化、椎弓根变短、椎板增厚、黄韧带增厚、骨化等现象，通过CT扫描可了解胸椎管狭窄的程度和椎管各壁的改变，但CT扫描应与椎管长轴成垂直角度，以免产生假象而误诊。

3. 脊髓造影：一般通过腰穿逆行造影，腰穿时可先作奎氏试验，胸椎管狭窄时多呈不全梗阻或完全梗阻表现，脑脊液检查提示蛋白升高，细胞计数偶有升高。椎管完全梗阻时只能显示椎管狭窄处的下界，正位X线片常表现为毛刷状，也可出现造影剂从一侧或两侧上升一段距离后完全梗阻，侧位X线片呈鸟嘴状，可清楚地显示狭窄的主要原因。椎管不完全梗阻时，狭窄部位表现为节段状时充盈缺损。左右斜位X线片可显示侧方受压部位充盈缺损。

4. MRI：MRI可清楚显示脊髓信号，可清楚了解脊髓周围受压情况及脊髓本身信号改变。纵切面成像可显示后纵韧带骨化，黄韧带肥厚骨化，脊髓前后间隙缩小甚至消失，合并椎间盘突出者，可显示突出部位脊髓受压。横切面成像显示关节突起增生肥大与黄韧带增厚等，但其表现不如CT清晰，亦不能像CT一样可区分韧带的肥厚与钙化。

（三）肌电图及体感诱发电位检查

通过肌电图及体感诱发电位检查可了解病变节段以下，椎旁肌及双下肢诸肌群存在不同程度的失神经电位，其波幅峰值下降以至消失，潜伏期延长等。

三、诊断与鉴别诊断

（一）诊断

根据病史、体征及影像学检查不难作出胸椎管狭窄的正确诊断。

1. 病史：中年患者，间歇性跛行，无明确诱因逐渐出现下肢麻木、无力、僵硬不灵活等症状，症状慢性进行性发展或因轻微外伤而加重。

2. X线片提示胸椎退变、增生改变：侧位片上有关节突肥大、增生并突入椎管，黄韧带骨化和后纵韧带骨化。排除脊柱外伤及破坏性改变。

3. 脊髓造影显示完全梗阻或完全使阻。不完全梗阻者呈节段性狭窄改变。

4. CT 显示椎体后缘增生、后纵韧带骨化、黄韧带增厚、骨化等现象。

5. MRI 显示狭窄节段椎间盘突出、黄韧带肥厚以及脊髓受压后信号改变。

（二）临床分型

根据胸椎管狭窄症的病理，可分为以下 5 型：

1. 单椎关节型。
2. 多椎关节型。
3. 跳跃性多椎关节型。
4. OPLL 型椎管狭窄。
5. 伴椎间盘突出型。

以上分型的目的和意义在于指导临床治疗方法的选择。

（三）鉴别诊断

1. 胸椎结核：有结核病史和原发病灶。脊柱 X 线片上可见椎体破坏，椎间隙变窄和椎旁脓肿的阴影。病人多有消瘦、低热、盗汗和血沉增快的表现。

2. 肿瘤：胸椎转移性肿瘤全身情况一般较差，X 线片显示椎体破坏。椎管内良性肿瘤的 X 线平片无明显退行性征象，但可有椎弓根变薄、距离增宽、椎间孔增大等椎管内占位征象。髓内肿瘤椎管造影呈杯口状改变，脑脊液蛋白量增高更显著。MRI 检查有助于鉴别。

3. 胸椎间盘突出：多有外伤史，临床表现不典型，脊髓造影、CT、MRI 等特殊检查有助于鉴别。

4. 脊髓空洞症：多见于青年人，病程漫长，有明显而持久的感觉分离，痛、温觉消失，触觉和深感觉保存，MRI 显示脊髓内有长 T1、长 T2 信号改变。

5. 肌萎缩性及原发性侧索硬化症：尽管有广泛的上运动神经元和下运动神经元损害的表现，但无感觉缺失和括约肌功能障碍。

6. 外伤性或自发性硬膜外血肿、单侧后关节突骨折、蛛网膜囊肿等可通过病史、体征及影像学检查进行鉴别。

四、治疗原则

（一）手术适应证

退变性胸椎管狭窄症目前尚无有效的非手术疗法，手术减压是解除压迫和恢复脊髓功能的有效方法。诊断一经确诊，即应尽早手术治疗，特别是对脊髓损害进展较快者。

（二）手术入路

1. 后正中入路全椎板切除减压术是首选方法，可直接解除椎管后壁的压迫，减压后脊髓轻度后移，间接缓解前壁的压迫。包括全椎板切除脊髓减压术和整块半关节突椎板切除术。

2. 侧前方入路适用于须经侧前方摘除后纵韧带骨化块，特别是巨大孤立型后纵韧带骨化块所引起的椎管狭窄，以及合并中央型椎间盘突出的胸椎管狭窄。

3. 后正中入路联合侧方椎弓根与关节突切除，适用于因椎板关节突增厚伴椎间盘突出的椎管狭窄。

五、预后

手术治疗效果评估：以截瘫完全恢复为优；以恢复自由行走，括约肌完全主动控制，但肌力不及正常或有麻木感，存在病理反射者为良；以减压术后感觉运动及括约肌功能有进步，但不能自由行走，需用拐杖辅助，或尚不能起床者为进步；以较术前无进步者为差；以还有术后病情加重，由不完全截瘫成为完全截瘫者为加重。

截瘫恢复的预后与截瘫程度及截瘫时间有关。截瘫较重，完全截瘫或下肢肌力在Ⅱ级以下者，恢复效果较差；截瘫程度虽重，但时间较短者，其恢复较时间长者为优。因压迫较久、截瘫较重而时间较长者，可能有脊髓缺血改变，下胸椎管狭窄术后效果优于上胸椎。

第三节　腰椎管狭窄症

一、引言

腰椎椎管狭窄症是导致腰痛或腰腿痛的常见病之一，是由于椎管狭窄导致脊髓及脊神经根压迫而出现的一系列慢性进行性神经功能障碍症候群。1910 年 Sumito 就首次报道了因软骨发育不全而引起的椎管狭窄后，于 1911 年 Bailey 报道了因退变增生所产生的椎管狭窄，1937 年 Parker 报道了因黄韧带肥厚产生的狭窄。但真正把腰椎椎管狭窄症作为一种独立疾病被阐述，是在 1954 年由 Verbiest 对椎管狭窄症做了系统介绍之后。目前研究认为，椎管狭窄是指各种形式的椎管、神经根管以及椎间孔的狭窄，其中还包括软组织引起的椎管容积改变及硬膜囊本身的狭窄。

二、病因及分类

（一）病因

凡腰椎管、神经根管或椎间孔的骨性或纤维性结构产生狭窄而引起马尾或神经根压迫出现症状者，皆称为腰椎管狭窄症。其原因主要见于：发育性因素、继发性因素、医源性因素、退行性因素四个方面。

原发性腰椎管狭窄主要是由生长过程中椎管发育不良所造成的，其中有椎弓根短粗，两侧椎弓根横径间距离较短，两侧椎弓在棘突处相交的角度狭小，椎板肥厚，椎体后缘或小关节的骨质肥大或变异等。

继发性椎管狭窄症是指后天因素所造成的，其中包括黄韧带的肥厚与松弛，椎间盘突出，椎体骨折脱位，上关节突及椎体后缘的骨质增生等。

医源性椎管狭窄症其原因可由腰椎术后瘢痕形成压迫硬膜囊脊神经根所致，或由术后脊柱不稳定性滑脱及畸形所致，也可由腰椎间盘髓核摘除术后并行自体植骨，椎弓骨折行异体植骨，棘间韧带切除行椎体融合术，压缩性骨折后行脊椎融合术等植骨融合术后逐渐出现腰腿痛并伴有马尾性间隙性跛行等腰椎管狭窄症状。

退行改变所致的骨性狭窄由椎体后上缘骨质增生从前方向后突入侧隐窝，关节突增生肥大使侧隐窝狭窄，椎间盘退变及椎体退变引起椎体退变性滑脱。软组织改变引起狭窄的有椎间盘退变纤维环膨出，黄韧带肥厚。肥厚的黄韧带和膨出之间盘，使黄韧带和间盘间隙过度狭窄而挤压神经根，骨化的后纵韧带向偏侧的隐窝延伸造成神经根压迫。

神经根管受压可发生在4个部位：

1. 关节下受压：神经根的走向是向下向外，在绕过椎弓根穿出椎间孔之前，它沿上关节突的内侧缘通过，上关节突肥大可使神经在关节突和椎体后面间受压。

2. 椎弓根处扭曲受压：当椎间盘严重变性时，间隙也相应变窄，两椎体凑近。当上椎体下降，其椎弓根可使发出的神经根扭曲，神经根被挤压于广泛膨出的间盘和其上的椎弓之间的沟道内。

3. 椎间孔内嵌夹：当神经根穿越椎间孔时，它接近下椎体的上关节突。椎间隙的狭窄使椎间关节重叠，神经根恰好被上关节突所挤压。

4. 中央挤压：这是椎间盘退变的后果。由于间盘狭窄，纤维环出现弥漫性膨出，黄韧带皱褶，椎板向后重叠使椎管变窄，加上椎间关节的骨质增生向中线侵占，使椎管更狭小。狭窄的椎管可压迫马尾神经产生马尾性间歇性跛行。

间歇性跛行可分为姿势型和缺血型2种。

姿势型在站立和伸腰时都可使症状加重。腰部过伸时腰椎椎管可缩短2.2mm，此时神经组织相应缩短变粗，但椎管壁的黄韧带则松弛前凸，椎间盘膨隆后凸，使神经根受压而出现症状，经弯腰即可解除。

缺血型是下肢运动时支配下肢的相应神经缺血引起神经功能障碍，行走无力，出现跛行，稍停后可改善。它与血内氧张力有明确关系，因为在肌肉活动时，有关的脊髓血供增加，相应神经根在传导冲动时需氧量亦大为增加。马尾神经的血供都来自前后根动脉，这些动脉都是末梢动脉，不与其他动脉发生侧支联系。当有腰椎椎管狭窄时，这些根动脉大多受到部分梗阻或压迫，使在活动时不能扩张，引起马尾神经的血供不足而发生症状，停止活动后，症状即可改善。

（二）腰椎管狭窄的分类

1. Alnold 等分类法：

（1）先天性一发育性椎管狭窄症：

①特发性；

②软骨发育不全性。

（2）获得性椎管狭窄症：

①退变性：中心部，即主椎管；周围部，侧隐窝及神经根管；退变性脊椎滑脱。

②混合型：先天性（发育性）、退变性及椎间盘突出3者中任何两种的混合存在。

③崩裂滑脱。

④医源性：椎板切除术后，脊椎融合术后及髓核溶解术后。

⑤创伤后晚期改变。

⑥其他：畸形性骨炎，氟骨症等。

2. Nelson 的分类法：

（1）原发性腰椎管狭窄（主要为先天性因素引起）：中央型（主椎管）狭窄，侧方型（侧隐窝）狭窄。

（2）继发性腰椎管狭窄：中央型（主椎管）狭窄，侧方型（侧隐窝）狭窄。

①退行性改变所导致的脊椎骨质增生，黄韧带肥厚，后纵韧带钙化，侧隐窝狭窄，间盘病变等。

②创伤因素导致的脊椎骨折后畸形。

③椎弓峡部不连导致的椎体滑脱。

④脊柱侧弯以及其他一些骨病，如 Paget's 病，氟骨症等。

3. 6 型分类法：发育性椎管狭窄；退行性脊柱滑脱；崩裂性脊柱滑脱；创伤性椎管狭窄；发育障碍或如软骨发育不全等其他疾病；医源性椎管狭窄。

4. 3 型分类法：

（1）中央型又称马尾间隙性跛行型。

（2）神经根管型又称坐骨神经痛型。

（3）混合型。既有马尾神经受压又有神经根受压。

三、临床表现

（一）症状

病程发展缓慢，可有长期的下腰痛及股后部疼痛史，逐渐出现姿势型或缺血型间歇性跛行，表现为小腿的前外侧疼痛、无力、感觉异常或局部麻木感，甚至瘫痪，间歇性跛行可因体位改变或休息而得到缓解。部分病人鞍区麻木，有胀热感和针刺样感觉。少数病人有性功能与膀胱、直肠功能障碍。

（二）体征

一般情况下临床主诉严重而体征较轻为本病特点。腰椎管狭窄症病人常有脊柱侧弯、病变处压痛、椎旁肌肉痉挛、腰后伸受限体征，腰部过伸试验阳性是本症的重要体征。患侧拇趾背伸力减弱，膝反射、跟腱反射减弱或消失，受压神经在其所支配的区域皮肤感觉减弱或消失，病理征阴性。严重者下肢肌肉萎缩、无力，鞍区麻木，肛门括约肌松弛。

（三）影像学检查

1. X 线平片：

（1）脊柱弧度的改变：脊柱侧弯和生理前凸加大或减小。

（2）椎间隙变窄：是椎间盘退变的表现，同时又是退变型椎管狭窄症的根源。

（3）椎体周缘骨赘：椎体缘唇样变是诊断退行性脊柱病变的依据。

（4）关节突关节退变肥大：关节突边缘骨质致密，甚至肥大增生，增生的骨质伸入椎间孔。

（5）椎体滑脱：间隙变窄，韧带松弛，腰骶角增大，以致关节突退变，部分骨质缺损，上下关节突失去挂钩的作用，椎体可向前、向后或向侧方滑脱。这种原因引起的滑脱可称为“假性脊柱滑脱症”，又称为“退行性脊柱滑脱症”。

（6）神经根管狭窄伴有椎间关节半脱位征。

2. CT 检查：可清楚地显示椎管横断面的骨性结构，对侧隐窝狭窄，黄韧带肥厚，椎间小关节病变及神经孔周围极外型椎间盘突出的显示有独特的临床价值。CT 尚可进行腰椎管测量，国内许多学者研究认为，X 线片骨性矢状径的测量远不如 CT 或脊髓造影上硬膜囊矢状径准确。并确认 CT 或脊髓造影上硬膜囊矢状径 10mm 或横截面积 $100mm^2$，为中央管狭窄的临界标准；神经根管直径小于 4mm 为神经根通道狭窄的诊断依据。

3. MRI：MRI 检查能够进行横断面、矢状面、斜切面的扫描。能够清晰分辨椎管内各组织。利用 MRI T1 加权相和 T2 加权相信号的特点，不仅可以清楚显示椎间盘纤维环膨出程度及脊髓、马尾神经和神经根受压状态，而且根据 T2 加权相上脑脊髓液的信号，可以清楚地显示蛛网膜下腔的大小，直接观察到椎间盘纤维环膨出，椎体后缘骨赘和后纵韧带增厚所致的椎管狭窄，为手术者提供直观的资料。

4. 椎管造影：椎管造影后摄腰椎正、侧位片和斜位片，可以明确显示硬膜囊和神经根袖的形态和位置的变化。腰椎管狭窄者均有不同程度的造影剂充盈缺损，完全梗阻者呈幕帘状、笔尖状、弹头状或毛刷样充盈缺损。部份梗阻者表现为狭窄处油柱呈点滴状通过，呈葫芦状、哑铃状或灯笼状等表现。若椎管后方黄韧带增厚则显示锯齿状压迹，有时呈藕节状。椎管造影在诊断腰椎管狭窄症中有着重要的价值。

（四）肌电图及体感诱发电位检查

通过肌电图及体感诱发电位检查，可了解病变节段以下椎旁肌及双下肢诸肌群存在不同程度的失神经电位，其波幅峰值下降以至消失，潜伏期延长等改变。它弥补了椎管狭窄症神经功能性检查方面的空缺，在腰椎管狭窄诊断方面有着重要的价值。

四、诊断与鉴别诊断

（一）诊断

诊断应依靠 2 个方面，首先是临床症状和神经根或马尾功能缺损的体征，其次是相应的影像学改变，两者缺一不可。即诊断中央管狭窄，必须有马尾神经损害表现加影像学支持；诊断神经根通道狭窄，必须有神经根症状、体征及相应的影像学依据。根据典型的临床症状及体征，辅以必要的影像学检查及神经功能性检查，即可做出腰椎管狭窄症的诊断。

（二）鉴别诊断

1. 脏器源性腰背痛：可起源于肾脏或盆腔内脏器，也可来自后腹膜或网膜囊后的疾病与损伤，一般脏器源性下腰背痛不会随活动而增加，也不会随休息而减轻或消除。一般可以从主诉和病史询问中作出鉴别，另外腹部 B 超也有助于鉴别。

2. 血管源性腰背痛：血管源性疾病也可引起腰背痛，症状极似坐骨神经痛，但血管源性腰背痛不会因活动而疼痛加重。臀上动脉血流供应不足引起臀部间歇痛，行走时疼痛加重，站立时减轻，但不会因弯腰或下蹲等动作而加重。小腿后方肌肉的间歇痛可因周围血管疾病引起，并有神经刺激症状，但有行走加重、站立减轻的特征，而且不会因站立而消除症状。

3. 神经源性腰背痛：腰背部的蛛网膜肿瘤、神经纤维瘤、神经鞘瘤、室管膜瘤和神经根肿瘤与囊肿都可以引起腰背痛，但它们往往有夜间起来行走以缓解疼痛的病史，一般除病史询问有不同外，可用脊髓造影、腰椎 MRI 检查进行鉴别。

4. 肌筋膜源性腰背痛：肌筋膜源性腰背痛常伴有反射性腰背痛，包括腰背劳损、腰椎棘上韧带和棘间韧带损伤、第 3 腰椎横突综合征、臀上皮神经挤压综合征、梨状肌综合征等。这些病症一般有外伤史，有局限性压痛，局部注射镇痛剂可得到短暂止痛，且随时间迁移疼痛可好转或自愈。

5. 骨源性腰背痛：椎体及其附件的病理改变，如感染、代谢紊乱、肿瘤等可引起腰背痛。骨折和脱位也可残留腰背痛。这些病变可借助化验检查和 X 线检查作鉴别诊断。老年人或内分泌失调引起的骨质疏松症也能发生腰背痛，骨质疏松引起的腰背痛可因活动而加剧，卧床休息而减轻，但不能完全消失。骨肿瘤引起腰背痛如伴有神经受压时还伴有神经受压的症状和体征。在肿瘤病中有骨血管瘤、骨样骨瘤、成骨细胞瘤、骨髓瘤、转移性肿瘤等；瘤样病变如嗜酸性肉芽肿，动脉瘤样骨囊肿等都可引起腰背痛，X 线片可作鉴别诊断。

6. 腰椎不稳引起的腰背痛：腰椎节段性不稳定的重要因素有椎间盘、椎间关节、韧带的退变；峡部不连和腰椎滑脱；外伤和脊住手术后的医源性不稳。腰椎不稳常见症状是局限的腰背痛，可有一侧或双侧臀部、大腿后侧的牵涉痛，重者可伴有神经刺激或压迫症状。变换体位或推拿后症状可立即消失，但症状可反复。X 线可见腰椎顺列不良，即椎体的前、后滑移，椎弓根的轴向旋转和棘突正常顺列的中断等。腰部轻微活动出现“卡住”疼痛和症状可再次诱发腰背痛是本症的特征。

五、治疗原则

（一）保守治疗

适用于轻度腰椎椎管狭窄，症状较轻，并对生活、工作影响不严重者。

1. 卧床休息：卧床后局部静脉回流改善，无菌性炎症反应（充血、水肿）消退，椎管内的狭窄得以缓解，加上腰背肌放松。

2. 消炎止痛药物治疗：可缓解部分疼痛症状。

3. 推拿治疗：可加快局部血循环，以减少肌肉痉挛，但手法要轻柔。

4. 理疗：可消除局部炎症、解除肌肉痉挛，缓解症状，局部热敷也可使用。

5. 骨盆牵引：可拉开关节间和椎间距离以缓解受压的神经，消除充血、水肿以达到缓解症状。

6. 腰背肌锻炼：脊柱的不稳定程度与腰背肌肌力、骨质疏松程度有关系。腰背肌锻炼目的在于加强腰柱稳定性，有助减缓脊柱退行性变的速度。手术后锻炼腰背肌又可加快腰部功能的恢复以达到较好的疗效。

7. 腰带保护：目的在于加强脊柱稳定性，对滑脱继发狭窄者效果较好，使用后症状能迅速改善，但不宜长期使用，以免长期应用腰带而促使腰部肌肉萎缩。

（二）手术治疗

1. 手术适应证：

（1）症状严重，经系统保守治疗 3 个月以上明显无效者。

（2）神经根和马尾神经广泛被压、受损或瘫痪者。

（3）合并明显腰椎间盘突出者。

（4）椎管狭窄合并腰椎峡部不连与滑脱。

（5）经椎管造影、CT 或 MRI 证实有局部明显狭窄并伴有相应的临床症状者。

2. 手术原则：手术原则要求显露充分，去除病变，彻底解除神经根和马尾神经的压迫，同时应尽量保留可以保留的骨和软组织结构以减少损伤，并保持脊柱的稳定性。

3. 手术方式选择：

（1）后正中入路半椎板切除术：手术仅在有症状一侧减压，可防止术后发生椎体不稳定。

（2）后正中入路全椎板切除减压术：适用于严重椎管狭窄症患者，可使马尾神经得到充分的减压。

（3）后正中入路半椎板切除或扩大开窗入路。

（4）后正中入路全椎板切除减压、椎间融合内固定术：为目前较常用的一种较为彻底的术式。

（5）侧前方入路椎管前方减压及脊柱融台术：治疗因脊柱不稳定导致的退行性腰椎狭窄症。

（6）单侧开窗、双侧开窗、多节段开窗手术，减压术后对脊柱稳定性影响较小。

六、相关解剖

每一腰椎有 3 个部分组成，即椎体、椎弓和骨突。椎体负重；椎弓是保护脊髓和神经根；骨突包括棘突和横突，用以增加肌肉活动的效能。相邻椎体有椎间盘相连接，椎弓由椎间关节相连接。椎间盘是由外纤维环、内髓核，上下由软骨板组成。纤维环纤维又可分成 3 个主要部分，外层纤维连接椎体及其下的骨环；中间纤维从上一个椎体的骨环接连下一个椎体的骨环；内层纤维从一个软骨板接连另一个软骨板。前纤维有强大的前纵韧带，后纵韧带的强度则较差。髓核是一种胶冻状物体，其弹性因年龄而异。脊柱活动的基本功能单位是运动节段，它由椎体——椎间盘——椎体及其后方的关节突关节所构成。椎间盘解剖形态保证了椎间活动既灵活又限于一定的范围。胶冻样的髓核组织在脊柱活动中能改变形态和位置以适应脊柱的各种体位。而高强度多层次的纤维环包裹着髓核，造成一个封闭的具有相当压力的内环境。椎间盘内压使椎间盘保持一定的高度，使纤维环向四周膨出，但又能使纤维环保持良好的张力，后者又将纤维环的膨出限制在一定的范围。椎间盘内压力将椎间承应变化的应力化解，使椎体和纤维环承受均一的应力。因此椎间盘内压的存在是椎间盘活动的力学前提。椎间盘高度与纤维环和髓核的理化性质有关。髓核脱水和纤维环变性以及纤维环破裂髓核突出都会影响椎间盘的高度。由于椎间盘的改变，相邻椎体间发生异常活动，这些活动将使纤维环的外层纤维遭受异常应力，形成骨赘。

椎间关节属磨动关节，表现为滑动运动，它的主要约束结构是纤维环的外层纤维，其次是前方的黄韧带和后方的棘上韧带。如果这些韧带发生退变，关节活动反而增大，这说明间盘退变可使椎面关节容易遭受损伤。

腰椎的另一解剖特征是骨骼和间盘与神经的关系。脊髓一般止于第 1 腰椎水平，以下的腰骶神经根由硬膜囊包裹穿越腰骶椎间孔。神经离马尾向下向外，穿越间盘后方，并经过上关节突的前方，在穿出椎间孔前，环抱椎弓根前方，在穿出椎间孔处，神经根再一次接近间盘的后外侧。故神经根可在其进程中多处易受压迫。正常椎管可有足够空间容纳神经组织，但椎体的前凸可减少椎管容量，关节突的过度发育也会减少神经根的容积，可能造成对神经根的压迫。由于这些解剖差异，间盘的病理性改变或关节的异常，都有可能产生神经根受压的症状。上腰段椎弓根平面的骨性椎管为卵圆形，越往下越呈三角形。后纵韧带与纤维环紧贴，正常厚 0.5 ~ 1mm。黄韧带正常厚 2 ~ 4mm。

刘广杰等认为椎管和神经根管都是由骨性段和骨连接交替组成的管道。纤维环、后纵韧带、后关节囊和黄韧带是构成椎管壁的主要组成部分。整个管道由骨和纤维组织有机相连。凡构成管道任何部位结构狭窄引起的神经症状者，均应属于椎管狭窄症的范畴。椎管管径测量分析认为，椎管的大小与形状，随着年龄的改变、性别、职业的不同均存在着一定程度的个体差异。婴儿卵圆形椎管到成年人下腰椎三叶形椎管是贯穿于发育过程中的适合生理功能不断改造的结果。因此认为当组织尚未达到发生退行性变的年龄之前，椎管狭窄症出现是罕见的。

腰神经根管是指神经根自硬脊膜囊发出，斜向外下直至出椎间管（孔）外口所经的管道。各腰神经发出水平不同，因此各神经管道行程长短、角度亦各异，神经根管的狭窄部位也不一致。此管道在第 4 腰椎以下经侧隐窝走行。第 4 腰椎 ~ 第 1 骶椎侧隐窝较长。侧隐窝是指椎管向侧方延伸的狭窄间隙，主要存在于三叶形椎管，即存在于下位两个腰椎处。侧隐窝主要由上下 2 部分构成，下部为骨性部，其前为椎体后面，后为椎板峡部，外侧为椎弓根，内为硬脊膜囊，外下续椎间管（孔）内口，呈一扁三角形间隙。上部为骨关节部，其前为椎间盘纤维环，椎体上后缘，后为上关节突冠状部、关节囊、黄韧带及下关节突前缘，外为椎间管（孔）狭窄的下部，内向硬脊膜囊开放。隐窝内含有离开硬膜囊后穿出椎间孔前的一段神经。侧隐窝前后径 5mm 以上为正常，前后径在 3mm 及 3mm 以下者为狭窄。

（方向义）

第四节 氟骨症

一、引言

氟骨症（Skeleta flaorosis）是机体长期摄入过量氟化物毒并累及骨组织的一种慢性侵袭性全身性骨病。因与区域饮水中氟含量密切相关，又称地方性氟中毒。生活在地方性氟中毒病区的人群，出现氟骨症的临床表现，X 线片有氟骨症征象，可诊断为地方性氟骨症。除上海外，全国各省、市、自治区几乎都有流行区，特别云南、贵州、青海、西藏、陕西、四川等西南和西北省份，累计人数达 3000 万，是当前危害最严重的地方病。氟骨症患者大多有氟斑牙改变及躯干和四肢大关节疼痛等表现。国内的调查表明，几乎所有患者均可出现腰膝等大关节疼痛症状。除此，还可有颈、肩、肘、腕、骸、踩关节疼痛。轻度氟骨症仅有关节疼痛症状，中度病人还可出现关节活动度降低，骨关节疼痛而僵直，呈持续性，活动后缓解。重度氟骨症可有关节纤维性强直，表现为颈、腰、肘等关节活动功能丧失，不能抬头，弯腰驼背，膝关节内翻或外翻，行走困难，以至于瘫痪。本文将论述高氟骨症所致的椎管狭窄。

二、病理机制

氟骨症性椎管狭窄症是地方性慢性中毒性疾病，是由于从饮水、大气、饮食中大量摄入氟离子所致。动物试验证明氟在异位骨化的化学诱导中起重要作用，氟可激活细胞腺普酸环化酶，从而使细胞内 cAMP 含量升高，导致细胞质钙浓度升高，软骨细胞变性、钙化，表现为骨质密度增高，椎板及小关节突增生、肥厚，椎板内韧带（特别是黄韧带）肥厚、骨化，从而导致椎管狭窄，造成脊髓受压的症状。氟化物对脊柱中轴骨及其周围软组织的损害表现为广泛的韧带钙化和小关节的增生，由此种氟骨症造成的颈椎管狭窄明显有别于常见的退变性颈椎管狭窄，从而导致治疗方法的根本性区别。表现为：①脊髓压迫来源于氟中毒引发的增生物，即压迫损伤学说，而不是间盘退变，所以发病年龄较早，常青壮年发病，进展快，脊髓损伤严重。②增生物来源于椎板、小关节及韧带，甚至于椎管内可能存在的各种软组织，脊髓被环行卡压，缓冲空间消失，血运受阻。

三、临床表现

（一）症状

发病年龄早而且是高位脊髓的受压，所以致残率和致瘫率较高。大多数患者始发症状为四肢麻木、无力、发凉、僵硬不灵活、脚落地似踩棉感。四肢可同时发病，也可一侧肢体先出现症状，然后累及另一侧肢体。但大多数患者双上肢症状出现早于下肢。表现为：双手麻木、握力差、持物易坠落。较重者站立及行走不稳，需拄双拐或扶墙行走，严重者可出现四肢瘫痪。胸椎管病变可有“束腰”或“束胸”感，严重者可出现呼吸困难，大小便失禁一般出现较晚，多为大小便无力。腰椎管病变患者常有脊柱侧弯、病变处压痛、椎旁肌肉痉挛、腰后伸受限体征，腰部过伸试验阳性是本症的重要体征。患侧拇趾背伸力减弱，膝反射、跟腱反射减弱或消失，受压神经在其所支配的区域皮肤感觉减弱或消失，病理征阴性。严重者下肢肌肉萎缩、无力，鞍区麻木，肛门括约肌松弛。一旦发病，多呈进行性加重，但病情发展速度较快。患者可主诉行走一段距离后下肢麻木无力症状加重，须弯腰或蹲下休息片刻方能再走等间歇性跛行症状。

（二）体征

多数患者呈痉挛步态，行走缓慢不稳。四肢及躯干感觉减退或消失，肌力减弱，肌张力增加，上下肢腱反射亢进，Hoffmann 征阳性，严重者可存在髌阵挛、踝阵挛阳性及巴彬斯基（Babinski）征、欧本汉（Oppenheim）征、革登（Gordon）征、察多克（Chaddock）征阳性。当椎管狭窄平面较低时，如脊髓圆锥部，可表现为软瘫，即肌张力减低，腱反射减弱或消失，病理反射不能引出。

四、辅助检查

影像学表现是诊断氟中毒性脊髓压迫症的重要依据，也是治疗过程中手术部位确定的重要依据。

（一）X 线表现

X 线检查可以发现椎体及附件骨质改变情况，前后纵韧带和黄韧带等椎旁软组织钙化程度，椎间隙及椎间孔有无狭窄等征象。X 线检查是确定患者有无氟骨症的重要诊断方法，虽然 X 线片为二维重叠图像，对骨骼的密度和韧带软组织的钙化显示良好，但对椎管内脊髓、神经和未钙化的软组织显示不良，尤其在骨内含氟量增加时更为明显。

（二）CT 表现

骨质疏松型早期并无特殊 CT 表现，中晚期出现骨小梁数量减少、疏松、骨质密度下降等改变。骨质软化型表现为椎体变形，椎间隙不对称狭窄。骨质硬化型椎体及附件骨密度增高，骨质增生硬化。骨周钙化或骨化型患者椎体及附件都有不同程度的骨质增生，椎旁韧带均有不同程度的肥厚或骨化现象，典型 CT 表现为椎管内背侧不同程度的骨样密度区，其厚度为 0. 5 ~ 1. 0cm，平均为 0. 8cm，而且均为多椎间发生。

（三）MRI 表现

氟骨症脊柱的 MRI 表现主要为椎体信号减低，韧带增厚，椎间盘突出或膨出，脊髓受压，同时可伴有其他退行性变。MRI 可清楚地显示椎间盘及韧带的病变，也可清楚地显示脊髓受压的部位、范围和毗邻关系，为手术提供可靠的依据。同时，其椎体在 T1WI 和 T2Wl 上的低信号具有一定的诊断价值。MRI 在氟骨症诊断上有一定价值，其对软组织，如间盘、韧带及脊髓等显示仍有着平片和 CT 无法比拟的优势，对手术方案的制订、防治脊柱畸形以及治疗随访等都有一定的价值。

五、实验室检查

1. 尿氟测定：尿氟反映近期氟摄入情况。一般而言，尿氟正常值为小于 3mg/24h，若尿氟含量超过正常值（15mg/L）为氟中毒。

2. 血氟测定：血氟正常值为 0. 15 ~ 1mg/L，当血氟值大于 1mg/L 时提示氟中毒的可能。血氟增高对诊断氟骨症具有关键性的意义。

3. 骨活检：脱钙后切片显示骨板排列紊乱，骨氟、钙和镁含量均增高，骨磷和血清磷正常，超微结构也有特异性改变。

六、治疗

氟骨症所致颈椎管狭窄症手术难度大，多数椎板硬化，无松质骨结构，手术操作困难，手术时间长，术中出血多。本组患者采用高速磨钻进行开槽减压。氟骨症性胸椎管狭窄症治疗方面，目前保守治疗效果差，且随病程发展进行性加重，一旦确诊，应早期手术治疗。目前常用胸椎板切除减压术，因为氟骨症性胸椎管狭窄压迫主要来自后方。减压长度应超过病变范围上下各一个椎板，宽度超过硬膜囊的横径，直至观察到脊髓波动。但我们体会，患者发病早期手术效果好，晚期即使减压比较充分，但术后效果仍不理想，特别是病程较长的患者。Yoneneb－yz 提出，即使广泛的椎板切除也无法保证有效的脊髓减压，因为胸椎是自然后凸的，所以椎板减压无法像前凸的颈椎与腰椎那样产生满意的效果，因此他提出改良的侧前方脊柱切开术，认为效果满意。对于多节段椎管狭窄患者要分期手术。

另外，对于氟骨症性胸椎管狭窄症的患者术后要给予一定的内科治疗，要避免再次摄入过量氟，口服排氟药物等治疗，以免病程进一步发展。

七、预后

氟骨症所造成的椎管狭窄及脊髓损害，保守治疗效果不佳，因而一经确诊，应尽早手术治疗。后路减压法较为安全有效。氟骨症脊柱多段受累应根据临床症状、体征所显示的节段分期手术。另外手术减压一定要充分，由于脊柱为中轴骨及氟中毒后周围软组织的钙化或骨化，通常不会影响脊柱的稳定性。且为保持脊柱稳定，尽量保存椎间小关节外侧 2/3。

（一）文献回顾

1901 年，Eaqe 最早报道氟斑牙，1932 年丹麦的 Motley 和 Gudijonsson 命名为“氟中毒”（fluorosis），并认为本病伴有骨硬化。慢性氟中毒在成人中主要为不同程度的骨质硬化，晚期可非常明显。骨质硬化可涉及全身，以脊柱、髂骨以及肋骨较为常见，也见于四肢长骨。松质骨的增生、硬化使骨小梁增粗，继而髓腔缩小以至消失。骨膜增生可使骨边缘不平，并有增大或增粗现象。骨密度和结构的主要改变可分 3 型：①硬化型。主要有两种：a. 骨密度增高，骨小梁增粗，融合骨皮质增厚，髓腔变窄或消失。b. 骨间膜及周围韧带骨化。②疏松型。亦可分为两种情况：a. 骨密度减低，骨小梁稀疏。骨质有不同程度的吸收脱钙或造成骨骼变形。b. 骨间膜或骨周韧带骨化。③混合型。兼有以上两者特点（同时存在不同程度的骨质增生及骨吸收）或松质骨呈网状或囊状结构，皮质骨结构松散单位面积内骨小梁数目明显减少。肌腱韧带的钙化是本病的特殊表现，好发于少动或不动的关节，在脊柱旁出现最早，可以出现前纵韧带、后纵韧带、黄韧带骨化，严重改变可使脊柱呈竹节样，伴随着小关节的融合固定，脊柱的活动性下降。

（二）评估方法标准

吴恩惠医学影像诊断学 2001 年的诊断标准，将氟骨症主要分为 4 型：①骨质疏松型：骨纹理粗而稀疏、骨小梁普遍性萎缩变细，可为早期氟骨症的唯一表现；②骨质软化型：胸片显示肋骨密度减低，骨纹模糊、骨皮质变薄。腰椎骨骼软化变形，其椎体双凹样变，脊椎侧弯、驼背；③骨质硬化型：骨质硬化可涉及全身，以脊柱、骨盆、肋骨等全身中轴骨较为常见，也见于四肢长骨。骨纹理变粗呈砾砂状，严重者骨纹理融合，结构模糊呈粗网状，亦可见骨小梁融合成骨斑，松质骨的增生硬化使骨小梁增粗，继而髓腔缩小；④骨周钙化或骨化型：肌腱韧带的钙化是本病的特殊表现，骨膜增生可使骨边缘不平，并有增大或增粗现象。常见于胫腓骨和尺桡骨的骨间膜骨化。其他部位如脊柱、骨盆等肌腿、韧带附着处都可见到骨化。1982 年，徐均超等的描述，从病理学角度对氟骨症基本 X 线表现与其病理基础进行了研究，认为沙砾样改变是由于骨小梁交叉点的骨质增多所致。1990 年廉宗澄等研究指出氟骨症的早期改变为四肢骨骨质疏松，脊柱骨硬化是在软化的基础上发展而来的。骨质硬化与软化均不利于门轴侧形成，骨皮质矿物质增多，骨纤维成分减少，单层皮质无弹性，易造成门轴断裂，所以本组患者术中8例患者出现2节段门轴侧椎板断裂。另8例患者门轴侧全部断裂，改为后路全椎板减压，5例给予侧块钉棒固定，3例颈椎活动度差，稳定，未予固定。

（三）应对策略

氟骨症性颈椎管狭窄症可出现困难气道可能性，术前应综合评估患者一般情况及困难气道程度，可依据《困难气道管理指南》建立气道，术中出血量可能较大，术后需根据患者的具体情况及手术效果，妥善评估拔管指征，并做好紧急气管切开的准备。此类手术难度大，麻醉风险高，应引起麻醉医师、骨科医师及危重病医学科医师的高度重视。麻醉维持可应用静吸复合麻醉或全静脉麻醉维持，麻醉药物选择以短效药物为佳，避免药物蓄积影响麻醉苏醒。可建立有创动脉监测，适度控制性降压减少出血，及时行血气分析监测血红蛋白的变化。

（刘国良　周劲松）

参考文献

[1] 王岩．坎贝尔骨科手术学．11版．北京：人民军医出版社，2011：1782－1795.

[2] 冯传汉，张铁良，临床骨科学．2版．北京：人民卫生出版社，2004：1952－1989.

[3] 郝定均．简明临床骨科学．北京：人民卫生出版社，2014：919－931.

[4] 陈仲强，党耕町，胡永成，等．第二届全国胸椎管狭窄症专题研讨会会议纪要．中华骨科杂志，2010，30（11）：1021－1023.

[5] 余光宇，马原，田慧中．胸椎管狭窄症的临床研究及治疗现状．中国矫形外科杂志，2012，20（17）：1604－1606.

[6] 彭银虎，权正学．胸椎管狭窄症外科治疗进展．创伤外科杂志，2012，14（2）：178－180.

[7] Yao YZ, Yin RF, Huang J, et al. Different posterior decompression for patients with spinal canal stenosis in the upper thoracicand cervical spine. Zhonghua Yi Xue Za Zhi, 2016, 96（25）: 1997－2001.

[8] Park S, Kim HJ, Ko BG, et al. The prevalence and impact of sarcopenia on degenerative lunbar spinal steno－sis. Bone Joint J, 2016, 98（8）: 1093－1098.

[9] Lee JS, Woo JY, Jang JS, et al. Combined Interlaminar ang Paraisthmic Approach forCo－existing Intracanal and Foraminal Lesion. Korean J Spine, 2015, 12（4）: 256－260.

[10] Zaina F, Tomkins－Lane C, Carragee E, et al. Surgical versus non－surgical treatment for lumbar spinal stenosis. Cochrane Database Syst Rev, 2016, 29（1）: CD010264.

[11] 李一鸣，吴胜勇，马国林，等．成人氟骨症的脊柱MRI表现初探．医学影像杂志，1999，3（6）：23－25.

[12] 张永利，王琦，郭亚茹，等．地方性氟骨症的脊柱MRI表现．中华放射学杂志，2004，10（38）：1051－1053.

[13] 牟蔚平，颜虹，张联合．氟骨症分子机制研究进展．中外医学研究，2011，9（32）：158－160.

[14] 余成龙．氟骨症的X线表现及CT诊断特点．宁夏医学杂志，2009，10（31）：945－945.

[15] 夏英鹏，徐天同，张黎龙，等．氟骨症颈椎管狭窄症的手术治疗．中国地方病学杂志，2005，24（1）：85－86.

[16] 李鹏飞．氟骨症性颈椎管狭窄症的手术治疗．临床研究，2013，11（9）：202－204.

[17] 肖龙坡，陶志宇，王晓，等．氟骨症性胸椎管狭窄症的诊断和治疗．中国脊柱脊髓杂志，2001，11（5）：297－298.

[18] 刘伟平，韩永正，张耕，等．氟骨症颈椎管狭窄症手术的麻醉管理．中国微创外科杂志，2014，14（8）：744－746.

第十九章

脊椎滑脱症

一、引言

腰椎滑脱是指因腰椎椎体间骨性连接异常而发生的上位椎体于下位椎体表面部分或全部的滑移，由此而造成的腰腿痛等症即为腰椎滑脱症。1782 年比利时妇产科医师 Herbinlaux 最先描述了 L5 在骶骨上向前滑移的病例，德国人 Killan 在 1853 年首先提出了腰椎滑脱的名称后，将脊柱滑脱症定义为“一个锥体与其相邻的下一椎体相对向前滑移”，至 1882 年，德国人 Neugebauer 研究认为腰椎滑脱是由于先天性的椎弓发育不良所引起，从此成立该诊断，对其病因，Putti，Willis 及 Roche，Siard 先后提出了先天发育异常学说及创伤学说。随着放射诊断学原理的建立和矫形外科手术的开展，人们对腰椎滑脱已有了较深入的了解，但直到今天仍存在着许多疑问。大多数腰椎滑脱患者是没有症状的，而出现腰背痛并检查发现腰椎滑脱的病人，后者也并不一定是发病的原因，但常会引起医生的注意而忽视了真正的问题。绝大多数病人滑脱发生在骶骨上，但也有少量滑脱发生在第 5、第 4，甚至更高的节段。国内外不少学者致力于腰椎滑脱症的病因、诊断与治疗的研究。1975 年，Withe 与 Newman 等人根据病因将腰椎滑脱分为国际腰椎研究学会认可的 5 类，而治病亦从最初强调手术治疗，排斥非手术疗法，到现在的充分肯定非手术疗法，尽量减少手术治疗的发展历史，反映出目前对该症的临床研究逐步深入和成熟。如今，腰椎滑脱症已属骨科常见病之一，在人群中的发病率约为 5%。

二、分类机制

（一）分类及病因

脊柱滑脱症的病因是多种多样的，按其发病原因和解剖学特征可分下列几型：先天性滑脱、后天性滑脱、真性滑脱、假性滑脱、发育不良性滑脱、获得性滑脱等。

1. 先天性滑脱：由于骶骨上部小关节突发育异常或第 5 腰椎椎弓缺损，从而缺乏足够的力量阻止椎体前移的倾向，使其向前滑出。患者骶骨前上缘圆滑，小关节面呈水平或矢状，峡部可以是正常的，也可能狭长而薄弱，甚至发现断裂。由于先天性异常的存在，行走后会发生滑脱，这种类型的腰椎滑脱程度 <30%。少数滑脱严重，甚至是完全性的脱位，同时可伴有骶裂、浮棘、菱形椎等其他下腰部畸形。具有遗传性，有报告父母与子女同患有腰椎椎体滑脱的病例。为先天畸形所致的

脊柱滑脱可分为3个亚型：

（1）a型：该型为关节突发育不良并呈水平排列，通常两侧平面不对称，还常常伴有宽脊柱裂，上述畸形使得腰骶部非常薄弱，不能支持体重，导致滑脱。该型的椎弓峡部和神经弓多完整，因此滑脱一般不致超过35%，但常对马尾形成很大的压力，胭绳肌可以高度紧张。

（2）b型：该型为关节突呈异常矢状排列，后方支持结构也同样有发育不良，一侧的关节突后端较前内旋，使其不稳，易于滑脱。由于该型病人的神经弓多完整，极少发生高度滑脱。

（3）c型：这一型为其他可以造成脊柱滑脱的先天性畸形，如椎体发育不全所致的先天脊柱后凸和骶骨的前或后成角畸形。

2. 椎弓峡部崩裂性：其基本病变在关节突间椎弓峡部。仅有峡部病变而椎体向前滑移者又称峡部崩裂（spondylolysis），可分为3个亚型：

（1）峡部疲劳骨折：最常见于50岁以下者（<5岁的患者很少见）。Kleiger曾报告1例仅8个月的患儿，其父也患有同样的疾病，提示该病有一定的遗传性。其中7~15岁最常见，这与他们开始进行剧烈活动和长时间取背伸的坐位有关。背伸时，腰椎峡部要承受更大的压力和剪切应力。动物不会发生腰椎峡部裂，因为只有人类才有真正的背伸体位。由于峡部疲劳骨折而分离或吸收，使上位椎体向前滑出。

（2）峡部狭长而薄弱：这种病变也是由于峡部疲劳骨折而引起，由于峡部重复多次的疲劳性微小骨折（microfracture），其愈合时使峡部延长但未断裂，同时允许椎体前移。现多数学者认为狭长的峡部是先天发育不良所致，并将其归入第一类。薄弱的峡部最终会断裂，但在X线片或手术中发现残根的长度要大于正常人，这一点与单纯的峡部疲劳性骨折不同。

（3）良性峡部骨折：常常继发于严重的创伤，可同时伴有椎体滑脱，但更常见的是仅有腰椎峡部崩裂而无滑脱。

3. 退行性：脊柱和关节突的长期退行性不稳，病变水平的关节突发生再塑形。旋转应力首先造成损伤，继之前滑椎体的下关节突发生小压缩性骨折，随滑脱的发展，关节突逐渐改变为水平方向。Farfan研究认为在下关节突有多量的微小压缩性骨折，使之呈现特殊形态，类似于Paget病中的骨病变。关节突变得水平，加之椎间盘退变、骨质疏松等病变而逐渐发生滑脱，但峡部仍保持完整，故又称假性滑脱。多见于50岁以后发病，女性的发病率是男性的3倍，多见于L4，其次是L5椎体。滑脱程度一般在30%以内。退行性滑脱伴有旋转不稳，一侧的关节总是较另一侧移位大，而移位重侧为比例矢状排列的一侧。女性退行性滑脱发生率较男性高6倍，L5节段较其他节段高6~9倍。L5骶化的较未骶化的高4倍，另外髂嵴连线水平较低者发生率也较高。该型滑脱很少超过33%。

4. 创伤性：椎弓钩状部的急性骨折，也可有椎弓根骨折，但多无峡部骨折。创伤性滑脱总是发生于严重的创伤，并且是在创伤后逐渐发展加重的，时间可以是数周或更长，因此它不是急性骨折——脱位。

5. 病理性：全身或局部骨骼病变所造成，由于全身或局部病变，累及椎弓、峡部，上、下关节突，使椎体后结构稳定性丧失，发生椎体滑脱。全身性骨病变如Alfers－Schoenberg病，峡部极易发生骨折，以腰椎椎弓崩裂多见；骨关节弯曲症，如Kuskokwim，椎弓延长，弯曲；Paget病及梅毒性病变等。局部骨病变可以是肿瘤或炎症，是一种少见的类型。分为2个亚型：

（1）a型，全身性骨病，如骨质疏松症（Alers－schoenberg's disease）等。

（2）b型，局部性骨病，如骨感染、肿瘤和其他破坏性病变。

6. 医源性：发生于手术减压切除过多的后方支持结构之后。

（二）腰椎滑脱的发病机制

通常认为每个脊椎有 3 个原发成骨中心，即椎体一个，每侧椎弓各一个，后者在胚胎第 7～8 周出现，5～6 岁与椎体原发骨化中心相融合。而有些学者认为每侧椎弓各有 2 个骨化中心，一个发展为上关节突及椎弓根，另一个发展为下关节突、椎弓及棘突，如两者不能愈合或骨化中心发育障碍，可形成峡部不连或椎弓缺损而致滑脱发生，此即先天发育异常学说。但现有文献报道的婴儿尸体解剖材料并未发现有峡部缺损，难以支持上述观点。Borkow 和 Wiltse 曾报告过峡部裂的月龄婴儿患者，Toland 报道一对孪生姐妹同时患有第 5 腰椎滑脱，说明该学说还不能完全否定。除先天性腰椎滑脱，目前多数学者认为腰椎滑脱系外伤和劳损引起的。正常人直立时，身体躯干的重量通过第 5 腰椎传达到骶骨，由于腰骶角的存在，L5 为主要承受体重压力的椎体，体重压力在关节突分为 2 个分力：一为垂直向椎间盘的压力；另一为向前下方脱位的剪切刀。后者与腰椎前凸程度和腰骶角大小成正比。腰椎椎弓峡部为解剖学上的狭窄薄弱部，却是上述应力的集中点。在腰椎伸展时愈加明显，容易发生疲劳骨折。第 5 腰椎椎体在斜形的骶骨上关节面上有向前滑移的倾向，完整的椎体后结构可抵消这种前滑的剪切力。L5、S1 间的椎间盘连接亦有防止向前滑脱的作用，但椎间盘对剪切力的抵抗是很差的。腰椎后结构先天性发育不良、峡部崩裂，小关节磨损、退变，椎间盘脱水和塌陷等原因减弱了阻挡向前滑脱的能力。腰椎滑脱中以 L5、L4 滑脱最为多见。椎体滑脱后，人体为代偿这种改变，身体重心后移，腰骶椎在后凸的同时，其余腰椎则表现前凸。腰背肌因此而紧张，呈紧张性劳损状态，但滑脱水平肌肉因代偿性肥大而弛缓，腹肌则紧张，这有助于站立和行走时保持腰椎的稳定，姿势改变则腰背肌反向性紧张保护腰骶部。腰椎前凸，骨盆亦会随之前倾，紧张的腹肌会提高骨盆环前缘，部分抵消逐渐增加的骨盆前向倾斜角，腰椎前凸，腰骶角增大，骨盆前倾等改变，可进一步增加滑脱间隙的向前滑移剪力，形成恶性循环。在滑脱的发生发展中，由于下腰椎不稳，相邻椎体间异常活动使椎间盘之纤维环外层纤维受到牵拉张力刺激，滑脱腰椎会在椎体的前方或侧前方出现牵张性骨刺（traction spur），1987 年由 Macnab 首先报道。牵张性骨刺呈水平方向突起，基底距椎间盘外缘约 1mm，与椎间盘退变引起的爪形骨质增生（claw－typeosteophyte）不同，小的牵张性骨刺意味着腰椎不稳，大的牵张骨刺仅提示曾有过腰椎不稳。爪形骨刺随椎体及椎间盘退变而生长，可在骶骨与 L5 椎体间形成一骨桥，阻止滑脱进展。L5 椎体向前滑脱，骶椎的前上缘会变得圆钝，随滑脱进展，变圆范围向后发展，使 S1 椎体的前后径减少。严重滑脱患者滑脱椎体呈楔形变，高度滑脱者，上下椎节间完全脱位，L5 椎体滑到骶骨前方，使骨盆前后径明显缩小，女性患者可能会引起难产。有些学者认为上述病理改变与治疗的预后有关。在增高的应力不断刺激下，小关节会产生一系列退行性改变；关节囊增生，关节突骨质硬化，关节面出现创伤性改变。由原来近似冠状面而向矢状面方向发展，外形也变得肥大，椎间盘随之变性、塌陷，失去骨性制约作用的椎体会在各种应力刺激下向前或向后滑移，此为退行性腰椎滑脱，因椎体结构完整故又称假性滑脱。可以多节段同时发生，滑脱程度一般在临 30% 以内。滑脱的发生是与直立行走有关的。先天性病变者，滑脱自行走时开始发展，有些患儿进展迅速，可形成完全性脱位。滑脱节段由自然弯曲状态变为台阶状，压迫或牵拉马尾、神经根而致腿痛，腰背肌、绳肌高度紧张出现异常步态。峡部崩裂及伴发的腰椎滑脱以青少年及成年人多见。由于滑脱节段间纤维组织增生及峡部裂的自然愈合，滑脱程度很少超过 50%，极少数发展为严重滑脱。腰椎峡部崩裂与腰椎椎体滑脱的主要症状是腰背病及下肢痛，其发生机制较复杂，对此国内胥少汀等人曾做过研究。除椎间盘的纤维环内层、髓核和硬膜囊背侧外，几乎所有的脊柱结构都有丰富的神经支配，参与腰椎痛的发生和调控。腰椎峡部裂时，骨折本身可引起背痛。游离的后部结构包括下关节突、椎弓、棘突等在腰椎曲伸运动时，由于棘间韧带、棘上韧带及腰背肌的牵拉，会出现异常活动，与正常后部结构活动方向相反。这种异常活动的存在会使峡部骨折不易愈合。久之，骨折端会形成较大的纤维骨痂样组织，其中亦会有神经末梢长入，在异常活动刺激下引起腰背疼痛。峡部神经由脊神经后支的内侧支和窦神经的分支组成，分别分布于峡部的椎管外侧和内侧，这些神经末梢受到刺激时，可通过脊神经前支向臀部或股部放射，峡部封闭可暂时缓解其疼痛。增生肥大的纤维样骨痂及可能伴随的椎间盘突出压迫神经根而造成下肢痛。腰椎峡部裂患者，可能是上述原因中的一种或两种同时作用引起腰腿痛。腰椎滑脱引起腰腿痛的原因较复杂，由于椎体前移，人体正常承重力遭到破坏，异常应力作用可使腰背肌、韧带组织、椎间盘等处于劳损状态而发生疼痛。下腰椎不稳，创伤性小关节炎，腰骶关节紊乱也会引起患者难以言表的疼痛和不适。椎体前移时，上位椎体的棘突可与下位椎体棘突相接触，有些患者会有假关节形成，腰背伸时引起疼痛。上位椎体上关节突则有可能突入滑脱椎节的椎间孔中，可压迫上位神经根，如 L5 椎体滑脱会发生 L4 神经根受压症状。同时 L5 峡部增生的纤维骨痂也可刺激 L5 神经根产生腿痛；马尾神经受到牵拉，背根节也会随之移位。据 Lindblon 研究，背根节中的感觉细胞对机械移位非常敏感，可自发放电引起疼痛。退行性腰椎滑脱，由于完整的后结构对硬膜囊的压迫，小关节突增生变形，黄韧带增厚钙化等会导致椎管及神经根管狭窄而出现腿痛。

三、临床表现

（一）诊断

应该明确的是大多数的腰椎滑脱是没有症状的，常在体检时无意中发现。临床上以下腰痛来就诊的患者，即使 X 线片上发现有峡部崩裂或腰椎滑脱，也不一定是引起该症状的原因。在 Scott 的报告中，先天性腰椎滑脱约占滑脱患者中的 40%，退行性腰椎滑脱占 45%，峡部病变等占 15%。先天性腰椎滑脱临床上少见，成人中常见的是腰椎峡部病变和退行性腰椎滑脱。患者的症状和体征与腰椎滑脱的类型、脊柱的稳定情况、滑脱程度及年龄、性别等因素有关。腰椎滑脱在人群中的发生率为 5%，多数患者没有明确的腰痛和（或）腿痛，主要在体检时，如 X 线照片后发现。主要以退变性和峡部崩裂性滑脱多见，出现症状的主要原因是滑脱部位椎管狭窄，神经根部和硬脊膜受挤或卡压，继发椎间盘变性引起。临床需手术治疗者以 40 岁左右的女性多见，体型多肥胖，常有过度体力劳动或过度劳累史，后期常缺乏锻炼，常伴有不同程度的Ⅱ型糖尿病和心电图检查异常，腰椎滑脱大部分发生在 L5S1 平面，这与 L5 椎弓在腰骶部承受载荷较大有关，仅 15% 发生在 L4.5 平面，但由于有髂腰韧带对 L5 的作用，L4 椎弓根峡部裂引起的脊椎失稳更为严重，因此，L4.5 滑脱症的手术率高于 L5S1 滑脱症。

（二）临床特点

1. 先天性

（1）a 型：

①较其他类型滑脱发生的更早；

②滑脱严重；

③病人多有严重的腘绳肌痉挛，但若伴有脊柱裂，神经情况多较好；

④较其他类型更需融合。

（2）b 型

①高度滑脱少见；

②病人多因腿痛、背肌和腘绳肌痉挛和步态改变而求医；

③L5 水平以下的马尾常受压；

④单纯融合，未同时减压，病人的神经症状恢复很慢，但可最终恢复。可在融合坚固后再进行减压。

2. 退行性：

（1）少见于 40 岁以下，但发生率随年龄增长，在高龄者非常常见；

（2）女性较男性常见；

（3）可发生两型疼痛，间歇性跛行和坐骨神经痛；

（4）滑脱多不大于 33%；

（5）严重的神经损害罕见，但可见垂足；

（6）即使有坐骨神经痛，也无坐骨神经牵拉征；

（7）多数病人勿须手术治疗。

3. 峡部崩裂性：

（1）罕见于 5 岁以前；

（2）多在小学一年级时开始发病；

（3）4% 在 7 岁发生；

（4）多见于 11 ~ 15 岁和少年运动员；

（5）从事剧烈和强对抗性运动者可在青年期发生；

（6）女性的高度滑脱发生率是男性的 4 倍；

（7）多因腰腿痛而求医；

（8）滑脱可在成年期明显加重，但极罕见；

（9）>10% 的滑脱即使从事重体力工作也多不出现症状，10% ~25% 的滑脱可引起某些症状，而 > 25% 多造成背痛；

（10）L5 椎体的楔变可增加出现症状的可能性；

（11）矢状面旋转的增加较滑脱本身更容易引起身体姿态的改变；

（12）即使高度滑脱也不致引起分娩问题。

四、诊断要点

1. 常发生于中老年，女性多见。有腰部外伤史或慢性劳损史，大部分患者发病前有慢性腰痛史。

2. 慢性腰痛，并出现向臀部及下肢的放射痛，伴有牵拉、酸胀、灼痛、麻木等感觉，腰腿痛往往在坐位和卧位休息时减轻，站立、行走或劳累后重。严重者可见间歇性跛行。

3. 腰背部无明显畸形，有的患者可有腰椎前突增大，腰椎后伸受限，前屈范围增大；病变棘突旁有深压痛，棘突上可扪及阶梯样感，叩击痛阳性或伴放射痛；皮肤感觉、腱反射、肌力变化与受累神经相对应，病程较长者可出现皮肤感觉减退，腱反射迟钝，肌力减弱及肌肉萎缩；偶有鞍区麻痹和括约肌功能障碍。

4. X 线摄片检查是重要的诊断依据。腰椎斜位片主要观察有无椎弓根峡部断裂，腰椎侧位片主要观察腰椎滑脱的程度。程度的测定有多种方法，根据 Meyerding 椎体滑脱率分类法，将滑脱腰椎下一椎体的上面纵分为 4 等分，滑脱腰椎后缘垂直线移动距离在下一椎体的上面 1/4 之内为 I 度，1/4 ~ 1/2 为 Ⅱ 度，以此类推。

5. CT及MRI检查：CT可显示椎弓崩裂、侧隐窝狭窄及神经根受压情况；MRI可显示椎体移位、椎管矢径及硬膜囊受压情况。

五、治疗原则

滑脱的治疗方法很多，至今仍存争议。一般认为大多数病人可保守治疗，少数病人需手术治疗。

（一）保守治疗

包括休息、理疗、背肌锻炼和围腰保护等，以减轻症状，防止滑脱进展。适用于Ⅰ度滑脱仅有腰痛者或60岁以上滑脱，无症状或仅有腰痛者。

1. 推拿技术：推拿是非手术治疗腰椎滑脱症的最主要方法，据临床运用大体可分为传统推拿手法和现行推拿手法2种：

（1）传统推拿：此方法是以前常用，患者平卧先予松筋、分筋、理筋、点穴，然后采用坐位腰椎定点旋转复位法或斜板法等，但此法对椎弓断裂者是否适用应值得考虑。

（2）现行推拿：近年来，随着对此症研究的深入，手法进展很快，呈多种多样。现主要有以下几种方法：

①拉压疗法：患者俯卧，以身体纵轴位牵开后，于滑脱椎体的上一相邻椎体棘突，双手重叠用力向下按压。

②反弹按摩法：患者仰卧，医者在病人脚下，双手握住患者双脚，使双膝屈曲向头部推动，以身体曲，臀部离开床为宜。然后医者左手掌压在腹部，右手肘臂抬起患者双腿放在腘窝部使下肢呈90°，向患者头部方向做反弹。

③托挺法：患者坐于床头，医者左手抱住患者腹部，右手扶按腰椎滑脱部与左手相对用力，此法用于腰椎后滑脱为宜。

④腰部后伸板法：患者俯卧，医者一手托起患者双膝部，缓向上提，另一手紧压在腰部患处，当腰后伸到最大限度时，两手向相反方向扳动，此方法对腰椎后滑者作用比较好。

⑤屈髋屈膝抱滚法：令患者仰卧屈髋屈膝，医者一手压其膝部向胸前靠拢，另一手抱住患者臀部，如此反复抱滚20次。其原理一是促进前滑脱椎体复位，二是使腰骶角度变小可减轻L\ -5滑脱的剪力，三是可缓解骶棘肌反射性痉挛，四是可增大腰椎椎管的矢径。此法目前应用广泛、安全可靠，且疗效明显。

2. 牵引方法及器械：目前普遍认为牵引是保守治疗腰椎滑脱的主要辅助手段，认为通过牵引可拉伸腰椎间隙，使之产生负压和中心回吸作用，有利于滑脱腰椎的回位、组织的回纳及改善椎盘小关节及软组织的位置关系。目前主要有以下牵引方法：

（1）自身悬吊牵引：分正位和倒立位两种，分别固定胸廓和骨盆，将人体正立或倒立位悬吊在空中，利用下身或全身的自然重力牵引。还有双手吊于单杠或门框上，身体自然悬空，通过腰部前后摆动来牵引。

（2）腰椎骨盆牵引：可分为电动、人工的牵引床及腰椎皮干牵引。目前的先进牵引床，可用电脑控制，以达到自动、程序、标准化，并有多种功能如旋转复位理疗、磁疗等作用。便携可调式腰椎牵引器胸廓及骨盆的固定器两部分，通过中间的两条螺纹杆，用调节螺母来确定牵引长度及两部分间的距离，但这类器材产生的牵引力度受限，常达不到治疗要求，目前少用。

3. 药物注射法：椎管内封闭和腰椎间孔神经根的封闭也是治疗腰椎滑脱症急性疼痛期的一种常

用方法。它的研究进展主要表现在药物配制的提高及操作方法的改良。在配制的药品中，原来主要以镇痛的麻醉药、消炎止痛的激素类药和营养神经的维生素为主，现在配制时，往往增加活血化瘀、扩张毛细血管的中成药如当归针、丹参针以减少副作用，也有很好的效果。最近几年较为流行的大剂量疗法及重视注射剂中钙剂的补充和磁疗等。

4. 中药内服、外用：中药内服对治疗腰椎滑脱症有非常重要的辅助作用，其机理具有消除神经根水肿，扩张局部毛细血管及消炎镇痛的效果。在临床中分急性发作期予桃红四物汤化裁或者活络效灵丹加味，缓解期治疗以青娥丸合龟鹿二仙胶加味或以补肝肾、强筋骨四物汤化裁及补中益气汤加减。一般认为纯中药取代西药治疗，其具有副作用少，治标亦治本的优点，但在民间亦有用单方偏方如乌头、附子、马钱子来治疗，因其有强烈的毒副反应，故在临床中应注意适应证及用法、用量。

中药外用有将药物制成膏剂外敷患处，目前临床上常用天和骨通膏、麝香追风膏、双柏散，本院也有将药入锅中，利用毛巾外敷、药气熏蒸、药水外洗及药酒外擦等方法，其效果亦较为明显，因为药物效果可直达患处，达到活血化瘀，通络行气，舒筋止痛的目的，但有些药物容易导致人体皮肤过敏等副作用。

5. 针灸、理疗和其他疗法：针灸治疗腰椎滑脱症的临床研究主要集中在穴位配伍，针刺方法的改进，针灸器械的革新，目前有针刺、针挑、药线灸、艾柱灸、电针治疗等。理疗也可用以治疗腰椎滑脱症，但对于轻症及恢复期的患者效果明显，也是辅助疗法之一，常用的有中药离子导入，频谱治疗，超短波治疗等。此外，在治疗腰椎滑脱症时也使用小针刀疗法和穴位注射疗法等。以上各种疗法在临床研究中，往往在与推拿、牵引等疗法综合应用时，才起到良好的疗效。

6. 功能锻炼与预防：功能锻炼是防治腰椎滑脱症特别是退行性滑脱的一个重要手段和有效因素。目前，学者认为适合有效的功能锻炼可通过生物力学的原理来解释。常用的有仰卧垫臀屈髋屈膝法、病人蹲位双手抱膝法、飞燕式、改良式仰卧起坐等张肌力锻炼及垫枕俯卧。此外在日常生活中，患者禁穿高跟鞋，要用腰围固定等。

保守治疗的疗效，近年来逐步提高。综合各家报道，其有效率在78%～92%之间，这就证明了保守治疗的作用。腰椎滑脱症是一组复合的综合征，但在一些患者是非手术治疗还是手术治疗上有很多不明之处，由于目前的一般体检及特殊检查的局限性，许多患者在初诊时难以鉴别诊断，所以，如何在掌握一般诊断技术的基础上，摸索、研究出更好的鉴别诊断与治疗方法及治疗的适应证等问题，是今后腰椎滑脱症非手术治疗临床研究的一个重要课题。目前关于非手术治疗本病获效机理研究还很少见，因此今后应建立系统、完整的活体模型及加强生物力学、解剖学等方面的基础研究，找出最合理、最完善的治疗方法和理论依据，避免临床上低水平的重复。

（二）手术治疗

1. 适应证：

（1）有或无症状，滑脱大于50%的青少年。

（2）进行性滑脱。

（3）非手术治疗无效者。

（4）下肢出现神经症状或马尾压迫综合征者。

2. 手术方法：手术方法很多，有椎板切除减压、脊柱融合、峡部修复内固定和复位内固定等。

（1）椎板切除术：适用于神经根或马尾受压及伴间盘突出者，但将进一步加重滑移，故应同时行植骨融合术。

（2）脊柱融合术：包括椎板间融合，椎体间融合和横突间融合。

①椎板间融合术：1911 年 Albee 和 Hibb 首创，目前已较少用。

②椎体间融合术：由于椎体和间盘承受了腰椎的大部分载荷，椎体间融合使腰椎获得更高的稳定性。同时，椎体间有较大的接触界面，提高了植骨的成功率。Steffee 指出成功的椎间植骨是各种植骨方法中效果最好的。椎体间植骨可分前后路，前路存在一定困难，可造成大出血、下肢静脉栓塞、腹腔脏器损伤、肠梗阻及性功能障碍，最适于后路手术失败者；后路简捷，可同时行减压或间盘切除，以及神经减压。

③横突间植骨融合术：1953 年 Watkins 首先报道，其优点在于能获得较高的植骨融合率，可同时减压，术后卧床时间短等。

3. 峡部修复植骨内固定术：其要点是在峡部骨缺损部直接修整植骨，适用于单纯峡部裂或者伴Ⅰ度滑脱者。作者认为，以上各种方法均不能很好地解决复位问题。由于滑脱未能复位，术后椎管容积不能恢复，特别是下位椎体后上缘对马尾的卡压不能解除，因此术后远期效果不甚理想。

4. 复位内固定术：滑脱是否需要复位，多存有争议，有学者认为整复可能延伸椎管的长度。生物力学研究表明，神经组织对张力更敏感，整复可能对马尾造成损害。同时鉴于原位固定疗效也很好，故治疗着眼于解除神经压迫和加强脊柱的稳定性。但 Sitkowsk 发现许多病例虽已获得良好的骨融合，但其滑脱仍会发展，症状仍会存在。他们认为这些问题的解决有赖于脊柱力线的恢复，滑脱的整复不是牵马尾，而是使马尾松弛。Dick 认为滑脱的整复可提高骨融率，防止滑脱的进展，减少腰前脱畸形，并有助于保护上位脊柱的功能，主张尽可能将椎体复位并融合在正常力线上，特别是严重滑脱者。有学者认为，滑脱的复位恢复了椎体间解剖关系，减少了其滑移剪力，从而增加了椎体间的稳定性，可发挥内固定的可靠作用，保证植骨的愈合，可避免假关节的发生。同时复位后生物力学和生理功能的正常化，可减少术后因软组织在滑脱后受牵拉而引起下腰痛，解除了神经根的压迫，也可提早进行功能锻炼。但椎体滑脱发生后，使椎管的解剖关系发生了相应的改变，故不能追求强行复位，否则可能破坏这种已适应了的解剖关系而产生临床症状。因此，宜根据术前过屈、过伸 X 线片判断其滑移的活动度，使可逆的滑移得以复位。在此基础上，以减压、固定、植骨融合为主。

（三）关于腰椎滑脱症内固定

腰椎滑脱的手术目的是减压、融合、内固定。早在 1932 年 Cupener 就已提出只是因为器械的不足与技术的复杂而未能复位成功。近年来，椎弓根解剖结构的研究，为手术提供了理论依据，短节段椎弓根器械的研制与应用已使滑脱的复位、固定融合行之有效。腰椎内固定可为单纯峡部融合，也可是节段融合。节段融合分为后路，如后外侧横突间融合，椎板间融合，关节突关节间融合，椎间融合（合并椎间盘病变）；前路椎体间融合。

内固定主要目的是提高脊柱融合率，另一方面可减轻因脊柱不稳而引起的下腰痛症状。固定也分为前路和后路，内固定能提供更坚固的固定，患者可早期活动，减少术后对支具的依赖。

1. 前路内固定：复位，植骨，钢板螺钉固定。

（1）术前复位：并非绝对必要。

（2）复位方法：纵向牵引，由后向前稍旋转骨盆和骶骨施加由后向前的压力，有专用的床。主要用于青少年高度发育不良性滑脱。

2. 后路内固定：20 世纪 60 年代 Harrington 报告通过器械复位、固定增加融合率治疗严重脊柱滑脱，但结果不甚满意。Luque 在报告 Luque 技术（椎板下穿钢丝结合 Luque 棒固定）治疗脊柱侧弯后又用于治疗腰椎滑脱。椎弓根螺钉内固定术自 20 世纪 80 年代后逐渐成为脊柱固定的标准术式。

（1）钢丝内固定：

①Bradford 技术：节段性钢丝固定加植骨修复峡部缺损。后路显露峡部裂节段的棘突、横突和临近的关节突关节，彻底游离横突，包括腹侧软组织，清理峡部纤维组织，用骨刀、咬骨钳将椎板滑脱凿成"毛面"，为防止横突骨折，建议处理横突时使用速磨钻仔细操作。取髂骨植骨，用 18 号钢丝经峡部裂腰椎的棘突下方，环绕两侧横突，拉紧钢丝。Scott 也报告了类似的技术。

②改良 Scott 技术：主要用于峡部裂腰椎滑脱，单、双侧均可，目的是直接修复峡部裂。原理类似骨折张力带固定，在峡部裂椎体植入椎弓根钉（6.5mm×25mm），峡部假关节清创，用 18 号钢丝缠绕在螺丝钉帽，经棘突基底部穿钢丝，末端穿过金属扣，拉紧固定，峡部植骨。

③Salib 和 Pettine 技术：与改良 Scott 的方法类似，只是螺钉用的是 AO（4.5mm×20mm）皮质骨螺钉。

钢丝固定技术最大的缺点是固定强度差，除年轻且峡部分离不重者，其余常因腰椎应力过大而导致钢丝断裂。单纯钢丝及结合椎弓根内固定主要用于修复峡部裂，且滑脱不重者。

（2）螺丝钉内固定：Buck 曾报告用螺丝钉固定峡部，但操作复杂，易损伤硬脊膜和脊神经，且固定不可靠。Marchetti 总结 300 余例单纯前路植骨融合加螺钉内固定术后认为，高度发育不良脊柱滑脱的最规范手术方式是前路融合或前路融合加后路短节段固定。术前复位，术中前路显露腰椎，取髂骨椎间植骨，用两枚螺钉斜穿滑椎及下位椎体固定。当融合后形成类似于手术性腰椎骶化（L5）为滑椎，若 S1 上终板宽度不够，则在骶骨前方作一长 5~6cm、宽 3~4cm 的垂直截骨，重塑足够宽的上终板。

（3）椎弓根内固定：椎弓根螺钉（PedicleScrew，PS）是脊柱外科发展史上的重要里程碑，它是脊柱生物力学研究的产物。Roy－Camille 经过对椎体进行三维定量分析，获得了椎弓根的三维定量数据，并首先经椎弓根用 PS、钢板对脊柱进行了固定。CotrelY 和 Duleousset 在进一步研究脊柱的生物力学后，将棍与多种形式的钩、椎弓根螺钉及横向连接器相结合，发展了 CD 系统，使脊柱矫形固定系统趋于合理，手术创伤减少，临床效果不断改善，并在世界范围内迅速推广。根据 Danis 的"三柱"理论，椎弓根螺钉内固定跨越了前、中、后三柱，尤其是稳定了中柱这一"力核"，所以生物力学效果好，固定可靠。许多椎弓根螺钉系统具有复位功能，能完成滑椎的复位要求。PS 核心技术为椎弓根螺钉的准确植入，植入物分为板系统，如 Steffee；棒系统，如 Dick；框架系统，如 TSRH。TSRH（TexasScottishRiteHospital）是 CD 的进一步发展，具有理想脊柱固定系统的特点：有多方向的可调功能；能适应脊柱的解剖；能完成从胸到骨盆的固定；足够的坚强以抵抗形变力；能方便的安装和拆除。此系统几乎可称为"万用脊柱内固定系统"，它是继 Harrington 手术后脊柱外科的又一大飞跃，也可以说是自 Harrington 后脊柱内固定的一次总结，其集中了几乎所有的内固定方法：钩、螺钉、横向连接器和棒。TSRH 棒经过特殊处理，能减少金属疲劳，组织相容性也更好。临床研究表明其操作简便、固定可靠、融合率高、并发症少。Taddonio 介绍了一种简单的用椎弓根螺钉修复峡部裂的方法：将 CD 棒嵌入双侧椎弓根螺钉，结合椎板偏距钩修复峡部缺损。滑椎植入椎弓根钉，安装椎板偏距钩，用 CD 棒连接固定。固定范围少，但与钢丝内固定类似，适应证少。

（4）椎间融合器：椎间融合器（IntervetebralFu－sionDevice，IDF），如 BAK、Cage，植入方式可分为前路、后路和腹腔镜 3 种。BAK（BagbyandKuslich）是 Kuslich 取自 Bagby 用金属笼进行马颈椎融和的构思，根据 Bagby 的"分离－加压"理论，当金属笼植入后，其能对抗轴向压力，保持椎间隙高度；椎体周围软组织性稳定结构因“分离－加压”而形成类似“张力带固定”效果，提供运动节段的即时稳定性。Brodke 的生物力学实验表明，2 枚 BAK 提供的屈伸、中轴旋转稳定性与椎弓根螺钉系统类似，而两者结合提供的稳定性最佳。BAK 在 1991 年获 FDA 批准进入临床，根据 Kuslich 的统计，约 2/3 经前路腹膜外植入，1/3 经后路，少部分剖腹入路。融合成功率超过 90%。腹腔镜入路因操作较为复杂，目前开展较少，但其微创性符合当今外科潮流，估计在不久后将广泛开展。由于椎间融合器在理论和实践上的杰出表现，如同椎弓根螺钉系统一样，得到了众多生产厂家的追捧，设计出许多的椎间融合器，目前流行的是符合椎间盘解剖结构，同时又在材料上作了重大改进，用高分子材料取代金属的产品，如 Scient'x 公司的椎间融合器。

目前能用于治疗腰椎滑脱症的内固定治疗器械相当多，从简单的钢丝固定修复峡部裂到 L5 椎体切除，前后路联合内固定矫正滑脱畸形。内固定方式的选择要根据患者的病因、年龄、性别、滑脱的严重程度和进展情况，不可一概而论。理论上讲“打钉加 Cage”（椎弓根螺钉系统结合椎间融合器）能提供最为坚强的脊柱稳定，几乎成为脊柱固定的“金标准”，但并非适用于每个病人，且手术越大，带来的副损伤和并发症就越多。在过去的 20 年，新的脊柱融合固定系统有了迅猛发展。帮助腰椎滑脱脊柱融合的前路和后路器械有几十种之多，但值得引起注意的是，治疗腰椎滑脱的脊柱内固定器械永远不能代替良好的融合及植骨技术－脊柱融合才是此类手术的最终目的。如果没有获得骨性融合，所有使用器械固定的脊柱融合术最终都将失败。

（四）治疗中应注意的问题

1. 手术适应证：腰椎滑脱患者是否需要手术及复位，不同的学者根据自己的临床经验对此有不同的看法。多数腰椎滑脱患者并没有明确的腰腿痛，仅在查体中发现 X 线片上有腰椎滑脱，有的甚至在Ⅱ度以上，双侧椎弓根崩裂，但并不意味着病人需要治疗。我们认为如果滑脱不超过Ⅱ度，没有相应的症状，不需任何治疗。如果有轻度腰痛，也首先考虑保守治疗，可通过锻炼腰背肌、理疗、骨盆牵引等治疗手段。患者有明确的腰痛或腿麻痛，X 线片上相应腰椎节段不同程度的滑脱，摄动力 X 线片显示腰椎不稳，有条件的可行 CT 和 MRI 检查，排除腰椎疾患，可考虑手术治疗。本组均有腰痛或腿痛存在。

2. 减压：腰椎滑脱手术是否需要减压，单侧还是双侧减压？对此有不同争论。认为不需要减压者认为经内固定腰椎滑脱复位后，椎管容量自动扩大，过多减压破坏脊椎稳定性和影响植骨融合率。单纯复位加植骨融合术，有学者报道疗效也非常满意。我们认为是否需要减压主要决定于患者是否有明确的神经根压迫症状，CT 片上有无显示椎管和根管的狭窄。是否减压彻底，是决定手术成败的关键因素之一。重度滑脱和严重退变性滑脱的患者，其小关节增生移行，关节囊韧带增生肥厚，钙化；峡部裂者，峡裂处有纤维组织增生，肥厚钙化。对这些患者不仅注重椎板切除减压，更不能忽略了构成椎管侧壁及神经根管后壁的上下关节突，必须清楚显示神经根，直视下完全松解。我们对效果欠佳的患者作回顾分析，主要与未彻底扩大神经根管有关。

3. 复位：以往对轻度滑脱患者是否需要复位，以及是否要把滑脱椎体复位到正常原位的争论较多。不能强求完全复位，有时完全复位也是困难的。因长期滑脱，滑脱椎周围的骨性结构和软组织均退变明显。结构的改变可能使滑椎无法恢复到原位。内固定复位最重要的目的是为了更好地融合。

4. 内固定的选择：每种内固定器械都有其自身特点，适合不同的患者。单节段内固定钩钉适合峡部不连的轻度滑脱，操作简单，创伤小，虽内固定不够坚强，但有利于植骨融合。Dick，RF，AF 均为双节段复位器，Dick 操作复杂，AF 操作方便。

5. 再滑脱处理：由于内固定的松动，断裂或椎弓根钉道过大，骨质疏松等原因，可引起复位腰椎再次滑脱，给手术带来困难。可用骨粒植入过大的钉道，或用骨水泥嵌入钉道，然后拧入螺钉获得成功。

6. 植骨融合：任何内植物的复位都是暂时的，植骨融合才是长久解决问题的关键。临床上有些医生更多地注意减压和内固定复位，但对植骨量和植骨床的准备不够充分，最终导致手术的失败，应引起注意。对单纯椎板减压的患者可用后方小关节突外侧，横突间植骨融合。全椎板切除，神经根管减压小关节部分咬除的患者，我们认为最好椎间植骨，这样比较可靠。如果植骨融合形成假关节，后期往往引起内固定松动、断裂，最后复位丢失。

六、预后

（一）文献回顾

1. 邹德威等报告了26例重度腰椎滑脱症患者，其中Ⅲ度14例、Ⅳ度10例、Ⅴ度2例。对24例Ⅲ度及Ⅳ度者采用后路双侧关节突及椎板切除彻底减压，行RF－Ⅱ椎弓根螺钉系统复位固定及椎体间植骨融合术。2例Ⅴ度者切除L5滑移的椎体，二期$L_4 \sim S_1$复位内固定及椎体间植骨融合。随访18个月，全部获解剖复位，除1例术后出现暂时性神经根牵拉症状外，其余均未发生神经功能恶化。结果评定：优6例，良18例，优良率为92%。

2. Boos等报告重度滑脱症患者10例，其中Ⅲ度6例，Ⅴ度4例，平均随访时间56个月。术前平均滑脱78.5%，行滑脱部分复位后平均减至39.6%，滑脱角由平均43°减至平均17°。4例Ⅴ度滑脱者，进行复位及椎体间和后外侧联合植骨融合，获骨性融合，复位稳固。6例Ⅲ度滑脱者，行复位内固定及后外侧植骨术，但有5例植骨失败，其中4例再次手术，改用椎弓根螺钉复位及内固定，椎体间与后外侧联合植骨，最后获骨性融合，疼痛症状缓解。

3. Lehmer等报告的16例Ⅴ度腰椎滑脱症病例，均行二期Gaines手术，平均年龄24岁，平均随访时间3.9年。患者术前均有严重的腰痛、神经根压迫症状、脊柱畸形。16例中10例（63%）有神经缺陷（neurologic deficit），其中3例为马尾神经综合征、1例为足下垂。术后12例出现早期神经缺陷，其中7例术前原有神经缺陷，这7例在随访时4例症状无改善，3例尚在恢复中。3例马尾神经综合征患者术后均恢复，1例足下垂未改善。其余患者术后早期神经症状于1年内恢复。患者调查表显示腰部疼痛、功能与外表均有明显改善，疗效满意。

虽然上述文献所报道的疗效均较好，但仍存在不同程度的术后并发症，如因滑脱复位造成的神经根牵拉症状或踝关节背屈肌力减退；因内固定器金属部件问题导致再次手术修正；植骨后形成假关节或发生再滑脱等。如何进一步提高疗效，减少并发症，仍是手术治疗腰椎滑脱症今后研究的重点。关于青少年重度腰椎滑脱症，近年报道采用原位植骨融合术取得了较显著的疗效，如Ishikawa等对14例重度腰椎滑脱症的青少年患者施行后外侧原位植骨融合术，对有神经症状者同时减压。随访时全部获骨性融合，滑脱无加重。由此可见原位植骨融合术适用于青少年重度腰椎滑脱症。

（二）评估方法标准

1. 脊柱滑脱的有关测量方法：

（1）椎体滑脱率。

（2）滑脱角。

（3）L5椎体楔变率。

（4）骶骨倾斜角。

（5）腰椎前凸角。

（6）矢状面旋转角。

（7）骶骨上缘变曲率。

（8）骶骨水平角。

2. 滑脱进展的危险因素：

（1）年龄。越年轻就越容易进展。

（2）性别。女性的严重滑脱发生率较男性高 4 倍。

（3）存在脊柱裂。发生率略高。

（4）L5 椎体楔变。L5 的严重楔变是一个不良的预后指征。

（5）S1 前缘圆滑。S1 前缘变圆也是一个不良的预后指征，变圆的范围越向后，预后就越差。

（6）S1 椎体前后径减少。几乎所有的严重滑脱病人的 S1 椎体前后径均减少。

（郭　华）

参考文献

[1] 王岩．坎贝尔骨科手术学．11 版．北京：人民军医出版社，2011：1810－1819.

[2] 冯传汉，张铁良．临床骨科学．第 2 版．北京：人民卫生出版社，2004：1952－1989.

[3] 贾连顺．腰椎滑脱和腰椎滑脱症［J］．中国矫形外科杂志，2001，8（8）：815－817.

[4] 黎一兵，郝定均，贺宝荣．PCF 与 PLIF 治疗腰椎滑脱症的比较［J］．陕西医学杂志，2012，12（2）：23－26.

[5] Peng B，Li D，Pang X. Degenerative lumbar spondylolisthesis with testicular pain［J］．Pain Med，2014，15（4）：169－170.

[6] Bassewitz H，Herkowitz H. Lumbaratenosis with spondy－lolisthesis：current concepts of surgical treatment［J］．ClinOr－thop，2001，3（4）：54－60.

[7] Suk KS，Jeon CH，Park MS，et al. Comparison between posterolateral fusion with pedicle screw fixation and an－terior interbody fusion with pedicle screw fixation in adult spondy lolytic spondy lolisthesis. Yunsei Med J，2001，Jun，42（3）：316－23.

[8] Gardner VO，Thalgott JS，White JI，et al. The contoured anterior spinal plate system（CASP）：Indications，tech－niques，and results. Spine，1994，19（5）：550－555.

[9] Newman MH，Grinstead GL. Anterior lumbar interbody fusion for internal disc disrupiton. Spine，1992，17（7）：831－833.

[10] Yong ping Ye，Hao Xu，Dan Chen. Comparison between posterior lumbar interbody fusion And posterolateral fusion with transpedicular screw fixation for isthmic spondylolithesis：a meta－analysis Archives of Orthopaedic and Trauma. Surgery，2013，13（12）：1649－1655.

[11] Kanamori M，Yasuda T，Minimum 10－Year Follow－up Study of Anterior Lumbar Interbody Fusion for Degenerative Spondlolisthesis：Progressive Pattern of the Adjacent Disc D－Egeneration Asian. Spine J，2012，6（2）：105－114.

[12] Shen Y，Peng D，Dai Z，et al. Reoperation rate and risk factors of elective spinal surgery for degenerative spondylolisthesis：still more challenges lie ahead. Spine J，2016，16（2）：270－272.

[13] Kong LD，Zhang YZ，Wang F，et al. Radiographic Restoration of Sagittal Spinopelvic Alignment After Posterior Lumbar Interbody Fusion in Degenerative Spondylolisthesis. Clin Spine Surg，2016，29（2）：E87－92.

[14] Jeong SH，Kim HS，Kim SW. Mini－open PLIF for Moderate to High Grade Spondylolisthesis：Technique to Achieve Spontaneous Reduction. Korean J Spine，2015，12（4）：251－255.

[15] Yue B，Jiang GQ，Lu B，et al. Clinical application of dynamic neutralization system（K－Rod）in treating multisegmental lumbar degenerative disease. Zhongguo Gu Shang，2015，28（11）：988－993.

第二十章

脊柱畸形

第一节　颅颈交界病变

颅颈交界畸形多为先天发育所致，主要是指颅底、枕骨、寰枢椎发育异常，伴有或不伴有神经系统损害。颅颈交界畸形指颅颈关节区先天发育异常造成延髓、高位颈髓、小脑、后组颅神经、脊神经等组织结构受压损害的一组病变，包括颅底凹陷症、扁平颅底、寰枢椎脱位、小脑扁桃体下疝、寰枕融合等。颅颈交界畸形往往为几种畸形合并存在，受累的神经结构广泛复杂。病变引起关节的脱位、中枢神经的受压、脑脊液动力学变化以及血管扭曲断流等病理过程。手术目的在于矫正畸形，解除压迫，疏通脑脊液循环，保持颅颈区解剖稳定。

一、颅底凹陷症

（一）引言

颅底凹陷症又称为颅底陷入症，为枕大孔区最常见的畸形，主要是以枕大孔区为中心的颅底组织内翻，环椎向颅内陷入，枢椎齿状突高出正常水平进入枕大孔，枕大孔前后径缩短和后颅凹缩小，造成颅底扁平、内翻，齿状突脱位、内陷，小脑扁桃体疝等，从而直接或间接压迫脑干、脊髓，引发各种神经症状的神经脊髓综合征。约占颈枕区畸形的 90 %。本病男性多见，男女之比为 3∶2，好发于青少年，以 10～30 岁最多见。具体发病率见详细报道。根据病因机制颅底凹陷可分为原发性和继发性 2 型，前者以枕骨、寰枢椎骨质及其附属物先天性发育异常为主，常与其他寰枕畸形如寰枢脱位、寰枕融合、Chiari's 畸形及脊髓空洞等合并存在，后者常继发于创伤、肿瘤、炎症等。Goel 依据是否合并寰枢椎脱位将其分为两种类型：A 型颅底凹陷合并固定的寰枢椎脱位，齿状突尖陷入枕骨大孔内，位于 Chamberlain 线、McRae 线及 Wackenheim 线；B 型颅底凹陷不伴有寰枢椎脱位，整个斜坡、颅底枕部及寰枕关节固定，齿状突尖位于 Chamberlain 之上，但在 McRae 线和 Wackenheim 线之下以上。王建华等报道根据有无寰枢椎脱位或寰枕脱位将其分为稳定型及不稳定型，并指导临床手术。

（二）病因

主要发病原因为先天性骨质发育不良所致，由于在胚胎发生学上，神经管在寰枕部闭合最晚，所以先天性畸形容易发生在此区。少数可继发于其他疾病，如佝偻病、成骨不全导致颅底骨质变软，变软的颅底骨质受到颈椎压迫而内陷。

（三）临床表现

有学者报道75%以上的颅底凹陷症患者具有特征性的外貌，如身材矮小、短颈、蹼颈畸形、面颅不对称等。颅底凹陷症的临床表现复杂，无明显特异性，可表现为双上肢酸痛，下肢无力，行走困难，也可有头痛、眩晕、呕吐、耳鸣等症状。病变累及神经根者表现为上肢麻木，疼痛及肌肉萎缩等；累及后组颅神经表现为吞咽困难、喝水呛咳、言语不清等；累及延髓及上精髓者表现为四肢无力、感觉障碍、呼吸困难等；累及小脑者表现为眼球震颤、共济失调等；累及椎动脉者表现为头晕、恶心等。

（四）诊断要点

1. 病史：详细询问有无家族史，结合肢体酸困、头晕、言语不清，呛咳等临床症状及体征检查和X线、CT及MRI等辅助检查可明确诊断。

2. 影像学检查：

（1）X线：Chamberlain线（钱氏线），亦称腭枕线，即侧位片上硬腭后缘与枕骨大孔后缘之间的连线，正常人齿状突尖在此线之下，如果齿状突尖超出腭枕线5mm即可诊断颅底凹陷症，有学者报道超出钱氏线3mm也可诊断为颅底凹陷症。McGregor线（麦氏线）是从硬腭后缘至枕骨鳞部最低点做一连线，如果齿状突尖向上超出此线7mm则为异常。Bull角为硬腭平面与寰椎平面所成的角度，正常小于13°，大于13°即为颅底凹陷症。Fashgold线（二腹肌沟连线）是在颅骨前后位断层片上作两侧二腹肌沟的连线从齿状突尖到此线的距离，正常为5~15mm。若齿状突顶点接近此线甚至超过此线即为颅底凹陷。Boogard角为枕大孔前后缘连线和枕骨斜坡所形成的角度，正常为119.5°~136°，颅底凹陷症时此角增大。Klaus高度指数（克劳指数）是指齿状突顶点到鞍结节与枕内隆突间连线的垂直距离。正常为40~41mm，若小于30mm即为颅底凹陷症。其次还有双乳突连线等。

（2）CT：CT平扫，三维成像，三维重建，可发现颅颈交界细微的畸形，以及更多细节；可以看到X线所不能观察到的解剖结构；如X线测量不清晰，也可用CT重建测量钱氏线，麦氏线等。

（3）MRI：MRI具有良好的软组织分辨率，可以精准的诊断颅底凹陷合并的Chirai畸形，脊髓空洞症等，对明确诊断有极高的应用价值。有学者报道MRI测量枕大孔前后缘深度，也可诊断颅底凹陷，研究表明颅底凹陷症患者FMAD及FMAD/FMPD均明显小于正常人，FMAD < 27mm或FMAD/FMPD < 0.8可诊断为颅底凹陷症，颅底凹陷症患者FMPD与正常人无明显差异，其中Klaus高度指数与枕骨大孔前后缘深度意义相同。

3. 鉴别诊断：颅底凹陷症临床症状特异性较小，常与脊髓空洞症、小脑扁桃体下疝畸形、原发性侧索硬化、进行性脊髓性肌萎缩、枕大孔区肿瘤、颈椎病和颈椎间盘突出症等鉴别。

（1）脊髓空洞症：是脊髓的一种慢性、进行性的病变，其病变特点是脊髓（主要是灰质）内形成管状空腔以及胶质（非神经细胞）增生。表现为节段性感觉分离、运动、自主神经的病变。MRI可明确诊断，X线测量大多正常。

（2）原发性侧索硬化：是一种以皮质脊髓束受累为主的，以痉挛性截瘫而感觉正常为主要表现的运动神经元病。多见于31~60岁男性，临床表现为痉挛性截瘫，肌电图检查有助于诊断。

（3）进行性脊髓性肌肉萎缩：又称脊髓性肌萎缩、脊肌萎缩症，是一类由脊髓前角运动神经元和脑干运动神经核变性导致肌无力、肌萎缩的疾病。其特点是脊髓前角细胞变性，临床表现为进行性、对称性，肢体近端为主的广泛性弛缓性麻痹与肌萎缩。

（4）扁平颅底：颅颈区较常见的先天性骨畸形，单独存在时一般不出现症状，常与颅底凹陷症并发。本病患者颅中窝、颅前窝底部和颅底斜坡部均向颅内凹陷，使颅底角大于145°，具有诊断意义。颅骨侧位片由鼻根至蝶鞍中心连线与蝶鞍中心向枕大孔前缘连线形成的夹角，成人正常值为109°～145°，平均132°。本病患者颅中窝、颅前窝底部和颅底斜坡部均向颅内凹陷。

（五）治疗原则

有证据表明对于有症状的患者使用颈围或者支具无明显效果。对于有症状的患者应密切观察，症状进行性加重才有手术指征。手术的目的是复位减压、固定、融合，同时减少神经血管损伤等并发症，其中复位减压是关键。吕超亮等报道了颅底凹陷的4种手术入路，即经口咽入路、后正中入路、后外侧入路和颈侧方入路。临床应用较多的是经口咽入路和后正中入路。常用的术式有前路经口寰枢关节松解减压后路固定融合术（transoral anterior atlantoaxial release and posterior internal fixation，TAAR）和后路枕骨大孔减压术（the foramen magnum decompression，FMD）。枕下小骨窗减压，骨窗范围一般不超过3cm × 2cm，C 1后弓切除不超过1.5cm。复位不佳的患者需行前路松解术，有骨性压迫者还需切除齿突；合并有小脑扁桃体下疝者，还需切除部分疝出组织。还有学者报道术前和术中持续牵引复杂的颅底凹陷症，症状均有良好的恢复。微创孔镜经前路手术已被证实具有较小的并发症，且较传统手术更安全。现已有导航内镜下经鼻齿状突切除治疗颅底凹陷症的报道。后路钉－棒系统因固定稳定，临床广泛应用。

（六）预后

1. 文献回顾。王建华等报道20例稳定型颅底凹陷患者90%合并Chirai畸形，75%合并脊髓空洞；50例不稳定患者寰枕融合占92%，枢椎上关节面倾斜占74%，脊髓空洞占86%。研究还得出不稳定型患者压迫以前方为主，稳定者以后方压迫为主，手术则采取前方或后方入路。肖其华等报道213例原发性颅底凹陷患者，进行手术治疗，160例获得随访，有效率达78.1%。石亮等报道32例获得随访的颅底凹陷合并脊髓空洞患者JOA评分，平均改善58.1%。

2. 评估方法标准。JOA评分，脊髓神经功能ASIA分级。依据Symon和Lovender的标准，将患者的病情分为：Ⅰ级（轻型），轻度异常，可从事正常工作者；Ⅱ级（中型），明显异常，能参加部分工作者；Ⅲ级（重型），不能工作，仅可行走者；Ⅳ级（特重型），不能行走或独立站立者。大多学者采用正中矢状面重建CT上齿状突顶点到Chamberlain线、McRae线的垂直距离，评估齿状突垂直脱位程度；采用正中矢状面重建CT上寰齿间距（ADI），评估寰枢脱位程度及术后复位情况；延髓脊髓角以用来评价颅底凹陷的严重程度，CMA小于135度与临床脊髓病变或脑干受压症状具有明显的相关性，并且减压术后CMA平均值增加与症状改善有明显相关性。

3. 应对策略。根据颅底凹陷症的不同分型或合并其他疾病，采用不同的手术方式，个体化治疗。

（七）相关解剖

寰枕关节由寰椎两侧侧块的上关节凹与相应的枕骨髁构成的椭圆关节。寰枕关节在结构上是独立的，在机能上是联合的，两侧关节联合运动，使头部俯仰和侧屈。

（八）相关综合征

Klippel－Feil综合征：为2个或2个以上颈椎融合性畸形，表现为颈椎数目减少，颈项缩短，头颈部运动受限，并常伴有其他部位的畸形，少数患者可伴有神经系统障碍。患者颈部较正常人短、枕部发际降低和头部运动受限。

（王　刚）

二、寰枢椎脱位

（一）引言

寰枢椎脱位（atlantoaxial dislocation，AAD）是创伤、退变、肿瘤、先天畸形、炎症或手术等因素造成的关节面失去正常对合关系，发生关节功能障碍或神经压迫的病理状态。根据寰枢椎脱位的病程长短、病理机制、牵引及手术松解的效果不同将其分为 2 型，共 5 个亚型。谭明生等报道，将寰枢关节脱位 3 型，即 TOI 分型：牵引复位型（traction reduction type，T 型）、手术复位型（operation reduction type，O 型）和不可复位型（irreducible typ，I 型）。

（二）病因

寰枢椎脱位致病原因较多，先天性因素涉及寰枕融合、颈 2～3 椎体融合、齿突发育不全和齿突不融合等；炎症性有类风湿性关节炎、强直性脊柱炎，咽炎等；退变性因素、肿瘤因素如巨细胞瘤；手术继发性脱位及特发性因素等。

（三）临床表现

颈枕部疼痛，颈部活动受限，脊髓神经受压时表现为四肢感觉运动障碍，四肢瘫、呼吸困难等；病理征阳性，颈项强直、腱反射亢进等；病变累及椎动脉者表现为头晕，恶心等症状；对于病史较长者表现为上肢的感觉麻木、肌肉萎缩等，轻微的外力就可使患者症状加重。

（四）诊断要点

1. 诊断：

（1）根据病史、临床检查及影像学检查可明确诊断。

（2）影像学检查：

①X 线：

a. 寰齿前间隙（ADI）：侧位片寰椎前弓后缘至齿突前缘距离。成人大于 3mm、儿童大于 4mm 说明有半脱位或脱位，大于 5mm 则可诊断横韧带部分断裂，5～10mm 有横韧带断裂和部分辅助韧带断裂，10～12mm 则表明全部韧带断裂。

b. 寰枢椎管储备间隙（SAC）：侧位片枢椎齿突后缘与寰椎后弓前缘的距离。小于 14mm 以下时有脊髓症状，15～17mm 者有脊髓受压可能。

c. 寰枢椎不稳定指数（II）：颈椎过屈侧位测量枢椎椎体后缘至寰椎后弓前缘的距离为最小径 B，颈椎过伸位上述距离最大径 A。$II=(A-B)/A\times100\%$。大于 22% 有潜在寰枢椎不稳定，大于 30% 有脊髓压迫症状，大于 40% 有手术指征。

②CT：可建立寰枢椎的三维模型，指导诊断及进一步治疗，也可辅助诊断脊髓病变。

③MRI：可良好地显示脊髓等软组织，可明确脊髓受压的部位，程度、范围和脊髓变性等。

2. 鉴别诊断：

（1）脊髓型颈椎病：患者也合并四肢感觉运动障碍，但拍摄颈部动力位 X 线则可鉴别。

（2）颈部肿瘤：椎管内肿瘤容易漏诊，需常规进行 MRI 检查，排除椎管内肿瘤。

（四）治疗原则

1. 寰枢椎脱位病人的治疗要达到 2 个目的，解除对延髓——颈髓的压迫，重建寰枢椎间的稳定。非手术的适应证是寰枢关节脱位程度轻微，ADI 小于 5mm，仅有颈部轻微症状，病理征阴性。手术治疗的适应证是寰枢椎脱位有脊髓神经功能障碍，或虽无神经症状但存在持续颈部疼痛，有交感神经症状；ADI 大于等于 5mm 或非手术治疗 ADI 增加；不稳定系数为 4% 以上者，预料后期可能症状加重。

2. 治疗方法有非手术疗法和手术疗法。

（1）非手术疗法就是牵引，一般行头颅牵引，牵引重量大多数学者 8 ~ 10kg，牵引时间大多为 2 ~ 3 周，持续牵引期间需定期拍摄 X 线片，了解寰枢椎复位情况。

（2）手术治疗：

①牵引复位不成功，或复位后不稳定的患者则需手术治疗。

②手术入路大多是经口腔入路，后正中入路，或者前后路联合。

③常见的有 Magerl 融合术、枕颈融合术，齿突空心螺钉内固定术，齿突切除术等，椎弓根螺钉技术等。

寰枢关节活动度占颈椎的的 50% 以上，多数学者提倡用后路枕颈或 C1 - C2 植骨融合固定。枕颈融合的手术指征是寰枢椎脱位合并寰枕关节破坏和融合，而不是单纯的寰枢椎脱位。后路手术技术发展真正成熟的标志是寰枢椎后路经椎弓根螺钉技术的出现和广泛应用，该术式是目前寰枢椎后路固定手术的“金标准”。谭明生报道，我国寰枢椎脱位外科治疗曾以后路非螺钉固定融合为主，近年来，以寰枢椎“椎弓根”螺钉和侧块螺钉固定技术为主，特别是它对难复性寰枢椎脱位具有良好的疗效。

（五）预后

1. 文献回顾。谭明生等运用其 TOI 分型指导治疗 168 例寰枢椎脱位患者，T1 型患者牵引 + 支具，T2 型牵引 + 后路固定融合，O 型前路松解 + 后路固定融合，I 型枕肌减压 + 后路原位固定融合，总有效率 88.69%。尹庆水等自行建立了寰枢椎脱位的临床诊疗规范化流程，按双向牵引寰枢椎的复位程度分为可复性 AAD、难复性 AAD 和不可复 AAD，治疗了 842 例患者，626 例患者获得随访，按 Symon 和 Lavender 临床标准，显效率为 89.5%。

2. 评估方法标准。按 Symon 和 Lavender 标准，轻型（轻度异常，可从事正常工作），中型（仅能参加部分工作），重型（不能工作，尚可在室内走动），特重型（不能独自站立或行走）。JOA，C1 - 2 脊髓有效空间（space available for the cord，SAC），神经功能 Frankel 分级。

3. 应对策略。寰枢椎脱位不是一个独立的临床疾病，在治疗原则上除针对原发病外，还要强调矫正脱位，排除压迫，重建稳定。

（六）相关解剖

寰枢关节包括 3 个独立的关节，即 2 个寰枢外侧关节和 1 个寰枢正中关节。寰枢正中关节由枢椎齿突与寰椎前弓后面的后关节面和寰椎横韧带之间构成。齿突尖韧带由齿突尖延到枕骨大孔前缘。翼状韧带由齿突尖向外上方延至枕髁内侧寰椎横韧带联结寰椎左、右侧块，防止齿突后退。从韧带中部向上有纤维束附于枕骨大孔前缘，向下有纤维束联结枢椎体后面，因此寰椎横韧带与其上、下两纵行纤维索，共同构成寰椎十字韧带。寰椎在颈椎中有最大的活动度，由于寰枢椎是颈椎中活动度最大的节段，整个颈椎轴向旋转活动度约 120 ~ 160°，寰枢关节活动度（76.2°）占颈椎的 50% 以上，要严格掌握寰枢椎融合指征，一般不需要固定融合。

（王　刚）

三、寰枕融合

（一）引言

寰枕融合即寰椎枕骨化或寰椎同化，指寰椎和枕骨在胚胎发育过程中未能如期分离形成的解剖形态，包括寰椎前弓、后弓、侧块部分或全部与枕骨骨性或纤维性融合，常合并颅底凹陷、寰枢关节脱位等疾病。颅底凹陷合并寰枢椎脱位（atlantoaxial dislocation，AAD），几乎所有患者都存在寰枕融合（C1 assimilation，C1A）。寰枕融合发生率0. 08% ~2. 79%。有学者报道其发病率为1%，西南、华中、东北各地基本相近。发病患者大多为青壮年，儿童也可发病。

（二）病因

在胎儿期，脊柱进行软骨化和骨化过程，第1~4枕骨节相互融合组成枕骨基底部，第4枕骨节的头端与第1颈节相互融合构成寰椎，由于分节不全造成后天的寰枕融合。朱忠培等报道病理变化包括寰枢之间韧带和关节囊松弛、寰枢关节脱位、枕骨大孔狭窄及脊髓腹侧压迫4类病理变化。

（三）临床表现

一般不出现临床症状或症状轻微，表现为颈项部活动受限，颈项部僵硬、疼痛、麻木；本身存在畸形结构一旦受到轻微的外力，症状可进行性加重，表现为四肢感觉运动障碍、四肢瘫、腱反射亢进、呼吸困难、眩晕、病理征阳性等临床症状。

（四）诊断要点

根据病史临床症状近影像学检查即可诊断。X线可发现病变，同时可发现颈2/3分节不全、颅底凹陷等，寰枕关节间隙消失是诊断寰枕融合畸形的直接征象；CT可清楚地显示骨性结构，关节间隙等，对X线诊断不清楚的可用CT明确诊断；MRI可清楚地观察到脊髓及脑组织病变，神经压迫部位程度等，也可明确地诊断Chiari畸形、脊髓空洞等疾病。

（五）治疗原则

1. 非手术治疗：适用于大部分无临床症状，或临床症状轻微的患者，同时避免外伤等不利因素，可采取支具固定、营养神经、镇痛、物理疗法等。

2. 手术治疗：手术遵循的原则是减压、固定、融合。手术方式大致有前路经口咽松解术，前路经口减压术，经口减压融合内固定术；后路最常用的是后路侧块椎弓根螺钉内固定术，或后路颈枕融合椎弓根侧块螺钉内固定术。对于是否融合，我们的经验是只要出现不稳或以后可能出现不稳并预计出现严重并发症，我们主张都要融合。内固定的作用就是提供早期稳定，并辅助植骨早期融合。

（六）预后

1. 文献回顾。椎弓根螺钉技术的普及，为治疗脊柱疾病开辟了另一种新的途径，但寰枕融合患者其解剖结构有较大变异，为准确置钉设置障碍。菅凤增等总结了制约寰枕融合置钉的情况，即：①C1A患者存在显著颅底凹陷，C1厕块位置较高；②在AAD患者，C2往往相对C1后移；③C1A患者C1侧块体积显著小于正常；④在椎动脉走行在C1后弓下方或小脑后下动脉发自C1/C2间。Tokuda等报道在无结构畸形的情况下，0.7%的椎动脉走行在C1后弓下方，而寰枕融合的患者则达到19.1%。

2. 评估方法标准。脊髓神经功能ASIA分级；日本骨科学会（Japanese Orthopaedic Association，JOA）评分。

3. 应对策略

（七）相关解剖

枕－寰－枢结构是人体脊柱的一个特殊功能结构单元，承担头部的大部分运动功能。寰椎居于枕骨髁和枢椎之间，起到类似衬垫的作用，缓冲头部各种复杂运动时各关节所承受的载荷，是颅颈交界（上颈椎）所负担的复杂运动功能的枢纽。

（王　刚）

四、Chairi 畸形

（一）引言

Arnold－Chiari 畸形（Chiari malformation，CM），又称 Arnold－Chiari 综合征（Arnold－Chiari malformation，ACM），小脑扁桃体下疝畸形。是小脑下部或同时有脑干下部和第四脑室之畸形，向下作舌形凸出，并越过枕骨大孔嵌入椎管内。Chairi 畸形共分为 4 型：Ⅰ型，以小脑扁桃体疝突入颈椎管内为主要改变，伴延髓轻度下移；Ⅱ型除有小脑扁桃体下疝外，延髓也突入椎管内，甚至小脑蚓部、小脑半球、脑干与第四脑室均疝至颈椎管内；Ⅲ型最重，小脑扁桃体自颈椎裂疝出，形成枕、颈部脑脊膜膨出；Ⅳ型为小脑发育不全。Chairi Ⅰ型畸形合并有脊髓空洞约占约 50%～70%。也有学者将其根据有无脊髓空洞症分为 2 型，即小脑扁桃体下疝，同时具有脊髓空洞症和不合并脊髓空洞症，只有脑干和小脑受压表现。

（二）病因

病因机制尚无明确定论，近年来关于后颅窝形态学的研究表明小脑扁桃体下疝可能是由于后颅窝骨性发育异常所致，后颅窝与后脑的容积比明显小于正常人，其也与家族遗传有关，有关报道其提示 Chairi 畸形有基因学改变。因该病并发脊髓空洞症的发病率较高，还需关注引起脊髓空洞症的 Gardner 的流体动力学理论和 Williams 的颅内与椎管内压力分离理论。

（三）临床表现

1. 症状：颈枕部疼痛为其特征性表现，头痛为其常见症状，出现概率约为 15%～98%，咳嗽或深吸气后屏气时头痛加重，Chairi 畸形根据其累及颈神经、颅神经、脊髓延髓、小脑等不同部位，表现不同的临床症状，具体表现为短颈，发际较低，颈部活动受限，声音嘶哑，吞咽困难，四肢感觉运动障碍，偏瘫，四肢瘫，腱反射亢进，锥体束征阳性，共济失调，眼球震颤、听力障碍等，颅内压升高者可有呕吐、颈强直等症状。

2. 影像学表现：

（1）X 线：常规检测，有助于排除颅底凹陷、扁平颅底、枕颈融合，寰枢椎脱位等疾病。

（2）CT：可作为 X 线的补充，可以显示骨窗和软组织窗，对脊髓空洞等有一定的诊断价值。

（3）MRI：对骨骼显示不如 X 线及 CT，但对于软组织的分辨率极高，是确诊 Chiari 畸形的最佳手段，其矢状面图像可清楚地观察到小脑扁桃体及延髓通过枕骨大孔进入颈段椎管内。小脑扁桃体超过枕骨大孔水平 5～7mm 即可诊断。

（四）诊断要点

详细询问患者病史，根据颈枕部疼痛、感觉运动障碍、共济失调等症状，结合 MRI 等影像学检查即可诊断，但须排除枕颈部肿瘤、颅底凹陷等病症。

（五）治疗原则

对于无症状，有学者认为不应手术，合并脊髓积水是手术的绝对适应证，可延缓病情进展。手术方式有后颅窝减压术（PFD），后颅窝重建术（PFDD）等。根据 Chairi 畸形的根本原因，小脑扁桃体切除是解决这个病因最可靠的手术方法。Chiari 畸形的诸多手术治疗方法中，后颅窝减压术加硬膜囊扩大重建术是较为理想的一种术式，也是治疗 Chiari 畸形伴脊髓空洞患者的标准术式，此类手术的关键在于解除枕大孔区的梗阻以消除空洞产生和维持的机制。如术中发现脊髓中央管隔膜形成，需行隔膜切开术。Chiari 畸形大多合并脊髓空洞症，现研究对于疝出组织的切除范围及程度未见统一标准。吕学明等报道，对小脑扁桃体下疝分型，根据不同分型手术采用切除单侧、双侧、侧方及侧前方疝出组织，术后 32 例病人均显示良好效果。手术可以在显微镜下操作，大大提高了手术的安全性，有学者报道症状缓解率也较高，也有学者报道其术中应用导航技术辅助该类手术。

（六）预后

1. 文献回顾。对于 Chiari 畸形的诊断标准，目前尚不能统一，有学者报道小脑扁桃体疝出枕骨大孔 5mm 即可诊断，也有学者报道其诊断标准为 7mm；有些患者 MRI 表现小脑扁桃体虽已经疝出枕骨大孔 7mm 以上，但无临床症状。对于后颅窝减压术，有学者建议大骨窗减压，减压范围为5～6cm，但现在越来越多学者倾向于 2.5～3cm 骨窗减压，理由是避免小脑下垂。对于是否进行硬脑膜切开也存在争议，在减压过程中保留硬脑膜完整可有效避免血液进入蛛网膜下腔以及术后脑脊液漏；另一些学者提出，保留硬脑膜完整不能使颅后窝充分减压，为了有效降低颅内压并充分减压应该完全敞开硬脑膜。袁绍纪等报道 127 例 Chiari 畸形并脊髓空洞症患者，术中发现均有脊髓中央管隔膜形成，手术切除疝出组织及切开隔膜，术后按 Tator 评定标准，有效率为 100%，89 例随访病人小脑扁桃体均消失，脊髓空洞明显缩小或消失。

2. 评估方法标准。JOA 评分，ASIA 分级，Tator 评定标准等，对于头痛患者可用 VAS 评分。

3. 应对策略。明确诊断是治疗的前提，对于单纯的 Chiari 畸形，行后颅窝减压术；对于合并脊髓空洞症患者行后颅窝减压术和硬膜囊减压术；对于合并脊柱侧凸、寰枕融合患者参照各章节分类治疗。

（七）相关解剖

小脑位于大脑半球后方，覆盖在脑桥及延髓之上，横跨在中脑和延髓之间，前面隔第四脑室与脑干相邻。它由胚胎早期的菱脑分化而来。中部狭窄称小脑蚓，两侧膨大部称小脑半球，小脑下面靠小脑蚓两侧小脑半球突起称小脑扁桃体。小脑延髓池（又称枕大池）位于颅后窝的后下部，小脑下面、延髓背侧面与枕鳞下部 3 者之间。向前经小脑溪通第四脑室；向前外经延髓侧面通延髓池。

（王　刚）

参考文献

[1] Munshi I, Frim D, Stine - Reyes R, et al. Effects of posterior fossa decompression with and without duroplasty on Chiari malformation - associated hydromyelia [J]. Neurosurgery, 2000, 46 (6): 1384 - 1390.

[2] 吕超亮，宋跃明．颅底凹陷症外科治疗的手术入路研究进展［J］．华西医学，2011，26（3）：467－470.

[3] Jian FZ, Chen Z, Karsten HW, et al. Direct posterior reduction and fixation for the treatment of basilar invagination with atlantoaxial dislocation [J]. Neurosurgery, 2010, 66 (4): 678 - 687.

[4] Miller WG, Myers GL, Ashwood ER, et al. Creatinine measurement: state of the art in accu racy and inter - laboratory harmonization [J]. Arch Pathol Lab Med, 2005, 129: 297 - 304.

[5] Jian FZ, Chen Z, Wrede KH, et al. Direct posterior reduction and fixation for the treatment of basilar invagination with atlantoaxial dislocation [J]. Neurosurgery, 2010, 66 (4): 678 - 687.

[6] Sasa T, Yoshizumi Y, Imada K, et al. Cervical spondylolysis in a judo player: a case report and biomechanical analysis [J]. Arch Orthop Trauma Surg, 2009, 129 (4): 559 -567.
[7] 尹庆水，夏虹，马向阳，等. 寰枢椎脱位规范化诊治的临床研究 [J]. 中国骨科临床与基础研究杂志，2012，4 (3): 165 - 172.
[8] Tan MS, Jiang X, Yi P, et al. Revision surgery of irreducible atlantoaxial dislocation [J]. European Spine J, 2011, 20 (8): 2187 -2194.
[9] 訾风增，苏春海，陈赞，等. 寰枕融合后 C1 侧块螺钉置入的可行性及局限性研究 [J]. 脊柱外科杂志，2011，9 (3): 157 -161.
[10] Tokuda K, Miyasaka K, Abe H, et al. Anomalous atlantoaxial portions of vertebral and posterior inferior cerebellar arteries [J]. Neuroradiology, 1985, 27 (5): 410 - 413.
[11] Chao Wang, Ming Yan. Open Reduction of Irreducible Atlantoaxial Dislocation by Transoral Anterior Atlantoaxial Release and Posterior Internal Fixation [J]. Spine, 2006, 31 (11): 306 - 313.
[12] Mea E, Chiapparini L, Leone M, et al. Chronic daily headache in the adults: differential diagnosis between symptomatic Chiari I malformation and spontaneous intracranial hypotension. Neurol Sci, 2011, 32 Suppl 3 : S291 -294 .
[13] Dagtekin A, Avci E, Kara E, et al. Posterior cranial fossa morphometry in symptomatic adult Chiari Ⅰ malformation patients: comparative clinical and anatomical study [J]. Clin Neurol Neurosurg, 2011, 113 (5): 399 -403.
[14] Schanker BD, Walcott BP, Nahed BV, et al. Familial Chiari malformation: case series. Neurosurg Focus, 2011, 31 (3): E1.
[15] Ubogu EE, Zaidat OO. Vertebrobasilar dolichoectasia diagnosed by magnetic resonance angiography and risk of stroke and death: a cohort study [J]. J Neurol Neurosurg Psychiatry, 2004, 75: 22 -26.
[16] Durham SR, Fjeld - Olenec K. Comparison of posterior fossa decompression with and without duraplasty for the surgical treatment of Chiari malformation type Ⅰ in pediatric patients: a meta - analysis [J]. Neurosurg Pediatr, 2008, 2 (1): 42 -49.

第二节 脊柱裂

一、引言

脊柱裂又叫椎管闭合不全，是一种表现为椎管闭合不全的先天性神经管畸形，可从较小的畸形如棘突缺如或和椎板闭合不全，到严重的畸形。神经管畸形发生率为 2‰ ~3‰，脊柱裂男女比例 0.6 ~0.9:1，有学者报道，我国每年有 8 万 ~10 万神经管畸形患儿出生，北方高于南方，这是我国死胎、婴儿死亡的主要原因。妇女在妊娠前后每天服用 0.4mg 叶酸增补剂，可预防 41% ~85% 神经管畸形的发生。脊柱裂临床分型较多，目前应用较多的是根据病变部位的特征分为 2 型：一是显性脊柱裂，棘突及椎板有不同程度的缺如，椎管向背侧开放，椎管内容物向后膨出，分脊膜膨出、脊膜脊髓膨出和脊髓外露；另一种是隐性脊柱裂是指只有椎弓板的缺损而无椎管内容物的膨出，一般分为单侧型、浮棘型、吻棘型、完全脊椎裂型和混合型。还有一种分型是根据病变部位是否有完整皮肤覆盖，把脊柱裂分为开放性脊柱裂和闭合型性脊柱裂 2 类。现已有研究证实约有 53.06% 的女性不孕症患者伴发腰骶椎隐性脊柱裂，说明隐裂和不孕症极其相关。

二、病因

脊柱裂为多基因遗传病，与遗传和环境因素均有密切关系。于胚胎第 3 月时，由两侧的中胚叶形成脊柱成分，并呈环形包绕神经管而构成椎管。此时如果神经管不闭合，则椎弓根也无法闭合而保持开放状态，并可发展形成脊髓脊膜膨出。脊柱裂的出现与多种因素有关，凡影响受精与妊娠的各种异常因素均有可能促成此种畸形的形成。

三、临床表现

隐性脊柱裂患者 80% 以上病例临床可无任何主诉，也无阳性体征，多在体检时偶然发现。某些患者在成长过程中，可逐渐出现尿失禁，这是因为出现了脊髓栓系综合征。还有些患者因后方结构缺如，易致肌肉力量不均衡，容易出现腰肌劳损等慢性腰痛症状。

显性脊柱裂多见，90% 以上发生在腰骶部，病变部位皮肤可能正常，或出现色素沉积以及局部生长毛发，皮肤凹陷，凹凸不平，突出物皮肤较薄者透光试验阳性，偶有囊部有渗出，脊髓外漏其病变较重，累及脊髓神经者可出现下肢瘫痪、尿潴留、大小便失禁、马蹄足等症状。还有部分患者合并脑积水、脊髓栓系、脊柱侧凸等疾病，表现为头颅较大、痴呆、躯干外观畸形等。

四、诊断要点

1. X 线：常规检测，可发现脊柱裂的部位及程度，以及全脊柱的发育情况，排除脊柱其他先天性疾病。

2. MRI：提高了脊柱裂的检出率，可良好地显示椎管脊髓及脑脊液情况，还可发现合并有 Chiari 畸形、脊髓栓系症等疾病。

3. B 超：具有快速简便、无创性、经济的特点，产前对于隐形脊柱裂检出率较低，产前显性脊柱裂表现为椎管缺损，伴有椎管内容物膨出现像，膨出物内部表现液性暗区，部分可见少量强回声带。二维超声对脊柱裂存在一定误诊漏诊，应结合三维超声协助诊断脊柱裂。对于出生后的患儿，B 超可显示脊柱裂患儿膀胱内的残存尿量。

五、治疗原则

无症状的显性脊柱裂患者无需治疗，如果逐渐出现脊髓栓系症则进行手术松解术。显性脊柱裂都需手术治疗，手术方式为切除多余硬膜囊，松解粘连的神经根及脊髓，把神经根纳入椎管。对于脊髓外漏或病变部位皮肤菲薄的患者应视为急诊手术，避免感染的发生，重视脑膜炎等。手术时机目前无统一标准，有学者报道出生后 12 ~ 24h 内进行手术治疗，也有学者主张 1 ~ 3 月内手术或半年内手术，因患儿耐受性较强，大多学者认为 2 岁以内手术，否则会出现不可逆的神经损害。手术方式大致统一，全麻醉下俯卧或侧俯卧位，头部稍低于腰部 10° ~ 30°，以避免术中脑脊液流失过多。沿腰骶尾部膨出物基底部皮肤的边缘行纵或横行的梭形切口，分离两侧的椎旁组织，解剖膨出物基底部，触到脊柱裂缺损，打开病变上下 1 ~ 2 个正常椎板，扩大椎管。松解并切除与囊壁粘连的组织，纵行切开硬脊膜，充分暴露圆锥下端、马尾及终丝。向分离脊髓与囊壁及肿物的粘连，然后逆向仔细分离与脊膜、脂肪瘤以及肿物等粘连的神经纤维。分块切除脂肪瘤或肿瘤，尽可能解除脊髓压迫和粘连，尽可能分离到尾端，然后结扎切断终丝。对于合并脑积水等其他疾病则一并处理。手术的并发症除感染等意外还应关注术后再栓系可能，所以术中应松解彻底，缝合时生理盐水彻底冲洗管腔等，因手术松解是治疗脊髓再栓系的唯一有效方法。

六、预后

1. 文献回顾。脊髓脊膜膨出（MMC）多合并脑积水，有文献报道概率可达 80% ~90% 脊髓脊膜膨出患儿可出现神经源性膀胱功能障碍。黄秀锋研究结果显示，132 例遗尿患儿隐形脊柱裂发生率为58.3%，观察组132 例正常儿童中隐性脊柱裂发生率为25.0%，表明隐性脊柱裂和遗尿有明显的相关性。一般的脊柱裂合并尿失禁者约占 2 0 %，脊髓脊膜膨出特别是脂肪瘤型尿失禁者达 90%以上。方燕璇报道 1024 例晚期妊娠胎儿，38 例经证实为脊柱裂胎儿，二维超声特异性和敏感性分别为 94.74% 和 99.9%；三维超声检查联合二维超声检查无漏诊和误诊现象，对胎儿脊柱裂作出正确诊断，准确性为 100%。易生禹等早年报道脊柱裂合并尿失禁患儿 368 例，进行手术治疗基本治愈与显效占 56.52%，好转占 34.78%。

2. 评估方法标准。脊柱裂神经量表（Spina Bif ida Neurological Scale，SBNS），脊髓神经功能 A-SIA 分级，神经功能 Frankel 分级。

3. 应对策略。怀孕前应积极补充叶酸，提高产前的诊断率，对于严重的显性脊柱裂患儿应终止妊娠，减少畸形儿的出生率。大多隐形脊柱裂患者不予处理；对于有神经症状的患儿应积极手术，术中一并处理脊髓栓系等疾病。

七、相关解剖

胚胎期第 3 周时，两侧的神经襞向背侧中线融合构成神经管，其从中部开始（相当于胸段），再向上下两端发展，于第 4 周时闭合。神经管形成后即逐渐与表皮分离，并移向深部。渐而在该管的头端形成脑泡，其余部位则发育成脊髓。

（王　刚）

参考文献

[1] Parker S E, Mai C T, Canfield M A, et al. Updated Na－tional Birth Prevalence estimates for selected birth defects in the United States, 2004－2006 [J]. Birth Defects Res A Clin Mol Teratol, 2010, 88 (12): 1008－1016.

[2] Lew S M, Kothbauer K F. Tethered cord syndrome: an updated review [J]. Pediatri Neurosurg, 2007, 43 (3): 236－248.

[3] Psaras K K, Triantos G, Papavassiliou T, et al. Large dermoid cyst of the left hip: radiological approach with histopathology assessment [J]. BMJ Case Rep, 2013, 2013.

[4] Kancherla V, Druschel C M, Oakley G P Jr. Population based study to determine mortality in spina bifida: New York State Congenital Malformations Registry, 1983 to 2006 [J]. Birth Defects Res A Clin Mol Teratol, 2014, 100 (8): 563－575.

[5] 方燕璇．三维超声成像技术在诊断胎儿脊柱裂的应用价值 [J]．中国医学创新，2014，11 (33)：145－147.

[6] Bound J P. Neural tube defects, maternal cohorts and age: a pointer to aetiology [J]. Arch Dis Child, 1991, 66 (10): 1223－1226.

第二十一章

脊柱侧弯

第一节　先天性脊柱侧弯

一、引言

先天性脊柱侧弯是椎体及肋骨先天性发育畸形所致，发病部位通常为颈胸段、胸段、胸腰段和腰骶段。先天性脊柱畸形占所有脊柱畸形的10%~20%，先天性脊柱侧弯（CS）的发病率约为1/1 000，先天性脊柱侧弯者中约有61% 合并有其他系统，如泌尿生殖系统、心血管系统的畸形；先天性脊柱侧弯伴脊髓异常者发病率较高，约为37%~58%，较多合并脊髓空洞症，脊髓栓系症等。胚胎期脊柱发育的关键时期是妊娠第5~6周，脊柱分节畸形常发生于妊娠前6周，在发育过程中，凹侧的椎体、椎弓根和椎板发育均差，椎体变成楔形，以顶端最为显著，椎弓根变短变窄，椎板变小，椎板和棘突明显倾斜，使脊柱的旋转更为严重。由于先天性脊柱侧弯常常僵硬，可能难以矫正，绝大多数先天性脊柱侧弯都是呈进行性发展，在侧弯较轻时早期发现和正确治疗至关重要，如果等畸形很严重时，则矫正效果往往很差。

二、病因

Wynne－Davies 发现先天性脊柱侧弯常常无遗传性。Winter 考察了1250例脊柱侧弯的家族史，发现近13例病人的一级或二级亲属有先天性脊柱畸形。一般认为，大多数先天性脊柱侧弯是非遗传性的，它的发生可能由胚胎的环境因素改变所引起，但这些因素在病史上往往很难确定。

三、临床表现

患儿临床上主要体征是外观畸形，表现为双肩双髋不等高，脊柱呈“C”形或“S”形弯曲，严重者可出现“剃刀背”畸形。除外脊柱检查外，还表现为背部皮肤有毛发生长、脂肪瘤、浅凹和瘢痕。神经学检查常发现畸形足、腓肠肌萎缩、反射消失、一侧下肢萎缩等。许多先天性侧弯病人还有其他畸形，18%的病人存在泌尿系统异常。Winter 发现7%的病人患先天性心脏病；5%的病人有脊髓纵裂；2.5%的病人有可危及生命的阻塞性疾病。由于畸形可引起内脏功能受到障碍，心肺功能不好，全身发育不良，躯干瘦小，体力弱，甚至出现神经受压症状。有必要拍摄一系列高质量的放射线平片检查畸形。先天性侧弯可以分为形成异常和分节异常，X 线表现为楔形椎体、半椎体畸形、单侧未分节骨桥、双侧大块状锥体畸形等。用 Cobb 技术对所有侧弯进行测量，测量应该包括代偿性或继发性弯曲。应该仔细读片，寻找椎弓根变宽或中线骨缺损的任何征象，这些征象可能提示病人存在潜在的脊髓异常，若怀疑脊髓纵裂或神经异常，就应考虑作脊髓造影或 MRI 检查。

先天性脊柱侧弯的分类：先天性脊柱侧弯的分类由 MacEwen 等首先提出，然后由 Winter 等（1968 年）修正的分类方法被一致接受。先天性脊柱侧弯分为 3 类：①脊柱形成障碍型：包括脊柱形成不全障碍型（楔形椎体）、椎体形成完全障碍型（半椎体畸形）；②脊柱分节障碍型：包括单侧分节障碍型（单侧未分节骨桥）、双侧分节障碍型（大块状锥体）；③混合型：即同时具有以上两种异常表现的多发椎体异常。

四、诊断要点

临床查体发现患儿脊柱侧弯、双肩双髋不等高、“剃刀背”畸形。背部皮肤有毛发生长、脂肪瘤、浅凹和瘢痕。神经学检查常发现畸形足、腓肠肌萎缩、反射消失、一侧下肢萎缩等。先天性侧弯 X 线表现为脊椎形成异常和分节异常，如楔形椎体、半椎体畸形、单侧未分节骨桥、双侧大块状锥体畸形等。CT 很重要，对于复杂畸形可以多角度、多平面地显示。MRI 检查发现脊髓纵裂或神经异常，就应诊断为先天性脊柱侧弯。

五、治疗原则

（一）非手术治疗

非手术治疗适用于少数非进展型的先天性脊柱侧弯病人，先天性侧弯可以用矫形支具治疗，腰椎侧弯可以用 TLSO 支具治疗，而胸椎侧弯需用 Milwaukee 支具治疗。需要每年拍摄 2 次高质量的 X 线片定期观察。Winter 等报告 63 例采用 Milwaukee 支具治疗的先天性脊柱侧弯病人，发现支具治疗对 3 种侧弯有效：①较长且可代偿的侧弯；②牵引后可矫正的侧弯；③异常和正常椎体混杂的侧弯。代偿性侧弯可以成功地控制数年，而支具治疗对较重而僵硬的短段侧弯无效。

（二）手术治疗

75% 的先天性脊柱侧弯用支具不能控制其发展，属于进展型侧弯，必须采取手术治疗。手术方式多种多样，根据先天性脊柱侧弯的程度、类型、年龄及生长潜力采用不同类型的手术治疗，叙述如下：

1. 单纯后路融合术。单纯后路融合适用于估计发展较慢的轻度先天性脊柱侧弯。后路融合的优点是手术简单、安全、可靠。不利方面包括手术后需用石膏矫形、假关节率增高、可能发生晚期弯曲、可能出现“曲轴”现象和矫形程度可能较小。禁忌证：对有明显加重趋势的侧弯，如不对称骨桥或有对侧半椎体的不对称骨桥，这些侧弯应该进行前路和后路融合。

2. 器械矫形固定并后路脊柱融合术。

（1）适应证：通常器械内固定应专门用于弯曲较大且年龄较大的病儿；侧弯应柔软；无椎管内异常。

（2）先天性脊柱侧弯病人使用器械内固定的优点：①增加矫正度；②可减少假关节发生率；③术后石膏或矫形器更舒适。但有的病人出现了四肢瘫和感染。术前要进行脊髓造影和 MRI 检查，术中通过脊髓监测和常规进行唤醒试验可降低脊髓损伤的危险。

（3）禁忌证：骨骼不够坚硬、不能耐受额外固定；脊髓拴系或其他椎管内异常；年龄较小的幼儿不宜用内固定。

3. 前后路联合脊柱融合术。

（1）前后路联合融合术的主要指征：①治疗矢状面上的畸形；②通过切除椎间盘增加侧弯脊柱的可弯曲性；②除去椎体前部的生长骺板，预防继续生长引起的侧弯加重和“曲轴”现象；③治疗有明显加重潜力的侧弯。

（2）手术方法：前路手术包括去除椎间盘、软骨板和骨板，骨屑植入椎间隙进行融合。是否使用内固定取决于侧弯的严重程度、僵硬程度及融合范围。

（3）禁忌证：对于胸段侧弯，考虑到前路骨骺融合术必须进行开胸术的不便和风险，容许一定程度“曲轴”现象的存在。

4. 前后路凸侧椎体骨骺固定术。

（1）适应证：前后路凸侧椎体骨骺固定术适用于5岁以下符合以下标准的病人：①进展型脊柱侧弯；②侧弯小于60°；③侧弯少于6个节段；④凹侧具有生长潜力；⑤无病理性后凸或前凸。

（2）前路和后路凸侧半骨骺阻滞融合术手术方法：切开椎体前骨膜，向前后剥离；在椎体侧面制成骨槽，植入自体肋骨；后侧入路剥离单侧骨膜下显露融合区，去除局部骨皮质并植骨。

（3）禁忌证：严重程度的侧弯、僵硬型侧弯或有明显矢状面上畸形的侧弯应进行前后路脊柱内固定融合术。

5. 半椎体切除术：半椎体切除术适用于年龄小于5岁且进展性侧弯大于40°的患儿。半椎体切除术是目前临床上治疗半椎体畸形的主要手术方式。半椎体切除一般用于治疗骨盆倾斜的病人或不能用其他方法治疗的胸廓固定的病人。半椎体切除融合术只能用于极少数病人，最好对侧弯进行早期预防性融合，允许其发展至适合作半椎体切除的位置。在腰骶段行半椎体切除可以改善躯干的平衡。脊髓圆锥下方的L3－4腰骶水平，做半椎体切除最安全。半椎体切除在胸椎最危险，因为这一区域的椎管最狭窄，血供最差。夏冰等报道20例患儿，只进行半椎体切除不使用内固定，术后侧弯最高矫正率70%，平均矫正率达33.9%，防止了使用内固定断裂等并发症。

最适于进行半椎体切除的侧弯是半椎体位于侧弯顶端的成角弯曲。这个手术报道最多的是腰骶半椎体切除这些畸形，造成用其他手术不能获得适当脊柱对线的脊柱侧向失代偿。Winterlop 强调应将半椎体切除术看成是侧弯顶端凸侧的截骨术，必须融合整个侧弯的前后部。因为半椎体切除术从前后二侧进入椎管，所以不可避免地会产生神经损害。一般术后需要进行石膏或支具制动6个月。器械的使用使术后只用支具而不用石膏成为可能，但骨量必须足以使用器械。仅使用后路器械比凸侧压缩更易产生前凸。

六、预后

（一）文献回顾

判断先天性脊柱侧弯的预后有助于预防和治疗。McMaster 和 Ohtsuka 对216例来经治疗的病人进行了5年跟踪随访，发现侧弯的进展速度和最终的严重程度取决于畸形类型、发病部位和年龄。在所有畸形中最易加重的是混合型，既有凸侧半椎体，又有凹侧一侧未分节骨桥畸形；其次是脊柱分节障碍型，表现为一侧骨桥形成；最后是脊柱形成障碍型，表现为凸侧双半椎体畸形。对于每一种畸形，如果发生在上胸椎，则进展的速度一般不是很快，胸段比较严重，而胸腰段最为严重。Nasca 等和 Winter 等另外进行的研究也有同样的发现。侧弯加重的速度并不是恒定的，如果侧弯在10岁以前出现则侧弯常常加重，尤其是在青少年快速生长期。大块状椎体引起的侧弯最轻。

脊柱形成障碍引起的畸形比脊柱分节障碍引起的畸形更难预测。半椎体通过脊柱受累，侧椎体楔形不断增大导致脊柱侧弯，而单侧骨桥则阻碍受累侧的生长。前者脊柱生长的不平衡不如后者严重。Winter 报告半椎体可以嵌入相邻正常椎体而不引起相应的畸形，他称此为”嵌入性半椎体”。不过，如果椎间盘使半椎体与任何一个相邻的椎体分开，这个半椎体就是一个节段性的半椎体，两面各有一个有功能的骨骺，很容易使侧弯逐渐加重。分析生长状况在预测这些先天性畸形进展的可能性方面是最重要的。Duboussett 等强调在三维平面上对椎管生长进行预测，对侧弯生长潜力的预测有助于估计预后，如果估计凸侧生长而凹侧生长不完全，则畸形将加重；如果凸侧和凹侧生长均停止，躯干就可能缩短而不出现侧弯加重。

（二）评估方法标准

矫正率 =（治疗前 Cobb 角 - 治疗后 Cobb 角）/ 治疗前 Cobb 角 ×100%，评估治疗前及治疗后的方法。

（三）应对策略

早发现、早治疗；对于非进展型采用支具固定等治疗；对于进展型应及时手术，不同类型采用不同手术方式，个性化治疗。如有学者报道患者系单纯半椎体，年龄小于 3 岁者，进行半椎体切除术；先天性脊柱侧弯合并严重胸廓畸形者，用头盆环牵引同行胸廓畸形成形术。

七、相关解剖

脊椎畸形是胚胎期由中胚层组织分化而来的体节发育异常引起的，这一过程发生在孕 3 ~4 周。胸腔内脏改变主要是肺脏和心脏的功能改变，由于脊柱侧凸，椎体旋转，引起胸廓畸形及呼吸肌疲劳，肺扩张相应受限。肺功能障碍后，可导致缺氧，低氧血症又可引起血球体积增大，进而导致血粘度增高，微循环阻力加大，肺动脉压升高，右心负荷加大。严重者最后可导致心肺功能衰竭。

八、相关综合征

胸廓机能不全综合征（thoracic insufficiency syndrome，TIS）是指胸廓由于发育受限导致容量下降，以致不能支持正常呼吸功能及肺脏的发育所引起的一种病理状态。混合型的先天性脊柱侧弯常合并 TIS，是术后患者发生呼吸衰竭死亡的因素。

（温世明）

参考文献

[1] Davis L，Reames JS. Comlications in the surgical treatment of 19 360 cases of pediatric scoliosis [J]. Spine，2011，18：1484 - 1491.

[2] Keszthelyi A，Majoros A，Nyirády P，et al. Voiding symptoms and urodynamic findings in patients with modified ileal neobladde [J]. PatholOncol Res，2009，3：307 - 313.

[3] Mladenov K，Kunkel P，Stuecker R. Hemivertebra resection in children，results after single posterior approach and after combined anterior and posterior approach：a comparative study [J]. Eur Spine J，2012，3：506 - 513.

[4] Yaszay B，O' Brien M，Shufflebarger HL，et al. Efficacy of hemivertebra resection for congenital scoliosis：a multicenter retrospective comparison of three surgical techniques [J]. Spine (Phila Pa 1976)，2011，24：2052 - 2060.

第二节　特发性脊柱侧弯

特发性脊柱侧弯（idiopathic scoliosis，IS）是指患者脊柱有结构性侧弯（在冠状面上 Cobb 角 > 10°，且合并有脊柱的旋转）而无其他器质性疾病。特发性脊柱侧弯依据其发病年龄分为 3 型：幼儿型，发病年龄在 0 ~ 3 岁；少年型，发病年龄在 4 ~ 9 岁；青少年型，发病年龄在 10 岁至发育成熟。需经手术治疗者以青少年型为多。青少年特发性脊柱侧弯发病情况中，脊柱侧弯 > 10°者占 2% ~ 3%；脊柱侧弯 > 20°者占 0.3% ~ 0.5%；脊柱侧弯 > 30°者占 0.1% ~ 0.3%；脊柱侧弯 > 40°者小于 0.1%。特发性脊柱侧弯中 Cobb 角 > 10°的青少年男女之比为 1∶1.4；Cobb 角 > 20°的男女之比为 1∶5.4；Cobb 角 > 30°的男女之比则为 1∶10。AIS 的病因目前尚不清楚，约 30% 的患者有阳性家族史，其他学说有结缔组织、神经、激素异常学说等。目前，尚有人正从事寻找致病基因的工作。AIS 是否进展与脊柱侧凸的类型、性别、发育是否成熟有关。对于尚未发育成熟的青少年，若 Cobb 角 > 25°，则继续加重的风险很大，故需要进行支具治疗。若脊柱侧凸 > 45°，即使骨骼发育成熟，脊柱侧凸仍然会不断加重，故需要进行手术治疗。如果 Cobb 角 > 75°，则会影响患者的心肺功能。临床上 AIS 的诊断须排除其他类型的脊柱侧凸，如先天性脊柱侧凸，大脑性瘫痪和脊髓灰质炎等引起的神经源性脊柱侧凸，神经纤维瘤病引起的脊柱侧凸，马凡氏综合征等其他综合征引起的脊柱侧凸。AIS 患者根据性别、年龄、症状、体征及 X 线检查情况可分为暂不需要治疗、支具治疗及手术治疗 3 种。

一、幼儿特发性脊柱侧弯

（一）引言

幼儿特发性脊柱侧弯是指 3 岁以下病人脊柱结构性侧方弯曲。James 首先使用幼儿特发性脊柱侧弯的名词，他发现侧弯出现在 3 岁以前，男性多于女性，主要发生在胸推，并且凸向左侧。有自愈倾向，支具治疗效果明显，很少需要手术治疗。

（二）病因

幼儿特发性脊柱侧弯的病因是多方面的，可能具有先天因素及遗传倾向。幼儿特发性脊柱患儿可伴有先天性斜颈、智力发育障碍、先天性髋关节脱位、先天性心脏病、腹股沟疝等。并且，幼儿特发性脊柱侧弯也可与幼儿的体位有关。婴儿在出生后几个月里，仰卧时有向右侧转身的自然倾向，重力的作用便使向右侧倾斜的婴儿胸椎产生左侧弯曲，如果使婴儿处于俯卧位，婴儿就不能转向侧方。可以预防胸椎的不对称塑形，可避免脊柱侧弯。

（三）临床表现

幼儿特发性脊柱侧弯临床表现为自愈型和进展型。自愈型占幼儿特发性脊柱侧弯病人的 70% ~ 90%。自愈型脊柱侧弯初诊时 Cobh 角只有 10 ~ 15°，病情通常进展较慢，可以在几年内经治疗或未经治疗而自愈。当初诊时 Cobb 角大于 30°，临床观察幼儿脊柱侧弯逐渐发展，侧弯就可能是进展型的。遗憾的是，目前还没有可以鉴别这两种类型的严格标准。Mehta 研究出一种根据肋 - 椎角（RVA）的变化鉴别幼儿特发性脊柱侧弯中进展型与自愈型侧弯的方法。RVA 的测量方法是划一条畸形顶点椎体终板的垂线，另一条线通过相应肋骨头中点和肋骨颈中点，两条直线形成的角就是 RVA。RVA 差（RVAD）就是凹侧 RVA 与凸侧 RVA 值的差，RVAD 越大侧弯就越严重。临床上观察 6 个月并且 RVAD 大于 20°以上，这种脊柱侧弯被认为是进展型的。

（四）诊断要点

1. 脊柱侧弯出现在3岁以前，男性多于女性，主要发生在胸椎，并且凸向左侧。

2. 自愈型脊柱侧弯初诊时Cobb角只有10~15°，病情通常进展较慢，可以在几年内经治疗或未经治疗而自愈。

3. 当初诊时Cobb角大于30°，RVAD大于20°以上，临床观察6个月以上，幼儿脊柱侧弯逐渐发展，则诊断为进展型脊柱侧弯。

（五）治疗原则

自愈型脊柱侧弯Cobb角小于15°，RVAD小于20°。严密观察病情的发展，每3个月进行1次体检和放射线检查，直到侧弯自愈。如果脊柱侧弯Cobb角大于30°，RVAD大于20°以上，并除外其他类型的侧弯，可进行胸腰支具矫形，如果坚持佩带，多数患儿侧弯可得到明显改善。对于较严重的侧弯或是佩带矫形器不能阻止侧弯的进一步发展，就应该考虑手术治疗。常用的手术方法是可延长皮下置棒术。适用于患儿远不到骨骼成熟期，如Risser征小于1等，不宜实行单纯后路矫形内固定植骨融合术，因为脊柱融合可使脊柱后柱生长停滞，而脊柱前柱则继续生长将使脊柱旋转和侧弯加重，即造成所谓“曲轴效应”。所以可进行不融合的可延长皮下置棒后路矫形术。需要注意几点：①应每隔6~12个月或Cobb角每增加15°进行一次小切口皮下的再撑开，直到患儿生长接近于Risser征4°或月经来潮后1~2年，即可拆除皮下棒同时进行终末性内固定融合术。②术后要常规使用矫形支具，以引导脊柱生长和保持躯干平衡。③该手术缺点是需要反复切开，治疗周期长，易发生术后脱钩和自发性融合等。

（六）预后

自愈型脊柱侧弯预后较好，病情通常进展较慢，可以在几年内经治疗或未经治疗而自愈。大多数进展型脊柱侧弯都可以通过佩带胸腰支具得到有效控制和明显改善，只有少数病人需要手术治疗，通过手术治疗可以到到满意的矫正效果。但手术有较多的并发症，主要的是脱钩和断棒；或由于前方椎体过度生长出现“曲轴现象”；植骨不融合、伤口感染等。这些并发症都会造成矫正度丧失，畸形复发。

二、少年特发性脊柱侧弯

（一）引言

少年特发性脊柱侧弯发生于4~10岁，胸腰椎均可发生，侧弯类型多样，常常凸向左侧。暂不需要治疗的患者包括：① Cobb角<20°，尚未发育成熟的青少年（Risser征0~2），应每隔4~6个月随访1次，进行动态观察；对发育成熟的患者（Risser征4~5），则不需要随访。②Cobb角在25~45°的女孩，Risser征4~5，一年之内需要进行复查。支具治疗的患者：①Cobb角25~45°，Risser征0~1（需要立即应用支具治疗）；②Cobb角25~30°，Risser征2~3，如果半年之内Cobb角增加>5°（则需要应用支具治疗）；③Cobb角30~45°，Risser征2~3（需要立即应用支具治疗）；④Cobb角>40~45°，则支具治疗的效果差，需手术治疗。

（二）病因

少年特发性脊柱侧弯的病因尚不清楚，多数学者认为，营养及代谢因素缺乏可能通过干扰本体感受系统的正常对称生长导致脊柱侧弯，5-羟色胺对维持正常姿势性肌肉张力和姿势平衡可能有重要作用。遗传因素的作用已得到广泛的认同，但其遗传方式仍存在争议。

（三）临床表现

少年特发性脊柱侧弯临床检查应包括完整的病史、完全的物理和神经学检查、脊柱放射线检查。记录患者的年龄、性别、发育程度、侧凸的程度（尤其是胸段）和柔韧度、胸段与腰段弯曲的比例、髂骨骨骺闭合状态等。脊柱侧弯引起的主要体征是外观畸形，双肩双髋不等高，严重者可出现“剃刀背”畸形。由于畸形可引起内脏功能受到障碍，心肺功能不好，全身发育不良，躯干瘦小，体力弱，甚至出现神经受压症状。

（四）诊断要点

少年特发性脊柱侧弯发生于4~10岁，胸腰椎均可发生，侧弯类型多样，常常凸向左侧。临床检查棘突偏离中线，形成“C”或“S”型曲线，双肩双髋不等高，严重者可出现“剃刀背”畸形。神经系统检查和X线检查排除神经性和先天性脊柱侧弯即可诊断。

（五）治疗原则

少年特发性脊柱侧凸治疗原则与青春期特发性脊柱侧凸治疗原则相似。侧弯小于20°时，适合继续观察，每4~6个月进行体检和拍摄站立前后位X线片，直到出现结构性自愈；若侧弯小于35°且RVAD小于20°的病人佩戴腰背支具治疗效果极佳，可控制侧弯的发展，使侧弯得到明显改善。对于开始佩戴支具治疗时侧弯大于45°和RVAD大于20°的病人最终全部需要行脊柱融合。如果佩戴支具后侧弯仍加重，支具的作用则是延缓侧弯加重，希望能将手术推迟至病人年龄足够大，避免短躯干和“曲轴现象”的发生。如果矫形支具治疗失败，可以考虑皮下Harrington器械内固定或多钩节段性器械内固定术或行脊柱融合术。如果病人在8岁以下且身材矮小，理想的治疗方法是皮下植入可延长撑开棒，前路顶点椎体生长抑制手术可有可无；如果病人9~10岁且身材较高，则适合融合手术，但应考虑行前后路联合融合以避免“曲轴”现象的发生。许多北美和欧洲的中心已开始通过前路入路矫形胸椎侧弯，Lenke阐述了此入路方法的优缺点。此方法特别适用于Risser征1°或以下类型的幼儿，他们若使用后路融合有可能出现曲轴现象。前路入路能将生长中心移至终板，并沿期望恢复胸椎后凸的节段施行融合。随着胸弯的全面矫正，原存在的补偿性腰弯也随之消失。但前路入路也存在着一些缺点：首先，骨科医生还不熟悉此手术入路，许多北美的骨科医生都需要胸外科的医生协助做此类手术；其次，植入物安装在松质骨相对集中的椎体部分，而不是皮质骨较多的后路结构上，因而近端螺钉仍存在着移动的危险；最后，还缺乏大量病例长期跟踪的结果以确定此入路的合理性。

（六）预后

重度少年特发性脊柱侧凸患者呼吸困难的发生率为22%。如果侧凸大于80°或顶椎在胸椎，则呼吸功能障碍的发病率较高。在少年特发性脊柱侧凸患者中，下腰痛的发生率为61%，但大多数为轻至中度疼痛（68%）。如果畸形在胸椎且大于100°，则由于呼吸功能障碍而引起的死亡大大增加。未治疗的轻、中度脊柱侧凸患儿，除了外观畸形之外，其日常生活功能并无明显的影响。

三、青少年特发性脊柱侧弯

（一）引言

青少年特发性脊柱侧弯（adolescentidiopathicscoliosis，AIS）是青春前期或骨骼成熟前发生的脊柱侧凸，是小儿骨骼肌肉系统中最常见的畸形之一。初次发病年龄为10~13岁，它的发病率很高，约占青少年的2%~3%，占整个脊柱侧凸的80%。

（二）病因

目前的研究尚不知引起青少年特发性脊柱侧凸的发生及加重是同一原因还是不同原因，也不清楚为什么一些患儿侧凸会加重，而另一些患儿侧凸不加重。目前研究可能与下列因素有关：①遗传因素；②激素影响；③生长发育学说；④结缔组织异常学说；⑤神经——平衡系统功能障碍；⑥神经内分泌系统异常；⑦营养及代谢因素。Machida 等研究提示，褪黑素水平有可能是预测 AIS 患者侧弯是否进展得较好的标志，褪黑素是通过调控钙激活的钙调蛋白起作用。

与青少年脊柱侧凸进展有关的因素目前也尚不清楚，其发生发展可能是多种因素共同作用的结果，主要有两方面的因素：脊柱的生长潜能和侧凸本身的相关因素。Lonstein 提出了 6 项指标可以预测初诊病人侧弯加重的因素：①女孩多于男孩；②月经初潮前；③Risser 征 0 级；④双弧弯曲多于单弧弯曲；⑤胸椎侧弯多于腰椎侧弯；⑥严重侧弯多于轻度侧弯。

（三）临床表现

1. 症状和体征：初诊时以背部畸形为主诉，表现为站立时姿态不对称，双髋、双肩不等高，严重者可出现“剃刀背”畸形、躯干倾斜、胸廓缩小、躯干缩短，由于畸形可引起内脏功能障碍，心肺功能不好，全身发育不良，躯干瘦小，体力弱，耐力下降，活动时气促、心悸等，少数患者可出现腰腿疼、下肢瘫痪。

2. 体格检查：

（1）站立位检查：患者仅穿短裤，测量身高、双下肢长度。观察患者的营养、发育情况，特别是第二性征、月经初潮年龄等情况。站立位下患者双肩、双髋不等高，棘突偏离中线，形成“C”或“S”曲线，从枕外粗隆所挂的铅垂线，不与棘突和臀裂相重合，胸椎可出现生理性后凸减少或出现前凸畸形；腰椎生理性前凸变平，可有交界性后凸存在。

（2）前屈位检查：患者并足前屈做弯腰试验时，从水平位观察背部，如果有侧凸畸形，则凸侧背部将高于凹侧，说明胸廓旋转畸形加重，即出现所谓“剃刀背”畸形。

（3）脊柱侧屈检查：此检查可判断脊柱的柔软性，患者向两侧屈曲时，如果侧凸畸形不能消失，则为结构性脊柱侧凸。

（4）悬吊试验：患者站立位，助手双手托患者头部或腋下，向上举起，可观察举起前后的畸形改变，此试验可反映出脊柱结构性变化的程度，对判定脊柱的柔软性和预测手术效果有实际意义。

3. 影像学检查：

（1）X 线检查：通过 X 检查可以确定脊柱侧弯的类型、部位、严重程度及柔软性，有助于确定治疗方案和预后分析。一般常规摄片包括脊柱正侧位、Stagnara 片（旋转位片）、左右侧屈位片、及两侧髂嵴正位片。应拍手或腕部的前后位 X 线片来确定骨龄，与 Risser 征、第二性征发育、月经来潮情况综合判断脊柱侧弯的预后。根据 X 线片可对脊柱侧弯的弯曲度、椎体旋转度和骨骼发育程度进行评价。

①弯曲度测量：临床上经常采用 Cobb 测量法，先要确定侧弯的上终椎及下终椎，可在正位 X 线片上观察椎间隙的宽度，通常凹侧较窄，凸侧较宽，但同一椎体的对角侧的椎间隙由宽变窄，这就是曲线的最终锥体——终椎也叫中立椎体。确立中立椎体后，与上方中立椎体上缘和下方中立椎体的下缘各划一条垂直线，相夹之角度数即为 Cobb 角。还有 Ferguson 法是将上终椎和下终椎中点与顶锥中点连线的交角作为侧弯的角度，此法不常用。

②椎体旋转的测量：确定椎体旋转的最常用的方法是 Nash 和 Moe 方法。此方法将锥体分为 6 个部分，根据椎弓根在哪个部分而将旋转分级为 5°，如果椎弓根据椎体两侧距离相等，则没有旋转

为0度，凸侧椎弓根移向中线但未超过第一格为Ⅰ度；凸侧椎弓根移至第二格，凹侧椎弓根消失为Ⅱ度；凸侧椎弓根移至中线，凹侧椎弓根消失为Ⅲ度；凸侧椎弓根超过中线，靠近凹侧，椎弓根消失为Ⅳ度。

③骨骼成熟度的评价：临床上最常采用髂骨骨骺来进行估计，即 Risser 征，分为6级。可将髂棘分为4等份，骨化由髂前上棘逐渐移向髂后上棘，骨骺移动25%为Ⅰ度；50%为Ⅱ度；75%为Ⅲ度；移动到髂后上棘为Ⅳ度；骨骺与髂骨融合为度，此时髂骨发育停滞，Ⅳ及Ⅴ标志骨骼发育成熟。此外还可根据X线侧位片上椎体的骨骺环与椎体融合程度来判断脊柱成长发育的程度，骨骺环与椎体融合说明脊柱停止生长发育。骨骼成熟度的评价在预测脊柱侧凸进展和决定治疗措施中非常重要。

（2）CT 检查：可从横断面上显示脊柱侧凸的畸形情况，包括椎体的旋转程度，胸廓的畸形情况，内脏受挤压的程度。

（3）MRI 检查：可以了解脊柱侧凸在冠状面上的全部侧凸类型，并且也能显示脊柱侧凸在矢状面上的情况。有严重的背部、颈部疼痛，有神经系统检查异常，突向左侧的胸椎侧凸，年龄小于10岁的需要做 MRI 检查。但 MRI 不应作为 AIS 的常规检查。

4. 类型：

（1）Ponseti 和 Friedman 发现特发性脊柱侧弯主要有5种表现不同的类型，Moe 描述了第6种类型的侧弯。

①单一腰椎主弯型：腰椎侧弯的顶点在 L1 – L2 间。这种侧弯导致腰部不对称，使对侧臀部突出，由于腰椎为前凸，即使脊柱侧弯很明显，但外观畸形轻，早期不容易被发现。

②单一胸腰椎主弯型：顶椎通常为 T12 或 L1。这种侧弯往往较其他侧弯产生更大的躯干不平衡，可引起明显的躯干倾斜而外观畸形严重。

③胸椎和腰椎双弯型：胸椎通常为右侧凸，腰椎凸向左侧。对称性的双主弯产生的可见畸形通常较轻。因为侧弯的角度几乎相等，躯干一般平衡较好，双肩等高，外观畸形可以不明显，但矢状面上可在2个侧凸的交界区出现后凸畸形，及交界性后凸畸形。

④单一胸椎主弯型：为最常见的类型，顶椎在 T8 或 T10，一般是凸向右侧，由于侧弯位于胸椎，这种侧弯造成凸侧肋骨凸起，双肩不等高明显，此型可造成胸廓畸形，还伴有胸椎后凸减小，甚至出现前凸，成为前凸性胸椎侧弯。

⑤单一上胸椎主弯型：这种类型顶椎在 T3，侧弯的范围自 C7 ~ T5，患者外观畸形明显，常可早期发现，手术矫形效果不理想。

⑥胸椎双弯型：这种类型由 Moe 所描述，上胸椎侧弯范围在 T1 ~ T6，伴有自 T6 至 T12 的下胸椎侧弯，通常上胸椎为左侧凸和后凸畸形，下胸椎为右侧凸和前凸畸形，在交界区出现明显的交界性后凸畸形。患者双肩不等高，上胸椎侧弯容易被忽视，如果手术只矫形下胸椎侧弯，上胸椎侧弯僵硬导致肩部抬高，外观难以接受。

（2）1983年 King 和 Moe 根据站立位和屈曲位X线片的特点，将胸椎侧弯分为5型，对不同类型明确了相应的融合节段，但 King 分型不能对胸腰椎侧弯等类型进行分型，不是完善的分型标准。

①King Ⅰ型：为胸椎和腰椎双侧弯，胸椎和腰椎侧弯均超过中线，站立位片上腰椎侧弯大于胸椎侧弯，手术时应融合腰椎和胸椎。

②King Ⅱ型：也称假性双主弧侧弯，是胸椎或腰椎侧弯，胸椎侧弯大于腰椎侧弯，手术选择性融合胸椎，腰椎侧弯会自发矫正。

③King Ⅲ型：为单弧胸椎侧弯，代偿性腰椎侧弯不超过中线。手术选择融合胸椎侧弯。

④KingⅣ型：为胸椎长弧形侧弯，L4 倾斜进入长胸弯内，手术应融合第一个被骶中线平分的椎体，下端融合到 L4 或 L5 椎体。

⑤KingⅤ型：为胸椎双弧弯型，上下胸椎侧弯均为结构性，T1 倾斜与上部侧弯的凹侧相连续，T6 常为两侧弯的交界椎体。手术时要融合 2 个胸椎侧弯。

（3）2001 年 Lenke 提出了新的分型，根据主侧弯的位置和次要侧弯的结构性特征来确定侧凸类型（共 6 型），根据骶骨正中垂线（CSVL）与腰弯的位置关系，将腰弯进一步修正为 A、B、C 三种分型，根据矢状面胸椎（T5～12）后凸的特点确定了 3 种胸弯修正型。T5～12 后凸角度小于 10°判定为负型（－），10～40°则为正常型（N），大于 40°者为正型（＋）。

①LenKe 分型：

a. Lenke 1 型：主胸弯；

b. Lenke 2 型：双胸弯；

c. Lenke 3 型：双主弯；

d. Lenke 4 型：三主弯；

e. Lenke 5 型：胸腰弯/腰弯；

f. Lenke 6 型：胸腰弯/腰弯－结构性主胸弯（腰弯）胸弯≥10°）。

② CSVL 与顶椎的关系：

a. CSVL 在顶椎至稳定椎的椎弓根之间；

b. CSVL 位于凹侧椎弓根内缘与顶椎椎体外侧缘之间；

c. CSVL 完全在顶椎凹侧的内侧；

③胸椎矢状位轮廓（T5－T12）：

a.（－）表示胸椎后凸过小（＜10°）；

b.（N）表示正常的脊柱后凸（10～40°）；

c.（＋）表示胸椎过度后凸（＞40°）。

（4）2005 年邱贵兴等提出 PUMC（协和）分型，该分型系统根据顶点多少将侧凸分为 3 型，1 个顶点为 I 型，2 个顶点为 II 型，3 个顶点为 III 型，同时，每型中再分不同的亚型，共计 13 个亚型，并阐述了各型的手术入路和融合范围。

（5）2011 年 SUK 分型。

（四）诊断要点

青少年特发性脊柱侧弯是以脊柱畸形为首发症状前来就诊，初次发病年龄大多在 10～13 岁。诊断依靠病史、症状、体征和必要的临床影像学及实验室检查。①病史：了解脊柱侧弯发生发展情况，有无遗传倾向，脊柱有无先天性病变及后天性疾病，有无神经系统病变，双下肢有无不等长等。②症状和体征：脊柱侧弯引起的主要体征是外观畸形，表现为站立时双肩、双髋不等高，严重者可出现“剃刀背”畸形。畸形可引起内脏功能障碍，心肺功能不好，全身发育不良，躯干瘦小，体力弱，耐力下降，甚至出现神经受压症状。③影像学检查：影像学检查可了解脊柱侧弯的性质和范围，最重要的是可以确定脊柱侧弯的分类与分型，有助于判断病因。还可以通过 X 线片确定关键椎体，进行术前设计，并可用来作随访对比。CT、MRI 检查可排除椎管内病变，对神经型侧弯的诊断很有帮助。④实验室检查：检查心肺功能，如肺活量测定、心电图检查、心向量图检查。实验室检查包括：血常规、尿常规、电介质测定、血气分析，同时检查肝肾功能。

（五）治疗原则

1. 一般原则：青少年特发性脊柱侧弯畸形是随着年龄的增长而加重，所以脊柱侧弯的治疗取决于畸形发现时的年龄、进展速度、侧弯度数、生长发育程度、外观畸形、躯干平衡和未来的发展趋势。在治疗前应先评估患者的生长发育情况，要详细地询问病史，包括年龄、月经史和第二性征发育情况，骨骼成熟度可以根据X线测得骨龄、Risser征、椎体环状骨骺来评价。一般认为，Risser征4°以后和月经来潮后1～2年进行手术治疗是合适的。总的原则是在青春发育终止前尽可能使用非手术治疗。

2. 非手术治疗：非手术治疗包括观察、矫形支具、牵引、石膏等。其中矫形支具是目前公认最有效的治疗方法。

（1）一般治疗：总的来说，侧弯小于20°的年轻病人可以每6～12个月检查一次。侧弯较大的青少年病人应该每3～4月检查一次。侧弯小于20°的骨骼成熟的病人通常不需要进一步检查。骨骼尚未成熟的侧弯大于20°的病人检查次数应该多一些，一般每3～4个月检查一次站立位后前向X线片。如果发现角度大于25°的侧弯并有发展（每6个月增加5°以上）应考虑矫形支具治疗。对骨骼不成熟病人的30～40°脊柱侧弯在初诊时就应该考虑矫形支具治疗。侧弯为30～40°的骨骼成熟病人一般不需要治疗，但由于最近的研究表明成年后也有发展的趋势，这些病人应该每年拍摄站立位后前向X线片直至骨骼成熟后2～3年，而后在一生中每5年检查1次。

（2）矫形支具治疗：青少年特发性脊柱侧弯使用的矫形器有很多种，可以分为2种类型，颈-胸-腰-骶矫形器和胸-腰-骶矫形器。颈-胸—腰-骶矫形器的例子是Milwaukee支具，它是最先成功用于矫正青少年特发性脊柱侧弯的矫形器。胸-腰-骶矫形器包括Boston支具和Wilmington塑料背心，它适用于顶椎在T7以下的侧弯矫形。2种类型矫形器的基本原理是通过骨盆带产生的骨盆前倾来控制腰椎前凸。在Milwaukee支具，腰椎的侧弯是通过直接制作在支具骨盆部分的塑形腰垫直接加压。有可调节的金属支架连于颈环上，颈环的喉部模型使头维持在枕垫上。随着头部靠向枕垫，脊柱得到伸展。连在凸侧支架上的胸塑，在紧邻侧弯顶点下方的适当肋骨上施加压力。偶尔可附加腋部吊带或肩环来治疗颈椎或颈胸畸形。

青少年特发性脊柱侧弯矫形支具治疗的适应证为：①大于20°的生长期侧弯并有发展（每6个月增加5°以上）；②骨骼不成熟病人的30～40°脊柱侧弯在初诊时就应该考虑矫形支具治疗。支具治疗的禁忌证为：①生长潜力不足，Risser征4°以上或月经来潮已超过1年的患者；②外观畸形严重>50°以上且畸形高度进展的患者。

3. 手术治疗：

（1）手术适应证：

①生长期儿童侧弯不断加重，支具治疗不能控制侧弯发展。

②青春期严重畸形侧弯>50°伴有躯干不对称，无论脊柱生长是否已经停止都应考虑矫形融合术。

③不能用非手术治疗控制的疼痛。

④胸椎前凸对肺功能有不良影响，并且支具可加重胸椎前凸。因此，对于青少年伴有胸椎前凸的进展型侧弯保守治疗无效时，应进行脊柱矫形融合。

⑤40～50°的侧弯可引起外观难看的畸形，以致病儿对外貌很不满意，手术矫形可预防可能引起的心理障碍。

（2）手术方式：青少年特发性脊柱侧弯总的原则是在青春发育终止前尽可能使用非手术治疗。但对于支具矫形失败或畸形严重、侧弯不断加重的生长期儿童不得不提前作“过渡性手术”；到患儿接近Risser征4°和月经来潮后1～2年进行“终末性手术治疗”是合适的。青少年特发性脊柱侧弯手术入路分为前路手术、后路手术、前后路联合手术。各自叙述如下：

①后路手术：是脊柱侧弯作常用的手术方式，现已被全椎弓根螺钉技术替代。从20世纪60年代Harrington技术应用以来，到现代的三维矫形内固定系统，经历了从单平面到三维矫形内固定的发展。三维矫形理论在脊柱侧弯矫形领域掀起了一场革命。它可以恢复脊柱矢状面排列，重建冠状面平衡、去旋转和防止脊柱失代偿等。CD 、 TSRH 、 US 、 ISOLA 、 Mossmiami 等技术在欧美已成为规范化标准技术。该技术在国内各大医院已经广泛开展起来。该技术是通过在脊椎上选择性多阶段安置椎板鉤和椎弓根螺钉，利用预弯棒和旋棒技术使脊柱去旋转和重建脊柱矢状面上的平衡。它的特点是在三维平面上矫正畸形，术后植骨融合率高，矫正度丢失少，可重建脊柱平衡。缺点是该系统为进口器械，价格高，操作复杂，手术时间相对较长，出血较多，有一定并发症。

②前路手术：通过胸膜外、腹膜外或经胸经腹入路，通过前路手术可进行前路矫形术、前路松解术、前路骨骺阻滞术、前路支撑性植骨融合术。前路矫形主要用于腰椎侧弯和胸腰椎侧弯，用椎体螺钉和棒在凸侧进行脊柱去旋转和压缩。前路松解术主要用于Cobb角大于70～80°的脊柱侧弯，用于改善后路矫形效果和降低神经并发症。前路骨骺阻滞术主要用于预防后路矫形术后出现“曲轴畸形”而实行的前路骨骺阻滞。前路支撑性植骨融合主要用于后凸性脊柱侧弯或伴有交界性后凸畸形的脊柱侧弯。由于后路矫形容易造成矫形度丢失、内固定断裂、假关节形成等并发症，可进行前路支撑性植骨，防止术后并发症。近年来有不少应用胸腔镜方法进行前路椎间盘切除以及融合的报道。胸腔镜方法需要特殊的设备和掌握专门的技术。这种方法的优点是切口小、恢复快和效果好。目前，对于一个有经验的外科医生来说，无论是采用胸腔镜还是开胸手术都可以达到切除椎间盘和前路融合的目的。

③前后路联合手术：适用于僵硬性畸形、Cobb角大于70～80°的脊柱侧弯、后凸性脊柱侧弯或伴有严重交界性后凸畸形的脊柱侧弯。可以一期进行前路松解后路矫形融合术或先进行前路松解术，二期再进行后路手术。该术式矫形效果满意，矫正度丢失少，植骨融合率高。缺点是手术时间长、出血多、并发症高。

（3）手术并发症：

A. 术中并发症：

①心脏暂停：脊柱侧弯造成胸廓的继发畸形，使胸廓变小，肺脏发育受限，心脏受压，心肺功能不全。在矫形时，可对心肺产生按压，引起心肺功能的改变，导致心跳骤停。术中应严密心电监护，矫形时应轻柔，避免过度校正。

②术中失血：脊柱侧弯手术创伤较大，手术时间长，出血较多，可引起术中休克或组织缺氧，为减少异体输血，可于术前预存自体血术中回输，并于术中进行自体血回吸收输入。最近人们主张采用低血压麻醉作为减少术中出血的有效方法，动脉压保持在65mmHg，在这种麻醉中，保持动脉通道很重要、在降低血压时一定要小心以保证不出现脊髓缺血。

③硬膜囊破裂：在术中进行减压、或插入椎板钩和钢丝时，容易造成硬脊膜损伤。如发生硬脊膜损伤应设法进行修补，需要扩大椎板切除范围，找到硬脊膜撕裂的两端进行修补，预防术后脑脊液漏的发生。

④横突、椎板骨折：植入内固定时椎板钩植入部位容易发生横突、椎板骨折，另外，术中旋棒也容易造成横突、椎板骨折。

⑤神经损伤：青少年特发性脊柱侧弯或后凸病人进行器械内固定是神经损伤高危手术．由于椎板上下缘重叠，椎板上缘比较深在，椎板上缘接近硬膜囊，术中内固定放置时，如果椎板钩选择不当，或是植入时方法不当，会造成钩刃突入椎管，压迫硬膜囊，造成神经损伤。再就是医生在旋转棒的过程中，会造成椎板钩的前后摆动，使钩突入椎管。所以，在椎板上缘植入椎板钩时，钩刃必

须小而薄，置钩时按标准操作程序进行操作，椎板上部必须占据整个钩槽，以防止前后方加力时钩产生前后摆动。在旋转棒的过程中要不断调整钩的位置以保证钩与椎板紧密接触，避免钩前方受力时旋转突入椎管。

术中体感诱发电位（SSEP）监测已经应用近20年，且越来越广泛。在刺激远侧感觉神经监测手术区域时，可出现脊髓传导的变化，与术前测得“基线”术中进行比较。可以提醒手术医生可能出现的脊髓损伤，是否要停止手术。使用这种脊髓监测技术时，应避免使用一些吸入麻醉剂如氟烷或异氟醚以及安定和达哌啶醇。SSEP是监测脊髓功能的辅助手段，但并不绝对可靠。有人报道在使用中可出现假阳性或假阴性结果。SSEP的一个重要局限性就是它只能监测感觉功能的完整性。运动诱发电位（MEP）或混合诱发电位的方法正在研究之中，随着运动神经元唤醒监测可靠性增加，评价脊髓前束功能的能力将随之提高。

最常用的监测方法是Stagnara唤醒试验，由Vauzelle和Jouvinroux于1973年介绍，目前仍是黄金标准。在这个试验中，当脊柱畸形矫正后，麻醉就减量或逆转。病人进入清醒状态，让其活动双下肢。一旦观察到了主动活动，麻醉返回适当深度完成手术。但唤醒试验只能证明试验时脊髓功能没有受到明显损害且不能连续监测脊髓。所以，唤醒实验不能代替脊髓功能诱发电位（SEP）监测。术中常规进行脊髓功能诱发电位（SEP）监测很有必要，如有图形异常，可先暂停手术，检查置钩是否准确，撑棒、旋转棒是否过度。如果图形恢复正常，则继续手术，反之要做唤醒试验，唤醒试验如不正常，表明脊髓出现损伤，要停止手术，查清原因，调整内固定，如出现诱发电位的改善，才可继续进行手术。我们对神经损伤高危病人，如特发性脊柱侧弯或后凸病人进行器械内固定者，以及对术中诱发电位（SEP）监测数值改变或减小的病人，常规在内固定术后进行唤醒试验。唤醒试验也可以在术中任何时候进行，结果正常时才可结束手术。

⑥节段定位错误：术前要根据各型侧弯的特点进行手术设计，重点是确定关键椎体，如①顶椎（AV）：顶椎是整个侧弯节段最水平的椎体，离骶中线最远。在站立前后位上可以确定顶椎的位置，矫形术中必须固定该椎体。②中立椎（NV）：该椎体通常位于侧弯的两端，这种椎体倾斜度最大，保持中立，在绝大多数情况下必须加以固定。③中间椎（IV）：是侧弯僵硬区与柔软区的交界椎体，中间椎位于侧弯僵硬阶段的两端，在仰卧位脊柱凸侧侧屈片上可以观察到，僵硬阶段位于胸椎常为后凸，而在腰椎常为前凸，在术中是必须要固定的椎体。④上下终椎（EV）：是侧弯最末端的椎体，终椎必须位于Harrington稳定区内或被骶中线（CSL）所平分，终椎远端椎间隙必须是两侧等宽。终椎的确切固定时任何脊柱内固定系统最重要基础之一，终椎是融合的最末椎体。在术中要慎重的确定需要固定矫形与融合的节段，避免出现节段定位错误。

B. 术后并发症：分为早期并发症和晚期并发症。

①早期并发症

a. 术后感染：在正常情况下，术后第4d体温开始逐渐降低，伤口无明显红肿和压痛。如果出现持续高热，伤口有明显红、肿、热、痛，应高度怀疑深部感染，Moe等建议迅速进行多个部位穿刺，如抽出脓液应即刻再次手术。术后感染最常见的致病菌为金葡菌，再次手术应广泛切开伤口，进行伤口彻底清创，仍保留内固定和大部分植骨，闭合灌注术效果较好，术后应根据培养使用适当的抗生素。由于术前、术后常规使用预防性抗生素，特发性脊柱侧弯病人手术后伤口感染率应少于1%。

b. 肠梗阻：脊柱侧弯前路矫形术后常发生肠梗阻，原因是腹膜后交感神经刺激造成肠道麻痹，肠蠕动减慢有可能造成麻痹性肠梗阻。应让病人停止进食，胃肠减压，静脉营养治疗，待病人恢复肠功能后再进流食，逐渐恢复到正常进食。

c. 肺不张：脊柱侧弯术后，病人经常不能翻身，造成坠积性肺炎肺不张，病人深呼吸、咳嗽、排痰障碍，经常是术后发烧的常见原因，治疗方法是鼓励病人坐起，深呼吸、拍背、鼓励病人咳嗽排痰，一旦病人开始活动，肺不张和继发高热一般会迅速消失。

d. 气胸：在骨膜下后路显露脊柱时，胸膜可能意外的进入脊柱侧弯的横突间。如果同时行胸廓成形术，就很可能发生气胸。如果气胸小于20%，可对症处理和观察，但更大的气胸就要进行胸腔闭式引流手术。

②晚期并发症

a. 假关节形成：脊柱侧弯假关节的发生率为1%，假关节最常见的部位是胸腰交界处，病人引起症状为矫正度的丧失和疼痛。由于内固定的使用，假关节可能在几个月或几年中看不出来，假关节的诊断一般是靠 X 线片或 CT 扫描，经常伴有内固定断裂，假关节的形成表明手术失败，未能达到手术目的。

b. 脊柱失平衡：冠状面的失平衡表现在脊柱向骶中线左侧或右侧偏离。矢状面的失平衡表现在胸椎生理性后凸的消失或腰椎生理性前凸的消失，即所谓“平背畸形”。Harringgton 撑开棒只考虑冠状面的矫形，对横断面和矢状面并未进行矫形，它的撑开力虽然矫正了侧弯畸形，同时也对腰椎的生理性前凸产生了拉直作用，产生所谓的“平背畸形”，造成脊柱矢状面不平衡。随着多钩节段型内固定器械的应用，“平背畸形”明显减少，脊柱凸侧的加压和将棒预弯成前凸，侧弯矫正的撑开力可使腰椎后凸畸形变成腰椎生理性前凸。同时对脊柱旋转畸形进行“去旋转”矫形，可纠正脊柱矢状面的失平衡。这样可使脊柱融合节段和未融合节段的活动相互协调，减少这些节段所受的应力，防止或延迟退行性椎间盘和小关节病变的发生。

c. 曲轴现象：实际上就是后路融合未成熟的脊柱侧弯而发生横截面上的失平衡。表现在儿童或早期青少年行后路脊柱融合后，由于脊柱快速生长，前柱的生长使椎体和椎间盘向凸侧膨出，并以融合后柱为轴旋转，导致矫正角度丧失，椎体旋转增加，肋骨隆凸复发。如果需要融合的病人是 9 岁或 10 岁，Risser 征为 0 或 1 级，并且是初经前期，表明脊柱生长潜力很大，应考虑进行前后路联合融合手术，以防止“曲轴现象”的发生。

d. 内固定松动、断裂：此并发症不少见，临床上多见于单棒内置物固定时，Harrington 棒易在螺纹第一格处折断，Luque 棒各段均可折断，CD 棒易在胸腰联合处折断。脱钩经常发生在棒的上下端，会造成内固定翘出皮肤，同时伴有假关节形成。有时可见内固定物突出，突出常见于两个部位：胸段畸形凸侧上方用椎弓根横突钳形固定区域；另一个发生的区域是侧弯凸侧顶端椎弓根钩固定部位。预防的办法是，应该采取双棒内固定，通过正确进行术前设计，内固定应遵循外力施加方向和置钩的原则，内固定和融合节段应充分，一定要达到稳定区，这样可使手术产生的矫形力广泛分布，既可达到矫形作用又不会发生应力集中而出现断钉断棒。

e. 肠系膜上动脉综合征：此并发症很少发生，手术后肠系膜上动脉栓塞可引起十二指肠梗阻。病人出现恶心、呕吐，需作上消化道钡餐来确定诊断。保守治疗可进行胃肠减压，禁饮食等。如果非手术治疗失败，可进行普外科手术治疗。

六、预后

1. 文献回顾：有研究指出，支具治疗的病人中超过 50% 的病人会自始至终存在社会生活中的不适感。

2. 评估方法标准：Oswestry 功能障碍指数量表（ODI）；Roland – Morris 功能障碍调查问卷（RDQ）；伴有背痛的可用 VAS 评分。COBB 角改善率评估 AIS 的治疗效果。

（温世明）

参考文献

[1] Lenke LG, Betz RR, Harms J, et al. Adolescent idiopathic scoliosis: a new classification to determine extent of spinal arthrodesis. J BoneJoint Surg (Am), 2001, 83: 1169 - 1181.

[2] Romano M, Minozzi S, Zaina F, et al. Exercises for adolescent idiopathic scoliosis: a Cochrane systematic review [J]. Spine (Phila Pa 1976), 2013, 38 (14): 883 - 893.

[3] Lee CS, Chung SS, Shin SK, et al. Changes of upper thoracic curveand shoulder balance in thoracic adolescent idiopathic scoliosis treated by anterior selective thoracic fusion using VATS [J]. J Spinal Disord Tech, 2011, 24 (7): 462 - 468.

[4] Ono T, Bastrom TP, Newton PO. Defining two components of shoulder imbalance: clavicle tilt and trapezial prominence [J]. Spine, 2012, 37 (24): 1511 - 1516.

[5] Yang S, Feuchtbaum E, Werner BC, et al. Does anterior shoulder balance in adolescent idiopathic scoliosis correlate with posterior shoulder balance clinically and radiographically? [J]. Eur Spine J, 2012, 21 (10): 1978 - 1983.

第三节　麻痹性脊柱侧弯

一、引言

麻痹性脊柱侧弯（paralytic scoliosis，PS）称肌瘫痪脊柱侧凸，属神经肌肉型脊柱侧凸的一种类型，主要由低位运动神经病损致脊柱周围肌肉的失平衡，从而引起进行性脊柱侧凸畸形，是小儿麻痹后遗症中一种严重的后遗症，不少患者随年龄的增加，畸形逐渐加重。麻痹性脊柱侧弯比特发性侧弯发病更早，并且大多数是进展型的，不像特发性脊柱侧弯，即使轻度的麻痹性脊柱侧弯在骨骼成熟后还持续发展。多数麻痹性脊柱侧弯累及骶骨，并且骨盆倾斜常见。进行性神经或肌肉疾病还可影响躯干的稳定性。以上诸多病因中，我国的脊髓灰质炎后遗症所引起的脊柱侧弯最为多见。约占脊柱侧弯总数的10%左右，自应用疫苗预防后，发病数已迅速下降。麻痹性脊柱侧弯的基本治疗方法与特发性脊柱侧弯相似，观察、矫形支具治疗和手术。多数麻痹性脊柱侧弯畸形需要手术治疗。手术的目的是使脊柱在水平的骨盆上维持矢状面和冠状面上的平衡。

二、病因

麻痹性脊柱侧弯的具体病因尚不清楚，一般认为，幼年病人丧失随意肌肉对脊柱的控制而引起脊柱受力不平衡，或丧失感觉功能，特别是丧失本体感觉都是出现这类侧弯的因素。随着脊柱畸形的不断发展，可导致椎体发育障碍和椎体结构型改变。

麻痹性脊柱侧凸有明确的躯干肌麻痹，以髂肋肌和腰方肌起主要作用，肌肉失去平衡，导致脊柱侧凸的发生，随着患者的生长发育，侧凸逐渐加重，凹侧软组织逐渐挛缩，时间越久挛缩就越重，成为不可逆性的改变。

三、临床表现

虽然脊髓灰质炎后遗症所引起的脊柱侧弯最为多见，但麻痹性脊柱侧弯的临床表现有着共同的特点：①出现脊柱侧弯的年龄较早，平均发病年龄为2个月至7岁；②脊柱侧弯大多数为进展性且进行性加重；③早期麻痹性脊柱侧弯常呈 C 型长段侧弯，比其他结构型侧弯更具有柔软性，但病变畸形进行性加重后，则可变为严重固定畸形，与特发性脊柱侧弯无明显差别；④严重脊柱侧弯对心肺功能影响大，常常导致病儿不能平卧，严重气短；⑤麻痹性脊柱侧弯可引起骨盆倾斜，而特发性脊柱侧弯则少见。麻痹性脊柱侧弯除脊柱畸形外，临床上神经系统检查尤为重要，常出现躯干肌力的不平衡，四肢出现阳性神经体征或肌萎缩，髋与脊柱软组织挛缩，双下肢不等长或坐、卧、站姿势不正常，骨盆倾斜等特殊临床表现。影像学检查可发现脊髓空洞症、脊髓肿瘤、脊髓损伤等病变。四肢关节出现畸形、脱位等影像学表现。

四、诊断要点

临床上麻痹性脊柱侧弯比特发性侧弯发病更早，并且大多数是进展型的。多数麻痹性脊柱侧弯是较长的 C 形侧弯，累及骶骨，早期呈柔软性，但病变畸形进行性加重变为严重固定畸形，并且骨盆倾斜常见。神经系统检查出现阳性体征或肌萎缩，躯干肌不平衡，髋关节和双下肢挛缩不等长、心肺功能差等特殊临床表现可作出诊断。影像学检查可发现脊髓空洞症、脊髓肿瘤、脊髓损伤等病变。四肢关节出现畸形、脱位等影像学表现。

五、治疗原则

麻痹性脊柱侧弯治疗原则：轻度非进展型侧弯，不需要治疗，应长期随诊观察；小于 20°的麻痹性脊柱侧弯，并有加重趋势，应予支具治疗为宜；大于 40°的麻痹性脊柱侧弯并有进行性加重，则应考虑手术治疗。

（一）非手术治疗

包括观察和支具治疗。

1. 观察：并不是所有的神经肌肉型脊柱畸形都需要立刻戴支具或手术。非进展型的轻度侧弯在手术治疗前应严密观察是否在发展。同样，对于精神发育严重迟缓病人的严重侧弯，如果没有引起功能丧失或妨碍护理，那么也可以观察。如果发现低于 20°的麻痹性脊柱侧弯有进展，就应该考虑矫形治疗。

2. 矫形支具治疗：非常年幼的麻痹性脊柱侧弯持续加重时应进行矫形支具治疗。由于进行了矫形支具治疗，可延缓脊柱侧弯的进展速度，在进行最终的脊柱融合前，可有效控制脊柱侧弯的继续生长。对于能控制躯干或可以走动的病人，可考虑使用动力型支具，如 Milwaukee 支具、Boston 支具。受累严重的和不能控制头颅的病人通常需要定制的坐立装置，与其他的矫形器或头部控制装置一起使用。

（二）手术治疗

1. 术前准备：必须对麻痹性脊柱侧弯病人进行全面的身体检查，包括心、肺功能和营养情况。大多数麻痹性脊柱侧弯病人心、肺功能和营养情况较差，术前应提高营养，改善肺活量，应用营养心肌和扩管药物，提高病人的心肺功能。

2. 手术方式：对麻痹性脊柱侧弯病人脊柱融合手术的目的是造成脊柱的形态改善和关节固定，使脊柱在水平的骨盆上方达到冠状面和矢状面上的平衡。麻痹性脊柱侧弯病人脊柱融合节段应超过特发性脊柱侧弯融合的节段数，融合上方应达到 T4 以上，向下应达到骨盆水平，并且保持胸椎生理性后凸及腰椎生理性前凸。常用的固定方法有：Axer 手术、Luque 棒椎板下钢丝固定、McCarthy S 棒技术、Jackson 骶骨内棒技术、Galveston L 棒技术、Songer 钢缆矫形内固定、Dwyer - Harrington

固定等。

3. 手术并发症：术中发生的并发症为术中大出血、神经损伤。术中应进行中心静脉压监测和脊髓监测或做唤醒试验，预防休克的发生和神经并发症。术后肺部并发症可致呼吸衰竭，应允许病人早期翻身，咳嗽、吸痰。术后应监测液体平衡，这对于肾功能受损、心肺功能不全病人尤为重要。术后应积极预防感染，防止脊柱感染的发生。假关节及内固定失败是一个潜在的晚期并发症，如果假关节引起疼痛或矫形度丧失，则植骨融合失败，应进行二次手术融合内固定。

六、预后

1. 文献回顾：麻痹性脊柱侧弯比特发性侧弯发病年龄早，平均发病年龄为2～3岁，并且大多数是进展型的。多数麻痹性脊柱侧弯是较长的C形侧弯，累及骶骨，并且骨盆倾斜常见。严重的脊柱侧弯对心肺功能影响大，而导致病人幼年死亡。因骨盆倾斜和肌肉神经病损，造成下肢缺乏稳定性，常常不能坐站，也不能平卧，造成病人全身营养差、心肺功能严重受损。这些病人一般不如特发性脊柱侧弯病人能忍受矫形支具治疗。这种病人的脊柱手术易出现失血增加、术后肺功能衰竭更容易导致死亡，手术风险加大。大多数麻痹型脊柱侧凸需手术治疗，陈建文等报道行手术治疗使用节段性脊柱固定器械（SSI）具有良好的效果，其还报道了18例应用椎弓根螺钉－钉棒系统治疗PS，术后矫正率44%～81%，平均52.95%，术后无神经症状加重及感染等并发症。

2. 评估方法标准：拍X线，Cobb测量其进展角度，矫正率反应治疗前及治疗后的效果。

3. 应对策略：根据侧凸的角度及侧弯是否进展，选择观察、支具治疗及外科手术。

七、相关解剖

骨盆三角肌由阔筋膜张肌、髂胫束和臀大肌的前侧部分组成，它有外展、屈及伸髋作用。严重的畸形可致胸部缩窄、心肺受压、心肺功能受影响、发育不良、腹腔畸形、椎管成角、脊髓受压而致瘫痪。

八、相关综合征

神经肌肉型脊柱侧凸：指人体神经－肌传导通路的病变所导致的脊柱在冠状面上的畸形。神经肌肉型脊柱侧弯的分类按其病理可分为：①上神经元型：包括大脑瘫、脊髓空洞症、脊髓肿瘤、脊髓损伤等；②下神经元型：包括脊髓灰质炎、脊柱肌肉萎缩、家族性自主神经机能异常等；③肌病型：包括关节挛缩症、肌营养不良、先天性肌无力等。

（温世明）

参考文献

[1] 王岩．坎贝尔骨科手术学（12版）．北京，人民军医出版社，2013：1653－1660.

[2] Whitaker C, Burton DC, Asher M. Treatment of selected neuromuscularPatients with posterior instrumentation and arthrodesis ending with lumbar pedlicle screw anchorage [J]. Spine, 2000, 25 (18): 2312－2318.

[3] 陈建文，秦泗河，焦绍锋，等．椎弓根螺钉——棒系统矫治麻痹性脊柱侧凸［J］．中国修复重建外科杂志，2007，21（1）：19－22.

[4] Leung JP, Lam T P, Ng BK, et al. Posterior L SO LA segmental spinal system in the treatment of scoliosis. J Pediatr Orthop, 2002, 22 (3): 296－301.

第二十二章

脊髓脊膜膨出

一、引言

脊髓脊膜膨出（myelomeningocele，MMC）是一种先天性神经系统发育畸形，由于先天性椎板发育不全，同时存在脊髓、脊膜通过椎板缺损处向椎管外膨出。我国发病率大约为 0.1%~1.0%。其中以腰骶段脊髓脊膜膨出较常见，可达 82%~86%。MMC 多合并脑积水，有文献报道概率可达 80%~90%，80%~90% 脊髓脊膜膨出患儿可出现神经源性膀胱功能障碍，Chiari II 畸形几乎完全见于脊髓脊膜膨出患者，这是由于胚胎期神经轴中胚叶发育缺陷、神经管闭合不全形成。脊柱裂所致脊柱脊髓先天性畸形常见者为胚胎期神经管闭合与发育缺陷，胚胎期神经轴、中胚叶中线与中线旁结构闭合不全这类先天性畸形，包括脊柱裂、脊膜膨出、脊髓脊膜膨出等。

脊柱裂常表现为棘突及椎板缺损，分为隐性及显性 2 大类。隐性脊柱裂即单纯性脊柱裂，不伴有脊膜及脊髓等组织的膨出，其发病率占总人口的 1/1000；显性脊柱裂又称囊性脊柱裂，临床上包括单纯性脊膜膨出和脊髓脊膜膨出，单纯脊膜膨出无明显神经症状，而脊髓脊膜膨出一般都有神经障碍。按膨出囊的形状又可分为有蒂型和广基型。有蒂型其基底部小且呈蒂状，手术较为简单。广基型膨出囊内呈穹隆状突起，骨缺损一般较大。广基型多见脊髓脊膜膨出，囊内常有脊髓和神经根疝入囊内，手术较为复杂。

脊膜膨出和脊髓脊膜膨出是较常见的先天性畸形。其发病率为新生儿的 1/5000 ~ 1/1000。囊性膨出并脊柱裂患者均应尽早施行手术治疗，以出生后 1 ~ 3 个月内手术效果较好，也可于年长后手术，患者预后因发育畸形不一而异。

二、病因

脊膜膨出或脊髓脊膜膨出是指在胚胎期的神经管闭合阶段中（胚胎发育 18 ~ 21 周），中胚叶发育发生障碍所致的先天性椎管闭合不全，在脊柱的背侧或腹侧形成脊柱裂，导致脊膜、脊髓或神经根成分膨出所致畸形。在胚胎期神经管闭合与发育缺陷形成脊柱裂，脊柱缺损大，膨出的脊膜囊内除脑脊液外，还含有神经根和发育不全的脊髓。神经组织受累的程度差异很大，可有少数神经纤维进入囊内或粘连终止于囊壁，或有时脊髓连同神经根呈弓形粘连于囊壁正中部，严重时脊髓下端缺如呈片状与囊壁融合，因此产生或轻或重的神经症状，甚至神经功能完全丧失，此外还有脊髓中央管膨出。

三、临床表现

（一）病史

脊髓脊膜膨出早期多为隐性或半隐性脊柱裂，裂孔小、腰骶部肿块隆起不明显而难以被家人发现。随着年龄增长，裂孔因椎管内压力的波动，以及正常哺乳、大便、哭闹等因素，裂孔逐渐扩大，膨出物增多，进一步发展，牵拉脊髓及脊神经，则出现相应的临床症状。

（二）局部表现

脊髓膨出者局部均有囊性膨出，若局部皮肤缺损，则代之一肉芽面。余者背部中线可见囊状肿块，呈圆或椭圆形，少数可呈蒂状，与脊髓蛛网膜下腔相通。随年龄增长而增大，病儿哭闹或用力时，肿物可膨胀。表面皮肤正常或为薄膜样组织（来自皮肤和硬脊膜）。如囊表面皮肤也闭合不全，则会有脑脊液外溢。囊底周围常有血管瘤样皮肤和长的黑发。如膨出囊基部较宽广，囊表面的覆盖皮肤薄、黑色、光照不很透光。有时透过皮肤可以看到脊髓的膨出部分呈一椭圆形紫蓝色结构，并可清楚地看到硬膜血管在皮下通过。此型较为严重，多伴有脊髓发育异常。囊内神经组织受累的程度差异很大，有的表现为少数神经组织纤维进入囊内，或粘连于囊壁，有的脊髓连同神经根粘连于囊壁或脊髓下端缺如并呈片状与囊壁融合等。本型常合并有其他畸形，如合并有脂肪瘤、畸胎瘤、畸形足、脑积水、双下肢不等长等。

（三）神经系统症状

脊髓脊膜膨出常可导致脊髓圆锥低位、马尾神经粘连、骶髓或骶髓以上排尿中枢神经元受损。80% ~85% 的脊柱裂患儿发生腰骶部脊髓脊膜膨出，多表现为不同程度的下肢神经症状及大小便失禁，感觉消失，神经源性膀胱症状等。肢体瘫痪表现为下运动神经元性损害，或上运动神经元性损害，或两者混合性损害。由于脊髓背侧暴露范围和变性程度大于腹侧部，故感觉障碍节段往往高于运功障碍节段。80% ~90% 病儿有尿失禁，50% 有大便失禁。另外，神经功能障碍造成的肌肉失平衡，可引起关节和脊柱畸形。80% ~85% 的脊柱裂患儿发生腰骶部脊髓脊膜膨出，多表现为不同程度的下肢神经症状及大小便失禁。

随着病儿年龄增长和膨出的增大，症状逐渐增多相加重（症状多少和严重程度，并非完全取决于膨出的大小，更主要是取决于脊髓畸形，囊内神经组织内容物膨出的部位）。多数患者伴有脑积水，这是由于脊髓下端粘连固定于椎管下端，导致部分延髓和小脑组织被向下拉出颅腔，穿出枕骨大孔入椎管（Arnold—Chiari）畸形，妨碍脑脊液循环，引起脑积水，少数患者可有臀部和会阴部营养性或尿浸性溃疡。有的因膀胱机能障碍致肾积水甚至肾衰竭等。

四、诊断要点

（一）临床表现

腰背正中可见囊性肿块，可因椎管内压力的波动（哭闹、大便、体位改变等）而逐渐增大，使脊髓神经根等膨出、牵拉进一步加重，并因与脊柱裂孔的摩擦引起水肿、无菌性炎症、瘢痕粘连等。足畸形、双下肢感觉运动障碍、脊柱侧弯及大小便失禁等神经损害症状，还可并发脑积水。辅助 X 线平片、CT 、MRI 及圆锥神经学检查即可诊断。

（二）节段水平定位诊断

1. L1 – L2 脊髓脊膜膨出的神经学特征

（1）感觉：神经根损伤皮肤分布区为腹股沟韧带直下的大腿前面上方，呈一斜行的带状直接在腹股沟以下及髌骨之上的大腿前方斜行带状部分，涉及脊髓损伤表现为臀部、会阴、双下肢感觉减退或消失。

（2）运动：神经根损伤表现为提睾肌、髂腰肌、缝匠肌、股四头肌肌力减弱，涉及脊髓损伤表现为括约肌、双下肢肌力减弱或消失。

（3）反射：提睾反射、膝腱反射、跟腱反射、足跖反射减弱或消失。

2. L2 – L3 脊髓脊膜膨出的神经学特征

（1）感觉：神经根损伤皮肤区域为双侧大腿中段斜行区域至髌骨之上的区域，脊髓损伤表现为双侧大腿以下感觉减退或消失。

（2）运动：神经根损伤表现为髂腰肌、股四头肌、内收肌肌力减弱，涉及脊髓损伤表现为双下肢肌力减弱或肌力消失。膀胱括约肌和肛门括约肌功能障碍。

（3）反射：膝腱反射、跟腱反射、足跖反射减弱或消失。

3. L3 – L4 脊髓脊膜膨出的神经学特征

（1）感觉：神经根损伤髌骨区域至小腿内侧部分，涉及脊髓损伤表现为双膝关节以下感觉减退或消失。

（2）运动：髂腰肌、股四头肌、内收肌肌力减弱，涉及脊髓损伤表现双下肢肌力减退或消失、膀胱括约肌和肛门括约肌功能障碍。

（3）反射：膝腱反射、跟腱反射、足跖反射减弱或消失。

4. L4 – L5 脊髓脊膜膨出的神经学特征

（1）感觉：神经根损伤表现小腿内外侧及足背部分，涉及脊髓损伤表现为双小腿内外侧感觉减退或消失。

（2）运动：胫骨前肌、拇长伸肌，指长伸肌及指短伸肌减弱，涉及脊髓损伤表现双下肢肌肉肌力减退或消失。足的跖屈和外翻功能消失，但背屈和内翻功能存在；膀胱括约肌和肛门括约肌功能障碍。

（3）反射：膝腱反射减弱、跟腱反射减弱或消失。胫骨后肌腱反射为 L5 的反射，但很难每次均能诱导成功。

5. L5 – S1 脊髓脊膜膨出的神经学特征

（1）感觉：神经根损伤表现为小腿外侧、足背、足底及大腿后侧部分，脊髓损伤则还表现为会阴部感觉麻木。

（2）运动：小腿三头肌肌力减弱，拇长伸肌、指长、短伸肌、小腿三头肌、腓骨长短肌、股二头肌等肌肉肌力减退或消失。

（3）反射：跟腱反射减弱或消失。

6. S1 – S2 脊髓脊膜膨出的神经学特征

（1）感觉：神经根损伤表现足底、下肢后侧及大腿后外侧感觉，涉及脊髓损伤则还会表现为会阴感觉减退或消失。

（2）运动：小腿三头肌，股二头肌及足屈肌、括约肌肌力减弱或消失；足伸肌肌力减弱。

（3）反射：跟腱、肛门反射减弱或消失。

7. S2－S3 脊髓脊膜膨出的神经学特征

（1）感觉：感觉障碍表现为大腿后外侧、肛周皮肤，阴囊，会阴处感觉减退或消失。

（2）运动：指屈肌肌力减弱，括约肌肌力减弱或消失。

（3）反射：肛门反射及球海绵体反射减弱或消失，跟腱反射减弱。

（三）神经学检查

1. 脊髓半侧损伤：脊髓半侧损伤指由于外部的压迫和脊髓内部的病变等原因引起的脊髓病损，导致病损平面以下同侧肢体上运动神经元瘫，深感觉消失，精细触觉障碍，血管舒缩功能障碍，对侧肢体痛温觉消失，双侧触觉保留的临床综合征。由此引起的运动障碍可影响患者行走，感觉障碍则使患者容易造成损伤，尤其是皮肤感觉障碍可导致皮肤烫伤等损伤，严重影响日常生活，造成病人的残疾。损伤平面以下，同侧肢体的运动及深感觉消失，对侧肢体痛觉和温觉消失是其临床特点。因皮肤感觉障碍可导致皮肤烫伤等损伤，严重影响日常生活，造成病人的残疾。脊髓半侧损伤可出现褥疮、泌尿系感染、泌尿系结石、肺部感染等，患者也可出现心理的抑郁和障碍等。

2. 四肢障碍的神经学检查：X 线平片可见数个节段脊柱椎板闭合不全，部分病例尚可伴有其他脊柱或骨骼畸形。脊髓造影于部分病例可见脊髓圆锥下移，有索条状粘连带或呈占位性改变。CT 平扫可见一节或多节椎体的椎板缺如，鞘内注入非离子型对比剂后可见脊柱裂处有一充满对比剂的囊腔，囊腔的背侧可见一新月形软组织密度影，即神经组织。但 MRI 仍是最有效的检查手段，矢状面 T1 加权像见脊髓低位，其远端向背侧突出，腹侧为低信号的脑脊液影。横断面亦可显示骨缺损情况和脊髓膨出影，此外，MRI 还可显示其他畸形，如脊髓空洞，脊髓纵裂、脊髓栓系等。对脊髓脊膜膨出患者，应尽早施行 MRI 检查，以明确膨出物内容成分和脊髓发育状况，以便在短期内手术治疗。

3. 圆锥膀胱障碍的神经学检查：

（1）脊髓圆锥：脊髓末端变细呈圆锥状，主要包括骶 3－5 和尾节。圆锥为中枢神经，脊髓圆锥部有膀胱中枢（S2－4）、肛门直肠中枢（S3），故单纯脊髓圆锥的临床特点为膀胱过度膨胀与麻痹性失禁、大小便失禁、性功能障碍、会阴部感觉障碍。

（2）膀胱残余尿测定：膀胱残余尿量测定是排尿后立即导尿或 B 型超声检查测定膀胱内残余尿量，正常情况下其小于 5mL。残余尿的出现表示膀胱排尿功能已代偿不全。

（3）膀胱内压测量（神经性膀胱禁忌）：患者取仰卧位，在无菌条件下经尿道置入尿管，输液器连接生理盐水待用并排除空气，排空膀胱，将导尿管开关夹闭，消毒导尿管上壁，将输液器头皮针沿导尿管上壁插入并固定后输入 50～100mL 盐水，从输液瓶中拔除输液器，待液体自然下降到停止。在患者呼气末以耻骨联合为零点，用米尺测量输液管内液体，即膀胱内压力（简易测量法）。

（4）排尿动力学检查：

①尿流率图：可测知排尿量、尿流时间、尿流速度，并做残尿量的判定。借以了解膀胱、尿道的排尿功能，男性正常最大尿流速应该大于每秒 15mL、女性为 20mL。

②注入及排空膀胱的容积压力图：可测量膀胱的容量，并了解膀胱在储尿期及排尿期的问题。

③肌电图：测定外括约肌的功能，并得知逼尿肌与括约肌有无协调。

五、鉴别诊断

1. 畸胎瘤：骶尾部畸胎瘤位置较低，大小形状不规则，内常有实质性组织，如骨骼、牙齿、软骨等，X 线片显示骶骨无缺损。

2. 脂肪瘤：脂肪瘤柔软，呈分叶状，边界清楚，与囟门不相通，穿刺无脑脊液。

3. 皮样囊肿：囊内含皮脂腺、汗腺、毛发等；囊肿可与皮肤紧密相连，可推动，有实质感；透光试验阴性，与椎管不交通。

六、合并症

1. 脊髓脊膜膨出合并脑积水：脊髓脊膜膨出脑积水为脊髓脊膜膨出的常见并发症，脊髓脊膜膨出并发脑积水发生率可达 80% ~90%。多数学者支持手术治疗，应用较多的是脑室－腹腔分流术。

2. 脊髓脊膜膨出合并脊髓栓系症：脊髓脊膜膨出手术后，脊髓因纤维瘢痕粘连而造成脊髓栓系，使得神经损害症状加重或产生新的症状。手术松解是缓解症状唯一有效的方法。

3. 脊髓脊膜膨出合并脂肪瘤：脊髓脊膜膨出囊肿多位于背部中线，覆盖有正常皮肤，皮肤极薄时透光试验阳性，可见内有马尾及其他神经组织。合并脂肪瘤时皮下组织增厚，呈分叶状，质软。以手术切除脂肪瘤解除压迫、松解马尾神经粘连、修补瘘口防止再复发是治疗该病的根本途径。

4. 脊髓脊膜膨出合并脊柱侧凸畸形：脊髓脊膜膨出的先天性脊柱侧凸是伴有生长不对称的椎体结构破坏、先天性畸形及前两者都合并的畸形。伴有脊柱侧凸的脊髓脊膜膨出患者 15%~20% 为麻痹性脊柱侧弯。支具治疗的目的是把融合推迟到脊柱成熟以后，然后再进行手术治疗。

七、治疗

1. 手术是该病主要的治疗手段，目的是切除膨出囊肿，松解脊髓与神经根粘连，解除脊髓栓系，将膨出神经组织还纳入椎管，修补软组织缺损，避免因外伤而破裂相继发生感染，防止神经组织承受持续性牵拉而致症状加重，改善神经功能，防止神经进一步变性。囊壁菲薄或已破溃者需紧急或提前手术，防止囊壁破裂，病变加重。有严重的脑积水、智力发育不良、出生时有严重的大脑损伤、颅内出血、小头畸形等不宜手术。另外，脊柱裂孔的扩大，马尾神经和囊壁的粘连，裂孔处软组织的薄弱，是幼儿期手术失败和术后并发症的主要原因。对于合并脑积水、脊髓栓系、脂肪瘤及脊柱侧凸患者，术前应仔细阅片、查体并制定详细方案，一期或二期性手术治疗。术后需积极预防脊髓脊膜膨出术后的并发症，对于颅内压高患者较少输液量及输液速度，给予患者脱水处理；对于脑脊液漏患者，术中应严密缝合。有条件患者应用人工硬脊膜覆盖，术中及术后应头低脚高位，大约与床呈 10 ~30°。因患者年龄较小，配合意识不强，且有的患者双下肢肌力欠佳，不能行走，长时间卧床，伤口易被尿液及粪便污染，造成伤口感染，严重者出现脑膜炎。对于神经根水肿，应术后应营养神经及改善神经根水肿的药物；对于肺部感染，应积极雾化对症治疗。也有学者报道有患儿术后死亡的病例。

2. 早期手术的优点：①脊柱裂孔小，手术简单，对机体干扰小。②突起肿块相对不大，脊髓马尾神经的膨出比例较低，即使膨出，神经与囊壁的粘连要少，有利于手术分离，故术后疗效好。③脊椎、椎管在胚胎时长度大致相等，因脊椎生长速度较快，脊髓尾端相对上移，又由于脊髓脊膜膨出可造成脊髓圆锥牵拉，因而有可能导致脊髓栓系统综合征，早期手术可阻断病情的发展。④脊髓脊膜膨出患儿活动不便，且家长担心肿物增大、破溃等而限制其活动，造成椎旁肌肉、筋膜发育不良，裂孔处组织修复能力差。早期手术后患者能正常活动，这有利于组织修复，减少术后复发。

3. 手术方法：一般采用全麻，俯卧位，取囊性包块周围纵梭形切口，切开皮肤、皮下、腰背筋膜至囊肿颈部、椎骨缺损的边缘，推开竖脊肌，沿肿块颈部切除异常的骨质、粘连增厚的纤维组织，对椎板的切除范围力求到达正常硬膜；合并有脂肪瘤（或皮样囊肿）者可行部分切除减压；分离附着于囊膜及硬脊膜的脊髓或神经，还纳入硬膜腔，切断终丝，松解理顺粘连的马尾神经或脊神经，切除多余的囊壁，闭合硬膜腔。对于脊髓或神经粘连严重的硬膜，分离困难时可予以孤立剪开，使其与其下方的神经结构一并游离；硬膜缺损处可以肌肉筋膜、人工硬膜进行硬膜腔外置引流管，缝合切口。手术现大多在显微镜下操作，其有显微手术放大手术视野，松解粘连组织较为彻底，显微手术操作较为精细，减轻对周围神经等组织损失，术后并发症较少。之前双下肢严重瘫痪被视为禁忌证，随着社会水平的提高，显微技术的应用，瘫痪患者进行显微手术治疗后也有部分患者肌力稍有恢复。国外已有在胎儿时期进行宫内手术解除畸形的成功报道。

八、预后

（一）文献回顾

现在大多数学者一致认为脊髓脊膜膨出的诊断一旦成立，应建议早期手术治疗，最长不应超过婴儿期。因为黏附在膨出脊膜上的神经组织受到牵拉，而椎管增长比脊髓快，随着发育脊髓上移使对神经组织的牵拉愈来愈紧，引起不可逆的神经损害。还有人认为应于出生后 12 ~ 24h 内进行手术治疗，有利于减少和防止脊髓功能障碍的加重和脑积水的发生。在 MRI 应用于临床以前，临床医师对此缺乏足够的认识，手术都采取传统的脊膜修补术。这样对于脊髓脊膜膨出患儿来说，脊髓未得到完全松解，以后势必会导致脊髓栓系综合征（TCS），出现大小便失禁及下肢功能障碍，有的患者需进行二次脊髓栓系手术。靳文等报道了 15 例脊髓脊膜膨出的患者，术前下肢瘫痪 2 例，肌力Ⅰ－Ⅱ级，轻瘫 5 例肌力Ⅲ－Ⅳ级，进行微创手术治疗后，下肢瘫痪 2 例患者中，1 例无变化，1 例肌力达到 III 级，轻瘫 5 例中 3 例肌力达到 IV＋－V 级，3 例无明显变化。

（二）评估方法标准

采用 Hoffman 等脂肪脊髓脊膜膨出功能性分级，ICI－Q－SF 问卷表评分 。也可采用 MRI 可作为术后患者再栓系的检查手段，残余尿量评估患者术后膀胱的恢复情况。

（三）应对策略

手术的要点是切除脊膜膨出囊，修补软组织缺损，探查脊髓与神经向脊髓囊内膨出的情况，进行游离、分解还纳于椎管内，不能盲目切除。手术时通常要向上下扩大椎板切开范围，以便于椎管内探查和处理，并有利于神经组织还纳，在合并有脑积水并出现颅内压增高时，先做脑积水分流，缓解颅内压，然后再行脊膜膨出修补。

脊髓脊膜膨出者均在显微镜下分离粘连的神经根，且将其复位于椎管内，脊柱裂孔均采用囊壁重叠缝合，同时用椎旁、腰背筋膜加固，适当加压包扎，术后仰卧 2 ~ 3 周。

在分离包块和松解神经粘连时，强调术中的电理监测，术中直接电刺激可疑神经结构，观察下肌肉电生理变化和肛门外括约肌肌肉收缩电位化，有利于保护马尾神经结构。刺激外周阴背神经，诱发并记录肛门外括约肌反应，可以持续监护海绵体反射通路状况。手术切口尽量选择纵行。

对脊膜开口不能直接缝合时，则应翻转肌筋膜进行修补。骨缺损一般不需要作骨修补，利用骨膜筋膜、肌肉或潜行分离的皮瓣等进行重叠加强缝合修补，一般术后膨出不会复发。为防止术后伤口漏液及愈合差，可让患者坚持俯卧位数日。对皮肤缺损巨大难以缝合者，可行一期或二期植皮。

九、相关解剖

脊膜膨出或脊髓脊膜膨出是指在胚胎期的神经管闭合阶段中（胚胎发育 18 ~ 21 周），中胚叶发育发生障碍所致的先天性椎管闭合不全，在脊柱的背侧或腹侧形成脊柱裂，导致脊膜、脊髓或神经根成分膨出所致畸形。

十、相关综合征

脊髓栓系综合征：脊髓下端因各种原因受制于椎管的末端不能正常上升，使其位置低于正常。常引起不同程度的腰背痛，下肢运动和感觉功能障碍及大小便功能障碍。MRI 是诊断 TCS 的最佳手段，其诊断标准为：①圆锥低于 L2 以下；②终丝直径大于 2mm；③脊髓被脂肪瘤或其他畸形固定。

（贺曾良）

参考文献

[1] Von Koch CS, Quinones - Hinojosa A, Gulati M, et al. Clinical out - come in children undergoing tethered cord release utilizing intraoper ative neurophysiological monitoring. Pediatr Neurosurg, 2002, 37 (2): 81 -86.

[2] Pang D, Zovickian J, Oviedo A. Long - termoutcome of total and near - total resection of spinal cord lipomas and radical reconstruction of the neural placede: part 1 - surgical technique [J]. Neurosurg, 2009, 65 (3): 511 - 529.

[3] Claudon P, Fotso - Kamdem A, Aubert D. The non - neurogenic neurogenic bladder (Hinman's syndrome) inchildren: What are pronostic criteria based on a 31 cases multicentric study [J]. Prog Urol, 2010, 20 (4): 292 - 300.

[4] Oi S, Nomura S, Nagasaka M, et al. Embryopathogenetic surgicoanatomical classification of dysraphism and surgical outcome of spinal lipoma: a nationwide multicenter cooperative study in Japan [J]. J Neurosurg Pediatr, 2009, 3 (5): 412 - 419.

[5] Sutton LN, Adzick NS. Fetal surgery for myelomeningocele [J]. Clin Neurosury, 2004, 51 (1): 155 - 162.

第二十三章

脊髓栓系综合征

一、引言

脊髓栓系综合征（Tethered cord syndrome TCS）是由于各种先天或后天的病理因素牵拉脊髓或圆锥，使圆锥位置下降并产生一系列神经功能障碍和畸形的征候群。TCS 在神经外科疾患中所占比例较小，发病率小于 1%，但是一种较为常见的先天性疾病。1953 年 Garcean 等提出了假说，认为紧张的终丝会牵拉脊髓，因为他们发现部分有大小便功能障碍和其他下肢神经源性损害的患者在切断终丝后这些症状得到了恢复。1976 年 Hoffman 提出了脊髓栓系（Tethered Spinal Cord）这个名词，其中这些患者均有下肢神经功能不全的表现和脊柱侧弯、大小便功能障碍等表现，并认为这些临床症状都是由增粗的终丝引起的。1981 年由 Yamada 等提出了脊髓栓系综合征（tethered cord syndrome，TCS）这个临床术语，他们认为 TCS 除了可由 Hoffman 等提出的增粗的终丝引起以外，还包括由于椎管内肿瘤、骨嵴、纤维条索、蛛网膜炎、瘢痕及先天性脊髓脊膜膨出等引起的脊髓牵拉受损，而引起下肢感觉运动和大小便功能障碍。

二、病因

在胚胎发育早期，脊髓和椎管是等长的，在以后的发育过程中，脊柱骨骼的生长快于脊髓的生长，故脊髓相对于脊柱变短，由于脊髓的头侧与大脑相连，相对固定，所以会导致尾侧相对上升。妊娠 30 周的时候，圆锥末端已上升 L3 水平，在出生的时候大部分婴儿的圆锥已上升到正常位置，大约在 L1－2 间隙水平。Selcuki 等描述了脊髓末端的细胞退化也在圆锥的上升过程中起了重要的作用。在这个过程中，如果有先天或后天的因素影响了圆锥的上移就会导致圆锥末端位置下降，就可能造成 TCS。造成 TCS 的病理因素主要有脊膜膨出、脊髓脊膜膨出、脂肪脊髓脊膜膨出、椎管内脂肪瘤、脊髓纵裂和粗大的终丝等。

三、临床表现

TCS 可以发生在婴幼儿、儿童和成年人上，以儿童多见。有人认为症状出现的年龄和脊髓受到的牵拉程度有关。当脊髓受到严重的牵拉时，在婴幼儿时期就会出现症状，牵拉程度不严重时则表现为儿童时期隐匿性、轻微的损害。可随着年龄的增长，在某种诱发因素的作用下，才可能出现症状。临床表现是多种多样的，有时是相当复杂的，可以表现为神经性的、骨骼肌肉性的和泌尿系统等方面的疾患，故许多患者曾于神经外科、骨科、泌尿外科和小儿外科的各个科室就诊。TCS 的患者常有皮肤特征性的改变以及先天性的畸形并存。Yamada 等认为 TCS 出现症状的年龄多在生长快速的时期以及脊柱异常屈曲和背伸时发生，因为在生长快速时期骨骼生长快于脊髓的生长，脊髓受到的牵拉加重。TCS 的临床表现非常复杂，有时伴有的症状看起来似乎是毫不相干的。婴幼儿和成人的临床表现也有所不同，患者由于首发症状的不同，可以选择到神经外科、泌尿外科、骨科和小儿外科等各科室就诊。如果就诊医师对此综合征的认识不足，就可能会误诊，进行许多无关的诊治，延误患者的病情而可能使神经功能恶化。

（一）神经系统表现

1. 疼痛：是成人最常见的主诉，一般表现为会阴部、腰骶部深在的疼痛以及双下肢的放射性疼痛。Huttmann 等报道了 54 例成人 TCS 患者，大约 48% 的患者有双下肢的烧灼样疼痛，有 27% 的患者有骶尾部深在的疼痛。Ratliff 等报道约有 2/3 的患者存在疼痛，疼痛部位为肛门直肠和会阴区，尤其表现为肛周的深在的疼痛，下肢的疼痛一般是弥散的，无皮节分布，并且一般是双侧的。Van Leeuwen 等报道了 57 例成人 TCS 患者，有 74% 的患者存在后背的疼痛，72% 的患者存在下肢疼痛。Gupta 等和 Kang 等报道了成人患者多以疼痛为主诉，而在儿童中疼痛并不常见。Anderson 和 Hoffman 等也有类似的报道。在儿童及婴幼儿患者，下肢进行性无力和畸形更常见。疼痛是 TCS 患者最常见的主诉，疼痛部位可位于肛门直肠区、臀部、腰骶部和尾部等，多为深在的疼痛，也可有下肢的放射性疼痛，常比较弥散，没有皮节分布，很难准确定位。存在下肢放射性疼痛时，可能与腰椎间盘突出引起的疼痛混淆，这种疼痛常因久坐或弯腰加重，很少因咳嗽、喷嚏或扭伤加重，可与其鉴别。

2. 运动障碍：也很常见，尤其在儿童，主要表现为进行性无力和行走困难。可为上运动神经元损伤的表现，如下肢肌张力高，痉挛性瘫、步态不稳和腱反射亢进等。也可表现为下运动神经元损伤的表现，如下肢肌无力，肌张力减退，腱反射减弱和消失等。下肢远端肌群最容易受累，但股四头肌和腘绳肌无力也很常见，甚至整个下肢均有肌肉麻痹。

3. 感觉障碍：大多 TCS 患者存在感觉障碍，主要表现为双下肢及鞍区皮肤麻木或感觉减退，感觉障碍多由于脊髓和神经根受损引起，多从远端开始出现双下肢广泛感觉缺失。这种感觉缺失常较广泛，并且没有皮节分布。感觉异常中常有轻触觉、温度觉和痛觉的异常。由于下肢的感觉麻木，可发生足部和下肢的顽固性溃疡，常经久不愈。

（二）肌肉骨骼表现

TCS 患者的肌肉骨骼畸形也很常见，这多发生于儿童时期，尤其在生长快速的时期，因为此时生长加快，当神经功能受损，下肢肌力长期不平衡，会导致骨骼畸形。足部畸形比较常见，常表现为高弓足、马蹄内翻足、罗圈腿、足下垂和背伸无力等。并且在发育过程中会导致双足的不对称，患足变小和患侧下肢肌肉萎缩等。如果对此综合征的认识不足，就可能将上面的畸形作为一个单独的疾病予以治疗，而延误患者的病情。脊柱的畸形也很常见，主要表现为椎板的缺如，进行性脊柱侧弯和脊柱后凸、半椎体、蝶形椎和移行椎等。据报道大约有 95% 的 TCS 患者存在先天性脊柱裂，包括隐性和显性脊柱裂。显性脊柱裂易被发现，隐性脊柱裂易被忽视，但却有重要的诊断意义。这些异常往往在症状出现以前就已经存在，发病后这些症状可加重。

（三）皮肤特征

很多 TCS 患者腰背部都有皮肤特征性的改变，如腰背部多毛、痣、包块、血管瘤和色素沉着等。有报道大约50%的脊柱裂患者均有皮肤特征，这些损害可以发生在脊柱轴上的任意部位，但常常发生在腰骶区的中线上，这些皮肤标志可能表明存在某种脊柱脊髓的先天性畸形，如腰骶区脂肪包块或脂肪瘤和皮毛窦等。Albright 等和 Goldberg 等报道发现腰骶部存在血管瘤的患者可能存在TCS，或合并如椎管内脂肪瘤、纤维条索和皮窦牵拉等异常。Yamada 报道了 1 例腰背中线象鼻样赘生物的患儿，这例患儿经检查同时有脊髓纵裂并伴有脊髓栓系综合征。

（四）泌尿系症状

TCS 患者泌尿系症状很常见，有报道大约90%的脊髓脊膜膨出患者存在神经源性膀胱。在婴幼儿或新生儿的时候，有时神经源性膀胱很难确认，较大的患儿可能有尿床现象。在儿童时期可能会表现为尿失禁，这是由于异常的病理因素使圆锥固定，造成脊髓缺血缺氧，损伤负责排尿的中枢引起的。泌尿系统症状包括遗尿、尿频、尿急及压力性尿失禁和残余尿增多等，还可表现为因膀胱排空障碍所致继发性尿路感染，亦可因尿液反流而出现肾积水表现。儿童以遗尿和尿失禁最多见。当上运动神经元损害时，常表现为痉挛步态、尿频、尿急和压力性尿失禁；当下运动神经元损害时，则表现为残余尿增多、滴流性尿失禁、下肢腱反射减弱和消失等。TCS 的患者神经源性膀胱很普遍，可以表现为逼尿肌反射亢进也可表现为逼尿肌无反射。Kondo 等报道 TCS 患者以逼尿肌无反射最为常见，大约在60%以上，Flanigan 和 Kaplan 也报道了逼尿肌无反射是最多见的。而 Fukui 和 Fone 等报道却与之相反，他们发现逼尿肌反射亢进最多见。

（五）诱因

成人 TCS 出现症状前常有明显诱因。诱因主要有体力劳动、截石位分娩、髋关节极度屈曲、直腿抬高练习、身体前屈、久坐、搬重物、腰椎管狭窄和外伤等。Huttmann 等报道了 54 例成人 TCS 患者，发现70%的患者存在明显的诱因而使症状急性发作或原有的症状明显加重，这些诱因以久坐、弯腰和截石位分娩等使圆锥受到牵拉较多，达50%以上。其次为腰部外伤和搬重物等引起，还有14%的患者是为减肥或缓解背部疼痛而增加体力锻炼而引起。Akay 等报道了 11 例成人 TCS，其中有 10 例患者有明显的诱因，只有 1 例患者未发现有明显的诱因，大约80%以上的患者是因为体力锻炼引起的。

Pang 等也报道了大约60%的成人 TCS 存在明显诱因，并根据病理机制分为 3 类：①圆锥受到一过性牵拉；②外伤；③腰椎管狭窄。由于成人 TCS 患者病程较长，肌肉骨骼和脊髓之间存在微弱的平衡，在遭遇到某种外力的因素时会打破这种平衡，使脊髓受到损伤，而使症状突然出现或使原有症状加重。

四、诊断要点

（一）诊断要点

TCS 由于其临床表现非常复杂，有时患者伴有的临床表现看起来是互不相干的，又多在小儿时发生，不能提供一个完整和准确的病史，所以诊断起来有时很困难。根据上述的临床表现要高度怀疑 TCS 的存在，要进行详细的病史询问和体格检查，并要进行其他的辅助检查来确诊和排除。由于 TCS 的神经损伤的不可逆性，早期诊断，早期治疗尤为重要。目前对于圆锥低位的位置还存在争议，有学者认为圆锥位置低于 L1－2 为低位，也有学者将圆锥位置低于 L2 椎体下缘定为低位。Warder 和 Oakes 等还报道了 13 例 TCS 患者他们的圆锥位置均高于 L1－2 水平。正常婴儿出生时，圆锥位于 L1 椎体下缘或 L2 椎体上缘，Barson 和 Needies 等分别观察了大量死婴和成人标本，证实了以上观点。Wolf 等利用高分辨率超声检查正常新生儿，也得到了同样的结果。所以现在大多学者都倾向于将圆锥位置低于 L2 椎体下缘作为低位。如果存在以上所述的症状和体征，并同时伴有圆锥低于 L2 椎体下缘，那么很容易作出 TCS 的诊断。但对于圆锥位置正常的患者，则诊断相对比较困难。诊断根据病史、临床表现和辅助检查，概括起来有以下几点：①大部分病人都有诱因；②疼痛范围广泛，不能用单一神经根损害来解释；③神经损害呈进行性，感觉障碍在鞍区；④泌尿系症状出现率高；⑤继发性 TCS 常有手术修补术；⑥常合并各种先天性畸形；⑦辅助检查有圆锥低位的证据。

（二）辅助检查

1. 影像学检查

（1）X 线平片：是诊断 TCS 最基本的检查，可用于 TCS 的普查，可以发现脊柱的各种先天性畸形，例如脊柱裂、移行椎和其他一些椎体的畸形和椎管扩大，有时可能发现脊髓纵裂的骨嵴的存在。X 线平片对于诊断脊髓纵裂有重大意义，可发现椎弓根间距增宽但椎弓根无侵蚀，更具特征性意义的是椎管中央的骨嵴影，为与椎管纵轴平行的长椭圆形影，边缘清楚。但是平片只能发现一些骨骼的畸形而不能诊断 TCS，并且对较小的患儿也不适用，因为此时患儿的椎板还未发育成熟，不能清晰地显示是否合并有脊柱裂，所以还要进一步作其他的辅助检查来确诊。

（2）脊髓 MRI：正常终丝在 MRI 上不能被发现，如果在 MRI 上可见明显的终丝影像，即证明终丝有增粗。MRI 无骨伪影，无创伤和放射损伤，不用造影剂就能清晰显示 TCS 的解剖结构，对造成脊髓栓系的原因可以定性。软组织对比分辨率高和任意平面的扫描以及对脊柱脊髓的整体成像等特点，目前认为是诊断 TCS 的首选。MRI 可清晰显示圆锥的位置和形态，判断有无圆锥低位和终丝的粗细，一般 TCS 的终丝直径会大于 2mm，可在 MRI 上清晰地显示，同时可清晰显示 TCS 的原因和脊柱脊髓的改变。识别栓系的束带及发现相关的脊髓畸形，如脊膜膨出、脊髓脊膜膨出、脊髓纵裂和脂肪瘤等。MRI 的表现和手术所见有明显的相关性，可为手术方案的选择提供依据。当患者 MRI 存在圆锥的低位和终丝增粗，很容易作出诊断。MRI 检查可以观察到 TCS 的以下几点病变：①脊髓低位：新生儿脊髓圆锥应位于 L1－2 椎体平面，低于第 2 椎体平面以下为低位；②脂肪瘤侵袭脊髓末端、马尾神经、终丝；③马尾神经之间粘连或马尾神经与硬膜粘连；④膨出的脊膜囊内有粘连的脊神经或脊髓末端疝入膨出的脊膜囊腔；⑤脊髓空洞：在脊髓的剖面像见有囊性改变；⑥脊髓分裂：在脊髓的末端呈分叉样改变或脊髓中部呈局部分裂；⑦脊髓圆锥周围肿瘤；⑧脊髓萎缩：脊髓细长，圆锥不清楚；⑨终丝病变：常见终丝粗、短，牵拉脊髓使其向背侧移位。文献报道有大约 10%～20% 的患者圆锥位置正常，这可能是由于终丝增粗引起或存在栓系的病变，术中见其终丝粗大、紧张呈弓弦状。可见对圆锥的牵拉是造成神经损伤的本质，而圆锥低位只是牵拉的结果。当患者有大小便功能障碍等神经损害表现，但圆锥位置正常时，此时诊断比较困难。Johnson 和 Levy 等指出圆锥和脊髓随着心跳而在轴线上上下移动，所以用动态的 MRI 可以发现圆锥在轴线上不随着心跳而上下移动，这就提示着终丝比较紧，可能存在栓系。但是他们将通过这种方法诊断为 TCS 的患者进行手术治疗，手术后效果大多不理想，所以他们认为通过这种方法诊断 TCS 还需要建立严格的诊断标准。McCullough 使用动态 MRI 提高诊断的准确性，他们利用阶段运动法计算出脊髓的运动速度来区分真正的栓系和仅仅异常低位的脊髓。MRI 可在矢状面、冠状面和水平面准确定位圆锥终止点，并可发现栓系束带，而且有助于随访。但 Brophy 等认为 MRI 作为术后随访是无用的，因为 MRI 显示大多数术后病人圆锥位置无改变，也无法确定是否有栓系。MRI 的主要缺点是对骨的改变不如 CT 显示清晰，但对大部分骨结构异常都能显示，所以是目前诊断 TCS 的理想方法。

（3）CT 检查：CT 对骨性的结构显示较 MRI 清晰，能够发现骨的结构改变和椎体畸形，还能够显示脊髓纵裂的骨性间隔，CT 对于脊髓纵裂的骨性间隔的诊断较 MRI 可靠。CT 检查是过去没有 MRI 时诊断脊髓栓系综合征常用的方法，但 CT 为横断成像，显示圆锥位置不够准确，不能清晰显示终丝粗大紧张的位置和程度，不能清晰显示脊膜和脊髓脊膜膨出时的解剖层次关系。所以现在 CT 检查不作为诊断 TCS 的首选。

（4）脊髓造影 CT 扫描（CTM）：脊髓造影有助于诊断 TCS，可显示腰骶部扩张的硬膜囊和脊髓脊膜膨出，可以较好地显示终丝径线的大小，但由于是有创检查，患儿和家属均不易接受，加上患儿处于发育期，对射线敏感，耐受力差，并且穿刺可能损伤低位的脊髓，故现在已很少用。

（5）B 超：小儿在检查中的躁动对 MRI 的成像有很大的影响，但对超声的影响较小，超声价格相对便宜、快速、容易操作、非侵入性和不用镇静，是一种理想的扫描器械。年龄小于 1 岁的婴儿椎管后部结构成熟和骨化还不完全，B 超可以显示圆锥，而且可以动态地观察脊髓的搏动来判断有无栓系。有人建议用 B 超来检查脊髓栓系和椎管内脂肪瘤，B 超检查的前提是必须有一个透声窗使声波进入椎管，因此检查对象应该选择脊柱裂、椎板未骨化或椎板切除术后的患儿。Naidich 等采用 B 超对 27 例腰尾部病变的患儿进行了系统研究，对不同病变达到了 70%～90% 的诊断率。Raghavchdra 等认为高分辨实时超声能较好地用于 TCS 的诊断。有人认为如果 B 超提示存在脊髓栓系，那么可进行 MRI 来更好地显示，如果 B 超能清晰地显示圆锥尖端在正常位置，就不一定需要 MRI 检查。刘福云等认为 B 超能清楚显示小儿椎管内病变，能用于小儿期脊髓栓系综合征的早期诊断，并且是小儿脊髓栓系综合征早期诊断的首选方法。B 超对于新生儿和椎板切除术后及脊柱裂的患儿可以作为一种辅助检查手段。

2. 电生理检查：电生理学检查技术在临床的应用，为神经系统疾病的观察提供了客观的精确指标，可以判断 TCS 患者神经功能损害程度及病变部位，对判断病情、估计预后均有重要意义。目前 TCS 临床上常应用胫后神经体感诱发电位检测方法，常表现为皮层电位峰间潜伏期延长，波幅下降，甚至消失；腰髓中间神经元突触后电位潜伏期延长，波幅下降甚至消失；中枢传导时间延长；马尾神经电位部分患者可见波幅消失。躯体感觉诱发电位（somatosensory evoked potentials，SEP）作为一种可连续监测脊髓功能的手段，在脊髓、脊柱手术中的应用价值也引起了重视。SEP 检查在其他脊髓疾病已得到了应用，但在 TCS 中的应用的报道比较少。Fehlings 等报道脊髓血流量下降，可导致 SEP 潜伏期延长、波幅下降和波形消失。动物实验也证实了 SEP 在评价 TCS 脊髓神经功能方面的价值，认为脊髓、腰骶神经根被牵拉而产生神经损害可引起相应 SEP 改变，牵拉大到一定程度，脊髓发生严重缺血时，可产生 SEP 消失。实验及临床研究认为，SEP 受脑血流（CBF）急性改变的影响，当脑血流在每分钟 15～20mL/100g 时，神经电活动停止，SEP 消失。只要脑血流水平不低于每分钟 10mL/100g 水平，并且脑血流水平在一定时间范围内恢复，神经细胞仍存活。正是由于 SEP 的改变发生在高于细胞存活所需的血供时，因此 SEP 在术中的变化，使得术者有机会在不可逆损害发生前就采取措施，避免神经功能的永久损害。Polo 等对 TCS 患者行 SEP 检查发现，向中端神经丛冲动所产生的电位不受影响，而腰髓电位波幅下降或消失，表明低位脊髓灰质受损。TCS 患者由于腰骶髓、腰骶神经根受牵张，腰骶髓受损，导致其突触后电位延迟或消失，形成传导阻滞。TCS 主要是脊髓中枢受累，而马尾神经根也有一定程度病变。有报道认为 SEP 可作为评价预后的一个指标。Kale 等于 1998 年报道 39 例 TCS 患者，在手术前后 1 周均行 SEP 检查，术后 20 例患者临床症状缓解，SEP 也有所改善，5 例临床症状恶化的患者，无一例 SEP 改善，且 SEP 改善先于或与临床症状改变同时发生的，所以他们认为 SEP 是评价预后的一个可靠指标。Reigel 等于 1994 年报道 SEP 恶化表明脊髓再次栓系，反之，手术松解脊髓后 SEP 会改善。Li 等则报道了 45 例 SEP 恶化的患者，32 例临床症状稳定，他们的报道认为 SEP 改变不会在临床症状发生改变以前而改变。Selcuki

等对 13 例 TCS 患者进行手术前后 SEP 的对比分析后认为 SEP 结果和手术效果无必然的联系。术后 SEP 只是反映了松解后圆锥的神经功能状态。术前 SEP 异常可能预示着手术效果较差，也不应将异常 SEP 作为手术的一个指征。1977 年以来，Nash 等将体感诱发电位用于脊髓术中监测，但进一步的实验和临床研究都证明患者运动功能的状态并不与 SEP 的检测数据相一致，单独使用 SEP 不能监护脊髓的全部功能。特别是在髓内肿瘤术中若单用 SEP 监护，当术者沿后正中沟切开薄束、楔束时，虽然未损及运动通路，波形却往往会丢失，使患者处于失监护中，这是由 SEP 本身的特性所决定的。SEP 反映的只是深感觉传导通路上的情况，它不能真实地反映运动传导通路的完整性。但是患者对保存运动功能的要求总是远远地高于对感觉功能的要求，因此长期以来神经外科的医师也在手术中把保证运动功能的完整性放在首要的地位。所以术中如何选择恰当的监护手段，以期最大限度地减少手术并发症，这就成了临床医师应该考虑的重要问题。在国外术中监护已提到法律的高度来衡量，没有监护的手术被认为将病人暴露在危险之中。

3. 尿动力学检查：包括膀胱内压力测定、膀胱镜检查和尿道括约肌肌电图检查。还可用 B 超进行残余尿的观察，神经性排泄障碍的诊断就基于以下 3 个方面的依据：异常的尿动力学结果，异常的膀胱造影结果和明显的残余尿。膀胱内压增高见于痉挛性小膀胱，而内压降低见于低张力性大膀胱。许多学者认为在手术前后均应行尿动力学检查以判断手术疗效。

五、治疗原则

（一）观点争议

目前对脊髓栓系综合征的治疗还存在争议。一种观点认为手术会破坏现有的骨骼肌肉和脊髓的平衡，导致神经功能恶化。Johnson 1995 年报道手术治疗了 15 例栓系综合征患儿，与另外 17 例未手术患儿比较各种症状无明显改善。Hood 等认为对无神经功能损害的患者行预防性手术是不必要的。Van Calenbergh 等认为手术不会阻止患者在以后的生长中出现新的神经损害。

而另一观点是目前大多数学者认为 TCS 一旦确诊，只要没有手术禁忌证就应该尽早手术，即使对于无症状的患者也应行预防性手术，如不早期手术，等到神经功能出现恶化时再行手术，手术效果一般都不理想。Pang 等倡导即使对于无症状的患者也应行手术松解，因为患者在体力劳动中，由于反复的屈曲和背伸等积累性损伤会导致症状的最终出现，假如症状出现后再行手术，手术效果一般不会理想。Mclone 等也认为只要患者存在脊髓栓系的特征性皮肤标志，无神经损伤的临床表现，进行 MRI 检查证实后就应该手术，因为一旦发生大小便功能障碍几个月后，手术后恢复到正常状态的可能性很小。等到症状恶化时手术，则神经功能的恢复将是不完全的，即使神经功能在手术后恢复了，足部的畸形也将不会消失。Mapstone 等报道即使对于无症状的患者，只要条件许可就应该尽早手术，因如不手术 90% 的患者在以后的发育过程中可能发生不可逆的神经损害。张广超等认为早期手术可尽早解除脊髓栓系，减少神经症状的发生或阻止其加重，同时早期切除骶尾部肿块可防止外力对“脊髓的直接冲击性损伤”。Di Rocco 等报道了对于无症状的 TCS 患者也可进行手术治疗，并认为预防性手术是安全的，可以防止神经功能进一步恶化。他们的手术方法为手术暴露后将最后一个正常椎板去掉，显露出正常的硬脊膜，然后向下分离而到达异常的部分。Albright 等报道了 7 例腰骶部有血管瘤的患儿，这些血管瘤都位于腰骶部的中线，经 MRI 检查后均显示有脊髓栓系，而这些患儿均无症状，对这些患儿均进行预防性松解手术，手术后患儿情况良好。所以他们认为腰骶部血管瘤提示可能有 TCS 的存在。无论患者有无神经损害的表现，只要有 TCS 的特征性的改变，都应该进行 MRI 检查，否则如果漏诊可能会导致神经功能不可逆的损害，确诊后即使患者无神经损害的表现，也应该手术松解治疗。Pool 等认为栓系的圆锥最终会导致神经损害的症状出现，因为在日常生活和工作中，由于不断的弯曲和背伸，脊髓会受到反复的牵拉从而造成缺血和积累性的损伤，最终导致症状出现。Cartwright 报道即使患者只有皮肤特征性的改变而没有神经损害的表现，也应该进行 MRI 检查来证实或排除 TCS。因为 TCS 如不早期诊断，随着时间的推移，脊髓缺血程度加重，会导致神经功能受损，有些损害是不可逆的。

（二）手术治疗

1. 手术要点：手术至为关键的是应自正常解剖部位开始显露，然后再显露病变的区域。主要操作有以下几方面：①清除硬膜外的压迫因素，包括伸入椎管内的纤维带、脂肪组织、变形的骨片，切除椎板扩大硬膜腔；②彻底松解粘连，切除纤维束带，松解神经之间的粘连和神经与硬膜的粘连；③最低位切断终丝；④仔细修复硬膜。对于非脂肪瘤型的 TCS 主要是终丝病变，大多医师认为手术治疗效果好，应早期手术解除对脊髓的栓系。

2. 手术目的：是为了清除骨赘、纤维间隔、硬膜袖及纤维神经血管束、松解粘连，解除对脊髓的栓系，纠正局部的扭曲和压迫，恢复受损部位的微循环，促使神经功能最大限度的恢复。儿童和成人 TCS 的发作方式、临床特征和治疗效果等都有所不同。对于儿童 TCS 的手术，由于儿童处于生长期，其手术目的在于保留神经功能和重建硬膜囊，确保脑脊液循环，防止进行性的神经功能损害，手术应在显微镜下利用显微器械进行，应尽可能地将造成栓系的病理因素彻底切除，但应适可而止，因为将切除的组织在显微镜下观察，约半数可见到神经节细胞，说明末段圆锥和马尾神经与病变组织相互渗透，交融在一起，如盲目扩大手术可能造成副损伤，且一般要在靠近尾侧切断终丝。儿童手术最大的问题是防止椎管内残留的病变组织与自身硬膜的粘连而发生再次栓系。所以为儿童重建宽大的硬膜囊使脑脊液循环通畅就显得尤为重要，此时用剩余的硬膜直接缝合显然是不够的。由于儿童椎管较为狭窄，背部和椎旁肌肉韧带发育不成熟，力量较弱，术后很容易造成脑脊液漏和再次栓系，所以手术时应重建硬膜囊，防止术后脑脊液漏和再次栓系。重建硬膜囊的材料很多，包括尸体的硬膜、塑料、硅化橡胶、明胶片等。早期诊断，早期手术松解是非常重要的，最好在神经功能出现损害以前就进行手术松解。手术目的是解除异常病理因素的牵拉，使脊髓能漂浮在充满脑脊液的硬膜囊中，为保证硬膜囊的宽大，最好进行硬膜囊重建。手术后患者可能再次栓系，所以他们在脊髓和硬脊膜之间放置一人工合成膜来降低粘连的发生率，手术在显微镜下利用显微手术器械来进行，术中可利用 SEP 来监测。Selcuki 等报道了 13 例圆锥在正常位置的 TCS 患者，这些患者下肢感觉、运动和反射均正常，SEP 显示潜伏期延长，波幅下降，考虑是各种因素所致传导阻滞，MRI 圆锥都在正常位置，这些患者存在泌尿系统功能障碍。他们采用有限椎板切除或全椎板切除方式行终丝切断。早期随访阶段，大约有 92% 的患者症状改善，但术后 1 个月内部分患者的症状重新加重，最后仅有 53% 的患者症状改善。江峰等通过病理解剖，观察到 TCS 被扭曲卡压的骶神经主要是被粘埋于难与硬膜分开的包囊内，迂迴运行一小段距离（一般是 0.5～1.0cm）后才穿出囊外进入神经根通道，故称此段被包埋的神经为“迷路”神经，手术的关键是松解“迷路”神经。注意切断终丝是彻底解除栓系的重要操作步骤。如切断终丝后脊髓末端未向头端回缩，说明尚存在其他粘连因素，如囊外神经根入孔处索带粘系，出孔窄小，S5 神经根牵系等，应将其逐一解除，必要时可切断粘系之 S5 神经根。

3. 手术方式：应根据不同的栓系因素而有所不同，手术采取中线入路，切口应足够大，要充分暴露圆锥下端、马尾及终丝，切断终丝的近圆锥端避免损伤神经根。文献报道椎管内脂肪瘤多见，椎管内脂肪瘤是一种由结缔组织和脂肪组织组成的、界限清楚、具有完整或部分包膜附着于脊髓的肿瘤。单纯的椎管内脂肪瘤与脊髓脊膜膨出脂肪瘤不同，实际是终丝的纤维脂肪瘤或硬膜的脂肪瘤，神经组织还位于椎管内，而脊髓脊膜膨出脂肪瘤的神经组织明显地脱出椎管而至脂肪瘤的皮下。椎管内脂肪瘤发生神经症状的原因是脊髓栓系与神经压迫共同作用的结果。无论是由于终丝和脊髓的栓系还是由于神经的直接压迫，只要患者出现神经损害症状即应给予手术治疗。目前认为由于显微外科的发展将脂肪瘤成功切除、解除脊髓栓系的症状而不出现并发症是完全可以做到的。对于脂肪瘤型 TCS 由于脂肪团块内脂肪组织和神经组织交织在一起，通过光镜和电镜观察，脂肪瘤型见脂肪组织通过椎板裂隙与硬膜内的脂肪组织相融合，侵袭马尾神经或圆锥。硬膜内脂肪组织块切片观察见脂肪团块内分布各种形态迷走神经纤维，脂肪与神经纤维交互生长，神经分布杂乱无章，形态各异，以束状为主，有的呈神经干状。HE 染色切片见大量脂肪细胞，内有神经、胶原纤维、血管。如果切除过多的脂肪块，常常损害尚有功能的神经，如不切除脂肪团块则无法解除对脊髓的栓系。由于这一矛盾使得脂肪瘤型 TCS 治疗效果不佳，目前多主张适当的分离，部分切除脂肪块，扩大硬膜腔比切除脂肪块更重要，手术应适可而止，不应考虑将病变组织彻底切除，而要考虑扩大硬膜囊，使脊髓漂浮在硬膜囊中，减少以后再栓系的概率。术中的电生理监护是十分必要的，可了解圆锥是否受到了不应有的牵拉和在脊髓、神经附近切开组织是否安全。手术应在显微镜下操作，小心使用电凝和电刀，因椎板的缺损可能使硬膜的后方失去保护。在达到骨性结构之前，可能须将脂肪瘤的硬膜外部分切除，此时应注意将肿瘤组织彻底切除。硬膜外脂肪瘤还可穿过硬膜进入硬膜下腔，此时可能须切除部分硬膜。有人用二氧化碳激光将脂肪瘤组织汽化掉，还有人曾推荐使用超声吸引器。神经减压是手术的基本要求，但是当脂肪瘤位于脊髓背侧时，单纯的减压并不能解除脊髓的栓系。所以，此种病例还必须将脊髓神经根远侧的终丝予以切断。此时，电生理监护特别重要。监护不仅可确定终丝切断的正确部位，保证其中不含有神经组织，而且还可避免对神经根和脊髓的过度牵拉。脂肪瘤的完全切除通常既不可能也不必要。手术的基本目标是解除脊髓的栓系，同时不引起任何损伤。对于脂肪瘤和增粗的终丝，可切除腰骶部椎板，然后切掉脂肪瘤，并切断终丝，不要求完全切掉每一个脂肪瘤细胞，重要的是脊髓的搏动应该正常，并能在硬膜囊中自由漂浮。

对于脊髓纵裂，由于其基本病理改变为脊髓被骨性、纤维性或软骨性中隔固定，中隔上下方的脊髓通常是正常的，且多数情况下是对称的，只有约 10% 的患者可明显不对称，且纵裂上下方脊髓亦相应地变细或变粗。绝大多数的病例均为单处的纵贯脊髓脊膜的完全性纵裂。如果两个半侧脊髓间并无纵隔，且在同一个硬膜囊中，此种病例的症状可能是由于脊髓受到纤维带或粗大的终丝的栓系造成的。脊膜纵裂的病例几乎总是伴有间隔的存在，其位置多在纵裂的尾侧端，所以，脊髓的上升会受到间隔的阻挡，间隔或骨嵴通常均附着于椎体的背侧和后部附件。脊髓纵裂患者的症状主要是由于脊髓受到间隔或骨嵴的牵引限制引起的。如同其他类型的脊髓栓系一样，脊髓在椎管和硬膜囊内的上升是受阻的。除了偶然发现的新生儿患者外，任何有临床症状体征的脊髓纵裂患者均应及时手术治疗以解除症状、保存功能并尽可能地逆转神经功能损害。然而新生儿患者最好推迟到 3 个月时或更大一些手术，可以更好地耐受麻醉，脊膜和软组织更有弹性，使切口闭合更加容易，以提高手术的安全性。手术的目的是切除软骨性、纤维性或骨性间隔以及周围栓系脊髓的硬膜管，使两个半侧脊髓均得到松解。切除部分硬膜使被隔开的两个脊髓位于同一硬膜囊内。此外，任何限制脊髓移动的硬膜周围粘连亦均应予以松解。脊髓纵裂的骨嵴切除务必要彻底，必要时可以用高速磨钻小心将残余的骨嵴尽可能地磨除。此时，在骨嵴上下沿中线并椭圆形绕骨嵴切开背侧硬膜，显露半脊髓，然后切开腹侧硬膜，进一步将残余的骨嵴彻底地切除。此时可见到脊髓向头侧移位，应用微型器械小心地去除一切限制脊髓移动的粘连，以丝线间断紧密缝合背侧硬膜切口，腹侧切口可不用缝合。

4. 手术时机：有学者认为出生时就诊断为 TCS 的患儿，应在生后 3 ~6 个月后手术，对于生后 12 个月以后确诊的患者应尽早手术。

六、预后

TCS 是一神经系统疾病，其病理改变复杂，疗效难以确切估计。病理分型为非脂肪瘤型疗效较好，特别是终丝病变，病变简单，手术操作简便，多数病人都可获得显著的疗效。脂肪瘤型患者，脂肪组织和迷走神经交互生长，由于脂肪组织的侵害使神经数目减少，手术效果难以估计。治疗年龄的早晚也是决定预后的重要因素，根据动物模型实验观察发现，脊髓的病变可逆性与栓系的程度和时间有关，早期治疗其病变恢复的可能性大，治疗时间晚，由于病变不可逆，则恢复的可能性小。

（一）文献回顾

手术对于疼痛和下肢无力及痉挛的缓解，无论对于成人和儿童效果都是令人满意的，术后疼痛的缓解是最明显的，文献报道术后疼痛的缓解在 86% ~100% 。Huttmann 等报道了 54 例患者，其中疼痛的缓解率达 90% 以上，而且他们认为术后疼痛和下肢痉挛的缓解与术前的病程长短无关，但他们认为下肢运动和感觉的恢复不是令人满意，且与病程长短有关，术前病程越长术后症状缓解越差。术前感觉障碍小于 5 年，术后缓解仅达到 30% ，如感觉障碍超过 5 年，则感觉基本无恢复。术前运动障碍病程小于 5 年，术后缓解可达到 50% ，而超过 5 年以后，缓解仅为 6% 。长期的神经原性膀胱术后也基本上不会恢复，但如果是新近出现的大小便功能障碍，则术后有 50% 的患者恢复。但 Mclone 等报道由于成人 TCS 的疼痛存在了很长时间，所以不会因为手术松解而缓解，他们强调医生和患者家属在手术以前都要明白这一可能性。Klekamp 等报道手术对于麻痹症状的缓解要好于对疼痛的缓解。Pang 和 Wilberger 等报道了手术后有 20% 的患者恢复了正常的运动功能，大部分的患者术后都有明显的恢复，都可以重返工作岗位。对于大小便功能障碍手术的效果，文献报道大多不满意。Satar 等系列研究 19 例有大小便功能障碍的患者只有 3 例术后有缓解。Giddens 等报道术后只有 19% 的患者术后大小便功能有了缓解。但 Kondo 等报道 67% 的患者术后大小便功能获得了满意的效果。陈明伟等报道 313 例小儿术后并发症：下肢疼痛/腹胀 19.8% 、排尿异常 20.8% 、颅压升高 8.3% 、脑脊液漏 5.8% 、神经损伤 3.8% 、术后粘连 4.2% 等。

（二）评估方法标准

TCS 病人的治疗效果可根据病理改变、病情轻重、治疗年龄早晚和手术质量 4 个方面进行估计。

（三）应对策略

长期随访手术后一个重要的问题是再栓系，松解彻底程度与术后恢复效果明显相关，完全松解的患者中只有 16% 的患者无明显恢复，而不完全松解的患者则达到 80% 。再次栓系与造成栓系的病理类型明显相关，仅有终丝增粗或小的脂肪瘤术后未见再栓系，不是很复杂的脊髓纵裂，术后再栓系的发生率也很小，但是较大的脂肪瘤通过光镜和电镜观察，脂肪瘤型见脂肪组织通过椎板裂隙与硬膜内的脂肪组织相融合，侵袭马尾神经或圆锥。硬膜内脂肪组织块切片观察见脂肪团块内分布各种形态迷走神经纤维，脂肪与神经纤维交互生长，神经分布杂乱无章，形态各异，以束状为主，有的呈神经干状。HE 染色切片见大量脂肪细胞，内有神经、胶原纤维、血管。所以术后发生再栓系的概率很高。假如手术松解不完全，术后再栓系的概率很高，再栓系行手术时难度很大，但再次手术可取得较好的疗效，可达到82%。

手术的主要并发症是脑脊液漏和切口感染延迟愈合。脑脊液漏的主要原因是硬膜修复时张力太大和技术粗糙。脊柱裂和脊柱畸形的患者有原发性筋膜或肌筋膜层缺陷的可能，此时仅简单闭合软组织会使张力不足，闭合不严密，发生渗出危险。术中应有计划地保留硬膜，缝合硬膜应显微外科操作，仔细缝合修补硬膜切口，以 Valsava 试验（嘱患者深吸气后屏气增加腹压）确定缝合严密和无脑脊液渗漏。术后保持头低位，局部沙袋压迫 72h 以上，必要时给予镇静剂。切口感染延迟愈合，主要是切口下部皮肤神经营养不良，愈合能力差。有时也与局部皮肤张力大，皮下、肌层、硬膜外脑脊液或组织液积存有关。若术后出现脑脊液渗漏至皮下，即应再手术修补。

七、相关解剖

终丝即软脊膜在脊髓末端移行后形成的一根无神经组织的膜性结构，约在第二骶骨水平以下硬脊膜包裹而终止于尾骨的背面。脊髓的上端在枕骨大孔平面移行为延髓，下端通过终丝止于尾骨，因此终丝有固定脊髓的作用。马尾即脊髓末端变细形成脊髓圆锥，约平腰 1 椎体下缘，此水平以下腰、骶、尾脊神经前后根在椎管腔内下行一段距离后，出相应的椎间孔，形成脊神经，在椎管腔内的一段脊神经根称马尾。

八、相关综合征

马尾神经损害临床较为常见，大多是由于各种先天或后天的原因致腰椎管绝对或相对狭窄，压迫马尾神经而产生一系列神经功能障碍，如果仅仅是在 CT 或 MRI 中有脊髓圆锥低位但无临床表现，则称为脊髓低位。

（贺曾良）

参考文献

[1] Arai H, Sato K, Okuda O, et al. Surgical experience of 120 patients with lumbosacral lipomas [J]. Acta Neurochir (Wien), 2001, 143: 857 - 864.

[2] Bulsara KR, Zomorodi AR, Villavicencio AT, et al. Clinical outcome different for lipomyelomeningo celes, intraspinal lipomas and lipomas of the filum terminale. Neurosurg Rev, 2001, 24 (4): 192 - 194.

[3] Mitsuka K, Horikoshi T, Watanabe A, et al. Tethered cord syndrome in isentical twins [J]. Acta Neurochir (Wien), 2009, 151 (1): 85 - 88.

[4] Niggemann P, Sarikaya - Seiwert S, Bever HK, et al. Features of positional magnetic resonance imaging in tethered cord syndrome [J]. Clin Neuroradiol, 2011, 21 (1): 11 - 15.

[5] Servaes S, Hernandes A, Gonzalez L, et al. Fetal MRI of clubfoot associated with myelomeningocele [J]. Pediatrics, 2010, 40 (12): 1874 - 1879.

第二十四章

脊髓空洞症

一、引言

脊髓空洞症是脊髓内的一个充满液体的囊腔，是神经系统较常见的缓慢进展性脊髓变性疾病，起病隐匿，病人数年甚至十几年都毫无察觉，确诊时常常已呈进行性加重趋势。脊髓空洞的实质是中央管积水，多以躯体感觉和运动功能障碍为主要表现，严重影响病人的生活质量。脊髓空洞症1827年才被正式命名。我国患病率为8.1万~10万人口，欧美患病率为8万~10万人口，发病率为0.3万~10万人口，与我国大致相同。60%~80%发生于20~40岁，多见于强壮年。男较女多，约为2~3:1，与职业无关。有学者报道脊髓空洞症患儿脊柱侧凸的发生率为63%~73%。目前的研究尚未证实有遗传性。病理特征为脊髓灰质空洞与神经胶质增生。依空洞发生的部位，临床上分为脊髓空洞症与延髓空洞症，前者病变限于脊髓，后者病变主要在延髓，向上可累及脑桥，但临床上常发现二者并存。据空洞与脊髓中央管的病理关系又分为“交通性”与“非交通性”。前者系指原发性脊髓中央管扩张所致，空洞与中央管相通，常合并枕大孔区异常如Chiari畸形，病变多由中央管附近向外周扩展。非交通性者的空洞与脊髓中央管无关，常继发于髓内肿瘤、外伤、蛛网膜炎。也存在交通型脊髓空洞症、非交通型脊髓空洞症、脊髓实质空洞症、萎缩脊髓空洞症和肿瘤型脊髓空洞症的五大分类法。

二、病因

（一）病因与发病机理

确切病因尚不清楚。最初有学者认为脊髓空洞症是脊髓先天性发育异常。因为该病常伴发其他先天性异常，如脊柱裂、脑积水、扁平颅、Chiari Ⅰ或Ⅱ型畸形、弓形足、颈肋、脊柱侧凸及枕颈部及上颈椎畸形等。也有人认为本病是由于胚胎期脊髓神经管闭锁不全所致，或脊髓内先天性神经胶质增生，其中心部变性，或是先天性血管疾患继发局限性血管闭塞，供血不全而引起脊髓软化，形成空洞与反应性胶质增生。

有人提出脊髓空洞症是由机械因素所造成的假说。因为第四脑室先天性出口闭塞，致使脑脊液循环障碍，脑脊液搏动性压力不断冲击脊髓中央管，导致脊髓中央管逐渐扩大，脑脊液浸入脊髓实质内，脊髓软化、积水，最终形成空洞。其根据是脊髓空洞症病人大都伴有颅颈联合部畸形，空洞内液体成分与脑脊液相同。手术治疗颅颈部畸形后，脊髓空洞症症状可获缓解。此型即所谓“交通型”脊髓空洞症。另一类称之“非交通型”，即空洞与脊髓中央管互不相通，多继发于脊髓肿瘤、血管畸形、脊髓外伤、脊髓血液循环障碍及椎管内炎性病变。病理发现约15%脊髓空洞或邻近空洞的部位有髓内肿瘤（神经胶质瘤、成血管细胞瘤及室管膜瘤）。空洞的形成是由于脊髓肿瘤囊性变所致。脊髓肿瘤合并空洞在病理上与脊髓空洞症相似，多为单发，亦可多发。

现值得关注的是 Gardner 的脑脊液流体力学学说及 Williams 的颅内与椎管内压力分离学说。Greitz 提出的髓内搏动压理论，众多学者也为这种理论提供了支持并论述了该理论的合理性。近几年有学者提出的脑脊液吸收障碍学说受到广泛关注，为脊髓空洞症的发病机制提供了另一条崭新的思路。

严重脊髓外伤后可引起脊髓空洞症，占外伤性截瘫 1.3% ~1.8%，空洞形成与脊髓局部挫伤、血肿、蛛网膜粘连有关，或是原有无症状性脊髓积水，因外伤而致病变加重，出现症状。外伤后脊髓空洞症多发生于脊髓中央部附近，后柱之腹侧，后角的内后方。病变从受伤部位向上延伸，这可能是该部位为脊髓前、后动脉供血交界区，侧支循环差而易发生缺血有关。继发于椎管内炎症者，系由于局部供血及脑脊液循环障碍，蛛网膜粘连导致脊髓可移动及可变性减少，易受外伤因素损害，致使脊髓局部发生软化，形成空洞。有学者报道 PTS（外伤后脊髓空洞症）进展缓慢一般在脊髓损伤后 3 个月到 41 年（平均 5 ~6 年）开始出现。

（二）病理

基本病理改变是空洞形成和胶质增生，其范围大小因人而异。脊髓的外观可能正常，亦可能为梭形扩大或呈现萎缩。空洞壁不规则，空洞大者，可扩展到该水平的脊髓的大部分，以致只剩下薄层脊髓组织围绕在空洞的周围。病变某些部位仅有少许无胶质增生，而其余部分则以胶质增生为主。空洞亦可伸展到无胶质增生的部位。胶质增生大部分由胶质细胞和胶质纤维所组成。空洞周围可见到少数厚壁血管。空洞内有透明液体或黄色液体，蛋白质含量与脑脊液相同。空洞的纵行范围不一，可仅限于数节段，亦可纵贯脊髓全长，但以下颈段最为常见，常伸展至上、中段胸髓，腰髓空洞症少见。

三、临床表现

（一）临床表现

1. 脊髓空洞症主要临床表现是受损节段的分离性感觉障碍、肌肉麻痹、萎缩及皮肤营养障碍，受损平面以下长传导束征。神经功能障碍程度取决于空洞大小、部位及胶质增生的范围。

2. 脊髓空洞症常隐袭发病，缓慢进展。手部肌肉无力与萎缩常是引起病人注意的早期症状。也可因病变所支配区皮肤烧伤或外伤但无痛而引起病人重视。少数病人以上肢疼痛或皮肤营养障碍就医。

3. 感觉障碍包括感觉异常、减退及丧失。感觉异常可早期出现，也可发生于病程后期，如麻木、针刺感或虫爬感等。感觉异常可先于感觉减退和肌无力，常于 1 ~2 年后才发生典型感觉障碍征。自发性疼痛亦可在其他症状开始之前出现。随病变的进展，不同时期的疼痛症状可自发性缓解或消失，疼痛多为撕裂样或烧灼样，但不因咳嗽、用力等而加剧，故与根性痛不同。疼痛与皮肤营养障碍合并发生往往是脊髓空洞症的特征。感觉减退与丧失是本病最有诊断意义的体征。因空洞好发于下颈髓与上胸髓中央管附近，故常表现为双上肢及上胸部节段性痛觉、温度觉丧失，而保留轻触觉及深感觉的分离性感觉障碍，这是由于空洞的形成阻断了脊髓丘脑束的上行交叉纤维。几乎全部病人在起病时或病程中均有不同的感觉障碍。多数病人常因感觉丧失的继发症，如深度烧伤，不易愈合的无痛损伤而就诊。呈节段性分离性感觉障碍者约占2/3，多为不对称性分布。若伴有三叉神经支配区皮肤感觉减退，提示脑干受累及。病变进展压迫或破坏一侧或两侧脊髓丘脑束可致病变水平以下传导束型感觉障碍。脊髓后束往往最后受损，此时深感觉及轻触觉减退或丧失。

4. 因病变常见于颈胸段，空洞及神经胶质增生破坏或压迫前角细胞而导致运动神经原瘫痪。早期运动症状为手部肌肉无力与萎缩，可单侧或双侧。当病变范围扩大，肌肉萎缩可波及前臂、肩胛带甚至肋间肌，并伴有肌束颤动，但肌肉萎缩不如运动神经元病严重。受累节段肌张力减低，腱反射减退与消失。病变损害或压迫锥体束时，则发生病变水平以下的痉挛性瘫痪，锥体束征阳性。

5. 常见的营养障碍有肌肉萎缩、皮肤增厚、发绀、多汗或少汗、甲沟炎、局限性皮下组织萎缩、大疱性皮疹及肢端青黑色素沉着。C8—T1 病变可引起霍纳氏综合征。约25%病人发生关节损害，多为上肢关节且多发，系因关节痛觉缺失，关节磨损，萎缩变形、关节肿大，活动范围过度而形成神经源性关节病（Charcot 关节）。大部分病人在痛觉缺失区有新、旧烧伤疤痕或顽固性溃疡。部分病人手指、足趾发生畸形，手指发生无痛性坏死乃至脱失。皮下组织增厚、肿胀、异常发软，伴局部溃疡构成 Morvan 综合征。病程晚期可发生神经源性膀胱功能障碍。

6. 一些其他发育异常的畸形可伴发于脊髓空洞症患者或其家庭成员中。如颈肋、脊柱裂、脊柱后凸或侧凸、弓形足、漏斗胸、两臂伸展距离较身高长、虹膜异常、颅底畸形及毛发、耳郭生长异常。

（二）影像学检查

脊髓空洞症患者的放射学检查方法包括 X 线平片、椎管碘水造影、气体脊髓造影和体层造影、CT 扫描、椎管内碘水造影 24 小时延迟扫描和 MRI 等。

1. 普通 X 线检查：患者应首先进行头颅、脊柱及颅底 X 线摄片，以了解有无先天性骨骼发育异常，如颅底畸形、颈椎融合、颈肋、脊柱侧凸及椎管前后径扩大。

2. CT 检查：脊髓 CT 扫描可发现 80% 的脊髓空洞，表现为髓内边界清晰的低密度囊腔，相应脊髓外形膨大，少数脊髓呈萎缩状态，其外形不规则，亦可排除有无占位病变。当空洞较小或含蛋白量较高时，CT 平扫可能漏诊，其辅助诊断价值较大。

3. MRI 检查：MRI 对于脊髓空洞的部位、形态、长度、范围及伴同脊髓内的病变能提供精确的影像，是目前诊断脊髓空洞症的最有效方法。T1 加权图像表现为空洞相应节段的脊髓均匀膨大，脊髓中央低信号的管状扩张。在 T2 加权图像上空洞内液呈高信号，并可见到呈低信号的脑脊液流空现象。根据 MRI 征象将脊髓空洞分为 5 型：①交通型脊髓空洞；②非交通型脊髓空洞；③萎缩型脊髓空洞；④脊髓实质空洞；⑤肿瘤型脊髓空洞症。

4. 其他检查目前较少应用。

四、诊断要点

（一）诊断

结合病史、临床表现及影像学检查，诊断可以明确。

（二）鉴别诊断

1. 髓内肿瘤：与脊髓空洞症关系密切，特别是管膜瘤。常因肿瘤生长所引起组织水肿而继发产生一个或多个空洞。这种空洞常与中央管无关，临床上鉴别这两种空洞较为困难。两者均可表现节段性分离性感觉障碍。但髓内肿瘤较脊髓空洞症进展迅速，较快发生脊髓受压或供血障碍而出现脊髓横贯性损害征。早期出现括约肌障碍，病变严重者可阻塞蛛网膜下腔，脑脊液蛋白质含量增高，脊髓 CT、MRI 可帮助明确病变。

2. 脊髓血肿：特别好发于接受抗凝治疗的病人，可表现类似脊髓空洞症的症状。起病急，并可引起脊髓出血基础疾病的表现。有时脊髓空洞内出血可形成血肿，则常在原有症状的基础上，病情急剧加重。

3. 颈椎病：可先引起上肢远端肌肉萎缩，手及前臂尺侧感觉减退或下肢痉挛性轻瘫。但其很少引起整个上肢感觉缺失，而神经根痛突出，无节段性分离性感觉障碍，一般亦无皮肤营养障碍等特点可与之区别。

4. 运动神经原病：因其早期仅表现于小肌肉萎缩，故与脊髓空洞症鉴别有困难。然而该病不引起感觉障碍，肌肉萎缩进展迅速，常有广泛的频发性肌束颤动。若某肢体既有肌肉萎缩又有腱反射亢进则可确定诊断。

5. 颈肋：可与脊髓空洞症并存，引起类似脊髓空洞症的早期症状，如手部肌肉萎缩及感觉减退。但颈肋所致感觉障碍及疼痛的部位常为手或前臂尺侧，以触觉障碍较重，深反射不受影响，无长束征。可伴锁骨下动脉受压的证据。颈椎摄片可发现颈肋。

6. 颅底陷入：常与脊髓空洞症并存，但颅底陷入可兼有小脑征、后组颅神经症状，患者后发际低、颈短。头颅 X 线摄片颅底角大于 145°，枢椎齿状突超出钱伯伦线 3mm 即为颅底陷入。

7. 麻风：可有感觉消失，上肢肌肉萎缩，但有正中、尺、桡神经及臂丛神经干的增粗，而且躯干可有善在的脱色素斑。

五、治疗原则

（一）非手术治疗

本病无特殊治疗。疼痛者可予镇痛剂，另外可予 B 族维生素及神经代谢活化剂以助功能恢复。受累关节及麻痹肌肉的理疗可使症状得到缓解，防止关节畸形。为防止继发感染，应及时使用适当药物治疗。应嘱病人注意防止痛觉缺失区的皮肤烧伤、冻伤及外伤。多数学者认为保守治疗疗效局限，保守治疗的物理治疗及功能锻炼，对脊髓空洞症术后恢复可起到促进作用。

（二）手术治疗

开展手术疗法有近百年历史。对于脊髓空洞症，手术治疗的目的就是要解除空洞产生和发展的机制，同时解除空洞内液体对脊髓的压迫，防止术后空洞重新闭合使空洞内液体重新积聚。手术方式有多种，可能收到症状有所改善或病情停止进展的效果。

1. 空洞蛛网膜下腔分流术：适用于病情逐渐恶化，无或有轻度扁桃体下疝者。俯卧位，切除颈 5 或颈 6 椎板。在手术显微镜下，用 Pudenz 硅胶脑室导管的远端放入蛛网膜下腔，注意勿撕裂蛛网膜。一般选择在脊髓最宽而中线血管少的部位，切开脊髓 5mm 长，直径大约为导管直径的两倍。导管的另一端放入空洞内约 2～3cm 深。并将导管周围的蛛网膜结扎在导管上，这样可起到固定导管封闭蛛网膜的作用。在导管内可见到液体的波动。术中严密控制血液流入蛛网膜下腔。如导管一旦发生梗阻，空洞内的液体仍可沿导管引流到蛛网膜下腔。蛛网膜下腔分流术对交通型脊髓空洞症（不伴有小脑扁桃疝）及创伤后的脊髓空洞症的治疗效果较好，病情好转或静止者占 75%。

2. 后颅凹减压术：适用于合并 ChiariⅠ型畸形及有延髓症状者。手术解除扁桃体的压迫，有时可阻止空洞的进展。切除枕骨鳞部下 2/3 及枕大孔的后缘，向两侧扩大，并切除颈 1、2 椎板，达到下疝的扁桃体下缘以下，尽量保持蛛网膜完整，以防血液流入蛛网膜下腔。远期效果为 50% 好转。

3. 空洞切开引流术：在做枕大孔减压时，如发现脊髓有空洞，表面只剩一薄层的脊髓，可采用这一手术。即将蛛网膜、软膜、连同薄的脊髓切一小口，再用硅胶管经蛛网膜下腔插入空洞内，并将其固定在软膜上。由于选择适宜的材料作引流以及脊髓过度活动时脊髓在椎管内有明显的移位，有人将神经根切断放入空洞内引流。

4. 终丝末端切开术：中央管与终丝相连续，因此，切断终丝，空洞内液体可引流到蛛网膜下腔。

5. 空洞腹腔引流术：手术效果较好，好转及静止者占75%。

6. 脊髓空洞症伴脊柱侧凸患者的胸椎后凸（>40°）与特发性脊柱侧凸是不一样的。患者有明显的手术适应证时，如同期不处理侧凸、枕颈部等其他畸形时术后效果可能比预期效果较差，这点需注意。

六、预后

脊髓空洞症进展缓慢，未经治疗者亦可数年无改变。部分症状经治疗可缓解。少数病例症状可稳定不发展。但轻微外伤可使症状突然加重。或由于血液进入空洞内而使病情恶化，导致脊髓横贯性损害即发生截瘫。由本病直接致死者甚少，死亡者多由于延髓麻痹，合并感染或其他致命性疾病。

（一）文献回顾

郭俭等报道316例脊髓空洞症患者，14～35岁有效率为93.8%，36～45岁患者为92.98%，45～62岁有效率为89.28%，45岁以后患者有效率明显下降，分析可能与病史较长有关。术后1年内有效率为92.72%，术后5年有效率下降为32.28%。文章指出手术近期效果较好，病史是影响手术效果的重要影响因素。

（二）评估方法标准

1. 根据ADL、MMSE评分综合评定为治愈、显效、有效、无效。

2. 有学者根据术后MRI评定：根据MRI有无流空征象来判断，当有流空征象说明有波动，处于“活动期”，其进展可能性大；无流空征象说明无波动，处于相对“静止期”，其进展可能性小。

（三）应对策略

对有症状患者早期手术治疗，大多数学者具有这点共识。大多数人倾向于对枕大孔重度受压的患者首选后颅窝减压术，对单纯脊髓空洞行空洞分流术。枕大孔区减压和切开C1～3椎板，决定于扁桃体下疝的程度，它能减轻下疝扁桃体所致的症状，而很少能减轻空洞所致的症状，故单纯后颅窝减压效果并不满意。近来人们主张按脊髓空洞症的解剖学和病理学类型分类指导选择术式。对脊髓空洞合并脑积水者，脑室－腹腔分流术为治疗的第一选择；对于髓外病变所致脊髓空洞的治疗包括手术切除病灶或梗阻处减压，一般能明显改善神经系统症状。若手术失败时，分流是必要的。对Chiari畸形所致的脊髓空洞的最佳治疗不是引流空洞，而是改善脑脊液循环。而对外伤性脊髓空洞的治疗，首先要排除其他病理情况，再行空洞分流术；对髓内肿瘤或感染所致的脊髓空洞的治疗包括活检、病灶切除、空洞穿刺；对多发硬化所致脊髓空洞和萎缩型脊髓空洞，治疗效果不佳。

七、相关解剖

通常将中脑、脑桥、延髓合称为脑干。脑干位于颅后窝的斜坡上，其下部在平枕骨大孔处与脊髓相续，其上部紧接间脑。延髓和脑桥的背面与小脑相连，期间的腔室为第四脑室。该室上通中脑水管，向下与延髓及脊髓的中央管相续。第四脑室底，呈菱形凹陷称为菱形窝。在第四脑室顶下部，靠近菱形窝下角处有一孔，称第四脑室正中孔，靠近菱形窝两个侧角处各有一孔，称第四脑室外侧孔。他们皆与蛛网膜下隙相交通。第四脑室向上通中脑水管向下通脊髓中央管。脑脊液循环途径为从左右侧脑室脉络丛产生的脑脊液经左右室间孔流入第三脑室，与第三脑室脉络丛产生的脑脊液一起经中脑水管流入第四脑室，再与第四脑室脉络丛产生的脑脊液一起经第四脑室正中孔和2个外侧孔流入蛛网膜下隙。然后，脑脊液沿蛛网膜下隙流向大脑背面，经蛛网膜粒渗透到硬脑膜窦内，回流入血液中。室管膜位于脑室壁（侧脑室，第三脑室、第四脑室）和脊髓中央管壁。

八、相关综合征

（一）延髓空洞症

病变限于脑干者称延髓空洞症，很少单独发生，多与脊髓空洞症合并存在，或由脊髓空洞症向上扩展所致，常由颈髓空洞扩展而来，多呈纵裂状，有时仅为胶质疤痕形成。病变范围各异，向上可达尾核，向下可延及颈脊髓，多不对称，常以单侧症状与体征为主，按病变扩展部位可分3类：①从第四脑室底部、舌下神经核外侧向腹侧伸展的裂隙，破坏舌下神经核、三叉神经脊髓束、孤束核及疑核的纤维。引起同侧中枢型分布的面部痛觉、温度觉缺失或减退，由面部周边部向鼻尖及上唇发展，伴角膜反射减退或消失。②从第四脑室正中向延髓中缝腹侧延伸的裂隙，可侵犯内侧纵束。累及内侧纵束、前庭小脑通路则发生眼球震颤、眩晕、步态不稳。③在椎体与下橄榄核之间发生裂隙，累及延髓内舌下神经纤维。若空洞病变扩大损及延髓后外侧部的疑核，则引起软腭、咽、喉肌肉及声带麻痹；舌下神经核受损害可出现同侧舌肌萎缩及舌肌肌束颤动。临床以前两类常见。空洞伸入脑桥者较多，抵中脑者少见。眼球运动障碍、面瘫常为延髓或脑桥空洞内继发出血所致。眼球震颤多为水平性，多于侧视时出现，垂直性或仰视性眼球震颤罕见。其他颅神经很少受损。延髓空洞症可损害下行性交感神经纤维、X、XⅠ、XⅡ颅神经核、前庭神经下核至内侧纵束的纤维，甚至脊髓丘脑束和椎体束而表现相应的临床症状与体征，可出现传导束型感觉障碍及椎体束征。

（二）Homer综合征

又称小儿颈交感神经麻痹综合征，是由于交感神经中枢至眼部的通路上任何一段受到任何压迫和破坏，引起瞳孔缩小、但对光反应正常，病侧眼球内陷、上睑下垂及患侧面部少或无汗等表现的综合征。

（陈海波）

参考文献

[1] Milhorat TH. Classification of syringomyelia [J]. Neurosurg Focus, 2000, 8: E1.

[2] Greitz D. Syringomyelia: current concepts in pathogenesis, diagnosis, and treatment [J]. J Vet Intern Med, 2006, 20 (3): 469-479.

[3] Schmidt MJ, Ondreka N, Sauerbrey S, et al. Volume reduction of the jugular foramina in Cavalier King Charles Spaniels with syringomyelia [J]. BMC Vet Res, 2012, 8: 158.

[4] Deng K, Li YN, Li GL, et al. Neural endoscopic assisted micro-invasive management of Chiari I malformation [J]. Chin Med J (Engl), 2010, 123 (14): 1878-1883.

[5] Arai A, Aihara H, Miyake S, et al. Syringomyelia due to thoracic spinal stenosis with ossified ligamentum flavum—case report [J]. Neurol Med Chir (Tokyo), 2011, 51: 157-159.

[6] Fonoff ET, Lopez WO, de Oliveira YS. Endoscopic approaches to the spinal cord [J]. Acta Neurochir Suppl, 2011, 108 (3): 75-84.

第二十五章

强直性脊椎炎

一、引言

强直性脊椎炎（ankylosing spondylitis，AS）是脊椎的慢性进行性炎症，侵及骶髂关节、关节突、附近韧带和近躯干的大关节，导致纤维性或骨性强直和畸形。是一种慢性致残性风湿病，属于血清阴性脊柱关节病、全身慢性结缔组织疾病、自身免疫性疾病。最早由 Connor 于 1691 年报道。AS1962 年被正式命名，1982 年被国内学者接受。曾被称作 Bechterew 病、Marrie - Strumpel 病、竹节脊椎和风湿性脊椎炎等。现已证明它与类风湿性关节炎不同，是一种独特的疾病。不同国家、地区和民族的发病率不同，具有明显的家族聚集性，在我国本病总体发病率为 0.3%，有学者报道印第安人的患病率则高达 27% ~63%，AS 患病率印第安人最高，白种人次之，黄种人低于白种人，黑种人最低，以男性多见，男女比例报道不甚一致，大致为（5 ~10）:1，发病年龄多在 15 ~35 岁，任何年龄均可发病，平均患病年龄 25 岁左右，45 岁及 8 岁以下发病者少见。有学者报道男性平均发病年龄小于女性。AS 有较高的误诊率和致残率，有学者称其为“不死的癌症”，早发现早治疗有助于减少致残率。强直性脊柱炎患者多具有焦虑和抑郁倾向，国内外有学者报道 AS 患者有焦虑 、抑郁情绪的患者分别占 30% ~36%。国外有人将强直性脊柱炎这一类风湿病的终点归结为 5 个 D：即死亡（death）、残疾（disability）、痛苦（discomfort）、经济负担（dollar costs）、药物毒副反应（drugtoxicity）。

AS 可归属于中医学“竹节风”“历节病”“骨痹”“筋痹”“腰尻痛”“腰痹”等范畴，中医规范名称为“脊痹”。

二、病因

（一）病因

本病的病因尚不清楚，但具有明显的家族史。该病患者家族成员的发病率为正常人群的 20 ~30 倍。已有众多学者纷纷报道 HLA - B27 与 AS 有密切的相关性。Chung 等发现，HLA - B27 阳性者 AS 的发病风险是 HLA - B27 阴性者的 200 ~ 300 倍。HLA - B27 阳性率在我国一般人群为 3% ~7%，90% 以上的 AS 患者含有血清组织相容性抗原 HLA - B27，而其一级亲属 HLA - B27 的阳性率为 50%，发病者占 25%。其他 HLA 位点如 HLAA2 和 DR2 也似乎与强直性脊椎炎的外周关节表现相关。大约 80% 的 HLA - B27 阳性者并不发生 AS。HLA - B27 在 AS 患者中表达可能只是一个重要的遗传因素，但并不是影响本病的唯一因素。尚有其他一些因素也具有病因学意义，如有学者报道 AS 患者有泌尿系统感染病史，提示 AS 与感染因素有关，还有环境因素、免疫因素、内分泌因素、病毒感染等因素的参与。

中医学认为先天禀赋不足、肝肾亏虚、督脉失养是 AS 发病的根本原因，感受外邪，侵袭经脉为病标，常因起居失常，冒雨涉水，汗出当风，饮食不洁，房劳过度，安逸失常等致肝肾气血亏虚，腠理疏松，胃阳不固，风寒湿邪内侵，痹阻经络发病。

（二）病理

本病滑膜病变虽与类风湿性关节炎相似，但滑膜肉芽组织侵蚀关节软骨和骨质没有类风湿性关节炎那么明显，滑膜出血的程度也轻。能动关节发生骨性强直的倾向远较类风湿性关节炎为大。

脊椎的病理变化主要为肌腱韧带在骨的附着部的非特异性炎症。主要侵犯脊椎关节，尤其是骶髂关节和椎间小关节髂关节受累占 30%，其他周围关节也可受侵犯，但一般程度较轻。病变自韧带附着处开始，韧带及其附着处骨质被含有淋巴细胞和浆细胞的结缔组织所替代。病变沿韧带内的血管扩散，骨被侵蚀处产生反应性新骨，并向附着的韧带延伸，成为骨赘。在纤维环与椎体软骨板附着处，于椎间盘的前方和侧方，也有同样的改变，使椎间盘产生骨性强直，以前纵韧带最明显。在脊椎节段之间，骨化韧带形成骨桥，使脊柱呈“竹节”状。椎间小关节首先有轻度骨膜炎，然后关节囊骨化，小关节完全强直，相邻的软骨关节面逐渐被来自骨髓腔的血管所侵蚀，被新骨沉着所填充，直至小关节完全骨性强直。病变可逐渐扩展至脊柱邻近韧带、关节囊和肌腱的组织中。由于广泛的骨化，脊柱曲度逐渐发生改变及活动受限，直至脊柱完全强直，活动度消失。AS 病理大致可分为早（即放射学 0 ~ I 级）、中（II ~ III 级）、晚（IV 级）三期。AS 的 3 个特征性病理变化为附着点炎症、骨破坏、骨桥形成。

三、临床表现

（一）临床表现

起病缓慢，约 50% AS 患者以炎性腰背痛为首发症状。早期症状主要为腰和臀部疼痛，渐感腰部不灵活，晨起明显，活动后减轻，并有倦怠无力、低热、食欲不振等全身症状。症状逐渐加重伴活动受限，在半年至 1 年内逐渐向上发展。发展至胸椎，累及肋椎关节时，出现呼吸不畅，胸椎后凸畸形。当病变累及颈椎后，颈椎和胸椎均呈严重后凸畸形，患者下颌与胸部相贴，致使双眼无法正视前方而仅能看到脚下的地面。强直性脊椎炎发生骨折的比例较高，尤以颈椎为甚，骨折后大约 75% 出现神经症状。

AS 除腰背部等典型表现外，还可出现神经肌肉等异常，如多发性硬化、肝豆状核变性、肌肉萎缩等合并症；AS 相关肾损害，临床报道 13.3% ~35.0%，主要临床表现为肾小球性血尿、蛋白尿、及肾功能异常，涉及 I g A 肾病、膜性肾病、新月体肾炎等肾性疾病；AS 患者心脏受累约为 3% ~10%，损伤心肌、心脏瓣膜等，涉及二尖瓣增厚、二尖瓣脱垂，主动脉反流、充血性心力衰竭等心脏疾病，表现为心悸、气短等心脏损害的临床症状；AS 患者肺部病变多见于肺上部囊性纤维化和胸部硬变等疾病 ，发生率一般在 1% ~30%，临床表现大多为胸闷、咳嗽、胸痛等肺部疾病症状，AS 患者死于呼吸系统疾患的发生率为正常人群之 2 ~3 倍；AS 合并眼部疾病涉及葡萄膜炎及虹膜睫状体炎等，临床表现为睫状充血，虹膜粘连，瞳孔缩小、双眼发作性疼痛、畏光、流泪及视物模糊，视力减低等症状，约 25% 的强直性脊柱炎患者，在病程中可发生虹膜睫状体炎。还有

AS 患者并皮肤疾病等如银屑病，也值得学者关注。

（二）影像学检查

影像学检查在诊断 AS 时扮演着重要的角色，常用的为 X 线、CT 及 MRI。涉及心脏、肺、肾、眼等疾病参照相应的专科检查，在此不一一论述。

1. X 线平片：一般患者于起病后 3～6 个月才呈现典型的 X 线变化，X 线简单快捷在早期诊断 AS 时应用受到限制。

病变先从骶髂关节开始，一般为双侧性，亦有一侧更为明显者，累及骶髂关节髂骨关节面较多。早期病变表现为骶髂关节下 1/3 骨质疏松、关节轮廓模糊、间隙不规则增宽和关节软骨下方有磨砂玻璃样密度增高带，随后逐渐向上蔓延侵犯整个关节。当病变静止后，关节间隙变窄，有纤细的骨小梁通过，直至关节间隙完全消失发生骨性强直。

脊柱改变常发生于骶髂关节病变之后，由下向上发展。早期有普遍骨质疏松，逐渐呈现关节突关节、胸肋关节和肋横突关节轮廓模糊，关节面软骨下骨质硬化，脊柱变直，继之呈驼背与侧弯畸形，以胸腰段明显。因椎体上下缘骨质吸收，椎体前方上下角呈锐利“方形椎”，失去其前缘的凹形轮廓。黄韧带、椎间纤维环前纵韧带和棘上韧带逐渐由下而上，或在胸腰段附近发生骨化。最初呈纵向骨赘，以后形成椎体间桥。于正位片观两侧黄韧带和棘上韧带形成三条纵向白色骨化带，而两侧椎体间骨桥则形成“竹节状脊椎”。

2. CT：CT 具有良好的空间分辨率，较 X 线能早期而准确查及较细微的关节间隙及软骨下病变细节，有助于早期诊断，可对 AS 所致的骶髂关节炎客观的分级。CT 表现大致和 X 线相当。正常骶髂关节间隙滑膜部宽度以 2mm 为下限，<2mm 视为狭窄，>5mm 视为增宽。AS 骶髂关节 CT 大致表现为：滑膜部关节间隙高密度钙化影，髂骨侧明显，关节面毛糙，高低不平或呈穿凿样改变，关节间隙不均匀，狭窄或增宽，部分或完全消失，关节面有的呈骨性强直，关节面下骨吸收，关节间隙近关节处骨密度减低，关节面下骨质侵蚀样改变或囊样变，关节面下骨质硬化等表现。CT 分级和 X 线分度大致相同，也分为 0～Ⅳ 等 5 级。

3. MRI：MRI 能够显示滑膜、关节软骨异常及骨髓水肿等改变，可作为 AS 骶髂关节病变的早期诊断方法。梁佐堂等报道在 0 级强直性脊柱炎检出率方面，MRI 显著高于 X 线和 CT 诊断，CT 和 MRI 检查的Ⅰ级、Ⅱ级强直性脊柱炎检出率均显著高于 X 线诊断。2009 年 ASAS 把 MRI 用于骶髂关节炎的检查列入“中轴型 SpA 分类标准”中。晚期强直性脊柱炎病人由于脊柱骨性强直，椎体骨质疏松，导致骨脆性增加，较正常人更易发生骨折。MRI 能清楚显示骨折线及骨折脱位，对椎管内血肿及脊髓压迫都能明确诊断，对治疗有指导性意义。合并有脊髓损伤在 MRI 上表现为脊髓水肿样变化。MRI 分级参照 Bollow 等分为 0～Ⅳ 级，具体如下：0 级，无炎症改变；Ⅰ级，骨髓局限性脂肪堆积和（或）局限性软骨下硬化及（或）≤2 处侵蚀；Ⅱ级，中度脂肪堆积、中度软骨下硬化和（或）>2 处无融合的侵蚀；Ⅲ级，关节间隙假性扩大和（或）轻度部分强直，严重软骨下硬化以及普遍脂肪堆积；Ⅳ级，肯定强直。

（三）实验室检查

目前对于怀疑存在 AS 的患者均行类风湿因子抗链“O”、血沉以及 HLA-B27 检查。急性发作期患者约 80% 可出现红细胞减少、血沉加快和白细胞略有增高。类风湿因子大多为阴性，仅有 20% 患者为阳性。血清组织相容性抗原（HLA-B27）阳性率在 90% 以上。本病患者周围关节渗出液呈黄色，白细胞总数较类风湿性关节炎为低，以单核细胞为主，约半数患者脑脊液蛋白升高。

（四）物理检查

比较典型的有“4”字试验、床边试验、屈髋屈膝试验等，这些实验都可为 AS 的明确诊断起到一定的辅助作用。

四、诊断要点

有学者将 AS 分为非活动期和活动期。活动期诊断标准为（符合以下 4 条即可诊断为活动期）：①晨僵≥30min；②因疼痛、僵硬而影响睡眠；③外周关节炎；④血沉（ESR）≥30mm /h（魏氏法）；⑤C－反应蛋白（CRP）≥20m g/L；⑥血清（IgA）含量≥3. 9g/L；⑦脊柱痛；⑧正常呼吸时胸痛或颈活动时疼痛或僵硬；⑨昼或夜间双臀痛。

（一）诊断

1. 诊断主要根据病史，临床表现和 X 线、CT 及 MRI 检查。医师对病史的详细询问及体格检查，骶髂关节 X 线是必不可少的诊断程序。一般来说，本病的诊断并不困难，但对本病的早期诊断较为困难。目前临床上较常用的诊断标准有罗马（1963 年）和纽约（1984 年）诊断标准，还有欧洲脊柱关节病研究组（ESSG）及国际脊柱关节炎评估工作组（ASAS）推荐的中轴型 SpA 的分类标准指导 AS 的诊断。

2. 纽约标准为临床所见和骶髂关节 X 线表现由 2 个方面组成，主要内容有：

（1）临床所见：

①腰椎于前屈、侧弯和后伸均受限；

②胸腰段或腰椎疼痛；

③胸廓扩张差（第四肋间）≤2. 5cm。

（2）骶髂关节 X 线表现分为 5 度：

①0 度为正常；

②Ⅰ度为可疑改变，髂骨侧关节面模糊，局灶性骨质疏松及软骨下轻度糜烂，但关节间隙正常。

③Ⅱ度（轻度异常），关节面模糊，可见小的、局限性的侵蚀，小关节囊和（或）局限性骨质疏松和硬化，但不伴有关节间隙的改变。

④Ⅲ度（明显异常），为中度或进展性骶髂关节炎，伴有以下一项或以上异常改变，如明显的软骨下骨质侵蚀及破坏和弥漫性硬化，明显的骨质疏松和囊变，关节边缘呈锯齿状，串珠状，关节间隙增宽或变窄，及关节部分强直。

⑤Ⅳ度（严重异常）全部关节呈严重骨质破坏。硬化和骨质疏松、关节完全强直。

（3）判定：

①如为Ⅱ－Ⅳ度双侧骶髂关节炎加上至少上述临床所见的 1 条标准，或Ⅲ～Ⅳ度一侧骶髂关节炎加上第一条或第二、三条临床所见，方能确诊为强直性脊柱炎。

②如 X 线所见为双侧Ⅲ－Ⅳ度骶髂关节炎而无上述临床所见，应怀疑强直性脊柱炎。

（二）鉴别诊断

1. 致密性髂骨炎：多发生于女性，病变只限于骶髂关节的髂骨侧，关节间隙清晰。髂骨的致密带边缘整齐，缺少症状，血沉正常。

2. 骶髂关节结核：5～15 岁儿童多见，常为单侧发病，以关节破坏为主，软骨下骨硬化不明显，数月内可有脓肿出现。患者多有原发病灶，血沉显著增高，有全身中毒表现。

3. 类风湿性关节炎：强直性脊柱炎与该病的不同点有：

①前者多见于男性；

②96%患者血清中HLA－B27阳性；

③类风湿因子及抗链球菌溶血素“O”阴性；

④无皮下结节；

⑤无外周小关节炎症；

⑥主要病变为脊柱韧带深层钙化和骨化；

⑦受累关节多为骨性强直，而不是纤维性强直；

⑧对放疗有效，对金制剂无效；

⑨保泰松疗效较好；

⑩滑液内以单核细胞为主而不是中性粒细胞。

五、治疗原则

本病因病因不明，目前尚无特效疗法，以保守治疗为主。本病发展一般较为缓慢，从出现症状至颈椎受累往往经历很长时间。特别是患者35岁以后病变明显缓和，故早期治疗可获得良好效果。此外，本病在无痛或轻痛情况下，关节僵硬仍继续发展，故不能用是否疼痛作为疗效的主要判断，而应以关节与脊柱活动范围为主要指标。

（一）非手术治疗

非手术治疗包括药物治疗及非药物治疗。治疗原则是早期在消炎镇痛药物控制症状的同时，尽早进行矫正和预防畸形的功能锻炼，并辅以理疗，以预防畸形。

1. 一般治疗：普及该病临床知识。在急性发作期，应卧床休息，可取仰卧或俯卧位，应避免屈曲位。应摄入足够蛋白及大量维生素C。疾病静止期积极适度、循序渐进锻炼背肌及各关节功能，尽可能选择有氧运动。此外，还应积极地控制体内慢性感染灶。

2. 药物治疗：无特效药，NSAIDs是目前治疗AS患者的首选药物，可改善患者腰背痛等症状，其副作用主要以胃肠道反应为主。杨戈等总结了治疗AS的西药，大致可分为4类，具体如下：

（1）非甾体抗炎药（NSAIDs）：①丙酸衍生物有布洛芬、洛索洛芬；②苯酰酸衍生物有双氯芬酸；③吲哚酰酸类有吲哚美辛；④吡喃羧酸类有依托度酸；⑤非酸类有萘丁美酮；⑥烯醇酸类有美洛昔康；⑦磺酰苯胺类有尼美舒利；⑧昔布类有塞来昔布。使用NSAIDs应注意治疗只能选择一种药，不能联用，必须定期复查患者肝肾功等指标。

（2）改善病情药物（DMARDs）：柳氮磺吡啶（sulfasalazine，SSZ），本药起效较慢，通常在用药后4～8周起效，该类药物也有恶心、呕吐等胃肠道不良反应。当该药无效时可用甲氨蝶呤，还可用沙利度胺（thalidomide）等。

（3）糖皮质激素（corticosteroids，CS）：该类药能迅速减轻关节疼痛、肿胀，如泼尼松等，并发症大致同激素的副作用。

（4）生物制剂：目前使用的生物制剂有英夫利昔和益赛普，此类药的不良反应主要为感染及注射部位皮肤的过敏反应。传统医学，采用经典的辨证论治思想，大多责之于脾肝肾和风寒湿等，中药方剂中用狗脊、杜仲、怀牛膝、黄芪、海风藤、独活、蜈蚣、川芎、川乌、雷公藤被使用次数较多，国内多数学者文献报道运用传统中医药，对AS的症状改善明显，有的甚至有效率达90%以上。

3. 非药物治疗包括物理治疗及心理干预等。

(1) 物理治疗：疾病活动期应用热敷、磁疗、蜡疗等治疗方法；静止期用按摩、牵引等保守治疗。有学者报道应用针法和灸刺对 AS 也显示了良好的治疗效果。物理治疗应特别注意每次治疗的时间、治疗的持续时间、治疗的周期等，应多方式联合使用。理疗可改善局部血液循环，消炎止痛，并保持和增强关节功能。

(2) 心理干预：因 AS 疾病周期长，且治愈率低，延迟诊断时间长，患者大多一经诊断骶髂关节病变已进展到 II 级或者 II 级以上，AS 患者焦虑 、抑郁情绪的比率较高，所以正规长期的心理治疗对 AS 患者有较大的辅助作用。我们应从社会环境及家庭环境等诸多方面，给予患者积极影响。鼓励患者多参加社会活动，病情较轻者可鼓励患者重回工作岗位，家庭应给予患者一个舒适的生活环境。

(3) 功能锻炼：应适度是首要的，循序渐进锻炼，防止过度锻炼加重病情变化。功能锻炼有助于防止畸形，必须长期坚持，直至病变静止。方法包括仰卧硬板床、脊柱后伸、脊柱旋转、胸廓扩张、深呼吸以及髋关节地伸直与外展，肩关节外展和外旋等。还应防止颈椎前屈，颈椎不稳者可使用颈托或支架保护。

（二） 手术治疗

主要适用于晚期脊柱严重强直畸形者，可在病变静止后进行手术治疗，以达到改善外观，使患者能够直立、平视的目的。AS 合并髋关节强直患者，后期可行全髋置换术，改善行走功能。合并脊柱畸形者，可行脊柱截骨术并内固定。因 AS 患者不同程度合并骨量减少，轻度外伤即可造成椎体骨折，保守治疗适应证较少者，可行复位内固定术。值得注意的是，AS 患者的骨质相对较差，进行椎弓根螺钉固定时，易造成螺钉松动拔出，我们的经验与大多数学者的相同，即避免重复置钉和选择长节段固定。

AS 患者的麻醉是施行手术的前提，AS 合并颈椎病变，疾病发展后期颈椎和胸椎均呈严重的后凸畸形，患者下颏与胸部相贴，颈椎极度前屈，使麻醉极具挑战性。胸腰椎后期呈严重后凸畸形，即使患者俯卧于手术床上，后凸畸形仍不能改变，且极易发生颈椎损伤，有学者推荐对于这类患者，手术采用侧卧位，一方面气道通畅麻醉容易控制，另一方面该体位不会造成因前额抵触在手术床上造成已僵硬的颈椎受伤的风险。

（三） 其他

除了治疗脊柱关节相关疾病外，还应积极防治身体其他炎性疾病。对于眼部疾病、肾性相关损害、心肺等脏器损害，应请相应的眼科、肾内科、心血管内科、呼吸内科等科室协助诊治，以免延误病情。

六、预后

AS 预后涉及两个问题，一是确诊 AS 者病情发展及结果，二是可疑 AS 病人的转归。目前 AS 尚无根治的方法，AS 虽然在病因、治疗等诸多方面取得进展较小，但在改善患者临床症状和生活质量和缓解患者病情方面取得了较好的效果。

（一） 文献回顾

国外有学者报道 AS 在风湿性疾病中存在最长的诊断延迟。曹冬雪等报道我国 AS 患者平均延迟诊断时间 72.52 个月。

（二）评估方法标准

功能评价及活动性评价在AS病情评价中同样重要，二者既有联系又有区别，但后者偏重于疾病的发展变化，前者说明病人的健康状况。评价方式主要有Bath强直性脊柱炎综合评价标准（BAS－G）、患者总体评价（patient global assessment，PGA）、Bath强直性脊柱炎功能指数（Bath ankylosing spondylitis functional index，BASFI）、Bath强直性脊柱炎病情活动指数（Bathankylosing spondylitis disease activity index，BASDAI）、Bath强直性脊柱炎测量学指数（Bath ankylosing spondylitis metrology index，BASMI）、附丽点指数（enthesis index，EI）、AS功能指数（FI）和关节指数（AI）。患者存在心理精神疾病可用抑郁自评量表（SDS）和焦虑自评量表（SAS），有疼痛症状可用疼痛目测类比法（VAS），以及C反应蛋白（CRP）、血沉（ESR）、IgA等实验室指标。

（三）应对策略

对AS的早期诊断、早期药物治疗是缓解症状和控制疾病进程的关键。

七、相关解剖

骶髂关节于胚胎第10周形成，至第10个月发育基本完成。管玥等阐述了骶髂关节软骨下骨板皮质骨薄，含有成熟哈佛氏系统，其排列与主要受力面呈直角，其细胞对异常刺激可产生反应，形成反应性骨组织，导致软骨下硬化，而硬化使其变形性减弱，对关节的功能和软骨的健康是有害的。髂侧软骨下骨板比骶侧厚，两侧的不同是骶髂关节最初受累的发病机制。

八、相关综合征

1. Reiter综合征：以无菌性尿道炎、眼结膜炎和多发性关节炎为基本特征，可伴有皮肤、黏膜及其他器官病变，多见于成年男性，男女发病比约5∶1，临床较少见。Reiter综合征为经典反应性关节炎中的经典。

2. 纤维肌痛综合征或称纤维组织炎（Fibromyalgia Syndrome or Fibositis）是指广义的非关节风湿症中的一种肌肉骨骼疼痛症。其临床表现主要有3大症状：肌肉骨骼疼痛、晨僵痛和容易疲乏。

（陈海波）

参考文献

[1] Chung HY，Machado P，van der Heijde D，et al. HLA －B27 positive patients differ from HLA － B27 negative patients in clinical presentation and imaging：results from the DESIR cohort of patients with recent onset axial spondyloarthritis［J］. Ann Rheum Dis，2011，70：1930－1936.

[2] Zochling J，Braun J. Assessment of ankylosing spondylitis［J］. Clin Exprheumatol，2005，23（5 Suppl 39）：S133－S141.

[3] Ramiro S，Stolwijk C，van Tubergen A，et al. Evolution of radiographic damage in ankylosing spondylitis：a 12 year prospective follow－up of the OASIS study［J］. Ann Rheum Dis，2015，74（1）：52－59.

[4] Tan S，Yao J，Flynn JA，et al. Quantitative measurement of syndesmophyte volume and height in ankylosing spondylitis using CT［J］. Ann Rheum Dis，2014，73（3）：544－550.

[5] 曹冬雪，郑艳，符向辉，等. 强直性脊柱炎延迟诊断：可能原因和对预后的影响［J］. 现代生物医学进展，2015，15（12）：2257－2261.

第五篇

Di wu pian

骨科常见其他神经损伤相关疾病

第二十六章

骨肿瘤

一、引言

骨肿瘤（bone neoplasms）是指发生在骨内或起源于骨各种组织成分的肿瘤。骨肿瘤占全部恶性肿瘤发病的 0.67%，居第 24 位。骨肿瘤分为原发性和转移性骨肿瘤（骨的转移性癌），是一种致残、致死率较高的疾病，严重影响患者的生活质量。骨肿瘤导致的神经损伤可表现在诊断和治疗等各个方面，如受累神经分布区的功能障碍表现和治疗过程神经受累等。除了肺和肝，骨骼系统是肿瘤转移的第三个常见部位，而其中转移至脊柱的占一半以上，有学者报道脊柱肿瘤中 90% 以上的是椎体转移瘤，肿瘤骨转移占转移性肿瘤 15%~20%，在死于恶性肿瘤的患者中，约有 36% 患者发生脊柱转移。转移性肿瘤根据其转移的发生概率，我们将肿瘤骨转移分为“亲骨性”及“厌骨性”。“亲骨性”肿瘤最常见的骨转移瘤为肺癌，其次是乳腺癌，肺癌、乳腺癌、前列腺癌、肾癌和甲状腺癌约占 90%。骨转移瘤的原发灶按发生率大小，依次为前列腺癌、乳腺癌、肺癌、鼻咽癌等。骨转移瘤常累及部位依次为：脊柱、骨盆、股骨、颅骨等。“厌骨性”肿瘤，如肝癌、胃癌、肠癌等消化道恶性肿瘤。有 2% 的骨转移瘤的患者最终仍难以找到原发病灶。骨的原发肿瘤少见，发病率为 2% ~3%，有升高的趋势，相对于软组织肿瘤，其只占软组织的 1/10。原发性骨肿瘤多见于四肢，位于脊柱者比较少见，约占所有脊柱肿瘤的 20%，全身骨肿瘤的 6.6%~8.8%。绝大多数（80% ）脊柱肿瘤发生于椎体并向椎弓侵袭，而发生于后方附件的肿瘤少见。由于脊柱具有特殊的解剖结构，前方紧邻大血管及内脏，两侧有神经根走行，椎管内是脊髓，因此，脊柱肿瘤侵犯后柱常可导致神经、脊髓损伤。最常见引起神经损伤的脊柱肿瘤是原发性骶骨肿瘤，其生长部位比较深在，生长缓慢，患者早期无明显特征性症状，发现时通常已经出现骶骨破坏，而且骶骨肿瘤往往向盆腔内生长，侵犯骶管内马尾神经，骶神经根也因此受累。2002 年 WHO 将骨肿瘤分为 2 类，即良性骨肿瘤和恶性骨肿瘤，有学者报道良性骨肿瘤与恶性骨肿瘤之比为 1.2:1。2013 年 WHO 将骨肿瘤分为 3 类，即良性骨肿瘤、中间型骨肿瘤和恶性骨肿瘤，中间型又分为局部侵袭型和偶见转移型，新版的骨肿瘤分型新增了骨软骨黏液瘤（osteochondromyxoma）、甲下外生性骨疣（subungual exostosis）及奇异性骨旁骨软骨瘤样增生（bizarre parosteal osteochondromatous proliferation，BPOP）、小骨的巨细胞病变（giant cell lesion of the small bones，GCLSB）、非典型软骨样肿瘤（atypical cartilaginous tumour，ACT）、非骨化性纤维瘤（non－ossifying fibroma，NOF）等疾病。骨肿瘤发病率较高的前 3 位是骨肉瘤、软骨肉瘤、尤文肉瘤，分别占 35%、25%、16%。据统计发生在膝关节附近的骨肿瘤占全部骨肿瘤及肿瘤样病变的约 30%，股骨远端占 15.7%。有证据表明某些非肿瘤性疾病，或成为恶性肿瘤的来源。病变复发或突然快速增长为恶变的前兆。据统计，约 50% 的恶性肿瘤患者最终会发生骨转移，从而不同程度地影响患者的生存率和生活质量。

中医的“骨瘤”“石痈”“石疽”“石榴疽”“肉瘤”“肉疽”“多骨疽”等被认为都与骨肿瘤有关。

二、病因

骨肿瘤的发病因素很复杂，目前还没有确切的病因。内因有素质学说，强调刺激在素质条件下发生肿瘤，如胚胎组织异位等因素；基因学说，有学者研究表明骨肿瘤细胞普遍存在染色体、癌基因和抑癌基因的异常，骨肿瘤的发生与多种癌基因和抑癌基因变异有关；内分泌学说等。外因有化学元素物质；物理因素如 X 线照射等，放疗过量可致骨肉瘤；病毒感染学说；某些良性肿瘤恶变等，可能与其生物学特性有关。部分肿瘤与家族遗传有关。

三、临床表现

有学者将疼痛、肿块和骨折列为骨折的 3 大症状。疼痛是骨肿瘤的一个主要症状，肿块是诊断骨肿瘤的依据，骨肿瘤在各个年龄均有发病。良性肿瘤疼痛轻微或不痛，呈间歇性，肿块生长缓慢，常不被发现，偶然体检或出现病理性骨折而被发现，肿块的生长对周围影响不大，很少出现四肢关节的活动障碍，治疗效果好，并发症少，患者 5 年生存率较高。恶性肿瘤，病史短，早期出现疼痛呈间歇性，逐渐发展呈进行性加重，夜间疼痛，是恶性骨肿瘤的主要症状，肿块往往表现在肢体或躯干的异常隆起，生长迅速，呈侵袭性生长，常常累及周围组织器官，肿块局部皮肤可出现皮温增高和静脉曲张，有些恶性肿瘤还可出现红、肿、热、痛等典型炎性症状，恶性骨肿瘤的两个典型发病年龄高峰分别是 10～25 岁和 60 岁以上，年龄对骨肿瘤诊断极其重要，如 5 岁以前恶性肿瘤常常是神经母细胞瘤的转移，10～15 岁骨肉瘤和尤文氏肉瘤多见，60 对岁以上骨转移瘤多见，骨肿瘤常发生于长骨骨干、干骺端，四肢关节常常受累，活动受限，恶性骨肿瘤也常常会出现病理性骨折，恶性骨肿瘤治疗方式较多，并发症多，随着诊疗水平的提高，其 5 年生存率也逐渐提高，可见可喜的结果。有些肿瘤较有特异性如骨样骨瘤阿司匹林治疗可缓解。恶性肿瘤常侵袭其他部位，如累及颅骨则可能表现为呼吸困难等鼻腔堵塞的症状；累及颈椎及周围脊髓神经根，表现为颈部不适，上肢麻木无力，肢体瘫痪、病理征阳性等神经症状；累及肋骨及肋间神经，表现为胸骨压痛，沿神经分布的束带样疼痛麻木；累及胸腰椎脊髓圆锥及马尾神经，表现为截瘫、双下肢麻木，运动障碍，大小便控制障碍等；累及骨盆，表现为机械性梗阻，可表现为便秘、排尿困难；涉及干骺端及关节者，可表现为关节活动度减少或障碍等。恶性肿瘤患者晚期可表现为精神萎靡、贫血、消瘦、恶病质、蛋白减少导致的水肿、体重下降、体温升高、长期卧床的褥疮等；血行转移可淋巴转移。发于骶骨的原发性肿瘤往往生长在较深部位，生长缓慢，患者早期无明显特征性症状，发现时通常已经出现骶骨破坏，而且骶骨肿瘤往往向盆腔内生长，侵犯骶管内马尾神经，骶神经根也因此受累。

四、诊断要点

根据病史、临床表现、影像学、实验室检查与病理检测可诊断。

（一）影像学检查

1. X线：对于骨肿瘤最为重要，可诊断肿瘤的良恶性，甚至可作出明确诊断，如骨软骨瘤、内生软骨瘤。还能反映肿瘤发生的部位、范围、生长方式和生长过程以及肿瘤与周围组织间的关系，还可反映肿瘤骨破坏的类型，观察肿瘤发展情况，有无复发与转移以及对治疗的反应等。良性骨肿瘤表现为界线清楚，密度均匀，有较明显的轮廓。长骨肿瘤可见皮质膨胀变薄，病灶周围有硬化反应骨，破坏呈单房或多房，内有点状、片状钙化影，通常无骨膜反应，无软组织阴影。长期随访可见肿瘤生长缓慢。恶性肿瘤生长迅速，可侵犯骨旁软组织，肿瘤阴影多不规则，密度不均匀，界线不清楚，无明显轮廓，呈虫蚀样、穿凿样改变，也可出现钙化影。骨皮质破坏、不规则、无膨胀，肿瘤向外生长，骨膜被掀起，形成 Codman 三角，也可形成葱皮样阴影。骨膜反应，软组织阴影是恶性肿瘤的表现。对于怀疑转移性骨肿瘤患者，应再结合 CT 及 MRI。

2. CT：分辨率较 X 线高，但较 X 线范围小，局限。

（1）能准确显示骨质改变（破坏、增生、硬化）及病灶边界。

（2）能准确显示病灶内有大小不一钙化，即使较细微的钙化也能明确显示。

（3）大部分肿瘤 CT 片能显示软组织肿块影。

3. MRI：能准确显示病灶范围、软组织肿块、肿瘤与邻近组织器官的关系及相应骨髓水肿。对于脊柱疾病有重要的诊断价值，如转移性骨肿瘤发生椎体骨折时，可明确肿瘤是否累及神经根和脊髓硬膜囊受压程度，对于手术方案有重要作用。

4. 血管造影：可显示肿瘤的血供，对于肿瘤的侵袭性及肿瘤的生长能有一定的显示。有学者报道对于术前选择性栓塞肿瘤营养血管，术中可减少出血，也可向肿瘤营养血管注入化疗药物。

5. 超声检查：超声检查对转移性骨肿瘤具有较高的诊断价值，在观察肿瘤对周围组织侵犯情况、血供特点、查找原发灶方面具有优势，也可 B 超下引导穿刺活检。丰乃奇等报道 20 例经病理确诊的转移瘤患者，超声诊断与其对照符合率为 80%。

6. 核素骨扫描：检查前先要注射放射性药物，等骨骼充分吸收，一般需 2～3h 后再用探测放射性的显像仪器探测全身骨骼放射性分布情况，若某处骨骼对放射性的吸收异常增加或减退，即有放射性异常浓聚或稀疏现象，骨扫描中骨放射性吸收异常正是骨代谢异常的反映。继发性骨肿瘤骨显像对于转移性骨肿瘤的诊断具有很高的灵敏度。在肿瘤转移的早期就伴有局部骨组织代谢异常，因此骨显像发现恶性肿瘤骨转移灶可较 X 线摄片早 3～6 个月。X 线、CT 在诊断骨骼疾病时局部脱钙量达 30%～50% 才显示出异常。

（二）实验室检查

可辅助诊断骨肿瘤。检查血沉、血清钙、血清磷；碱性磷酸酶、酸性磷酸酶；本－周氏蛋白等。

（三）活体组织检查

病理组织学检查是最后确定诊断骨肿瘤的唯一可靠的检查。明确的组织学诊断，对患者的诊断、治疗及预后都有指导性意义。有学者总结了活组织病理学检查前应知晓 6 个“W”，即 What（活组织病理学检查的定义）、Why（活组织病理学检查的意义）、When（活组织病理学检查的时机）、Where（活组织病理学检查的部位）、Who（由谁来做活组织病理学检查）、Way（活组织病理学检查的方式）。组织活检有针吸活检、切开活检、切除活检等。对于脊柱、骨盆等特殊部位建议在 CT 引导下穿刺。

五、分期与分型

1. Enneking 分期系统即 GTM 骨与软组织外科分期系统。

(1) G：肿瘤病理分级。T：解剖定位。M：有无转移。

G_0：良性。G_1：低度恶性。G_2：高度恶性。

T_0：囊内。T_1：囊外间室内。T_2：囊外间室外。

M_0：无转移。M_1：转移。

(2) 良性肿瘤外科分期用 1（静止性病变)、2（活动性病变)、3（侵袭性病变）期。

(3) 恶性肿瘤外科分期用 Ⅰ（低度恶性)、Ⅱ（高度恶性)、Ⅲ（局部或远处转移)。为一期分为 A（间室内)、B（间室外)。

2. 对于脊柱的转移瘤，比较公认的为 Tomita 分型系统（根据解剖部位和肿瘤侵入脊椎程度将脊柱转移瘤分为 7 型)。Tomita 分型系统：1 型（局限在椎体)；2 型（延伸到椎弓根)；3 型（延伸到椎板)；4 型（延伸到硬膜外)；5 型（延伸到椎旁)；6 型（累及相邻 2～3 个椎体)；7 型（多节段或者跳跃转移)。

3. 脊柱转移瘤 WBB 系统（Weinstein－Boriani－Biagini)：1996 年制定，常与 Tomita 分型系统同用。有学者认为在某些方面存在不足，现较 Tomita 分型系统少用。

六、鉴别诊断

(一) 良恶性骨肿瘤的鉴别

主要依靠 X 线片。良性骨肿瘤生长缓慢，不侵及邻近组织，但可引起压迫移位，无局部及远处转移，膨胀性骨质破坏，与正常骨界限清晰，边缘锐利，骨皮质变薄、膨胀，保持其连续性，一般无骨膜反应，病理骨折后可有骨膜反应，骨膜新生骨不被破坏，软组织多无肿块，或多为肿块影。恶性骨肿瘤生长迅速，易侵犯组织器官，多有局部转移和远处转移，浸润性骨质破坏，与正常骨界线模糊，边缘不整，累及骨皮质，造成不规则破坏与缺损，可有瘤骨，多出现不同形式的骨膜反应，并可被肿瘤侵犯破坏，突破皮质形成软组织肿块，与周围组织界线不清。

(二) 急性感染易于尤文肉瘤、骨肉瘤相混淆

脊柱病变中的脊柱结核应和椎体转移瘤相鉴别。

七、治疗原则

骨肿瘤的治疗应以外科分期为指导，手术治疗应按外科分期来选择手术界线和方法，如对病变区域进行囊内手术、边缘手术、广泛切除及根治切除。

(一) 良性骨肿瘤

1. 刮除植骨术：术中刮除病灶至正常骨组织，药物或理化方法杀死残留肿瘤细胞，对于肿瘤刮除后的空腔用植骨材料，自体骨较好，愈合率高，常用自体髂骨骨粒填充，但取骨部位可遗留伤口愈合不良，外形不美观、持续不适等并发症。对于较小的病灶可用同种异体骨填充治疗，以避免并发症的发生。对于缺损较大者，因轻微外伤可致病理性骨折，可考虑联合使用内固定加强等。

2. 外生性骨肿瘤的切除：典型对的为骨软骨瘤的切除，手术关键是完整切除肿瘤骨质及其外周瘤变组织，防止其复发。

（二）恶性骨肿瘤

1. 保肢治疗：适应证为骨病已发育成熟，ⅡA 期或对化疗敏感的ⅡB 期肿瘤，血管神经束未受累，肿瘤能完整切除，术后局部复发率和转移率不高于截肢，术后功能优于义肢，患者要求保肢。保肢手术后的重建方法有：①瘤骨骨壳灭活再植术；②异体骨半关节移植术；③人工假体置换术；④关节融合术。郭卫报道肢体恶性骨肿瘤切除后，肿瘤型人工关节置换已经成为最常采用的骨缺损替代手段，其详细阐述了全肱骨假体、肘关节假体、膝关节周围假体的特点及临床应用。郭卫项目组的“原发性恶性骨肿瘤的规范化切除及功能重建的研究”为6000余例患者成功保留了肢体功能，在国际首创“高渗盐水灭活肿瘤骨回植”的功能重建技术，在国际上首先提出恶性肿瘤累及骨盆不同区域的规范化切除和功能重建策略，在国际上首先设计报告骶骨肿瘤外科分区和常见骶骨肿瘤分型，国际上首先报道应用腹主动脉球囊阻断技术辅助完成骶骨肿瘤的切除等，其也获得了国家科学技术进步二等奖。

2. 截肢治疗：其绝对适应证为伤肢血运丧失或无法修复的病肢。对于肿瘤患者则为就诊较晚，破坏广泛和对其他辅助治疗无效的恶性骨肿瘤（IIB 期）。

（三）化学治疗

化疗广泛地应用到恶性肿瘤的患者中，特别是新辅助化疗的应用，大大提高了恶性骨肿瘤患者生存率和保肢率。联合用药的疗效优于单一用药。常用的一线化疗药物有氨甲蝶呤（MTX）、阿霉素（ADM）、顺铂（DDP）、长春新碱（VCR）、博来霉素（Bleomyein）、环磷酰胺（CTX）、放线菌素 D（DACT）、异环磷酰胺（IFO）等；二线化疗药物有多烯紫杉醇、吉西他滨、依托泊苷等。

常用的化疗方案有①ADM45mg/m^2、DDP100～200mg/m^2 和 MTX8～12g/m^2。②MTX18～12g/m^2、MTX2 15g/m^2、DDP120mg/m^2、ADM60mg/m^2 和 IFO10g/m^2。化疗易产生骨髓抑制等血液系统、恶心呕吐等胃肠道系统、心律失常等心脏系统、氮质血症等泌尿系统、耳鸣听力丧失神经系统、脱发等皮肤系统等毒性反应。

（四）放射疗法

放射线引起细胞死亡机制是通过其直接作用和间接作用在细胞内形成高活性的自由基，造成 DNA 损伤，进而引起细胞死亡。放疗是骨转移癌病人的有效止痛方法。目前临床上常用放疗治疗骨转移癌疼痛。文献报道放疗局部止痛疗效肯定，80%～90%的患者可以获得较持久的止痛效果，至少可部分缓解。李文竹等报道采用不同剂量分割放疗治疗 48 例骨转移瘤患者，低分割放疗组总有效率为 87.0%，常规分割放疗组总有效率 96.7%。夏火生等报道 225 例骨转移瘤患者，放射治疗总缓解率为 96.5%。放射治疗看似有可喜的结果，但必须结合化疗、手术等多种治疗方法联合治疗，以免延误治疗时机。武兴杰等报道其观察组 29 例恶性骨肿瘤患者，采用介入性栓塞化疗加放疗的方法，患者 6 个月、12 个月、36 个月病灶进展复发率为 3.5%、13.8%、51.7%，生存率为 100%、93.1%、48.3%，与无化疗组相比显示较好的疗效。

（五）血管栓塞

1975 年首次报告了运用经导管动脉栓塞术治疗骨肿瘤，后经不断发展，其结果令人鼓舞。动脉栓塞术在骨肿瘤治疗上主要起着两种作用：术前辅助性治疗、姑息性治疗。有学者报道肿瘤切除术术中出血最多达 13000mL，可引起死亡和休克。大多文献报道血管栓塞治疗骨肿瘤，应用较多的在于骶骨肿瘤，笔者认为最主要的原因是其周围血供丰富。张毅军等报道，其回顾 27 例骨肿瘤患者，介入性动脉栓塞后，手术平均时间缩短 1/4～1/3，肿瘤易于其他组织分离，术野清晰，术中平均出血 2300～3700，较同类手术明显减少。孔金海等报道 53 例术前行选择性靶血管栓塞与 51 例球囊导管腹主动脉阻断骶骨肿瘤患者术后伤口的影响，结果球囊导管腹主动脉阻断可有效地控制骶骨肿瘤切除术中出血，与选择性靶血管栓塞相比伤口影响更小。

（六）免疫治疗

已经有证据表明免疫治疗对肿瘤的疗效，使得学者对免疫疗法抱有乐观的态度。已报道的有细胞因子治疗（白细胞介素－2）、树突状细胞免疫治疗、肿瘤特异性多肽免疫治疗等。也有学者报道了联合免疫的疗法，冷冻疗法等。

（七）中医药治疗

有学者按三期辩证治疗骨肿瘤。早期辩证为阴寒凝滞证。治法以温经散寒和营行瘀为主。方以阳和汤加味辩证用药；中期辩证为瘀血内阻证，治宜活血祛瘀，行血通络，方以桃仁四物汤加减为主；后期为肾虚内热证，治宜补肾散坚，解毒通络，方以调元肾气汤加减为主。中医注重四诊合参，辨证论治，不可套用经方，因人而治，辩证施治，再结合现代化疗、手术等诊疗方法综合治疗，能提高疗效，改善患者的生活质量。

（八）心理治疗

现代医学模式是生物－心理－社会医学模式，患者一经诊断为骨肿瘤，其心理会发生极大的变化。有学者报道恶性骨肿瘤患者无论手术治疗前，还是治疗后都存在严重的心理障碍，尤其是焦虑、抑郁症状和睡眠、食欲不良，具有内向和掩饰倾向的个性特征。何立宏等研究了 118 例骨肿瘤患者，影响骨肿瘤患者情感障碍因素前 4 位依次为保留肢体效果与现实差距（94.1%）、对疾病知识及治疗方法不了解（92.6%）、对治疗缺乏信心（87.2%）、担心住院费用高（78.4%），患者存在明显的焦虑、抑郁等不良心理问题。对于存在心理障碍的患者应积极采取心理干预，积极沟通，消除其负性心理反应，必要时请专业的心理医师协助诊治。

（九）其他技术

3D 打印技术、消融技术，计算机导航技术及微创技术等都陆续被应用到骨肿瘤的治疗当中，对良性骨肿瘤必定有较好的疗效，对于恶性肿瘤的保肢治疗一定会增加其保肢的概率。外科手术是目前治疗多数原发性骶骨肿瘤的首选方案，特别是低位的骶骨肿瘤，肿瘤性质呈良性或低度恶性时，术后治疗效果比较令人满意。但是高位骶骨肿瘤却比较棘手，在手术切除过程中需要考虑是否要保留高位骶神经根的问题。对于骶骨肿瘤手术方式的选择，倾向于在不影响肿瘤较为彻底切除的条件下，尽可能保留骶神经根。手术中处理与瘤组织毗邻甚至粘连的骶神经根时导致神经根、丛损伤的原因是多方面的，而且有时是不可避免的。而骶神经根切除后影响生活质量的重要问题就是大小便功能障碍。

1. 骶神经根的分布及支配：支配直肠肛管及膀胱的神经分为自主神经和躯体神经。副交感传出纤维起自 S2－S4 后根神经节，经张力感受器后分布于盆腔器官的黏膜下及肌层中，感受机体张力反应，传导尿急、便急冲动，引起平滑肌的反射性收缩及大脑意识性警觉。交感神经节前纤维由腰髓发出经腹下神经支配膀胱及直肠。躯体神经发自骶髓 1－2 节段，走行于 S2、S3 神经根，组成阴部神经，支配尿道外括约肌、肛门外括约肌和其他盆底横纹肌，并且传导盆底皮肤感觉及性冲动。骶骨肿瘤术后功能能否恢复取决于上述神经的完整性。

2. 骶神经根切除范围及功能影响：保留至少一侧的 S3 神经根的患者术后恢复大小便功能的比率就大大增加，有助于提高患者术后生活质量。骶骨肿瘤患者术前多存在不同程度的大小便功能障碍，考虑由于骶骨肿瘤侵犯骶神经根从而影响大小便功能。对于良性肿瘤，术中骶神经根的处理应结合肿瘤性质，在不影响肿瘤较为彻底切除的条件下，尽可能保留一侧 S1 - S3 神经根。骶骨恶性肿瘤本身肿瘤学预后较差，多数恶性肿瘤累及神经血管，尽管手术中勉强保留部分或全部骶神经根，但考虑生存时间、肿瘤复发转移、反复手术、术后放化疗导致盆腔脏器功能受损、肿瘤恶液质表现导致胃肠功能减弱、或长期留置尿管导致膀胱收缩功能障碍等因素，影响骶骨肿瘤切除术后盆腔脏器神经功能恢复，从而恶性肿瘤患者的大小便功能预后也较差于保留同等水平骶神经根的良性肿瘤患者。故应通过健康组织连同骶神经一并切除骶骨肿瘤，以达到根治目的。

3. 骶神经根切除术后功能恢复情况：骶骨肿瘤患者术后的大小便功能恢复情况不相同，恢复时间越长，功能恢复得越好。约一半左右的患者在术后 3 个月时能恢复正常的大小便功能，这其中有一部分是由于一些患者进行了合适、正规的大小便功能训练，如进行饮食管理、行为管理、物理或中医治疗，这样既缩短了恢复时间，又进一步恢复了大小便功能。但是术后 6 个月甚至更长的时间后，仍有一部分患者能恢复功能，总体恢复较长。考虑与患者术后卧床休养时间较长，无正规合适的神经功能锻炼指导有关。所以，骶骨肿瘤术后早期，尤其 3 个月内经过仔细的评估各项神经功能及指导患者进行合理的康复训练可以最大限度保留肛门直肠及膀胱排便功能。

对于骶骨肿瘤切除手术中保留相同水平骶神经根的患者来说，术后大小便功能恢复情况也不完全相同；即使只保留单侧或是双侧 S2 神经根的患者，也可能恢复部分排便排尿功能。考虑这与骶神经支配的差异或是骶神经根代偿有关。有研究提出，T11、T12、L1 神经根近端均由若干神经小束组成，可分出部分神经小束与 S3 神经根吻合，其再生的神经纤维将足以恢复 S3 神经根所支配的效应器官的功能。这就为今后的骶骨肿瘤手术提供了新的思路。完整切除骶骨受累部分，达到安全手术边界，对于牺牲的骶神经根可以寻求其他神经根的替代吻合，这样既可以充分考虑骶骨肿瘤学预后问题，又可兼顾患者术后生活质量。

八、预后

（一）文献回顾

有学者报道，随着外科技术的提高，四肢恶性骨肿瘤患者的 5 年生存率由 20% ~30% 上升至 60% ~70%，患肢保肢率在国内各大诊治中心已达到约 90%。郭卫等报道，恶性骨肿瘤采用新辅助化疗，保肢率超过 70%，5 年生存率也超过 50%。但对于如骨肉瘤等恶性肿瘤，即使截肢也无法挽救患者的性命，5 年生存率也不足 20%。据相关研究资料表明，脊柱转移性肿瘤患者的平均生存时间多为 6 ~12 个月，而患者如果发生神经症状则生存时间更会缩短到 3 ~5 个月。

（二）评估方法标准

5 年生存率系指某种肿瘤经过各种综合治疗后，生存 5 年以上的比例。癌症治疗的 5 年生存率是医生用来评价手术和治疗效果的，如果癌症患者经手术治疗能生存 5 年以上，即可认为肿瘤被治愈的可能性为 90%。大量临床调查还发现，肿瘤患者如果能生存 5 年以上，发生复发和转移的仅占 10%。所以“5 年生存率”不意味着只能活 5 年，而是意味着已接近治愈。对手术切除的标本进行肿瘤坏死率检测是评价化学治疗效果的可靠证据，坏死率 >90% 表示化学治疗的疗效良好。VAS 评分，Tokuhashi 评分，神经功能 Frankel 评分，SF -36 评分，汉密顿抑郁量表。

（三）应对策略

对于已经确诊为骨肿瘤的患者，治疗应以外科分期为指导，手术治疗应按外科分期来选择手术界线和方法。

九、相关解剖

1. 囊内切除：于肿瘤内去除肿瘤，边缘遗留有肉眼或镜下可见的肿瘤组织，同时污染周围正常组织。

2. 边缘切除：经过反应区做囊外完整切除，可遗留卫星灶和跳跃病灶。

3. 广泛切除：经反应区外 2cm 以上，在病变假包囊、反应区和反应区外的正常组织中游离完整切除肿瘤，可能遗留 G_2跳跃灶。

根治性切除：在自然屏障之外把病变及其所在间室切除。

十、相关综合征

幻肢痛：是主观感觉已被截除之肢体依然存在并有剧烈疼痛的幻觉现象。幻肢痛、幻肢感和残肢痛被统称为幻肢现象。幻肢痛的发病各家报道不一，有的高达 80% 。上肢幻肢痛的发生率高于下肢，截肢平面越高，幻肢痛发生率越高。

（王　刚）

参考文献

[1] Fletcher CDM, Bridge JA, Hogendoorn P, et al. WHO classification of tumours of soft tissue and bone [M]. Lyon: IARC Press, 2013: 239－394.

[2] 邱贵兴，戴尅戎．骨科手术学．第三版 [M]．北京，人民卫生出版社，2012：1496.

[3] 郭卫．肿瘤型人工关节置换术 [J]．北京大学学报（医学版），2013，45（5）：667－672.

[4] Zeegen EN, Aponte－Tinao LA, Hornicek FJ, et al. Survivorship analysis of 141 modular metallic endoprostheses at early followup [J]. Clin Orthop Relat Res, 2004, 420: 239－250.

[5] Busser WM, Hoogeveen YL, Veth RP, et al. Percutaneous radiofrequency ablation of osteoid osteomas with use of Real－Time needle guidance for accurate needle placement: a pilot study [J]. Cardiovasc Intervent Radiol, 2011, 34: 180－183.

第二十七章

脑性瘫痪

一、引言

脑性瘫痪（cerebral palsy，CP）简称脑瘫，也叫小儿脑性瘫痪，国际上称为脑性麻痹，是指小儿出生前至出生后一个月内，因各种原因所致的一种非进行性脑损伤综合征，主要表现为中枢性运动障碍及姿势异常，同时经常伴有智力、语言、视听觉等多种障碍。本病并不少见，据 1998 年北京医科大学等单位抽样调查发现，我国 0～6 岁儿童中约有脑瘫患儿 31 万，并且每年以 4.6 万的速度递增。发达国家患病率在 1‰～4‰之间，我国在 2‰左右，严重影响着我国人口素质的提高。过去，许多科学家认为脑细胞损伤后不可逆转，脑瘫一度被列为不治之症。值得一提的是随着患儿的年龄越来越大，患者的心理疾病也愈加严重，整个家庭背负着沉重的负担。近年国内外在开展脑瘫的医疗康复中取得了不少进展。国外主要用物理疗法和功能训练，严重病例做外科手术治疗，国内多用针刺、按摩、手法矫治的综合治疗办法，最后加以功能训练。

二、病因

多年来一直认为脑瘫的主要病因是由于早产、产伤、围生期窒息及核黄疸等，现大多学者根据产前、产中及产后 3 个阶段探讨脑瘫的病因。产前因素包括子宫内感染、病毒感染等；产中因素包括难产、巨大儿、早产儿、产伤等；产后因素包括核黄疸、新生儿休克等。目前认为窒息、早产和重症黄疸仍是我国引起脑性瘫痪的 3 大主要致病因素。现有学者报道有患者能追溯到家族遗传病史。但近 20 年来产科和新生儿医疗保健虽有极大进展，而脑瘫发病率却无明显改变。近年国内外对脑瘫的发病原因进行了许多研究，如美国围生协作项目曾对 45000 名小儿自其母妊娠期直至 7 岁进行了前瞻性的系统随访，表明脑瘫患病率为 4‰，同时发现出生窒息并非脑瘫的常见病因，多数高危妊娠所娩出的小儿神经系统均正常。其他国家对痉挛性脑瘫进行的病因分析也表明，仅有不到 10% 的脑瘫患儿在分娩过程中曾发生窒息。同时也有较多研究证实，近半数脑瘫发生在存活的高危早产儿中。因此，近年认为对脑瘫病因学的研究应转入胚胎发育生物学的领域，重视对受孕前后与孕母相关的环境、遗传因素与疾病；妊娠早期绒毛膜、羊膜及胎盘炎症；双胎等多种因素的探讨。对于这些因素所致的胚胎发育早期中枢神经系统及其他器官的先天畸形，脑室周围白质营养不良等，也进行了多方面研究，认为这些胚胎早期发育中的异常很可能是造成早产、围生期缺血缺氧的重要原因，而且是高危新生儿存活者以后发生脑瘫的重要基础。

三、病理

脑瘫患儿大脑常有不同程度的大脑皮质萎缩和脑室扩大，可有神经细胞减少及胶质细胞增生，脑室周围白质软化变性，可有多个坏死或变性区及囊腔形成。经内囊支配下肢的神经纤维区常受累，锥体束也可有变性。近年已发现一些脑瘫伴有癫痫的小儿，其脑组织有脑沟回发育不良，细胞移行异常和灰质异位等早期脑发育缺陷。CT 检查常有不同程度的脑萎缩、外部性积水、脑室扩大、脑软化等。

四、临床表现

（一）基本表现

脑瘫以出生后非进行性运动发育异常为特征，一般都有以下 4 种表现：

1. 运动发育落后和瘫痪肢体主动运动减少：患儿不能完成相同年龄正常小儿应有的运动发育进程，包括竖颈、坐、站立、独走等粗大运动，以及手指的精细动作。

2. 肌张力异常：因不同临床类型而异，痉挛型表现为肌张力增高；肌张力低下型表现为瘫痪肢体松软，但仍可引出腱反射；手足徐动型表现为变异性肌张力不全。

3. 姿势异常：受异常肌张力和原始反射消失不同情况影响，患儿可出现多种肢体异常姿势，并由此影响其正常运动功能的发挥。体检中将患儿分别置于俯卧位、仰卧位、直立位以及由仰卧牵拉成坐位时，即可发现瘫痪肢体的异常姿势和非正常体位。

4. 反射异常：多种原始反射消失延迟。痉挛型脑瘫患儿腱反射活跃，可引出踝阵挛和阳性 Babinski 征。

（二）临床类型

1. 按运动障碍性质分类

（1）痉挛型：最常见，约占全部病例的 60% ~80%。因锥体系受累，肢体肌张力增高，主要在四肢，早期表现为握持反射增强，紧张性颈反射至生后 6 周仍可存在，内收肌更明显，上肢肘关节屈曲，腕关节掌屈，手握拳，拇指内收。下肢症状较重，双下肢伸直，内收内旋呈剪刀式交叉，脚跟悬空，脚尖着地，步态不稳。按失调的部位可以分为四肢瘫、偏瘫、下肢瘫。痉挛是儿童康复治疗过程中的常见症状，该类型脑瘫患儿比例较大，均常见肌肉痉挛，痉挛不仅阻碍儿童正常运动的发育，还可以造成挛缩、畸形、疼痛等并发症，因此如何缓解痉挛是治疗该病的关键。

（2）手足徐动型：占脑瘫患者的 20%~25%。是脑基地区损伤引起的运动障碍或运动失调，表现为难以用意志控制的不自主运动。患者四肢和躯干肌张力强度好，性质不断发生变化，从而产生不自主运动，部分患者表现为难以控制的四肢、躯干和颈部自发扭转。患儿常有不自主的和无目的的运动，婴儿期肌张力较低，儿童期头颈常摇晃，头控能力差，手足徐动，舞蹈样动作，出现“挤眉弄眼”等异常动作。入睡后异常动作消失。生理反射正常或引不出，病理征阴性。

（3）肌张力低下型：可能因锥体系和锥体外系同时受累，多见于幼儿，患儿四肢肌张力低下，肌肉松软无力，自主动作少不能站立行走，头颈不能抬起，运动障碍明显，关节活动幅度过大，但腱反射活跃，可出现病理反射，常伴有失语及智能低下。仰卧时四肢均外展、外旋，抬头困难。

（4）强直型：全身肌张力显著增高僵硬，锥体外系受损症状，关节的双向运动都是抵抗的。儿童强直性脑瘫的患儿，没有行动能力，丧失了基本的生活能力。单纯的儿童强直性脑瘫患儿少见，主要合并痉挛性脑瘫患儿临床症状。

（5）共济失调型：约占脑瘫患病率的4%，主要是小脑受损类型，共济失调型脑瘫特点是不能持续性姿势控制，协调运动障碍。表现为平衡失调，位置觉丧失，肌张力低下，易疲劳，距离测定障碍，眼球和肢体震颤，伴智力低下。患儿年龄越大，临床表现越明显，常和脑瘫其他类型同时存在。

（6）震颤型：多为锥体外系相关的静止性震颤，表现为粗大而有节律，有意识动作时可暂时被抑制，多见于上肢。另一种为动作性震颤，多由小脑损伤所致，这种震颤是随意性震颤，表现为随意动作时出现震颤，随意运动停止时震颤消失，手指越接近目标，震颤越严重越显著，有的患儿有眼球震颤。脑瘫震颤型以身体的某一部分在一个平面内呈不随意的、节律性的摇动为特征。

（7）混合型：几种类型的脑瘫症状混合在一起，几种类型体现在一个患儿身上，也就是说，在一个患儿身上要有2种或2种以上的脑瘫症状。

2. 按瘫痪累及部位分类：可分为四肢瘫（四肢和躯干均受累）、双瘫（也是四肢瘫，但双下肢相对较重）、截瘫（双下肢受累，上肢躯干正常）、偏瘫、三肢瘫和单瘫等。

3. 伴随症状和疾病：作为脑损伤引起的共同表现，一半以上脑瘫患儿可能合并智力低下、听力和语言发育障碍，其他如视力障碍、过度激惹、小头畸形、癫痫等。有的伴随症状如流涎、关节脱位则与脑瘫自身的运动功能障碍有关。

五、诊断要点

脑瘫有多种类型，使其临床表现复杂，容易与婴幼儿时期其他神经肌肉性瘫痪相混淆。要认真问取病史和体格检查，遵循脑瘫的定义，正确确立诊断并不困难。有学者报道脑瘫患儿在3～9个月内明确诊断，对患儿康复及预后具有明显意义。

（一）症状方面

1. 小儿反应迟钝，运动发育落后于同龄儿。

2. 动作不协调、不对称，随意运动很少。

3. 经常出现异常的肌张力、异常的姿势和动作模式。（如脚跟悬空、脚尖着地、头抬不起、摇头晃脑、手常握拳等）。

（二）检查方面

1. 脑电图：可能正常，约有80%的脑瘫患儿有脑电波异常，表现为高幅慢波、棘波、棘慢综合波、尖慢综合波、低波幅快波等，其中偏瘫的脑电图异常率高。刘建军等报道了436例脑瘫患儿的脑电图，脑瘫患儿的脑电图异常率为72.7%，其中伴有癫痫发作的患儿异常率达97.1%；伴有智力障碍的295例患儿中，脑电图异常率为90.2%；伴有小头畸形的23例患儿，脑电图异常率达87.0%。均明显高于患儿总体脑电图异常率。

2. CT：头颅CT检查有助于早期发现病变，有助于寻找病因及定位，对小儿脑瘫的早期诊断有较高的价值，但不及MRI敏感且CT具有较强的辐射。CT异常征象与MRI大致相同，主要为脑积水、脑发育不良、脑萎缩、脑软化、脑穿通畸形等。有学者报道了139例脑瘫患者，CT阳性检出率为54.7%。

3. MRI：约有1/2～2/3的患儿可有头颅MRI异常，可发现脑萎缩、脑白质病变、外部性脑积水、脑软化等。但MRI正常者不能否定本病的诊断。MRI检查可以作为检查脑内病变部位和性质的的首选方法，可以确切提示脑部病变的性质、部位和范围。有学者报道25例脑瘫患儿，MRI的总检出率为 76%，检出率较高。脑瘫患儿以脑白质病变常见，脑白质病变常出现痉挛型四肢瘫，脑萎缩（2 例）均表现为痉挛型四肢瘫，提示脑萎缩可以作为 CP 的单独形态学改变，有时也可与其他病变并存。

4. 化验检查：甲状腺功能低下、弓形虫、巨细胞病毒等。

（三）病因学追寻

1. 是否有孕期病毒感染史。

2. 是否有出生时窒息、缺氧、颅内出史。

3. 是否有早产、难产史。

4. 是否有生后较长时期黄疸史。

5. 是否有家族遗传病史。

结合三者即可作出诊断。

（四）鉴别诊断

1. 智力低下：此病常有运动发育落后，动作不协调、不灵活，原始反射延长，平衡反应异常，但肌张力正常，临床上以智力低下症状突出。

2. 运动发育迟缓：此病患儿运动发育比正常同龄儿落后，特别是早产儿，但不伴异常的肌张力和姿势异常，随着年龄的增长，症状可逐步消失。

3. 脑外伤致瘫：小儿脑部外伤造成颅内出血，易造成脑软化而出现肢体运动功能障碍，也会影响小儿的运动功能发育。

4. 病毒性脑炎：因为脑炎病毒会损伤大脑皮质细胞，容易造成大脑皮质萎缩，也会出现小儿的运动功能障碍，发育落后。

5. 脑积水：脑积水是因为大脑内脑脊液循环出现障碍，使得大脑内脑脊液积存而积水，出现脑室扩大，积水压迫脑实质，以及不同程度的发育落后。

6. 小脑发育不全：此病主要症状是共济失调，通常说话晚，常易跌跤且有明显的动作笨拙。

六、治疗

（一）治疗原则

1. 早期发现和早期治疗：婴儿运动系统正处于发育阶段，早期治疗容易取得较好疗效。

2. 促进正常运动发育，抑制异常运动和姿势。

3. 采取综合治疗手段：除针对运动障碍外，应同时控制其癫痫发作，以阻止脑损伤的加重。对同时存在的语言障碍、关节脱位、听力障碍等也需同时治疗。

4. 医师指导和家庭训练相结合，以保证患儿得到持之以恒的正确治疗。

（二）主要治疗措施

1. 功能训练

（1）体能运动训练（physical therapy，简称 PT）：针对各种运动障碍和异常姿势进行物理学手段治疗，目前常用 Vojta 和 Bobath 方法，国内尚采用上田法。最主要为粗大运动、精细运动、平衡能力和协调能力训练。如：爬行、起坐、摇摆、扶行（背靠墙、面朝墙）、原地运动（弯腰拾物、抬脚训练、单脚独立、原地起跳）、行、跑。

（2）技能训练（occupational therapy，简称 OT）：重点训练上肢和手的精细运动，提高患儿独立生活技能。有目的的指（鼻、耳等）、训练抓物、持物。

（3）语言训练：包括日常生活交流能力的训练和言语训练。日常生活交流生活能力使患者更好发挥主动性，家庭应鼓励患儿尽早融入社会，尽可能参加社会活动。言语训练包括进食训练（食物的选择，姿势与体位的训练方法）、言语训练（抑制异常姿势反射训练及构音器官运动训练）、构音训练、语言发育迟缓的训练。

2. 矫形器的应用：功能训练中，配合使用一些支具或辅助器械，有帮助矫正异常姿势，抑制异常反射的功效。

3. 药物疗法

（1）口服或注射有关药物：脑神经营养药、肌肉松弛药、活血药等。

（2）构筑和修复脑组织（细胞）的药物：卵磷脂是脑神经细胞重要组成部分，（其中包括磷脂酰胆碱、脑磷脂、鞘磷脂等），占大脑干重的30%，能修复因外伤、出血、缺氧等原因造成的脑水肿、受损的脑细胞膜、受损的鞘神经细胞，减轻脑细胞损害，保护神经细胞，加快神经兴奋传导，改善学习与记忆功能。还能促进脑细胞 DNA 合成，促进脑细胞对氧的利用率，改善脑细胞的能量代谢，增强脑功能，供给脑组织修复再生所需的各种氨基酸，调节脑神经活动。

①卵磷脂片服法：每次 0.1g（1 片），每日 3 次。

②古立西（脑酶水解片）服法：每次 1 ~ 2 片，每日 3 次。

③螺旋藻片（胶囊）服法：每次 1 ~ 2 片，每日 3 次。

（3）补充适量维生素。

（4）有条件的可交替选择如下注射针剂（作用与片剂一样）：

①脑活素。

②脑多肽。

③乙酰谷酰胺。

④胞磷胆碱。

（5）选择有改善大脑平衡作用的药物。

4. 手术治疗：手术治疗仅作为对脑性瘫痪的综合性治疗中的一部分，必须严格选择患者，制定周密的计划，在术前、术后均需进行物理治疗。

神经系统的手术：

（1）选择性脊神经后根切断术（简称 SPR 手术）：选择性脊神经后根切断术（selective dorsal rhijomy）是治疗痉挛的一种非常有效的方法。在 1978 年由意大利一名外科医生创立并很快在全世界推广。主要目标是降低肌肉张力，为肢体的康复创造有利条件。

痉挛性脑瘫是由于大脑皮质的上运动神经元损伤后，不能控制下运动神经元的活动，其中 I4 神经纤维是造成肌张力增高的主要原因，SPR 手术就是运用现代电生理技术和显微外科技术寻找并切除 I 4 神经纤维，令过分活跃的反射弧回复稳定，改善痉挛。国内已开展此手术的医院有北京医科大学人民医院、广州医科大学第一医院、郑州二七红十字医院等。

①手术适应证：

A. 年龄 5 ~ 7 岁，单纯性痉挛性脑瘫，智力基本正常，肌张力 3 级以上，有一定的控制运动能力。

B. 没有肌张力低下、手足徐动、共济失调、肌肉挛缩等症。

②手术禁忌证：僵硬型脑瘫、肌张力低下、体质虚弱、共济失调、手足徐动症、脊柱融合后患者、肌力 <4 级、已存在腰椎的前凸畸形等。

③手术并发症：根据国内外医院统计，常见的有麻醉意外、术中心跳停搏、支气管痉挛、吸入性肺炎、尿潴留、肠梗阻、感觉丧失、术后疼痛、脊柱前凸和滑脱、髋关节脱位、骨盆倾斜、癫痫、脑脊液漏等。

（2）选择性周围神经切断术：主要通过支配肌肉的神经肌支束选择性切断后，降低肌肉的肌力，以保持与拮抗肌的相对平衡，小腿的腓肠肌支束切断或比目鱼肌支束切断治疗轻型跟腱痉挛（鸡脚尖步态）有较好疗效。

（3）颈动脉交感神经网剥脱术：对脑瘫的斜视、流涎等症状有一定改善。

肌肉和肌腱的手术：

（1）肌腱切断手术或肌腱延长手术：可减轻其机械性强力收缩，并改善其肌力平衡。

（2）肌腱移位手术：在某些部位，把加重畸形的肌肉止点转移到新的止点，可以改变其功能，即把加重畸形的作用力改变为纠正畸形的动力。

骨与关节手术：

（1）骨延长术或缩短术：纠正下肢不等长。

（2）截骨术：包括楔型截骨及旋转截骨术以纠正畸形。

（3）骨与关节固定术：固定关节于功能位，增加稳定及改善功能。

5. 中医药疗法：

（1）针刺疗法：肌张力高的脑瘫慎用，对小儿有痛苦，应在有经验的医生操作下实施。临床常用普通针刺、电针、穴位注射等，各家针灸穴位方法不一，但有效率都在90%以上。

（2）按摩疗法：通过按摩来减轻患儿的肌张力。多采用揉、推、拿法等，可对脊柱、各关节、及四肢肌肉适度治疗。

（3）中药疗法：中药口服如益气活血汤。可根据具体征型加减中药，中药熏蒸、中药穴位贴敷。

6. 家庭康复训练疗法：治疗的效果与家长的配合与坚持有很大的关系。刘月平等报道124例患者，分为实验组和对照组两组，实验组由家长指导康复训练，对照组留院接受康复训练，实验组显效率为77.8%，总有效率为98.4%，对照组显效率为78.7%，总有效率为86.7%，两者虽无明显差异，患儿家属因对患儿的习惯、性格有更深入的了解，可根据具体情况选择适合患儿的康复模式，以达到最好的康复效果。

7. 其他：如高压氧舱、水疗、电疗等，对功能训练起辅助作用。

七、预后

从临床所见，大多数患儿是中度病情。少数轻度患儿不治也慢慢会好，但从智力、坐、爬、行、拿、抓、语言等发育上，可能比同龄人要晚1~3年。有肌张力和姿势异常，肯定会影响正常的发育，超过了发育阶段，可能会影响终身。中度以上患儿肯定是要接受治疗，越早越好，如果出现骨骼畸形，治疗就会很困难。选择安全而有效的治疗方法，对病情恢复是有益的。

（一）文献回顾

田向阳报道采用选择性腰骶神经后根部分切断术和选择性周围神经缩窄术治疗40例痉挛性脑瘫患者，缓解率为95%。苏萍报道在常规治疗的基础上加用中药蜡疗、针灸、口服中药、中药熏蒸、洗浴、推拿按摩、穴位直射疗法等中医综合康复治疗，治疗70例脑瘫患儿总有效率为95.71%。脑瘫患者不仅自己本身有不同程度的心理障碍，其父母也有心理精神障碍，敖美卿等报道了56例患儿父母心理状况，有80%的脑瘫患儿父母为焦虑、71%为抑郁、34%为恐惧、23%为敌意、14%为偏执、18%为人际敏感、57%为躯体化症状。影响患儿父母的心理因素为父母脑瘫知识匮乏、经济负担、外界舆论及患儿预后均占71%以上。孙霞等报道了81例脑瘫患儿，痉挛型脑瘫占72.2%，81例患儿伴发病发病率为85.2%，痉挛型脑瘫伴发病发病率为89.8%；81例患儿伴有智力低下65.4%，言语障碍61.7%；81例患儿有并发症的占72%，其中生长发育落后占49.4%，营养不良占35%，反复呼吸道感染44.4%。

（二）评估方法标准：

①运动潜能评分标准（表27－1）；②脑电图也可作为患儿康复疗效的手段；③总运动商(FMQ)。

表27－1 运动潜能评分表

项目	完成情况	分值
左右翻身	不能	0分
	仅侧身90°	1分
	能翻身180°，但不能手拔出	2分
	能自如翻身	3分
直腿抬高	不能	0分
	足跟仅离床	1分
	抬高不能持久	2分
	抬高持续10s以上	3分
仰卧抬高骨盆	不能	0分
	臀部仅离床	1分
	臀下可置入一拳头以上	2分
	抬高伸髋180°	3分
俯卧抬头	不能	0分
	头仅可离床	1分
	头向后挺起	2分
	肩、胸部可离床	3分
俯卧后挺腿	不能	0分
	仅能屈膝抬小腿，臀肌无收缩	1分
	膝可离床，臀肌有收缩	2分
	直腿后挺较高，10s以上	3分
下蹲起立	不能	0分
	支撑力差，臀仅可离跟部	1分

八、相关综合征

（一）脑损伤综合征

是指出生前到生后1月内各种因素所致的非进行性脑损伤，已有临床异常尚不能诊断为脑瘫或其他脑功能障碍者。

（二）中枢性协调障碍（ZKS）

是指由于各种原因引起中枢神经损伤后，因中枢神经协调作用障碍而出现姿势反射异常和肌张力改变的病症。德国沃伊特（Vojta）博士首先提出，诊断主要根据 Vojta 7 种姿势反射：①拉起反射；②俯卧位悬垂反射；③腋窝悬垂反应；④侧位悬垂反应；⑤Collis 水平反射；⑥倒位悬垂反应；⑦Collis 垂直反射。诊断标准：极轻度（1～3 种反射异常）、轻度（4～5 种反射异常）、中度（6～7 种反射异常）、重度（7 种均异常，并有肌张力异常）。中度和重度的 ZKS 发展成脑瘫的比例分别为 80% 和 100%。

（马　兰）

参考文献

[1] Robinson MN, Peake LJ, Ditchfield MR, et a1. Magnetic resonance imaging findings in a population - based cohort of children with cerebral palsy [J]. Dev Med Child Neurol, 2009, 51: 39 - 45.

[2] Blumenthal I. Cerebral palsy - medicolegal aspects [J]. J R Soc Med, 2001, 94: 624 - 627.

[3] Thomopoulos S, Harwood FL, Silva MJ, et al. Effect of several growth factors on canine flexor tendon fibroblast proliferation and collagen synthesis in vitro [J]. J Hand Surg [Am], 2005, 30 (3): 441 - 447.

[4] Yasuda K, Tomita F, Yamazaki S, et al. The effect of growth factors on biomechanical properties of the bone - patellar tendon - bone graft after anterior cruciate ligament reconstruction: a canine model study [J]. Am J Sports Med, 2004, 32 (4): 870 - 880.

[5] Musahl V, Abramowitch SD, Gilbert TW, et al. The use of porcine small intestinal submucosa to enhance the healing of the medial collateral ligament - a functional tissue engineering study in rabbits [J]. J Orthop Res, 2004, 22 (1): 214 - 220.

第二十八章

疼痛

第一节　骨科手术后疼痛

一、幻肢痛

（一）引言

幻肢痛是主观感觉已被截除之肢体依然存在并有剧烈疼痛的幻觉现象。幻肢痛、患肢感和残肢痛被统称为幻肢现象。幻肢痛的发病率各家报道不一，有的高达 80%，因不能很好区分是哪种幻觉现象所致，主诉有不能忍耐的疼痛者不超过 10%。幻肢痛不仅存在于四肢，也存在于被切除的身体其他部分。上肢幻肢痛的发生率高于下肢，截肢平面愈高，幻肢痛发生率愈高，6 岁前被截肢的患者，未出现幻肢痛。这种感觉的性质是多种多样的，如远端烧灼痛、抽搐样疼痛、针刺样痛、压榨痛等。慢性、长期的幻肢痛严重影响患者的功能和心理康复，影响患者的日常生活以及交往与工作能力，降低了患者的生活质量。

（二）病因机制

病因尚不十分清楚，有关学说很多，根据幻肢痛所涉及的机制，大致可分为 2 大类：

1. 外周机制：细胞损伤后均会有化学物质及酶的产生，主要有组胺、缓激肽及磷脂酶等物质参与致痛机制，其致敏疼痛感受器，进而产生大量异常生物电刺激神经瘤。但在临床上有些病例虽经阻滞神经瘤后仍有疼痛。

2. 中枢机制：首先是脊髓机能的改变，有学者文献报道幻肢痛患者与脊髓机能密切相关。还涉及机体图式理论、神经基质理论、本体感觉记忆理论及大脑皮质功能重组和神经可塑性理论，近来学术界普遍认为大脑皮质功能重组与幻肢痛有直接的关系。

（三）临床表现

疼痛的部位主要在截肢远端，常与断肢痛同时存在。正常在断肢后立即就出现疼痛，但也有迟发者。疼痛的性质和程度变化很大，多为搏动性、灼性或痉挛样拧痛，钻孔样、刺入样等难以形容的疼痛。多为阵发性出现或加重，常于夜间、寂静时发作。情绪兴奋、疲劳、疾病、气候变化成为加剧疼痛的诱因。

（四）诊断要点

依据手术病史、临床表现，检查时常发现断端有神经瘤或瘢痕硬结，局部皮肤极为敏感，轻触即可引起放射性幻肢痛，诊断并不困难。

（五）治疗原则

1. 首先是预防其发生，医生从切断肢体之前即应开始对患者进行心理治疗，给以精神支持。

2. 幻肢痛的治疗大致分为药物治疗、物理治疗、心理治疗、手术治疗。简单分述治疗方法如下：

（1）局部痛点阻滞术：当残端部有知觉过敏，压痛点存在时，进行局麻药浸润，对疼痛早期病程较短患者有良好的效果。

（2）交感神经节阻滞术：对出现反射性萎缩症的患者，最适宜施行交感神经节阻滞。上肢行星状神经节阻滞，下肢行 L2、3 交感神经节阻滞，阻滞药用 0.5% ~1% 利多卡因为主，每日 1 次，反复施行。

（3）连续硬膜外阻滞：一般在手术后立即施行为佳，使用 PCA 装置，镇痛药液选用吗啡加盐酸左丁哌卡因。

（4）人工冬眠疗法：将丙嗪类药和镇痛药混合成合剂，称之为冬眠合剂，具有良好的镇痛、镇静作用，能引起中枢神经系统较深的抑制。使自主神经与内分泌系统受到完善的阻滞，从而减轻机体的应激反应。配方共分为Ⅰ~Ⅳ号，目前常用的为Ⅰ号和Ⅱ号。Ⅰ号合剂有哌替啶 100mg，氯丙嗪 50mg，异丙嗪 50mg，共计 6mL，可静脉缓慢滴入或注入也可肌肉注射，依据患者病情及体质状况可给予半量至全量。Ⅱ号合剂由哌替啶 100mg，乙酰普吗嗪 10mg，异丙嗪 50mg 共 6mL，用法与Ⅰ号相似。施行人工冬眠需向患者家属解释清楚，术前禁食，开放静脉通路并给以基本热量和液体，同时要连续监测生命体征。一般 2 周为一疗程。

（5）心理治疗：临床上见到的幻肢痛多伴有心理障碍，其中最常见的是抑郁症。常用普通心理治疗，催眠与暗示疗法、生物反馈疗法及心理护理，或请心理咨询专科医生施行。

（6）手术治疗：残肢端修整术或神经瘤切除术对残端神经瘤引起幻肢痛的患者可能有效。脊神经根入口（DREZ）损毁术可缓解幻肢痛，有学者报道其具有较好的远期疗效，但对残肢痛无效。颅内刺激术也常用于治疗幻肢痛以及脊髓前外侧切断术等手术方式。脉冲射频脊神经治疗幻肢痛也有学者报道。

（六）预后

虽然现有的治疗方法对幻肢痛有一定的疗效，但是仍有很多幻肢痛患者没有达到无痛状态，因此不断改善幻肢痛的治疗方法仍然非常重要。

1. 文献回顾：Sherman 和 Arena 的研究表明，在有幻肢痛的患者中，18% 失去工作能力，33.5% 工作能力受到影响，82 % 存在轻重不等的失眠现象，43% 社会能力降低，45% 日常活动受到影响。

2. 评估方法标准：幻肢痛出现的时间不同，发病率统计和随访存在一定困难。幻肢痛经常与残肢痛和幻肢感同时出现，易形成混淆。评估方法如麦吉尔疼痛问卷简易表、视觉模拟评分、数字评分和面部表情分级、残疾疼痛指数。截肢患者对待疾病的心态不同，对疼痛的耐受性也存在差异。因此，必要时应对患者不同时期的精神心理状态进行评估，并根据疼痛测试和评定结果制订有针对性的、个体化的治疗方案。

3. 应对策略：对于截肢患者应尽早指导患者使用假肢，对于幻肢痛的患者应多种治疗方法联合使用。

（七）相关解剖

因臂丛神经参与支配上肢感觉运动，上肢幻肢痛患者应注意和颈椎病及肘管综合征等可引起上肢疼痛麻木等疾病相鉴别。膝关节以上幻肢痛患者需与股骨头坏死等髋关节疾病相鉴别，膝关节以下幻肢痛患者需与腰椎间盘突出症等脊柱疾病相鉴别。

（八）相关综合征

截肢综合征：除疼痛之外，还表现为抑郁、焦虑、少言、失眠、强迫症、孤独、自我隔离、自我怜悯、失去信心等症状。

（董补怀　程　峰）

二、椎间隙感染

（一）引言

椎间隙感染多继发于脊柱手术后，少数继发于其他部位感染，椎间隙的解剖特性是一个负重结构，呈封闭式。一旦椎间隙内发生感染，由于周围组织致密无法引流，椎间隙内压力增高，刺激神经末梢导致严重的疼痛症状。由于组织结构致密，感染向上下椎板方向发展，临床上常见椎板呈虫蚀样破坏。由于血供差，抗生素不容易进入椎间隙控制椎间隙内的细菌感染，所以症状和体征迁延不愈。一旦感染突破纤维环进入椎管，将造成严重的后果。成人原发性腰椎间盘炎发病率很低，最早是在 1933 年由 Smith 报告了 17 例椎间盘化脓感染，Price 认为本病的基本特点是侵及椎间盘的炎症，故创用“椎间盘炎”来描述本病。腰椎间盘突出症术后椎间隙感染的发生率在 0.1% ~4% 之间。目前对椎间隙感染的发病机理仍有争论，确切病因仍不十分清楚，目前国内外学者认为有 3 种学说，即细菌性感染、无菌性炎症和自身免疫性反应。椎间隙感染主要表现为剧烈痉挛性腰痛及发热，血沉增高，C 反应蛋白阳性。X 线平片、CT、MRI、ECT 均有诊断价值，但 MRI 在早期诊断中具有高度特异性及敏感性。对治疗方法尚存在争议。本病如能早期诊断，投以足量的敏感抗生素、卧床、应用腰部支具，多能取得良好效果。如未能早期诊断而延误治疗，迁延日久可进入慢性期。此期病人有以下特点：临床症状与急性期相比有所缓解，体温正常或有低热，病灶内脓液减少，而以坏死椎间盘及炎性肉芽组织为主，病灶被纤维组织及硬化骨所包绕，很难被吸收和替代。保守治疗往往效果欠佳，应手术将病灶清除。刘振华等资料显示，旋切、后路病灶清除方法疗效缓慢，病程迁延长达 20 ~24 周，经前路病灶清除术疗效快，8 周可完全恢复，故认为前路彻底病灶清除术是根治的最佳手段。

（二）病因

引起术后椎间隙感染的原因众多，目前多数学者认为腰椎间隙感染是细菌性感染、无菌性炎症及自身免疫性反应所致，但以细菌性感染为主，特别是慢性低毒力性细菌。致病菌有金黄色葡萄球菌、绿脓杆菌、大肠杆菌、表皮葡萄球菌等。感染可能与以下因素有关：①椎间盘主要靠软骨板的渗透作用获取营养，局部血供差，不易愈合。②未严格执行无菌操作技术，内窥镜和手术室消毒不达标，器械可能的污染等可引起细菌感染。如经皮穿刺椎间盘切除术等介入治疗在净化条件较差的放射科治疗室进行等。③操作粗暴或术式选择不当，手术时间长、出血多。手术时间过长，为细菌污染提供了机会，术中出血过多，尤其椎间隙内操作过多会产生过多的椎间盘碎屑及积血，易产生炎性反应，给细菌的生长提供了条件，增加了感染机会。④过分强调手术的彻底性，术中椎间盘及相邻结构破坏较多，如刮除上下软骨板等操作导致软骨板和终板的破坏，一则易引起松质骨出血，再则破坏了椎体边缘软骨的血运，易造成椎体边缘骨质缺血、坏死。⑤术中环形切开纤维环的切口太小，术后椎间隙的积血不易引出，局部血液不易吸收，压力增高，久之椎间隙的渗出物易发生变性。⑥椎间隙内残留的间盘组织由于缺血而发生无菌性坏死并液化。⑦术后切口内引流不畅或拔出引流管太早，术后皮下又留有较大的空腔，从而为细菌繁殖提供了条件。⑧患者全身情况差，或伴有盆腔脏器炎症、皮肤炎症、糖尿病之类疾病等。

细菌经手术切口、血液循环或直接蔓延进入椎间隙，生长繁殖引起椎间盘软骨、纤维环炎性细胞浸润，变性坏死，继而软骨下骨质破坏，产生大量化脓性炎性介质，导致椎间隙内压增高。由于椎体周围韧带的严密封闭，炎性物质及病灶内高压不能向周围扩散，使脊神经根受到强烈的高压及炎性刺激，致使所支配肌肉痉挛性收缩引起剧疼。同时病灶内压力进一步增高，使疼痛加剧，如此恶性循环。导致椎间隙感染具有顽固性、痉挛性剧烈腰痛，低热，血沉增高，C 反应蛋白阳性等主要临床特点。抗生素及镇痛治疗效果不佳。病变后期相邻椎体表面广泛破坏，软骨板全部糜烂，软骨下骨质增生。常在 1 年后椎间盘纤维环周围骨化及骨桥形成甚至滑脱，但椎间不发生骨性融合，亦无椎旁脓肿。

（三）临床表现

1. 临床表现：剧烈的腰痛和脊神经支配区疼痛，肌肉痉挛是椎间隙感染的主要症状。典型症状为下腰痛和腰部肌肉痉挛，而疼痛有别于术前的根性刺激症状，患者主诉往往可超过客观体征，白天轻，夜间重，一般止痛药常难以奏效。术后出现椎间隙感染症状，可在 3 ~ 25d，平均 1 周左右。也有迟发性患者，多见于低毒感染。患者腰部常取强迫体位，伸屈活动明显受限，动作十分迟缓、艰难。上腰椎病变常为腰痛或伴有髋关节、腹股沟、股前区和下腹痛，尤以髋关节和腹股沟区痛的发生率极高。下腰椎病变多为腰髋部、臀部、股后区或和坐骨神经分布区疼痛，常为难以忍受的痉挛性腰痛。腰腿痛范围与术前相同或腰痛范围更广泛，疼痛区域对疼痛刺激过敏，患者常因疼痛不愿翻身并拒绝他人搬动。检查时病变区腰椎椎旁有深压痛和叩击痛，直腿抬高试验常较术前严重。持续低热、血沉增快是本病的明显特征。本病早期往往发热，呈持续性不规则热型，体温在 37.5 ~ 38℃左右，多在午后至傍晚体温最高，可达 39℃左右；后期体温多正常或有低热。临床可分为 2 型：①重型：有剧烈难以忍受的痉挛性腰部疼痛，呈阵发性发作，夜间明显，常因床铺震动、翻身而诱发或加重，可以放射至臀部、会阴部及大腿，腰背肌痉挛。有发热，体温 37 ~ 38.2℃，平均 37.8℃。发作时可伴有幻觉、谵语等精神症状。ESR 增高，CRP 阳性。②轻型：有腰部活动受限，改变体位轻叩病变间隙均可诱发剧疼。不规则低热，ESR 增高，CRP 阳性。

2. 辅助检查：

（1）实验室检查：可有血常规改变，但血 WBC 总数和 WBC 分类计数多在正常范围。血液细菌培养及椎间盘经皮穿刺细菌培养多不能发现细菌生长，而病灶清除术清理出的病变组织细菌培养阳性率可达 40%。血沉明显升高（42 ~ 172mm/h，平均 32.8mm/h），C 反应蛋白检查多为阳性（0.12 ~ 9.12mmol/L，平均 2.9mmol/L）。

（2）影像学检查：①X 线片主要有椎间隙狭窄及骨质破坏，早期无明显变化，4 ~ 6 周后表现为骨质疏松、密度减低、椎体软骨下骨质吸收、椎体边缘不规则骨质破坏、上下椎板边缘模糊、毛糙或部分椎体溶骨性破坏，感染椎间隙变窄或消失。长期病史者可表现为受累椎间隙狭窄，上下椎体明显硬化，密度增高。②腰椎管造影可见病变椎间盘处硬膜囊充盈缺损，提示椎间盘膨出改变。

③CT 检查在早期诊断上无特异性。主要表现为椎间隙周围有低密度软组织阴影向周边膨出及受累椎体上下缘骨质不规则破坏或骨质硬化，可显示软骨板破裂缺损，椎体边缘呈参差不齐的毛刷状，椎间隙内有残留气体。可见感染椎间盘不规则密度减低区呈“掏空”状变化。④MRI 检查最早在发病 1 周后即可检出病变间隙椎间盘形态和信号异常，病变椎体 T1 加权像呈低信号，T2 加权像呈高信号，并可见椎间隙变窄，边缘模糊粗糙，硬膜外脂肪信号消失等征象。⑤B 超经济方便，可反复动态观察，一旦发现椎旁和腰大肌旁有不规则回声区，即可作为决定治疗的重要依据。

（3）核医学检查：ECT 检查在病灶处有放射性浓聚增强。

（四）诊断要点

1. 诊断

（1）临床表现：患者术后原有症状缓解 1 周后，突然出现腰部剧痛，其程度不能用手术创伤解释，体位改变时可诱发，腰痛昼轻夜重，腰肌痉挛明显，直腿抬高受限，拒绝他人搬动，伤口周围可有轻度水肿，感染间隙深压痛和叩击痛明显，但坐骨神经受压症状不明显。可有不规则发热，一般在 37.2～38.5℃。由于早期症状不典型及缺乏特异性检查手段，所以早期诊断十分困难，有报道本病的漏诊率可达 50%。

（2）辅助检查：患者发病时血沉变化是化验检查中最明显的异常指标，但也是一种非特异性指标，只有术后 4 周的血沉变化才能作为诊断椎间隙感染的简易指标。而 C 反应蛋白（CRP）是一种非特异性急性快时相反应蛋白，它的稳定性好、术后恢复期短、灵敏性高，可作为椎间隙感染早期诊断的重要指标。X 线片对椎间盘炎的早期诊断无太大意义。CT 早期仅提示相应的椎间隙有低密度软组织影，对本病早期诊断也无意义。MRI 特征性表现为 T1 加权病变椎间隙及临近椎体、硬膜的信号减低，椎板及附近软组织信号也可降低；T2 加权感染椎间隙及其椎体的信号增强；轴位片可见椎管周围组织界限不清，椎管内有软组织影突入，层次分界不清。晚期则表现为椎间隙狭小，椎体边缘因硬化呈低密度影，硬膜囊与软组织粘连，但感染椎间隙多不能发现脓肿影像。而重复性的 B 超动态检查结果可以作为决定手术治疗与保守治疗的重要依据之一。

2. 鉴别诊断：由于椎间隙感染，除剧烈的腰痛、脊神经支配区疼痛、肌肉痉挛、持续低热、血沉增快等缺乏特异性临床症状外，缺少其他特异性诊断指标，故需和许多相关疾病进行鉴别。

影响血沉增快的主要因素在血浆，而血沉增快的关键是红细胞之间的排斥力减小而导致的缗钱状线形成，血浆纤维蛋白原是促进缗钱状线形成的最强有力的因素，而白蛋白则相反，红细胞大小和形态也可影响血沉，其病理性增快主要见于急性炎症、结核病、骨折、组织严重破坏、恶性肿瘤、风湿性疾病等。

椎间隙感染的 X 线和 CT 扫描在早期诊断方面缺乏特异性，椎管造影常可见病变间隙硬膜囊充盈缺损。

C 反应蛋白检查可以作为诊断本病时的参考指标之一。C 反应蛋白是由肝脏产生的一种糖蛋白，属于急性相反应物质，能与肺炎链球菌菌体的 C 多糖起沉淀反应，对炎症、组织坏死和恶性肿瘤的诊断与疗效观察具有参考意义。本病发病时 C－反应蛋白检查为阳性，抗炎药物和激素治疗并不影响 C 反应蛋白的水平。

（五）治疗原则

本病在手术与非手术治疗、手术时机、手术方法、手术入路等方面均有较大争议，Petri 等报告对椎间盘术后椎间隙感染病人的成功保守治疗，但其感染症状持续较长，平均住院时间为 8 个月。有学者认为由于椎间盘血供很少，抗生素很难达到病变部位，应用抗生素无效，同时其上、下为椎体，周围被韧带封闭，炎性物质及病灶内压不易向周围扩散、吸收，故保守治疗不能及时、有效地控制病情，建议早期采取手术进行引流。而 Boscardins 等认为头孢唑啉等药物可渗透进椎间盘，并在用药后 15～80min 达到足够的浓度，而且抗生素治疗的满意率可达 84.2%，从而为手术后椎间隙感染的预防提供了理论依据。目前多数学者主张当临床上怀疑椎间隙感染时，首先应该积极有效地保守治疗，早期制动、绝对卧床休息、应用足量有效的广谱抗生素静脉滴注，直到临床症状消失后 2 周。大部分椎间隙感染患者经保守治疗能够获得治愈。若在治疗后 2 周症状无缓解、持续加重或引起神经症状、血沉持续增快时，则需要采取果断措施，采用手术方法达到清除病灶、冲洗引流、减压缓解症状、防止感染物质穿破硬膜引起炎性神经损害等目的。

1. 保守治疗：

（1）绝对卧床休息、腰围支具固定或骨盆牵引。

（2）早期大剂量静滴广谱抗生素，根据患者血沉改变来考虑用药时间，一般应用 3～5 周。若用抗生素足量 2 周而症状及血沉未见改善者，可考虑加用氢化可的松等皮质激素静滴，短期用后一般症状及血沉等可获改善。

（3）加强护理治疗预防长期卧床以后的并发症。

（4）对症和全身营养支持治疗。腰部剧烈疼痛，可以常规给予止痛药物对症治疗；出现肌肉抽动可以给予少量钙制剂、镇静剂治疗；出现高烧应给予退热处理；由于患者卧床治疗时间长，进食不方便加上感染消耗可出现营养不良，应注意膳食营养，必要时静脉营养支持。症状体征消失后可在围腰保护下离床，半年症状无复发、血沉维持在正常范围者可算痊愈。

2. 手术治疗：

（1）经皮旋切椎间病灶清除术。Haake 等主张早期应用特效抗生素，并通过经皮椎间盘切除术（PLD）获得足够组织学来源，以进行组织学检查和微生物学培养，45% 的病人有特异性感染，作为一种诊断性技术，他认为 PLD 对椎间隙感染治疗是很有帮助的、损伤较小的方法。皮椎间盘穿刺作活检后局部注入抗生素的治疗效果更加明显。PLD 多根据影像资料确定病灶的椎间隙，在局部麻醉和影像手段引导下，常规行经皮椎间隙穿刺，留置工作套管。根据影像学指导的深度，经工作套管从各个角度清除椎间隙内的坏死和炎性组织，送普通细菌培养、厌氧菌细菌培养和涂片检查。术毕放置双腔冲洗引流管，接广谱抗生素生理盐水，24h 持续灌注冲洗，同时全身使用抗生素。3～5 天后根据细菌培养结果更换抗生素生理盐水和全身使用的抗生素。冲洗时间 7～50 天，平均约 21 天，待冲洗液体清亮后可拔管。全身使用抗生素的时间为 2～7 周。

（2）后路病灶清除术。多于第一次后路手术后 3～7 周行二次手术。从原切口进入，清除椎间隙内炎性肉芽组织及残留的髓核组织，椎间隙及切口用大量盐水及抗生素溶液反复冲洗，并置管 2 根，术后予庆大霉素生理盐水作连续灌注冲洗，全身抗感染治疗，冲洗 1 周左右，待冲洗液清亮后拔管。患者经再次手术后疼痛可明显缓解。胡金城等认为，当后路椎间盘髓核摘除术后出现某一个椎间隙感染时选用同手术切口对侧入路治疗有诸多优点：①手术操作时对神经根刺激少，病人配合。②可较完全清除椎间隙内对侧前外侧方、后外侧方残余的髓核，椎间隙感染时这一部分残留的髓核可能是椎间隙感染迁延不愈、感染程度深浅的重要原因，另外经过炎症刺激，椎间隙的纤维环往往脱落或游离，尤以对侧前外侧、后外侧方为多。③降低了蛛网膜下腔感染的发生率。同侧入路硬脊膜及神经根疤痕粘连明显，特别是术后时间相对长的病人，术中神经根不能清楚显露，增加硬脊膜撕裂或神经根袖撕裂的机会，导致蛛网膜下腔感染。在对侧操作时则可避此不利。另外应注意，局麻手术下经常对疼痛极度敏感的神经根应用神经根封闭，亦可能是导致蛛网膜下腔感染的原因。④减轻椎间隙的冲洗吸引管对神经根的刺激症状。原开窗侧神经根敏感程度高，对冲吸管的刺激难以忍受，而对侧神经水肿轻，相对来说敏感性差些，容易耐受。

（3）前路或侧前方入路病灶清除术。PLD及后路病灶清除，由于难以彻底清除炎性坏死组织，减压不充分，则难达到快速控制病情，缩短疗程之目的。前方或侧前方入路能充分显露病灶，彻底清除炎性坏死组织，减压完全，从而可彻底解除对神经根的高压炎性刺激，缓解腰背肌的高度痉挛状态，疗效迅速确切，不失为治疗此病的最佳手段。国内资料显示患者术后痉挛性剧痛常可立刻缓解，在腰围保护下，术后3~4d可自行翻身，CRP可以在2周内（8~15d）转阴，ESR在4周内（20~35d）可降至正常，8~10周可恢复生活自理。

（4）相关要点。根据临床表现及MRI结果，经确诊为椎间隙感染的重型患者，无论病程长短，应立即手术；轻型患者经短期保守治疗无效、感染中毒症状重无法忍受，或伴有高热及影像学有硬膜囊明显受压表现是手术治疗的适应证。入路以前路或侧前方入路为首选。对有2个或多个间隙手术史者，务必要判断出是哪一个间隙感染，以免感染扩散。术中病灶清除及大量生理盐水冲洗非常重要，病灶清除务必彻底，彻底切除糜烂的纤维环及残留髓核，充分减压是手术的关键。病灶清除后，为了维持椎体高度和脊柱稳定性，应进行一期椎间植骨，但也有持不同意见者。矫晓坤等认为，前路病灶清除、带髂腰血管蒂髂骨瓣转位椎体间植骨融合术是治疗L4－5与L5－S1椎间隙感染有效的新术式。血沉和C反应蛋白不但是判定术后椎间隙感染的重要指标，也是监测椎间隙感染患者对治疗反应的重要参考。

（六）预后

椎间隙感染的预后取决于能否早期诊断和及时有效的治疗。一旦不能有效控制病程，可引起椎间隙塌陷，感染、坏死组织向椎管内侵入，挤压神经根或马尾神经丛，给患者带来极大的痛苦。采用保守治疗虽然多数患者最终得以治愈，但病人不得不忍受长期剧烈疼痛。由于本病的发病率很低，临床医生往往缺少对本病的意识而致不能及时诊断和治疗，所以对本病提高认识和警觉性是获得正确诊断和及时治疗的关键。早期大剂量应用抗生素和局部注入抗生素对控制病情有效，提示本病很可能与细菌性感染有关。本病若诊断及时，治疗得当，多在半年内治愈，预后良好。

1. 文献回顾：刘振华等资料显示保守治疗组与PLD及或后路手术组治疗结果无明显差异其体温恢复正常时间都平均7周，而前路手术组与其他两组差异显著，仅为7~12d；前两组疼痛消失时间平均分别为24周和20周，而前路手术组术后当天疼痛即可消失；同样前两组CPR转阴时间平均8~10周，而前路组为8~15d；ESR降至正常时间前两组平均13~15周，前路组为20~35d。也有资料显示：PLD手术后持续灌洗7~50d，感染椎间隙可于8~12周基本融合。段旭林等认为后路椎间盘镜手术（microendoscopic disectomy，MED）后也可以并发椎间隙感染，一旦出现典型的椎间隙感染须治疗3个月以上才能治愈。

2. 评估方法标准：结合临床表现，定期复查ESR、CRP、X线、CT和MRI，也可应用McGill表定量动态评价患者疼痛的变化情况。张西峰等应用McGill语言评价表评价疗效，显示接受手术或微创手术治疗的患者治疗后McGill分值与临床症状变化相同，在1~2d内即开始下降，微创治疗组下降的速度明显优于保守治疗组。ESR和CRP在进行手术后也很快下降，ESR在4~6周，CRP在2~4周恢复正常。刘振华等对30例确诊为椎间隙感染的患者采用大剂量抗生素、经皮旋切、后路病灶清除引流及前路病灶清除术等不同治疗措施，从体温恢复正常时间、疼痛消失时间、CRP转阴时间和ESR降至正常时间等指标方面观察临床疗效。随访6个月~5年，保守、旋切、后路病灶清除疗效缓慢，病程迁延长达20~24周，经前路病灶清除术疗效快，卧床6~8周恢复行走，8周后恢复生活自理。认为，前入路手术患者疗效快，愈合好，6~10周均完全恢复日常生活，无后遗症。

保守治疗、PLD及后入路手术患者症状缓解慢，病程迁延长，患者因长期剧烈疼痛而痛苦不堪，遗有腰部僵硬者和慢性腰痛。

3. 应对策略：提高对本病的认识和警觉性是避免误诊和及时诊治的关键环节。术中谨慎操作及作好围术期处理，是防止椎间隙感染发生的基本措施，术前及术后分别给予预防性抗生素的应用，对预防术后椎间隙感染的发生有一定帮助。①为防止脊柱手术后感染及椎间隙感染的发生，首先应严格掌握手术适应征，认真做好各项术前准备，进入人体无菌部位的内窥镜需严格按国家颁布的消毒技术规范进行灭菌，对操作器械应高温高压灭菌，对术中使用的吸收性明胶海绵、引流物等均需确保无菌。择期手术必须待局部和全身感染灶愈合，上呼吸道感染和咳嗽控制以后才能进行。如果术前诊断不明或仅凭影像学诊断采取手术治疗，不但手术效果不佳，反而会给患者带来不必要的痛苦。②要正确选择治疗方法，脊柱病变的手术治疗方法很多，但不宜过分夸大某种疗法的效果。如片面地夸大或追求所谓“小切口”手术的效果，在病例选择不当或操作不熟练时，对局部组织破坏较多，会增加局部出血和并发症的发生。③严格执行无菌操作，无论是采用开放式或微创术式脊柱手术，都应在绝对无菌条件下进行，包括手术环境的净化，手术室需严格按照一类手术要求消毒，控制参观手术人员。认为经皮穿刺术是“小手术”，为便于操作，在不符合无菌条件的放射检查室内进行，无疑为椎间隙感染的发生增加了概率。④术中操作轻柔，加强围术期抗感染。术者要仔细了解局部解剖，熟练掌握操作技能，减少手术创伤。如椎间盘手术中切除突出的纤维环和摘除髓核时，尽量不要破坏软骨板，当不作椎体间融合时，建议不应在术中破坏终板及切除过多尚属正常的髓核组织，而仅将椎间盘突出物切除即可。术中严格止血，椎间隙要用生理盐水反复冲洗，将碎屑彻底清除，正确安置负压引流，术后继续应用抗生素，直至临床症状缓解。⑤术后放置引流，勿过早拔除引流物，使引流充分有效。⑥术后注意患者腰痛情况、体温变化、查C反应蛋白、血沉和血常规。疑有椎间隙感染及时处理。

七、相关解剖

椎间隙的解剖特性是一个负重结构，呈封闭式。一旦椎间隙内发生感染，由于周围组织致密无法引流，椎间隙内压力增高，刺激神经末梢导致严重的疼痛症状。由于组织结构致密，感染向上、下椎板方向发展。由于血供差，抗生素不容易进入椎间隙控制椎间隙内的细菌感染，所以症状和体征迁延不愈。一旦感染突破纤维环进入椎管，将造成严重的后果。

八、相关综合征

腰椎术后失败综合征（FBSS）：是一种难治性疾病，以术后顽固性疼痛、马尾神经粘连、损伤引起的大小便障碍等最为常见。

（董补怀　程　峰）

参考文献

[1] 王岩. 坎贝尔骨科手术学 [M]. 12版. 北京：人民军医出版社，2013：561-562.

[2] Knotkova H, Cruciani RA, Tronnier VM, et al. Current and future options for the management of phantom-limb pain [J]. J Pain Res, 2012, 5: 39-49.

[3] Dietrich C, Walter-Walsh K, Preissler S, et al. Sensory feedback prosthesis reduces phantom limb pain: proof of a principle. Neurosci Lett, 2012, 24, 507: 97-100.

[4] Subedi B, Grossberg GT. Phantom limb pain: mechanisms and treatment approaches. Pain Res Treat, 2011, 2011: 861605.
[5] Desmond DM, Maclachlan M. Prevalence and characteristics of phantom limb pain and residual limb pain in the long term after upper limb amputation. Int J Rehabil Res, 2010, 33: 279 - 282.
[6] Kutlay M, Colak A, Simsek H, et al. Antibiotic and hyperbaric oxygen therapy in the management of post - operative discitis [J]. Undersea Hyperb Med, 2008, 35 (6): 427 - 440.
[7] Bhagat S, Mathieson C, Jandhyala R, et al. Spondylodiscitis (disc space infection) associated with negative microbiological tests: comparison of outcome of suspected disc space infections to documented non - tuberculous pyogenic discitis [J]. Br J Neurosurg, 2007, 21 (5): 473 - 477.
[8] Issack PS, Boachie - Adjei O. Surgical correction of kyphotic deformity in spinal tuberculosis [J]. Int Orthop, 2012, 36 (2): 353 - 357.
[9] 卢世璧. 坎贝尔骨科手术学大全 [M]. 第9版. 济南: 山东科学技术出版社, 2001: 3029 - 3032.
[10] Legrand E, Flipo RM, Guggenbuhl P, et al. Management of nontuberculous infectious discitis. treatments used in 110 patients admitted to 12 teaching hospitals in France [J]. Joint Bone Spine, 2001, 68: 504 - 509.
[11] Kang B U, Lee S H, Ahn Y, et al. Surgical siteinfection in spinal surgery: detection and management based on serial C - reactive protein measurements [J]. J Neurosurq Spine, 2010, 13 (2): 158 - 164.

第二节 灼性神经痛

一、引言

灼性神经痛（causalgia）也叫交感神经性痛，是指神经损伤后，在相应区域内出现的剧烈灼样疼痛，可伴有痛觉过敏、交感神经机能障碍、血流障碍、出汗异常、肌肉萎缩，有时表现出水肿性改变的慢性顽固性疼痛综合征。是周围神经损伤后的合并症。绝大多数位于四肢，还有报道发生在颈部及会阴部。占四肢神经损伤的1% ~3%，男女之比为5:1，年龄以20~40岁多见。以战伤多见，上肢多于下肢，Bonica统计了658例患者，上肢占56.8%，下肢占41.4%。上肢以正中神经及臂丛神经下干多见，下肢以坐骨神经及胫神经多见。神经损伤多以不完全损伤常见，偶见神经完全损伤。患者因疼痛肢体处于强迫体位。灼性神经痛属于复杂性局部疼痛综合征（complex regional pain syndrom, CRPS）Ⅱ型，CRPS Ⅰ型是反射性交感神经营养不良症（reflex sympathetic dystrophy, RSD）。

二、病因机制

以枪弹伤为主，多见于战时，因现今车祸等高能量损伤，该病因也不容忽视。医源性及哌诺酮类广谱抗菌药所致的灼性神经痛文献中也有提及，其发病机制也处于探索中，主要有以下3种：

1. 短路机制：损伤处的神经纤维失去髓鞘的绝缘作用，在不同神经纤维之间产生了兴奋传导短路。

2. 疤痕机制：受伤的神经内有疤痕，疤痕中神经失去髓鞘，冲动形成后向其他神经纤维放射，所以出现病变神经支配范围以外的疼痛症状。陆裕朴早期的报道中，8例患者进行神经内外松解术，术中见神经本身及其周围皆有广泛较致密的疤痕组织，对神经形成包围绞窄。

3. 痉挛机制：四肢神经干感觉神经末梢和血管交感神经损伤的结果使血管痉挛而引起灼性神经

痛。还有束内压增高第 4 种学说。

三、临床表现

疼痛多于伤后一周左右出现，个别病例也可在伤后不久即出现。疼痛的性质以自发持续性难以忍耐的烧灼样为特征，上肢疼痛者均为手掌和手指灼痛，下肢者为足底和足趾。灼痛因寒冷、温暖和触摸、活动及所谓刺激时急剧加重，甚至声、光、风等也能构成刺激，感情的冲动使疼痛加剧也是特征之一。患者诉肢体灼热但皮肤有时冰凉，伤后有血管舒张收缩异常，喜用冷水保持手足湿冷、精神紧张、睡眠差、饮食不好多消瘦，常伴四肢萎缩。症状轻者可逐渐自愈，严重者可延长半年或 1～2 年以上。病程时间较长者患者常伴有抑郁等心理精神障碍。

疼痛部位特点：范围较弥散，常超出受损神经的分布区域，甚至累及整个肢体、半身及至全身，且为浅表痛。夜间往往疼痛减轻或消失。

四、诊断要点

本病可通过详细询问有无子弹（或弹片）高速异物、高能量创伤等所致的外伤史，以及疼痛的性质、皮肤颜色、发汗情况等，一般不难作出判断。明确诊断前需作诊断性试验，常用的方法为局麻药诊断性交感神经阻滞及酚妥拉明试验，以区别是否有交感神经参与。

五、治疗原则

以综合治疗为主。日本学者弓削孟文总结了 5 种代表性的治疗方法，包括神经阻滞疗法、药物疗法、电刺激疗法、手术疗法及机能训练。

1. 局部清创：彻底清创是治疗灼性神经痛的前提。对伤口进行彻底清创、血管吻合、骨折处理等，对以后的治疗极为重要。

2. 药物治疗：药物治疗为首选治疗方法。对轻度疼痛患者可用消炎镇痛药，如扑热息痛，中度者可用麻醉性镇痛药，如哌替啶、镇痛新、芬太尼、吗啡等。有人报道口服抗肾上腺素作用的药物，如心得安每次 40～60mg，每日 3 次可有效减轻灼痛。

3. 神经阻滞疗法：多数报道认为交感神经阻滞是有效治疗烧灼样痛的重要手段，有些患者可取得永久性的效果。根据发生的部位，上肢选择星状神经节阻滞，下肢烧灼样痛可作腰 1～3 交感神经节阻滞。对交感神经阻滞无效的患者可选择阻滞感觉神经，如臂丛神经、坐骨神经等。

4. 经皮神经电刺激疗法。

5. 物理疗法：如离子导入、低频脉冲、短波、电疗、磁疗、针灸治疗、放散式冲击波等。

6. 心理治疗：因严重疼痛，患者伴有精神及人格改变，在其他治疗基础上，实行精神心理治疗。

7. 保守治疗效果不理想者可采用手术治疗，常用的手术方式有神经松解术及交感神经节切除术。①神经松解术尽可能切除神经周围瘢痕组织及神经束及神经鞘内瘢痕，切除尽量应用显微镜，因神经本已受损，粗暴的操作会加重神经损伤的风险，影响患者的预后。②交感神经节切除术术前应诊断性行神经封闭试验，证明是由于交感神经引起，该术式较常用，切除范围应完全，术后短时间即出现显著效果，也有患者 10d 后疼痛症状才开始消退。

六、治疗

轻度灼性神经痛可自愈，不需特殊处理，可自行缓解。症状严重需人为干预治疗，病史较长者可引起严重的精神心理疾病。虽然已有多种方法治疗灼痛，但治疗效果、治愈率各家说法不一。

七、预后

（一）文献回顾

交感神经节切除的疗效，在 187 例上肢灼性神经痛中，疗效优、良、差分别占 81.3%、14.4%、4.3%；在 120 例下肢灼性神经痛中，疗效优、良、差分别占 70.8%、26.7%、2.5%。

（二）评估方法标准

可用视觉模拟评分法（VAS），下腰痛患者可用（JOA），治疗前及治疗后对比评估治疗效果。查看患者感觉，肌力及肢体活动改善情况。

（三）应对策略

虽然灼性神经痛临床上少见，在疼痛难以控制时能够考虑到该病，早期诊断，早期治疗，能够减少患者的痛苦。

八、相关解剖

神经纤维是由神经元的轴突或树突、髓鞘和神经膜组成。其中神经元的突起细长如纤维，故叫神经纤维，髓鞘是由髓磷脂和蛋白质组成，包在轴突或树突的外面，有绝缘作用。

九、相关综合征

复合性区域疼痛综合征（complex regional painsyndromes，CRPS）又称反射性交感神经营养不良综合征、Sudecks 骨萎缩、肩手综合征，是继发于肢体损伤的一种慢性神经病理性疼痛综合征，是骨科临床上较少见的一种并发症。

（董补怀 程 峰）

参考文献

[1] Reuben ss, Rosenthal EA, Steinberg RB. Surgery on the affected upper extremity of patients with a history of complex regional pain syndrome : A retrospective study of 100 patients [J]. J Hand Surg, 2000, 25: 1147 - 1151.

[2] 陆一农. 灼性神经痛 [J]. 人民军医, 1983, 5: 9 - 11.

[3] Kemler MA, Barendse GA, van Kleef M, et al. Spinal cord stimulation in patients with chronic reflex sympathetic dystrophy [J]. N Engl J Med, 2000, 343: 618 - 624.

[4] 弓削孟文. 灼性神经痛 [J]. 日本医学介绍, 2001, 22 (9): 402 - 404.

[5] Wasner G, Schattschneider J, Binder A, et al. Recent trends in understanding and therapy of complex regional pain syndromes. Anaesthesist [J], 2003, 52 (10): 883 - 895.

第二十九章

骨质疏松症

一、引言

骨质疏松（osteoporosis）在1885年由Pommer提出，1941年Albright提出雌激素缺乏学说，人们开始关注骨质疏松的病因研究。目前国际上普遍接受的骨质疏松的定义是在1990年哥本哈根第三届国际骨质疏松研讨会，以及1993年香港第四届国际骨质疏松研讨会上提出的，即骨质疏松是以骨量减少，骨的微结构破坏为特征的，导致骨的脆性增加，易于发生骨折的一种全身性骨骼疾病。2001年美国国立卫生院（NIH）给骨质疏松一个新的定义，即骨质疏松是以骨强度下降，骨折风险度增加的一种骨骼疾病。骨强度反映了骨骼的2个主要方面，即骨矿密度和骨质量。大约骨强度的70%是由骨密度决定的，30%是由骨质量决定的。骨质疏松症可发生在所有人种、性别和所有年龄段，但总体上，在60~70岁老人中，约1/3有骨质疏松症，80岁以上的老人超过半数患有骨质疏松症。

骨质疏松的严重后果是骨折，常见的骨折部位有椎体、髋部和前臂。美国在1996年，骨质疏松骨折的年发生数约150万人，超过了心脏病发作、中风和乳腺癌年发生数的总和。已有研究表明，全球大多数国家包括我国和地区髋部骨折的发生率有增长趋势。椎体骨折是骨质疏松骨折中最常见的类型。约40%的骨质疏松骨折发生于脊柱，多集中在胸腰段，骨质疏松椎体塌陷骨折，可导致神经损伤，产生神经系统症状。据统计，约有3%的骨质疏松性椎体塌陷骨折伴有神经功能损害。同时，脊髓损伤的患者可由于长期卧床或失神经支配而发生废用性骨质疏松。因此重视脊髓损伤后继发骨质疏松的防治，尽量减少对患者康复的不良影响，这是医生面临的又一个重要课题。

二、病因

人的骨量在20~40岁达高峰，这种最高的骨量称骨峰值。骨峰值的70%~80%取决于遗传因素，20%~30%取决于儿时的营养状况、运动、生活习惯等环境因素。

（一）激素

1. 性激素不足：生理情况下，雌激素在女性整个一生影响骨的代谢，直接或间接作用于骨。雌激素包括E1、E2和E3。E2作用最强，E1作用较弱。E3作用最弱，是E1和E2的代谢产物。绝经后雌激素减少，骨代谢的破骨活动增强，骨转换的频率升高，出现负平衡使骨量下降。

2. 降钙素（calcitonin，CT）：降钙素由甲状腺滤泡旁细胞（C细胞）合成和分泌，它可以与破骨细胞上的特异性受体结合，通过减少破骨细胞数目和减弱其活性，减慢骨重建中的吸收期。降钙素在“钙应急期”，如儿童生长、妊娠、哺乳等时期，能够保护骨骼。

3. 甲状旁腺激素（parathyroid hormone，PTH）：PTH能促进骨的转换，使骨钙释出进入血循环；能加快维生素的活化，间接促进肠对钙的吸收和减少尿钙排泄；能加快肾脏对磷酸盐的排出。老年性骨质疏松病人有轻度甲状旁腺功能亢进。绝经后骨质疏松妇女甲状旁腺功能有低下、正常和轻度增加3种情况。

4. 1，25双羟维生素D：1，25-（OH）2D3主要作用于小肠黏膜、骨骼和肾小管上皮等器官。老年人光照少，维生素D摄入不足，肾功能减退，肾1α羟化酶活性降低，血1，25-（OH）2D3浓度降低。研究表明绝经后和老年骨质疏松病人1，25-（OH）2D3水平均较同年龄同性别对照组低，约降低18%~80%，小肠钙吸收也较对照组降低20%~30%。

5. 甲状腺素（thyroid hormone，TH）：一定水平的甲状腺素对正常骨骼的生长发育是必须的，通过胰岛素样生长因子-I（IGF-I）介导，甲状腺素促进成骨细胞的分化和增殖，从而促进骨的生长发育。甲状腺素能促进骨的重建，它对成骨细胞与破骨细胞活性均有影响。甲状腺素过量时，成骨细胞与破骨细胞的活性均上升，引起骨吸收和骨转化增加，其中破骨细胞活性增加占主导作用，骨吸收大于骨形成，两者之间产生负平衡，导致骨量丢失。

6. 皮质类固醇（corticosteroid，CS）：研究证实人和鼠的成骨细胞表面存在CS受体，与其受体结合而抑制成骨细胞复制，减少成骨细胞生成和诱导成骨细胞凋亡。CS可抑制肠钙吸收和促进尿钙排出而致负钙平衡，导致继发性甲旁亢，CS也可直接促进PTH的分泌而刺激破骨细胞，增加骨吸收。过多的CS可抑制垂体分泌促性腺激素，致使骨吸收增加。

（二）细胞因子（cytokine）

细胞因子是以自分泌和旁分泌形式作用于局部细胞，对破骨细胞和成骨细胞的分化、增殖和激活起直接调节作用，并通过一些因子在破骨细胞和成骨细胞功能之间实现“偶联”，称为“偶联”因子，是骨转换功能的重要调控机制。在雌激素缺乏及老龄等因素的影响下，激素和免疫平衡发生紊乱，影响到骨微环境中细胞因子网络的内在平衡，偶联出现障碍，成骨细胞产生的新骨不足以补充破骨细胞所吸收的旧骨，出现骨质疏松。

胰岛素样生长因子（IGF）、成纤维细胞生长因子（FGF）、血小板衍化生长因子（PDGF）、转移生长因子-β（TGF β）以及骨形态发生蛋白（BMP）有刺激骨形成作用。白介素-1（IL-1）、白介素-3（IL-3）、白介素 -6（IL-6）、白介素-11（IL-11）、肿瘤坏死因子（TNF）和巨噬细胞集落刺激因子（M-CSF）有促进骨吸收作用。白介素-4（IL-4）和γ干扰素有抑制破骨细胞吸收的作用。

（三）营养因素

1. 钙：人体中的钙1%分布在血液、细胞外液、肌肉和其他组织。当血钙浓度降低时，PTH水平升高，肾脏1α-羟化酶活性增加，1，25-（OH）2D3的合成增加，以促进肠钙吸收和肾小管对钙的重吸收。同时PTH分泌引起骨吸收，使骨钙释放入血，从而使体内钙平衡得以维持。儿童期足量的钙摄入对于获得理想骨峰值十分重要。绝经后雌激素减少和老龄伴随肾功能下降、肾脏1α-羟化酶对PTH相对抵抗增加，出现钙吸收减少，尿钙排量增加，骨吸收有所增强。

2. 蛋白质：蛋白质与氨基酸是骨有机质合成的重要原料。很多研究显示，蛋白质摄入不足或过量都可对钙平衡和骨组织钙含量起负性调节作用。有研究发现老年人低蛋白饮食和热量不足，股骨、颈骨密度往往很低，易出现髋骨骨折。高蛋白饮食同样会增加负钙平衡，蛋白质摄入量增加1倍，可使尿钙排出增加50%。

3. 维生素K：维生素K可影响骨发育和骨代谢。1999年Feskanic对美国72327名护士进行饮食问卷调查，分析饮食中维生素K摄入与髋部骨折的关系，结果显示维生素K摄入量超过109ug/d的护士，经年龄调整后发生髋部骨折相对危险度下降30%，有显著意义。此外，与骨质疏松发生有关的营养因素还有磷、镁、维生素C等。

（四）运动和制动

根据Wolff定律，骨矿含量及骨结构由骨的力学强度决定。骨的力学强度由负荷外力决定，骨受的外力包括重力、肌力和地面冲击力，其中肌肉的主动收缩是骨的负荷的主要来源。当物体受到外力负荷时，其结构将发生变形，应变是变形量与原长度的比值。应变大的部位，骨强度和骨量大；应变小的部位，骨强度和骨量小。这也是骨质不均匀的原因。由此可以理解，适当运动和锻炼可以增加骨量和骨强度，骨骼废用造成骨量丢失。但高强度、大肺活量的耐力运动，低体重的情况下接受承重运动、过度的运动都可能会导致青春期的延迟、身体脂肪丢失和严重雌激素缺乏，致使骨量丢失，容易发生骨质疏松。运动是预防骨量丢失的一个重要措施，而制动是致病的重要因素。

（五）生活习惯和其他

1. 酗酒：有人报道，健康男性每日饮酒30g后3周中骨钙素浓度可降低，意味着成骨细胞活性下降。每日饮酒72g持续时间超过5年者与已戒酒2年者相比，其骨形成率减少50%。

2. 吸烟：有研究表明吸烟者常伴反应性氧中间产物浓度增加，降低抗氧化维生素水平，增加氧自由基浓度，引起骨吸收、骨量丢失，增加骨折风险。显示吸烟者骨量丢失率约为正常人的1.5～2倍。

3. 咖啡因摄入过多：咖啡和咖啡因摄入过多使尿钙和内源性粪钙丢失，引起骨量减少。

（六）遗传因素

近代研究显示骨密度与骨代谢的调节明显受遗传因素的影响。孪生子的研究显示其60%～85%的骨量，70%～85%的髋部形态，50%～75%的骨代谢和25%～35%的骨折取决于遗传因素。而且，在早绝经的妇女当中，有髋部骨折家族史的妇女，发生骨折的危险性增加了3.7倍。

（七）神经损伤

神经损伤也可导致废用性骨质疏松，但其发病机制尚未完全清楚。实验研究表明：当大鼠坐骨神经切断后，可导致下肢废用性骨质疏松。脊髓损伤后，在瘫痪的区域内，骨骼的数量会迅速减少，最早可于伤后1～8周检测到骨量流失，瘫痪区域的骨矿物质密度在发病1年时可降低30%～50%。这种骨量流失在富含松质骨的部位（如骨盆、胫骨）发生的更为迅速，但在皮质骨中持续的更久，因此从长期来看，其骨量流失的最终结果没有明显的不同。此外，相比于瘫痪区域肌肉松弛、废用性萎缩的患者，尽管肌群在痉挛性瘫痪的患者中收缩功能保留的更好一些，但在瘫痪区域的骨量流失二者之间并没有明显的不同。说明在缺乏正常运动的情况下，简单的肌肉保护不足以维持正常的骨量，恢复正常活动的患者在1年内仍会骨质流失。因此，在可能恢复的患者中，应该在疾病的早期制定预防骨量流失的计划。

三、临床表现

骨质疏松症病情较轻时常无明显特征性的自觉症状，往往在骨折发生后经检查时才发现已有骨质疏松改变。因此被称为“静悄悄的流行病”。骨质疏松症发展到一定程度，常出现以下症状：

（一）疼痛

骨质疏松症最为常见的临床症状是不同程度、不同部位的骨骼及关节疼痛，多无关节红肿变形，而常常伴随有腰腿乏力，双下肢抽筋，弯腰、翻身、起坐、下蹲、行走等活动困难或受限。疼痛最常见的部位是腰背部、肋部及髂部，严重时全身疼痛难忍。骨质疏松疼痛的主要原因是：①骨转换过快，骨吸收增加导致骨小梁的吸收、断裂，骨皮质变薄、穿孔，从而引起全身疼痛。②在应力作用下，由于骨强度下降导致椎体楔形变或鱼椎样变而引起腰背痛。③由于骨骼变形，导致附着在骨骼上的肌肉张力出现变化，肌肉易于疲劳，出现痉挛，从而产生肌膜性疼痛。

（二）身高缩短、驼背

一些骨质疏松患者有身高变矮、脊柱畸形、弯腰驼背，这是因为由松质骨和皮质骨组成的骨骼中，松质骨更易发生骨质疏松性改变，椎体主要由松质骨组成，而且支持整个身体，负重量大，容易产生身高变矮的表现。椎体压缩易造成整个脊椎前屈和后突驼背畸形。驼背越重，腰背痛越明显。有的患者还伴有脊柱侧凸畸形。有的患者因椎体压缩性骨折导致胸廓畸形，腹部受压，影响肺功能和消化功能等。

（三）骨折

骨质疏松患者发生脆性骨折的常见部位为椎骨、髋部、桡骨、尺骨远端和肱骨近端，其他部位亦可发生骨折。椎体压缩性骨折发生后，有的患者立即出现该部位的急剧锐痛；有的是背部慢性深部广泛性钝痛，伴全身乏力；有的无自觉症状，偶由照椎体 X 片而被发现。许多患者骨折反复发生，甚至轻微外力作用、咳嗽、大笑都可能导致骨折，此时会出现明显的剧烈骨痛及肢体活动受限。

（四）神经损伤

约 40% 的骨质疏松骨折发生于脊柱，多集中在胸腰段，骨质疏松椎体塌陷骨折，可导致神经损伤，产生神经系统症状。据统计，约有 3% 的骨质疏松性椎体塌陷骨折伴有神经功能损害。椎体进行性塌陷伴迟发性神经损伤即为 Kummell's 病 III 期。其常见神经损伤因素包括：继发于骨折块向后移位，神经受压；椎体塌陷引起进展性脊柱后凸畸形；椎管内骨折段不稳定；椎体塌陷性骨折导致椎间孔狭窄或慢性硬膜外血肿引起神经损害。

（五）常见体征

骨质疏松患者最常见的体征是脊柱弯曲变形，还常有椎体的压痛。压痛部位多见于下胸段、上胸段椎体、髋关节外侧及胸廓，压痛部位常伴有叩击痛。如果骨质疏松性骨折愈合欠佳，骨折两端骨骼对位、对线不良，有可能发生肢体弯曲畸形。骨痛、骨骼畸形、体位异常及肢体乏力可导致病人体态及步态异常、活动协调性差。

（六）危险因素

对绝经后妇女和 50 岁以上男性确定是否存在患骨质疏松的危险因素，有助于评估骨质疏松的危险性和判断是否采用药物干预，以预防骨质疏松性骨折的发生。骨质疏松的危险因素很多，它们彼此相关，相互影响。如两种危险因素同时存在则危害更大。已有很多研究支持以下一些因素与骨质疏松症有关，这些因素或者影响骨峰值形成，或者影响骨丢失的速度，或者二者均受影响。这些因素包括：低骨量（低骨矿密度）；年龄；性别；种族；低体重和低体重指数；脆性骨折史；家族史；营养；性激素低下；生活方式；缺乏体力活动和身体锻炼；患有影响钙代谢的疾病；长期服用影响钙代谢的药物；既往易跌跤史，存在易跌跤危险因素等。

四、诊断要点

（一）骨质疏松的诊断方法

骨质疏松的诊断必须有症状、体征、实验室检查、X线摄片等方法的帮助，但骨质疏松特异的、定量的诊断方法是骨密度测量，其中双能X线吸收法是最佳的检测方法，是诊断骨质疏松的金标准。

1. 骨量检查：

（1）骨X线摄片法：是观察骨组织的形态结构和对骨质疏松所致各种骨折进行定性和定位诊断的一种较好的方法，并对骨质疏松与其他疾病的鉴别诊断有一定价值。但常规只有在骨量丢失超过30%～50%时，才能用肉眼观察到骨质疏松的征象。

（2）单光子吸收法（SPA）和单能X线吸收法（SXA）：SPA或SXA是用一束光束（射线）穿过人体，拟将光束通过区域的骨量测定出来。骨密度可由吸收定律又叫Lambert－beer定律求得：I＝Ioe－ut，该法照射剂量极低，精度误差<2%，准确度误差4%～6%，全部仪器便携式，床旁和普查应用方便，价格低廉，设备简单易于掌握。

（3）双光子吸收法（DPA）和双能X线吸收法（DXA）：DPA分辨率和精确度较差（2～4%）。DXA具有准确度和精确度高，放射剂量低，可测量部位多，扫描时间短，适用范围广，应用方便等优点，是目前在临床上和流行病学调查中使用最广泛的骨密度测量方法。常用测量部位有腰椎、股骨上端等。

（4）定量CT（QCT）：QCT是一种真实的体积骨密度测量技术。中轴骨QCT可分别测量椎体的松质骨和皮质骨，也可测量二者总和的骨密度，但常见的是松质骨测量。周围骨QCT（pQCT）可分别测量桡骨远端皮质骨、松质骨及皮质骨和松质骨的总密度，其精确性分别可达0.9%、1.7%和0.8%。容积QCT（vQCT）可以精确检查感兴趣区内的骨的大小和骨密度，并可进行惯性矩和有限元的骨力学强度分析。高分辨率CT（hrCT）可清楚显示骨小梁结构的特征，使骨密度测定的研究更具形态化。

（5）定量磁共振（QMR）：QMR的基本原理是应用高磁场发送射频波并检测受激氢质子的射频信号，然后对接受的射频信号进行复杂的处理。尽管QMR属于无创性和无放射线技术，可以提供任意方向的三维图像，是研究骨小梁结构和潜在的临床工具，但QMR的图像受许多因素如场强、空间分辨率等影响，故QMR图像的解释比CT图像难得多。

（6）定量超声（QUS）：QUS是通过被测物体对超声波的吸收或衰减，以及超声波的反射来反映被测物体的几何结构。QUS测量的指标不是骨密度、骨结构、有机成分和骨强度的具体内容或成分，而是超声速度（SOS）和波幅衰减（BUA）。测量部位是四肢骨，主要是跟骨、胫骨。

2. 脊椎骨折的估计：脆性脊椎骨折是骨质疏松的后果或并发症，脊椎骨折是很重要的终点。正常人群中，椎体的前高与后高有些差别。胸椎前高比后高大约低1～3mm，而腰椎的前高反比后高为大。椎体骨折后形状的改变可分为楔形、双凹形和压缩形。

脊椎骨折的诊断主要有2种方法：半定量性分析和定量性形态学测量。

（1）脊椎骨折的半定量法有Smith法、Meunier法、Kleerekoper法和Genant法，其中Genant半定量法是目前广受采纳的方法。Genant法对T4—L4的椎体分为4度：0度为正常，Ⅰ度为轻度骨折，Ⅱ度为中度骨折，Ⅲ度为重度骨折。定量法检测脊椎变形应该标定测量点，即将椎体的四角及上下终板的中点做标记，分别测出前高（Ha）、中高（Hm）和后高（Hp），并计算高度比率，当受检椎自身各高度的比例如椎体前/后高比率低于0.85（即减少15%时），则认为该椎体有变形。或与正常人群椎高比率的均值及标准差，如果Ha/ Hp比率低于该椎体平均值3个标准差以上，则认为该椎体有变形。

（2）定量法还可了解椎体压缩的程度，用百分比表示，椎体压缩的百分比程度＝（Hp－Ha）÷Hp×100/100或（Hp－ Hm） ÷Hp×100/100，如本椎体后高压缩，则借用相邻椎体的后高。

3. 实验室检查：

（1）血尿常规、肝肾功能、血糖、钙、磷、碱性磷酸酶、性激素、甲状旁腺激素、25（OH）D等检测，可根据鉴别诊断需要进行选择。

（2）骨代谢生化标志物的检测：这类指标在临床应用有助于骨转换的分型、预测骨量丢失率、预测骨折危险性、为个体药物治疗策略提供参考及疗效反应评价。

①骨形成标志物：是成骨细胞在其不同发育阶段的直接或间接的表达产物，反映成骨细胞功能和骨形成状况。所有骨形成指标都是在血清或血浆中检测的。

②碱性磷酸酶（ALP）：ALP在循环中以二聚体形式存在，健康成人血清中总ALP（TALP）活动度约50%来源于肝脏，另50%来源于骨骼。骨ALP（bALP）和骨矿化密切相关。有研究表明，bALP的增加独立于BMD水平，与骨折危险性增加相关。

③骨钙素（BGP）：近期研究表明BGP通过负反馈机制参与骨骼重塑。因其血清水平与骨骼形成率相关，BGP被认为是成骨细胞功能的特异性指标。

④血清I型原胶原延长肽（procollagen type I extension peptide）：测定I型原胶原羧基（C－端）末端肽（PICP）和I型原胶原氨基（N－端）末端肽（PINP）可以反映胶原的合成状况。PICP和PINP可用特异的多克隆免疫分析测定，PINP三聚体的测定是骨质疏松中骨骼形成率更敏感的标志物。

⑤骨吸收标志物：多数骨吸收标志物都是骨胶原的代谢产物，也有非胶原蛋白标志物，如涎蛋白和抗酒石酸酸性磷酸酶等。

⑥羟脯氨酸（Hyp）和羟赖氨酸糖苷（GHYL）：尿Hyp影响因素较多，故缺乏特异性。羟赖氨酸糖苷是骨胶原的主体部分，存在2种形式：羟赖氨酸·葡萄糖苷（GHYL）和羟赖氨酸半乳糖苷葡萄糖苷（GLC·GHYL）。用GHYL单抗建立的方法，是反映骨吸收较特异和灵敏的指标。

⑦I型胶原吡啶交联物及末端肽（Pyridinium Cross－Links and Telopeptide of Type I collagen）：当I型胶原分子降解时，产生分子大小各异的游离吡啶交联物—吡啶啉（Pyr）和脱氧吡啶啉（D－Pyr），或与末端肽结合的吡啶交联物—I型胶原C端肽（CTX）和I型胶原N端肽（NTX）。交联物在血中不被降解，能直接反映骨基质胶原降解情况。结合型交联物中肽链的氨基酸顺序与I型胶原中胶原分子的相应部分一样，作为骨吸收标志物，有较高的特异性。与NTX相比，CTX作为骨吸收标志物的特异性稍差些。

⑧抗酒石酸酸性磷酸酶（TRAP）：骨源性TRAP由破骨细胞合成并直接分泌入血，检测血清TRAP活性，能反映破骨细胞的状况。检测TRAP常用生化法——对硝基酚。

（二）骨质疏松症的诊断标准

目前国际学者公认采用双能X线吸收仪（DXA）测量腰椎和髋部的骨密度是诊断骨质疏松症的金标准，其准确性、精确性和敏感性都好，可以量化分析。多部位检测有助于提高骨质疏松的检出率。1994年世界卫生组织制定了白人妇女骨质疏松症的诊断标准：

1. 正常：骨密度（BMD）或骨矿含量（BMC）在正常青年成人平均值（骨峰值）-1个标准差（SD）之内。

2. 骨量减少：BMD或BMC在骨峰值-1～-2.5SD之间者。

3. 骨质疏松症：BMD或BMC低于骨峰值-2.5SD者。

4. 严重骨质疏松症：BMD或BMC低于骨峰值-2.5SD并伴有1个部位以上骨折者。

近期提出男性也可以参照此诊断标准。研究证实BMD值每降低1SD，骨折危险性增加1.5～2.5倍。

（三）骨质疏松的分类分型诊断

骨质疏松症分为原发性、继发性和特发性3类。

1. 原发性骨质疏松是由于绝经或者随年龄增长引起的骨骼退行性变，又可分为两型，Ⅰ型为绝经后骨质疏松症，为高转换型骨质疏松症；Ⅱ型为老年性骨质疏松症，为低转换型。

2. 特发性骨质疏松多见于青春发育前儿童，多伴有遗传家族史，女性多于男性，患者的症状在青春期后可自行缓解。妊娠妇女及哺乳期女性所发生的骨质疏松也列入此类。但特发性骨质疏松的诊断必须排除各种原因引起的继发性骨质疏松。

3. 继发性骨质疏松

（四）骨质疏松的鉴别诊断

骨质疏松患者常有骨痛，伴有或无压缩性骨折，诊断时需与其他骨代谢病和骨肿瘤进行鉴别。原发性骨质疏松应该与各种原因所致的继发性骨质疏松症相鉴别。主要与骨软化症、甲状旁腺功能亢进、恶性肿瘤、失用性骨质疏松、皮质类固醇激素过多等疾病相鉴别。

五、治疗原则

骨质疏松的治疗原则是缓解骨痛，改善功能，提高骨量，预防骨折。骨质疏松临床干预首先强调的是准确的病情评估，有目的的定期骨密度测定是骨质疏松评估的重要手段。就骨质疏松治疗时机而言，强调早期治疗，一旦骨质疏松诊断成立立即开始治疗都是正确的。

（一）基础治疗

1. 应进食富含钙、低盐、适量蛋白质的均衡膳食，摄入足量的维生素C和维生素K。富含钙的食品有牛奶及乳制品等。坚持适量的运动，尤其是户外活动，有助于骨健康的体育锻炼和康复治疗。有10年的研究发现，从事太极拳锻炼的老年人与不锻炼者相比，可使因跌倒而造成的骨折减少75%。建立安全的家居环境，应戒除烟酒，少饮咖啡和碳酸型饮料，慎用影响骨代谢的药物等。

2. 钙剂：我国营养学会制定成人每日钙摄入推荐量为800mg（元素钙量）是获得理想骨峰值，维护骨骼健康的适宜剂量，绝经后妇女和老年人钙摄入量宜增至1000mg。如果饮食源性钙供给不足可选用钙剂补给。目前市场上的钙剂大致可分为2类，即合成钙和天然钙2种。各种钙剂的含钙量不同，在选用及计算补钙量时应予注意。按NIH观点，每日摄钙<2000mg属安全范围，但临床实践中仍应注意结石病的危险性。

3. 维生素D及其衍生物：维生素D及其衍生物既是基础用药，也是重要药物。目前常用的维生素D类药物主要有维生素D_3、阿法骨化醇（αD_3）、骨化二醇、骨化三醇、双氢速甾醇等。维生素D_3成年人推荐剂量200U（5μg）/d，老年人推荐剂量400～800U（10～20μg）/d。由于维生素D_3本身并没有活性，必须经肝肾代谢为骨化三醇后才能发挥作用，老年骨质疏松患者维生素D_3治疗一般效果不佳。阿法骨化醇可迅速转化为骨化三醇，临床主要用于治疗骨质疏松，推荐剂量为

0.25～1.0μg/d。骨化三醇是维生素 D_3最重要的活性代谢物，推荐剂量为0.25～0.5μg/d。

（二）药物治疗

根据1998年美国骨质疏松基金会的推荐，骨质疏松药物可以减少再次骨折的危险性，适应证包括：已有椎体或髋部骨折；椎体外骨折且骨密度评分（BMD T）<1.5SD；BMD T<1.5SD且已有1个危险因素者；所有BMD T<2.0SD不存在危险因素的患者。骨质疏松防治药物可分为2大类：以抑制骨吸收为主的骨吸收抑制剂和以促进骨形成为主的骨形成促进剂。前者有双磷酸盐、降钙素、雌激素、选择性雌激素受体调节剂、异丙氧黄酮类制剂和活性维生素D；后者有氟化物、甲状旁腺激素、活性维生素D、雄性激素及蛋白同化激素等。

1. 双磷酸盐（Bisphosphonates）：是人工合成的高度亲骨矿焦磷酸盐类似物。双磷酸盐适用于防治各种骨质疏松。高转换时，抑制骨转换，使骨重建点的数量减少，相对过多的破骨性骨吸收减少，减缓骨丢失；低转换时，使每个骨重建单位（BMU）的周期变长，骨骼的矿化更为完全。目前已有多种双磷酸盐产品可供选用。第一代产品是羟乙磷酸二钠（Etidronate），其抗骨吸收作用较弱，且抑制骨矿化。第二代产品有帕米磷酸盐（Pamidronate）、骨磷（Clodronate），其中帕米磷酸盐主要用于肿瘤所致的高钙血症和Paget's骨病。对口服双磷酸盐不能耐受的病人，可考虑静脉输注帕米磷酸盐治疗骨质疏松症。第三代产品有阿伦磷酸钠（Alendronate）、利塞磷酸钠（Residronate）、埃本磷酸钠（Ibandronate）、Zoledronate等。第三代产品有强的抑制骨吸收作用，使骨密度明显增加，而不影响骨的矿化，可长期小剂量使用。阿伦磷酸钠、利塞磷酸钠和唑来磷酸是常用的防治骨质疏松药物，疗效肯定，使用安全。双磷酸盐类药物口服生物利用度仅1%，进食可影响双磷酸盐吸收，因此强调空腹、单独使用。

2. 降钙素类（CT）：降钙素是骨吸收抑制剂，目前临床应用的降钙素有人、猪、鲑鱼、鳗鱼四种来源，常用的是鲑鱼降钙素（密钙息，Miacalcic）和鳗鱼降钙素（益钙宁，Elcatonin）。注射用密钙息，每日皮下或肌肉注射50～100IU，有效后减量，可每周注射2次，每次50～100IU。密钙息鼻喷剂，每日或隔日200IU，可长期使用，疗效与注射剂相同。益钙宁每周肌注两次，每次10单位或20单位，每周1次。长期应用会出现降钙素"逃逸"现象，即降钙素的作用减弱甚至消失，其原因可能与降钙素受体活性改变有关。

3. 雌激素类（Estrogen）：雌激素补充治疗（ERT）或雌孕激素补充治疗（HRT）是防治绝经后骨质疏松的有效手段。常用的雌激素制剂有倍美力、戊酸雌二醇、微粉化雌二醇、尼尔雌醇、利维爱、乙炔雌二醇、雌二醇凝胶或皮贴剂、雌三醇膏或倍美力膏等。

ERT适用于子宫已切除者，凡是子宫未切除的妇女均应使用HRT，以避免单用雌激素可能增加子宫内膜增殖及子宫内膜癌的危险性。虽然HRT预防绝经后骨质疏松的作用是毋庸置疑的，但应用HRT会使冠心病、中风、血栓栓塞性疾病和侵袭性乳癌风险增加。对无绝经症状的中老年妇女，可选用非激素类药物如双磷酸盐、降钙素、选择性雌激素受体调节剂等来预防骨质疏松。ERT/HRT的临床应用必须有专业医师指导，强调最小剂量、个体化调控。

4. 选择性雌激素受体调节剂（SERM）：是一类人工合成的类似雌激素的化合物，作用于骨的雌激素受体发挥类似雌激素样作用，是预防和治疗绝经后妇女骨质疏松的有效药物。SERM类药物有他莫昔芬（TAM）、雷诺昔芬（RAL）和屈洛昔芬（DRO）等。虽然SERM具有上述优点，但SERM对更年期症状没有明显的缓解作用。少数患者服药期间会出现轰热、腿抽筋、周围水肿和血管扩张，静脉栓塞的危险性增加。

5. 甲状旁腺激素（PTH）：PTH既有成骨作用，又有破骨作用。PTH能有效治疗绝经后严重骨质疏松，对老年性骨质疏松症、男性骨质疏松症和糖皮质激素所致的骨质疏松均有良好的治疗作用。PTH 一般疗程 2 年，病人依从性好，无明显的高血钙和高尿钙等不良反应出现。副作用主要有恶心、头痛和头晕。

6. 氟化物（Fluoride）：氟化物有刺激骨形成，增加骨矿含量的作用，因而可用于老年性和绝经后骨质疏松症。但应用时要注意剂量，同时要补充足量钙剂。目前用于临床的氟化物有氟化钠和单氟磷酸盐（MFP，商品名特乐定），常用剂量每日口服 3 次，每次 1 片，进餐时嚼碎吞服。氟化物常见的副作用是胃刺激引起的消化道症状和下肢疼痛，可发生不完全应力骨折。长期应用要注意监测血氟水平。

7. 其他化学药物：

（1）异丙氧黄酮制剂（ipriflavone）属于植物性雌激素类药物，可直接作用于骨，具有抑制骨吸收和促进骨形成双相作用，并通过雌激素样作用增加降钙素分泌，进一步降低骨吸收。适用于绝经后和老年性骨质疏松症。

（2）维生素 K 制剂：用来辅助治疗各种骨质疏松，尤其对无食用纳豆习惯地区的居民和甚少食用蔬菜者，推测维生素 K 不足以及骨钙素处于低值的病例最为适用。常用维生素 $K_2$15mg，每日 3 次口服。

（3）促合成类固醇类药物：目前雄激素替代疗法仅适用于因雄激素缺乏所致的男性骨质疏松症。性腺功能正常者，不应该使用雄激素治疗。常用的制剂有丙酸睾酮和十一酸睾酮。

目前正在开发的抗骨质疏松药物还有锶盐、组织蛋白酶 K（cathepsin K）抑制剂以及生长激素（GH）等。

8. 中药制剂：中药制剂对骨质疏松患者出现的软弱无力、腰腿疼痛、腰膝酸软等症状有明显改善作用，可按病情选用。

（三）物理疗法

对骨质疏松症的作用主要是恢复骨量和缓解症状，常用的方法有人工紫外线疗法、日光浴疗法、电疗、水疗以及磁疗等。人工紫外线疗法和日光浴疗法促进维生素 D 生成，对骨质疏松有直接治疗作用。但要注意照射剂量和眼睛防护，皮肤病、出血性疾患、器质性心肺疾患、肿瘤和紫外线过敏症禁忌。电磁场治疗骨质疏松近年取得重要进展，其通过外部仿生的生物物理刺激，激活骨骼的适应性反应，促进骨骼功能恢复。临床应用后发现可使患者骨密度增加。

（四）外科治疗

骨质疏松患者合并骨折，应予牵引、固定、复位或手术治疗，但应同时给予抗骨质疏松药物，并尽量少卧床，要多活动，以减少废用所致的骨丢失。

伴神经损伤的骨质疏松性胸腰段脊柱骨折的治疗仍有相当难度。患者年龄偏大，系统性合并症增多，相关脏器功能衰退，代偿功能差，麻醉与手术风险明显增高，如不采用积极的手术治疗，神经症状难以恢复。椎体成形术由于不能有效增大椎管容积，脊髓神经受压是相对手术禁忌症：加上临床应用仍存在骨水泥外渗，压迫、刺激及灼伤脊髓神经等并发症，故不适用于伴神经损伤的骨质疏松骨折的治疗。有学者报道，运用短节段钉棒固定减压融合联合椎体成形术治疗骨质疏松椎体骨折合并神经损害，可取得满意的临床疗效。此外，采用前路减压钛网植骨 Antares 内固定术可对脊柱骨折有效多点内固定，是一种治疗伴神经损伤的骨质疏松性胸腰段脊柱骨折较安全有效的方法；后路减压 AF 系统内固定、后外侧植骨操作简便，能有效恢复椎体高度，增大椎管容积，恢复脊柱生理弧度，重建脊柱稳定性，利于神经功能恢复、缓解患者疼痛及减少并发症；结合药物等综合治疗是目前治疗骨质疏松性胸腰椎骨折并脊髓神经损伤的理想方法之一。

六、预后

（一）文献回顾

据估计，全球大约有2亿人患骨质疏松症。骨质疏松症的患病率在美国白人妇女、非洲籍黑人妇女以及墨西哥籍美国妇女分别为21%、10%和16%。我国在20世纪90年代中期，对华北、华东、华南、西北和东北5大区40岁以上汉族5593人的调查结果显示，中老年骨质疏松总患病率为16.1%，其中男性11.2%，女性19.9%。髋部骨折后果最为严重，发生骨折后1年之内，由于各种并发症死亡率为15%～20%，存活的50%致残。在美国和欧洲，女性一生脊椎骨折的风险为16%，男性为5%。60岁以上女性脊椎骨折的发生率较男性高2～3倍。我国徐苓等报道，50岁以上的北京妇女脊椎骨折的患病率为15%，且患病率随年龄的增长而上升。文献报道绝对卧床11～61天即可见骨量减少，但活动可使其恢复，然而恢复需更长时间。卧床1月、2月和3月，跟骨骨密度下降分别为2.6%、7.0%和11.2%。

（二）评估方法标准

普通X线、SPA、SXA、DPA、DXA、QCT、QMR、QUS、Smith法、Genant法等。

（三）应对策略

骨质疏松的发生和发展是在无声无息中进行的，早期患者可以没有任何临床表现，而明显的骨痛、畸形和骨折常出现在病程中后期，且目前骨质疏松后期所导致的骨骼病变尚无法根本治愈，其危害严重影响人的生活质量，甚至威胁生命。因此，骨质疏松症的预防比治疗更现实、更重要。骨质疏松的预防应从儿童开始，贯穿于生命的全过程，所有的预防措施都是为了获得理想满意的骨峰值和防止骨量丢失。骨峰值由遗传和环境两大因素决定，环境因素中已被证实富含钙的饮食和规则的负重锻炼有利于建立骨峰值。预防骨量的丢失，主要应及早识别和处理骨质疏松的危险因素。

七、相关解剖

骨从出生到生长停止经历着生长和塑建，骨量呈线性增长，表现为骨皮质增厚，骨松质变密集。以后在一生中骨组织通过破骨与成骨的偶联活动而自我更新和重建。骨重建在骨外膜表面、哈弗管内表面、骨小梁内表面及骨内膜表面四个部位进行。骨重建在时间及空间上顺序经历激活（activation，A）吸收（resorption，R）及形成（formation，F），即A—R—F重建周期，先是破骨细胞被吸引到骨表面而激活，由破骨细胞进行骨吸收，形成骨吸收陷窝，随后成骨细胞合成、分泌类骨质和矿化形成的新骨质予以填补。

（曾玉红　王　刚）

参考文献

[1] Barrett－Connor，Wade S W，Do T P，et al. Treatment satisfaction and persistence among postmenopausal women on osteoporosis medications：12－month results from POSSIBLE US? Osteoporos Int，2011，Epub ahead of print.

[2] Pazianas M，Cooper C，Ebetino F H，et al. Long－term treatment with bisphosphonates and their safety in postmenopausal osteoporosis. Ther Clin Risk Manag，2010，6：325－343.

[3] Cummings SR，Ensrud K，Delmas P D，et al. Lasofoxifene in postmenopausal women with osteoporosis. N Engl J Med，

2010, 362 (8): 686 - 696.

[4] Guo J T, Tan X J. The research progress of calcitonin gene - related peptide in the bone and gastrointestine in osteoporosis. Chin J Osteoporos, 2015, 21 (1): 121 - 124.

[5] Sample S J, Hao Z, Wilson A P, et al. Role of calcitonin gene - related peptide in bone repair after cyclic fatigue loading. PLoS One, 2011, 6 (6): 20386.

[6] El Hadidy el HM, Ghonaim M, El Gawad SSh, et al. Impact of severity, duration, and etiology of hyperthyroidism on bone turnover markers and bone mineral density in men. BMC Endocr Disord, 2011, 11 (1): 15.

[7] Shen C L, Chyu M C, Wang J S. Tea and bone health: steps forward in translational nutrition. Am J Clin Nutr, 2013, 98 (6): 1694 - 1699.

[8] Jan A, Georges B, Ole A. Osteoporosis and trace elements. Journal of Trace Elements in Medicine and Biology, 2012, 26 (s2 - 3): 149 - 152.

第三十章

神经性关节炎

一、引言

神经性关节炎又称神经病性关节病、神经病性关节和神经营养性关节等，属骨科少见病，此类疾病为无痛觉所引起，又有无痛性关节病之称。是一种继发于神经感觉和神经营养障碍的破坏性关节疾病。本病最初由法国神经病学家 Charcot 于 1868 年在脊髓痨患者中首先发现、研究并报道，为由于保护性感觉缺失而引起的关节骨和软组织进行性破坏的疾病，因此又称为 Charcot 关节。此类疾病为无痛觉所引起，又有无痛性关节病之称。由于起病隐匿，难于明确起病的具体时间是本病的特点之一 。本病发病率低，多见于 40～60 岁男性，儿童也有学者报道，男女比例 3∶1，全身各个关节可发病，累及单个关节多见，多关节病变少见。神经性关节炎由于支配关节的感觉神经，尤其是痛觉和位置觉的功能丧失，致使正常的保护性反射消失，加上局部软组织和骨的神经营养障碍，使骨代谢发生紊乱，导致关节软骨破坏和软骨下骨质硬化和碎裂，由此继发的关节囊和韧带的松弛，导致关节半脱位或完全脱位，引起患者严重的肢体功能障碍。症状较轻者可保守治疗；肢体症状重者，有学者报道往往最终需截肢。

二、病因发病机制

凡能引起关节感觉障碍的疾患，均可发生本病，其主要病因为神经系统疾患，Charcot 关节病的首位原发疾病是糖尿病，常见于脊髓空洞症、脊柱结核、麻风病、糖尿病、脊柱损伤、大脑炎后遗症、脊柱裂、酒精中毒性神经炎、先天性无痛觉、先天性寰枕部畸形、脊髓肿瘤、周围神经损伤及药源性疾病等。由于神经营养障碍，破损的软骨面、骨端骨和韧带不能有效修复，导致新骨形成杂乱无章，有时反而骨端碎裂吸收、关节迅速破坏、出现关节囊和韧带松弛等，导致关节半脱位或完全脱位，功能丧失。绝大多数学者报道 Charcot 关节病患者大多都有神经系统病变，徐德永等报道 115 例神经性关节炎有神经系统病变者 58 例，任树桥等报道 42 例中 29 例有神经系统病变。

神经性关节炎为多种原因引起的痛觉或体位感觉障碍所导致的急性破坏性关节病，发病机制既往文献存在营养和创伤学说。徐德永等通过分析 163 处神经性关节炎关节认为，该病很难完全用创伤和营养学说解释，神经血管理论是其主要发病机制。由于感觉神经损伤，致使有关交感神经丧失功能，引起其支配区域的血管扩张、充血和破骨细胞的活性增强，加之深部痛觉或体位感觉障碍，影响关节的正常保护性反射，经常导致创伤（尤其是反复发生的小损伤）以及发生在小关节周围的骨折，从而导致骨的溶解、吸收和碎裂（萎缩型）。至于骨膜增生、骨赘形成以及骨端硬化等均属继发修复改变（增生型）。二水焦磷酸钙或磷灰石结晶在大关节内沉积，肌肉张力减退，韧带松弛及由于渗出造成的关节囊膨胀等，均可加速本病的进展。过去的研究多是从营养学说和创伤学说对该疾病进行解释，目前的观点更倾向 Charcot 关节病是多种原因综合作用的结果。病变的发病机制目前尚不完全明确，但破骨细胞功能增强起了重要作用。

三、临床表现

神经性关节炎多见于40岁以上男性，发病部位以四肢关节多见，一般为单发。本病发展一般较慢，关节症状常在神经损伤多年后出现，主要是感觉障碍，骨关节改变为继发病变。早期表现常与骨关节炎相混淆。初期一般有些疼痛，肿胀，穿出血样液体，关节不稳定、活动受限不明显等。后期病人有时会出现急性关节脱位、病理性骨折。神经性关节炎远比骨关节病进展迅速。从出现神经病变到发生关节病变之间可以有很长一段时间，然而关节病变一旦发生即会迅速发展，在几个月内造成整个关节彻底破坏。Drummond 等将 Charcot 关节病的 X 线表现分为 3 型，即硬化型、吸收型和混合型。

严重的神经性关节炎可有明显的肥大或破坏性改变，或者两种病变同时存在。疼痛往往缺乏或不太剧烈，不如根据关节破坏程度所预料的那样严重，但是如果病情迅速发展，关节周围出现骨折或有张力较大的血肿时，疼痛剧烈。Charcot 关节病最主要的特点是患者的无痛或疼痛较轻的症状与影像学严重程度不相符合。骨的过度生长和滑液大量渗出可致关节肿胀。移位性骨折，关节表面破坏后的脱位，韧带松弛和肌肉张力减退等，可造成关节畸形。骨折与骨的化生将使许多游离体（如软骨或骨的碎片）脱落进入关节，导致关节面粗糙，产生摩擦及关节交锁。虽然大多数关节都可受累，但膝关节受累约相当于所有其他关节发病的总和。

受累关节的分布情况主要决定于原发病。常常为单关节受累，（除足部小关节外）很少超过二个或三个关节，并呈不对称分布，关节症状以膝关节为最常见，肘、踝次之。运动性共济失调时累及膝关节、髋关节；糖尿病时累及足部关节；脊髓空洞症最常累及上肢关节，尤其是肘关节和肩关节。

患有相应神经病变的患者同时发生了破坏性但却相对无痛的关节病，应该考虑到本病。一般从神经病变发生到出现关节病之间常可隔数年。

四、诊断要点

（一）诊断

本病诊断依赖于临床及 X 线特点，病理学上并无特征性表现。临床上虽有无痛性畸形、关节功能异常、活动过度及关节内游离体等表现，但有可能与某些关节病混淆。X 线检查是诊断该病的主要手段，常见的 X 线表现有骨质吸收、骨膜反应、骨质增生、异位钙化或骨化、关节脱位等。关节严重破坏与病人自觉症状极不相符是其临床特点。

1. X 线所见为伴有滑膜渗出的关节膨大和关节面不全脱位。通常能见到骨端硬化，但在晚期破坏性病变中也可能看不到。骨骼畸形，并在邻近皮质的地方有明显的新骨形成，这种新骨形成开始发生在关节囊内，然后常常向上扩展到长骨骨干。软组织偶可出现骨化和钙化现象，然而这种现象可能是暂时的，甚至软组织广泛钙化，在随后拍摄的 X 线照片上也可能消失。关节边缘可见到形状不规则的巨大骨赘，脱落后形成大量关节内游离体，此为本病特征性改变。脊柱受累的X线表现为，椎体相邻面硬化，椎体边缘骨质增生，形成巨大骨刺（即特征性的“鹦鹉嘴”样骨赘），椎间隙变窄，晚期整个椎体骨密度增高，且体积增大，椎体有明显侧方和前后移位。脊椎的神经性关节炎可累及脊髓。典型的夏科氏关节有3大X线征象：①关节破坏、紊乱；②半脱位；③异位新骨形成。

通常将本病的X线表现分为3型，即吸收型、增生型和混合型。该分型较好地反映了本病的X线特点，但并未反映出病变的一系列动态变化过程。一般认为，骨质吸收是本病的原发改变，骨质增生、骨膜反应等是继发改变，因此，在同一病例中，吸收型应是本病的早期X线表现，而以继发为主的增生型和混合型应为较晚期X线表现。

2. CT具有高分辨率的优点，能更好地显示病灶的结构、骨质破坏和临近软组织的情况。本病能清晰显示关节的破坏、关节面硬化、关节间隙变化、关节腔积液、关节周围软组织肿胀，可区分X线所显示的游离体是位于关节腔还是软组织内。尽管平片是诊断本病的首选和基本方法，但由于CT的广泛应用和较高的分辨率，CT与X线结合更能清楚显示病变，有助于确定关节腔积液的具体范围和积液量，区分关节积液和软组织肿胀引起的软组织密度增高，区分游离骨块是在关节腔还是关节周围软组织内。对于平片不能诊断或难于确定病变范围的病例，CT可作为重要的检查手段加以利用。

3. MRI能清晰显示解剖形态和提供生化、病理等方面的信息，其对骨以及软组织的钙化和骨化不敏感，难于显示较细小或淡薄的钙化和骨化，但可显示关节间隙变窄或增宽，关节软骨破坏消失，关节腔积液，对于神经性关节炎的诊断，有助于确定病变的范围和程度，是对X线和CT的必要补充。MRI的独到之处是可以清晰地显示出关节囊壁及囊壁外的其余软组织块影。关节囊壁不均匀增厚、松弛拉长，关节周围形成的软组织肿块多为不规则分叶状改变。

（二）鉴别诊断

神经性关节病多有脊髓痨、脊髓空洞症、截瘫、糖尿病等病史，其影像学及临床症状较易与关节多种疾病相混淆，所以Charcot关节病的鉴别诊断是其重点所在。

1. 骨性关节炎：老年人最常见的关节退行性改变性疾病，其主要病变是关节软骨的退行性变和继发性骨质增生。女性多于男性，好发在负重较大的膝关节、髋关节、脊柱以及手指关节等部位。其典型的临床表现包括关节及其周围疼痛、压痛、关节活动受限甚至废用，捻发音或骨擦音、偶尔出现的关节渗液和局限于关节内的无菌性炎症。因为二者均有骨质增生，关节间隙狭窄，有碎骨片等，但后者较少有关节肿胀，发病慢，仅在后期有骨游离体发生，且游离体较小。骨性关节炎保守治疗主要以消炎、镇痛等对症治疗。病变发展到晚期，严重影响患者的生活质量，可选择关节置换。

2. 梅毒性骨病：梅毒是由梅毒螺旋体引起的慢性传染病。骨骼受累的程度与梅毒的病程长短有关，一般均发生在二、三期梅毒病例，骨骼受累呈慢性过程，其病程在2~4年或4年以上，称为梅毒性骨病，以其病程长、症状轻为其特点。后天梅毒性骨病的X线表现分为骨膜炎型、骨炎型、骨髓炎型3种。梅毒性骨软骨炎：其中60%的患者可有骨与关节损害，先天性骨梅毒70%以上可侵犯骨骺，称骨软骨炎，发病早期主要表现为局部肿胀、疼痛。实验室检查梅毒阳性，对干骺端障害分为3期：①一期时骺软骨与骨干之间的间隙达2mm以上；②二期时上述间隙达4 mm以上；③三期时干骺端呈佝偻病样肥大，软骨膜、骨膜肥厚。本病对青霉素敏感，经治疗后症状可迅速消失，但骨骺分离者发育受影响，并可遗留畸形。

3. 化脓性关节炎：是一种由化脓性细菌直接感染，并引起关节破坏及功能丧失的关节炎。好发于儿童、老年体弱和慢性关节病患者，男性居多，男女之比 2～3∶1。受累的多为单一的肢体大关节，如髋关节、膝关节等。50% 为金黄色葡萄球菌感染。急性期寒战、高热，疼痛，关节活动受限，血象较高，血培养阳性，X 线早期因肿胀间隙增宽，骨质疏松。如关节面软骨有破坏，则关节间隙变窄。较晚期，关节面软骨下骨呈反应性增生，骨质硬化，密度增加。最后关节软骨完全溶解，关节间隙消失，呈骨性或纤维性强直。

4. 关节结核：发病以青少年最多，一般为单发，常发生在脊椎，其次为膝、髋关节等。发病缓慢，可有下午低热，潮热、盗汗等全身中毒症状。发病关节压痛阳性，活动受限，晚期形成寒性脓肿，有的形成窦道。结核实验室检测阳性，X 射线检查可见骨质疏松及骨质破坏，椎间隙或关节间隙狭窄及脓肿阴影。其治疗以抗结核为基础，并加以营养、清脓、固定等治疗方式。结核病理检测是其金标准。

5. 关节肿瘤：骨巨细胞瘤为骨的原发性肿瘤，多在 20～50 岁发病，女性高于男性。骨巨细胞瘤的原发部位多发生在骨骺，随病灶的扩大逐渐侵及干骺端，以股骨下端及胫骨上端为最多，具有较强侵袭性，对骨质的溶蚀破坏作用大，极少数有反应性新骨生成及自愈倾向，可穿过骨皮质形成软组织包块。病理检测可明确诊断。X 线主要表现为侵及骨骺的溶骨性病灶，具有偏心性、膨胀性，边缘无硬化也无反应性新骨生成，病变部骨皮质变薄，呈肥皂泡样改变。

6. 此外还有色素沉着性绒毛结节性滑膜炎、类风湿关节炎、痛风性关节炎、血友病性关节炎和二氢焦磷酸钙沉着病、滑膜软骨瘤、滑膜肉瘤等关节疾病。

五、治疗原则

治疗的原则是积极治疗原发病，防止骨质进一步破坏，防止畸形继续发展，最大限度地改善关节功能。本病的治疗首先应积极治疗原发的神经系统疾病。急性期应休息，避免关节创伤和震荡，尽早使用支架以稳定和保护关节，以防畸形和骨端破坏的发展。应避免过多的站立、行走、跳跃和负重。特别要注意预防和控制感染，因其感染很难控制，不少病人会因此而遭受截肢的痛苦。根据病情可以采用热敷、理疗、中药熏洗、针灸及中药内服等方法，有一定的疗效。

保守治疗必要时可以使用消炎镇痛类药物。有学者报道消炎镇痛类药物应避免长期使用，以免加速关节破坏，一方面这些药物使关节胀痛感减轻，保护性肌痉挛缓解，从而使关节遭受过多的压力和磨损创伤；另一方面，这类药物能抑制前列腺素的生成，妨碍了软骨下骨的修复。

神经性关节炎手术治疗目前仍以关节清理术和关节融合术为主，术后特别注意放置有效的负压吸引，同时应注意术后活动时间要晚，避免参加重体力劳动。对结构显著破坏的关节，可采用关节内固定术和适宜的骨移植手术治疗可能成功。一般认为，神经性关节病为关节置换手术的禁忌症，其原因可能是关节失去有效的神经支配，营养差、骨质结构不良，容易造成置入物松动而失败。但近年来学者陆续报道膝关节置换对于夏科氏关节病有较好的临床疗效。手术应掌握的基本原则是，恢复肢体的力线，修复骨缺损，恢复肢体功能，注意调整好韧带的平衡，选择合适的限制型假体等，并要做好进行翻修手术的准备。高延征等通过临床应用认为，对于非负重关节的神经性关节炎，在原发病治疗基础上神经功能有明显恢复者，采取关节置换术是可行的。他们应用绞链式人工肘关节置换术治疗肘关节神经性关节炎，经 9～22 个月随访，关节功能良好，无松动现象发生。当疾病处于非进展期时，对负重关节行全髋和膝关节置换术亦能获得良好效果。Parvizi 报道 29 例患者行 40 侧全膝置换，平均临床随访 7.9 年（2～15 年），拍片复查 6.4 年（2～15 年），在膝关节疼痛评分和功能改善方面取得了明显改进。张庆文等报道 5 例患者行 8 个 TKA 手术，随访 12 个月，关节无感染松动等迹象。然而，人工关节松脱和脱位的情况仍是主要的危险，因此手术应选择合适的病例，并做好以后因假体松动脱落所致翻修手术的准备。

脊椎神经性关节炎无神经压迫症状时行保守治疗，加强腰背肌、腹肌功能练习，并用适当的支具保护，以增加脊柱的稳定性，待其周围增生骨桥相连接后，则形成椎间骨性强直，而得以最后稳定。如出现脊髓压迫症状时，则需手术治疗，解除神经压迫，同时进行椎间或横突间植骨和内固定，但融合成功率较低，常需加压植骨。术中可结合应用椎弓根内固定系统，且术后仍需支具保护。必要时行前路椎间植骨加内固定，以增加椎间融合的成功概率。

六、预后

（一）文献回顾

近 75% 的神经病变性肩关节病是由脊髓空洞症引起的。Sella 等对糖尿病引起的足踝部 Charcot 关节病分为 5 期：0 期表现为局部肿胀、发热，足部有疼痛；Ⅰ期关节周围有囊肿形成，腐蚀，局部骨质疏松，有时出现淀粉化；Ⅱ期表现为关节的半脱位；Ⅲ期表现为关节脱位和足弓塌陷；Ⅳ期为病变的最终阶段，病变开始愈合，进入稳定期，X 线表现为骨小梁穿过关节提示成熟愈合。大多数学者报道该病早期易漏诊，且误诊率较高，常因误诊为滑膜炎行封闭治疗后出现感染，进一步增加诊断和治疗的难度。有学者报道 16 例夏科氏关节病，15 例误诊为其他疾病的患者，其结果 5 例误诊为关节结核患者，抗结核治疗症状没有明显缓解，患肢畸形加重，关节松弛，活动范围增大；3 例误诊为类风湿性关节炎患者，对症处置后，关节畸形加重，随访复查 X 线片回报骨端明显破坏，骨质吸收，关节脱位；3 例误诊为创伤性关节炎，但随后定期随访，复查 X 线片，发现关节进行性破坏，择期进行关节融合术；3 例误诊为肿瘤患者，进行病灶活检，未发现肿瘤细胞，复查颈椎 MRI，提示颈髓脊髓空洞；1 例误诊为髋关节发育异常患者，手法复位，石膏固定，2 个月后拆除石膏，结果再次脱位。因此在诊断该病时应提高警惕，仔细问诊，全面地分析病情，详细收集资料，全面仔细地体格检查，所有患者对痛觉不敏感，症状与体征明显不符患者应仔细分析，应有多个学科相互贯通的思维。

（二）评估方法标准

关节破坏以 X 线为主，疼痛症状采用 VAS，Lysholm 膝关节评分，关节活动度评估术前术后效果。

（三）应对策略

对于高危病人（如患有重度运动性共济失调时），预防关节病的发生是有可能的。对于无痛性骨折的病人，早期诊断并固定无痛性骨折（用夹板、特制的长筒靴或双脚规）可阻止发生神经源性关节炎。

七、相关解剖

四肢和躯干的各种感觉冲动，通过脊髓的上行纤维束，包括传导浅感觉，即传导面部以外的痛觉、温度觉和粗触觉的脊髓丘脑束、传导本体感觉及精细触觉的薄束和楔束等，以及脊髓小脑束的小脑本体感觉径路。脊髓的下行纤维束，包括执行传导随意运动的皮质脊髓束以及调整锥体系统的活动并调整肌张力、协调肌肉活动、维持姿势和习惯性动作。

八、相关综合征

脊髓半切综合征（brown - séquard syndrome），指由于外部的压迫和脊髓内部的病变等原因引起的脊髓病损，导致病损平面以下同侧肢体上运动神经元瘫，深感觉消失，精细触觉障碍，血管舒缩功能障碍，对侧肢体痛温觉消失，双侧触觉保留的临床综合征，主要发生于颈椎。

（许　鹏）

参考文献

[1] Sella EJ, Barrette C. Staging of Charcot neuroarthropathy along the medial column of the foot in the diabetic patient [J]. J Foot Ankle Surg, 1999, 38: 34-40.

[2] Chantelau E, Poll LW. Evaluation of the diabetic Charcot foot by MR imaging or plain radiography - an observational study [J]. ExpClin Endocrinol Diabet, 2006, 114: 428-431.

[3] Pakarinen TK, Laine HJ, Honkonen SE, et al. Charcot arthropathy of the diabetic foot Current concepts and review of 36 cases [J]. Scand J Surg, 2002, 91 (2): 195.

[4] Jolly G P, Zgonis T, Polyzois V. External fixation in the management of Charcot neuroarthropathy [J]. Clin Podiatr Med Surg, 2003, 20 (4): 741-756.

[5] Bae D K, Song S J, Yoon K H, et al. Long-term outcome of total knee arthroplasty in Charcot joint: a 10-to 22-year followup [J]. J Arthroplas, 2009, 24 (8): 1152-1156.

[6] Kim YH, Kim JS, Oh SW. Total knee arthroplasty in neuropathic arthropathy. J Bone Joint Surg Br, 2002, 84 (2): 216-219.

第六篇

Di liu pian

与骨科神经损伤诊疗相关的其他疾病

第三十一章

感染性多发性神经病

第一节　格雷-巴利综合征

一、引言

格雷-巴利综合征（Guillain-Barre syndroms，GBS），亦称急性炎症性脱髓鞘性多发性神经病（acute inflammatory demyelinating polyneuropath，AIDP）或急性免疫介导多发性神经炎（acute immune-mediated polyneuritis），是一种免疫介导性周围神经病。临床主要表现为四肢对称性弛缓性瘫痪、腱反射消失、脑神经损害、呼吸肌麻痹，脑脊液可出现蛋白-细胞分离现象。年发病率在国外为0.6/10万~1.9/10万，我国为0.8/10万。

二、病因病理

病因尚未明确，目前认为GBS可能是一种免疫介导疾病。发病前有感染、流感疫苗接种及手术史等。较为明确的感染有空肠弯曲菌、疱疹病毒和支原体感染，与空肠弯曲菌感染关系最为密切。故本病可能是多种原因引起的迟发性过敏性自身免疫性疾病。Geleijns K等新近报道本病的发生也与遗传因素有关。成人吉兰-巴雷综合征与HIV感染有关，对非洲地区的GBS感染者应常规行HIV免疫荧光检测。病理改变在运动及感觉神经根、后根神经节、周围神经及脑神经，以神经根、神经干及神经丛改变更为明显。初期可见神经组织水肿、髓鞘肿胀。继之在血管周围及神经内膜出现淋巴细胞、单核细胞及巨噬细胞浸润，使施旺细胞瓦解、吞噬髓鞘，引起节段性脱髓鞘，偶有轴突变性。后期施旺细胞增殖、髓鞘再生、炎症消退。同一神经纤维髓鞘脱失和再生可同时并存。轴突型GBS可出现轴突变性。

迄今为止，发病机制尚不清楚，牵涉到很多因素，众说纷纭，大致有下列几种说法：

（一）病毒感染

主张此说的人较多，因为半数以上的患者在病前有流感样发热，有些有肠道症状，前驱症状与发病之间的时间大多在1~3周，偶尔亦可长达6~7周，20%患者在病前1周有上呼吸道感染史。急性病例的病理常呈自限性，预后良好。因此认为与病毒感染有关的流感A、B病毒、疱疹病毒、水痘病毒、单纯疱疹病毒和带状疱疹病毒等均可能与本病的发生有关。

（二）自身免疫学说

近几年较为盛行的说法，有不少的迹象和实验室工作均支持此说，其理由有下列几个方面：

1. 病前有前驱感染病史，并且往往在间隔一段时间后发作。

2. 在动物模型方面一直周围神经系统的髓素蛋白（P2）可诱发试验性变态反应性神经炎（EAN），并且 EAN 可通过致敏的 CD4 阳性 T 细胞传递给其他动物，而不能通过血清传递，说明细胞介导的免疫反应在 EAN 发病中起到重要的作用。

3. 细胞因子的异常：肿瘤坏死因子（TNF）和 γ－干扰素等前感染因子在 AIDP 患者中增高。

4. 患者的淋巴细胞亚群失调，抑制性 T 细胞减少，辅助型 T 细胞增加，外周血 T 细胞减少。

5. 体液免疫也在本病中发挥作用。

6. 某些病毒或细菌的多肽序列与周围神经系统的髓素蛋白质中 P2 蛋白质多肽序列相似，是病毒作为一种抗原而与周围神经起交叉反应。

（三）支原体和细菌感染

病前可有肺支原体感染，但空肠弯曲菌感染被认为是重要因素。

（四）外科手术后

10% 的 AIDP 发生在手术后 1～4 周期间，这些患者大多有手术后感染并发症。

（五）发热治疗后

（六）恶性病变

患有肿瘤、霍奇金病、淋巴瘤。

（七）疫苗接种后

天花疫苗、狂犬病疫苗、破伤风类毒素。

（八）其他

酒精中毒所致的神经炎、桥本甲状腺炎、系统性红斑狼疮，病因虽然众多，但本病可能还以感染或其他疾病为其诱因致免疫功能发生障碍而致病。

三、临床表现

（一）临床表现

急性、亚急性起病，儿童、青壮年居多。发病前常有上呼吸道或胃肠道感染史，其中空肠弯曲菌感染较多。起病后逐渐加重，1～2 周达高峰，部分病人 3～4 周后仍在进展。

1. 运动障碍：常为四肢近端的对称性无力，很快加重向远端发展。典型表现为四肢对称性、进行性迟缓性瘫痪。肌力弱、肌张力低，可有肌萎缩。

2. 感觉障碍：表现不一，几乎所有的患者均感觉到有感觉异常。起病时多有肢体麻木、疼痛及蚁走感。由四肢近端向远端发展，一般不超过肘、膝关节，有些患者无感觉障碍或浅感觉障碍不如深感觉障碍明显。典型病人检查可由手套、袜套样感觉障碍及肌肉疼痛。腱反射减弱或消失作为重要临床体征，其程度与肢体运动障碍程度并行。少数病例在早期腱反射活跃或亢进。偶有病例反射。重症病例累及肋间肌和膈肌，导致呼吸麻痹。出现呼吸困难、咳嗽无力、呼吸运动减弱或呼吸衰竭，是本病的主要死因，应予以高度重视。

30% 的患者有明显的肌肉疼痛，压迫肢体的神经干或牵拉肢体可引起疼痛，因此直腿抬高试验常阳性，有的患者在发病时有头痛和颈项强直。

3. 30%~40% 的病人可有脑神经麻痹，以面神经麻痹最常见，表现为双侧或单侧的周围性面瘫。其次是舌咽、迷走神经麻痹，出现构音障碍及吞咽困难。动眼、三叉、展、舌下神经损害较少见，偶有视盘水肿。

4. 自主神经障碍较为常见，其表现在多方面，可能在某一时期有交感和副交感神经功能缺陷，而在另一段时期又有亢进。

（1）窦性心动过速：大约 50% 的严重患者中有此现象，可能与迷走神经受累有关。

（2）不恰当抗力年激素分泌综合征：有低钠血症表现。

（3）周围血管张力减低：常见，可导致严重的直立性低血压，患者常有晕倒发作，其原因是交感血管反射的丧失。周围血管张力减低，也可表现为眼睑和下肢的水肿。

（4）高血压：常见，可持续几天到几周，原因不明。

（5）肺不张：在严重病例中不少见。

（6）发作性副交感神经活动亢进：可表现有颜面潮红、心率减慢、胸腹部紧缩感，全受热感，持续时间不长于 30min。

（7）少汗：是节后交感神经功能丧失所致。

（8）其他：有的可有 Horner 征、体温调节障碍、胃扩张，10% 的严重病例有短暂大小便失禁或潴留。

许多患者呼吸突然停止，常是严重自主神经功能失调所致，应该引起注意。常见并发症有肺炎、肺不张、窒息、中毒性心肌炎及心力衰竭，是主要死因。也可发生深部静脉血栓及褥疮。

5. 内脏功能障碍：常合并肺不张、肺水肿、心动过速、心肌炎、心力衰竭、肝功能衰竭、感染中毒性休克等。

（二）辅助检查

1. 脑脊液检查：典型的脑脊液改变是蛋白含量增高、细胞数正常，称之蛋白－细胞分离现象，为本病重要特征之一。发病 1 周内蛋白正常，2 周开始增高，3 周最明显，一般为 1~5g/L。少数病例细胞数可达 $(10 \sim 40) \times 10^9/L$，主要是 T 淋巴细胞。脑脊液可发现寡克隆带及 IgG 合成率升高。

2. 血液：周围血中有中度多形核白细胞增加，在疾病早期和活动期淋巴细胞计数较低，T 细胞增加，B 细胞下降，T 抑制细胞功能有缺陷。

3. 神经电生理检查：疾病早期神经冲动传导速度可以正常，但 F 波的潜伏期已延长。病情进展发生节段性脱髓鞘时，神经冲动传导速度减慢明显。早期肌电图正常，3 周后出现失神经电位。严重病例有自主神经障碍时，心电图可出现窦性心动过速，T 波低平甚至倒置。

4. 周围神经活体细胞检查：临床诊断困难的变异病例，宜作腓肠神经活检，病理可见原发性节段性脱髓鞘。

5. 心电图：严重患者的心电图常半数以上有异常，以窦性心动过速和 T 波改变为主，T 波变为平坦和倒置。QRS 电压增高，R－R 间期缩短。

6. MRI 检查：脊髓加权像出现变化，尤其是对亚临床症状患者更有意义。

四、诊断要点

（一）诊断要点

下述依据对诊断有重要意义：急性或亚急性起病，病前 1~3 周有感染史，有四肢对称性、迟缓性瘫痪、腱反射减弱及脑神经损害，脑积液细胞分离、周围神经传导速度减慢。

Asbury 曾提出下列诊断标准：

1. 诊断必需的要点：

（1）进行性一个肢体以上的瘫痪：瘫痪程度自上下肢的轻度无力，有或无轻度共济失调，到四肢肌肉的完全瘫痪，延髓麻痹和眼外肌瘫痪。

（2）腱反射丧失：通常腱反射丧失，但往往远端腱反射消失而近端的二头肌、膝反射仅减低。

2. 强烈支持诊断的要点及临床特点：

（1）进行性：无力的症状和体征发展迅速，但往往在 4 周之内进展，大约 50% 的患者在 2 周内达高峰，80% 在 3 周之内，90% 在 4 周之内发展到最严重程度。

（2）相对对称性：体征上绝对对称是很少的，但通常一个肢体受累，而对侧也受影响。

（3）有轻度感觉异常症状和体征。

（4）脑神经障碍：50% 的患者有面肌无力，通常为双侧性。其他脑神经也可受累，特别是舌下和舌咽神经。

（5）恢复：常在症状发展停止后 2 ~4 周开始恢复，也可延迟到几个月之后，大部分患者神经功能均可恢复。

（6）自主神经功能障碍可支持本病的诊断。

（7）发生神经症时无发热。

（8）变异。

3. 可疑诊断的要点：

（1）明显而持久的不对称性瘫痪。

（2）持久的膀胱、直肠功能障碍。

（3）发病时有膀胱、直肠功能障碍。

（4）脑脊液中单核细胞数在 $8 \times 10^9/L$ 以上。

（5）脑脊液中有多形核白细胞。

（6）有明显的感觉异常水平。

4. 否定诊断的要点：

（1）最近有反复接触挥发性溶剂、喷漆、喷胶的病史。

（2）提示有间歇性卟啉病的卟啉代谢异常。

（3）最近或病史中有白喉感染、创伤、有或无心肌炎。

（4）有铅中毒神经病和有铅中毒的证据。

（5）纯粹感觉异常综合征。

（6）已诊断为灰髓炎、肉毒中毒伴瘫痪或中毒性神经病变。

（二）鉴别诊断

需与下述疾病鉴别：

1. 急性脊髓灰质炎：为急性起病的肢体弛缓性瘫痪，但有明显发热；肢体瘫痪为节段性、不对称；无感觉障碍；脑脊液蛋白和细胞均增高。

2. 急性脊髓炎：颈膨大以上损害，早期可有四肢弛缓性瘫痪，但有传导束型感觉障碍、尿便障碍；随病情发展肌张力逐渐增高、腱反射亢进、可引出病理反射；脑脊液蛋白、细胞正常或轻度增高。

3. 全身型重症肌无力：有四肢弛缓性瘫痪，但病情逐渐加重；症状有波动性、多晨轻暮重；疲劳试验及新斯的明试验阳性；脑脊液正常。

4. 周期性瘫痪：多有反复发作史，无感觉和脑神经损害；脑脊液正常；发作时有低血钾和低钾心电图改变，补钾后症状迅速好转。

五、治疗原则

本病主要危险为呼吸肌麻痹，应尽早发现呼吸肌麻痹，进行及时有效的治疗。早诊断、合理的治疗方案及预防并发症是降低本病病死率的关键。

1. 一般治疗：病人应送入监护病房。急性期应卧床休息，肢体置于功能位。严密观察生命体征、肺及心脏功能，定时做血气分析。保持呼吸道通畅，按时翻身、拍背，拍出呼吸道分泌物。吞咽困难者尽早鼻饲，注意水电解质平衡。预防肺炎、肺不张、角膜溃疡、深部静脉血栓形成及褥疮的发生。发现血压变化、心律紊乱、便秘及尿潴留应给予治疗。

2. 呼吸肌麻痹治疗：可进行气管切开，必要时使用呼吸器，维持有效呼吸功能。

3. 血浆置换（plasma exchange）：通过血浆置换可清除特异的周围神经髓鞘抗体和血液中其他可溶性蛋白。宜在发病后 2～3 周内进行，用于重症或呼吸肌麻痹病人。血浆置换疗法能改善症状、缩短疗程及减少合并症。

4. 静脉滴注免疫球蛋白（intraveneous immunoglobin，IVIG）：用于急性期病人，可缩短疗程。

5. 皮质类固醇（corrticosteroids，CS）：皮质类固醇是免疫抑制剂，曾用于本病治疗。近年研究未发现优于一般治疗，多有并发症。在治疗中是否应用激素尚存在争议。主要用于急性进展期和慢性型病人，如已用人工呼吸器、免疫功能低下、肺部感染者慎用或不宜应用。

6. 抗病毒疗法：人白细胞干扰素可抑制病毒“蛋白质衣壳”的合成，并可抑制病毒核酸的转录，故认为有抗病毒作用，通常每次 5mL，每日 1～2 次。

7. 康复治疗：可进行主动或被动运动、步态训练等康复治疗。所有 GBS 患者均应给予康复治疗。

六、预后

（一）文献回顾

本病预后一般较好，85% 完全或接近恢复，致残率 2%，致死率 3%。瘫痪在 3 周后开始恢复，多数病人 2 月至 1 年内恢复正常，少数病人需 1～2 年或更长时间才恢复。10% 的病人病情好转后又加重。2% 的病人痊愈后再复发。约 1/3 病人可遗留后遗症，如足下垂、手部肌肉萎缩无力、自主神经功能障碍。10% 病人可遗留严重后遗症。10% 的病人病情重进展快，有呼吸肌麻痹。辅助呼吸时间长，电生理检查运动传到速度明显下降者预后差，病死率约为 5%。近年来高质量的呼吸器和监护设备的应用，使病死率下降至 3%。主要死因是呼吸肌麻痹，其他有肺炎、循环衰竭、窒息等。儿童预后好于成人。

（二）评估方法标准

Frankel 分级，ASIA 分级。

（三）应对策略

GBS 虽病程呈自限性，但如进展迅速，出现呼吸肌麻痹，或因咽喉肌麻痹并发严重肺部感染，仍可危及生命。因此，及早进行临床治疗，干预病情发展至关重要。静脉用免疫球蛋白和血浆置换疗法被公认为当今 GBS 最有效的治疗方法，可以缩短病程和减轻疾病发展的程度。

七、相关解剖

髓鞘的作用是保护神经元，并使神经冲动在神经元上得到很快的传递，所以髓鞘的脱失会使神经冲动的传送受到影响。急性脱髓鞘性疾病的神经髓鞘可以再生，且速度较迅速，程度较完全，虽然再生的髓鞘较薄，但一般对功能恢复的影响不大。

（张来康）

参考文献

[1] van Doorn PA. What's new in Guillain – Barré syndrome in 2007 – 2008 [J] . J Peripher Nerv Syst, 2009, 14 (2): 72 – 4.

[2] Winer JB. Guillain – Barré syndrome. BMJ, 2008, 337: a671.

[3] Kaida K, Kusunoki S. Guillain – Barré syndrome: update on immunobiology and treatment [J] . Expert Rev Neurother, 2009, 9 (9): 1307 – 19.

[4] Stübgen JP. Recombinant interferon – beta therapy and neuromuscular disorders [J] . J Neuroimmunol, 2009, 212 (1 – 2): 132 – 41.

[5] McDaneld LM, Fields JD, Bourdette DN, et al. Immunomodulatory therapies in neurologic critical care [J] . Neurocrit Care, 2009, Sep 23. [Epub ahead of print] .

第二节　急性感染性感觉型神经根炎

一、引言

急性感染性感觉型神经根炎属于格林巴利综合征（GBS）变异型的一种，临床罕见。GBS 变异型包括纯运动 GBS、感觉 GBS、多颅神经 GBS、纯全自主神经功能不全 GBS、Fisher 综合征等。国内学者将 GBS 分为经典型感觉运动 GBS、纯运动型 GBS、纯感觉型 GBS、多颅神经麻痹型 GBS、咽颈肩型 GBS、类截瘫型 GSB、全植神经功能不全型 GBS、Fisher 综合征等 8 个变异型。有学者报道纯感觉型 GBS 的特点是起病急、症状广泛而对称、完全或几乎完全恢复、脑脊液蛋白——细胞分离、电生理检查有周围神经电活动异常。

二、病因

它的病变主要在后根，即后根的节段性炎性脱髓鞘，同样前根也受到波及，故感觉障碍重于运动障碍。

三、临床表现

全身麻木或胸部束带感，怕走黑路，可闻及较重的脚步声，闭目难重征（+），四肢深感觉减退或消失，以双下肢为重，出现感觉性共济失调，四肢腱反射（-），lasegue 征（+），浅感觉呈条块状减退或上胸部有一不固定的感觉平面，肌无力较轻，肌力Ⅲ-Ⅳ级，扶物能行走；自主神经受累，表现为无汗，皮肤干燥，体温高，物理降温有效。

四、诊断要点

（一）诊断标准

1. 急性起病；
2. 病前多有感染史；
3. 四肢腱反射消失，远端痛觉减弱或消失；
4. 四肢明显的深感觉障碍和感觉性共济失调；
5. 脑脊液蛋白－细胞分离；
6. 电生理检查有感觉和运动神经障碍，而感觉神经障碍往往重于运动神经；
7. 预后良好。

（二）电生理特点

在两周内：①肌电图除电位数减少外，未发现自发电位及其他特征性改变。②神经电图 ML、MCV、MAP、F 波均在正常范围或正常上下限。③ SCV 减慢、SAP 降低或缺失。

（三）鉴别诊断

1. 急性小脑性疾病：如小脑血管病和小脑炎症、多发性硬化症等，均可出现急性共济失调。但上述疾病多有构音障碍、眼震等症状和体征，但无深感觉障碍，脑脊液无蛋白－细胞分离现象以及无头异常等可作鉴别。

2. 脊髓亚急性联合变性：该疾病多起病缓慢，起病前常有长期大量饮酒、营养不良、胃肠道疾病、贫血等病史，临床以双侧椎体束损害及深感觉障碍为主要表现，无脑神经损害，血清维生素 B12 及叶酸降低，脑脊液无蛋白－细胞分离现象。

四、治疗原则

主要为综合治疗，必要时可选用 IVIG 或血浆置换等。

1. 一般治疗：卧床休息、加强营养、积极心理疏导等。
2. 免疫抑制剂：地塞米松、甲强龙、泼尼松等。
3. 营养神经等药物：B 族维生素、维生素 C、胞磷胆碱等。
4. 中药汤剂。
5. 其他：针灸、按摩、理疗等。

五、预后

（一）文献回顾

因髓鞘脱失是可逆的，随着髓鞘的再生，临床症状可缓解，故以“感觉障碍”为主的 AIDP 经过营养神经及激素应用，2～3 月病人可痊愈出院，预后良好。GBS 是自限病，多在 4 周内停止进展，经数周后可恢复，70%～75% 的患者可完全恢复，25% 有轻微神经功能缺损，预后较好，鼓励患者以积极心态面对疾病，并配合医生治疗。

（二）评估方法标准

国际合作共济失调评定量表（International CooperativeAtaxia Rating Scale，ICARS）、Berg 平衡量

表（Berg Balance Scale，BBS）、改良 Barthel 指数（ modified Barthel Index，MBI）、Frankel 分级、A-SIA 神经功能分级。

（三）应对策略

GBS 误诊率较高，急性感染性感觉型神经根炎发病率罕见，如出现类似症状，应考虑到本病，一旦确诊，则积极治疗。

（张来康）

参考文献

[1] Sejvar JJ, Kohl KS, Gidudu J, et al. Guillain－Barre syndrome and Fisher syndrome: case definitions and guidelines for collection, analysis and presentation of immunization safety data [J]. Vaccine, 2011, 29 (3): 599－612.

[2] Ruts L, Drenthen J, Jacobs, BC, et al, Distinguishing acute－onset CIDP from fluctuating Guillain－Barre syndrome [J]. Neurology, 2012, 74 (5): 1680－1686.

[3] 柳忠兰，沈雪莉，薛希峰．以深感觉障碍为主要表现的格林－巴利综合征 [J]．中国神经免疫学和神经病学杂志，1996，3（1）：38－40.

[4] Oh SJ, Laganke C, Claussen GC. Sensory Guillain －Barre syndrome [J]. Neurology, 2001, 56: 82－86.

第三节　慢性多发性脱髓鞘性神经病

一、引言

慢性多发性脱髓鞘性神经病（CIDP）又称慢性格雷－巴利综合征。CIDP 是由免疫介导的慢性脱髓鞘性周围神经病，通常不伴前驱感染，起病比较缓慢，但约 16% 的患者以急性 GBS 形式起病，发病率为（0.007～0.799）/10 万，明显低于国外，但由于该病发病率低，且基层对于该病认识不足，实际发病率应比统计的数值高。男性发病率高于女性，随年龄增加，患病率增高。地区分布无明显特异性。

二、病因

确切病因尚不完全清楚，目前多数学者认为它是由细胞和体液免疫共同介导的，以周围神经髓鞘为攻击目标的自身免疫性疾病。

三、临床表现

典型临床表现主要为对称性四肢近端和远端无力症状，近端为主，少数病例发病前有感染史，多数无明显诱因，病程大于 8 周，可伴有四肢末梢感觉障碍及腱反射减弱或消失。首发症状以运动与感觉障碍合并出现最为多见，受累部位以双下肢远端最多见，其次为远近端均等受累，绝大多数呈对称性受累。发病高峰期症状以双下肢为主的四肢乏力多见，肌力多在 II 级以上。感觉障碍以末梢型最多，深感觉障碍伴共济失调也并不少见。以反复发作的肌无力为特征，可伴感觉缺失和腱反射消失等。病程可表现为单相性、进展性，或者缓解复发伴继发加重。

四、诊断要点

（一）疾病诊断标准

1. 症状进展超过 8 周，慢性进展或缓解复发。

2. 临床表现为不同程度的肢体无力，多数呈对称性，少数呈非对称性，近端和远端均可累及，四肢腱反射减低或消失，伴有深浅感觉异常。

3. 脑脊液蛋白－细胞分离。

4. 电生理检查提示，周围神经传导速度减慢、传导阻滞或异常波形离散。

5. 除去其他原因引起的周围神经病。

6. 糖皮质激素治疗有效。

（二）辅助检查

1. 电生理：早期电生理检查区分早期慢性脱髓鞘性病变或早期原发性轴突缺失，有助于 CIDP 的诊断，指标包括以下四项：运动神经传导速度（MCV）、远端潜伏期（DML）、F 波、传导阻滞（CB）/一过性离散（TD）。

2. 脑脊液：脑脊液蛋白－细胞分离为格林巴利综合征及 CIDP 的特异性标志，约 90% 的患者脑脊液蛋白量增高。

3. 神经活检：通常为腓肠神经，活检可见的表现包括无异常，神经内膜和/或神经外膜下水肿，脱髓鞘或薄层髓鞘再生，洋葱球样改变，血管周围或神经内膜炎性浸润腓肠神经。活检光镜检查对 CIDP 诊断价值有限。

4. MRI：CIDP 患者周围神经 MRI 检查通常表现为脊神经根及臂丛、腰丛肥大，T2 高信号，伴或不伴对比增强。

5. SEP：目前对神经根受累的评估，电生理诊断标准通常采用的是 F 波，但是周围神经通路上任何一处病变均可出现 F 波异常。SEP 异常不具有特异性。

（三）鉴别诊断

颈椎病，脑梗死，重症肌无力，进行性脊肌萎缩等疾病也会出现感觉、运动障碍，临床上误诊病例较多，应仔细鉴别。

五、治疗原则

临床治疗包括抗感染治疗，免疫抑制治疗和免疫调节治疗。

（一）免疫调节

1. 皮质激素：已为大家所广泛接受，是治疗 CIDP 的首选，且普遍认为口服皮质类固醇能有效缓解 CIDP 病情严重程度。泼尼松是主要的药物，泼尼松标准剂量一般为 1.0～2.0mg/（kg·d），清晨顿服，每 2～4 周减量 5～10 mg，皮质类固醇治疗的优点是价廉易得，但副作用可能很严重，包括体重增加、高血压、高血糖、骨质疏松、易感染、股骨头坏死等。

2. 静脉注射免疫球蛋白（IVIG）：IVIG 治疗的标准剂量为 2.0g/kg，单次给药或 2～5d 内静脉给予，在 1～4 周内重复治疗来保持疗效，IVIG 治疗价格昂贵，会出现过敏、血栓栓塞、肾衰竭、心衰、出血以及感染血源性传染病等，少见并发症。

3. 血浆置换（Plasma exchange，PE）：PE 治疗的方法为每次置换 250mL/kg，一个疗程需 5 次置换，在 7～10d 内完成，PE 治疗相对的禁忌症包括消耗性凝血病、血小板减少症和高血压病等。PE 主要的副作用包括内置导管感染、电解质紊乱、低血压、低血钙、出血、血栓形成等。治疗花费昂贵，且需专用设备，国内报道较少。

4. 免疫抑制剂：环孢素 A，初始剂量是 3.0～5.0 mg/（kg·d），分 2 次口服，病情稳定后渐减量，维持血浆环孢素 A 的浓度 100～150 ng/mL，常见的副作用是肾脏毒性和高血压。环磷酰胺，2.0 mg/（kg·d）口服或 1.0 g/m^2 每月静脉给药，最常见的副作用是胃肠道反应、脱发、骨髓抑制等。甲氨蝶呤剂量为每周口服 10～15 mg，甲氨蝶呤常见的副作用有胃肠道反应、骨髓和肝毒性等，还有硫唑嘌呤等。

（二）神经营养及对症支持治疗

可选用神经营养药物维生素 B_1、维生素 B_6、维生素 B_{12} 等。

（三）其他

如干扰素 β-1a、选择性免疫调节剂如依那西普等。

五、预后

（一）文献回顾

类固醇、静注丙种球蛋白（IVIg）及血浆置换（PE）是目前 CIDP 治疗中经随机对照试验证实有效的方法。AIDP 患者主要以周围神经运动纤维受损为主，存在明显的脱髓鞘及轴索的损伤，但周围神经感觉纤维受损不明显。CIDP 患者周围神经运动纤维及感觉纤维受损均非常明显，且脱髓鞘程度明显重于 AIDP 患者。12%～18% 的糖尿病患者符合 CIDP 的电生理特征，Ⅱ型糖尿病患者患 CIDP 的机会比正常人高 11 倍。70%～80% 的 CIDP 患者使用静脉滴注免疫球蛋白、类固醇和血浆交换治疗有效。

（二）评估方法标准

临床神经功能分级。

（三）应对策略

目前 CIDP 虽缺乏确切的根治措施，但多种药物的联合应用可使大部分患者得到有效的控制，再结合康复训练等措施可显著提高患者的生活质量。

（张来康）

参考文献

[1] Dionne A, Nicolle MW, Hahn AF. Clinical and electrophysiological parameters distinguishing acute - onset chronic inflammatory demyelinating polyneuropathy from acute inflammatory demyelinating polyneuropathy [J]. Muscle Nerve, 2010, 41 (2): 202-207.

[2] Ye Y, Wang K, Deng F, et al. Electrophysiological subtypes and prognosis of Guillain - Barre syndrome in Northeastern China [J]. Muscle Nerve, 2013, 47 (1): 68-71.

[3] Ramchandren S, Lewis RA. Chronic neuropathies - chronic inflammatory demyelinating neuropathy and its variants [J]. Front Neurol Neurosci, 2009, 26: 12-25.

[4] 陈远春，钟敏．慢性炎性脱髓鞘性多发性神经病的药物治疗现状 [J]．儿科药学杂志，2010，16 (3)：54-57.

第四节　多发性神经炎

一、引言

多发性神经病（polyneuropathy），以往称为末梢神经炎，多发性神经炎，是指各种原因引起的肢体远端的多发性神经损害。临床表现为四肢远端对称性感觉、运动及自主神经障碍的临床综合征。属中医“萎症”“痹症”等范畴。

二、病因病理

（一）病因

1. 周围神经的直接感染：如麻风、带状疱疹。细菌感染如白喉、破伤风、细菌性疾病等。严重感染的并发症如伤寒、腮腺炎、结核病、流行性脑膜炎。

2. 自身免疫性疾病：格林－巴利综合征、慢性炎症性脱髓鞘性多发性神经病、血清注射、疫苗接种后和器官移植等。

3. 营养缺失和代谢障碍：营养不良、B族维生素缺乏、慢性酒精中毒、慢性胃肠道疾病及手术后。糖尿病、尿毒症、肝病、甲状腺功能减退、痛风、淀粉样变性等所致的代谢障碍。

4. 中毒：①药物如呋喃类、痢特灵、异烟肼、苯妥英钠、长春新碱、乙胺丁醇、阿糖胞苷等中毒。②化学品如一氧化碳、二硫化碳、甲醇、氯仿等中毒。有机磷农药及杀虫剂中毒。③重金属如砷、铅、汞等中毒。

5. 遗传：腓骨肌萎缩症、遗传性感觉神经病、进行性肥大性多发性神经炎等结缔组织疾病。

6. 结缔组织病：红斑狼疮、类风湿性关节炎等。

7. 其他：癌性感觉性神经元病、真性红细胞增多症。

8. 心理因素：精神紧张等心理因素也可诱发本病。

（二）病理

不同病因所致的多发性神经病，病理变化无明显特异性，主要为非炎症性变性，周围神经的脱髓鞘及轴突变性，再生过程与瓦勒变性相似。

三、临床表现

（一）临床表现

1. 共性的临床表现：由于病因不同，起病和病程有急性、亚急性、慢性、复发性之别，病情及神经功能损害亦各异。但临床表现具有共同的特征，即肢体远端对称性分布的感觉。感觉障碍多为肢体远端的疼痛和感觉异常，如麻木感、蚁走感、针刺感。四肢末端皮肤出现手套、袜套样感觉障碍，病变区常有肌肉压痛。运动障碍表现为肢体远端对称性下运动神经元瘫痪。肌力弱、肌张力低，可有肌萎缩。四肢腱反射减弱或消失。自主神经障碍可出现肢体远端皮肤发凉、光滑、菲薄、干燥、脱屑、指（趾）甲松脆、多汗或无汗等。

2. 特异性临床表现有利于病因分析。如呋喃西林中毒性神经炎，有感觉和自主神经障碍，运动障碍不明显。长春新碱中毒性多发性神经病临床表现不对称，近端为重。

（二）辅助检查

1. 脑脊液除个别病人可有蛋白含量轻度增高外，一般均为正常。

2. 神经冲动传导速度测定，受累的周围神经运动、感觉神经传导速度减慢。

3. 肌电图为失神经改变。

4. 周围神经活检可有神经轴突变性和节段性脱髓鞘。引起本病的原因很多，应做有针对性的检查如毒理学检测，血、尿、肝、肾常规检查等。

四、诊断要点

（一）诊断

根据四肢对称性末梢型感觉障碍、下运动神经元瘫痪和自主神经障碍诊断不困难。本病是多种原因引起的周围神经病，故病因诊断非常重要。需详细询问病史，如有无长期与毒物接触史、服药史、饮酒史、慢性胃肠道疾病、妊娠呕吐、恶性肿瘤所致恶病质、偏食等为病因诊断提供线索。结合病程、临床特点、实验室检查综合分析病因。

（二）鉴别诊断

本病应与周期性瘫痪、亚急性联合变形、急性脊髓灰质炎相鉴别。周期性瘫痪多反复发作，无感觉障碍，发作期血清钾多低于3.5mmol/L以下，心电图可有低钾表现，经补钾很快好转。亚急性联合变性，有肢体远端麻木、无力，但感觉障碍为主；有锥体束征、腱反射增强。急性脊髓灰质炎，肢体瘫痪为脊髓节段分布、多不对称，无感觉障碍，脑脊液蛋白、细胞均增多；肌电图有失神经支配现象。

五、治疗原则

（一）病因治疗

针对不同病因，选择不同的治疗，如抗感染、促进毒物排泄、降低血糖、应用肾上腺皮质激素等。

（二）多发性神经病治疗

1. 卧床休息：急性期重症病例，尤其累及心肌者必须卧床休息。

2. 药物治疗：①神经营养剂：大量应用维生素，如维生素 B_1、B_{12} 和辅酶A、三磷酸腺苷等。②皮质激素用于急性期重患。③疼痛治疗可选用卡马西平和苯妥英钠。

3. 中医治疗：该病属于痹症、萎症等范畴，当归四逆汤加减治疗该病临床报道较多，有效率均达93%以上。针灸对于多发性神经炎的治疗，有学者报道也取得较好结果。

4. 理疗：急性期应用红外线、超短波，稳定后加用钙离子及普鲁卡因离子透入。恢复期和慢性期用脉冲电流及电冲击疗法。

5. 护理：四肢瘫痪应定时翻身，被动运动及按摩，肢体置于功能位。手、足下垂者应用夹板或支架，防止关节挛缩和畸形。

六、预后

本病愈后较好，药物中毒引起者可在停药一年后恢复神经功能。

（一）文献回顾

据相关资料统计，40% 左右的多发性神经炎患者会留下后遗症，具有较高的致残率，严重影响患者的身心健康和生活质量。

（二）评估方法标准

参照卫生部颁布《中药新药临床研究指导原则》中的有关标准。治愈：临床主症及兼症完全消失，能适应正常的社会生活及工作节奏；显效：临床主症及兼症消失≥2/3；有效：临床主症及兼症消失≥1/3；无效：临床主症及兼症消失 <1/3，或无任何改变。Hughes 评分。

（三）应对策略

一旦确诊为该病，应尽早治疗，针对病因采用不同方法，如脱离中毒环境，酒精中毒者禁酒，高血糖者采用规范降糖治疗，颈椎病采用理疗加牵引等；另一重要方面是针对受损神经的病理改变，使用神经营养修复剂。

七、相关综合征

POEMS 综合征是一种与浆细胞病有关的多系统病变，临床上以多发性周围神经病（polyneuropathy）、脏器肿大（organomegaly）、内分泌障碍（endocrinopathy）、M 蛋白（monoclonal protein）血症和皮肤病变（skin changes）为特征，取各种病变术语英文字首组合命名为 POEMS 综合征。

（张来康）

参考文献

[1] CersosimoRJ, Oxaliplatin - associated neuropathy: a review [J]. Annals of Pharmacotherapy, 2005, 39 (1): 128 - 135.

[2] 孙传兴. 临床疾病诊断依据治愈好转标准 [M]. 2 版. 北京：人民军医出版社，2006：195 - 196.

第三十二章

脊柱脊髓非特异性感染性疾病

第一节　化脓性脊髓炎

一、引言

急性化脓性脊髓炎（acute purulent myelitis），系由化脓性细菌感染所引起，任何年龄的男女均可发病。病变部位以胸段脊髓为多见，其次为腰段。受累节段支配区可出现疼痛，脊柱局部可有压痛。瘫痪初为弛缓性，继之受累节段以下肢体转为上运动神经元性瘫痪。受累脊髓节段以上缘以下的深浅感觉障碍，病变只限于脊髓上的中心部，可出现分离的感觉障碍。受累节段的腱反射减弱或消失，锥体束受损平面以下同侧腱反射亢进，病理征阳性，腹壁反射和提睾反射消失。早期可各种反向消失（包括病理反射）。自主神经功能障碍可有大小便障碍。瘫痪肢体皮肤干燥、脱屑、少汗或无汗等。正常脑脊液无任何病原微生物。细胞学检查为细胞数增多，以粒细胞为主。化脓性脑膜炎（purulent meningitis）时白细胞在（1000～10000）$\times 10^6$/L，甚至更高，有时脓细胞积聚呈块状物。

二、病因

急性化脓性脊髓炎（acute purulent myelitis）以金黄色葡萄球菌最常见（50%～60%），其次为大肠杆菌和变形杆菌（13%～18%）。化脓性细菌多数经全身败血症、脊柱损伤感染、邻近软组织脓肿、腰椎穿刺或麻醉技术以及肺的化脓性感染迁入脊髓而引起，造成完全或不完全的截瘫。

三、临床表现

（一）临床表现

1. 发病年龄：任何年龄男女均可发病，以 20～30 岁多见。

2. 病史：发病前可有疖肿、肺炎、脓毒败血症、腹腔脏器感染等病史或医源性介入史。

3. 全身中毒症状：先有高热、寒战等中毒症状，数天后出现完全性或不完全性截瘫，可伴有感觉异常。

4. 脊髓受损的表现：突发的截瘫，感觉障碍，大小便功能障碍。病变部位常有疼痛和束带感，检查病变部位棘突有明显压痛、叩痛，可有脑膜和脊神经根刺激症状（Kernig 征、直腿抬高试验阳性等）。

(1) 颈段脊髓受累：表现为四肢瘫痪，C4 以上节段损害时四肢均为痉挛性瘫痪，并有呼吸肌麻痹出现，呼吸困难。颈膨大部位损害，表现为双上肢弛缓性瘫痪和双下肢痉挛性瘫痪。

(2) 胸段脊髓受累：表现为双下肢痉挛性瘫痪。

(3) 腰段脊髓受累：仅出现双下肢弛缓性瘫痪。

(4) 骶段脊髓受累：出现马鞍区（会阴部）感觉障碍，肛门及提睾反射消失，无明显肢体运动障碍和锥体束征。

（二）辅助检查

1. 周围血白细胞升高，在（10～40）$\times 10^9$/L 之间，个别病人可以正常。

2. 早期血培养常呈现阳性结果。

3. 脑脊液检查示蛛网膜下腔通畅，如脊髓内脓肿形成或蛛网膜粘连较重，可出现不通畅或不完全通畅，脑脊液透明或变黄。正常脑脊液无任何病原微生物，急性化脓性脊髓炎（acute purulent myelitis）以金黄色葡萄球菌最常见（50%～60%），其次为大肠杆菌和变形杆菌（13%～18%），细胞学检查显示细胞数增多，以粒细胞为主；蛋白增高；糖和氯化物降低；脑脊液涂片或培养可得到致病菌。药物敏感试验常可指导治疗。化脓性脑膜炎时白细胞在（1000～10000）$\times 10^6$/L，甚至更高，有时脓细胞积聚呈块状物。

4. 脊髓造影可见脊髓增粗或椎管不通畅。CT、MRI 可发现脊膜增厚和小脓肿形成及脊髓实质性变化。

四、诊断要点

1. 全身或局部感染史。

2. 突然发生的截瘫、大小便功能障碍，伴有高热。

3. 脑脊液细胞数增多，蛋白增高，糖、氯化物降低，椎管通畅改变。

4. 脑脊液涂片或培养获致病菌。

5. 脊髓造影、CT 或 MRI 将有助于诊断。

五、治疗原则

1. 抗生素治疗应选用足量有效的抗生素，静脉给药，可根据细菌血检查结果选用敏感抗生素。

2. 如脊髓内脓肿形成，应尽早行脊髓背侧切开，充分引流脓液。

3. 应保持足够的营养和水电解质平衡，发热、疼痛给予对症治疗。

4. 加强护理，定期翻身，每 2～3h 一次，保持皮肤干燥，防止褥疮。有排尿困难者应进行无菌导尿，定期冲洗膀胱，预防尿路感染。

5. 恢复期应进行康复治疗，如理疗、体疗、针灸等，加强瘫痪肢体功能锻炼，防止肢体关节挛缩、足下垂等。

六、预后

并发症如肺炎、尿路感染、褥疮形成、蛛网膜炎及蛛网膜粘连等可形成恶性循环或导致急性化脓性脊髓炎的迁延复发。

七、相关解剖

在解剖上脊髓的蛛网膜下腔经脊神经与纵隔、腹腔、腹膜后间隙的淋巴管相通，因此感染可经淋巴管进入脊髓伴或不伴脑膜炎。由于脊髓静脉压力低，血流易淤滞以及静脉内缺乏瓣膜，当胸或腹腔压力变化时可引起其血液倒流，有利细菌从远处病灶进入脊髓而形成感染。

（周劲松）

参考文献

[1] Malawski SK, Lukawski S. Pyogenic infec - tion of the spine [J]. Clin Orthop, 1991, (272): 58 - 66.

[2] Vilke GM, Honingford EA. Cervical spine epidural abscess in a patient with no predis - posing risk factors [J]. Ann Emerg Med, 1996, 27: 777 - 780.

[3] Zeidman SM, Ducker TB, Raycroft J. Trends and complications in cervicalspine surgery: 1989 - 1993 [J]. J Spinal Disord, 1997, 10: 523 - 526.

[4] 贺宝荣，周劲松，万成茂．复发性脊髓内脓肿 1 例 [J]．中国脊柱脊髓杂志，1995，5 (3)：107.

[5] 王汉林，梁秋瑾，韩占国，等．中国脊柱脊髓杂志．中国脊柱脊髓杂志，1996：S1.

[6] Lannelongue OM. On acute osteomyelitis. Miscellaneous, pathological, and practical medicine tracts [J]. Paris, 1897.

[7] LaRocca H. Spinal Sepsis, In Rothman RH, Simeone FA (eds). The spine, 2nd ed. Philadelphia: WB Saunders, 1982: 757.

[8] 侯铁胜，李明．颈椎感染 [J]．中华骨科杂志，1999：19 (4)：247 - 249.

第二节　脊髓内脓肿

一、引言

脊髓内脓肿很少见，临床不易早期诊断。文献报告不足百例。Courville 在 40000 例尸检中只发现 1 例，这可能与本病发病较隐蔽，以及尸检很少常规检查脊髓有关。本病可见于任何年龄，但以儿童和青少年多，男性较女性多见。

二、病因发病机制

（一）感染原因和途径

①血源性感染：约占总报道病例的 50%，可经动脉或静脉进入脊髓。Hoche（1899）曾进行下列动物实验：先把各种细菌注入血液循环中，未能引起脊髓脓肿，再把非化脓性栓子注入，只产生脊髓梗死，可是如把细菌与栓子同时注入，则可引起脊髓脓肿。可见脊髓脓肿同脑脓肿一样是化脓性栓子或梗死区感染的继发产物。临床上常见继发于肺部、心脏（亚急性心内膜炎）、泌尿生殖系统、人工流产并发感染以及体表化脓性感染等。脓肿可发生于脊髓任何节段，但以胸髓背侧好发。②邻近感染的蔓延：半数病人来源于腰骶部感染和尾部藏毛窦感染。脓肿大多发生在原发感染灶相

邻近的脊髓节段。③创伤后感染：见于开放性脊髓外伤，高位椎管麻醉等直接把感染带入髓内。④隐源性感染：指感染来源不明，约见于1/5的病人。

（二）病理变化

脊髓内脓肿的病理变化因脓肿大小，病程长短而异。小脓肿常多发，需借助显微镜才能看到，大者多单发，可累及数个脊髓节段，偶尔波及大部脊髓。急性期的粟粒状脓肿由单核淋巴细胞和多形核粒细胞以及上皮细胞组成的小结节，沿小血管蔓延。小结节内和小血管内可找到细菌，小结节附近常伴出血。病变可融合成较大脓腔或引起化脓性脊髓炎伴脊髓中央软化和坏死。慢性期的脓肿包膜，内层由网状胶原纤维和多核细胞构成，中层由新生毛细血管、成纤维细胞、组织细胞和浆细胞构成，外层由结缔组织构成。脊髓内脓肿多位于脊髓实质的中心部分。沿脊髓长轴扩展，把纵形的传导纤维分离后占据其中空隙，呈圆柱状，并不破坏传导纤维束，也不同于硬脊膜外脓肿，少发生广泛性静脉梗死。致病菌多为金黄色葡萄球菌，少数为链球菌、肺炎球菌、大肠杆菌、霉菌（如放线菌）。

三、临床表现

脊髓内脓肿患者依其脓肿部位、大小、单或多发以及病程长短而临床表现各异。急性者呈部分或全部横贯性脊髓炎，表现头痛、颈痛或腰背部痛，伴发热等感染征象，以后出现肢体瘫痪、麻木和括约肌功能障碍等。CSF的白细胞计数增高，椎管呈不完全性或完全性梗阻现象。慢性者（病程>1月）表现似髓内肿瘤。

四、诊断要点

脊髓内脓肿的诊断比较困难，起病可急剧，似横贯性脊髓炎；也可发展缓慢，似脊髓髓内肿瘤或脊髓蛛网膜炎等。CSF变化又缺少特异性，因此临床上应与这些病鉴别，关键在于要考虑到脊髓内脓肿的可能。对于直接外伤引起者尚容易想到本病。脊髓中线上有皮肤异常，尤其是皮毛窦者，可能为发生脊髓内脓肿或椎管内先天性肿瘤继发感染的线索，应引起重视。进一步诊断可通过摄脊柱X线平片、椎管碘油造影、脊髓CT和MRI等检查，特别是MRI能清晰显示脓肿的部位、大小和范围。

五、治疗原则

一旦疑及脊髓内脓肿，即应紧急手术切除椎板，切开硬脊膜，用细针穿刺脊髓抽出脓液，并酌情沿脊髓背侧切开脊髓，以求达到充分引流和减压。反复用含抗生素的生理盐水冲洗术野。硬脊膜缝合或不缝合，分层缝合肌层和皮肤。术后抗生素应用同脑脓肿，并应用皮质类固醇激素、甘露醇等减轻脊髓水肿。

六、预后

本病早期诊治效果较好。出现并发症如肺炎、尿路感染、褥疮形成、蛛网膜炎及蛛网膜粘连等可形成恶性循环或导致脊髓内脓肿的迁延复发。

（周劲松）

参考文献

[1] Malawski SK, Lukawski S. Pyogenic infec – tion of the spine [J]. Clin Orthop, 1991, (272): 58 – 66.
[2] Vilke GM, Honingford EA. Cervical spine epiduralabscess in a patient with no predis – posing risk factors [J]. Ann Emerg Med, 1996, 27: 777 – 780.
[3] Zeidman SM, Ducker TB, Raycroft J. Trends and complications in cervical spine surgery: 1989 – 1993 [J]. J Spinal Disord, 1997, 10: 523 – 526.
[4] 贺宝荣，周劲松，万成茂．复发性脊髓内脓肿 1 例 [J]．中国脊柱脊髓杂志，1995，5（3）：107.
[5] 王汉林，梁秋瑾，韩占国，等．中国脊柱脊髓杂志．中国脊柱脊髓杂志，1996，S1.
[6] Lannelongue OM. On acute osteomyelitis. Miscellaneous, pathological, and practical medicine tracts. Paris, 1897.
[7] LaRocca H. Spinal Sepsis, In Rothman RH, Simeone FA (eds). The spine, 2nd ed. Philadelphia: WB Saunders, 1982, 757.
[8] 侯铁胜，李明．颈椎感染 [J]．中华骨科杂志，1999，19（4）：247 – 249.

第三节 化脓性脊椎炎

一、引言

化脓性脊椎炎（Suppurative spondylitis），又称脊椎化脓性骨髓炎，由 Delefield 与 Lannelong 首先于 1874 年报告[1]。为化脓性细菌引起的椎骨炎性病变及骨质破坏，主要为血源性感染，多可发现远隔部位的原发病灶，病变部位以腰椎为多。由于受累部位不同，化脓性脊柱炎患者出现的症状及体征各异，临床表现不尽相同，X 线片早期无特殊性，特别是起病隐匿，伴有瘫痪的病人常与结核等疾病混淆而常被误诊或漏诊。

化脓性脊柱炎起病不久即在椎旁、腰大肌内或咽后壁等处形成脓肿。若脓肿向椎管内扩散，即迅速产生截瘫。后期椎体骨质硬化、大量增生、产生骨桥和椎体间融合。发病部位以腰椎为最多，其次为胸椎、颈椎。本病治疗以全身使用大剂量的、有效抗生素及支持疗法为主。若成为脓肿，要早期切开引流。早期治疗疗效好，晚期出现截瘫治疗效果较差。手术不仅能大大缩短疗程，而且能将患者从剧疼中解放出来，是值得推荐的重要治疗方法。

二、病因

化脓性脊椎炎致病菌多为金黄色葡萄球菌，主要为血源性感染，因脊椎静脉系统有位于硬膜及脊椎周围无瓣膜的静脉丛，属腔静脉、门静脉、奇静脉外的独立系统，但又与上、下腔静脉有许多交通支联系。脊椎静脉系统内血流缓慢，可以停滞，甚至逆流。因此任一静脉系统内有细菌栓子均可到达脊椎内。成年人红骨髓集中在脊椎及扁平骨，红骨髓有丰富的静脉窦，故成年的血源性化脓性脊椎炎偏多，少数为创伤和医源性。血源性脊椎骨髓炎大多系败血症的合并症，或机体有其他感染病灶如疖、痈或扁桃体炎等。病变细菌首先侵犯椎体中心或边缘，即红骨髓集中的部位，感染能通过一条动脉进入干骺区域，若有一定压力也可逆行由静脉途径进入，干骺区域一旦感染便能通过血管扩散到椎间盘周缘，或破坏终板进入椎间盘，感染邻近的椎体终板及椎体，或向椎弓扩展，很少一开始就先侵及椎弓，但也可先由椎弓感染再向前扩展到椎管和椎体。也有外伤如子弹贯通伤所造成的继发感染；或因医源性所致，如腰穿、脊椎手术等继发的感染。

三、临床表现

（一）临床表现

化脓性脊椎炎的临床表现主要取决于感染病菌的能力与机体的抵抗力。以急性期严重中毒症状，腰背部剧烈疼痛、局部压痛和肌肉痉挛、脊柱僵直呈板状，腹痛、腹胀、腹肌紧张等为其临床特点。现代抗生素的应用降低了暴发型感染的发生与死亡率。在化脓性脊椎炎中表现有持续高烧、寒战、脉快、烦躁、神志模糊等全身中毒症状，局部剧疼、椎旁肌痉挛、脊柱活动受限、棘突压痛，明显叩疼等典型病程及临床表现者仅为20%左右。大部分则以急性腹痛、神经根性痛、髋关节痛或严重败血症等临床表现为主，待全身症状好转后，局部症状和体征才趋于明显。甚至有些病例一开始即为亚急性或慢性表现，而被误诊为结核等疾患。

化脓性脊椎炎的临床表现，按照病程可分3种类型：

1. 急性期：多见于儿童，其病机由全身中毒症状和局部症状。主要表现为寒战、高热、谵妄、昏迷、恶心、呕吐、颈项强直，有酸中毒、失水、电解质平衡失调，有全身炎症表现灶，血培养阳性，白细胞数增高，继之贫血，血沉快。有腰痛、肾区叩击痛、骶棘肌痉挛，神经根受压时有放射性疼痛至两侧腹股沟和下肢等。如腰椎受累，则直腿抬高试验阳性，负重时疼痛加重，腰椎生理前凸消失。若腰大肌受累引起屈髋。在颈椎感染的病人中可能仅表现为斜颈、吞咽困难或发热。X线片在急性期1个月内无明显变化，同位素扫描可见局部浓聚现象，有助于早期诊断。

2. 亚急性期：多见于成人，细菌有一定活力，毒性不高。患者有抵抗力，全身毒性症状轻微，有低热。全身和局部体征不明显，但有腰痛、骶棘肌痉挛和脊椎僵硬，活动不便，不能起床。白细胞和中性粒细胞轻度增高，血沉快，X线片示椎体骨质增生，但轮廓无改变。

3. 慢性期：病程长，可能由急性转化而来，也可由于全身抵抗力强，细菌毒力低所致，全身和局部症状轻微，有时因软组织脓肿穿破至皮肤外形成瘘管、慢性窦道，久治不愈。可能由小死骨为脊椎慢性骨髓炎。早期脓肿在胸椎可引起瘫痪，在腰椎有神经压迫症状。

（二）辅助检查

1. 实验室检查：早期白细胞计数升高，有明显核左移现象，血沉增快，血培养可能为阳性，其中血沉虽然不是一个特异性检查，但其在化脓性脊椎炎诊断，尤其在应用有效抗生素疗效评估时的价值较大。另外C反应蛋白也可作为脊柱手术后是否感染的参考指标。在CT引导下行局部穿刺吸引及活检，将抽出脓液作涂片及细菌培养，将取出的组织做病理检查，可作出直接诊断。当血培养阳性和明显脊椎炎症状时可以不考虑活检。

2. 核医学检查：急性化脓性脊椎炎早期，可出现患椎同位素浓聚现象，同位素扫描虽为非特异性检查，但对寻找病灶、确定病变部位有一定帮助。

3. 影像学检查：发病2周内普通X线片可无任何异常发现。断层摄影或CT扫描，有时可见有局限性骨质吸收或斑点状骨质破坏。随着病变的进展，软骨板可出现破坏，椎体边缘模糊呈毛刷状，继而椎旁软组织肿胀，椎间隙变窄，骨密度增加，骨质硬化，骨桥形成等。早期1个月内脊椎炎症并不明显，继之骨质稀疏，可能有虫蚀样破坏，软骨板模糊成毛刷样，有少量骨质增生。若形成脓肿，在颈胸椎可于咽后壁和椎旁出现阴影，在腰椎可见腰大肌阴影增宽，但不如结核那样巨大。椎体骨质增生，椎间隙狭窄，上、下两椎体逐渐融合在一起，或两椎体间有骨桥形成，一般波及两个椎体，多个较少见，产生椎体塌陷者不多。在早期影像学不能作出明确诊断时，应及时在

CT 引导下作诊断性穿刺。对于有神经改变症状而单纯 X 线片无骨质改变的病例，MRI 检查有非常重要诊断价值，增强扫描有助于与结核等病变的区别。

三、诊断要点

（一）诊断

根据化脓性脊椎炎的临床表现和辅助检查，诊断基本可以确立。注意有尿路感染、皮肤感染或吸毒人群，长时间腰痛同时存在发热、恶寒和脊椎棘突叩击疼痛等，要想到化脓性脊椎炎的可能，可通过核磁共振等检查进一步确诊。

（二）鉴别诊断

1. 脊椎结核：为慢性进行性破坏性病变，病程长，一般有肺结核史。椎体呈破坏性改变，椎间隙狭窄，椎体可塌陷，并有软组织阴影，也可见死骨，骨质增生不多。化脓性脊椎炎中的感染椎间盘很快就被细菌产生的酶破坏，而结核感染的椎间盘往往得以保留，在手术中常可看到结核腔里漂浮的椎间盘。

2. 伤寒性脊椎炎：一般有伤寒史，血清肥达反应阳性，病程由急性到慢性，可能有胃肠道合并症。

3. 类风湿性脊椎炎：全身和局部症状没有化脓性脊椎炎那么剧烈，疼痛范围广，从腰骶椎开始，类风湿因子阴性，血清粘蛋白和抗“O”增高。

4. 强直性脊柱炎：症状与类风湿性脊椎炎相似，有“晨僵”现象，HLA－B27 呈“＋”结果。

四、治疗原则

有效的治疗应达到以下目的：帮助明确诊断，消除感染，防止复发，防止或恢复神经损伤，缓解疼痛，恢复脊柱的稳定性。由于对急性化脓性脊椎炎易与败血症、腰部软组织化脓性感染相混淆，早期诊断常有一定困难。凡疑有化脓性脊椎炎者，均应按本病尽早治疗，边治疗边进一步检查，以免延误有效的治疗时机。

1. 抗生素治疗：在确诊或疑为急性化脓性脊椎炎时，应及时全身使用有效广谱抗生素治疗，待细菌培养及药敏试验找出敏感抗生素后，再及时调整，可应用两联治疗。如细菌培养阴性，用药三日无明显效果，应更换抗生素，其疗程应持续到体温恢复正常、全身症状消失后两周左右。若停药过早，易使炎症复发或使局部病变继续发展而变为慢性炎症。

2. 全身支持及对症治疗：在早期应用大剂量有效抗生素的同时，患者应严格卧硬板床休息，加强营养，给予高蛋白、高维生素饮食，或输液纠正脱水，防止水电解质紊乱维持其平衡。根据需要可少量多次输血，给予适量镇静剂、止痛剂或退热剂。对中毒症状严重者或危重患者应同时配合激素治疗。

3. 其他保守治疗：可采用如中医药、支具制动、物理疗法和高压氧等综合方法进行治疗。

4. 外科治疗：对保守治疗无效的患者应及时进行手术治疗。有脓肿可进行引流，以尽早解除脊髓受压，防止供应脊髓的血管发生血栓而致脊髓软化，造成不可回逆的瘫痪。若有瘘管和死骨形成，等病情稳定后再作彻底处理。

（1）椎旁脓肿引流术：化脓性脊椎炎，经椎旁穿刺抽得有脓液或 CT 扫描显示有椎旁有脓肿者，应及时行脓肿切开引流，以控制病变发展，减轻全身中毒症状。

（2）椎板切除硬膜外脓肿引流术：急性化脓性脊椎炎，一旦出现脊髓压迫症状，如下肢无力，感觉改变或尿潴留等症状，应紧急行 CT 扫描检查。如显示为硬膜外有脓肿压迫脊髓时，立即行椎板切除、硬膜外脓肿引流，以防止截瘫加重，或脊髓营养血管栓塞、脊髓软化和坏死等。术后常放管负压引流，或置管行冲洗吸引疗法。待体温正常、症状好转，引流液清净后拔除。

（3）窦道切除及病灶清除术：慢性化脓性脊椎炎，有窦道形成，经久不愈，保守治疗不能治愈，应根据不同病变部位采用不同切口。首先切除窦道及其周围瘢痕，再显露病灶，扩大骨瘘孔，凿除硬化骨，充分显露病变，吸尽脓液，刮除骨腔内死骨、肉芽组织、坏死组织及纤维包膜等。将病灶彻底清除后，反复用生理盐水冲洗和清理病灶。病灶内放置引流管，或置管行闭式冲洗吸引疗法。术后再给以抗生素治疗。

（4）化脓性脊椎炎的手术适应证：

①闭合穿刺活检阴性或穿刺不安全而需要得到细菌学诊断；

②临床显示典型的迟张热及脓毒症病程；

③脊髓受压引起神经体征，如硬膜外脓肿压迫脊髓；

④明显畸形或椎体破坏，特别是颈椎；

⑤保守治疗效果不佳的顽固性感染；

⑥血沉高或持续性疼痛；

⑦急性化脓性脊椎炎的二期手术治疗。

五、预后

（一）文献回顾

化脓性脊柱感染的死亡率低于 5%。老年人或伴有全身性疾病的患者危险性比较大，若非胃肠道抗生素应用少于 28d，复发率可高达 25%。经过前路手术病灶清除、植骨和非胃肠道抗生素治疗后，大部分病人都能恢复，伴有坚强的融合和轻度后凸畸形。年龄超过 50 岁，有糖尿病和类风湿性关节炎历史者易发生神经损伤改变。婴儿患者预后很差，复发率高，感染后遗留明显脊柱后突，可伴有死骨，应与先天性脊柱后凸相鉴别。相反，静脉内使用药物者预后较好，92% 的病人经非胃肠道抗生素治疗后好转，文献未见死亡报道。有学者认为化脓性脊椎炎是骨科化脓性炎症中能保守治疗并治愈的极少数疾病之一，大部分的化脓性脊柱感染无需手术治疗。一些研究报道感染区域自发性椎体间融合的可能性高达 50%，感染越靠近头侧，自发性融合的可能性也越大。其他病例逐渐出现椎体间纤维性强直，从而后凸畸形和疼痛改善。感染后畸形好发于胸腰段，尤其是椎体累及超过 50% 者，而颈椎的畸形较少见。

（二）评估方法标准

1. 治愈：全身及局部症状消失、X 线片显示病变已修复或稳定。
2. 好转：全身及局部症状好转、X 线片显示病变未继续发展。
3. 未愈：全身及局部症状未改善、X 线片显示病变继续扩散。

（周劲松）

参考文献

[1] 侯宗亮，冯大雄．脊椎化脓性骨髓炎的诊断与治疗（附 50 例报告）[J]．中国脊柱脊髓杂志，1994.

[2] Keith H. Bridwell, Ronald L. DeWald（胡有谷，党耕町，唐天驷主译）．脊柱外科学（第二版）［M］．北京：

人民卫生出版社，2000，2023－2034.
[3] 崔云．急性化脓性脊椎炎1例［J］．四川医学，2002，23（8）：852－852.
[4] 须田义朗，山岸正明．化脓性脊柱炎の诊断——MRIと透视下生检の有用性［J］．整形外科，1994，45：673－678.
[5] 国分正一．化脓性脊椎炎［J］．临整外，1978，13：307－316.
[6] 杨铁夫．急性化脓性颈椎炎并硬膜外及椎前脓肿一例报告［J］．中华骨科杂志，1994，14（9）：533.
[7] 邹杰，刘星，吴振华．化脓性脊椎炎的MRI诊断［J］．中国临床医学影像杂志，2005，8：456.
[8] 江桂华，田军章，郑丽吟，等．感染性脊柱炎的MRI表现［J］．宁夏医学杂志，2005，27（9）：618－620.
[9] 李卫平，陈润德，张赞民，等．急性猪霍乱沙门菌化脓性脊柱炎合并腰大肌多发深部脓肿一例［J］．中华传染病杂志，1999，17（3）.
[10] 沈骏．化脓性脊柱炎误诊为脊柱结核6例分析［J］．中医正骨，2001，13（6）：37－38.
[11] 赵定麟．脊柱外科学［M］．上海：上海科学技术文献出版社，1996，693.

第四节　术后椎间隙感染

一、引言

椎间隙感染多继发于脊柱手术后，少数继发于其他部位感染，椎间隙的解剖特性是一个负重结构，呈封闭式。一旦椎间隙内发生感染，由于周围组织致密无法引流，椎间隙内压力增高，刺激神经末梢导致严重的疼痛症状。由于组织结构致密，感染向上下椎板方向发展，临床上常见椎板呈虫蚀样破坏。由于血供差，抗生素不容易进入椎间隙控制椎间隙内的细菌感染，所以症状和体征迁延不愈。一旦感染突破纤维环进入椎管，将造成严重的后果。成人原发性腰椎间盘炎发病率很低，最早是在1933年由Smith报告了17例椎间盘化脓感染，Price认为本病的基本特点是侵及椎间盘的炎症，故创用“椎间盘炎”来描述本病。腰椎间盘突出症术后椎间隙感染的发生率在0.1%～4%之间。目前对椎间隙感染的发病机理仍有争论，确切病因仍不十分清楚，目前国内外学者认为有3种学说，即细菌性感染、无菌性炎症和自身免疫性反应。椎间隙感染主要表现为剧烈痉挛性腰痛及低热，血沉增高，C反应蛋白阳性。X线平片、CT、MRI、ECT均有诊断价值，但MRI在早期诊断中具有高度特异性及敏感性。对治疗方法尚存在争议。本病如能早期诊断，投以足量的敏感抗生素，卧床且应用腰部支具，多能取得良好效果。如未能早期诊断而延误治疗，迁延日久可进入慢性期。此期病人有以下特点：临床症状与急性期相比有所缓解，体温正常或有低热，病灶内脓液减少，而以坏死椎间盘及炎性肉芽组织为主，病灶被纤维组织及硬化骨所包绕，很难被吸收和替代。保守治疗往往效果欠佳，应手术将病灶清除。刘振华等资料显示，旋切、后路病灶清除方法疗效缓慢，病程迁延长达20～24周，经前路病灶清除术疗效快，8周可完全恢复，故认为前路彻底病灶清除术是根治的最佳手段。

二、病因

引起术后椎间隙感染的原因众多，目前多数学者认为腰椎间隙感染是细菌性感染、无菌性炎症及自身免疫性反应所致，但以细菌性感染为主，特别是慢性低毒力性细菌。致病菌有金黄色葡萄球菌、绿脓杆菌、大肠杆菌、表皮葡萄球菌等。

细菌经手术切口、血液循环或直接蔓延进入椎间隙，生长繁殖引起椎间盘软骨、纤维环炎性细胞浸润，变性坏死，继而软骨下骨质破坏，产生大量化脓性炎性介质，导致椎间隙内压增高。由于椎体周围韧带的严密封闭，炎性物质及病灶内高压不能向周围扩散，使脊神经根受到强烈的高压及炎性刺激，致使所支配肌肉痉挛性收缩引起剧疼。同时病灶内压力进一步增高，使疼痛加剧，如此恶性循环导致椎间隙感染具有顽固性、痉挛性剧烈腰痛，低热，血沉增高，C 反应蛋白阳性等主要临床特点。抗生素及镇痛治疗效果不佳。病变后期相邻椎体表面广泛破坏，软骨板全部糜烂，软骨下骨质增生。常在 1 年后椎间盘纤维环周围骨化及骨桥形成甚至滑脱，但椎间不发生骨性融合，亦无椎旁脓肿。

三、临床表现

（一）临床表现

剧烈的腰痛和脊神经支配区疼痛以及肌肉痉挛是椎间隙感染的主要症状。典型症状为下腰痛和腰部肌肉痉挛，而疼痛有别于术前的根性刺激症状，患者主诉往往可超过客观体征，白天轻，夜间重，一般止痛药常难以奏效。术后出现椎间隙感染症状，可在 3～25d，平均 1 周左右。也有迟发性患者，多见于低毒感染。患者腰部常取强迫体位，伸屈活动明显受限，动作十分迟缓、艰难。上腰椎病变常为腰痛或伴有髋关节、腹股沟、股前区和下腹痛，尤以髋关节和腹股沟区痛的发生率极高。下腰椎病变多为腰髋部、臀部、股后区和坐骨神经分布区疼痛，常为难以忍受的痉挛性腰痛。腰腿痛范围与术前相同或腰痛范围更广泛，疼痛区域对疼痛刺激过敏，患者常因疼痛不愿翻身并拒绝他人搬动。检查时病变区腰椎椎旁有深压痛和叩击痛，直腿抬高试验常较术前严重。持续低热、血沉增快是本病的明显特征。本病早期往往发热，呈持续性不规则热型，体温在 37.5～38 ℃左右，多在午后至傍晚体温最高，可达39℃左右；后期体温多正常或有低热。临床可分为 2 型：①重型：有剧烈难以忍受的痉挛性腰部疼痛，呈阵发性发作，夜间明显，常因床铺震动、翻身而诱发或加重，可以放射至臀部、会阴部及大腿，腰背肌痉挛。有发热，体温 37.2～38.2℃，平均 37.8℃。发作时可伴有幻觉、谵语等精神症状。ESR 增高，CRP 阳性。②轻型：有腰部活动受限，改变体位轻叩病变间隙均可诱发剧疼。不规则低热，ESR 增高，CRP 阳性。

（二）辅助检查

1. 实验室检查：可有血常规改变，但血 WBC 总数和 WBC 分类计数多在正常范围。血液细菌培养及椎间盘经皮穿刺细菌培养多不能发现细菌生长，而病灶清除术清理出的病变组织细菌培养阳性率可达 40%。血沉明显升高（42～172mm/h，平均 32.8mm/h），C 反应蛋白检查多为阳性（0.12～9.12mmol/L，平均 2.9mmol/L）。

2. 影像学检查：

（1）X 线片：主要有椎间隙狭窄及骨质破坏，早期无明显变化，4～6 周后表现为骨质疏松、密度减低、椎体软骨下骨质吸收、椎体边缘不规则骨质破坏、上下椎板边缘模糊、毛糙或部分椎体溶骨性破坏，感染椎间隙变窄或消失。长期病史者可表现为受累椎间隙狭窄、上下椎体明显硬化、密度增高。

（2）腰椎管造影：可见病变椎间盘处硬膜囊充盈缺损，提示椎间盘膨出改变。

（3）CT 检查：在早期诊断上无特异性。主要表现为椎间隙周围有低密度软组织阴影向周边膨出及受累椎体上下缘骨质不规则破坏或骨质硬化，可显示软骨板破裂缺损，椎体边缘呈参差不齐的毛刷状，椎间隙内有残留气体。可见感染椎间盘不规则密度减低区呈“掏空”状变化。

（4）MRI 检查：最早在发病 1 周后即可检出病变间隙椎间盘形态和信号异常，病变椎体 T1 加权像呈低信号，T2 加权像呈高信号，并可见椎间隙变窄、边缘模糊粗糙和硬膜外脂肪信号消失等征象。

（5）B 超：经济方便，可反复动态观察，一旦发现椎旁和腰大肌旁有不规则回声区即可作为决定治疗的重要依据。

3. 核医学检查：ECT 检查在病灶处有放射性浓聚增强。

四、诊断要点

（一）诊断

1. 临床表现：患者术后原有症状缓解 1 周后，突然出现腰部剧痛，其程度不能用手术创伤解释，体位改变时可诱发，腰痛昼轻夜重，腰肌痉挛明显，直腿抬高受限，拒绝他人搬动，伤口周围可有轻度水肿，感染间隙深压痛和叩击痛明显，但坐骨神经受压症状不明显。可有不规则发热，一般在 37.2～38.5℃。由于早期症状不典型及缺乏特异性检查手段，所以早期诊断十分困难，有报道本病的漏诊率可达 50%。

2. 辅助检查：患者发病时血沉变化是化验检查中最明显的异常指标，但也是一种非特异性指标，只有术后 4 周的血沉变化，才能作为诊断椎间隙感染的简易指标。而 C 反应蛋白（CRP）是一种非特异性急性快时相反应蛋白，它的稳定性好、术后恢复期短且灵敏性高，可作为椎间隙感染早期诊断的重要指标。X 线片对椎间盘炎的早期诊断无太大意义。CT 早期仅提示相应的椎间隙有低密度软组织影，对本病早期诊断也无意义。MRI 特征性表现为 T1 加权病变椎间隙及临近椎体、硬膜的信号减低，椎板及附近软组织信号也可降低；T2 加权感染椎间隙及其椎体的信号增强；轴位片可见椎管周围组织界限不清，椎管内有软组织影突入，层次分界不清。晚期则表现为椎间隙狭小，椎体边缘因硬化呈低密度影，硬膜囊与软组织粘连，但感染椎间隙多不能发现脓肿影像。而重复性的 B 超动态检查结果可以作为决定手术治疗与保守治疗的重要依据之一。

（二）鉴别诊断

由于椎间隙感染除剧烈的腰痛、脊神经支配区疼痛、肌肉痉挛、持续低热、血沉增快等缺乏特异性临床症状外，缺少其他特异性诊断指标，故需和许多相关疾病进行鉴别。影响血沉增快的主要因素在于血浆，而血沉增快的关键是红细胞之间的排斥力减小而导致的鐕钱状线形成，血浆纤维蛋白原是促进鐕钱状线形成的最强有力的因素，而白蛋白则相反，红细胞大小和形态也可影响血沉，其病理性增快主要见于急性炎症、结核病、骨折、组织严重破坏、恶性肿瘤或风湿性疾病等。椎间隙感染的 X 线和 CT 扫描在早期诊断方面缺乏特异性，椎管造影常可见病变间隙硬膜囊充盈缺损。C 反应蛋白检查可以作为诊断本病时的参考指标之一。C 反应蛋白是由肝脏产生的一种糖蛋白，属于急性相反应物质，能与肺炎链球菌菌体的 C 多糖起沉淀反应，对炎症、组织坏死和恶性肿瘤的诊断与疗效观察具有参考意义。本病发病时 C 反应蛋白检查为阳性，抗炎药物和激素治疗并不影响 C 反应蛋白的水平。

四、治疗原则

本病在手术与非手术治疗、手术时机、手术方法和手术入路等方面均有较大争议，Petri 等报告对椎间盘术后椎间隙感染病人的成功保守治疗，但其感染症状持续较长，平均住院时间为 8 个月。有学者认为由于椎间盘血供很少，抗生素很难达到病变部位，应用抗生素无效，同时其上、下为椎体，周围被韧带封闭，炎性物质及病灶内压不易向周围扩散、吸收。故保守治疗不能及时、有效地控制病情，建议早期采取手术进行引流。而 Boscardins 等认为头胞唑啉等药物可渗透进椎间盘，并在用药后 15 ~ 80min 达到足够的浓度，而且抗生素治疗的满意率可达 84.2%，从而为手术后椎间隙感染的预防提供了理论依据。目前多数学者主张当临床上怀疑椎间隙感染时，首先应该积极有效地保守治疗，早期制动，绝对卧床休息，应用足量有效的广谱抗生素静脉滴注，直到临床症状消失后 2 周。大部分椎间隙感染患者经保守治疗能够获得治愈。若在治疗后 2 周症状无缓解，持续加重或引起神经症状且血沉持续增快时，则需要采取果断措施，采用手术方法达到清除病灶、冲洗引流、减压缓解症状、防止感染物质穿破硬膜引起炎性神经损害等目的。

（一）保守治疗

1. 绝对卧床休息、腰围支具固定或骨盆牵引。

2. 早期大剂量静滴广谱抗生素，根据患者血沉改变来考虑用药时间，一般应用 3 ~ 5 周；若用抗生素足量 2 周而症状及血沉未见改善者，可考虑加用氢化可的松等皮质激素静滴，短期用后一般症状及血沉等可获改善。

3. 加强护理，预防长期卧床以后的并发症。

4. 对症和全身营养支持治疗。腰部剧烈疼痛，可以常规给予止痛药物对症治疗；出现肌肉抽动可以给予少量钙制剂、镇静剂治疗；出现高烧应给予退热处理；由于患者卧床治疗时间长，进食不方便加上感染消耗可出现营养不良，应注意膳食营养，必要时静脉营养支持。症状体征消失后可在围腰保护下离床，半年症状无复发、血沉维持在正常范围者可算痊愈。

（二）手术治疗

1. 经皮旋切椎间病灶清除术：Haake 等主张早期应用特效抗生素，并通过经皮椎间盘切除术（PLD）获得足够组织学来源，以进行组织学检查和微生物学培养，45% 的病人有特异性感染，作为一种诊断性技术，他认为 PLD 对椎间隙感染治疗是很有帮助的，且是损伤较小的方法。皮椎间盘穿刺作活检后局部注入抗生素的治疗效果更加明显。PLD 多根据影像资料确定病灶的椎间隙，在局部麻醉和影像手段引导下，常规行经皮椎间隙穿刺，留置工作套管。根据影像学指导的深度，经工作套管从各个角度清除椎间隙内的坏死和炎性组织，送普通细菌培养、厌氧菌细菌培养和涂片检查。术毕放置双腔冲洗引流管，接广谱抗生素生理盐水，24h 持续灌注冲洗，同时全身使用抗生素。3 ~ 5d 后根据细菌培养结果更换抗生素生理盐水和全身使用的抗生素。冲洗时间 7 ~ 50d，平均约 21d，待冲洗液体清亮后可拔管。全身使用抗生素的时间为 2 ~ 7 周。

2. 后路病灶清除术：多于第一次后路手术后 3 ~ 7 周行二次手术。从原切口进入，清除椎间隙内炎性肉芽组织及残留的髓核组织，椎间隙及切口用大量盐水及抗生素溶液反复冲洗，并置管 2 根，术后予庆大霉素生理盐水作连续灌注冲洗，全身抗感染治疗，冲洗 1 周左右，待冲洗液清亮后拔管。患者经再次手术后疼痛可明显缓解。胡金城等认为，当后路椎间盘髓核摘除术后出现某一个椎间隙感染时选用同手术切口对侧入路治疗有诸多优点：①手术操作时对神经根刺激少，病人配合。②可较完全清除椎间隙内对侧前外侧方、后外侧方残余的髓核，椎间隙感染时这一部分残留的髓核可能是椎间隙感染迁延不愈、感染程度深浅的重要原因，另外经过炎症刺激，椎间隙的纤维环往往脱落或游离，尤以对侧前外侧、后外侧方为多。③降低了蛛网膜下腔感染的发生率。同侧入路硬脊膜及神经根疤痕粘连明显，特别是术后时间相对长的病人，术中神经根不能清楚显露，增加硬脊膜撕裂或神经根袖撕裂的机会，导致蛛网膜下腔感染。在对侧操作时则可避此不利。另外应注意，局麻手术下经常对疼痛极度敏感的神经根应用神经根封闭，亦可能是导致蛛网膜下腔感染的原因。④减轻椎间隙的冲洗吸引管对神经根的刺激症状。原开窗侧神经根敏感程度高，对冲吸管的刺激难以忍受，而对侧神经水肿轻，相对来说敏感性差些，容易耐受。

3. 前路或侧前方入路病灶清除术：PLD 及后路病灶清除，由于难以彻底清除炎性坏死组织，减压不充分，则难达到快速控制病情，缩短疗程之目的。前方或侧前方入路能充分显露病灶，彻底清除炎性坏死组织，减压完全，从而可彻底解除对神经根的高压炎性刺激，缓解腰背肌的高度痉挛状态，疗效迅速确切，不失为治疗此病的最佳手段。国内资料显示患者术后痉挛性剧痛常可立刻缓解，在腰围保护下，术后 3～4d 可自行翻身，CRP 可以在 2 周内（8～15d）转阴，ESR 在 4 周内（20～35d）可降至正常，8～10 周可恢复生活自理。

4. 相关要点：根据临床表现及 MRI 结果，经确诊为椎间隙感染的重型患者，无论病程长短，应立即手术；轻型患者经短期保守治疗无效、感染中毒症状重且无法忍受，或伴有高热及影像学有硬膜囊明显受压表现是手术治疗的适应证。入路以前路或侧前方入路为首选。对有 2 个或多个间隙手术史者，务必要判断出哪一个间隙感染，以免感染扩散。术中病灶清除及大量生理盐水冲洗非常重要，病灶清除务必彻底，彻底切除糜烂的纤维环及残留髓核，充分减压是手术的关键。病灶清除后，为了维持椎体高度和脊柱稳定性，应一期椎间植骨，但也有持不同意见者。娇晓坤等认为，前路病灶清除、带髂腰血管蒂髂骨瓣转位椎体间植骨融合术是治疗 L4－5 与 L5－S1 椎间隙感染有效的新术式。血沉和 C 反应蛋白不但是判定术后椎间隙感染的重要指标，也是监测椎间隙感染患者对治疗反应的重要参考。

五、预后

椎间隙感染的预后取决于能否早期诊断和及时有效的治疗。一旦不能有效控制病程，可引起椎间隙塌陷，感染、坏死组织向椎管内侵入，挤压神经根或马尾神经丛，给患者带来极大的痛苦。若采用保守治疗，虽然多数患者最终得以治愈，但病人不得不忍受长期剧烈疼痛。由于本病的发病率很低，临床医生往往缺少对本病的意识而不能及时诊断和治疗，所以对本病提高认识和警觉性是获得正确诊断和及时治疗的关键。早期大剂量应用抗生素和局部注入抗生素对控制病情有效，提示本病很可能与细菌性感染有关。本病若诊断及时，治疗得当，多在半年内治愈，预后良好。

（一）文献回顾

刘振华等资料显示保守治疗组与 PLD 及或后路手术组治疗结果无明显差异，其体温恢复正常时间都平均 7 周，而前路手术组与其他两组差异显著，仅为 7～12d；前两组疼痛消失时间平均分别为 24 周和 20 周，而前路手术组术后当天疼痛即可消失；同样前两组 CPR 转阴时间平均 10～8 周，而前路组为 8～15d；ESR 降至正常时间前两组平均 15～13 周，前路组为 20～35d。也有资料显示：PLD 手术后持续灌洗 7～50d，感染椎间隙可于 8～12 周基本融合。段旭林等认为后路椎间盘镜手术（microendoscopic disectomy，MED）后也可以并发椎间隙感染，一旦出现典型的椎间隙感染须治疗 3 个月以上才能治愈。

（二）评估方法标准

结合临床表现，定期复查 ESR、CRP、X 线、CT 和 MRI，也可应用 McGill 表定量动态评价患者疼痛的变化情况。张西峰等应用 McGill 语言评价表评价疗效，显示接受手术或微创手术治疗的患者治疗后 McGill 分值与临床症状变化相同，在 1～2d 内即开始下降，微创治疗组下降的速度明显优于保守治疗组。ESR 和 CRP 在进行手术后也很快下降，ESR 在 4～6 周，CRP 在 2～4 周恢复正常。刘振华等对 30 例确诊为椎间隙感染的患者采用大剂量抗生素、经皮旋切、后路病灶清除引流及前路病灶清除术等不同治疗措施，从体温恢复正常时间、疼痛消失时间、CRP 转阴时间和 ESR 降至正常时间等指标方面观察临床疗效。随访6个月~5年，保守、旋切、后路病灶清除疗效缓慢，病程迁延长达20~24周，经前路病灶清除术疗效快，卧床6~8周恢复行走，8周后恢复生活自理。由此认为，前入路手术疗效快，愈合好，6~10周均完全恢复日常生活，无后遗症。保守治疗、PLD及后入路手术患者症状缓解慢，病程迁延长，患者因长期剧烈疼痛而痛苦不堪，遗有腰部僵硬和慢性腰痛。

（三）应对策略

提高对本病的认识和警觉性是避免误诊和及时诊治的关键环节。术中谨慎操作及作好围术期处理，是防止椎间隙感染发生的基本措施，术前及术后分别给予预防性抗生素的应用，对预防术后椎间隙感染的发生有一定帮助。应对策略：①为防止脊柱手术后感染及椎间隙感染的发生，首先应严格掌握手术适应证，认真做好各项术前准备，进入人体无菌部位的内窥镜需严格按国家颁布的消毒技术规范进行灭菌，操作器械应高温高压灭菌，术中使用的吸收性明胶海绵、引流物等均需确保无菌。择期手术必须待局部和全身感染灶愈合，上呼吸道感染和咳嗽控制以后才能进行。如果术前诊断不明或仅凭影像学诊断采取手术治疗，不但手术效果不佳，反而会给患者带来不必要的痛苦。②要正确选择治疗方法，脊柱病变的手术治疗方法很多，但不宜过分夸大某种疗法的效果。如片面地夸大或追求所谓“小切口”手术的效果，在病例选择不当或操作不熟练时，对局部组织破坏较多会增加局部出血和并发症的发生。③严格执行无菌操作，无论是采用开放式或微创术式脊柱手术，都应在绝对无菌条件下进行，包括手术环境的净化，手术室需严格按照一类手术要求消毒，控制参观手术人员。认为经皮穿刺术是“小手术”，为便于操作，在不符合无菌条件的放射检查室内进行，无疑为椎间隙感染的发生增加了概率。④术中操作轻柔，加强围术期抗感染。术者要仔细了解局部解剖，熟练掌握操作技能，减少手术创伤。如椎间盘手术中切除突出的纤维环和摘除髓核时，尽量不要破坏软骨板，当不作椎体间融合时，建议不应在术中破坏终板及切除过多尚属正常的髓核组织，而仅将椎间盘突出物切除即可。术中严格止血，椎间隙要用生理盐水反复冲洗，将碎屑彻底清除，正确安置负压引流，术后继续应用抗生素，直至临床症状缓解。⑤术后放置引流，勿过早拔除引流物，使引流充分有效。⑥术后注意患者腰痛情况、体温变化、查C反应蛋白、血沉和血常规。疑有椎间隙感染及时处理。

（周劲松）

参考文献

[1] 贾连顺，何海龙．值得重视的腰椎间盘手术并发症——椎间盘炎［J］．中国脊柱脊髓杂志，2000，10（6）：325.

[2] 段旭林，刘红，樊喜乐，等．MED术后椎间隙感染的诊断和防治［J］．中华现代外科学杂志，2004，1（2）：166.

[3] 董彦，刘英杰，刘尚礼，等．原发性化脓性椎间隙感染发病机理及治疗方法的探讨［J］．中国矫形外科杂志，2004，7（12）：982－984.

[4] 陈培龙．6例成人原发性腰椎间盘炎治疗体会［J］．中华实用中西医杂志，2005，18（8）：1146.

[5] 靳安民，邵振海．椎间盘炎的早期诊断和手术治疗［J］．中国脊柱脊髓杂志，1992，13（2）：277.

[6] 鲁玉来，蔡钦林，孙永华，等．腰椎间盘突出症［M］．北京：人民军医出版社，2001，278.

[7] 卢世璧．坎贝尔骨科手术学大全．第9版［M］．济南：山东科学技术出版社，2001，3029，3032.

[8] 张西峰，王岩，王继芳，等．经皮病灶清除持续灌注冲洗治疗腰椎间隙感染［J］．中国矫形外科杂志，2003，

11 (19): 1327 - 1329.
[9] 栗向明. 腰椎后路内固定术后感染的临床分析 [J]. 中国矫形外科杂志, 2004, 12 (14): 1108 - 1109.
[10] 陈奋勇, 宋建榕, 李建东, 等. 经皮穿刺切吸冲洗治疗腰椎间隙感染 11 例报告 [J]. 福建医药杂志, 2001, 23: 53 - 54.
[11] Legrand E, Flipo RM, Guggenbuhl P, et al. Management of nontuberculous infectious discitis. treatments used in 110 patients admitted to 12 teaching hospitals in France [J]. Joint Bone Spine, 2001, 68: 504 - 509.
[12] 张旭, 张春和, 高金伟, 等. 腰椎间盘术后椎间隙感染的早期诊断治疗 [J]. 中国矫形外科杂志, 2005, 13 (3): 232 - 233.
[13] 殷凯生, 殷民生. 实用抗感染药物手册 [M]. 北京: 人民卫生出版社, 2001, 553.
[14] 陈光胜, 张丽萍, 童肖广, 等. 椎间盘、脊柱术后椎间隙感染的临床研究 [J]. 实用骨科杂志, 2004, 10 (6): 492 - 493.

第五节 硬膜外脓肿

一、引言

脊髓硬膜外脓肿（spinal epidural abscess, SEA）是硬脊膜外间隙的化脓性感染，由于大量脓液积聚及肉芽组织增生导致脊髓受压，出现相应的临床表现，是神经脊柱外科少见的急症之一，临床误诊率及致残率均较高。

临床上脊髓和椎管内感染远较颅内感染少见，而其中仅有硬脊膜外脓肿稍多见。此病可见于任何年龄，男女发病率均等。在每 10 000 名入院患者中约有 0.2 ~ 1.2 个案件的低发生率。在免疫功能不全或低下患者身上有发病率增加的趋势。

患者以全身感染症状和脊髓功能损害症状为主，发病急而严重。临床表现初为全身感染症状，如发热、畏寒、全身倦怠、白细胞增多，继而出现局限。病变部位的神经根受炎症刺激可出现相应的神经根痛及尿潴留。持续数天或 10 多 d 后，接着出现脊髓压迫症状，开始为痉挛性瘫痪，如肢体麻木、运动或感觉障碍、腱反射亢进、病理反射全消失。严重者可危及患者生命。本病诊断需与多种相似疾病相鉴别，如脊髓炎、脊柱结核、蛛网膜炎，甚至某些急腹症，临床上常有误诊，故应提高警惕。有学者统计，脓肿形成压迫症状后出现瘫痪，在 2h 手术效果满意，超过 36h 效果差，48h 后仅能挽救生命。治疗关键因此在抗感染治疗同时，应争取在脊髓发生不可逆损害之前作紧急手术减压和排脓。如治疗及时多可治愈，如延误诊治将造成严重残废甚至死亡。故一般认为硬脊膜外脓肿是神经脊柱外科的急症。

二、病因

感染来源主要是邻近感染灶，如椎旁、纵隔、后腹膜间隙，或远处的感染灶，经血行进到硬脊膜外脂肪，其次为脊椎化脓性骨髓炎，尾骶瘘管等附近组织的感染灶直接或沿淋巴管蔓延入硬脊膜外间隙。脊髓手术、外伤或腰椎穿刺虽可为病因，但不多见。有台湾资料显示，意外创伤在硬脊膜外脓肿中作为一个重要的致病因素可占到 25%。常见的病菌为金黄色葡萄球菌、白色葡萄球菌、链球菌、假单孢菌、伤寒杆菌等，也偶为真菌，如放线菌、芽生菌等。病菌侵入硬脊膜外间隙后，在富于脂肪和静脉丛组织的间隙内形成蜂窝组织炎，有组织充血、渗出和大量白细胞浸润，进一步发展为脂肪组织坏死、硬脊膜充血、水肿，脓液逐渐增多而扩散，形成脓肿。脓肿主要位于硬脊膜囊的背侧和两侧，很少侵及脊髓硬膜囊腹侧，上下蔓延的范围可达数个节段，在个别情况下可累及椎管全长，甚至向颅内扩散。脓肿多为单发，少数病例有多数散在小脓腔与一个主要脓腔相沟通。脓肿的形式和动态学改变与致病菌、机体和局部组织的免疫反应以及硬脊膜外腔的解剖特点、血管和淋巴系统结构等因素有关。呼吸运动和血管搏动可使椎管内负压差增大，这对炎症通过血管或淋巴系统向硬脊膜外腔扩散具有“吸引”作用。而头和躯干的伸屈活动所引起脊髓和硬脊膜的移动性，则为脓肿上下扩散创造有利条件。后期由于脓液逐渐吸收，结缔组织增生而最终形成肉芽组织。脓肿除直接机械性压迫脊髓外，还可引起血管的炎性血栓形成，使脊髓的血供发生障碍，最后引起脊髓软化，造成不可逆性损害。根据炎症的病理形态，硬脊膜外脓肿可分为：①急性型：全部为脓液；②亚急性型：脓液与肉芽组织并存；③慢性型：以炎性肉芽组织为主。临床上以亚急性型和慢性型多见，急性型少见。单纯根据发病时间长短，也可分为急性型（<7d）、亚急性型（1～4周）和慢性型（>1月）。但与上述的病理形态分类并不完全一致，有时病程虽短，却以肉芽组织为主，反之，有时病程较长，却有脓液存在。因此有学者根据MRI表现将硬脊膜外脓肿分为小脓腔、大脓腔、肉芽肿及纤维肉芽肿4型，脊椎或脊髓受累作为伴随病列入诊断，认为这样有利于指导治疗方法的选择，由于同时显示了脊椎及脊髓受累的情况，亦有利于预后的估计。

二、临床表现

（一）临床表现

大多数病人首先表现为全身感染征象，如发热（38～40.2℃）、全身倦怠、精神萎靡、头痛、畏寒、周围血内白细胞增多，血沉加快；少数病人或病程发展较缓慢者，全身感染征象不明显。多数伴有局限性腰背痛、棘突压痛或叩击痛，程度剧烈，呈针刺或电击样，与局限性脊髓蛛网膜炎的疼痛在程度上有显著差异，具有定位价值。脊柱运动受限制，局部皮肤可有轻度水肿，棘突旁组织有压痛和叩击痛。由于病变部位的神经根受炎症刺激而出现神经根痛，因病变部位不同而向胸、腹部或下肢放射。早期出现尿潴留。上述表现持续数天至十数天不等，接着就出现脊髓压迫征。初期表现为痉挛性瘫痪，如肢体麻木、运动或感觉障碍、腱反射亢进、病理反射阳性和大小便障碍等。经数小时或数天即发展为弛缓性瘫痪，表现为运动、感觉、腱反射和病理反射全部消失。

根据病程可分为以下几期：

1. 脊椎痛与神经根痛期：病变脊椎有剧烈疼痛，全身症状有畏寒、高热，有时出现败血症和脑膜刺激征。神经根受累则出现神经根痛。

2. 脊髓功能障碍期：双下肢无力、麻木，病变平面以下感觉减退及括约肌功能障碍，下肢腱反射亢进，病理征阳性，最后出现脊髓完全横贯性损害，且迅速由下向上发展。

3. 完全麻痹期：脊髓功能障碍出现后数小时至2d内，很快出现双下肢软瘫、感觉及反射消失、尿潴留，形成弛缓性瘫痪。

（二）辅助检查

1. 实验室检查：急性期血象可升高，血液或穿刺液培养可确定感染致病菌。病变早期CSF的蛋白含量正常或稍增高，椎管常通畅，以后发展至椎管梗阻，蛋白增高（平均可达400mg/dl，白细胞正常或数百个）。

2. 诊断性穿刺：从压痛最明显之椎间隙行硬脊膜外腔穿刺抽脓，如抽到脓液，可不需作影像学检查。对病变位于胸腰段者，做腰穿时必须慎重，以免感染扩散入鞘内。此时可经枕大池或颈1～2侧方穿刺检查。

3. 影像学检查：如硬脊膜外腔穿刺抽不到脓液，可行脊髓造影或 CT 和 MRI 检查确诊。约 1/4 病人的 X 线片上可见脊椎化脓性骨髓炎改变。椎管碘油造影、脊髓 CT 和 MRI 检查表现硬脊膜外占位征象，可明确病变节段和范围。MRI 表现 T1 加权像为等信号或稍高信号，T2 加权像呈高信号，相应平面硬膜囊及脊髓受压、变细。

谭利华等根据 MRI 表现将硬脊膜外脓肿分为 4 型：

（1）小脓腔型：多见于感染早期，此时硬膜外充血、水肿的组织及小脓腔均呈长 T1、长 T2 信号，平扫难以发现脓腔及其位置和大小；增强扫描充血、水肿区强化，小脓腔不强化，可清晰显示其特征。也有小脓腔型增强扫描无强化，认为是强化信号与脂肪信号类似而忽略了这一特征。

（2）大脓腔型：具有典型 MRI 特征：①T1 显示硬脊膜外腔呈等或稍低信号的占位病变，病变内有脂肪信号残存；②增强扫描脓肿壁及间隔呈线状强化；③脓肿邻近硬膜囊发炎，T2 信号增高，增强扫描有强化，有时可见累及硬膜下的炎性强化组织。

（3）肉芽肿型：表现为硬脊膜外占位病变，其中无脓腔或脓腔甚小而不能显示。此较难与其他硬脊膜外占位病变区别，但 T1 显示病变内有脂肪组织残存是其区别于其他疾病的特征。

（4）纤维肉芽肿型：特征是病变周围有大量长 T1、短 T2 信号的纤维组织，中心区尚有肉芽肿信号存在。因纤维组织与黄韧带在大体病理及 MRI 信号特征上相差不大，手术中都可能与黄韧带肥厚混淆，两者鉴别诊断困难，好在其治疗原则无大差异，术前不必进一步鉴别。硬脊膜外脓肿均有占位效应，前 3 型病变在 T1 上与脊髓比较呈等低信号，其中残存形态不同的脂肪信号为其特征；增强扫描 T1 显示大小脓腔不强化，脓肿壁、间隔及硬脊膜强化具有特征。肉芽肿型呈弥漫增强，无强化特征。纤维肉芽肿型兼具纤维组织与肉芽组织的信号特征。总之，MRI 特别是其增强扫描对硬脊膜外脓肿的诊断及分类较有价值。

四、诊断要点

（一）诊断

1. 有化脓性感染、脊柱手术、创伤、医源性操作等病史。
2. 起病多较急，先有畏寒、发热、白细胞增高，数日内出现脊椎剧烈疼痛和局部神经根痛。
3. 病变区棘突、椎旁有压痛及叩击痛，可在疼痛部位皮肤出现凹陷性水肿。
4. 病变平面以下躯体出现运动和感觉障碍。截瘫是自下而上，由轻渐重乃至全瘫，截瘫平面缓慢上移。
5. 病变节段硬脊膜外腔穿刺抽出脓性分泌物。可根据截瘫平面及棘突压、叩痛部位选择硬膜外穿刺点。穿刺阴性系因硬脊膜外组织高度充血、水肿，堵塞针头或隔开脓液所致。为提高穿刺阳性率，可做多个椎间隙穿刺，同一椎间隙可做两侧穿刺，还可用生理盐水冲洗硬膜外腔，冲洗液离心后涂片查脓细胞及细菌。
6. CT 扫描及 MRI 显示硬脊膜外脓肿。

（二）鉴别诊断

硬脊膜外脓肿应与下列疾病鉴别：

1. 急性脊髓炎：常无原发化脓感染史，体检无局限性棘突叩击痛或压痛，腰背痛也不明显。一般在发病后 3d 内病变以下肢体即发生完全瘫痪，脊髓蛛网膜下腔没有阻塞。

2. 脊柱转移癌：常可找到原发癌肿，如肺、乳腺、前列腺或消化道等癌肿；X 线摄片可见到“手风琴”样椎体压缩和破裂。

3. 蛛网膜炎：一般起病缓慢，症状时轻时重，感觉障碍分布常不规则，且不能以单节段损害来解释其全部症状。椎管造影时碘油流动缓慢、分散，呈不规则的点滴状、条状或片状阴影，碘油受阻端的边缘不整齐。

4. 椎管内肿瘤：常无感染史，必要时可作椎管碘油造影或脊髓 CT 检查，以及手术探查来区别之。

5. 脊柱结核：有肺结核或身体其他部位结核病史，腰背痛和低热症状历时较长，脊柱可有后突畸形，X 线片可见骨质破坏和椎旁冷脓肿阴影等有助鉴别。

6. 急腹症和其他疾患（如肋间神经痛等），仔细询问病史和检查，不难加以鉴别。不少情况下误诊原因是没有考虑到本病的可能性，以致延误诊治。

五、治疗原则

（一）治疗原则

1. 一经确诊，迅速行椎管病灶清除减压术；
2. 局部和全身应用足量广谱抗生素；
3. 预防褥疮、肺炎及尿路感染的发生；
4. 对症支持治疗。

（二）用药原则

1. 抗生素要联合用药，用药要足量、够疗程，以第三代头孢抗生素为佳，如头孢他啶。合并厌氧菌感染时可加用甲硝唑；
2. 有脊髓功能障碍者，应辅以神经细胞营养药（如胞磷胆碱、脑活素）；
3. 合并败血症者要注意加强支持疗法；
4. 症状严重者，还要注意水电解质平衡，预防并发症。

（三）治疗要点

1. 本病处理关键在于早期诊断和及时治疗。在脊髓发生不可逆损伤以前即应紧急手术减压和排脓。资料显示瘫痪时间在 2h 内者，手术效果满意，大于 36h 则效果差，而完全瘫痪 48h 后再手术仅可能挽救病人生命。因此缩短瘫痪至手术时间是提高本病疗效的关键。

2. 椎板切除要足够和充分，清除脓液和肉芽组织，尤其是炎性肉芽组织常在硬脊膜外环形包绕压迫脊髓，应尽量清除干净，使硬脊膜恢复正常搏动，以达到彻底减压和防止感染扩散的目的。但尽量避免损伤硬脊膜，严防穿破硬脊膜，将感染带入蛛网膜下腔而造成蛛网膜下腔感染。

3. 脓液做细菌涂片、厌氧菌和需氧菌培养。

4. 手术切口的处理有 3 种：①切口不缝合，填以纱条；②部分缝合切口留置引流物；③全部缝合切口，以望达到一期愈合。除皮肤缝线用丝线外，皮内缝线宜用肠线。对手术切口干净、未受严重污染者，可用含庆大霉素生理盐水反复冲洗后，一期将全部切口缝合以缩短病程，如切口肌层内已有脓液或术时脓液污染伤口，即不应缝合切口或部分缝合。一些人主张硬脊膜外放置导管，术后进行冲洗和注入抗生素，导管保留 5～7d。

5. 术前、术后全身应用强有力的广谱抗生素，待细菌培养和药敏结果出来后，再酌情更换抗生素。术后全身应用抗生素不应短于 2～4 周。

6. 同时应注意纠正水电解质紊乱，加强营养，防止褥疮和并发症，可适当应用神经营养药物，以促进神经功能恢复。

7. 高压氧治疗，其理论依据为：①对厌氧菌增殖产生不利环境；②有利于中毒症状的改善。

六、预后

硬脊膜外脓肿病情进展迅速，发病 1～2d 肢体即可完全瘫痪。手术疗效与病程和瘫痪程度有直接关系。未完全瘫痪前手术者，瘫痪能完全恢复，弛缓性瘫痪发生后再手术者，则效果极差。

（一）文献回顾

本病预后与下列因素有关。

1. 诊疗及时与否，如不施行手术，大部分病人最终并发肺炎、褥疮、尿路感染等而致死。

2. 手术减压的及时性与彻底程度。术中应将所有受累椎板切除，警惕跳跃型椎管受累，要解除对脊髓的所有压迫。可用细导尿管做上下椎管探查，还可通过观察脊髓搏动恢复情况来判断是否减压彻底。

3. 脊髓受压程度越重，术后恢复的可能性也越小。

4. 发生截瘫至手术时间。时间越长，脊髓缺血时间长，发生坏死、变性严重，恢复能力差。

5. 截瘫的程度。完全性截瘫脊髓压迫严重，恢复程度小。

6. 胸段硬脊膜外脓肿较胸腰段及腰段恢复率低，可能与胸段椎管容积小，脊髓受压严重有关。

7. 痉挛性截瘫的疗效较弛缓性者要好。

（二）评估方法标准

疗效评价。

1. 治愈：①局部炎症和硬脊膜外脓肿清除，全身感染征象消退；②神经系统功能损害征象明显好转或恢复正常。

2. 好转：局部炎症病变和全身感染症状消失，但神经功能损害症状仅有好转或无变化，生活尚需照料。

3. 未愈：局部炎症病变和全身感染症状未能完全消失，神经功能损害症状无改善，生活不能自理。

（三）应对策略

提高本病疗效的关键在于早期诊断，及时治疗。身体有感染灶和全身感染症状的患者，如出现肢体麻木、无力的症状，应迅速到医院作出相应检查，以排除硬脊膜外脓肿的可能；如明确诊断为硬脊膜外脓肿，则应在最短时间内迅速行脓肿清除减压术。合理使用抗生素及辅助治疗。通过脓液培养及药敏试验选择 2～3 种有效抗生素大剂量联合静脉点滴，辅以能量合剂及神经营养药。加强护理以防泌尿系感染及褥疮形成。晚期功能锻炼与理疗相结合，促进功能恢复。

七、相关解剖

脊髓的硬脊膜与椎骨骨膜之间为硬脊膜外间隙，其内充满脂肪组织和静脉丛。此间隙主要存在于脊髓背侧，在腹侧则硬脊膜与骨膜紧密相连，故硬脊膜外脓肿多位于脊髓背侧。在第 7 颈椎以下，硬脊膜外间隙逐渐变宽，至 4～8 胸椎处硬脊膜外间隙达 0.5～0.7cm。自第 9 胸椎至第 2 腰椎，间隙又渐狭小，因此硬脊膜外脓肿好发于下颈椎至上、中胸椎段。

（周劲松）

参考文献

[1] Walter RS, King JCJr, Manley J, et al. Spinal epidural abscess in infancy: successful percutaneous drainage in a nine-month-old and review of the literature [J]. Pediatr Infect Dis J, 1991, 10 (11): 860-864.
[2] Sandhu FS, Dillon WP. Spinal epidural abscess: evaluation with contrast enhanced MR imaging [J]. AJR, 1992, 158: 405-411.
[3] 王忠诚. 神经外科学（第1版）[M]. 武汉：湖北科学技术出版社，1998：822-823.
[4] 费舟，章翔，付洛安，等. 椎管内脓肿的诊断与显微外科治疗 [J]. 解放军医学杂志，2003, 28 (12)：1065.
[5] 谭利华，李德泰，沈树斌，等. 硬脊膜外脓肿的MRI诊断 [J]. 中华放射学杂志，2000：34 (1)：37-39.
[6] 鲍耀东，林木根. 硬脊膜外脓肿 [J]. 中华神经精神科杂志，1979，12：45-48.
[7] 冯加纯，崔英花，裘学辉，等. 急性硬脊膜外脓肿（附4例报告）[J]. 中风与神经疾病杂志，1999，16 (4)：251.
[8] 刘建雄，毛伯镛. 脊髓硬膜外脓肿的诊断和治疗 [J]. 中华神经外科疾病研究杂志，2004，3 (2)：158-159.
[9] 刘化文，祝新根，张铭文. 硬脊膜外脓肿7例临床分析 [J]. 江西医药，2003，38 (5)：337-338.
[10] 张生，黄志兰. 硬膜穿刺对硬脊硬外脓肿诊断的价值分析 [J]. 中华骨科杂志，1995，15 (11)：804.
[11] 陈科，王书成. 硬膜外脓肿的诊断与治疗 [J]. 中国脊柱脊髓杂志，1996，6 (S1)：9，65.

第六节 小儿椎间盘炎

一、引言

原发性椎间盘炎是一种多见于小儿的罕见病，故又称之为小儿椎间盘炎。小儿椎间盘炎是一种累及胸腰段椎间盘或椎体终板的非特异性炎性病变，病变常为单发，也可同时累及多个椎间隙，致病菌不明，为低毒感染，有自限性。除颈部外，并不是所有的病变部位都出现症状，因此病例报告以颈部最多，胸椎次之，腰椎最少。MRI及CT检查对明确本病的诊断有重要价值。小儿椎间盘炎以患儿背疼伴有体温升高、血沉增快、椎间隙狭窄为主，治疗主要以卧床休息、牵引或石膏固定制动等保守治疗为主。如无明显感染征象，可不应用抗生素治疗。钙化病变突入椎管，可出现神经压迫，此时牵引会加重症状。经保守治疗及对症处理未见缓解，有脊髓压迫症状者考虑手术治疗。小儿椎间盘炎很少复发，预后良好。

二、病因

在胚胎发育期和儿童期，椎间盘的血液供应主要来自邻近椎体的表面血管。故在儿童期，细菌可通过血液途径进入椎间盘，引起椎间盘炎，但是往往找不到致病菌。有人推测有病毒参与的可能，也有学者提出，创伤可能是一个原因，故目前儿童椎间盘炎的真正发病机制仍不清楚。本病好发于2~8岁儿童，无性别差异。常累及胸腰段的椎间盘。病变的椎间盘可在数天内发生钙化，也可发生于数月之后，钙化组织可以永久存留，但大多数在数月内吸收。Crawford发现3岁以下的婴儿主要表现为髋关节不能伸直，滚木试验阳性，腰椎局部压痛；3岁以上儿童则以腰背部痛和腹痛为主。小儿椎间盘炎较少见，严重者很难和化脓性脊椎炎、脊椎结核等相鉴别，容易造成误诊或漏诊。

三、临床表现

（一）临床表现

小儿椎间盘炎患者在临床多以背疼为主诉，疼痛局限。体检全身情况好，无急性病容，体温正常或增高，病变部位的棘突有明显的压痛，脊柱活动受限。可出现绳肌痉挛、直腿抬高试验阳性，无感觉、反射等的缺失。临床上小儿椎间盘炎以体温升高、血沉增快及椎间隙狭窄为主，通常称之为小儿椎间盘三联征。

（二）辅助检查

1. 实验室检查：病人可有血沉增快，白细胞总数增高。血培养为阴性。

2. 影像学检查

（1）X 线检查：发病后 X 线表现病变处局限性椎间隙狭窄；随之出现受累椎间盘的上下椎体或终板硬化；晚期受累的椎间隙狭窄甚者融合。

Grunebaum 通过 X 线检查将儿童椎间盘炎分为 4 期：①潜伏期时 X 线片无异常发现；②急性期为发病 2 ~4 周后，主要表现为下胸椎和腰椎的局限性椎间隙狭窄；③治愈期为有 X 线变化后 2 ~3 月，受累椎间盘的上下椎体或终板有硬化；④晚期时受累的椎间隙仍然狭窄，偶有邻近椎体的增大或融合。

（2）CT 检查：当缺乏特征性 X 线表现以及须排除化脓性脊椎炎、脊椎结核等其他疾病，或没有全身性表现但实验室检查支持患儿有明显感染时，应考虑 CT 检查。除了发现椎体终板不规则外，还能发现椎旁软组织受累的情况。

（3）MRI 检查：Gabriel 报告 MRI 能显示炎性的程度和周围组织的情况，能发现椎体是否受累。

3. 同位素扫描：由于儿童椎间盘及终板血液供应的特点，同位素扫描用于诊断儿童椎间盘炎已有报告，主要表现为受累椎间盘的放射性核素聚集增加。一般认为阳性率只有 70% 。

四、诊断要点

结合以上临床特点及影像学检查，一般均能做出小儿椎间盘炎的准确诊断。小儿椎间盘炎症状严重者很难和化脓性脊椎炎、脊椎结核等相鉴别，此时影像学的检查尤为重要。化脓性脊椎炎、脊椎结核多有明显的椎体骨质破坏、椎旁脓肿等表现，可以鉴别。MRI 对鉴别化脓性脊椎炎、脊椎结核有很大帮助。

五、治疗原则

小儿椎间盘炎的治疗：许多学者主张给予适当治疗，包括卧床休息、牵引或石膏固定等，还可给予合适剂量的非激素类消炎镇痛药以缓解疼痛。治疗持续时间通常为 1 ~2 个月。出现以下情况可终止治疗：背疼、椎旁肌痉挛及局部压痛消失；体温、血沉和血常规正常；X 线片显示椎间隙狭窄，骨质疏松不再加重，且其表面出现硬化现象。多数学者认为抗生素治疗没有明显作用，但主张出现以下情况应考虑给予 4 ~6 周的抗生素：有明显的全身性症状和体征以及异常的实验室检查；血培养或针吸培养阳性；尽管血培养阴性且给予足够的制动措施，但病变仍在进展者。

六、预后

本病很少复发，预后良好。

文献回顾：梅海波等报道12例小儿椎间盘炎患儿经卧床休息、制动或牵引处理以及消炎镇痛药的使用，背疼及脊柱活动受限症状均消失，体温、血沉、血常规均正常。无1例患儿使用抗生素治疗。平均随诊2年，无复发。总之，小儿椎间盘炎的发病原因尚不清楚，各种治疗方法如制动等虽可缓解患儿的症状，促进功能恢复，但对X线表现的改变尚未发现有明显的影响。

（周劲松）

参考文献

[1] Crawford AH, Kucharzyk DW. Discitis in children [J]. lin Orthop, 1991, 22 (1): 70-79.

[2] King HA. Back pain in children. Orthop Clin North Am, 1999, 30 (3): 467-474.

[3] Grunebaum M. The imaging diagnosis of nonpyogenic discitis in children [J]. Pediatr Radiol, 1982, 12 (3): 133-137.

[4] Gabriel KR, Crawford AH. Magnetic resonance imaging in a child who had clinical signs of disciti. Report of a case [J]. J Bone Jiont Surg Am, 1988, 70 (6): 938-941.

[5] Reinehr T, Burk G, Andler W. Spondylodiscitis in childhood [J]. Klin Padiatr, 1999, 211 (5): 406-409.

[6] Oymar K, Svihus R. Discitis in children. Discription of the condition illustrated by two case reports [J]. Tidsskr Nor Laegeforen, 1997, 117 (15): 2184-2186.

[7] 梅海波，顾章平，刘宏，等. 儿童椎间盘炎 [J]. 中国当代儿科杂志，2001，3 (2): 174-175.

[8] 常青，赵大庆，范玉山，等. 小儿颈椎间盘炎钙化致椎管占位病变一例报告 [J]. 中华骨科杂志，1994，14 (8): 512.

第七节 继发性粘连性脊髓蛛网膜炎

一、引言

脊髓蛛网膜炎（spinal arachnoiditis）多系继发于某种致病因素发生在脊髓或马尾周围蛛网膜的反应性炎症或浆液性炎症，致脊髓蛛网膜发生增厚、粘连和囊肿形成，导致对神经组织的压迫和血运障碍为特征的，以节段性根性疼痛、感觉障碍、运动障碍、括约肌功能障碍为主要表现的，具有起病缓慢、病程中有缓解为临床特点的脊髓疾病。是否存在有原发性脊髓蛛网膜炎尚有争议，故继发性粘连性脊髓蛛网膜炎亦可称为脊髓蛛网膜炎。脊髓蛛网膜炎是一种慢性炎症，多见于青、中年男性。病因常不明确，许多医源性因素可引起脊髓蛛网膜炎，如腰椎手术和既往有椎管造影史者似乎是最常见的促发因素。此外尚有感染、皮质激素注射或麻醉、创伤、蛛网膜下腔出血等。以往使用的油剂造影剂注射到鞘内后与血液混合，易形成蛛网膜炎。术后感染也可能在其病理发生中起一定的作用。但其所引发的脊髓蛛网膜炎的确切病理机制仍不明了。另外脊髓蛛网膜的广泛粘连可能与机体内特殊性因素有关。其病变程度不一，可致使蛛网膜从轻度增厚到完全粘连，也可与脊髓、脊神经根粘连或形成囊肿，瘢痕严重时可使蛛网膜下腔消失，从而影响脑脊液的流动而形成髓腔阻塞所产生的脊髓功能障碍。局限型者常在急性感染、发热后随即出现根疼及较明显而固定的感觉障碍，有时运动障碍。其中囊肿型与脊髓肿瘤很相似，而单纯局部粘连型呈节段性感觉障碍，括约肌功能障碍不明显，如炎症仅侵及几个脊神经根，则表现根痛，或相应节段的肌肉萎缩或无力。脊髓造影有诊断价值。脊髓蛛网膜炎是造成下腰椎手术疗效不佳的主要原因，但由于对其病理改变的具体原因和发生机制不明，许多研究成果也仅限于实验室内使用。因此，对其处理较为棘手，治疗困难，而且手术效果不确切。所以针对脊髓蛛网膜炎的基础研究仍是目前努力的方向。

二、病因

脊髓蛛网膜炎一般分为粘连型和囊肿型。病理基础是慢性炎性粘连导致的脊髓受压，局部血循环障碍和组织水肿。由于持续性的缺氧，使局部脊髓组织发生不可逆改变而坏死，进而出现囊性变或胶质增生等一系列病理改变。由于蛛网膜属于浆膜类组织，故脊柱蛛网膜炎的病理机制与浆膜（如腹膜）的修复机制一样。当蛛网膜受到各种物理和化学等刺激因素时，则出现与浆膜组织类同的炎性反应与修复过程，形成蛛网膜炎。病理过程可分为软脊膜炎期、蛛网膜炎期、粘连性蛛网膜炎期和神经变性期，反映了病程发展的阶段性和进行性。主要是纤维蛋白进行性的渗出，常累及硬脊膜、蛛网膜和神经根。在充血水肿、成纤维细胞增生以及纤维析出的基础上，蛛网膜与软脊膜之间，甚至和硬膜之间有大量胶质纤维沉着，除膜状粘连外，间以条状索带，将蛛网膜下腔分隔成多囊状，以致完全或大部闭塞。椎板切除后使局部血管通透性增加，加速了血管内皮细胞的转运，破坏了马尾部血管—神经屏障，纤维蛋白渗出增加促进了马尾粘连的形成。研究证实椎板切除 3h 后马尾部有血凝块形成；6 周后血凝块有部分溶解。术后 3h 马尾血管开始有蛋白渗出，24h 达到高峰，6 周时大部分消失。24h 蛋白渗出至手术邻近部位。白蛋白渗出与马尾粘连同时开始，24h 后血管通透性稳定，而马尾粘连开始形成。1 周后渗出的蛋白局限化形成粘连，造成蛛网膜下腔的梗阻，致使囊腔的压力发生改变，加之牵拉的作用，使神经组织出现变性。一些药物，如木瓜凝乳蛋白酶和布坦本悬浊液，对蛛网膜均无炎症和瘢痕形成作用。局限性脊髓蛛网膜炎所致的腰痛是因为有从椎间盘或小关节内渗出的物质进入到椎管。推测髓核、乳酸和滑膜液等与硬脊膜接触后可能发生硬脊膜炎。以猴子为实验动物，12 周后取材发现髓核组织在蛛网膜和蛛网膜下腔内有明显的纤维结节，而对照组无明显的炎症和纤维结节形成。这表明髓核物质进入到椎管后引起蛛网膜和硬膜的炎症反应。MRI 检查表明，马尾粘连在切除椎板的 L3～4、L4～5 和 L5～S1 节段最严重。未行椎板切除的节段，术后 1 周内有粘连出现，但以后逐渐溶解，最后（术后 6 周）只有部分粘连。在椎板切除节段有蛛网膜下腔的收缩，但 3 周后又恢复。马尾粘连与蛛网膜下腔的收缩密切相关，与椎间盘切除无关。由此表明，深部伤口愈合的炎性过程与椎板切除诱导的蛛网膜炎有关，继而造成术后的腿部症状。

三、临床表现

（一）临床表现

脊髓蛛网膜炎多属慢性病，但亦有急性或亚急性起病者。病前常有感染、发热、椎管内药物注射等病史，或有脊柱疾患如外伤、增生、椎间盘突出、椎管狭窄，或脊髓病变如肿瘤、多发性硬化、脊髓空洞症等。主要病变常仅累及脊髓某一部分，以胸段、颈段多见。早期常有后根刺激症状，如上肢及胸背部呈放射性疼痛或有束带感，休息后症状减轻，其后出现不同程度的脊髓受损症状。少数患者病初即可出现脊髓横贯症状。患者临床表现各异，多主诉腰腿疼痛。多以各种神经根刺激症状，如根性痛、麻木和异样感觉等为首发症状，症状常以一侧为重，体查多无阳性体征。病程缓慢进展，症状常有自发缓解或复发加重。可分局限型与弥漫型 2 类。如粘连型等病变弥散者，感觉障碍常突出而零乱，除主要病变部位的神经体征外，常有多发性脊髓或神经根损害症状，如横贯水平以下感觉减退区内尚有根性分布的感觉障碍，即根性和束性感觉障碍同时存在，也可能有运动障碍的表现，如痉挛性瘫痪部位内有局限性的肌肉萎缩或肌纤维震颤等。可和脊髓肿瘤和横贯性脊髓炎鉴别。手术后腰腿痛症状缓解一段时间后，又出现顽固性的腰腿痛是公认的脊髓蛛网膜炎特征之一。症状常有缓解，但在受凉或感染后可迅速加重。囊肿性蛛网膜粘连较少见，临床症状似肿瘤且具有相应部位的神经压迫体征。腰穿及压颈试验阳性，碘油造影可进一步确诊。神经系统改变可能与前次手术相关。统计表明，患者多有一次以上的手术史，术后出现疼痛的时间多为1~6个月，脊柱活动或直腿抬高可能受限，严重者可有下肢肌力和跟腱反射减弱，排尿困难和瘫痪等。

（二）辅助检查

1. 实验室检查：脑脊液正常或有不同程度的蛛网膜下腔横阻现象，细胞数和蛋白可增高。白细胞数增加，以淋巴细胞为主。

2. 影像学检查：脊髓碘油造影可呈现典型的“烛泪样”表现。但CT对继发性粘连性脊髓蛛网膜炎诊断无特异性。脊髓蛛网膜炎不易与椎管狭窄鉴别，且易被混淆为脊柱肿瘤。MRI诊断蛛网膜炎的符合率100%，特异性92%，在对CT扫描未发现异常的髓蛛网膜炎患者进行MRI扫描时发现，脊髓蛛网膜炎病变的共同特点是病变段脊髓不均匀变细，内有斑点状长T1、长T2异常信号影，与正常脊髓段分界不清，脊髓蛛网膜下腔间隙狭窄，以背侧明显，脊髓常被牵向背侧移位，使腹侧蛛网膜下腔间隙增宽。MRI上脊髓蛛网膜炎的表现可分为3种类型：①粘连的神经根聚集在鞘内；②神经根被粘连在硬脊膜的周围，即所谓的空囊型；③蛛网膜下腔填充着大块的软组织。MRI越来越多用于诊断评价脊柱手术后症状持续存在的患者，它能显示病因。另外，对骨化性脊髓蛛网膜炎的CT表现也进行了研究。

四、诊断要点

（一）诊断

根据临床表现、体征、脑脊液和影像学检查，如脊髓造影、CT和MRI有助于明确脊髓蛛网膜炎的诊断。以往诊断主要依赖脑脊液细胞学检查、脊髓造影及CT增强扫描，但都有明显的局限性。由于MRI具有很高的软组织分辨力及任意方位成像，故对脊髓蛛网膜炎的诊断具有独特的优越性。MRI诊断蛛网膜炎的符合率100%，特异性92%。脊髓蛛网膜炎的诊断要点如下：

1. 发病特点：多见于中年男性；起病缓慢，病前可有感染、脊柱外伤、脊髓手术、腰穿、椎管造影及脊髓蛛网膜下腔出血等病史，病程中有缓解。

2. 临床表现：

（1）疼痛：局限型为节段性根性疼痛；弥漫型多见胸背部自发性疼痛，常伴麻木、紧束感。

（2）感觉障碍：局限型只见节段性感觉障碍；弥漫型则感觉障碍两侧水平不一致，即使在障碍区域内也存在轻重不一致，甚至局部正常的“花斑样”现象。

（3）运动障碍：局限型的肌无力、肌萎缩与疼痛、感觉障碍的节段相一致；弥漫型则可不一致，体现散在的特点。后期可出现病变水平以下的痉挛性瘫痪。

（4）括约肌功能障碍：大小便功能障碍一般在发病4~5年后才出现，但马尾部蛛网膜粘连者则通常出现较早。

3. 辅助检查：

（1）腰椎穿刺动力试验显示部分或完全性梗阻；脑脊液可呈淡黄色，蛋白定量明显增高，细胞数正常或轻度增高。

（2）脊髓腔造影可见造影剂呈散在点状或烛泪状表现，囊肿形成时出现杯口状缺损阴影。

（3）术中确诊：有学者主张在手术中注意观察硬脊膜的外观和形态，若发现硬脊膜粗糙、变形或苍白者应切开硬脊膜探查，争取术中确诊。而不主张术前行 X 线脊髓造影等介入性影像学检查，以免加重炎症和粘连。

（二）鉴别诊断

1. 椎管内肿瘤：早期其局灶性症状较轻，病前无感染、外伤、蛛网膜下腔异物史，病程中无缓解现象。

2. 急性脊髓炎：起病急骤，迅速见脊髓病变水平以下的截瘫、感觉障碍，无节段性花斑样特点。

五、治疗原则

对弥漫型粘连者以内科治疗为主，如采用抗生素及激素等。对囊肿型或局限型蛛网膜粘连者，可行手术摘除和剥离。

（一）一般治疗

1. 积极预防和治疗颅内外感染，避免脊柱外伤。

2. 积极预防和治疗褥疮、肺部感染、尿路感染。注意保持床单的干燥、柔软和皮肤的清洁、干燥；垫以气圈或软垫；勤翻身，经常按摩。

3. 加强瘫痪肢体的功能锻炼，尽早做被动运动，使瘫痪肢体保持在功能位置，预防肢体畸形。

（二）药物治疗

1. 肾上腺皮质激素治疗：静脉滴注氢化可的松（100～200mg1 次/d，10 次为 1 疗程）或肌注、口服强的松、地塞米松等。椎管内注射对防止粘连扩散和促进炎症吸收效果更好。通常用地塞米松，首次为 2mg（可逐渐增量至 5mg），和脑脊液混合后缓慢注射，每周 2～3 次，10 次为 1 疗程。

2. 抗感染治疗：对疑为感染引起者，可酌情选用抗生素、抗病毒制剂或试用抗结核药物控制及治疗感染所致的蛛网膜炎。

3. 给予 B 族维生素改善神经组织代谢。

4. 血管扩张剂：可用烟酸、妥拉苏林、654－2、山莨菪碱注射液或活血化淤中药等。

5. 中药治疗。

（三）外科治疗

1. 手术的适应证为：①诊断明确，病变局限，经非手术治疗，脊髓功能继续恶化者；②有脊髓蛛网膜炎的典型表现，腰穿及压颈试验，椎管造影均提示有梗阻或不全梗阻者；③于椎管造影、腰穿、外伤和手术后伴有顽固性腰腿痛，造影证实病变节段有局限性粘连压迫者。

2. 手术方法：①粘连性囊肿切除；②椎管或神经根管减压；③椎管或神经根马尾松解探查。

（四）其他治疗

1. 放射治疗：小剂量放射治疗对改善血运可能有一定帮助。

2. 蛛网膜下腔注气（鞘内注射氧气疗法）：一次酌情注入 10～15mL 氧气，自小量开始，每注入 5mL 气体，即放出等量脑脊液，每 5～7d 1 次。对早期病例可能有助于松解粘连，改善脑脊液循环。

3. 针灸治疗。

4. 理疗。

六、预后

目前，对脊髓蛛网膜炎的治疗还无特效。早期非手术疗法大多可停止病情发展或减轻症状，而无需手术。手术对消除瘢痕组织或明显减轻疼痛可能无益。国内有人曾使用松解术治疗蛛网膜炎具有减轻患者根性痛和肢体痉挛的疗效，但近年来，很少有人使用。松解术基本标准是使蛛网膜下腔通畅、恢复脊髓搏动和消除肉眼所见粘连。对后期有束带形成，由于瘢痕组织对脊髓和马尾或神经根的包绕和牵拉，以及囊性物的直接压迫而引起神经组织的缺氧溃变和萎缩等，此时手术，由于神经组织已变性，手术不仅无效，且有可能加重病情。对症状明显者也可试用各种非手术疗法，如硬膜外皮质激素注射、经皮神经刺激术、心理治疗和外固定支架等。然而，没有一种疗法有特效，但可审慎地使用，有时有一定的疗效。应禁止使用各种麻醉止痛剂，必要时可使用阿米替林，d - penicillamine 可能有一定的治疗作用。可采用康复疗法，如碘离子直流电导入、超短波、蜡疗和红外线等。目的是改善病变部位血液循环，促进炎性渗出物的吸收和消退。应鼓励患者多活动。脊髓蛛网膜炎的治疗有一定难度，治疗上需要时间和耐心，才能获得理想的疗效。

（一）文献回顾

为研究预防腰椎术后粘连性蛛网膜炎以及椎板切除对马尾神经粘连的影响，有人对比了吲哚美辛和皮质类固醇的预防效果。结果，吲哚美辛和皮质类固醇在术后 24h 均可明显抑制马尾神经粘连和蛋白漏出。术后 3 ~ 6 周经抗感染治疗大鼠的马尾粘连和神经退变的程度明显减轻。所以椎板切除前后可服用抗炎药物以抑制马尾神经粘连和促进粘连的好转。Gore - Tex 手术膜、胶原酶网和冻干脊膜移植预防粘连的效果不同，胶原酶网和冻干脊膜增厚束压着脊髓，而手术膜治疗组仅有轻度的粘连，且粘连松软。8 ~ 24 周时胶原酶组的炎症反应最强烈。所以，Gore - Tex 手术膜用于修补脊膜缺损的效果最好。手术时仔细操作和减少椎管内异物，如缝线和滑石粉等可减少术后粘连性蛛网膜炎的发生。脊髓造影是临床诊断脊髓和脊柱疾患常用的手段之一，但人们对脊髓碘造影剂是否引起粘连性蛛网膜炎存在忧虑。为此，有人研究了 4 种脊髓造影剂对蛛网膜的影响。每组于造影后 1d、3d、1 周和 7 周各取 2 只兔子，静脉气栓处死后，取腰、颈段脊髓作光、电镜检查。结果发现 Myodil 易引起粘连性蛛网膜炎；Iopamiro 导致蛛网膜反应性增生远大于 aoamnipaque 和 Isovist。

（二）评估方法标准

（三）应对策略

有人认为，一旦药物治疗无效，对局限性粘连和囊肿型病例应行显微外科手术，以松解和切除粘连压迫。显微粘连松解术的优点是能识别病态组织与脊髓的细微结构，便于分离和松解蛛网膜与神经根以及脊髓之间的粘连物，减少了操作对脊髓或神经根的损伤，有效保护了脊髓的完整性，并可减少和预防术后继发性血肿。但有研究证实，经显微外科松解神经根周围的粘连后患者症状消失，但不久又复出现。脊髓蛛网膜炎除非合并蛛网膜囊肿，否则还是非手术治疗为好。而且在胸段椎管管腔比其他节段狭窄，代偿条件差，加之胸段脊髓血供也较薄弱，所以在此即使手术，也只能做粘连部分的局部减压或单纯行椎板减压术，一般很难收到满意效果。由于该病为一种多因性、继发性、非特异性炎性病变，目前尚无好的治疗方法，故预后较差。

（周劲松）

参考文献

[1] 张永廉，涂新华．脊髓蛛网膜炎［J］．中国脊柱脊髓杂志，1994，4：478.

[2] Nakano M, Matsui H, Miaki K, et al. Postlaminecto my adhesion of the cauda equina [J]. Changes of postoperative vascular permeability of the equina in rats. Spine, 1997, 22: 1105 - 1114.

[3] Haughton VM, Nguyen CM, Ho KC. The etiology of focal spinal ara chnoiditis [J]. An experimental study. Spine, 1993, 18: 1193 - 1198.

[4] Matsui H, Tsuji H, Kanamori M, et al. Laminectomyinduced arachnoradiculitis, a postoperative serial M RI study [J]. Neurol - radiology, 1995, 37: 660 - 666.

[5] Vloeberghs M, Herregodts P, Stadnik T, et al. Sp inal arachnoilditis mimicking a spinal cord tumor, a case repor and review of th e literature [J]. Surg - Neurol, 1992, 37: 211 - 215.

[6] 刘伟，金耀东，李淑娟．脊髓蛛网膜炎的 MRI 诊断 [J]．中华放射学杂志，1995，29：334 - 335.

[7] Ribeiro C, Reis FC. Adhesive lumbar arachnoiditis. Acta - Med-Port, 1998, 11: 59 - 65.

[8] Grahame R, Clark B, Watson M, et al. Toward a rational thera peutic strategy for arachnoiditis [J]. A possible role for d - penicillamine, Spine, 1991, 16: 172 - 175.

[9] 刘胜．脊髓蛛网膜炎的显微外科手术 47 例报告 [J]．中华显微外科杂志，1993，169 - 171.

[10] Haisa T, Tode T, Mitsui I, et al. Lumbar adhesive arachnoiditis following attempted epidural anesthesia - case report [J]. Neurol - Med - Chir - Tokyo, 1995, 35: 107 - 109.

[11] Park YK, Tator CH. Prevention of arachnoiditis and postoperative tet hering of the spinal cord with Gore - Tex surgical membrane: an experimental stud y with rats [J]. Neurosurgery, 1998, 42: 813 - 824.

[12] 李义凯，王爱华，张志凌．脊髓蛛网膜炎 [J]．颈腰痛杂志，2000，21 (2)：166 - 168.

[13] 向昆，黄桂雄，瞿炳刚．脊蛛网膜炎 MRI 诊断 [J]．华南国防医学杂志，2001，15 (1)：64 - 65.

第三十三章

脊柱脊髓其他相关感染疾患

第一节　急性脊髓前角灰质炎

一、引言

急性脊髓前角灰质炎（acuteanteriorpoliomyelitis）是由脊髓灰质炎病毒感染造成的急性传染病，临床以脊髓和脑干运动细胞受累，致所支配肌肉发生弛缓性瘫痪为特征，尽管该病已存在多个世纪，至1840年JacobHeine才做了明确描述，1890年Medin建立了该病的流行病学，因此急性脊髓前角灰质炎又称Heine－Medin病。

二、病因病机

（一）病因

脊髓灰质炎病毒（poliovirus）为小核糖核酸病毒科的肠道病毒属。电子显微镜下观察病毒呈小的圆球形，直径为24～30nm，呈圆形颗粒状。内含单股核糖核酸，核酸含量为20%～30%。病毒核壳由32个壳粒组成，每个微粒含4种结构蛋白，即VP1～VP4VP1与人细胞膜受体有特殊亲和力，与病毒的致病性和毒性有关。

（二）分型

脊髓灰质炎病毒可分为Ⅰ、Ⅱ、Ⅲ3种不同抗原类型，各型间偶有交叉，3型均可致脊髓灰质炎，但以Ⅰ型最多见。

（三）发病机制

脊髓灰质炎的发病机制可分为2个阶段。第1阶段与其他肠道病毒的发病原理相似，病毒首先在咽部和肠道的淋巴组织包括扁桃体、回肠集合、淋巴结、咽部深层淋巴结和肠系膜淋巴结中繁殖至一定程度，然后进入血循环引起第1次病毒血症。病毒通过血流到达全身，单核－巨噬细胞系统再度繁殖，然后再引起第2次病毒血症。在轻型或顿挫型中，感染到此为止，在病毒血症时病毒也可到达脑膜引起无菌性脑膜炎。

在典型病例进入发病原理第2阶段，病毒可随血流到达中枢神经系统，引起脑和脊髓灰质广泛坏死，在猴的实验感染中证明，脊髓灰质炎病毒可沿着外周神经的轴突到达中枢神经系统。但在患者和猩猩实验感染中都是病毒血症发生在瘫痪之前，病毒株的毒力也是发生瘫痪的重要因素。

脊髓灰质炎病毒好侵犯大的运动神经元，造成染色质溶解、嗜酸性包涵体形成及细胞坏死，坏死的细胞被白细胞吞噬。神经元的变性伴随着周围脊膜及血管周围间隙的炎症反应，和继发的胶质细胞增生。受累较轻的细胞可恢复，但严重受损的细胞则被吞噬和清除。

中枢神经系统病变除脊髓前角最显著外，尚可波及脊髓，整个灰质后角和背根神经节。病变呈多灶性和散在性。脊髓病变以颈段和腰段受损较剧，尤其是腰段受损导致下肢瘫痪。软脑膜上可见散在的炎症病灶。

脑部病变可累及大脑、中脑延髓、小脑及脑干。其中以网状结构前庭核、小脑蚓突和小脑核最常累及。除前中央回的运动区外大脑皮质一般不受影响。

除神经系统外，尚有淋巴结和肠道淋巴组织的增生和炎症病变。心肌间质可有白细胞浸润，但心肌坏死罕见。

四、临床表现

（一）临床表现

潜伏期为3～35d，一般为7～14d。临床上可分为无症状型、顿挫型、无瘫痪型及瘫痪型等4种类型。

大部分感染者为无症状型（即隐性感染），占全部感染者的90%～95%，顿挫型约占全部感染者的4%～8%。临床上表现为发热、疲乏、头痛、嗜睡、咽痛、恶心呕吐、便秘等症状，而无中枢神经系统受累的症状。这些轻微的症状是由病毒播散入血造成病毒血症所致，隐性感染和顿挫型脊髓灰质炎均为机体具有较强免疫力，阻止了病毒进一步侵入中枢神经系统的结果，小部分感染者则因病毒入侵神经系统，造成不同程度的神经系统受累症状，轻者为无菌性脑膜炎（无瘫痪型），重者则造成瘫痪。

瘫痪型急性脊髓前角灰质炎按其病程主要分为2个阶段：

1. 瘫痪前期：出现乏力头痛，发烧（38～40℃），颈、背、四肢肌肉的酸痛，咽喉痛，厌食，恶心和呕吐。约25%患者（通常是儿童）这些初始症状发生36～48h即开始缓解，持续2～3d后，再次出现高烧（双峰热）并出现神经系统症状，大部分患者则第二相与第一相相衔接，中间无症状缓解期进入第二相时，肌肉酸痛及颈、背部疼痛更为明显，出现易激惹不安及情感不稳，这些症状往往就是瘫痪发生的序幕，除此之外尚可有屈颈时颈项强直，克氏征和布氏征阳性等脑膜刺激表现，CSF显示无菌性脑膜炎脑膜刺激症状持续1～2周。体温则在数天后开始下降，其他系统症状也渐缓解。在体温下降的同时（小部分在高烧时）出现瘫痪症状进入瘫痪期。

2. 瘫痪期：瘫痪分布可因个体不同而有很大差别，可为单肢瘫截瘫和四肢瘫。瘫痪前或瘫痪出现时受累肢体有粗大、肌束颤动、腹壁反射和腱反射活跃，约3～5d肌无力发展至高峰，部分在2天内即达高峰，一般来说体温正常后肌无力不会再有进展，此时腹壁反射和腱反射减弱甚至消失，肌萎缩出现在无力发生的3周内，并持续存在患者常述受累肢体感觉异常，但客观检查多无阳性发现。成年患者可有短暂的尿潴留。

青年患者常在脊髓受累同时出现延髓受累症状，脑神经支配肌均可发生无力，但以吞咽困难最常见，当延髓呼吸中枢及血管运动中枢受累时，可发生呃逆呼吸表浅、缓慢发绀不安，焦虑（因缺氧）高血压，最终血压降低循环衰竭，这些情况往往危及生命。

急性脊髓前角灰质炎的总病死率在5%～10%。如果能平安度过急性期的话，大部分患者呼吸和吞咽困难可完全恢复。绝大部分患者在3～4个月内肢体肌力有不同程度的恢复，少数可完全恢复，在病程的一年甚至更长时间还可有缓慢的好转。

（二）并发症

常见以下并发症：

1. 水、电解质紊乱，呼吸肌瘫痪患者长期使用人工呼吸机时，易导致水和电解质紊乱，高热出汗、呕吐、腹泻、不能进食及血气改变皆可引起严重生化紊乱。补液过多可引起水肿和低钠血症。

2. 心肌炎病毒可直接侵犯心肌，引起心电图T波、ST段和P－R间期改变，见于10%～20%病例。

3. 高血压可由下列因素引起：①缺氧；②由于下视丘受累导致持续性高血压，进而引起视网膜病、惊厥和神志改变。

4. 肺水肿与休克发病机制未明，常见于死亡病例的末期。

5. 消化道穿孔与出血曾观察到胃和十二指肠的急性扩张、盲肠穿孔，十二指肠、胃和食管的急性溃疡，整个胃肠道的多发性糜烂伴有大出血和肠麻痹等。

6. 肺不张与肺炎常见于严重延髓性麻痹（第Ⅸ和第Ⅹ脑神经受累）或球脊髓麻痹，导致呼吸肌瘫痪或吞咽肌瘫痪，可因气管切开而加重。常见致病菌为金黄色葡萄球菌或革兰阴性菌，对常用抗生素往往耐药，化学预防亦无效。

7. 泌尿道感染常与留置导尿管有关，化疗与潮式引流通常无效。由于长期卧床与钙的动员常导致肾结石并发感染。多饮水、限制含钙食物、酸化小便、使用水杨酸制剂及早期活动可减低结石发生率。

8. 在瘫痪病例的恢复期，可发生类似于风湿性关节炎的综合征，表现为大关节的红、肿、疼痛和压痛。

（三）实验室检查

1. 周围血白细胞可增高，血清学检查若能测到IgM型病毒特异抗体，或感染早期和3～4周后双份血清特异抗体效价，后者增高4倍以上，则有临床意义。

2. 脑脊液压力可增高瘫痪前期脑脊液细胞数，即开始升高，初以多形核细胞为主，数天后转为淋巴细胞，脑脊液蛋白质轻度升高，在瘫痪特别严重的病例，脑脊液蛋白质可高达10～30g/L，并持续数周。

3. 近年来采用病毒cDNA作核酸杂交及用RT－PCR检测病毒RNA均具有快速诊断的作用。

（四）其他辅助检查

1. 肌电图有符合脊髓前角病变的证据。

2. CT、MRI、ECG检查具有鉴别诊断价值。

五、诊断要点

1. 大部分急性脊髓前角灰质炎，根据其发病年龄季节、瘫痪前系统症状，典型的不对称性弛缓性瘫及脑脊液改变，诊断不难。

2. 鉴别诊断：

①瘫痪型脊髓灰质炎需与急性感染性多发性神经根神经炎鉴别。后者肌无力多为对称性，可伴

有末梢型感觉障碍，脑脊液蛋白质虽高，细胞数一般正常。肌电图及神经传导速度亦有助于两者鉴别。

②与流行性乙型脑炎鉴别。轻型的流行性乙型脑炎可表现为无菌性脑膜炎，易与无瘫痪型脊髓灰质炎相混淆，乙型脑炎起病较急，神志障碍较显著外，周血液及早期脑脊液中细胞大多以中性粒细胞为主，以及血清学检查等可供鉴别诊断时的参考。

③与流行性腮腺炎并发脑膜脑炎鉴别。流行性腮腺炎并发脑膜脑炎时，有与无瘫痪型脊髓灰质炎非常相似的表现，但可依据腮腺肿大、与腮腺炎患者接触史、补体结合试验血清淀粉酶增高等而与脊髓灰质炎相鉴别。

三、治疗原则

1. 本病的治疗因不同病期而异，合理和细致的护理在早期治疗中起着重要的作用。在前驱期和瘫痪期患者应卧床休息并保持安静，避免疲劳，给予充分营养及水分。

2. 疑为脊髓灰质炎的患者在出现神经系统受累症状时即应住院卧床，仔细观察其吞咽功能，呼吸、脉搏、血压等生命体征。神经系统症状局限于脑膜刺激症状和肌痛的可予阿司匹林或其他消炎镇痛药。出现肢体瘫痪的，应使用辅助器械帮助患者把肢体放在功能位，并进行被动运动。凡有吞咽功能障碍的予鼻饲流质，预防吸入性肺炎的发生，凡有呼吸功能障碍的，应予气管切开呼吸机辅助呼吸。

循环衰竭的治疗：在休克未发生前要注意维持水、电解质平衡和治疗并发细菌感染，以防患于未然。休克发生后应按感染性休克处理。发生肺水肿时应限制补液，使用强心和利尿药物。急性期和恢复早期发生轻度高血压时，可不必处理，若反复发生阵发性高血压时，应使用降压药物。

3. 恢复期当体温恢复正常，肌痛消失、瘫痪停止进行后即可采用体育疗法、针刺疗法、推拿疗法、穴位刺激结扎疗法、拔罐疗法等以促进瘫痪肌肉的恢复。

（1）体育疗法：当体温降至正常后3～4d起，就应积极进行体育治疗，这包括患者的主动和被动运动，在不引起疲劳和疼痛的前提下，有步骤地对受累的肌群进行锻炼，以恢复其功能。

（2）针刺疗法：适用于年龄小、病程短和肢体萎缩畸形不显著的病例。早期（瘫痪停止发展后）开始和长期坚持治疗为获得成功的关键，瘫痪1年以上开始治疗者则效果较差。这一疗法对瘫痪肌群的恢复确有相当的促进作用。可根据瘫痪部位取穴。

（3）推拿疗法：1次/d或1次/2d，可教会家属在家进行。

（4）穴位刺激结扎疗法：对提高瘫痪肢体肌力和纠正畸形有一定疗效。按瘫痪部位及畸形情况选择有效穴位。

（5）拔罐疗法：火罐、水罐、气罐等均可使用，以促进患肢加快恢复。

（6）其他疗法：在恢复期也可选用上述促进神经传导功能的药物，以及中药熏洗外敷等。必要时用木板或石膏固定或用手术治疗畸形。

四、预后

如果诊断及时，各型脊髓灰质炎的总病死率为1%～10%，年龄是影响病死率的重要因素，4岁以下的病死率为4.8%，40岁以上为30.1%。但近年来发现有年龄越小病死率越高的趋势。延髓脊髓型的病死率更高，累及延髓或膈神经及肋间神经者病死率可达25%～75%。脑型的病死率可达100%。休克、肺水肿和并发感染都是预后不良的因素。

一般来说，越是接近生命中枢的病变越是恢复得完全。例如呼吸中枢受累的病例如能存活下来，则症状可完全消失，同样舌咽或迷走神经受累时大多数亦能完全恢复。大多数呼吸肌瘫痪病例也能完全恢复，只有极少数需要依赖人工呼吸机维持，瘫痪的肢体在 3 个月内可能恢复 60% 的肌力，6 个月可能恢复 80%，恢复的过程最长可达 2 年。

（杨瑞泽）

参考文献

[1] Hslstead L S. Post - polio syndrome: definition of an elusive concept [M]. Boston: Butterworth: Butterworth - Heinemann, 1991: 23 - 38.

[2] Dalak as M C, Elder G, Hallett M, et al. A long - term follow - up study of patients with post - poliomydlitis neuromysculat symptoms [J]. N Engl J Med, 1986, 31: 959 - 963.

[3] Wiechers DO. New concepts of the reinnervated unit revealed by vaccine - associated polionyelitis [J]. Muscle Nerve, 1988, 11: 356 - 364.

[4] Btidgens R, Sturman S. Post - polio syndrome—polio lega - cy [J]. Clin Med, 2010, 10: 213 - 214.

[5] Halstead LS, Silver JK. Nonparalytic polio and post polio syndrome [J]. AM JPys Med Rehabio, 2000, 79: 13 - 18.

[6] David son AC, Auyeung V, luff R, et al. Prolonged benefit in post - polio syndrone fron conprehensive rehabilitation: a pilot study [J]. Disabil Rehabil, 2009, 31: 309 - 317.

[7] А. И. Титова, Т. М. Горбунова，任秉钧. 关于急性脊髓前角灰白质炎初期症状与早期诊断问题 [J]. 哈尔滨医科大学学报，1956 (01).

[8] 宗霈. 治疗脊髓前角灰白质炎的临床体験 [J]. 江苏中医药，1963 (06).

[9] 姜玉书. 脊髓前角灰白质炎治疗之综述 [J]. 中国医科大学学报，1951 (07).

第二节 结核性脊髓脊膜炎

一、引言

结核性脊膜脊髓炎以胸腰段脊髓受累较多见。以脊髓内受累为主者，可为髓内单发或多发的结核肉芽肿或结核球，严重者可伴空洞形成。以脊膜受累为主者，常有脊膜及神经根增厚。此外尚有结核性脊膜炎或血管炎而继发脊髓血管受压或阻塞造成的脊髓缺血，产生脊髓缺血性损伤的病理改变。

近年来结核病的罹患率在国内外均有增长，我国结核病疫情呈蔓延趋势，故结核性脊膜脊髓炎患者也随之增多。我国是世界上 22 个结核病高负担国家之一，现有结核患者约 500 万人，每年至少有 150 万例新增病人，其中传染性病人超过 65 万例。结核病患者总数居世界第 2 位，其中 80% 的患者在农村。2005 年年底，我国的现代结核病控制策略覆盖率为 100%，新涂阳肺结核病人发现率为 79%，病人治愈率为 91%。

二、病因

结核性脊膜脊髓炎的病原菌为结核杆菌。结核杆菌通过血行或直接侵入而累及脊髓、脊膜和脊髓血管，形成结核性肉芽肿或结核球，致脊膜、脊蛛网膜炎及脊髓缺血。

三、临床表现

（一）临床表现

1. 结核性脊膜脊髓炎多见于青壮年，病前可有结核接触史或结核史。

2. 通常缓慢起病，在出现脊髓症状的同时有低热、食欲缺乏、消瘦、盗汗等。

3. 脊髓损害常为不完全性，出现病变水平以下的肢体瘫痪、感觉障碍和大小便功能障碍。

4. 当病变以脊膜、脊蛛网膜损害为主时，则以根痛为主要表现，并出现分散性、不对称性、节段性感觉障碍，临床表现颇似脊髓蛛网膜炎。

5. 血常规检查一般正常，血沉增高，脑脊液细胞数轻度增高，以单核细胞为主，蛋白质增高，糖和氯化物降低。脑脊液动力学检查可发现椎管通畅或部分阻塞。

（二）结核性脊膜脊髓炎的并发症

1. 全身结核表现。

2. 结核性脊髓蛛网膜炎可出现高颅压综合征表现。

（三）辅助检查

1. 实验室检查

（1）血常规检查：血常规检查一般正常，周围血象白细胞计数正常或轻度升高；血沉增高。

（2）脑脊液检查：脑脊液细胞数轻度增高，白细胞数十个至数百个，多呈混合型，以单核细胞占优势者约占 85%，蛋白含量轻、中度升高，氯化钠及葡萄糖多降低。脑脊液动力学检查可发现椎管通畅或部分阻塞。外观可呈毛玻璃状，放置数小时可见白色纤维薄膜形成，该膜抗酸染色直接涂片较易发现结核杆菌。

病原学的依据：

①CSF 细菌涂片和细菌培养检出率较低。

②皮肤结核菌素试验。

③早期诊断：多采用聚合酶链反应（PCR）检测 CSF 中结核菌的 DNA。

另可采用酶联免疫吸附试验（ELISA）检测 CSF 中结核抗体。以上两项检测同时应用更可提高确诊的可靠性。但应注意假阳性和假阴性的可能。

2. 影像学检查

（1）胸片检查：胸片检查可见活动性或陈旧性结核病灶。部分患者合并脊柱结核或结核性椎旁脓肿，这些患者的脊柱 X 线有较典型的脊柱结核改变，如椎体破坏、脊柱后突和成角畸形、椎旁冷脓肿形成。

（2）MRI 检查：脊髓内结核 MRI 表现为受累脊髓肿胀，结核球在 T1 为等信号或低信号病灶，在 T2 为低、等、高信号病灶，注射造影剂后有病灶边缘或病灶内结节状增强。脊膜、脊蛛网膜受累时，MRI 表现为腰段神经根增厚，蛛网膜下隙消失，注射 Gd－DTPA 后神经根及脊髓表面呈线条状信号增强；硬膜、蛛网膜斑块状信号增强。

四、诊断要点

（一）诊断

根据有结核病史、慢性或亚急性起病的脊髓和（或）脊膜受损症状、特殊的脑脊液改变，X 片及脊髓 MRI 图像表现，一般诊断并不困难。

（二）鉴别诊断

结核性脊膜脊髓炎在临床上仍需与脊髓蛛网膜炎及其他原因的亚急性脊髓炎相鉴别。

1. 脊髓蛛网膜炎的症状常有起伏波动，脊柱 X 线片多正常，脑脊液蛋白质可轻度升高，但一般糖和氯化物均正常。

2. 慢性或亚急性化脓性脊髓炎的脑脊液改变与结核性脊膜脊髓炎极难鉴别，应借助病史和脊髓 MRI 予以鉴别。

五、治疗

结核性脊膜脊髓炎明确诊断后应即进行正规抗结核治疗。

1. 异烟肼（INH）、链霉素、利福平三联用药。剂量为：异烟肼 600～1200mg/d，利福平 450～600mg/d，链霉素 1g/d 肌内注射，4～8 周为一疗程。治疗期间加用维生素 B_6 200mg/d 静滴，以防异烟肼（INH）的副作用。对于蛛网膜粘连者可采用 INH 50mg、链霉素 50mg、地塞米松 5mg 鞘内注射，每周 2 次，10～15 次为一疗程。冲击剂量后，改为 INH 口服，每次 100mg，3 次/d，链霉素 1.0g，每周 2 次，总量 90g。异烟肼（INH）和对氨基水杨酸（PAS）至少应用 6～12 个月。

2. 异烟肼（INH）、链霉素、对氨基水杨酸（PAS）三联用药。用法基本同上，PAS 8～12g/d，静脉滴注，半年后改为异烟肼（INH）、对氨基水杨酸（PAS）巩固治疗。

六、预后预防

结核性脊膜脊髓炎一般病程很长，早期诊治的患者，脊髓功能损害较轻，抗结核治疗较晚或不彻底者，后遗症明显，也可能并发结核性脑膜脑炎。

预防结核性脊膜脊髓炎的主要原则是增强体质，注意预防呼吸道传染；加强对结核病患者的管理与治疗；新生儿及儿童按要求积极实施计划免疫接种；早期综合治疗，减轻并发症和后遗症。

（杨瑞泽）

参考文献

[1] 李卫东，杨文莲．结核性脊髓脊膜炎 5 例临床分析［J］．当代医学，2009，31（15）：95－96.

[2] 李红，何宝明，全昌斌，等．结核性脊髓脊膜炎的 MRI 诊断价值［J］．医学影像学杂志，2009，19（11）：1373－1375.

[3] 向淑利，唐兴江．结核性脊髓脊膜炎 1 例［J］．山东医药，2007，47（32）：172－172.

[4] 贾文霄，李白艳，玄祖旗，等．脊椎结核的 MRI 诊断及其价值（附 48 例分析）［J］．现代医用影像学，1999（3）：106－108.

[5] 吴大鸿，王启春，江显萍．结核性脊髓脊膜炎 10 例临床分析［J］．临床神经病学杂志，2011（12）：229－230.

[6] 周勇．结核性脊髓膜炎 119 例临床分析［J］．中国医刊，2014（05）．

[7] 胡旗诚，乐承艺．脊髓型结核性脊膜炎 5 例临床病理报告［J］．广西医学，1982（03）．

第三节　梅毒性脊髓炎和脊髓痨

一、引言

脊髓梅毒（myelosyphilis）是中枢神经梅毒的重要类型，包括脊髓痨（tabes dorsalis）、脊髓膜血管性梅毒（spinal meningovascular syphilis）和梅毒性脊髓炎。梅毒性脊髓炎因病变常累及脊膜，也称之为梅毒性脊膜脊髓炎（syphilitic meningomyelitis）。

二、病因病机

（一）病因

梅毒是由一种纤细的、螺旋状的、能活动的微生物即苍白密螺旋体感染，造成密螺旋体常在感染人体的 3～18 个月后进入中枢神经系统。若在感染 2 年后脑脊液检查完全阴性，则患中枢梅毒的机会为 1/20；若在感染 5 年后脑脊液检查完全阴性则机会降低为 1/100。梅毒的中枢感染均开始于梅毒性脑膜炎（约占总的梅毒感染的 1/4），其中很大一部分是无症状的脑膜炎，仅可通过腰穿发现，很少一部分表现为脑神经麻痹、癫痫、颅内压升高等为主的较为严重的脑膜炎。

（二）病理机制

梅毒性脑膜炎可经过数年的无症状期而最终进入脑或脊髓实质受累期，其中包括脑膜血管性梅毒麻痹性痴呆脊髓痨、梅毒性脊膜脊髓炎等。

1. 脊髓痨：脊髓后根尤其是腰骶段后根明显变薄和变灰，由于脊髓后柱变性，脊髓本身亦变细，仅见少量背根神经节中的神经元，周围神经基本正常。

2. 梅毒脊膜脊髓炎：硬脊膜炎症性增厚，并与蛛网膜软脊膜粘连，继而引起脊髓供应血管和神经根损害而致脊髓变性，出现脊髓长束受害体征。

3. 脊髓膜血管性梅毒：呈亚急性或急性横贯性脊髓损害，显微镜下可见到血管内膜炎、血管周围炎性细胞渗出和脊膜浸润，脊髓内髓鞘和轴突均有变性。

三、临床表现

（一）脊髓痨

通常在梅毒感染后 15～20 年发病，男性多见主要症状为闪电样痛、感觉性共济失调和尿失禁，主要体征为膝反射和踝反射消失、下肢振动觉和位置觉受损、闭目难立征阳性。

1. 眼部表现：90% 以上患者有瞳孔异常，通常表现为阿－罗瞳孔即双侧瞳孔不等大、缩小，且不规则，对光反射消失但调节反射存在。大部分伴垂睑和不同程度的眼肌麻痹，视神经萎缩亦很常见。

2. 感觉障碍：90% 以上患者出现闪电样疼痛，以下肢多见，但亦可从面部一直痛到下肢。疼痛尖锐而短暂，性质呈闪电样、刀割样、撕裂样、烧灼样等，偶尔可在某一处持续痛。共济失调单纯由深感觉障碍造成，行走时步态蹒跚，呈跨阈步态（行走时下肢过分抬高，踩步较为用力，每次跨步大小不一），晚期即使肌力完好亦难以行走。

3. 括约肌功能障碍：由于腰 2～4 节段后根病损，影响膀胱感觉，膀胱虽充盈而无尿意，形成尿潴留和充盈性尿失禁。

4. 内脏危象：胃危象最为常见，表现为突发的上腹痛并可延及胸部。胸部有收缩感，可伴恶心、呕吐，呕吐常反复至吐出胆汁，发作后患者常精疲力竭并感上腹部皮肤酸痛。小肠危象时出现绞痛及腹泻；咽部和喉部危象时出现吞咽动作及呼吸困难发作；直肠危象时出现里急后重；生殖泌尿道危象时出现排尿疼痛和困难。除胃危象外，其他危象均少见。

5. 脊髓痨关节病（Charcot 关节炎）：约 1/10 脊髓痨患者发生 Charcot 关节炎，主要累及髋、膝和踝关节，亦可影响腰椎和上肢，初为骨关节炎，以后关节不断受到损伤，关节面破坏，骨结构完整性丧失，并伴骨折和脱位等 Charcot 关节炎与中枢梅毒的活动性不相平行。

6. 大部分患者肌力保持完好。

（二）梅毒性脊膜脊髓炎和脊髓膜血管性梅毒

常在梅毒感染后 3~5 年发病。梅毒脊膜脊髓炎因其临床表现以双侧皮质脊髓束损害为主，又称为 Erb's 痉挛性截瘫（Erb's spasticparaplegia）；部分以累及脊膜为主者，常因脊膜增厚、粘连、压迫神经根和脊髓而表现为颈、肩、上肢的根痛，肌肉萎缩和下肢的长束征（syphilitic amyotrophy with spastic - ataxic paraparesis）。脊髓的脑膜血管性梅毒以血管受累为主，常因动脉内膜炎而发生脊髓血管血栓形成，起病迅速，症状视受累血管支配范围而定，偶有脊前动脉血栓造成的脊前动脉综合征，深感觉可保持完好。

（三）梅毒并发症

梅毒螺旋体可以侵犯皮肤、黏膜、心脏及其他多种组织器官，可有多种多样的临床表现，在此不一一赘述。梅毒性心脏病常在患梅毒后 10~20 年发病，主要侵犯主动脉，初期表现为主动脉炎，然后主动脉扩大，主动脉瓣受损而出现主动脉关闭不全；还能导致冠状动脉口变窄。临床上早期没有任何自觉症状，晚期可有心功能不全、心绞痛、咳嗽、声音嘶哑等表现。

四、诊断要点

（一）诊断与鉴别

1. 根据冶游史、梅毒感染史、脊髓损害表现、典型的阿 - 罗瞳孔、血清和脑脊液中 VDRL 和 FTA - ABS 阳性诊断并不困难。

2. 鉴别诊断：仍需与其他疾病相鉴别，梅毒脊膜脊髓炎需与运动神经元病、颈椎病、多发性硬化、脊髓肿瘤等鉴别；脊髓痨需与糖尿病亚急性联合变性、假性脊髓痨等鉴别。

（二）辅助检查

1. 脑脊液检查：是神经梅毒活动的一个敏感指标，神经梅毒患者常显示异常，细胞数增多，在 $(200 \sim 300) \times 10^9/L$，多为淋巴细胞及少量浆细胞和单核细胞，脑脊液蛋白质升高，0.4~2g/L，脑脊液 IgG 升高，糖一般正常。

2. 梅毒的血清学试验：包括非特异性的性病调查实验（venereal disease research laboratory VDRL），絮状试验及特异性的密螺旋体免疫荧光吸附试验（fluorescent treponemal antibody absorption，FTA - ABS）及密螺旋体制动反应（treponemal pallidum immobilization，TPI）。VDRL 假阴性比例较高，在晚期梅毒及部分特殊梅毒（又称血清阴性梅毒，seronegative syphilis）可为阴性。FTA - ABS 和 TPI 阳性率高，其中又以 TPI 更可靠，但相对 FTA - ABS 来说，试验费用较贵没有 FTA - ABS 常用。脑脊液 VDRL 和 FTA - ABS 阳性有诊断意义。

3. 血常规、血生化电解质血糖、免疫项目检查，有鉴别诊断意义。

其他辅助检查：神经梅毒的影像学检查 CTMRI 可显示病变组织单个或数个较小的低密度梗死灶。

五、治疗

梅毒的中枢感染均开始于梅毒性脑膜炎，其中很大一部分是无症状的脑膜炎，如果通过腰穿发现这种早期的无症状梅毒感染并予以适当的治疗，则各种中枢梅毒将得以防治。相反，若不进行治疗或治疗不当，则无症状的梅毒脑膜炎将发展为脑膜血管性梅毒、麻痹性痴呆脊髓痨等。

青霉素是各种中枢梅毒（包括症状性和无症状性）的首选治疗药。用量为每天青霉素 600 万 ~ 1000 万 U，分次肌内注射，20d 为一疗程。对青霉素过敏的可选用红霉素 500mg4 次/d，共 30d。用青霉素治疗可能会出现首剂反应（Jarisch - Herxheimer reaction），表现为轻度的体温升高和白细胞增多，一般无碍。神经梅毒的某些症状可能对青霉素治疗无反应，特别是脊髓痨，因而需加用其他药物，对闪电样疼痛可用苯妥英（苯妥英钠）或卡马西平，镇痛药亦可选用但必须避免使用阿片类药。阿托品和酚噻嗪的衍生物对内脏危象有效，一般每隔 3 个月复诊 1 次，每隔 6 个月复查脑脊液，治疗需至脑脊液细胞数、蛋白质含量、VDRL 等恢复正常。

六、预后与预防

脊髓梅毒的预后尚不肯定，但大部分患者可有一定程度的改善或至少静止下来，小部分在治疗开始后仍有轻度进展。

中国自新中国成立以后由于政府严禁嫖娼卖淫，并在某些地区实行普查及防治，至 20 世纪 50 年代末本病已基本消失。在欧美一些国家，也因早期诊治及青霉素等药物的应用，使神经梅毒的发生率显著下降，尤其是主质型梅毒明显减少。但近 10 余年来中国新的梅毒患者，特别是脑膜及血管梅毒患者有所增加，有的还伴随艾滋病出现，这必须通过大力宣传医学卫生知识，加强文化素质教育，使人们认识性传播疾病的危害性，甚至从某些制度上加以控制，才能对本病的发生从源头上加以防治。

（杨瑞泽）

参考文献

[1] 韩国柱，蒋明军，张心保．神经梅毒的诊断和治疗［J］．中华皮肤科杂志，2000，33（3）：205 - 206.

[2] Yahyaoui M, Serragui S, Regragui W, et al. Epidemiological and clinical aspects of neurosyphilis in Morocco［J］. East Mediterr Health, 2005, 11（3）: 470 - 477.

[3] 王世芳，肖卫民．神经梅毒的临床特点和诊断［J］．中国实用神经疾病杂志，2007，10（6）：9 - 10.

[4] 王显铜，葛华．麻痹性痴呆 12 例临床分析［J］．中国神经免疫学和神经病学杂志，2006，13（1）：33 - 37.

[5] Singh A E, Romanowski B, Syphilis M. Review with emphasis on clinical, epidemiologic, and some biologic features［J］. Clin Microbiol Rev, 1999, 12（14）: 187 - 209.

[6] Holmos KK, Mardh PA, Spading PF, et . Sexually trailsmitted dise - ases［M］. 3rd ed. New York: McGraw - Hill, 1999. 479 - 498.

[7] 王显铜，葛华．麻痹性痴呆 12 例临床分析［J］．中国神经免疫学和神经病学杂志，2006，13：33 - 37.

[8] 张子平，程波，王柠．神经梅毒的临床表现与诊断探讨［J］．中国麻风皮肤病杂志，2006，22：285.

[9] 苏雅茹，王坚，蒋雨平．梅毒血清学试验阳性的 14 例梅毒患者的临床分析［J］．中国临床神经科学，2003，11（3）：275 - 278.

第三十四章

运动神经元病

一、引言

运动神经元病（motor neuron disease，MND）是一组病因未明，选择性损害脊髓前角细胞、脑干后组运动神经元、皮质椎体细胞及锥体束的慢性进行性变性疾病。按病变累及的部位可分类为：①上下运动神经元都被累及的疾病—肌萎缩侧索硬化；②单纯只影响下运动神经元的疾病；③单纯只影响上运动神经元的疾病。病情呈慢性进行性发展，从症状表现开始，平均存活期仅为3～5年，多发生在老年期及老年前期，平均发病年龄为61岁，多为散发性，10%为家族性，为常染色体显性遗传，患病率为2/20万～5/10万，最终因呼吸肌无力或呼吸系统感染导致呼吸衰竭而死亡。目前本病的病因、发病机制及有效治疗方法仍在研究探索阶段，尚无逆转病情的治疗手段。该病患者因感觉系统受侵犯而十分痛苦，被人们形象的称为“渐冻人”，世界卫生组织也将其列为与癌症、白血病、类风湿、艾滋病齐名的5大绝症之一。

二、病因

现状及相关学说概述。本病自发现100多年来，随着神经科学的发展，特别是近20几年，对运动神经元病的病因和发病机制的认识不断出现新的突破，同时诞生了许多对临床诊疗有价值的学说。

（一）谷氨酸毒性学说

谷氨酸是中枢神经系统中一种重要的兴奋性神经递质，其浓度过高会过度刺激受体，对神经系统产生兴奋性毒性作用。研究表明运动神经元病患者脑脊液中的谷氨酸水平比对照组明显增高，高于对照组2～3倍。谷氨酸转运蛋白EAAT2的缺乏是导致谷氨酸高水平的主要因素之一，在转基因G93A小鼠中，使其EAAT2过度表达可明显延缓病情进展，此项结果为EAAT2的基因治疗，各种诱导EAAT2蛋白和功能的药物，增加EAAT2表达的脊髓神经细胞和星型胶质干细胞的移植提供了理论依据。目前还认为，体内钙超载也是由于谷氨酸的兴奋毒性引起，而钙超载可能是运动神经元凋亡的重要原因。一系列大规模临床试验已经证实，谷氨酸受体拮抗剂力鲁唑可延长散发性运动神经元病患者的生存期。进一步证实了谷氨酸兴奋毒性与运动神经元病的发病密切相关。

（二）自由基氧化学说

自由基是生物体内各种物质反应产生的具有 1 个或者多个不成对电子的分子、原子、离子或化学基团，当某种原因引起自由基产生过多或者清除受阻，造成自由基在体内大量堆积，对生物体产生高度毒性。而神经系统代谢过程需氧量高于其他组织，当大量自由基氧化夺取微环境氧分时，神经细胞很容易发生变性甚至坏死。Wong 等人、Tohgi 等人及 Aoyama 等人用不同的实验方法证实 ONOO－基团介导的酪氨酸硝化与运动神经元病发病密切相关。另有研究证实，SOD1 基因突变是导致部分运动神经元病的原因，而 SOD1 的作用恰恰是清除 O2－自由基。任何能够改变 SOD1 结构的因素，都可能通过氧化途径损伤运动神经元，SOD1 基因突变所造成的损伤也是通过改变 SOD1 结构实现的。还有研究表明，线粒体功能受损和氧化损伤在散发运动神经元病中起着重要作用。

（三）遗传因素

运动神经元病有 10% 左右为家族性常染色体显性遗传，SOD1 基因突变与运动神经元病的相关性已被公认，在家族遗传病例中占 20% 左右，在散发病例中占 1% ~3%，迄今为止世界范围内的 ALS 患者中已经发现 139 种基因突变，D90A 是最常见的 SOD1 基因突变形式。正如上述氧自由基学说一直被认为是 MND 发病机制之一，但只有这一发现才使该学说得到了证实，并为此病的治疗与研究开辟了一条全新的途径。家族性运动神经元病患者的其他基因突变研究近些年已经取得了重要突破，最近一国际研究小组的研究发现，位于 9 号染色体的 2 个基因变异与运动神经元病密切相关，该发现有望为诊治该疾病带来希望。

（四）自身免疫

早在 1986 年 Freddo 等在 MND 患者血清中发现了高滴度的抗神经节苷脂 GM1 及 GDlb 单克隆 IgM 抗体。神经节苷脂有调节神经细胞功能的作用，也是细菌毒素的受体及自身抗体的作用靶位。有研究表明 MND 患者神经元周围和鞘内均存在对 GM1 的免疫反应，可能参与了 MND 的发病过程。但是尽管自身免疫障碍的证据逐年增多，但是免疫治疗效果仍不肯定，甚至有专家把免疫抑制治疗列为目前已经证实对运动神经元病无效的治疗方法之列。

（五）环境因素

环境因素和运动神经元病有一定的关系，相当数量的流行病学调查显示职业性或意外的、急慢性接触铅、汞和其他一些重金属可引起脑病和运动神经元病。工业化过程及广泛使用含有机铅的汽油，使铅的污染越来越严重，增加了普通人群神经系统受损的机会。有研究表明长期暴露在铝、锰元素饮食，而又缺乏钙、镁也是导致 MND 的发病率增高的原因之一。综上诸多病因研究，仍没有哪个领域能阐明 MND 的真正发病机制。目前研究人员已经意识到，没有单独的一种假说或某一单独因素能解释所有运动神经元病患者的发病原因，寻找不同机制之间的内在联系才是未来探索疾病本质的关键所在。

三、临床分型和表现

（一）肌萎缩性侧索硬化症（amyotrophic lateral sclerosis，ALS）

约 5% ~10% 患者有家族遗传史，多为常染色体显性遗传。该病可分布于世界各地，有一定的区域差异性，西太平洋地区发病率较高，如日本的 Kiipeninsula、美国关岛可高于其他地区 100 倍。

1. 病理改变：其病理改变为脊髓前角细胞和大脑皮质贝茨细胞（Betz's cell）数量减少，残存的细胞也多有萎缩，星形胶质细胞增生明显。髓鞘染色可以看到锥体束有脱髓鞘现象。突出的现象是皮质延髓束和脊髓束的变性，脊髓前角细胞的消失，以及脑干运动神经核的损害。皮质运动区的锥体细胞常呈现部分或完全消失，锥体束的变形最早出现在脊髓比较低的部位，随着病程的推进，在高位脊髓及脑干内也可看到锥体束的变性。只有在病程异常延长的病例中，可在内囊或中央白质内看到变性。位于下段脑干内的运动神经核变性，表现出神经细胞的消失与胶质增加。肌肉表现出神经源性萎缩的典型表现。在亚急性和慢性病例中可看到肌肉内有神经纤维的萌芽，可能是神经再生的证据。

2. 临床表现：肌萎缩性侧索硬化症（ALS）多数从一侧上肢开始，缓慢发展为双侧，首发症状常表现为手指的精细操作障碍，握力减退，此后渐出现手部小肌肉萎缩，逐步向上发展至前臂、上臂、肩胛带肌群。下肢症状出现较晚，多表现为无力、动作不协调、行走困难，但肌萎缩不明显。神经系统检查可发现双上肢肌肉萎缩，肌力减退，远端重于近端，严重时手部肌肉萎缩呈“鹰爪手”。肌张力通常不高，甚至减退，但腱反射常活跃，霍夫曼征阳性。双下肢肌力减退可不明显，但肌张力显著增高，行走呈痉挛步态，腱反射亢进，甚至出现髌、踝阵挛，巴宾斯基征阳性，这是本病早期一个重要的征象。此外上下肢萎缩的肌肉常常看到有肌肉跳动，病人常述麻木、发凉感，但客观检查无任何类型的感觉障碍。

肌无力症状缓慢进展，可渐波及躯干、颈部，最后累及面肌及延髓支配的肌肉，导致出现延髓性麻痹的症状体征。呼吸肌受累时，可有呼吸困难、胸闷、咳嗽无力，许多患者因肺部感染死于此阶段。如至疾病晚期，可出现双侧胸锁乳突肌萎缩、无力，转颈或抬头困难，患者被迫卧床，饮食由鼻饲维持。

延髓瘫痪通常发生在肌萎缩侧索硬化的晚期，有时也可成为疾病的首发症状。最早的症状是逐渐出现的发音含糊，进而出现讲话时丧失正常的字与字之间的停顿，造成字与字之间的重叠，语音含混不清，随后患者出现张口困难。

家族性肌萎缩侧索硬化的临床表现与上述基本相同，但病程相对较短，且以下肢无力起病较多。美国关岛的 Chamorro 族及日本纪伊半岛当地人群的肌萎缩侧索硬化多合并帕金森病和痴呆，成为帕金森斯痴呆和肌萎缩性侧束硬化复合征。

（二）进行性脊肌萎缩（progressive spinal muscular atrophy）

与遗传因素密切相关，多数为常染色体隐性遗传。男女发病率大致相等，男性可能稍高于女性。

多数病例首先侵犯颈膨大，大体上可见脊髓及前根变细，镜下可见脊髓前角细胞减少，同时伴有星形胶质细胞的增生，但没有锥体束脱髓鞘的变化。好发年龄多为 20～50 岁之间，男性较多，隐袭起病，进展缓慢。首发症状多为一侧或双侧手肌无力、大小鱼际肌、骨间肌及蚓状肌萎缩，严重时表现为爪形手。逐步发展至前臂、上臂和肩胛带肌，出现相应肌群萎缩及无力。肌萎缩区可见肌束震颤。肌张力、腱反射均减弱或消失，霍夫曼征阴性，感觉正常。锥体束征阴性。

（三）进行性延髓麻痹（progressive bulbar palsy）

病变单独影响脑干运动神经元，镜下可见脑干运动神经元，特别是疑核和舌下神经核细胞减少，大脑皮质的锥体细胞及脊髓前角运动神经细胞无改变，锥体束脱髓鞘变化不明显。疾病一开始就表现为延髓麻痹，在整个病程中以此为主要表现，其症状为饮水呛咳、吞咽困难、构音不清、声音嘶哑，查体可见软腭运动无力、咽反射消失、舌肌萎缩、舌束纤颤似蚯蚓蠕动。双侧皮质延髓束病变时，出现假性延髓性麻痹的征象，即除上述延髓性麻痹的表现外尚有强哭、强笑、出现下颌反射、掌颌反射、唇反射。本病发展迅速，可在 1～2 年内，多因呼吸肌麻痹或继发肺部感染而死亡。

（四）原发性侧索硬化

大体可见大脑皮质中央前回萎缩，镜下示中央前回内贝茨细胞数目减少甚至消失，锥体细胞也大量减少，锥体束则呈脱髓鞘改变。此类 MND 临床上不多见，病程较长，进展缓慢可达 10 余年。多数以双下肢无力为首发症状，查体可见肌张力增高，腱反射亢进及霍夫曼征阳性。随着病情缓慢发展，渐出现双下肢无力，病理征阳性等。晚期则表现为假性延髓性麻痹的征象。

四、诊断

（一）1990 年世界神经病学联盟提议的 ALS 诊断标准

1. ALS 诊断的必需条件：

（1）下运动神经元（LMN）征象（包括临床“正常”肌肉所表现出的肌电图异常）。

（2）上运动神经元征象（UMN）。

（3）病程进展加重。

2. 诊断分类：

（1）确诊 ALS：脑干、上肢、躯干、下肢 4 个部位中有 3 个部位出现 UMN + LMN 征象。

（2）很可能 ALS：2 个部位有 UMN + LMN 征象，UMN 征象位于 LMN 的头端。

（3）可能 ALS：1 个部位有 UMN + LMN 征象，或 UMN 征象出现在 2 ~ 3 个部位，如单肢性 ALS，进行型延髓瘫痪，原发性侧索硬化。

（4）可疑 ALS：在 2 ~ 3 个部位有 LMN 征象，如进行性脊肌萎缩症以及其他运动综合征。

（二）辅助检查

1. 肌电图和神经传导速度。肌电图呈现广泛的神经源性，3 个肢体以上包括无临床症状的肢体：①肌肉放松状态下可见纤颤电位、正向尖波、束颤电位，病程进展快者以束颤电位尤为多见；②肌肉轻收缩时动作电位时限延长、电压增高、多相电位增多，可能与侧支芽生时运动单位支配范围扩大有关；③肌肉重收缩是由于运动单位的减少，发放频率低，常呈现高电压的单纯相与混合相。运动神经传导速度与末端潜伏时正常，有严重萎缩时轻度延长，而感觉神经传导速度和感觉神经动作电位正常，鉴此可与其他疾病鉴别。

近年来对肌萎缩侧索硬化患者胸锁乳突肌肌电图检查备受关注，认为胸锁乳突肌、舌肌的肌电图异常提示球部下运动神经元病变。

2. 血清肌酶一般正常，个别病例可稍高。

3. 腰穿压颈实验时椎管腔通常，脑脊液外观、细胞数及蛋白均正常。

4. 脊髓造影可见病变区域脊髓萎缩。

5. 肌活检可见神经性肌萎缩的病理改变。

五、鉴别诊断

（一）进行性脊肌萎缩相关疾病的鉴别诊断

1. 多灶性伴神经传导阻滞的运动神经病变，多见于成年男性，表现为肢体远端为主的、不对称性肌肉乏力，多数影响上肢为主，大多数病例不伴有束颤，肌萎缩对称不显著，腱反射相对保存，神经传导阻滞可资鉴别，F 波减慢延迟。

2. 单肢、局灶性或节段性脊肌萎缩，一般为散发性，通常影响上肢更甚于下肢。多数发生在年轻男性，表现为一侧前臂或手部肌萎缩伴无力，再连续进展 2 年后常能趋于稳定。须与颈肋引起的胸腔出口综合征相鉴别。

3. 脊髓灰质炎后综合征，数十年前受脊髓灰质炎累及的肌肉可以出现极为缓慢的进展性无力，肌电图可出现巨大运动电位。

（二）脊髓型颈椎病

可有手肌萎缩、四肢腱反射亢进、双侧病理征反射阳性等 MND 的表现。无下肢肌跳，舌肌束颤及延髓麻痹表现。常有上肢或肩部疼痛，客观查体有感觉障碍，颈椎 X 片、CT 或 MRI 显示颈椎骨质增生、椎间孔变窄、椎间盘变性或脱出等颈椎病的表现。胸锁乳突肌及舌肌电生理减产异常常出现于运动神经元病，而颈椎病不会有这种改变。

（三）颈段脊髓肿瘤

因脊髓受压，也可出现上肢肌萎缩和四肢腱反射亢进，双侧病理征阳性。常有神经根痛和感觉障碍；无下肢肌跳、舌肌束颤及延髓麻痹；腰穿可有椎管阻塞、椎管造影、CT 或 MRI 显示椎管内占位性病变。

（四）脊髓空洞症

以不对称性、节段性分离性感觉障碍为特征，常常出现皮肤关节的营养障碍。MRI 检查空洞影像有助确诊。

（五）颈段脊髓蛛网膜炎

临床表现常不对称，有节段性感觉障碍，病程中可有反复发作，有梗阻或粘连表现。

六、治疗原则

运动神经元病作为一种神经系统慢性致死性疾病，目前尚无将其治愈的有效治疗方法。

（一）ALS 治疗

1. 抗兴奋毒性治疗：是目前唯一通过美国食品与药品管理局（FDA）认定对 ALS 确实有效的药物，目前国内已有使用。

2. 清除自由基：部分学者正在积极研究，同时推荐使用大剂量维生素，即每天加维生素 E 800 ~1000mg，维生素 C 500 mg，维生素 A 1000U 和复合维生素 B_1 片。乙酰半胱氨酸是一种自由基清除剂，是细胞内主要的抗氧离子系统谷胱甘酞的直接和间接的前体，治疗 1 年后脊髓首发症状 MND 病死率下降。

3. 免疫治疗：对静脉注射免疫球蛋白治疗反映良好，只有在 ALS 早期治疗才有效果。

（二）ALS 辅助治疗

1. 神经保护性治疗：国外正在尝试采取鞘内注射和导人睫状神经营养因子基因，以提高中枢神经中运动神经元作用位点内睫状神经营养因子的生物利用度和浓度。

2. 澳隐亭治疗 ALS。

3. 抗抑郁治疗：大多数患者可表现绝望、愤怒、易激惹。要及时使用抗抑郁药及抗焦虑药。

（三）肌无力的治疗

1. ALS 病人肌无力的治疗完全是机械性的。例如病人出现颈肌无力而不能将头抬起，可使用颈架。对于腕无力的患者，可以使用腕部夹板。借助动力性或机械性设施（轮椅、病床）可最大限度上保持自理。

2. 支架来保持 ALS 患者步态在临床上并不常见。

3. 康复锻炼有利于减少失用性萎缩并阻止挛缩畸形，但应该避免疲劳，以能够维持日常生活活动为锻炼目的。

4. 肌痉挛性痛很常见，可用苯妥英钠，每日 300mg，或地西泮，2.5～10mg，每日分 2～3 次口服。热敷和按摩对解除痛性痉挛有帮助。

（四）并发症的治疗

1. 构音障碍。在临终前绝大多数患者有构音障碍。在国外临终关怀机构入院时，只有 25% 的患者有正常说话能力，早期由语言康复医生指导非常重要。处理措施包括鼓励患者减慢讲话速度，局部使用冰块或巴氯芬因能帮助患者减轻舌肌痉挛，对修复软腭及抬高软腭也有帮助。

2. 流涎。正常人每天有 200～300mL 唾液产生并吞咽入胃。丧失自主吞咽功能后，头部在直立位时就可造成流涎。帮助措施包括颈部支持，头位校正，口腔感染的治疗。抗胆碱能制剂阿托品或东莨菪碱局部皮肤涂擦有效，阿米替林可帮助患者改善睡眠、心境和流涎。

3. 吞咽困难。50%～70% ALS 患者因咽下困难，可导致窒息、脱水、体重下降、流涎和吸入性肺炎。应鼓励患者吃自己觉得轻松舒适的食品，避免刺激性食物造成的咳嗽和憋气。巴氯芬因减轻痉挛可帮助解决吞咽困难，有时剂量可达 80～90 mg。必要时可下鼻饲胃管，避免经口呛咳引起的呼吸道感染。

4. 痉挛及疼痛。大约 45%～64% 的患者因肌肉痉挛、关节僵硬、便秘、腹强直及皮肤压迫出现疼痛。处理可首先摆正姿势，使患者处于放松的体位，药物可用肌松剂巴氯芬因 5 mg，3 次/d，盐酸乙哌立松 50 mg/d，非激素类抗炎药及阿片制剂（病情晚期）。

5. 便秘。由于会阴肌肉无力，不恰当的饮食及使用抗胆碱能药和阿片制剂而易致便秘。处理包括增加食物纤维含量及水分摄入。

6. 通气衰竭及最后阶段。绝大多数 ALS 患者死于呼吸衰竭，通常合并不同程度的吸入性肺炎。为减轻患者痛苦可使用吗啡类药物。

7. 鼓励患者进行肢体功能训练。

七、治疗进展

迄今为止世界范围内的诸多大样本临床试验中，仅有力鲁唑（Riluzole）在 18 个月的研究期间，可延缓病情进展，但不能阻止病情或逆转病情。研究表明，早期使用利鲁唑的患者相对于没有使用利鲁唑的患者死亡风险降低了 67%。该药已经获得美国食品药品管理局（FAD）批准用于 MDN 治疗，美国神经病学学院根据 I 级证据制定的临床指南推荐力如太治疗用于明确的和很可能的 ALS 患者（症状持续时间少于 5 年，FVC 预测值 >60% 和没有气管切开）。英国临床最佳国立研究所（NICE）制定指南也推荐使用力如太作为 ALS 患者重要的和有价值的治疗。目前欧美大多数 ALS 患者在使用力如太，并且已经纳入了医疗保险用药范围。在国内其昂贵的价格使其应用范围受到了限制（目前仍属非医保用药），近几年我国医师协会、各个 MND 研究机构、慈善机构联合成立药物救助计划，但范围十分有限，众多患者仍在期待该药品纳入医保。力如太（力鲁唑）是一种谷氨酸抑制剂，可阻断谷氨酸能神经的传递，其作用机制在上述谷氨酸毒性学说中已经阐述，这里不再赘述。然而，近百种研究过的 MND 药物治疗中多数是不成功的。尽管 MND 患者存在免疫障碍的证据逐年增多，但是免疫治疗效果均不肯定。具有代表性的药物为环磷酰胺，目前已被列入无效之列。前几年研究热点药物如碳酸锂、钙离子和钠离子通道阻滞剂（尼莫地平和拉莫三嗪）、神经营养药物（维生素 C、甲钴胺）等均在不同的临床试验中证实对本病无效。基因突变和神经干细胞移植领域在欧美许多国家仍在研究之中，近年来取得了重大突破，同时也寄托着攻破这一人类难题的希望。神经干细胞可以促进神经系统功能改善，促进髓鞘再生，为 MND 的治疗提供了新的治疗手段。一项最新研究，美国研究者先从患者的皮肤中提取了致病细胞，对其进行基因改造，然后将改造后的细胞注入患有 MND 患者的大脑中。科学家高兴地发现，经过基因改造的细胞在人体内能够正常工作。这项实验结果为人类将来对抗基因疾病打开了大门，未来医生只要从患者体内提取细胞，并进行基因改造，注入患者体内就可以治疗遗传疾病，由于细胞来源于患者本身，因而在患者体内不会产生排异反应。

八、预后

ALS 平均病程约 3 年，进展快的甚至起病后 1 年内即可死亡，进展慢者病程有时可达 10 年以上，成人型一般发展较慢，病程常达 10 年以上。原发性侧索硬化症临床罕见，一般发展较为缓慢。死亡原因主要是呼吸衰竭。

影响 ALS 预后因素：美国 Rudnicki 等对 85 例 ALS 患者研究发现，心脏病或吸烟者预后差，而高血压对预后影响无文献报道，发病年龄与预后有关，发病越晚（年龄大）预后越差，年轻人发病预后相对较好；下肢受累为首发症状，逐渐累及上肢和球部者存活时间较长；球部为首发症状，伴有上运动神经元受累的表现较球部和肢体上、下运动神经元同时受累预后好。

（张来康）

参考文献

[1] 杨期东．神经病学［M］．北京：人民卫生出版社．2002.

[2] 王维治，罗祖明，等．神经病学［M］．北京：人民卫生出版社．1984.

[3] 刘晓薇，龙志刚．运动神经元病的治疗进展［J］．中国综合临床，20（11）：1054－1055.

[4] Turner MR，Bakker M，Sham P，et al. Prognostic modelling of therspeutic interventions in amyotrophic lateral sclerosis［J］．Amyotroph Lateral Scler Other Motor Neuron Disord，2002，3（1）：15－21.

[5] Ringel SP，MurphyJR，Alderson MK，et al. The natural history of amyo－trophic lateral sclerosis［J］．Neurology，1993，43（7）：1316－1322.

[6] 史玉泉，周孝达，等．实用神经病学（第 3 版）［M］．上海科学技术出版社．2004.

[7] 王耀山，王德生，等．神经系统疾病鉴别诊断学［M］．北京：军事医学科学出版社，2004，881.

第三十五章

痉挛性斜颈

一、引言

痉挛性斜颈（cervical dystonia）是一种以颈肌扭转或阵挛性倾斜为特征的锥体外系器质性疾患。以成人肌张力障碍局限性发作最为常见，称之为特发性颈肌张力障碍更确切。临床表现起病缓慢，头部不随意的向一侧旋转，颈部则向另一侧屈曲，可因情绪激动而加重，睡眠中完全消失，这种颈部肌肉不自主的异常运动尤其会在患者处于公众场合或紧张繁忙时加重，使患者的工作无法正常进行。本病症以成年人多见，至今病因不明，现代西医学尚无特效疗法，药物和手术疗效均不确切。据报道，痉挛性斜颈的患病率在美国罗切斯特市为 8.9/10 万，欧洲为 5.7/10 万，英国北方地区是 6.1/10 万。其发病率与性别和年龄相关，女性多于男性，男女比例 1∶1.4～1∶1.9；发病的高峰年龄为 50～60 岁，70%～90% 的病人在 40～70 岁间发病。平均发病年龄男性为 39.2 岁，女性 42.9 岁，以散发病例居多。

痉挛性斜颈是临床上最常见的局造型肌张力障碍，主要累及颈部肌肉，以胸锁乳突肌、斜方肌、颈夹肌受累明显，病情多变，从轻度或偶尔发作至难于治疗等不同程度。本病可持续终身，可导致限制性运动障碍及姿势畸形。病程通常进展缓慢，1～5 年后呈停滞状态。约 10%～20% 的病人发病后 5 年内可自发痊愈，通常为年轻发病病情较轻者。1/3 的病人有其他部位张力障碍的表现，如眼睑、面部、颌或手，不自主运动（如痉挛）在睡眠状态时可消失。

在古医籍中，尚未发现应用针灸治疗本病症的类似记载。针灸治疗痉挛性斜颈的现代报道，始于 20 世纪 70 年代，用针刺配合梅花针局部叩刺，治愈 2 例。但有关主要临床资料，则基本上都见之于 80 年代之后，除少量个案治验之外，均为多例观察。穴位刺激方法，则用针刺、电针、共鸣火花及感应电穴位刺激等。特别是后者，不仅观察的例数较多，而且效果也十分明显。鉴于本病临床上少见，针灸治疗又是近年的事，故其临床治疗规律，尚有待进一步探索。

自从应用肌肉注射肉毒素治疗痉挛性斜颈以来，在改善患者症状方面取得了一定效果，但对于顽固性痉挛性斜颈患者仍需要外科手术治疗。

二、病因病理机制

（一）病因

特发性痉挛性斜颈病因尚不明确，目前认为与遗传、环境等多种因素及其相互作用有关。继发性痉挛性斜颈往往有明确的病因，包括创伤、感染、代谢异常、中毒、某些药物反应等。患者可能有家族史，少数继发于脑炎、多发性硬化、一氧化碳中毒后，但大多无明显病因。可能与以下几方面相关：

1. 遗传因素：部分成人肌张力障碍局限型发作是由遗传决定的。

2. 外伤：外伤一直被认为是痉挛性斜颈的病因，文献报道 9% ~16% 的病人在发病之前的数周至数月有头部或颈部外伤史。

3. 前庭功能异常：有报道痉挛性斜颈病人的前庭－眼反射反应性增高或不对称，在用肉毒素治疗后不能纠正。

4. 其他：短时或长时间的颈部振动刺激发现，患者头位改变存在明显的差异，这是由于周围本体感觉刺激发生改变，使中枢性控制头颈代偿扭转调解功能受累，传入神经冲动的中枢整合功能发生障碍。

（二）病理机制

对其病理机制，有中枢性及外周性 2 种推测。中枢性病因可能是额顶部皮质萎缩（Karte 等，1981）、中脑被盖部损害（Foez）或因由间质核到丘脑系统（Hassler）或基底节等处病变（Cassirer，Foester，Firnforsch）所引起。也有人认为与递质有关。5－羟色胺浓度降低可引起头颈部旋转，儿茶酚胺浓度降低则可引起头颈强直性偏斜等。Treckmann（1981）根据 Jennetta 理论，认为周围性病因可能是微血管对副神经的压迫，即副神经受血管长期压迫产生局部脱髓鞘变，使离心和向心纤维之间产生短路，致异常冲动积累而产生头部肌肉收缩，但目前未被公认。

三、临床表现

（一）临床表现

本病多发生于 30 ~50 岁，性别差异小。多缓慢起病，少数骤然发病。深浅肌群均可受累，个体差异大，以胸锁乳突肌、斜方肌、头颈夹肌的收缩表现明显。肌肉收缩频率多数大于 10 次/s，表现为头强直在一个方向，为痉挛性；少数病人肌肉收缩频率少于 10 次/s，表现为头向一个方向抽动，为阵挛性。痉挛性斜颈与其他锥体外系疾病一样，临床表现在早晨起床时较轻，紧张、冲动或劳动、行走时以及各种身体器官受到刺激时症状加重，安静时症状减轻，入睡后症状消失。清醒时患者常用手自行扶正头部，症状逐渐明显时，影响患者的日常生活及心理状态。长期的头部异常运动，可以表现受累肌肉不同程度的增粗肥厚，对侧各拮抗肌肉处于弛张、废用状态，以至有不同程度的肌萎缩。轻型患者可无肌痛，重症患者常有严重肌痛。少数病人还伴有震颤，偶有病人出现发音、吞咽障碍。

（二）临床分型

1. 依据肌痉挛范围分为轻、中、重 3 型表现：轻型者肌痉挛的范围较小，仅有单侧发作，无肌痛；中型者双侧发作，有轻度肌痛；重型者不仅双侧颈肌受到连累，并有向邻近肌群，如肩部、颜面、胸肌及背部长肌群蔓延的趋势，且有严重肌痛。

2. 依据肌痉挛动作有 4 型临床表现：

（1）旋转型：头绕身体纵轴向一侧做痉挛性或阵挛性旋转。根据头与纵轴有无倾斜，可以分为 3 种亚型：水平旋转、后仰旋转和前屈旋转。旋转型是本病最常见的一种型别，其中以后仰型略为多见，水平型次之，前屈型较少。此外根据肌肉收缩的情况，又可分为痉挛和阵挛两种。前者患者头部持久强直地旋向一侧；后者则呈频频来回旋动。

（2）后仰型：患者头部痉挛性或阵挛性后仰，颏、面仰天，颈椎呈弓状前突。

（3）前屈型：患者头部向胸前做痉挛性或阵挛性前屈。

（4）侧屈型：患者头部偏离纵轴向左或向右作痉挛或阵挛性侧屈，重症患者的耳、颞部可与肩膀逼近或贴紧，并常伴同侧肩膀上抬现象。

（5）混合型。

四、诊断要点

（一）诊断

本病由于具有其特征性的临床表现，诊断较容易，明确其受累肌肉比较困难。主要临床表现为：头颈不正、颈部肌肉紧张甚至局部隆起、头被迫偏斜、难以活动。由于长期肌肉痉挛，受累肌肉常有异常坚实和肥大。有的患者可以矫正片刻，但无法持久，又恢复原状。重者肩部上抬，影响上肢、面部肌肉的扯动等。情绪紧张时、劳累时症状加重，安静和初醒时症状轻，入睡后症状消失。神经系统检查（包括锥体系、锥体外系和小脑功能、感觉等）均在正常范围内。

（二）查体

颈部肌肉有痉挛，特别是协同肌有同步痉挛现象。通过患者重复斜颈的动作，可以初步判断受累的肌肉范围以及斜颈所属类型。

（三）辅助检查

1. 颈部 CT：个别患者脑 CT 有异常。绝大多数患者各器官功能正常，没有发现与斜颈相关的病理变化。对于复杂类型的痉挛性斜颈，可以作颈部 CT 水平扫描，扫描范围自枕外粗隆至颈 7 锥体平面，扫描方式为连续薄层扫描。CT 片上可以测量左右两侧同肌肉的周径，加以比较，列出肥大肌肉的名称和侧别，协助发现受累肌肉的范围，以便选择性肌肉切除术。颅脑 CT、MRI 常无明显异常改变。

2. 肌电图：常规描记的肌肉有双侧胸锁乳突肌和双侧头夹肌，可以应用单极电极应记录病人在静止状态（通常是坐位）和头部作随意运动状态下的肌电活动。了解哪些肌肉的活动是活跃的，哪些肌肉处于抑制状态，属于后者这些肌肉的支配神经不能被切断。CT：连续薄层扫描颈部，了解受累肌肉范围。

3. 局部阻滞试验：阻滞应在肌电图的监测下完成。注射点应选在电刺激该肌肉时，发生最大收缩的部位，每条肌肉注 10% 利多卡因 5 ~ 10mL 即可。即使阻滞是不完全的，它也能帮助我们预测该肌肉在其支配神经被切断后，可能会出现的效果。

4. X 线：脊柱 X 线片可见脊柱形态方向改变，如侧弯、前屈、后仰或扭转现象，偶可见颈椎小关节半脱位，颈椎平片检查，排除严重颈椎疾病。

五、鉴别诊断

根据病人发作情况较易确诊，但应与以下疾病鉴别：

1. 癔症性斜颈：骤然起病，有致病的精神因素，头部及颈部活动变化多端，无一定规律，在情绪安定或接受暗示后症状缓解，无人注意时，头位自行复正。

2. 继发性神经性斜颈：颈椎肿瘤、损伤、骨关节炎及颈椎结核等可导致本病。颈椎间盘突出、枕大神经炎等，因颈部神经及肌肉受刺激，导致强直性斜颈。一侧半规管受刺激引起的迷路性斜颈、先天性眼肌平衡障碍引起的眼性斜颈、先天性颈椎畸形引起的骨性斜颈、先天性胸锁乳突肌挛缩及小脑第四脑室肿瘤早期所引起的斜颈等，均无阵挛，作为鉴别需进一步检查发病原因。

3. 感染性斜颈：罕见，有呼吸道或消化道症状，发作时间短，持续数分钟至半小时，一般3～10d即可完全消失。

4. 迟发性运动障碍：迟发性运动障碍于长期服用某种抗精神病药物后出现，主要表现为口、面、颈部肌肉不自主运动，停药后症状逐渐缓解而自愈。

5. 全身性肌张力障碍：痉挛性斜颈可以为全身肌张力障碍的初始表现，也可以为全身性肌张力障碍的一部分。根据疾病的转归和症状的广泛性可以与其区别。

6. 先天性斜颈：小儿，产前形成，胸锁乳突肌挛缩，不肥大，无阵挛。

六、治疗原则

痉挛性斜颈的治疗，应首先进行药物治疗。当症状发展到一定程度时，或保守治疗效果越来越差时，可选择手术治疗，手术治疗至今尚处于发展阶段，尚无标准的手术方式。手术治疗的关键是建立在对痉挛肌群的认识，目前国际上流行的外科治疗方式中，选择性周围神经切断术最为流行，双侧颈神经根切断术和副神经微血管减压术仍在被某些医生选用。国内陈信康教授倡导的三联手术和选择性颈后伸肌切断术，也取得了良好效果，并在国内广泛应用。

（一）药物治疗

肉毒素注射治疗是药物治疗痉挛性斜颈的一个重大突破，多数病例经过肉毒素肌内注射治疗，可以获得3～4个月的明显缓解，其中有些病人产生抗肉毒素抗体而逐渐对此治疗无效，也有一些病人，对肉毒素治疗毫无反应。另外有些病人很难维持此项治疗。

其他药物及物理治疗，最初的药物治疗有抗胆碱能药物如苯海索（三己芬迪），安定类药物如安定，以上药物在大剂量应用时，可使痉挛性斜颈获得某些缓解，副作用也明显。另外，长期进行物理疗法、生物反馈疗法也可能使轻度痉挛性斜颈的症状得到某些改善。

（二）手术治疗

1. 适应证和禁忌证：

（1）药物治疗，主要是肉毒素注射治疗，不再有满意的效果，或产生了严重的副作用，肉毒素治疗无效后4个月才可考虑手术。

（2）病程1年以上，最好为3年以上，临床症状不再进展。

（3）肌张力障碍的症状局限在颈部，至少是以颈部症状为主。

（4）最佳的手术指征是旋转型、侧挛型和头双侧后仰型。前两者适合作三联手术，后一种适合作枕下肌群选择性切断术。选择性周围神经切断术，对于旋转型或其合并轻度前屈或后仰，效果最满意。

（5）前屈型病人如果经1%利多卡因封闭双侧胸锁乳突肌后能改善症状者，可考虑做双侧副神经切断术或双侧胸锁乳突肌切断术。但是前屈型斜颈多累及颈前深部肌群，手术效果不佳。有过手术史，存在有纤维化症或关节病，手术效果差。

2. 手术方式：

（1）双侧颈神经根切断术：该术式首先由 Cushing 和 Mckenzie 设计，作为一种单侧入路对颈部后组肌群进行支配神经切断的疗法。该术式切断颈 1、颈 2、颈 3 和部分颈 4 的前根。后来在 Dandy 的倡导下，改为作双侧，目的是想通过彻底治疗得到更好的效果，然而过多切断前支的副作用很明显，如颈部无力和吞咽困难等。该术式在 20 世纪 70 年代以前一直是痉挛性斜颈的主要手术方式，被广泛应用于临床。现在已很难想象切断颈 1、颈 2 前根在治疗痉挛性斜颈中有何意义，因为颈 1、颈 2 前根支配喉部管理吞咽动作的肌肉，与颈后肌群毫无瓜葛。另外颈 4 和颈 5 后支的主要分支的切断对颈后肌群的去神经是很重要的，保留拮抗肌的功能对术后恢复正常运动也是很有用的，因而此术式已很少应用。

（2）副神经微血管减压术：该术式由 Freckman（1981）首先报道，Freckman 等人认为痉挛性斜颈病人的症状与副神经根血管压迫有关，其发病机制可能与面肌痉挛、三叉神经痛相同，血管的异常冲动可能通过副神经根的交通支传递给颈部脊部经根，使颈肌产生异常兴奋。仅有少数作者报道该术式可以缓解痉挛性斜颈。

（3）选择性周围神经切断术：开始于 1978 年，目前已成为治疗痉挛性斜颈的一种成功的手术方式，经多年的改良，此术式针对性强、效果较好，并发症少，在国际上已成为多数神经外科中心治疗痉挛性斜颈的唯一的外科手术方式。其成功的原因是，它仅切除了那些产生头部异常运动肌肉的支配神经，因此术前对参与异常运动肌肉的辨认非常重要。要做到这一点，就必须确定异常运动的类型，必须确定与之相关的肌肉群。术前通过密切的临床检查，结合肌电图描记，局部阻滞，颈段 CT 薄层扫描以及肉毒素治疗史，可以大致确定参与异常运动的肌肉，术中对受累肌肉及其支配的脊神经的辨认是手术成功的关键。

选择性周围神经切断术的目的是去除异常运动，同时保留正常或接近正常的颈部运动功能，这就要求要切断所有支配引起异常运动肌肉的神经分支，术中单极电阈值刺激是术中确定支配某肌肉的神经的关键，任何相关的支配神经的遗漏都将导致部分或全部异常运动的术后再发。另外，过多的切断神经，将致使颈部运动受限，应该避免。颈 1、颈 2 的前支是唯一支配喉前肌群的神经，应妥善加以保护，仅需切断颈 1、颈 2、颈 3 的后支。

（4）三联手术：三联手术的组成包括一侧脊神经后支（1 ~ 6）切除术，头、颈夹肌（或肩胛提肌）切断术和对侧副神经切除术，适用于旋转型和侧挛型痉挛性斜颈，由国内陈信康教授倡导并广泛应用于临床。手术步骤中的颈 1 ~ 6 后支切除术及副神经切除术，与上述选择性周围神经切除术相似，增加了头、颈夹肌（或肩胛提肌）切除术。

（5）选择性颈后伸肌切除术：该术式主要用于治疗头双侧后仰型痉挛性斜颈，它是痉挛性斜颈中起步较晚、最困难的一型。双侧脊神经后支切除术，效果不理想。由于术式为选择性的切断痉挛肌群，保留了非痉挛肌肉，故手术后异常运动消失，而头部正常运动和后仰伸功能保留。无头位不稳及垂头现象。这可能是因为术后双侧枕下短肌群（颈 1 ~ 2）、双侧头最长肌（颈 1 ~ 8）、双侧颈最长肌（颈 1 ~ 8）、双侧肩胛提肌（颈 3 ~ 5）以及双侧胸锁乳突肌（副神经）等重建颈部新的伸屈平衡。另外，已经切断的肌肉仍有神经支配，在维护颈椎关节稳定和颈部外形方面也起着重要作用。

（6）其他手术：

①立体定向手术治疗痉挛性斜颈的效果也不够理想，脑深部核团的定向毁损治疗痉挛性斜颈，目前尚无肯定的结论。靶点可选在苍白球、丘脑腹外侧核、Forel - H、丘脑中央中核等处，一般的经验是 Forel - H 和丘脑腹外侧核的 Voa、Vop 效果较好。如果痉挛性斜颈临床体征超过颈肌范围，

选择立体定向手术较好。

②目前，国内外对痉挛性斜颈，应用慢性脊髓刺激或慢性丘脑刺激也能获得暂时性效果，如1978年Gildenberg曾介绍在颈1～2平面脊髓侧柱上装置一刺激器，用80～100Hz进行刺激，曾风行一时，1988年Gootz否定了这种方法。Bertrand将刺激电极通过定向植入法，装置在丘脑腹外侧核（Voi、Vc）刺激频率在75～150Hz也达到一定的效果。

（三）电疗

1. 电针治疗：

（1）取穴：主穴为天容、容后、天窗、臂臑。配穴为阳白、合谷。

容后穴位置：下颌角后方，耳垂后凹陷直下1.5寸处。

（2）治法：每次取颈肌痉挛较突出之同侧颈部主穴一个和双侧臂臑穴，另酌取配穴一个（同侧）。

颈部主穴和配穴，针刺入得气后，略作提插捻转，接通电针仪。其中，颈部穴接负极，配穴接正极。

具体要求如下：天容穴，直刺5～8分，电针时头向针刺侧转动并有同侧耸肩运动；容后，直刺0.5～1寸，电针时头向针侧转动；天窗，直刺5分或向上斜刺1寸，电针时针侧有仰头及耸肩动作；臂臑穴，向内下方斜刺1.5寸，待有酸胀等得气感后，作捻转结合小提插运针1min，留针，不接电针。通电或留针时间为20～30min。每日或隔日1次，15次为一疗程，未愈者停针3～5d后继续下一疗程。

2. 穴位电疗：

（1）取穴：主穴为风池、肩井、扶突。配穴为百会、合谷、安眠。

（2）治法：主要采用共鸣火花和感应电进行穴位刺激。

主穴据痉挛性斜颈的不同症型而选取：水平旋转取全部3个穴；后屈型取扶突；前屈型取风池和肩井。

先以感应电刺激。系采用普通电疗机的感应部分，输出为0～18V交流电，其中1挡为3V，2挡5V，3挡9V，4挡15V，5挡18V，频率为60～80Hz，为不规则针形波。感应电治疗时，将2个手柄同时置于2个穴位上，用断续电进行治疗。刺激方法如下：①水平旋转型痉挛性斜颈患者，先置于双风池穴，断续通电3min；向下滑至肩井穴，断续通电3min，然后，再放置于双扶突穴，断续通电1～2min，并指导患者做头部运动，再在该穴通电2min。②后屈型患者，将两手柄同时置于扶突穴，断续通电5min，指导患者做头部运动，然后再按上法重复1次。③前屈型患者，先将两手柄置于双风池穴，断续通电3min，向下滑动至双肩井穴，通电3min。断电后，指导病人作头部运动，之后再按上法重复1次。感应电穴位刺激，开始时先调到3V，然后逐渐加大，直至肌肉出现明显收缩而患者又能耐受为止。

用共鸣火花进行治疗时以叉状电极或小圆电极接触穴位上。主要的刺激穴位为风池穴和配穴。其剂量为成年人中等量，老人或儿童弱刺激，每穴刺激3min。上述穴位除风池选用双穴外，安眠、合谷均用单穴（对侧或同侧），如患者失眠，则改双安眠穴。

感应电和共鸣火花穴位刺激，每日1次，15～20次为一疗程。疗程间隔3～5d。

七、预后

痉挛性斜颈为一种缓慢起病，进展缓慢的疾病，多数病人经过数年的病情演变，临床症状处于一种静止状态，或自动缓解，少数病人（约 5%）有自发性痊愈，痉挛性斜颈本身不会致死。由于头颈部异常运动而影响工作、学习和生活，也给病人造成精神上的压力，晚期还可产生肌痛。早期诊断、早期治疗、加强临床护理，对改善痉挛性斜颈患者的生活质量有重要意义。

八、相关解剖

（一）颈部解剖

颈部分区：颈部以胸锁乳突肌前后缘为标志可分为颈前区、胸锁乳突肌区、颈外侧区。

1. 颈前区：以舌骨为界分舌骨上区、舌骨下区。外界为胸锁乳突肌前缘，内界为颈正中线，上界为下颌骨下缘。舌骨上区包括单一的颏下三角和两侧的下颌下三角。舌骨下区包括颈动脉三角和肌三角。

（1）颏下三角：位于左右二腹肌前腹与舌骨体之间，顶为颈浅筋膜层的舌骨上部所覆盖，底由两侧下颌舌骨肌组成，其三角内含多个淋巴结。

（2）下颌下三角：位于下颌下缘及二腹肌前、后腹之间，为舌骨上区的两侧部分。其深面由下颌舌骨肌、舌骨舌肌及咽中缩肌构成，表面覆盖皮肤、颈阔肌及颈深筋膜浅层。三角内含有上颌下腺、淋巴、血管、神经等。

（3）颈动脉三角：位于胸锁乳突肌上份前缘、肩胛舌骨肌上腹和二腹肌后腹之间。其顶为封套筋膜，底为椎前筋膜，内侧为咽侧壁及其筋膜。其内有重要的血管和神经。

颈内静脉：位于胸锁乳突肌前缘深面，起始于颈静脉孔，为乙状窦的延续，有面总静脉、舌静脉、甲状腺上静脉及甲状腺中静脉注入。

颈总动脉：位于颈内静脉内侧，平甲状软骨上缘分为颈内动脉及颈外动脉。颈总动脉末端膨大为颈动脉窦，有压力感受器。在颈总动脉分叉处的后方有颈动脉小球，是化学感受器，二者有调节血压和呼吸的作用。颈内动脉位于颈外动脉后外侧，垂直上行，入颈动脉管至颅内，在颈外无分支。颈外动脉居前内侧，于近上颌角处后方，经二腹肌与茎突舌骨肌深面垂直上行入下颌后窝。颈外动脉在颈部向前发出甲状腺上动脉、舌动脉、面动脉，向后发出枕动脉和耳后动脉，向内发出咽升动脉。

迷走神经：出颅后在颈动脉鞘内走行，于舌骨平面上方发出喉上神经，在甲状软骨上角分为喉内及喉外二支，在发出喉上神经以下又分出心上神经支，至颈下部越过锁骨下动脉之前，至其下方分出喉返神经。右侧者绕过锁骨下动脉后方上行，左侧者绕过主动脉弓后方而返回，左侧较右侧长，故发病较右侧多。

舌咽神经及舌下神经于二腹肌后缘外呈弓形跨过颈内、颈外动脉浅面前行。舌下神经于颈外动脉浅面发出颈袢上根，为神经肌蒂移植提供条件。

（4）肌三角：位于胸锁乳突肌前缘，颈前正中线与肩胛舌骨肌上腹之间，为舌骨下区的下份。顶为封套筋膜，底为椎前筋膜。此三角的浅层结构，由浅入深，依次为皮肤、浅筋膜、颈前静脉及皮神经等。三角内的肌肉有浅层的胸骨舌骨肌和肩胛舌骨肌上腹；深层有胸骨甲状肌与甲状舌骨肌。在此区内有喉、气管颈段、食管颈段、甲状腺、甲状旁腺、喉上神经及喉返神经等重要组织。

甲状腺：呈 H 形，由左、右叶及峡组成。

2. 胸锁乳突肌区：胸锁乳突肌起于胸骨柄前面、锁骨上缘内 1/3 向后止于乳突外侧面，此区所占据部位的浅、深面的结构均属胸锁乳突肌区。

浅层为皮肤、颈阔肌、颈筋膜浅层、颈外静脉、颈前静脉等。在胸锁乳突肌后缘中点有枕小神经、耳大神经、颈横神经、锁骨上神经，依次由深筋膜伸出，向肌的前上或前下行，分布于相应的浅层结构。深层有颈动脉鞘、膈神经、颈袢、颈丛及交感神经。颈动脉鞘内有颈总动脉，颈内、外动脉，颈内静脉及迷走神经。在鞘的下段颈总动脉位于后内侧，颈内静脉位于前外侧，迷走神经位于两者之间的后方；鞘的上段颈内动脉位于前内，颈内静脉位于后外，迷走神经位于两者之间的后内方。膈神经由第三至第五颈神经前支组成，为椎前筋膜所覆盖，向下内行，经锁骨下动、静脉之间入纵隔。找膈神经时，于胸锁乳突肌后缘中部，前斜角肌前面，可见其斜向下内行。

3. 颈外侧区：前界为胸锁乳突肌后缘，后界为斜方肌前缘，下为锁骨中1/3 的上缘。此区包括枕三角和锁骨上三角。

(1) 枕三角：位于胸锁乳突肌后缘、斜方肌前缘与肩胛舌骨肌上腹上缘之间。三角底为椎前筋膜及其覆盖下的头夹肌、肩胛提肌及中、后斜角肌等；其顶为封套筋膜，有副神经通过。副神经自颈静脉孔出颅后，经二腹肌后腹的深面和颈内静脉的前外侧，胸锁乳突肌前缘上、中 1/4 点进入枕三角，并与分支支配斜方肌。在颈部淋巴结清除手术中，不可损伤此神经。

(2) 锁骨上三角：位于锁骨上缘中 1/3 上方，在体表呈明显的凹陷，故名锁骨上大窝。由胸锁乳突肌后缘、肩胛舌骨肌下腹和锁骨围成。三角的底为斜，角肌下份及椎前筋膜；其顶为封套筋膜。三角区的浅层有锁骨上神经及颈外静脉末段，走行于浅筋膜中，内有臂丛、锁骨下动脉、锁骨下静脉、胸导管颈段、胸膜顶及肺尖。

(3) 颈筋膜及其间隙：位于浅筋膜及颈阔肌的深面，各部分厚薄不一，围绕颈项部诸肌肉及器官的结构，并在血管、神经周围形成筋膜鞘及筋膜间隙。

①颈筋膜浅层：后方附于颈韧带及第七颈椎棘尖，围绕斜方肌、胸锁乳突肌，于颈阔肌深面与对侧愈合。上方附着于枕骨上项线、乳突及下颌骨下方，下方附着于肩峰、锁骨及胸骨柄。

②筋膜中层即气管前筋膜：紧贴舌骨下肌群后方，并与其筋膜相愈合，包绕甲状腺及气管，向上附于环状软骨弓、甲状软骨及舌骨，向下延续至心包纤维膜。

③颈筋膜深层即椎前筋膜：此层较中层厚，经颈动脉鞘之后，椎前肌与斜角肌的前方，上附于颅底，下延续至前纵韧带与胸前筋膜。

④颈动脉鞘：是颈筋膜在颈部大血管和迷走神经周围形成的血管神经束鞘，上至颅底，下续连纵隔。鞘内包绕颈总动脉、颈内动脉、颈内静脉、迷走神经及颈深淋巴结等。

⑤筋膜间隙：有胸骨上间隙、锁骨上间隙、气管前间隙、咽后间隙、咽旁间隙及椎前间隙。

（二）研究应用

1. 副神经出颅后解剖特点及其临床意义。在痉挛性斜颈的临床手术治疗中，副神经根微血管减压术由 Freckman 等首先提出报道，认为此病发病机制为副神经根受到微血管压迫，其冲动通过交通支传递给脊神经根遂使颈肌产生异常兴奋。部分学者建议首选神经血管减压，部分学者建议采用选择性肌肉和神经切断术，尤其是以胸锁乳突肌痉挛为主的痉挛性斜颈。颅内手术需要影像学的支持，同时在手术中需要明确压迫血管及减压部位，而颅外部分则需要准确把握副神经的走行，进行针对性有选择的神经切断，保护非痉挛肌的神经支配。

据解剖研究实验观察到：部分标本中副神经出颅后经二腹肌后腹及茎突舌骨肌深面，经过胸锁乳突肌发出分支并于其中点后稍上方进入颈后三角，于斜方肌前缘中下 1/3 ±0.5cm 处进入斜方肌。副神经浅出点通常位于胸锁乳突肌后缘中 1/2 稍上方，与颈外静脉交叉点后（1.5 ±0.5） cm 处。另有部分标本中，约 70% 副神经在行程中接受颈丛（C2 ~ C4）来的神经交通支，研究标本均可见副神经分支加入迷走神经。

临床手术中应由副神经浅出点处寻找副神经并小心逆行分离，注意保留副神经支配喉前肌群的分支及与颈从的交通支，保护迷走神经及膈神经，在切断胸锁乳突肌时，还应注意保护其支配斜方肌的分支。

2. C1～5 神经后根、颈后肌群的解剖学特点及其临床意义。1924 年 Cushing 创立颈硬脊膜下单侧第 1～4 颈脊神经前根及副神经切断术，1930 年由 Dandy 改为双侧，但手术效果并不很理想，同时并发症较多。1977 年陈信康率先提出了选择性周围神经切断术，取得了较满意的效果，这一术式逐渐得到广泛支持和认可。据实体标本解剖研究，部分标本可见 C1～2、C2～3 后支的交通吻合支，部分见 C3～4 后支的交通吻合支，研究标本上均见 C2 脊神经节，硬脊膜和 C2 椎弓根之间存在较大的静脉窦。枕下三角结构固定，新鲜尸体解剖可见为白色半透明筋膜覆盖，其内上界为头后大直肌，外上界为头上斜肌，外下界为头下斜肌，三角的底为寰枕后膜和寰椎后弓，浅面借致密结缔组织与夹肌和半棘肌相贴，其内走行着椎动脉、椎静脉丛、第 1、第 2 颈神经后支等重要结构。

在新鲜实体标本中，神经走行及其分支变异多、神经与肌肉支配关系不明确、神经不易辨认、与重要血管毗邻等都对手术造成一定的困难，需要熟悉其解剖特点及难点，明确需要切断的神经后支及相应痉挛肌肉，同时应注意保护椎动脉、枕动脉及枕下三角内的静脉丛，注意保留 C2 神经支配颈前肌群的分支，注意保留 C4 神经后支支配斜方肌、膈肌的分支。颈后肌群的解剖、骨性结构、高位颈神经结构、血管的鉴别保护等研究是确保手术良好暴露及减少术后并发症的重点。

（杨瑞泽）

参考文献

[1] Stephen L, Hauser, S. A. Josephson. Harrison's Neurology in Clinical Medicine [M]. 2nd ed. California: McGraw - Hill, 2010.

[2] 钱海，石祥恩．痉挛性斜颈的外科治疗［J］．中国医师进修杂志，2007，30（2）：67－69.

[3] Shaikh AG, Jinnah HA, Tripp RM et al. Irregularity distinguishes limb tremor in cervical dystonia from essential tremor [J]. J Neurol Neurosurg Psych, 2008, 79: 187－9.

[4] 郑祥理，陈洪．特发性震颤合并 Meige 综合征 1 例［J］．疑难病杂志，2010，9.

[5] 姬绍先，马安保，梁健，等．痉挛性斜颈的应用解剖和外科治疗（附 648 例报告）［J］．中国临床神经外科杂志，2009，14（02）：65－68.

[6] Hedera P, Phibbs FT, Fang JY et al. Clustering of dystonia in some pedigrees with autosomal dominant essential tremor suggests the existence of a distinct subtype of essential tremor [J]. BMC Neurology, 2010, 10: 66.

[7] 李键．痉挛性斜颈外科治疗的解剖学研究［D］．上海：复旦大学，2009.

[8] 刘江，徐晓利，于炎冰，等．痉挛性斜颈外科治疗进展［J］．国际神经病学神经外科学杂志，2007，34（02）：168－171.

[9] Louis ED, Hernandez N, Alcalay RN, Tirri DJ, Ottman R, Clark LN. Prevalence and features of unreported dystonia in a family study of "pure" essential tremor [J]. Parkinsonism and Related Disorders, 2012, 19.

[10] Louis ED, Vonsattel JP. The emerging neuropathology of essential tremor [J]. Mov Disord, 2008, 23 (2): 174－82.

[11] Singer C, Velickovic M. Cervical dystonia: etiology and pathophysiology [J]. Neurol Clin, 2008, 1: 9－22.

[12] Zerrate MC, Paxdo CA, Jinnah HA. Neuropathology in idiopathic cervical dystonia [J]. Mov Disord, 2007, 22 (16): 14.

[13] Bonilha L, de Vries PM, Vincent DJ, et al. Structural white matter abnormalities in patients with idiopathic dystonia [J]. Mov Disord, 2007, 22: 1110－1116.

第三十六章

进行性腓骨肌萎缩症

一、引言

腓骨肌萎缩症（Charcot－Marie－Toothdisease，CMT），又称遗传性运动感觉性神经病（Hereditary motorsensory neuropathy，HMSN），是一组家族遗传性周围神经病。该病除有特征性肌萎缩外，还可出现末梢神经性或小脑性共济失调。患病率为1/2500。多呈常染色体显性遗传，少数呈常染色体隐性遗传或X－性连锁遗传。根据神经传导速度将CMT分为Ⅰ型和Ⅱ型：传导速度＜38cm/s为Ⅰ型，正常或接近正常为Ⅱ型。

二、历史

遗传性周围神经病（IPN）是一组以周围神经系统出现长度依赖性进行性变性为特征的疾病。IPN的临床和遗传学异质性很广泛，患病率约为1/2500，是最常见的一组遗传性神经肌肉病。最常见的IPN亚群为遗传性运动感觉性周围神经病（HMSN）或者腓骨肌萎缩症（CMT），后者是19世纪神经病学家给出的最初描述，沿用至今。

CMT很接近其他2类较为少见的IPN疾病类型，即以选择性运动神经受累（遗传性运动神经病，HMN）或感觉性自主神经受累（遗传性感觉性和自主神经病，HSAN）。HMN和HSAN会在别处再讨论。

CMT通常会在20岁前发病，症状一般从足部起始，由远端向近端进展。患者表现为双下肢远端的力弱以及肌肉萎缩，导致步态障碍。后期也会出现双上肢远端受累，但表现不是那么明显。患者会出现骨骼发育异常，比如高足弓、锤状脚趾、脊柱侧突。此外，伴有远端的感觉丧失，一般阳性的感觉症状较为少见。深反射通常减弱或消失。大部分患者疾病进展缓慢，导致轻中度损害，不影响预期寿命。

继Harding和Thomas等进行首项研究之后，神经传导方面的研究成为HMSN分类的主要方法。正中神经检查的一个关键性指标是运动神经传导速度（NCV）。NCV减慢的病理基础是出现显著的施旺细胞病变，导致脱髓鞘。相反，当疾病导致轴索变性时，NCV表现为正常。

按照惯例规定，脱髓鞘型周围神经病（CMT1）定义为正中神经运动神经传导速度＜38m/s或＞49m/s。轴索型（CMT2）特征为神经传导速度正常或者轻度下降，一般＞38m/s。CMT2只占所有 IPN 的 25%~30%。此外，也有文献描述 CMT 存在一种中间型电生理特征。

在某些患者中，NCV 为 25~45m/s，横跨 CMT1 和 CMT2 两种类型的特点。类似地，在某一个家族中，有些患者可能表现为 CMT1 样电生理的特点，而其他患者表现为 CMT2 的特点。有一些基因对这些亚型的诊断具有特异性，支持“中间型 HMSN”可作为一个单独有用的临床分类，即使没有对应的准确的病理学方面解释。

CMT 患者通常会伴有阳性家族史，但如果没有家族史也不能否定是由于基因所致。在非近亲结婚的家族中，该病的遗传方式一般为常染色体显性遗传或者 X 连锁遗传，也会经常出现新发的基因突变。

常染色体隐性遗传方式的患者会在儿童早期起病，病情发展更加严重，并出现显著的运动发育延迟的症状，丧失行走能力，且表型更加复杂。在欧洲，常染色体隐性遗传性 CMT 不足 10%，而在近亲结婚率很高的人群中，这一比例高于 40%。极少数 CMT2 患者存在线粒体编码基因的突变。

该病起病症状和严重程度方面存在相当大的变异性，有的为严重的先天性形式，有的为 40 岁左右起病的轻微型。有一些 CMT 的亚型具有独特的临床特征，能够指导分子诊断，比如声带麻痹，颅神经受累，上肢症状为主，锥体束征或者视神经萎缩等。

由于 CMT 极其广泛的临床和基因学异质性，IPN/CMT 的分类因日益增加的复杂性变得模糊不清。从历史的角度来看，基于临床特征可将 IPN 划分为不同的亚型。尽管早期也尝试根据特异性临床特征将 IPN 的遗传学也进行分类，但现在认识到目前统一的分类方式不能通过简单的形式将所有相关的临床和遗传学因素结合起来。

三、病因分型

（一）脱髓鞘型常染色体隐性遗传的 CMT

脱髓鞘型常染色体隐性遗传的 CMT 主要特征是发病年龄早，常在儿童期起病，神经传导速度减慢，周围神经有髓纤维、髓鞘脱失或减少。随着分子遗传学的进展，已发现其至少有 7 个疾病基因位点，分别为 8q13-21.1、11q22、11p15、5q23-33、8q24、19q13.1-13.3、10q22-23。其中 5 种疾病基因已被克隆，分别为神经节苷脂诱导的分化蛋白 1（GDAP1）、肌管蛋白相关蛋白 2（MTMR2）、N-myc Downstream-Regulated Gene 1（NDRG1）、早期生长反应蛋白 2（EGR2）、轴突周围蛋白（periaxin）等基因的突变已被发现能导致本病。脱髓鞘型常染色体隐性遗传的 CMT 又分成 7 个亚型，具体如下：

1. CMT4A。CMT4A 以发病年龄早（通常两岁之前）伴运动系统发育迟缓为特征，先出现肢体远端的无力和萎缩，10 岁末累及近端肌肉，许多病人只能靠轮椅生活，常有骨骼畸形和脊柱侧凸。运动神经传导速度减慢（平均 30m/s），神经活检显示厚髓纤维丧失伴髓鞘减少，无异常的髓鞘折叠。

Othmane 等将 CMT4A 的疾病基因定位于 8q13-21.1，周围神经髓鞘蛋白 2（PMP2）也位于此区，其主要在周围神经中表达，随后他们对该家系的患者进行 PMP2 测序，最终排除了 PMP2 是 CMT4A 的致病基因。BaXter 等分析了 4 个不相关的 CMT4A 家系，在 GDAP1 基因中发现 3 个不同的突变包括 2 个无义突变和 1 个错义突变，从而明确了 GDAP1 是 CMT4A 的致病基因。Cuesta 等也在 3 个不相关的以轴突病变为主的 CMT4A 家系中发现 GDAP1 三个不同的突变，进一步证实了 GDAP1 基因突变可引起 CMT4A。GDAP1 不仅在施旺细胞中表达而且还在中枢神经系统中表达，其作用即与细胞分化有关又与施旺细胞-轴突间相互作用有关，可能通过一种特殊的机制导致 CMT4A，具体尚不明确。

2. CMT4B。CMT4B 主要特征是婴儿期起病，始于下肢的进行性、对称性的远近端肌肉无力和萎缩，下肢的腱反射缺如，末梢感觉缺失，常见有弓形足和颅神经受累。组织学特征有大髓鞘纤维密度显著降低，节段性脱髓鞘和髓鞘再生，洋葱头改变，最显著的特征是局部髓鞘折叠形成。

CMT4B 是一基因座异质性的疾病，目前至少已定位 2 型，分别为 11q22 和 11p15，还有一型尚未定位。Bilino 等分析了一个很大的近亲结婚的 CMT4B 家系，利用纯合子定位法和单体型分析将其疾病基因定位于 11q22。随后，Bolino 等在不相关的 CMT4B 患者中应用定位克隆方法，检测到 MTMR2 基因上 5 个不同的突变，从而明确了 MTMR2 基因突变可引起 CMT4B。MTMR2 是肌管相关双特异性磷酸酶（DSP）家族中的一个成员，在这 5 个导致该酶功能丧失的突变中，第 426 号密码子处的无义突变破坏了蛋白酪氨酸磷酸酶（PTP）/DSP 功能区，而 12 号外显子和 13 号外显子的突变都位于 SET（Suvar3 - 9，Enhancer - of - zeste，Trithorax）相互作用区，由 MTMR2 基因无义突变导致 MTMR2 蛋白功能丧失，从而引起 CMT4B。Houlden 等也在不相关的 CMT4B 家系中发现了 MTMR2 基因 4 号外显子两个新的突变，这些突变破坏了 MTMR2 基因，可能通过改变 MTMR2 蛋白的结构或破坏剪接位点而引起其功能的丧失，从而引起其作用底物活性过度，但这种结果怎样引起脱髓鞘和髓鞘局部折叠形成却不太清楚。

Othmane 等研究了 2 个大的 CMT4B 家系，将其中一个家系的疾病基因定位于 11p15，而另一家系的疾病基因既不在 11q22 又不在 11p15，提示可能还存在另外一个疾病基因位点，并且发现 11q22 与 11p15 两种类型的 CMT4B 之间具有相同的形态学特征，但起病年龄与临床表现存在差异。

3. CMT4C。CMT4C 主要特征是起病较早（一般 10 岁以前发病），严重的脊柱侧凸，而运动障碍相对较轻。神经传导速度中等程度减慢，神经病理学典型改变，不论是形成髓鞘的施旺细胞或未形成髓鞘的施旺细胞，可塑性均有异常。

Legnern 等研究了 2 个 CMT4C 家系，将 CMT4C 疾病基因定位于 5q23 - 33。Anneke 等也发现了 6 个 CMT4C 家系，证实了其疾病基因位于 5q23 - 33。CMT4C 中施旺细胞特殊的形态学改变提示，参与 CMT4C 发病机制的蛋白质存在于施旺细胞中或细胞外基质，而并非髓鞘蛋白，且早期即发生严重的脊柱侧凸可能与细胞外基质蛋白的缺陷有关。虽然 5q23 - 33 区域有许多基因，但目前尚无 CMT4C 合适的候选基因。

4. CMT4D。CMT4D 又为 HMSN - Lom，因此病首先发现于 Lom 镇故命名为 HMSNL。主要临床特点是发病年龄早，在成年时即发展成严重的残疾。脑干诱发电位（BAEP）显著异常，神经病理学发现有髓纤维数量显著减少，尚存的一部分也都很小，施旺细胞功能异常（表现为髓鞘减少和脱髓鞘），而形成典型的洋葱头样改变。

Kalaydjieva 等将其定位于 8q24，并发现 HMSNL 的建立者突变：在 NDRG1 第 48 号密码子处有一提前终止的密码子。NDGR1 在许多地方都有表达，在生长停止和细胞分化中发挥一定的作用，可作为穿梭细胞质和核之间的一个标记蛋白。他们研究了其在周围神经系统（PNS）中的表达情况，结果显示其在施旺细胞中表达水平较高，这个发现指出 NDGR1 在 PNS 中发挥作用，特别是在施旺细胞中可作为与 HMSNL 有关的轴突恢复的一个信号。HMSNL 的神经病理学特征表明其病因不能直接归因于施旺细胞或神经元，施旺细胞和轴突的相互作用受损可能是其主要的发病机制。

5. CMT4E。CMT4E 又称为先天性少髓鞘神经病（CHN）。其主要特征为大部分患者出生时就显得笨拙，早期就有运动障碍，四肢肌肉显著萎缩，以近端为主，表现为明显的跨阈步态。电生理检查对感觉刺激反应差，运动神经传导速度显著减慢（达 3m/s）腓肠神经活检显示所有的纤维几乎均无髓鞘包裹。

Warner 等在一个 CHN 家系中发现 EGR2 基因中有一突变（T→A），引起 Ile268Asn，此区是一般公认的抑制区。EGR2 定位于 10q21.2 - 22.1，全长 4.3Kb，包括 2 个外显子，它是编码半胱 2 组 2（Cys2His2）型锌指蛋白的多基因家族中的一个组成部分，通过调节基因的表达来调节细胞的增殖，在周围神经系统中，它于神经髓鞘化的开始就有恒定的表达。EGR2 基因一般公认抑制区的突变可能与 CMT4E 的发病有关。

6. CMT4F。CMT4F 主要特征是运动发育迟缓，10 岁左右出现下肢远端的肌肉萎缩和无力及明显的弓形足，约 15 岁时出现上肢无力，但以后病情进展缓慢。电生理检查显示上下肢感觉和运动诱发反应均缺如，组织病理学主要表现为有髓纤维缺失明显（密度 $<1000/mm^2$）和施旺细胞增殖明显并伴许多小的洋葱头样改变。

Delague 等研究了一个大的近亲结婚的 CMT4F 家系，通过全基因组扫描和连锁分析将其定位于 19q13.1 - 13.3。髓鞘相关糖蛋白基因（MAG）位于 19q13.1，该基因编码中枢神经系统和周围神经系统的跨膜糖蛋白，且在一些脱髓鞘型感觉或运动感觉性神经病的病人中发现了抗 - MAG 抗体，这促使他们把 MAG 基因作为 CMT4F 的候选基因，并对受累病人的 MAG 基因编码区进行测序但最终并未发现任何改变，从而认为 MAG 基因并非 CMT4F 的致病基因。Delague 和 Guilbot 等对同一家系进行了进一步的研究，发现在 19q13 位点的 Periaxin 基因有一无义突变 R196X。Periaxin 基因编码 L - periaxin 和 S - periaxin，它们是施旺细胞用以形成髓鞘的蛋白质，在形成髓鞘过程中，Periaxin 参与膜蛋白的相互作用，这是维持髓鞘成熟所必需的。纯合性的 Periaxin 基因缺失的小鼠在周围神经系统中存在广泛的脱髓鞘，这进一步证实了在施旺细胞形成髓鞘过程中 Periaxin 发挥的作用。小鼠的 Periaxin 基因定位于 7 号染色体，与人类的 19 号染色体是同线性的。Guilbot 等通过腓肠神经活检的组织病理学和免疫组织化学分析发现人类 CMT4F 与小鼠的纯合性 Periaxin 突变有共同的特征，他们认为不论从功能或位置方面，Periaxin 都是 CMT4F 一个很好的候选基因，利用纯合性 Periaxin 基因缺失的小鼠作为常染色体隐性遗传的 CMT 的动物模型，有望对常染色体隐性遗传的 CMT，有助于研究 CMT4F 的发病机制。

7. HMSN - Russe（HMSNR）。HMSNR 主要特征是严重的进行性运动感觉性神经病，有显著的感觉缺失，可导致患者关节变性，大都有手足畸形。电生理检查神经传导速度中等程度减慢，感觉神经运动电位缺如，对电刺激阈值增加，神经病理学显示大都有髓神经纤维缺乏，有丰富的再生活动，髓鞘厚度减少程度与轴突直径成正比，提示为髓鞘减少。

Royers 等研究一家系，经基因组扫描将 HMSNR 定位于 10q22 - 23，EGR2 基因位于此区域内，由于 EGR2 是周围神经髓鞘中一重要的转录因子，且已发现其突变可引起常染色体显性遗传的 CMT，他们将其作为常染色体隐性遗传的 CMT 的候选基因，但进一步通过测序分析和检测基因内多态性证实 EGR2 并非 HMSNR 致病基因。Thomas 等研究了另外一个 HMSNR 家系，连锁分析将 HMSNR 基因定位于 EGR2 基因末端之外的 10q23.2。这两个家系在 HMSNR 区都有相关的多态单体型，因此他们认为 HMSNR 可能是遗传同质性的，是由一单独的建立者突变所引起。

（二）轴突型常染色体隐性遗传的 CMT

轴突型常染色体隐性遗传的 CMT 主要特征是发病年龄相对较早，常在青春期起病，神经传导速度正常或轻度减慢，神经病理学显示为轴突变性。已发现 2 个基因位点 1q21.2 - 21.3、19q13.3 与之有关，分别命名为 CMT2B1、CMT2B2，核纤层蛋白 A/C 基因（LMNA）的突变可导致 CMT2B1，具体如下：

1. CMT2B1。CMT2B1 主要特征是起病年龄相对较早（20 岁之前），对称性的下肢远端肌肉无力和萎缩，大部分还有近端肌肉的受累，下肢反射一般消失，大都有足部畸形。电生理检查可发现运动神经传导速度一般正常或轻微减慢，感觉神经动作电位下降或消失，神经病理学显示为轴突变性，厚髓纤维明显减少，很少有髓鞘再生现象。

Bouhouche 等对 9 个近亲结婚的 CMT2B1 家系进行了研究，将 CMT2B1 基因定位于 1q21.2－21.3。与导致 CMT1 的髓鞘蛋白零（MPZ）基因也位于此区，物理制图显示 MPZ 位于候选疾病基因区（D1S303－D1S506）的端粒侧，且在 MPZ 基因的编码区并未发现任何突变，故排除了 MPZ 基因为其致病基因。最近，Sandre－Giovannoli 等研究了 3 个 CMT2B1 家系，发现在 LMNA 第 5 号外显子有一 C892T 的纯合性突变，其引起 R298C，被认为是来自 3 个家系 CMT2B1 的致病建立者突变。对纯合性缺失 LMNA 的小鼠进行观察，发现其有与 HMSN 相似的运动障碍和脊柱侧凸，神经病理学发现坐骨神经轴突密度下降，直径增加，存在一些无髓鞘的轴突，而在杂合子的小鼠中则没有这些变化。结合 LMNA 定位于连锁不平衡区、在神经生长中的表达模式及其与中间丝（IF）多基因家族之间的关系，认为 LMNA 是 CMT2B1 的致病基因，他们之间的关系有待进一步明确。

2. CMT2B2。CMT2B2 主要特征是上肢远端的肌肉无力，踝部对称性的趾伸、屈肌无力，踝反射减弱或消失，成对称性的末端感觉障碍。运动神经传导速度减慢，感觉神经传导速度减慢不明显。

Alejadro 等将其疾病基因定位于 19q13.3。上皮膜蛋白 3（EMP3）基因也位于 19q13.3，其主要编码与 PMP22 同源的蛋白，基于 PMP22 与周围多发性神经病的关系，EMP3 基因曾被认为是 CMT2B2 的候选基因，但通过对 EMP3 基因进行测序和 PCR 扩增，排除了 EMP3 是 CMT2B2 的致病基因。CMT4F 也被定位于 19q13.1－13.3，通过分析其基因座和表型发现其与 CMT2B2 并无关系，目前尚无 CMT2B2 合适的候选基因。

四、临床表现

隐袭起病，逐渐进展。男性多于女性。10 岁以前出现肌肉萎缩者占 2/3，亦可晚至 40 岁以后出现。

（一）腓骨肌萎缩症的临床表现特点

1. 在儿童期、青年期或青年晚期发病；

2. 始于双下肢无力，足背伸、趾屈活动无力，行走呈跨阈步态，均有双下肢缓慢进行性萎缩及无力，呈“鹤腿”样改变，双下肢远端肌萎缩（足、小腿、胫前肌受累）。肌萎缩多止于大腿下 1/3 处，双下肢呈倒香槟酒瓶状，或称“鹤腿”，有的累及上肢远端；

3. 均有腱反射减弱或消失，部分伴有肢体远端感觉障碍；

4. 部分有弓形足、马蹄内翻足等畸形；

5. 半数有家族史；

6. 电生理显示 CMT1 型为神经传导速度明显减慢，CMT2 型为神经传导速度轻度减慢或正常；

7. 肌活检均呈神经源性肌萎缩，神经活检 CMT1 型表现为节段性脱髓鞘，CMT2 型表现为轴索变性。

8. 个别患者可出现视觉、听觉和躯体感觉通路受累。

（二）临床主要分为 2 型

1. Ⅰ型（脱髓鞘型）：是典型的腓骨肌萎缩症，双下肢呈倒立酒瓶状或称“鹤立腿”，同时出现足弓高耸、爪形趾、马蹄内翻畸形等。行走时表现特殊的跨越步态。表现有肌无力、肌萎缩、肌束颤、腱反射减退或消失。首发于手部肌前臂肌萎缩，而后下肢远端肌萎缩者仅见于少数病例，四肢末梢可出现手套状、袜状深浅感觉障碍和一系列自主神经与营养代谢障碍，局部皮肤呈青紫色，皮肤温度低，溃疡形成等。

2. Ⅱ型（轴突型）：发病晚，成年开始有肌萎缩，部位和症状与Ⅰ型相似但程度较Ⅰ型为轻。临床上按症状组合有多种变异型，如肩胛腓骨肌萎缩型、视神经萎缩型、弗里德赖希共济失调，若伴有腓骨肌萎缩则称腓骨肌萎缩型共济失调，即 Roussy－Levy 综合征。

五、诊断和鉴别诊断

（一）诊断

依据四肢远端肌萎缩和无力、以双下肢明显等临床表现特点、阳性家族史、电生理检查、腓神经活检等，可作出临床诊断。基因突变分析和基因分型可协助诊断。

1. CMTⅠ（脱髓鞘）型：

（1）在 10 岁以内发病，慢性进展性病程严重程度不同；周围神经对称性进行性变性导致肢体远端肌无力和肌萎缩，自足和下肢开始，CX 出现内翻马蹄足和爪形足畸形数月至数年，波及手肌和前臂肌伴游或不伴感觉缺失；常伴脊柱侧弯垂足呈跨阈步态；病程缓慢且长时期稳定；部分病人虽有基因突变但不出现肌无力和肌萎缩，仅有弓形足或神经传导速度减慢甚至无临床症状。

（2）检查可见小腿和大腿下 1/3 肌萎缩，形似“鹤腿”或倒立的香槟酒瓶状，手肌萎缩变成爪形趾，可波及前臂肌受累肢体腱反射减低或消失；深浅感觉减退呈手套袜子样分布，伴自主神经功能障碍和营养障碍，约 50% 的病例可触及神经变粗脑神经通常不受累。

（3）运动 NCV 减慢为 38m/s 以下（正常 50m/s）；CSF 蛋白正常或轻度增高；肌活检可见神经源性肌萎缩神经周围神经脱髓鞘和 Schwann 细胞增生形成“洋葱头”样结构。

2. CMTⅡ（轴索）型：

（1）发病晚；成年开始出现肌萎缩症状；出现部位与 CMT 1 型相似程度较轻。

（2）运动 NCV 正常或接近正常；CSF 蛋白正常或轻度增高；神经活检主要为轴突变性。

（二）鉴别诊断

需与以下疾病相鉴别：

1. 远端型肌营养不良。四肢远端逐渐向上发展的肌无力、肌萎缩，成年期发病，肌电图呈肌源性改变，运动神经传导速度正常等可资鉴别。

2. 远端型脊肌萎缩症。肌萎缩分布和病程与 CMT2 型相似，肌电图上可见到广泛的纤颤、束颤和巨大动作电位等前脚细胞损害，脊旁肌肉和颏舌肌或面肌广泛的失神经支配提示脊肌萎缩症。

3. 遗传性共济失调伴肌萎缩症。病程进展缓慢，有腓骨肌萎缩、弓形足、反射消失、神经传导速度减慢，神经活检有脱髓鞘和洋葱头结构，这些类似 CMT1 型，但是有振动觉和位置觉的缺失，感觉性共济失调和姿势性震颤。

4. 慢性炎症性脱髓鞘性多发性神经病（CIDP）。进展相对较快，脑脊液中蛋白含量增加，激素治疗有效，若肌电图上有复合肌肉动作电位时限增宽或有传导阻滞，支持 CIDP。

六、治疗原则

本病目前尚无特殊治疗，主要是对症和支持治疗，垂足或足畸形可穿矫正鞋。预防应首先进行基因诊断，确定先证者的基因型，然后利用胎儿绒毛、羊水或脐带血，分析胎儿的基因型已建立产前诊断，终止妊娠。本病患者手术时可给予氟醚麻醉。

七、研究进展

（一）后基因组时代遗传学和临床变异性不断增加

IPN 的首个遗传性病因是 1991 年发现的导致 CMT1A 型的 17 号染色体 p11.2 - 12 串联突变，CMT1A 是最常见的亚型。对于整个 IPN 一组疾病，目前已经发现了 70 多个致病基因，针对 CMT 的致病基因有 40 多个。尤其是近 5 年，出现了大量采用新一代高通量测序技术（NGS）发现新的致病基因的研究，已经有许多研究实验室可以进行这些技术的检测。因此，我们重点提出最近发现的一些 CMT 基因、SET 结合因子 1（SBF1）突变会导致常染色体隐性脱髓鞘性 CMT4B3 型，这一发现进一步扩展了 CMT 相关的肌微管素基因家族，后者包括 SET 结合因子 2（SBF2）以及肌微管素相关蛋白 2（MTMR2）。

一项研究在单一中国人群家族中发现 DHTKD1 基因可导致常染色体显性遗传性 CMT2Q 型。该基因主要编码脱氢酶 E1 以及酮基转移酶结构域包含因子 1，这两者主要参与氨基酸降解途径以及线粒体能量产生。

TRK 融合基因 TFG 基因突变导致近端为主型 CMT，这是一种常染色体显性遗传轴突性神经病，主要表现为运动型周围神经病，伴有不同程度的感觉受累症状。需要注意的是，该病具有一些临床特征（显著的束颤）以及病理学特征，如出现 TDP - 43 包涵体等，与肌萎缩侧索硬化（ALS）很类似。TRK 融合基因位于内质网出口位点，并且对囊泡蛋白分泌功能很重要。

有意思的是，位于同一基因的隐性突变会导致严重的痉挛型截瘫（痉挛型截瘫 57 型，SPG57）。在晚发型轴索型 CMT 以及感觉为主型轴索型 CMT 患者家属中发现的甲硫氨酰基 - tRNA 合成酶（MARS）以及组氨酰基 - tRNA 合成酶进一步扩展了氨酰基 tRNA 合成酶基因谱系，而甲硫氨酰基 - tRNA 合成酶隐性突变也会导致痉挛型截瘫（痉挛型截瘫 70 型，SPG70）。

研究发现 H1NT1 基因突变为常染色体隐性运动为主轴索型周围神经病伴肌强直的一个常见致病基因。该基因对应的蛋白为组氨酸三核苷酸结合蛋白 1，这是一种广泛存在的嘌呤磷酸化合成酶，但目前在 PNS 中的功能还不清楚。在一例早发型轴索型 CMT 患者中发现了 TRIM2 复合杂合子突变。

研究在 X 连锁 Cowchock 综合征患者中发现了 AIFM1 基因突变，该基因编码凋亡诱导因子。该病是 CMT 的一种变异型，主要表现为轴索型周围神经病，精神发育迟缓以及耳聋（CMTX4）。另一种 X 连锁 CMT 类型（CMTX6）与丙酮酸脱氢酶激酶同工酶 3 突变相关。鸟嘌呤核苷酸结合蛋白亚单位 β4（GNB4）基因突变是常染色体显性遗传中间型 CMT 的致病基因。GNB4 在细胞信号传导的过程中发挥重要作用。

此外，与已知基因相关的表型也进一步扩展了。PLEKHG5 基因既往被认为与常染色体隐性遗传性 HMN4 有关，这是一种严重的早发型单纯运动神经病，现在发现它也参与中间型常染色体隐性遗传 CMT - C 型的发病。FIG4 基因也被发现有更广泛的临床谱系相关性，既往认为其与 CMT4J 型和 ALS11 型有关，现在认为其与 Yunis - Varo'n 综合征和伴有多脑回畸形的家族性癫痫相关。

（二）基因检测策略

在 NGS 作为一种研究性工具应用于 IPN 领域之后，这些技术也越来越多地应用于常规的诊断性检查中，尽管还没有完全取代传统的 Sanger 测序方法。这种方法学的演变使得许多基因测序筛查的诊断学方法都变得落后和陈旧。

尽管全基因组测序，特别是全外显子测序（WES）的价格已有显著下降，但这两者的价格对于常规的诊断来说还是过于昂贵。就该技术本身而言，也存在特定基因组区域测序覆盖度不够的问题，可能导致假阴性的结果。在一项研究中显示，这样假阴性的结果与常规诊断学检测得出的结果相距甚远。常规的 Sanger 测序技术可弥补这些空白，尽管在时间和成本有效性方面不如 WES。

在目前的技术背景下，一种合理的方式是针对疾病相关的一组基因进行靶向 DNA 测序。这些基因测序板具有价格方面的竞争力，但也有不利的方面，即只针对已知的基因，如果应用于研究中可能会漏掉新基因的发现。此外，随着目前基因发现的进展，这种已有基因检测板也会迅速被淘汰。不过可以采用测序捕获技术在后期增加一些新的基因。

其他支持应用疾病特异性甚至是疾病亚型特异性基因检测板，作为最合理的方式的原因还有这些可以用于处理疾病的基因变异性的问题。现有的一些研究也正在对这些基因检测板进行进一步开发和优化，尝试使其更加节约时间，减少总体诊断所需花费的时间。大规模的基因检测板包括所有 IPN 已知的基因，也是一种可以选择的检测方法，甚至是采用商用的“疾病基因检测板”，可包括几百种疾病相关的基因。

随着分子技术的发展，这些覆盖不全面的问题终究会得到解决，全基因组测序技术将会成为标准的分子检测技术。目前来说，许多实验室首先会采用基于诊断性检测板的筛选，然后再进行 WES 的检查，但最终还是会遗留未明确的基因。第二步会针对已知基因但表型不同的突变，或者是针对完全全新的基因突变进行检测。

（三）基因型 - 表型相关性研究

由于最近 5 年的分子学方面的更新，已有许多研究探索了 CMT 以及所有孟德尔病的基因异质性。我们发现在基因型 - 表型相关性的复杂性方面有显著的增长。也有越来越多的证据表明，原本认为临床和基因学方面显著不同的一组神经系统疾病是更广泛的谱系疾病的一部分。同时神经系统疾病与非神经系统疾病表型之间的重合也变得更加显著。即使在一个亚组疾病中，不典型的表型与特定基因的经典表现不一致，这破坏了已有的临床和基因学分类。

对于新的基因或表型的不断增加的研究表明已有遗传学证据的不确定性。尽管在这个后基因组时代，经典的基因型 - 表型相关性研究显得有些过时，我们宁愿相信事实恰恰相反，只有一项更新的研究详细描述了临床特征以及其与特定基因变异型之间明确的相关性。这对于真正治疗这些疾病的基因学家以及神经病学家来说至关重要，他们可能淹没在大量的基因学表现之中，而这些基因可能与疾病并不相关。

（四）所有的基因学检测是否都合理

在罕见的 CMT 亚群患者中，存在这样的问题是对发生率低于 1% 的基因进行检测是否真的有意义。在高通量技术出现之前，遗传学家仅仅只能通过一小部分研究实验室对某一特定基因进行检测，并且也事先知道成功的概率很小，花费时间长，费用高。而这一问题在某种程度上通过新技术已经得到了解决。

然而，对于诊治罕见神经肌肉病的临床医生来说，他们一致认为明确确切的基因学诊断具有很大的意义。提供一个准确的诊断对患者十分重要，同时也能够揭示疾病的自然病程和预后。特定的遗传学咨询依赖于精确的分子学诊断。

此外，明确确切的遗传学诊断将会进一步强化我们对于 PNS 神经变性机制的理解。这是设计出更加合理的治疗策略的前提条件和最好的方法。在目前阶段尚没有针对 IPN 的有效治疗方法。

（五）治疗进展

CMT 研究最为广泛的治疗策略是抗坏血酸（维生素 C）治疗，这种策略的提出最初来源于一项过表达外周髓鞘蛋白 22（PMP22）转基因小鼠模型研究，该研究显示抗坏血酸治疗可能降低 PMP22 的表达。一些有关抗坏血酸的大型临床研究也已经完成。已有不同剂量应用于成人以及儿童中治疗 1~2 年的研究，包括 700 多例患者。然而，抗坏血酸治疗对主要临床终点无显著影响。

目前主要焦点在于对类似 CMT 这样慢性进展性疾病临床结局的可靠以及敏感性评估方法。目前已有的抗坏血酸临床研究主要依赖于电生理、肌力、CMT 神经病理量表（CMTNS）检查等，CMTNS 量表除了电生理以外，也整合了临床症状和体征。尽管 CMTNS 是一种定量的检查方法，但在随访患者数年之后，该量表也仅仅出现轻微的改变。此外，其在儿童患者中敏感性不够。1~2 年的研究可能对于疾病来说时间太短，皮肤活检等标志物可能是未来研究中更有力的方法之一。

另一项有意思的治疗策略是使用黄体酮拮抗剂治疗。一项研究显示，一种称为奥那司酮的分子在 PMP22 过表达大鼠模型中通过影响 PMP22 过表达的水平发挥治疗作用。近期一项研究在小鼠中评估了这一分子的类似物洛那立生的作用。洛那立生的安全性比奥那司酮更好，因此更有可能应用于人体的研究中。

其他的治疗方法包括在 CMT1B 型患者中采用姜黄素治疗阻断髓鞘蛋白零基因（MPZ）表达。细胞学和小鼠的研究均显示 MPZ 的聚集可诱导内质网应激以及施旺氏细胞凋亡促使轴索变性。在一项 CMT2F 小鼠模型中发现，乙酰化 α 微管蛋白减少会导致轴突转运障碍，从而引起神经病变。对组蛋白脱乙酰酶 6 的抑制可能会逆转轴突功能障碍，改善小鼠的症状，但这尚未在人体中进行研究。

CMT 是一组遗传性周围神经病的总称，是最常见的遗传性神经肌肉病的类型。自从出现 NGS 技术之后，其潜在的基因学谱系迅速发展增加。尽管新的分子学技术促进了基因学诊断以及创新性的研究，然而在对基因变异型的解释方面仍然存在很多挑战。

为解释这些复杂的结果，进行详细的基因型－表型研究十分重要，对治疗方法的进一步研究仍然很关键。大规模抗坏血酸的临床研究已经结束，研究没有显示对疾病严重程度以及预后的影响，其他有希望的药物仍有待于在人体中的进一步研究。

八、预后

因病程进展缓慢，预后尚好。大多数患者发病后仍可存活数十年，对症处理可提高患者生活质量。遗传咨询是重要的，对于患者的外表健康子女预测其是否会发病，应细致调查其家谱。总的来说，超过 30 岁发病的危险性很小。

（张来康）

参考文献

[1] 杨期东．神经病学［M］．北京：人民卫生出版社，2002.

[2] 王维治、罗祖明等．神经病学［M］．北京：人民卫生出版社，1984.

[3] 凌秀明，周钦．家族性进行性腓骨肌萎缩症 2 例报告［J］．临床神经电生理杂志，2002，11（2）：122.

[4] 肖波，谢菊生，杨晓苏．腓骨肌萎缩症的临床与病理［J］．中华内科杂志，2002，11（41）：736－738.

[5] Niiyama Y，Kanaya N，Namiki A. Anesthetic management for laparoscopicsurgery in a patient with Charcot－Marie－Tooth disease［J］．Masui，2003，52（5）：524－526.

[6] tojkovic T，Latour P，Vandenberghe A，et al．Sensorineural deafness in X－linked Charcot－Marie－Tooth disease with connexin 32 mutation（R142Q）［J］．Neurology，1999，52（5）：1010－1014.

[7] 王耀山，王德生．神经系统疾病鉴别诊断学［M］．北京：军事医学科学出版社，2004：329.

[8] 刘焯霖，梁秀龄．神经遗传病学［M］．北京：人民卫生出版社，1988：34.

第三十七章

神经纤维瘤与神经纤维瘤病

第一节　神经纤维瘤

一、引言

神经纤维瘤在临床上常发生于神经主干或末梢神经轴索鞘的神经膜细胞及神经束膜细胞的来源于周围神经的良性肿瘤，主要表现为皮下多发性小结节或肿块，表面皮肤可有色素沉积，有遗传倾向。神经纤维瘤属于神经鞘膜瘤范畴，神经鞘膜瘤分神经鞘瘤和神经纤维瘤两类。肿瘤起源于神经外膜 、神经束膜或神经内膜，是皮肤及皮下组织的一种良性肿瘤。现在认为都来源于神经鞘细胞。神经纤维瘤的发病率为 1/3000，可发生任何年龄，男女发病无明显差别，多见于 20 ~ 40 岁，神经纤维瘤也易恶变。神经纤维瘤多呈结节状或不规则软组织肿块，甚至形成巨大肿块，可单发或多发。最大瘤体的面积达到 60 cm × 120 cm，手术切除瘤体的重量达 11kg 。本部分重点讨论单发的神经纤维瘤，不包含表现皮肤咖啡色素斑及其他系统病变的神经纤维瘤病。

二、病因

发源于神经鞘细胞及间叶组织的神经内外衣的支持结缔组织，神经干和神经末端的任何部位都可发生，既可单发也可多发，但以多发者为最常见，多发者即为神经瘤病。

NFI 患者神经纤维瘤的形成除了与 NFI 蛋白表达缺失、肿瘤抑制作用减弱有关外还 与 hTERT 蛋白表达增加，端粒酶活性增高有关。施旺细胞更可能是 NFI 神经纤维瘤形成的起源细胞。Ⅱ 型神经纤维瘤病为第 22 号染色体异常，其责任基因 NF2 定位于 22q12. 2，为抑癌基因。

三、临床表现

单发的神经纤维瘤凸出于皮面，皮下也可触及，呈圆形，结节状或呈梭形不等，质软硬兼有，多数质软，成年发病较多，儿童较少发生，可以单发也可多发，邻近骨者可压迫骨出现压迹，其引起的骨骼畸形如脊柱侧凸、先天性胫腓关节及肢体过度肥大。孤立的深部纤维瘤生长缓慢，由于不对称或压迫神经而被发现。肿瘤数目不多的患者，皮肤色素咖啡斑状沉着是神经纤维瘤的重要诊断之一。本病多发于躯干，有时出现于四肢及面部，患者常合并许多疾病，应予重视区别。另外，疼痛多是神经纤维瘤发生恶性神经鞘瘤的首发症状。

四、诊断要点

根据病史、临床表现、症状体征、X 线、CT 和 MRI，也可借助高频超生和肌电图等影像学检查，不难作出诊断。该病有遗传倾向，注意家族有无患该病的人，主要查看病人皮下结节及肿块的部位、大小、边界、数量、活动度，皮肤破溃等情况，也可观察到有些患者皮肤出现色素沉着斑。X 线排除骨科肿瘤等情况，CT 可确定肿瘤的范围，MRI 可判定肿瘤的性质，高频超声对蔓丛型及弥漫型外周神经纤维瘤表现均有一定的特征性，结合临床，超声容易做出正确诊断，但对结节型缺乏特征性。

神经纤维瘤与其他周围神经肿瘤及瘤样病变的临床鉴别诊断比较困难，临床上应注意以防误诊，最终的诊断还是得依靠病理学检查。

五、治疗原则

手术切除是神经纤维瘤的主要治疗方法，完整彻底地切除瘤体是治疗的关键。手术方式大致分为瘤体直接切除、基本切除瘤体及植皮修复、瘤体大部分切除并设计皮瓣覆盖缝合和埋置扩张器并二期手术瘤体切除。术者根据瘤体大小、部位等情况依据自身经验选择手术方式，并需要考虑患者年龄、体质，术中可能大量出血等因素。

囊内整块切除不像神经鞘瘤那么容易，因其包膜不清楚，且很易复发，囊外边缘切除则复发率较低，而广泛切除则是肯定治疗且复发率很低。未长在神经干上者，可广泛或边缘切除，长在大神经干上者，如果切除，将损伤神经，对此情况做囊内切除，一般不做放疗，因可损伤神经。

六、预后

手术后易复发，术后随访对神经纤维瘤患者也是非常重要的。

有人认为此病可能与染色体的异常有关，神经纤维瘤患者的子女发病的可能性约为 50%，但目前尚没有可靠的产前诊断方法，成年病情发展较快及皮损较大者因恶性变预后不良，目前仍无有效方法控制病情发展。

（一）文献回顾

神经纤维瘤（neurofibroma）可分为孤立性神经纤维瘤（solitary neurofibroma）和神经纤维瘤病（neurofibromatosis）2 类。神经纤维瘤病又分为Ⅰ型神经纤维瘤病和Ⅱ型神经纤维瘤病。Ⅰ型神经纤维瘤病（neurofibromatosis type Ⅰ，NF－1）是一种比较常见的神经皮肤综合征；该病有明显的家族遗传倾向，是常见的常染色体显性遗传性疾病，由畸变显性基因引起神经外胚叶异常，主要表现为皮肤咖啡色素斑、皮肤神经纤维瘤等。Ⅱ型神经纤维瘤病又称为双侧听神经纤维瘤病。该病症成年发病较多，多发于躯干，有时出现于四肢及面部，皮下可扪及结节，可出现神经压迫症状，也可出现皮肤色素斑等体征。神经纤维瘤发病在椎管内较常见，有学者文献报道该病侯返神经及鼻腔处。神经纤维瘤伴钙化临床较少见，自 1952 年首次报道以来共 15 例，当发生在四肢软组织时极易误诊。

（二）评估方法标准

X 线、CT 和 MRI 是该病常规的检查方法，以 MRI 的意义较大，椎管内神经纤维瘤应作为常规检测方法，最终应以病理学诊断为准。

（三）应对策略

神经纤维瘤病初期很难发现，因多无明显症状，肿瘤程进展缓慢，而其剧透具有恶变可能，如发现影响肢体功能及颜面部畸形，应早期手术治疗，并尽可能切除肿瘤。如果肿瘤涉及多科室，应多科室联合治疗。

七、相关解剖

神经纤维瘤是一种少见的中胚层和神经外胚层生长发育障碍性疾病，常发生于皮下及皮下组织，单发巨大肿瘤也累及重要的器官组织。部分病例有家族遗传史。

（董补怀　程　峰）

参考文献

[1] Lee MJ, Stephenson DA. Recent developments in neurofibromatosis type I [J] . Curr Opin Neurol, 2007, 20 (2): 135 - 141.

[2] 胡心宝，姜会庆．神经纤维瘤的综合性外科治疗 [J]．医学研究生学报，2008，21 (7)：719 - 733.

[3] 田蔚，王国文．神经纤维瘤伴多发钙化病例分析 [J]．中国肿瘤临床，2012，39 (11)：803 - 805.

[4] A ribandiM, W oodWE, Elston DM, et al . CT features of plexi form neurofibroma of the sub mandibular gland [J] . Am J Neuroradiol Neuroradiol, 2006, 27 (1): 126 - 128.

第二节　神经纤维瘤病

一、引言

神经纤维瘤病（neurofibromatosis，NF）又称冯雷克林豪森病，为一种涉及人体多方面紊乱的疾病，临床表现包括有皮肤、神经组织、骨骼和软组织异常的症状。临床类型：NF1 型即传统的神经纤维瘤病，占总病例以上，表现为大量的神经纤维瘤和咖啡牛奶斑，可见小结，常不伴发中枢神经系统损害；NF2 型为中枢型或听力型，为双侧听神经瘤，咖啡牛奶斑和皮肤神经纤维瘤很少，无 Lisch 小结；NF3 型是混合型，兼有型和型的特征；NF4 型为变异型，表现为弥漫性咖啡牛奶斑和神经纤维瘤，可见 Lisch 小结，可有或无中枢神经系统肿瘤；NF5 型为节段型或局限型，神经纤维瘤和咖啡牛奶斑局限于身体的某些特定部位；NF6 型仅咖啡牛奶斑；NF7 型为迟发型，30 岁以后发病，常见的是身体上多发大小不等的皮肤咖啡斑和多发的肉赘，肉赘表面的皮肤有色素沉着。神经纤维瘤病按病变神经部位分为周围型和中枢型两种类型，其中周围型多见于外周神经的纤维瘤病。

二、病因

神经纤维瘤病是常染色体显性遗传病。NF1 其致病基因位于常染色体 17q11. 2。在发病者，此染色体位点缺失，致使患病者不能产生相应的蛋白 - 神经纤维瘤蛋白。神经纤维瘤蛋白是一种肿瘤抑制因子，通过加快降低原癌基因 p21 - ras（在细胞内有丝分裂信号传导系统中起主要作用）的活性从而减缓细胞增殖。NF2 致病基因定位于常染色体 22q11. 2。患病者此基因位点缺失，致使患者体内不能产生施旺氏细胞瘤蛋白。该蛋白是否是抑癌基因及其作用机制目前尚不清楚。但它可能在细胞周期的运行、细胞内及细胞外信号转到系统中起作用。

三、临床分型和表现

（一）神经纤维瘤病 1 型的病理改变与临床表现

1. 组织病理改变

（1）咖啡牛奶斑表皮内角质形成细胞及黑素细胞中色素增加，黑素细胞及基底细胞内可见巨大球形黑素颗粒，散在分布，直径可达 5μm 多巴（Dopa），反应示黑素细胞密度及活性增加。

（2）神经纤维瘤瘤体无包膜，可扩展至皮下脂肪组织，界限常清楚，由神经衣和神经鞘细胞组成，瘤内尚有较多神经轴索增生，小血管丰富。神经鞘细胞呈细长梭形或略弯曲成波形，细胞界限不清，胞质染色呈淡伊红色，两端明显长短不一，排列成波形或涡轮状，间有少数成纤维细胞。特殊染色显示瘤内肥大细胞较多见，常有细长神经纤维穿插于其中，无弹性纤维。丛状神经纤维瘤病累及深部大神经，并见神经束不规则。早期局部神经衣呈黏液瘤样，间质增多，侵袭，并使有髓或无髓神经轴索分隔。神经鞘细胞和胶原纤维增生组成弯曲的条索，周围为黏液样无定形间质。晚期因肿瘤增大，导致正常神经形态无法分辨。

2. 临床表现：

（1）牛奶咖啡斑：几乎所有的患者都有皮肤色素斑，呈淡棕色、暗褐色或咖啡色。腋窝部出现雀斑样色素沉着，生理变化如发育、妊娠、绝经、精神刺激均可使之加重，有时皮疹出现较迟，在发育期才开始发病，缓慢发展。

（2）多发性神经纤维瘤：患者常诉全身出现无痛性皮下肿物，并逐渐增加和扩大。青春期和妊娠期明显进展。多无临床症状。少数表现为放射性或灼烧样疼痛，肿瘤压迫视神经引起视力下降等。

（3）神经症状：多数患者无不适主诉，仅少数患者出现智力下降、记忆力障碍、癫痫发作、肢体无力、麻木等症状。

（4）内脏损害：生长于胸腔、纵隔、腹腔或盆腔的神经纤维瘤可引起内脏症状，其中消化道受累可引起胃肠出血或梗阻，还可引起内分泌异常。

（5）骨骼损害：少数患者出生时即出现骨骼发育异常，或肿瘤生长过程中压迫骨骼引起异常。约 50% 的 NF1 型患者具有骨骼肌肉系统的表现，其中最常见的是脊柱侧凸、先天性胫骨假关节和一侧肢体的异常生长。其他的骨骼病变包括骨内囊肿、骨膜下骨增生和弥漫性骨病变，另外亦有髋内翻和髋臼内陷的报道。

3. 常见的骨科疾病：

（1）脊柱侧弯：脊柱侧凸是 NF1 型最常见的骨骼表现，发生率为 10%~60%。在脊柱侧凸的患者中，NF1 型脊柱侧凸占 2%。临床上根据有无营养不良改变将 NF1 型脊柱侧凸分为 2 型，即营养不良型和非营养不良型。营养不良型脊柱侧凸是一种恶性的临床类型，具有曲度进展快、持续加重和不易控制等特点。该型的 X 线表现为：①侧凸多发生于胸椎，节段较短，侧凸角度较锐，常伴有严重后凸，形成后凸畸形；②可见不同程度的椎体扇形变，有的椎体发生楔形变；③侧凸的顶端严重旋转，并且邻近的肋骨常变窄，称为铅笔样变；④脊髓造影可见侧凸的椎体有深的凹陷；⑤其他，包括椎旁软组织包块、椎间孔扩大、椎弓根缺损，偶尔伴有椎体半脱位或完全脱位。这些典型的影像学改变可能是由原发性骨发育不良或椎管内的神经纤维瘤、假性脊膜突出、硬膜扩张等侵蚀周围的骨骼结构造成。虽然营养不良型脊柱侧凸是 NF1 的典型表现，但是大多数患者首先表现为非营养不良型脊柱侧凸，其 X 线表现与特发性脊柱侧凸相同。区分 NF 型脊柱侧凸的类型十分重要，因为这与制订治疗方案有关。非营养不良型脊柱侧凸的治疗与特发性脊柱侧凸的治疗相似，但是术后需要进行密切的随访，因为随着时间的推移，部分患者将发展成营养不良型脊柱侧凸。对于侧凸 <20°的患者，可以进行密切的观察；如果骨骼未成熟的患者侧凸超过 25°，则需要行支具治疗；对于侧凸超过 40°的患者常需要行后路矫形融合和器械固定。由于非营养不良型脊柱侧凸比特发性脊柱侧凸僵硬，所以对于侧凸超过 55°的患者，需要同时行前路松解植骨融合术及后路固定融合术。

（2）先天性胫骨关节炎：NF 患者常出现长骨不连，其中最常见的部位是胫骨，偶尔见于锁骨、桡骨、股骨和尺骨。Hefli 等报告，40% 的先天性胫骨假关节患者的局部组织学检查显示神经纤维瘤的病理改变。先天性胫骨假关节在一般人群中的发病率是 1∶140000，但在 NF 患者中的发病率为 2%。50% 的先天性胫骨假关节的患者具有神经纤维瘤的表现。婴儿出生后 1 年出现胫骨弓向前外侧，可能是先天性胫骨假关节最早的表现，常在 2 岁时发生胫骨骨折，并随时间的推移出现踝关节外翻。先天性胫骨假关节的治疗具有挑战性。在发生胫骨骨折之前，患儿应穿戴膝－踝－足支具，且应持续到患儿骨骼成熟。当患儿出现胫骨骨折或胫骨出现严重的弓形变时，可以采取手术治疗。手术需要切除局部的假关节，然后行自体植骨和固定。固定可采用外固定或内固定。髓内针为较常使用的内固定系统，其可以有效地防止再骨折的发生。另外，带血管的同侧或对侧腓骨移植也是很好的治疗方法。先天性胫骨假关节的并发症很高，约有 16% 的患儿最终需要行截肢术。

（二）神经纤维瘤病 2 型的临床表现

首发症状以双侧进行性听力下降最为常见，亦有部分病人表现为单侧严重的听力障碍、波动性听力丧失或突发性听力丧失。最常见的临床表现为耳鸣、听力下降，头痛，眩晕这少见，其次为手颤、走路摇摆、语调异常等共济失调表现，口角歪斜，面部麻木感等，这些症状多为单侧。少数患者诉持续性头痛，伴恶心、呕吐和视物不清等颅内压增高表现。

四、诊断

（一）1987 年美国 NIH 诊断标准

1. NF1：

（1）6 个或以上的牛奶咖啡斑，青春期前最大直径 5mm 以上，青春期后 15mm 以上；

（2）2 个或以上任意类型神经纤维瘤或 1 个丛状神经纤维瘤；

（3）腋窝或腹股沟褐色雀斑；

（4）视神经胶质瘤；

（5）2 个或以上 lisch 结节，即虹膜错构瘤；

（6）明显的骨骼病变，如蝶骨发育不良，长管状骨皮质菲薄，伴有假关节形成；

（7）一级亲属中有确诊 NF1 的患者。

上述标准符合 2 条或以上者可诊断 NF1。

2. NF2：

（1）双侧听神经瘤；

（2）有 NF2 家族史（一级亲属中有 NF2 患者），患单侧听神经瘤；

（3）有 NF2 家族史（一级亲属中有 NF2 患者），患者有以下病变中的 2 种：神经纤维瘤、脑膜瘤、胶质瘤、施旺氏细胞瘤、青少年晶状体后囊浑浊斑。

上述标准符合 1 项即可诊断 NF2。

（二）辅助检查

1. 超声检查：可见多发实质性肿块，可位于皮下、腹腔、盆腔等。

2. 眼科检查：通过裂隙灯可见虹膜粟粒状、棕黄色圆形小结节，也成为 Lisch 结节或虹膜错构瘤。检眼镜可能发现颅内压增高导致的视盘水肿或视神经萎缩。

3. CT 和 MRI：对于脊柱内或颅内的肿瘤可通过 CT 或 MRI 检查发现。肿瘤在 CT 密度通常较脊髓和脑组织略高，呈圆形或类圆形。在 MRI 上神经纤维瘤表现为 T1 上低或等信号，T2 上高信号。部分肿瘤伴有囊变，增强扫描后肿瘤多明显强化。

4. 神经电生理检查：表现为神经源性损害，电信号传导减慢等。

五、鉴别诊断

（一）NF1 需要和以下疾病鉴别

1. 结节性硬化：也是常染色体显性遗传病的神经皮肤综合征，累计皮肤和神经系统。皮肤表现包括口鼻三角区对称性蝶形分布的皮脂腺瘤、叶状白斑、鲨鱼皮斑，也可见牛奶咖啡斑；神经系统损害以颅内结节性钙化灶为特征性表现，临床上常见难治性癫痫和智能减退；眼科检查可见视乳头附近虫卵样钙化结节或视网膜周边黄色环状损害。

2. McCune－Abright 综合征：罕见的先天性疾病，以骨纤维发育异常为主，可见骨皮质变薄、容易发生病理性骨折，碱性磷酸酶增高，伴皮肤大片的咖啡样色素沉着，以及内分泌疾病，如甲亢、甲旁亢、性早熟、Cushing 综合征等。一般不累及神经系统，智力正常。

3. Proteus 综合征：多种组织非对称性过度生长造成的畸形。特征性的表现是组织痣，呈黄褐色或黑褐色，边界清楚，隆起呈鹅卵石质地，常有条纹状外观，位于足趾、手掌、手指、鼻部和躯干，病例活检示角化过度、棘层肥厚及乳头瘤样增生。神经系统损害主要表现为智力障碍，眼科表现包括眼球外层皮痒囊肿和眼球上囊肿。

（二）NF2 需要和以下疾病鉴别

1. 其他前庭和中枢神经系统疾病引起的眩晕：表现为视物旋转，伴恶心、呕吐、出汗等自主神经症状。NF2 的肿瘤包裹、压迫前庭神经，由于肿瘤生长缓慢，病人多可逐渐代偿，因此病人较少出现真性眩晕，可仅表现为头晕和行走不稳感。NF2 往往伴有双侧听力进行性下降。

2. 发生于脑桥小脑角区的肿瘤：常见的为脑膜瘤、胆脂瘤及三叉神经鞘瘤等，脑膜瘤有典型的脑膜尾征，胆脂瘤和三叉神经鞘瘤可产生三叉神经痛等症状。

3. 转移瘤：脑内伴发的多发性病灶要与转移瘤鉴别，后者大多有原发病变，结合临床和病史可鉴别。

六、治疗原则

（一）NF1 的治疗

1. 一般不需要治疗；

2. 对症治疗：如病人出现放射性或灼烧样疼痛难以忍受时，可服用镇痛药物；继发症状性癫痫的可给予药物抗癫痫治疗。药物首选卡马西平，起始剂量可 0.2g，1d 2 次，根据药物浓度和治疗效果逐渐调整药物剂量，用药期间注意监测病人血象和血生化指标；

3. 手术治疗：

（1）小儿局限的神经纤维瘤可一次切除；

（2）巨大的肿瘤可全部或部分切除。

（3）丛状神经纤维瘤病变部位多有丰富的血管网，术中应该注意在病变周围正常组织处切口，彻底切除肿瘤及其周围组织，术后可用激光照射，防止复发。

（4）单侧眶板缺如可修补。

（二）NF2 的治疗

手术治疗是目前有效的首选治疗方法。手术多采用枕下乙状窦后入路，在电生理检测下仔细辨别面听神经的位置，尽可能解剖和功能保留上述神经。术中往往需要磨除部分内听道的后壁以期达到肿瘤全切除。

七、预后

目前尚无有效的措施能阻止或逆转 NF1 的病程。但是 NF1 疾病本身多仅影响面容，不影响正常寿命，除非良性肿瘤影响了重要脏器的功能。

NF2 的预后较差，双侧手术切除后往往导致双耳全聋，而次全切除术后复发率高，转归主要有死亡、听力丧失及面瘫。但是在现代显微神经外科的理念以及术中电生理监测的帮助下，术中解剖或功能保留面听神经、全切肿瘤的机会也越来越大。

（张来康　邓洪利）

参考文献

[1] 张启国．I 型神经纤维瘤病 NF1 基因突变研究．

[2] 操德智．I 型神经纤维瘤病遗传发病机制的研究进展［J］．国外医学．遗传学分册，2003：02.

[3] Vital MG，Guha A，Skaggs DL. Orthopacdic manifcstations of ncurofibromatosis in children：an update．Clin Orthop，2002（401）：107－118.

[4] Akbamia BA，Gabricl KR，Bcckman E，et al. Prcvalencc of scoliosis in ncurofibromatosis Spine，1992，17（8）：S244－248.

[5] Funasaki H，Winter RB，Lonstcin JB，et al. Pathophysiology of spinal deformitics in ncurofibromatosis an analysis of seventy－one patients who had curves associated with dystrophic changes［J］．J Bonc Joint Surg（Am），1994，76：692－700.

[6] Durram AA，Crawford AH，Chouhdry SN，et al. Modulation of spinal deformitics in patients with nerotibromatosis typc 1. Spinc，2000，25：69－75.

[7] Crawford AH. Pitfalls of spinal deformitics associated with neurofibromatosis in children［J］．Clin Orthop，1989（245）：29－42.

[8] Bell DF．Congenital forearm pseudarthrosis；reporter review of the licreture［J］．J Pediatr Orthop，1989，9：11－15.

[9] Hefti F，Bollini G，Dungl P，ct al．Congenital pscudarthrosis of the tibia：history，ctiology，classification，and cpidcmiologic data［J］．J Pediatr Orthop B，2000，9：11－15.

[10] 刘亚平，程国良，潘达德，等，带血管腓骨移植的远期疗效报告［J］．中华骨科杂志，2001，21：21－26.

[11] 郑家伟，孙坚．I 型神经纤维瘤病诊治进展［J］．上海口腔医学，2007：06.

[12] Rosalie E. Ferner and Michael ODoherty. Neurofibroma and schwannoma，Current Opinion in Neurology 2002，15：679－684.

[13] 王忠诚．神经外科学［M］．武汉：湖北科学技术出版社，1998：908.

[14] 章建林，江华．神经纤维瘤病的研究进展［J］．中国实用美容整形外科杂志，2005，816（4）：240－242.

第三十八章

放射性脊髓病

一、引言

放射性脊髓病又称放射性脊髓炎，是一种严重的并发症。是脊髓组织受到放射线照射，并在多种因素联合作用下使神经元发生变性、坏死而引发的疾病。多见于颈部或上胸部放射治疗后。本病的发生率各家报道不一，低者仅为0.8%，高者达28.5%。

二、病因

（一）病因

正常脊髓组织的耐受量为4000～5000cGy/4～5周，超过此限值就有可能导致放射性脊髓病，特别是合并化疗时放射性脊髓病的发病率增加。有动物实验表明，放射性脊髓病的发生与接受放射治疗的方式、剂量、机体免疫机能状态及病程长短等诸多因素有关。放射性脊髓病患者存在细胞免疫功能紊乱，这种免疫功能异常可能在疾病的发生、发展中起重要作用。Baumann等报道总剂量为5000～5500cGy，治疗两年后放射性脊髓病发病率是1%；总剂量为5500～6000cGy，放射性脊髓病发病率是5%。国内学者亦认为放射总剂量、每次的分量、疗程持续时间，受照射的神经组织的部位、体积大小，使用增敏药否，病人的个体易感性及病人存活时间都影响放射性损伤的发生与否。国内报道一般常规分割照射中，脊髓的耐受量为45Gy（分22～25次），脊髓放射性损伤的发生率<0.2%。若总剂量57～67Gy，发病率为5%，若总剂量68～73Gy，发病率为50%以上。合并动脉硬化、糖尿病、贫血等亦增加该病的发生率。换言之，放疗时脊髓受照射的剂量虽然控制在规定的安全剂量范围内，但由于个体差异和并发症的存在，脊髓的耐受量降低，仍有5%的病人可能发病。所以放疗时应结合病史制定高度个体化的方案，严格控制脊髓受照剂量。三维立体定向适形放射治疗技术渴望消除放射性脊髓病。

（二）病理

放射性脊髓病分为暂时性、永久性。暂时性放射性脊髓病病理改变是可逆的。永久性放射性脊髓病的病理改变如脊髓、神经缺血性软化坏死，是不可逆的。早期放射性脊髓病病理改变如脊髓充血、水肿、脱髓鞘及神经细胞变性等；晚期主要是脊髓坏死、液化、囊变、胶质细胞增生及继发萎缩等。放射性脊髓病镜下的病理特征为白质和血管损伤，罕有灰质损伤。但亦有报道灰、白质均受累，只有很少的血管损伤。

三、发病机理

发病机理目前仍不清楚，有以下主要学说：①血管内皮受损学说。有研究认为脊髓的放射性坏死多数由于放射性血管病，血管壁增厚和血栓形成，继发缺血性或出血性坏死。他们认为血管损伤因素在放射性脊髓病的发生过程中起主要作用。②放射线直接损害神经组织学说。放射剂量越大，受照神经元变性、脊髓肿胀越明显。③免疫机制学说。有研究发现其病理改变符合变态反应引起的白质脱髓鞘改变。放射性脊髓病有较长的潜伏期，所以有人认为本病发生与放疗后自身免疫引起变态反应有关，而与射线直接损伤神经细胞或血管导致脊髓缺血性改变关系不大。④自由基引起损伤学说。

三、临床表现

（一）潜伏期

放射性脊髓病的潜伏期长短不一，大多数为放疗后 1 ~ 2 年发病。短者在放疗后期就已发病，最长者在 20 年后才出现。平均潜伏期为 25.1 个月。有报道放射性脊髓损伤的潜伏期长短与脊髓损伤的严重程度及生存期无明显相关，其潜伏期不能预测脊髓损伤的预后。预防和控制感染及护理是影响脊髓损伤预后的重要因素。

（二）临床类型及临床表现

1. 一过性放射性脊髓病：常称为 Lhermitte's 征。本病多发生在放疗后 6 ~ 16 周，其典型症状是：当患者屈颈时引发一种电击样感觉从背脊向两下肢放射。神经系统并没有阳性体征。上述症状持续数月后可自行消退。

2. 慢性进行性放射性脊髓病：发病率 0. 6% ~12. 5%。为临床最常见类型。出现于放疗后数月至数年，初期病情发展较快，以后则趋向于慢性发展。典型的症状是进行性肌无力伴感觉丧失。往往呈脊髓半切综合征表现。（脊髓半横断损害的表现，病侧肌力减退伴本体感觉障碍。对侧出现痛觉和温度觉障碍。）但大多发展为截瘫或四肢瘫，感觉丧失和括约肌功能障碍。

3. 静止型进行性放射性脊髓病：此型起病急剧，常在几小时至几天内发展为截瘫或四肢瘫，以后病情处于静止状态，再无加重趋势。

4. 急性进行性放射性脊髓病：症状与慢性类似，第一个症状出现后病情发展迅速，最后因截瘫或昏迷而死亡，病程只有 1 ~ 3 个月。

5. 肌萎缩型放射性脊髓病：又称为放疗后运动神经元综合征，即选择性的损害脊髓前角细胞，表现为肌肉萎缩。

（三）影像学表现

1. MRI 检查是诊断放射性脊髓病的首选影像手段。MRI 显示放射性脊髓病较为敏感，在症状出现前 1 ~ 2 个月 MRI 信号既有显示。X 线、椎管造影、CT 检查难以显示脊髓发生的放射性病理改变。

2. MRI 表现：

（1）损伤节段相应椎体 T1 WI 信号增强，正常与异常椎体间出现“分界线”，这是由于放射线诱导脊柱椎体骨髓脂肪重新分布所致。这对诊断慢性进行性放射性脊髓病有很大帮助。

（2）损伤节段脊髓表现为长节段脊髓受累，主要累及白质，T1WI 呈低信号，T2WI 呈高信号，中央见等信号区。Gd - DTPA 显示脊髓内病灶均强化，强化灶呈梭形，边界呈毛刺或指状，病变多位于脊髓周围或一侧，较大强化灶中央有非强化区。但也有报道不强化者。长节段脊髓受累与相对小的强化灶是其特点。早期显示脊髓增粗，（以脊髓前后径改变为主），边缘不整齐，慢性期脊髓大小正常或萎缩变细，蛛网膜下腔明显增宽，T1WI 呈低信号，T2WI 呈以高信号为主，但不均匀；亦有报道脊髓仅形态改变但信号无明显改变者。Pallis 认为慢性进行性放射性脊髓病时脊髓正常或萎缩。Melki 报道 10 例中 5 例脊髓症状起始后 8 个月内 MRI 检查均示脊髓肿胀，另 4 例 8 个月后 MRI 检查均示脊髓萎缩，1 例开始 MRI 检查显示脊髓肿胀，8 个月后复查显示脊髓萎缩。国内许氏报道 6 例中 2 例脊髓轻度肿胀，4 例脊髓形态无异常。王氏报道 15 例中 7 例显示脊髓肿胀，5 例显示脊髓萎缩，3 例未发现异常。

四、诊断要点

（一）诊断

放射性脊髓病的诊断必须包括下列几方面：①有肿瘤放射治疗史，且脊髓在放射野内，照射剂量大于 40 ~ 45Gy，潜伏期大于 6 个月。需注意的是潜伏期越长，越易忽视放射治疗是脊髓病变的病因。②脊髓受损的症状、体征与脊髓的照射部位或病变脊髓 MRI 改变范围相符。③脊髓 MRI 检查排除该段脊髓肿瘤压迫、侵犯或神经系统本身疾病，如脊髓空洞、副肿瘤综合征等。

（二）鉴别诊断

放射性脊髓病根据既往放疗史和 MRI 表现，多可确诊。但要注意与急性病毒性脊髓炎、多发性硬化和脊髓转移瘤相鉴别。急性病毒性脊髓炎多有病前感染史、起病急、双下肢无力突然出现、发展迅速的临床特点。MRI 显示脊髓轻度肿胀，与正常脊髓呈逐渐过渡，病变节段脊髓内多发斑片状长 T1 长 T2 信号，增强扫描多数病变区无强化，少数可见散在分布的轻度斑片状强化。多发性硬化常反复发作并可出现脑、脊髓、视神经、脊神经损害的各种表现。MRI 显示侧脑室周围有长或等 T1 长 T2 斑块影，半卵圆中心、胼胝体、脑干、小脑及脊髓亦可受累，急性期斑块可强化。脊髓转移瘤多表现为相应脊椎的局部疼痛和进行性加重的神经根性疼痛，常十分剧烈。MRI 显示脊髓甚至椎体、硬脊膜、蛛网膜多发瘤灶，呈结节状或片状强化。

五、治疗原则

该病的重点在于预防。疗效不佳，治疗具有缓慢性和持续性的特点。治疗放射性脊髓病的方法主要有以下几种：① 脱水。MRI 检查显示脊髓肿胀时应用脱水剂。②应用皮质激素。可改善症状，以后逐渐减量维持。③活血化瘀，改善血液循环及细胞代谢。给予抗凝类药物、扩管药及神经营养剂。④对症支持。增加营养，预防截瘫后并发症的发生，少量多次输血等。⑤ 中医治疗。用活血化瘀、通筋活络、滋补肝肾的中药，加以针灸治疗。⑥手术治疗。采用大网膜脊髓贴附术，可望增加脊髓血供，改善病变脊髓功能。但疗效不确定，目前已少用。

近年来放射性脊髓病的治疗有了一些新进展。国内外均有用高压氧治疗放射性脊髓病患者取得较好效果的报道。国内尝试用嗅鞘细胞移植治疗放射性脊髓病，其机理是嗅鞘细胞能促进神经轴索髓鞘化，促进脊髓修复、功能恢复。Nieder 等动物实验发现分别应用胰岛素样生长因子和碱性成纤维细胞因子可防止放射性脊髓病的发生，二者联合应用效果更好。有报道二硫硫胺、呋喃硫胺有一定的辐射保护作用。亦有报导三碘甲状腺原氨酸对放疗后神经组织纤维化有治疗作用。国内屈氏报道应用“两段法”治疗 54 例放射性脊髓病近期有效率 85.2%，5 年随访缓解率 35%。齐氏报道应用“两段法加免疫监测”治疗 60 例放射性脊髓病近期有效率 83.3%，5 年随访缓解率 35%。根据本病不同病理阶段采取相应综合治疗措施。第一阶段以消除水肿、改善微循环，防止自身免疫反应及自由基破坏为治疗原则，主要用药为甘露醇、糖皮质激素、辅酶 Q_{10}、胸腺素、藻酸双酯钠、低分子右旋糖酐及促甲状腺激素释放激素；第二阶段以促进脊髓神经营养和康复综合措施为治疗原则，主要措施为高压氧、紫外线照射充氧自血回输及氦氖激光治疗等。范氏报道应用甲泼尼松冲击治疗 14 例放射性脊髓病总有效率 78.51%，且免疫功能有明显改善。

六、预后

（一）文献回顾

放射性脊髓病的预后不良，其中位生存期 8.3 个月，年龄、性别、潜伏期、脊受量间无明显关系。病患 5 年生存率 14%，多死于感染或衰竭，还有一些患者死于肿瘤复发。但早期病人有可能在数月至 1 年左右完全缓解，感觉功能恢复明显好于运动功能的恢复。晚期放射性脊髓病经积极治疗后致残率、死亡率仍高达 32.9%。能长期存活者，多遗有痉挛性截瘫或四肢瘫，故早期诊断极为重要。

（二）评估方法标准

MRI 有助于对病情预后的估价。若开始即表现脊髓明显肿胀者，病情重、预后差；萎缩者病情轻，存活率较高。当脊髓肿胀波及延髓时存活期不超过 9 个月。国内有报道潜伏期越短，或有大小便障碍，MRI 示脊髓肿胀且超出病变范围者预后差。

（三）应对策略

对头、颈部肿瘤患者放疗前后行常规脑干听觉诱发电位，食管癌患者行体感诱发电位检查并定期复查，可及早发现放射性脑、脊髓损害。放射性脊髓病因无特殊疗法，因此对原发肿瘤设计放射治疗野时，应尽量避开脊髓，如切线位照射，并严格控制脊髓接受射线的剂量（不得超过 4000cGy）。具体包括：减少放射剂量，增加分割次数，严控分割放射剂量；缩小脊髓照射长度（照射野在 10cm 以内）；避免每日多次照射；减少重复放疗。有报道采用前后两野相对照射，其发生率为 4.55%，而采用多野交叉照射，其发生率仅为 1.09%。精确定位、精确设计、精确治疗以降低放射性脊髓病的发生率。同时，给予神经营养、保护性治疗，密切观察及时随访，一旦出现脊髓受损症状，应行 MRI 检查明确诊断，及早治疗，以减轻损伤程度，改善预后。该病的死亡原因多为继发感染，故预防和控制感染及护理亦是影响脊髓损伤预后的重要因素。

七、相关解剖

脊髓的内部结构：在脊髓横切面上，可见中间 H 形呈灰色的区域称灰质，周围的白色区域称白质。灰质中央有一小孔，称中央管，贯穿脊髓全长。灰质主要由神经细胞组成。白质主要由神经纤维构成。脊髓全长的内部结构基本相同，但也有局部的差别。如白质由下往上逐渐增加，颈膨大和腰骶膨大的灰质扩大等。

脊髓的血液供应：脊髓的表面有 3 条纵行动脉。1 条沿前正中裂走行的脊髓前正中动脉（有的称脊髓前动脉），2 条沿后外侧走行的脊髓后外侧动脉（有的称脊髓后动脉），这 3 条动脉是由颅内椎动脉和躯干部节段性动脉发出到脊髓的分支吻合而成。脊髓前支和脊髓后支是节段性动脉脊支发出营养脊髓的动脉。脊髓的血液供应相当部分来自节段性动脉脊支的脊髓前、后支。脊髓横断面的前2/3由脊髓前动脉供血，包括中央灰质、前角、侧角、后角底、前索和侧索的纤维（锥体束在内）。

脊髓损伤的靶细胞：胶质细胞、施旺细胞和血管间质，如内皮细胞。

八、相关综合征

放射性脊髓病患者可能出现下述综合征。

（一）脊髓前动脉闭塞综合征

脊髓前动脉闭塞后脊髓缺血性改变。剧烈的神经根痛为最早出现的症状，瘫痪常于最初数小时内发展到顶峰，瘫痪可不对称。早期表现为脊髓休克，以后病变相应节段出现松弛性瘫痪，病变水平以下为痉挛性瘫痪，并出现病理反射。感觉分离是本病的特征性变化。患病早期感觉障碍表现为病变节段水平以下痛觉和温度觉丧失，而震动觉和位置觉存在。

（二）脊髓半切综合征

脊髓中央动脉病变损害脊髓横切面半侧的灰质和白质。病侧肢体呈中枢性瘫痪（肌力减退），深感觉（本体感觉）障碍，对侧出现浅感觉（痛觉和温度觉）障碍。但大多发展为截瘫或四肢瘫，感觉丧失和括约肌功能障碍。

（三）副肿瘤综合征

指由于肿瘤的产物（包括异位激素的产生）异常的免疫反应（包括交叉免疫、自身免疫和免疫复合物沉着等）或其他不明原因，可引起内分泌、神经、消化、造血、骨关节、肾脏及皮肤等系统发生病变，出现相应的临床表现。这些表现不是由原发肿瘤或转移灶所在部位直接引起的而是通过上述途径间接引起，故称为副肿瘤综合征。放射性脊髓病患者大多有肿瘤病史，因此极有可能出现副肿瘤综合征。

（马晓文）

参考文献

[1] 肿瘤放射性治疗学，1993：493－509.

[2] Crossen JR，Garwood D，Glatstein E，et al. Neurobehavioral sequelae of cranial irradiation in adults：a review of radiation induced encephalopathy [J]. J Clin Oncology，1994，12：627.

[3] Chiang CS，Mason KA，Withers HR，et al. Aleration in myelin associated proteins following spinal cord irradiation in guinea pigs [J]. Int J Radiat Orrcology Biol Phys，1992，24：929－933.

[4] Lo YC，Mobride WH，Withers HR. Effect of single doses of radiation on mouse spinal cord [J]. Int J Radiat Oncol Biol Phys，1992，22（1）：57－63.

[5] Baumann M，Budach V，Appold S. Radiation tolerance of the human spinal cord [J]. Strahlenther Onkol，1994，170（3）：131.

[6] Schultheiss TE，Kun LE，Ang KK，et al. Radiation response of the central nervous system [J]. Int J Radiat Oncol Biol Phys，1995，31：1093－1112.

[7] Lengyel Z，Reko G，Majtenyi K，et al. Autopsy verifies demyelination and lack of vascular damage in partially reversible radition myelopathy [J]. Spinal Cord，2003，41（10）：577.

[8] Komachi H，Tsuchiya K，Ikeda M，et al. Radiation myelopathy：aclinicopathological study with special reference to correlation between MRI findings and neuropathology. J Neuriol Sci，1995，132：228－231.

[9] 高绪文．临床脊髓病学［M］．北京：人民卫生出版社，1997：342－348.

[10] Wang CS, Van Dyk J, Milosevic M, et al. Radiation myelopathy following single course of radiotherapy and retreatment [J]. Int J Radiat Oncol Biol Phys, 1995, 30: 575－581.

[11] New P. Radiation injury to the nervous system [J]. Curr Opin Neurol, 2001, 14 (6): 725.

[12] Nieder C, Price RE, Rivera B, et al. Experimental data for administration of insulin－like growth factor 1 and basic fibroblast growth factor for prevention of radiation myelopathy [J]. Strahlenther Onkol, 2002, 178 (3): 147.

[13] Esik O, Csere T, Stefanifs K, et al. Areview on radiogenic Lhermitte's sign [J]. Pathol Oncol Res, 2003, 9 (2): 115.

[14] Alfonso ER, De Gregorio MA, Mateo P, et al. Radiation myelopathy in over irradiated patients: MRI imaging findings [J]. Eur Radiol, 1997, 7 (3): 400.

[15] Wang P Y, Shen W C, Jan Jan J S. Imaging in radiation myelopathy [J]. JANR, 1998, 18: 1049－1054.

[16] 杨贵琦，俞世勋．临床疾病症候群［M］．西安：陕西科学技术出版社，1987：52－82.

第三十九章

平山病

一、引言

平山病（Hirayama disease），又称青年上肢远端肌萎缩，系日本学者平山惠造（Keizo Hirayama）于1959年首先报道的一种良性自限性运动神经元疾病。主体病好发于青春期，男性多见。男女之比约20∶1。要发生在日本等亚洲国家及欧美国家，多为散发，罕见家族史。肌肉萎缩是指横纹营养不良，肌肉体积较正常缩小，肌纤维变细甚至消失。神经肌肉疾肥大肌肉营养状况除肌肉组织本身的病理变化外，更与神经系统有密切关系脊髓疾病常导致肌肉营养不良而发生肌肉缩。

二、病因及发病机制

平山病的病因及发病机制不是很明确，普遍认为的发病机制有以下几点。

（一）动力学因素（脊髓动力学说）

平山病的发病机制尚未确定。近年来，多数学者认为平山病是一种屈曲性脊髓病（cervical flexionmyelopathy CFM）。Hirayama等对73例平山病患者进行颈部中立位和屈曲位的影像学对比，研究发现在充分前屈位时发生异常的影像学改变（硬膜囊前移和脊髓变扁），这种异常改变在脊髓 造影时可达88%。CT可达94%，MRI平扫可达87%，在中立位时没有这种异常改变。脊髓的变扁是不对称的，且与萎缩的肢体相对应。提示本病进展期在下位 颈特征随着平山病患者的尸检中发现下位颈髓前角的局部缺血改变。Hirayama推测：下段颈髓反复或持续的前屈导致硬膜囊后壁前移，脊髓受压，使脊髓前角微循环障碍或者脊髓前角的慢性损伤。同时该研究还发现，硬膜囊的前移与病程呈负相关，即病程越短者其硬膜囊前移越明显。Jeannet等报道了一例10岁病的平山病儿童。该患儿自婴儿期起。在夜间取俯卧姿睡眠并且习惯性剧烈而有节律地重复弯曲其颈部；其发病表现为左手的无力和肌萎缩：在纠正这种不当睡眠习惯后3年的随访中，该患儿的症状进展停止，并且左手的肌力有了一定恢复。从而认为反复屈颈是导致平山病的主要致病因素。Huang等进行的一项对40例台湾平山病患者研究发现，1/3的患者在出现肌肉症状之前从事频繁的重体力活动。提示在神经电生理方面的研究也支持脊髓动力学说，Restuccia等对比了5例平山病患者，6例肌萎缩脊髓侧索硬化症（AL8）患者和14例健康受试者的体感诱发电位（somatosensory evoked potentials，SEP），发现只有平山病患者在颈屈曲位时SEP的N13波幅明显下降，而在中立位时均没有异常改变。认为与颈部异常活动导致脊髓直接受压和微血管改变有关。

（二）生长发育因素

Toma 等提出脊髓和硬膜囊发育的不平衡导致平山病。通过对 7 例平山病患者的生长曲线的研究发现：

1. 身高快速增长期与平山病的发病年龄密切相关。

2. 身高快速增长期的结束与平山病病程趋于平稳密切相关。

3. 脊髓动力学说无法解释下列发现：

（1）平山病患者的 MRI 中可以看到前置的颈髓和硬膜囊之间尚存很大的空隙．很少看到硬膜囊对颈髓的直接压迫；

（2）正常人在屈颈时也可以见到颈髓的前移及受压变扁。

该研究发现，正常人在颈椎中立位时，后根处于松弛状态，随着颈部的屈曲．后根会随着脊髓一起延伸。而在患者颈椎中立位时，后根已丧失了正常的松弛状态而处于被拉紧的状态，一旦屈颈，相对缩短的后根就会牵拉颈髓向同侧移动。Toma 认为这种后根的相对缩短是在某些青少年的快速生长期，脊髓与硬脊膜前角发生退变性改变，从而导致平山病的发生。

（三）无弹性、限制性的硬脊膜压迫

Konno 等认为平山病是异常的硬脊膜牵拉限制作用，不仅在直立位时影响，而且在屈颈时加重脊髓的损伤。颈脊膜的松解成形手术明显的近期和远期效果也证实了这一观点。

（四）运动神经元病学说

1. 运动神经元病是指病变选择性侵犯脊髓前角细胞、脑干颅神经运动核、大脑运动皮质锥体细胞及锥体束受损的一组进行性变性疾病。最常见的是肌萎缩侧索硬化和脊髓性肌萎缩，前者同时累及上、下运动神经元，后者病变以下运动神经元为主，二者皆为进行性加重。

2. Schrtider 等对 9 例平山病患者进行研究，认为脊髓动力学说不能解释其研究发现：（1）患者与对照组在屈颈位时的都存在下位脊髓的受压以及硬膜囊前移，特别是过氧化物酶测量的脊髓受压的程度在患者与对照组中没有显著差异；（2）所有患者没有显示后蛛网膜下腔的完全消失；（3）有 2 例伴有颈髓退变（椎间盘突出）的患者其颈髓受压明显却没有相应症状。另一方面有 2 例患者除了远端肢体受累外，还表现为邻近肌肉的受累，而电生理检查中有 3 例患者胫前肌运动单位电位平均时限及波幅均增高。提示慢性神经退变。这 3 例患者均没有下肢肌力的减退、腰痛及腰骶神经根受损的症状。这种在电生理显示上下肢均受损，而在临床中仅有上肢远端受损的现象，用运动神经人类生存运动神经元（survival motor neuron，SMN）基因包括端粒型（SMN1）和着丝粒（SMN2），SMN 基因的缺失及突变是导致运动神经元病的重要原因。

（五）种族遗传因素

尽管平山病散发多见，但仍有少数家族史的报道。考虑的遗传方式有常染色体隐性遗传．常染色体显性遗传。X 连锁遗传等遗传方式。

Gamez 等对 13 例西班牙的平山病患者 SMN1/SMN2 基因拷贝编码进行了研究，发现没有 1 例患者有 SMN1 或 SMN2 基因缺失，与正常人群比较也无明显差异。Misra 等 15 例平山病患者进 SMN1 和 SMN2 基因缺失分析也未发现 SMN 基因的缺失。同时提出平山病只存在于男性中，可能属于性链（X－linked）遗传疾病。Robberecht 等报道了一个超氧化物歧化酶 1（SOD1）基因 D90A 突变的肌萎缩侧索硬化（ALS）的家系，该家系中一例患者表现局限性非进展性前臂肌萎缩，符合平山病临床诊断，提示平山病可能与 SOD 基因突变有关。但该作者在后续对平山病患者的基因分析及超氧物歧化酶活性的研究中均无阳性发现。Andreadou 等报道了希腊的一家三代 4 名成员均患平山病的病例。其推测家族性平山病显性遗传的可能。已知的末梢肌萎缩基因（distal spinal muscular atrophy type V，dSMA－V）与末梢肌肉萎缩的疾病密切相关。但在对该家系患者的基因分析中，并未发现 dSMA－V 基因突变。唯一有阳性发现的是 Fetoniat 报道的一例伴家族性耳聋（其母、姐姐均患耳聋）的平山病患者。在其肌活检中发现线粒体代谢异常，而家族性耳聋最常见的遗传机制就是线粒体突变。在该患者的基因分析中发现线粒体基因（mtRNA）中的 tRNASer（UCN）基因中的 7472insC 的突变，并在其家族成员中发现类似突变。但其他家族成员均无肌肉萎缩无力表现。因此线粒体突变与平山病相关 的确切性，尚在研究中。日本全国性流行病学调查统计结果显示 1996 年～1998 年共有 333 例 HD 患者，明显多于同期其他国家，故 Hirayamatu 提出该疾病可能与人种有关。

（六）免疫学机制

Kira 等对 5 例平山病患者的研究发现，5 例患者均有过敏史或变态反应家族史，他们的血清总 IgE 水均明显升高，特别是变态反应特异性 IgE 明显高于健康对照（$P<0.005$）。推测平山病可能与变态反应密切相关。Ochi 等报道两例有过敏史的平山病患者，其颈部 MRI 均无异常，而血清中 IgE 水平均明显增高。血浆置换治疗后患者的临床症状均有明显缓解。Ito 等也对 20 例平山病患者进行了血清总 IgE 及特异性变态反应原 IgE 的检测，有 4 例患者（20%）有过敏史或家族史，14 例（70%）患者血清总 IgE 升高，而且血清 IgE 升高的患者明显比 IgE 未升高的患者临床症状重（$P<0.01$）。病程在 5 年内的患者，其 IgE 水平高于病程在 5 年或以上的患者（$P<0.05$），提示免疫机制可能在平山病发病早期发挥作用。傅瑜等对 123 例平山病患者与 86 例健康对照的过敏史及血清 IgE 水平进行对比，结果没有显著差异（$P>0.05$），即使按病程长短、疾病严重程度分层后，也没有发现 IgE 异常和高 IgE 血症在组间有差异（$P>0.05$）。免疫机制与平山病的关系尚有待进一步探索。

三、临床表现

典型的平山病表现：好发于青春期隐匿起病，男性多见，早期出现手及前臂远端肌肉无力，随病变进展逐渐出现相应肌群萎缩，肱桡肌多不受累，呈“斜坡样”改变，病变多累及单侧，部分也可表现为不对称双侧损害。多数病人有“寒冷麻痹”，即暴露在寒冷环境中无力症状明显加重；束颤安静状态多不出现，但在手指伸展时常发生；患者受累肢体腱反射正常或偶可低下，通常无疼痛、麻木等感觉障碍表现，也无锥体束征、括约肌功能障碍等。病情在起病后数年内一度缓慢进展，进行性加重但绝大多数患者在以后 5 年内病情可自然中止。近年来，随着对平山病研究的深入，平山病的临床特点也有了新的发现。Pradhan 等发现少数患者双侧上肢均受累，提出双侧受累型是一种严重的临床亚型。Sakai 等日报道的 1 例 18 岁青年男性患者，15 岁时出现右手的无力和肌肉萎缩，逐步进展为左下肢浅感觉障碍和右下肢锥体束征。颈部屈曲位 MRI 和 CT 显示硬膜囊后壁前移，右侧脊髓受压萎缩严重。这种病情进展提示伴有屈颈脊髓明显受压的平山病患者，有可能会发展为广泛脊髓损伤，而非局限于脊髓前角。

四、诊断要点

（一）分类

1. 按发病机理分类

（1）由全身营养障碍，废用，内分泌异常而引起的肌肉变性，肌肉结构异常等病因产生的肌肉萎缩。

（2）遗传、中毒、代谢异常、感染、变态反应等引起的肌肉萎缩，此种分类临床意义不大，因病因一时难以明确。

2. 根据肌肉萎缩分布分类：

（1）全身弥漫性肌肉萎缩；

（2）头面部肌肉萎缩；

（3）头和上肢或上下肢近端肌肉萎缩；

（4）上下肢远端肌肉萎缩；

（5）局限性肌肉萎缩。

3. 根据导致肌肉萎缩的原发病变分类：

（1）神经源性肌肉萎缩；

（2）肌原性肌肉萎缩；

（3）失用性肌肉萎缩。

神经原性肌肉萎缩主要指脊髓前角细胞及末梢神经等下运动神经元的病变，属于原发性神经源性肌肉萎缩。三者又彼此互相关联，而上运动神经元性病变虽也出现肌肉萎缩，有人将其列为继发性，晚期为失用性萎缩。肌原性肌肉萎缩是指肌肉本身病变引起的。失用性肌肉萎缩尚可郎于全身消耗性疾病。

（二）实验室检查

肌电图检查提示神经源性改变。这种异常改变表现为上肢远端肌肉受累，而对侧 肌肉也可出现类似表现，但神经传导速度均正常。单纤维肌电图显示，在病情进展阶段，其纤维密度和颤抖值均增加，而到晚期非进展阶段时，纤维密度进一步增加，但颤抖却减少。F 波表现为潜伏期延迟以及屈颈时 F 波减少甚至缺如。体感诱发电位显示脊髓传导异常。动作诱发电位在屈颈时表现潜伏期延迟和波幅下降。脑脊液检查显示细胞组成正常，蛋白含量正常或轻度升高。奎肯试验在中立位时压力曲线下降且上升不足。在屈颈位时这种表现更加明显。

（三）神经病理学检查

由于平山病是一种自限性疾病，因此尸检报告很难获得。第一例平山病患者的尸检报道于 1982 年。患者是一位 38 岁的男性。死于肺癌，自 15 岁开始出现左侧上肢无力和肌萎缩，尸检发现在下段颈髓出现肉眼可见的前移，在 C5 到 T1 水平脊髓受压变扁，C7～8 节段的左侧最为严重。脊髓前角病变表现为神经元丢失及轻度神经胶质增多，幸存的神经细胞发生不同程度的退变，提示缺血坏死性改变的发生。另一例尸检报告来自一位 76 岁的老年患者，其表现出平山病的特征的同时伴有颈椎退行性变．尽管病理改变与第 1 例尸检报告类似，但很难排除颈椎退变的干扰。

1. 运动功能评估

既往尸体解剖研究提示平山病患者主要病变为运动传导通路近端的脊髓前角中央区白质、灰质以及颈神经前根的缺血性损伤，因此在平山病中，运动功能的评估便硅得尤为重要。目前常用技术主要包括：运动神经传导检测（motornerve conduction study）、F 波、针肌电图、MEP 技术及其延伸出的、中枢运动传导时间测量（central motor conduction time，CMCT）以及运动单位数目评估（motor unit number estimation，MUNE）等。

2. 感觉功能评估

平山病曾被经典地报告为一类不应具有颅神经、脑干及感觉系统受累的疾病，既往研究虽然指出临床上 20%～25.9% 的平山病患者存在主观的感觉异常，尤其是上肢的麻木不适、感觉异常等。

但既往的临床体检及电生理检测（感觉神经传导、感觉诱发电位）都证实平山病患者不存在客观的感觉神经功能障碍，即使是在屈颈的情况下也是如此。但近年来，随着平山病病例数的不断增加，部分研究却发现仍有少数平山病患者可能存在亚临床的感觉

（四）影像学检查

影像学检查是目前诊断平山病的重要手段。在平山病报道早期，受限于影像技术的发展，单纯的 X 线和 CT 检查无法显示脊髓及硬膜囊，因此并没有发现影像学的异常改变。目前颈椎 MRI，尤其是中立位及充分屈曲位的颈部 MRI 是目前最为常用的检查方法。有学者发现，正常松弛的硬脊膜与椎管壁通过硬膜外脂肪、静脉丛和其他连接组织有缓冲的紧密连接。在平山病患者中，由于硬脊膜相较脊柱发育较慢，中立位硬膜与椎管壁的连接不再松散而变得紧张，导致硬脊膜与邻近的椎弓分离，而这种现象在中立位 MRI 得以显示，这种硬脊膜与邻近椎弓分离的 MRI 表现被称为失连接（loss of attachment，LOA）。

五、治疗原则

（一）非手术治疗

1. 颈托治疗

对病程较短的患者有较好的效果，但有报道称对于病程大于 5 年的患者颈托治疗效果不佳。而且长期佩戴颈托是一件很繁琐的事情，因此手术治疗开始走进人们的视野。部分患者由于上肢远端肌萎缩和无力进展迅速，甚至造成明显残疾。因此，对保守治疗无效和症状进展迅速的患者建议采用手术治疗。

2. 中医药治疗

国内学者在研究颈部固定的保守治疗的同时，发挥祖国传统医学优势，探求利用针刺及中药治疗平山病的方法。

（二）手术治疗

1. 关节融合术（前路融合及后路融合）；
2. 关节融合 + 硬脊膜成形术；
3. 单纯硬脊膜成形术。

六、预后

平山病是一种自限性疾病，发病数年后多自然静止，但早期诊断和治疗干预可以阻止病程进展，改善患者预后。

（一）文献回顾

鉴于颈部屈曲可能是平山病的致病因素，Tokumaru 等对 38 例病程在 5 年之内的平山病患者采用颈托治疗。治疗后发现全部患者的病情都没有继续进展，并有 15 例病程小于 2 年半的患者肌肉萎缩无力得到明显改善。因此，颈托治疗可以有效缩短病程，尤其是对病程短、症状轻的患者治疗效果好。胡秋生等通过针灸、穴位注射配合中药治疗的方法对 4 例平山病患者进行治疗，均取得较满意疗效。

Watanabe 等均报道了对平山病患者进行前路减压融合治疗，并取得了很好的疗效。Watanabe 对 12 例患者采取前路融合固定术，术后患者在握力、感觉、JO A 评分以及局部脊柱后凸都有了改善，

其认为前路手术能够直接解除压迫，与后路手术相比保留了更多可活动的节段，同时纠正了颈部屈曲时的局部脊柱后凸。Kohno 等报道了通过后路融合治疗平山病，同样得到了较好的效果。Kohno 对 15 例平山病患者进行了手术治疗，其中 10 例前路固定融合，5 例后路固定融合。2 种术式术后患者的肌力以及感觉异常均得到缓解。但由于手术例数较少，很难比较出前路与后路手术哪个更好。与此同时，关节融合术也非一劳永逸，脊柱关节融合会影响到相邻的非融合段的观点已经得到广大学者认同，librand 等通过对进行关节融合手术的脊髓病患者的长期随访发现，有 25% ~89% 的患者发生了手术相邻节段的退变 Konno 等尝试用硬脊膜成形术来治疗平山病，通过比较 5 例患者手术前动力学、影像学、超声学、脊髓诱发电位的变化及临床症状的改变发现：除脊髓动力影响外，硬脊膜压迫也可能是引起的平山病的重要因素。术中发现横向切开硬脊膜时，诱发电位波幅迅速增高至正常的 127%：而脊膜成形术 48h 后可观察到临床症状的明显改善：患者手精细动作能力（例如用手夹纸）立即得到改善。随访（6 ~52 个月，平均 25 个月）证实患者近期及远期神经功能都得到良好改善。Fujimoto 等通过椎板次全切 + 硬脊膜成形术治疗 2 例平山病患者，术后随访（36 个月及 48 个月）发现患者的肌力以及肌萎缩情况得到不同程度改善，而与之对比的 18 例保守治疗患者仅表现为病程的静止而无改善。然而手术治疗的效果也并非完全令人满意，在 Kohno 等进行的 15 例手术治疗的患者中，仅有 4 例肌肉萎缩有所好转。因此对于肌肉萎缩严重甚至完全萎缩的患者。上述手术治疗很难取得满意的效果。Fujimoto 等报道的 3 例利用肌腱移植的方法，用未受累的肱桡肌肌腱代替手然而手术治疗的效果也并非完全令人满意，在 Kohno 等进行的 15 例手术治疗的患者中，仅有 4 例肌肉萎缩有所好转。因此对于肌肉萎缩严重甚至完全萎缩的患者。上述手术治疗很难取得满意的效果。Fujimoto 等报道的 3 例利用肌腱移植的方法，用未受累的肱桡肌肌腱代替手部及前臂的萎缩肌腱，取得了较好的远期效果。这为那些肌肉萎缩严重的平山病患者带来了福音。总而言之，由于手术例数较少，手术治疗平山病的疗效以及手术的指征尚不确切，有待进一步研究。

（二）评估方法标准

1. 实验室检查

肌电图检查提示神经源性改变。这种异常改变表现为上肢远端肌肉受累，而对侧 肌肉也可出现类似表现，但神经传导速度均正常。单纤维肌电图显示，在病情进展阶段，其纤维密度和颤抖值均增加，而到晚期非进展阶段时，纤维密度进一步增加，但颤抖却减少。F 波表现为潜伏期延迟以及屈颈时 F 波减少甚至缺如。体感诱发电位显示脊髓传导异常。动作诱发电位在屈颈时表现潜伏期延迟和波幅下降。脑脊液检查显示细胞组成正常，蛋白含量正常或轻度升高。奎肯试验在中立位时压力曲线下降且上升不足。在屈颈位时这种表现更加明显。

2. 神经病理学检查

（1）运动功能评估

（2）感觉功能评估

3. 影像学检查

临床上怀疑平山病的患者除了失连接（LOA），若观察到以下特点，则为典型平山病患者的 MRI 表现，这些表现也与临床症状及电生理特点密切相关。

（1）局限性脊髓萎缩

（2）脊髓动态前移

（3）异常见的颈椎曲度

（4）硬膜囊后壁的前移

（5）硬膜后的异常高信号影

（三）应对策略

治疗方法包括保守治疗和手术治疗。保守治疗即佩戴颈托，通过限制颈椎活动，减少颈椎屈曲以避免颈脊髓受压，阻止病程进展。手术治疗试用于保守治疗无效甚至进一步加重或病程较长的患者，目前有报道的手术方式包括颈椎融合术、颈椎减压术和硬脊膜成形术，均取得较好的疗效。

（杨俊松）

参考文献

[1] Hirayama K, Toyokura Y, Tsubaki. Juvenile muscular atrophy of unilateral upper extremity: a new clinical entity. Psychiatric Neurol Jap, 1959, 61: 2190 - 2197.

[2] Pradhan S. Bilaterally symmetric form of Hirayama disease. Neurology, 2009, 72 (24): 2083 - 2089.

[3] Sakai K, Ono K, Okamoto Y, et al. Cervical flexion myelopathy in a patient showing a apparent long tract signs: a severe form of Hirayama disease. Joint Bone Spine, 201 1, 78 (3): 316 - 318.

[4] 高社荣，胡冬梅，李小刚，等．平山病的诊断及治疗．医学综述，2008，14（3）：396 -397.

[5] Fujimoto Y, Oka S, Tanaka N, et al. Pathophysiology and treatment for cervical flexion myelopathy. Eur Spine J, 2002, 11 (3): 276 -285.

[6] Hirayama K. Juvenile muscular atrophy of distal upper extremity (Hirayama disease) . Intern Med, 2000, 39 (4): 28 3 -90.

[7] Zhou B, Chen L, Fan D, et al. Clinical features of Hirayama disease in mainland China. Amyotroph Lateral Scler, 2010, 11 (1 -2): 133 -139.

[8] Yang G, Yang X, Zhang M, et al. Hirayama disease in children from mainland of china. J Child Neurol, 2014, 29: 509 -513.

[9] Hassan KM, Sahni H. Nosology of juvenile muscular atrophy of distal upper extremity: from monomelic amyotrophy lo Hirayama disease - Indian perspective. Biomed Res Int, 2013, 2013: 478 -516.

[10] Gourie - Devi M, Suresh TG. Shankar SK. Monomelic amyotrophy. Arch Neurol, 1984, 41 (4): 388. 394.

[11] Peiris JB, Seneviratne KN. Wickremasinghe HR, et al. Non familial juvenile distal spinal muscular atrophy of upper extremity. J Neurol Neurosurg Psychiatry, 1 989, 52 (3): 314 -319.

[12] Oryema J, Ashby P, Spiegel S. Monomelic atrophy. Can J Neurol Sci, 1990, 17 (2): 124. 130.

[13] 傅瑜，樊东升，裴新龙．自然位磁共振影像对平山病的诊断价值．中华内科杂志，2006，45（7）：573 -575.

[14] Sonwalkar HA, Shah RS, Khan FK, et al. Imaging features in Hirayama disease. Neurol India, 2008, 56 (1): 22 - 26.

[15] Tokumaru Y, Hirayama K. Cervical dural sac and spinal cord in juvenile muscular atrophy of distal upper extremity. Neurology, 2000, 54 (10): 1922 -1926.

[16] Jeannet PY, Kuntzer T, Deonna T, et al. Hirayama disease associated with a severe rhythmic movement disorder involving neck flexions. Neurology, 2005, 64 (8): 1478 -1479.

[17] Huang YC, RoLS, Chang HS, et al. A clinical study of Hirayama disease in Taiwan. Muscle Nerve, 2008, 37 (5): 576 -582.

[18] Restuccia D, Rubino M, Valeriani M, et al. Cervical cord dysfunction during neck flexion in Hirayama disease. Neurology, 2003, 24, 60 (12): 1980 - 1983.

[19] Toma S, Shiozawa Z. A myotrophic cervical myelopathy in adolescence. Neurol Neurosurg Psychiatry, 1995, 58 (1): 56 -64.

[20] Konno S, Goto S, Murakami M, et al. Juvenile amyotrophy of the distal upper extremity: pathologic findings of the dura mater and surgical management. Spine, 1997, 22 (5): 486 -4 92.
[21] Schrtider R, Keller E, Flacke S, et al. MRI findings in Hirayama's disease: flexion - induced cervical myelopathy or intrinsic motor neuron disease. Neurol, 1999, 246 (11): 1069 -1074.
[22] Corcia P, Camu W, Praline J, et al. The importance of the SMN genes in the genetics of sporadic AIS. Amyotroph Lateral Scler, 2009, 10 (5 - 6): 436 -440.
[23] Camez J, Also E, Alias L, et al. Investigation of the role of SMN1 and SMN 2 haploinsuficiency as a risk factor for Hirayama's disease: clinical, neurophysiological and genetic characteristics in a Spanish series of 13 patients. Clin Neural Neurosurg, 2007. 109 (10): 844 -848.
[24] Misra UK, Kalita J, Mishra VN, et al. A clinical, magnetic resonance imaging, and survival motor neuron gene deletion study of Hirayama diseas. Arch Neurol, 2005, 6 2 (1): 120 -123.
[25] Robberecht W, Aguirre T, Vanden B, et al. D90A heterozygosity in the SOD1 gene is associated with familial and apparently sporadic amyotrophic lateral sclerosis. Neurology, 1996, 47 (5): 1336 -1339.
[26] Andreadou E, Christodoulou K, Manta P, et al. Familial asymmetric distal upper limb amyotrophy (Hirayama disease): report of a Greek family. Neurologist, 2009, 15 (3): 156 -160.
[27] Fetoni V, Briem E, Carrara F, e t al. Monomelic amyotrophy associated with the 7472insC mutation in the mtDNAt RNASer (UCN) gene. Neuromuscul Disord, 2004, 14 (11): 723 -726.
[28] Hirayama K. Juvenile muscular atrophy of unilateral upperextremity (Hirayama disease) ha1f century progress and establishment since its discovery. Brain Nerve, 2008, 60 (1): 17 - 29.
[29] Kira J, Ochi H. Juvenile muscular atrophy of the distal upper limb (Hirayama disease) associated with atopy. Neurol Neuro surg Psychiatry, 2001, 70: 798 -801.
[30] Ochi H, Murai H, Osoegawa M, et al. Juvenile muscular atrophy of distal upper extremity associated with airway allergy: two cases successfully treated by plasma exchange. Neurol Sci, 2003, 206 (1): 109 -114.
[31] Ito S, Kuwabara S, Fukutake T, et al. Hyper lgE anemia in patients with juvenile muscular atrophy of the distal upper extremity (Hirayama disease. Neurol Neurosurg Psychiatry, 2005, 76 (1): 132 -134.
[32] 傅瑜，孙庆利，韩鸿宾，等．高 IgE 血症和平山病相关性研究．中华医学杂志，2010，90 (37) .
[33] Tokum aru Y, Hirayama K. Cervical collar therapy for juvenile muscular atrophy of distal upper extremity (Hirayama disease): results from 38 cases. Rinsho Shinkeigaku, 2001, 41 (4 -5): 173 -178.
[34] 胡秋生．针刺配合药物治疗平山病 4 例．中国针灸，2005，25 (9)：618.
[35] Imamura H, Matsumoto S, Hayase M, et al. A case of Hirayama's disease successfully treated by anterior cervical decompression and fusion. NoTo Shinkei, 2001, 53 (11): 1033 -1038.
[36] Watanabe K, Hasegawa K, Hirano T, et al. Anterior spinal decompression and fusion for cervical flexion myelopathy in young patients. Neurosurg Spine, 2005, 3 (2): 86 -91.
[37] Kohno M, T akahashi H, Ishijima B, et al. Surgical outcome of cervical flexion myelopathy in young adults. NoTo Shinkei, 1995, 47 (4): 337 -343.
[38] Kohno M, Takahashi H, Ide K, et al. Surgical treatment for patients with cervical flexion myelopathy. Neurosurg, 1999, 91 (1): 33 -42.
[39] Hilibrand A, Carlson G, Palumbo M, et al. Radiculopathy and myelopathy at segments adjacent to the site of a previous anterior cervical arthrodesis. J Bone Joint Surg Am, 1999, 81 (4): 519 -528.
[40] Fujimoto Y, Oka S, Tanaka N, et al. Pathophysiology and treatment for cervical flexion myelopathy. Eur Spine J, 2002, 11 (3): 276 -285.

第四十章

进行性肌营养不良症

一、引言

进行性肌营养不良（progressive muscular dystrophy，PMD）是一组由于基因缺陷所导致的肌肉变性疾病，主要表现为不同部位的肌肉的进行性无力和萎缩，最终完全丧失运动功能。在欧洲，被肌营养不良（包括严重甚至致命的遗传性肌肉萎缩疾病）困扰着的人群超过 200 万例。该病可累及骨骼肌和心肌，从而导致进行性加重的肢体运动障碍及呼吸衰竭、心脏功能障碍。最常见的肌营养不良是 Duchenne 型肌营养不良（DMD），是由抗肌萎缩蛋白（dystrophin）基因突变引起，其发病率在活产男婴中为 1/3500。其他肌营养不良包括肢带型肌营养不良（LGMD）、面肩肱型肌营养不良（FSHD）、眼咽型肌营养不良（OPMD）、先天性肌营养不良（CMD）、强直性肌营养不良（DM1、DM2）、远端型肌营养不良（DD）和 Emery－Dreifuss 肌营养不良（EDMD）。与肌营养不良相关的基因在体内起着编码蛋白质细胞膜、细胞外基质、肌节、Z 带，以及作为横纹肌细胞核成分的作用。电生理表现主要为肌源性损害、神经传导速度正常；组织学特征主要为进行性的肌纤维坏死、再生和脂肪及结缔组织增生，肌肉无异常代谢产物堆积。不同类型 PMD 临床表现不同，严重程度各异，部分 PMD 具有较高的致残率和致死率，严重影响了患者的生活质量和生命。

二、病因

进行性肌营养不良是一组遗传性疾病，多数有家族史，散发病例可为基因突变。在肌细胞膜外基质、跨膜区、细胞膜内面以及细胞核膜上有许多蛋白，基因变异可导致编码蛋白的缺陷，导致肌营养不良。由于不同的蛋白在肌细胞结构中所起的作用不完全相同，导致不同类型的肌营养不良。肌营养不良的病理改变为肌纤维大小不一，脂肪结缔组织增生，可见肌纤维坏死和再生。Dystrophin 免疫组织化学染色可见抗肌萎缩蛋白表达缺失，具有诊断意义。

（一）假肥大型肌营养不良

包括 DMD 和 BMD，是 X 连锁隐性遗传性疾病，致病基因为 dystrophin，肌萎缩蛋白是抗肌萎缩－糖蛋白复合物所必需的组件，其在细胞骨架和细胞外基质之间提供一种机械强度很高的连接，位于染色体 Xp21，抗该基因是目前人类发现的最大的基因，长度约 2400～3000kb，约 79 个外显子，编码 3685 个氨基酸，组成 dystrophin 蛋白（即抗肌萎缩蛋白），分子量 427KD。Dystrophin 蛋白位于骨骼肌和心肌细胞膜内面，为细胞骨架蛋白，具有抗机械牵拉作用，能防止肌细胞在收缩过程中的损伤。Dystrophin 与细胞膜内面、跨细胞膜区以及细胞膜外区的多种蛋白如 sarcoglycan、dystroglycan 等蛋白紧密结合，相互关联，在细胞膜内外组成一个整体，维系细胞膜内外的物质交换和联系，保护细胞膜结构完整和稳定。Dystrophin 基因缺陷导致肌细胞膜上 dystrophin 蛋白缺乏或减少，使肌细胞膜不稳定而引起肌细胞坏死和功能丧失。如 dystrophin 蛋白完全缺乏，产生 DMD 表现；如仅为量的减少，则为 BMD。DMD 患者大脑皮质神经元突触区抗肌萎缩蛋白的缺乏可能是智力发育迟滞的原因。

（二）面肩肱型肌营养不良（FSHD）

面肩肱型肌营养不良症，是一种常染色体显性遗传疾病。FSHD 基因定位于染色体 4q35，其致病基因尚未克隆，基因产物尚未分离出来。FSHD 为常染色体显性遗传，具有几乎完全的外显性，几乎所有的 FSHD 患者都在 4q35 区域存在 3.3kb 重复片段的缺失，正常人该片段重复 11～150 次，而 FSHD 通常少于 11 次，故通过测定 3.3kb/Kpnl 片段重复的次数可做出基因诊断。这种基因重复片段的缺失并不直接破坏任何可识别的基因，而是使染色体端粒更接近着丝点，间接的增加相邻基因的表达。在细胞核内染色质不适当的相互作用，引起 4q35 基因的转录抑制被减弱或消除，使其表达上调，可能是致病原因之一。有关肩肱型肌营养不良症发病机制的位置变异效应假说，需要更多的证据支持；另一假说认为，面肩肱型肌营养不良症患者，D4Z4 区域内类似沉默子的序列与转录抑制复合物相结合，由于 D4Z4 的缺失，该复合物不能形成并导致 D4Z4 上游基因的过表达，有关基因的过表达通过某种不明机制导致 FSHD 疾病的发生；D4Z4 的缺失使 4qter 在细胞核内的定位异常，使许多基因的表达不正常，从而引起一系列的病理变化，并最终导致 FSHD 疾病的发生，也是 FSHD 发病的可能性机制之一。FSHD 的发病相关基因和发病机制的研究有待深入。

（三）肢带型肌营养不良

肢带型肌营养不良是一类具有高度遗传异质性和表型异质性的常染色体遗传性疾病。根据遗传方式可为两种类型，即常染色体显性遗传（简称为 LGMD1）和常染色体隐性遗传（简称为 LGMD2）。散发病例亦不少见，发病率约为 1/10 万，由 Walton 和 Nattrass 于 1954 年首先提出，用以区别 DMD、面肩肱型等已知的肌营养不良。根据受累基因的不同常染色体显性（LGMD1）分为 LGMD1A～LGMD1H 的 8 种类型；常染色体隐性（LGMD2）分为 LGMD2A～ LGMD2Z 的 26 种类型。英文字母代表 LGMD 临床表型获得染色体定位的顺序。随着新家系的发现和致病基因的定位，新的亚型可能还会不断增加。LGMD 无特征性病理改变，各亚型之间单纯以肌活体组织检查病理结果难以鉴别。突变基因和缺失蛋白分析是确诊各亚型的必要手段。LGMD 主要与一大组肌膜蛋白和近膜蛋白的缺陷有关，如 α、β、γ、δ－肌聚糖（sarcoglycan）之间相互联结，组成跨肌膜复合体，并与 β－dystroglycan 和 dystrophin 相互作用。基因突变导致相应肌聚糖亚单位不正确表达或不适当装配，影响肌膜的稳定性，产生 LGMD2D、2E、2C、2F。LGMD2A 和 2B 的缺陷蛋白分别为 calpain3 和 dysferlin。LGMD1A、1B 和 1C 的缺陷蛋白分别为 myotilin、lamininα2 和 caveolin3。

（四）Emery－Dreifuss 肌营养不良

EDMD 主要有两种遗传方式，即 X 连锁隐性遗传和常染色体显性遗传。EDMD 的 X－连锁隐性遗传型（XLEDMD，OMIM 310300）在 1962 年首先由 Emery 和 Dreifuss 描述，Rowland 于 1979 年提议将该病命名为 EDMD。1941 年 Hauptmann 等报道在法裔加拿大人家族中发现 EDMD 常染色体显性遗传型（AD－EDMD，OMIM 181350）。绝大多数 EDMD 患者都为 X－连锁隐性遗传，少数患者为常染色体显性遗传。EDMD1 型基因定位于 Xq28，编码 762bp 的 mRNA。其 34KD 的蛋白产物由 254 个氨基酸构成，称为 emerin。emerin 是锚定于骨骼肌、心肌和平滑肌核膜内表面的核被膜蛋白，其主要功能是在肌肉收缩过程中对抗机械性压力以稳定核膜。目前已发现该基因突变形式包括点突变、小片段缺失和无义突变等。EDMD2 和 3 型的基因为 LMNA，定位于 Iq11－23，编码核纤层蛋白 laminA/C。lamin 是核膜的组成部分，定位于核膜板层，它在 DNA 复制、染色体构建、核孔复合体的空间构形、细胞核发育、核膜蛋白锚定等方面起作用。

（五）其他类型发病机制尚不明确，多为显性或隐性遗传有待深入研究。

三、临床表现

（一）假肥大型肌营养不良

本病是最多见的病型，发病缓慢。其中 DMD 最常见，属于 X－连锁隐性遗传，一般是男性发病，女性携带突变基因，在新生婴儿中发病率约为 1/3500，中国内地患者及携带者总数近 10 万人（含 BMD）。多在出生时即已存在有肌病损害，常在婴儿期有运动发育迟缓的迹象，但此时多难以发现，其异常表现多不引起重视，实际上仅 2/3 患儿的病变基因来自母亲，另 1/3 患儿是自身 dystrophin 基因的突变，故并非所有患儿均有家族史。一般在 5 岁至 6 岁以前开始发病，初期出现某些肌群的假性肥大，肌容积增加而肌力不增加，多见于腓肠肌、冈下肌、冈上肌、三角肌、肱三头肌等肌肥大的同时，往往有其他部位肌肉萎缩现象，最后假性肥大的肌群明显萎缩。初发病时通常渐觉下肢无力，步行摇摆（鸭型步态），容易倾跌上楼困难，病儿自仰卧至直立位的动作时，先翻身成俯卧位，次屈曲膝关节及髋关节，并用手支撑起躯干成俯跪位，然后以双手及双腿共同支持躯干，再用手按压膝部以辅助股四头肌力量的不足，如是身体呈深鞠躬位以后将支持膝部的两手，逐渐沿大腿前方上移，以助伸直躯干，最后达于直立位置（Gower 征）。疾病晚期，下肢、躯干、髋、肩肌肉均萎缩，同时膝及前臂多因肌挛缩而发生屈曲畸形。文献报道 30% DMD 患儿智力低于正常，平均 IQ 为 83（46～84），且该类患儿往往有肝功能生化异常、心肌酶谱高，故在患儿年龄小，肌无力症状及体征不明显时，临床容易误诊为脑瘫、肝炎、病毒性心肌炎等。

BMD 型肌营养不良症又称良性型肌营养不良症，发病率为 DMD 的 1/10，亦属性 X 连锁隐性遗传，病程进展慢，多在 5～15 岁起病，临床表现与 DMD 类似。首先累及骨盆带肌和下肢近端肌肉，逐渐波及肩胛带肌，有腓肠肌假性肥大。血清 CK 水平明显增高，尿中肌酸增加，肌酐减少。肌电图和肌活检均为肌源性损害，肌肉 MRI 检查示变性肌肉呈“虫蚀现象”。BMD 与 DMD 的主要区别在于起病年龄稍迟，进展速度缓慢病情较轻，12 岁以后尚能行走，心脏很少受累（一旦受累则较严重），智力正常，存活期长，接近正常生命年限。

（二）面肩肱型肌营养不良（FSHD）

常染色体显性遗传，多在青少年期起病，发病率为 1 /20000，以面部、上肩带和上肢肌肉的进行性萎缩为特征，20 岁的外显率大于 90%。面部和肩胛带肌肉最先受累，患者面部表情少，眼睑闭合无力或露出巩膜，吹口哨、鼓腮困难，逐渐延至肩胛带（翼状肩胛很明显）、三角肌、肱二头肌、肱三头肌和胸大肌上半部，肩胛带和上臂肌肉萎缩十分明显，常不对称。因口轮匝肌假性肥大嘴唇增厚而微翘，称为“肌病面容”，可见三角肌假性肥大。病情缓慢进展，逐渐累及躯干和骨盆带肌肉，可有腓肠肌假性肥大，视网膜病变和听力障碍（神经性耳聋），但患者智力方面没有障碍，存在遗传异质性。大约 20% 需坐轮椅，生命年限接近正常。肌电图为肌源性损害，血清酶正常或轻度升高。印迹杂交 DNA 分析可测定 4 号染色体长臂末端 3. 3kb/Kpnl 复片段的多少来确诊。

（三）肢带型肌营养不良症

常染色体显性或隐性遗传，散发病例也比较多。与显性遗传相比，隐性遗传的患者较常见、症状较重、起病较早。10～20岁起病，病情缓慢发展，平均起病后20年左右丧失劳动力。首发症状多为骨盆带肌肉萎缩、腰椎前凸、鸭步，下肢近端无力出现上楼困难，可有腓肠肌假性肥大。逐渐发生肩胛带肌肉萎缩，抬臂、梳头困难，翼状肩胛。面积一般不受累。膝反射比踝反射消失早。除骨骼肌受累外，还可以合并全身多系统表现，主要包括：(1) 骨骼系统，关节挛缩、脊柱强直、脊柱前凸、脊柱侧弯、高弓足、高腭弓等。(2) 中枢神经系统，认知功能障碍、颅骨畸形、发育里程碑迟滞等。(3) 心肺系统，心律失常、心肌病、心源性卒中、呼吸困难、夜间呼吸暂停、打鼾等。(4) 皮肤，皮肤改变等。其中，部分特征性临床表现对特定亚型具有较高的诊断敏感性和特异性，例如，显著的自发性、运动后肌肉痉挛和叩击诱发的肌肉快速收缩高度提示LGMD1C型血清酶明显升高，肌电图肌源性损伤，心电图正常。

（四）Emery－Dreifuss型肌营养不良症（EDMD）

绝大多数EDMD患者都为X－连锁隐性遗传。女性携带者很少会出现肌无力表现，但部分携带者可表现出不同程度的心脏传导阻滞，严重时需要心脏起搏器治疗。少数患者为常染色体显性遗传。该病是一种相对良性的肌营养不良类型，常在儿童早期发病，病情进展缓慢，其临床症状表现为三联征。

1. 早期出现关节挛缩：XL－EDMD和AD－EDMD患者通常在儿童早期出现关节挛缩。在XL－EDMD患者关节挛缩常是首发症状，而在AD－EDMD患者，关节挛缩常在肌无力之后出现。常见受累部位包括肘部屈肌、颈部伸肌和腓肠肌挛缩，导致颈部屈曲受限，在病程后期，严重挛缩可导致整个脊柱前屈受限。挛缩的程度和进展速度变化较大，并不是总与年龄相关。严重关节挛缩时，由于脊柱和下肢活动受限而导致患者丧失行走功能。

2. 受累肌肉呈肱－腓分布：在疾病早期缓慢进展的肌肉无力分布呈肱－腓分布，即分别累及上肢的近端和下肢的远端，随病情进展，后期肌无力可扩展到肢带肌近端。肌无力进展在30岁之前通常是缓慢的，30岁之后肌无力进展速度加快，在AD型患者丧失步行能力较常见，在XL型患者中少见。

3. 心脏受累：心脏受累是该病最严重的并发症，通常随肌无力的进展而逐渐加重，部分患者心脏受累可在肌无力之前发生。患者可表现为心悸、晕厥、运动耐力差、充血性心力衰竭、程度不等的室上性心律失常、房室传导异常、室性心律失常、扩张性心肌病、限制性心肌病以及猝死等。心脏传导缺陷包括窦性心动过缓、Ⅰ度房室传导阻滞、文式现象、Ⅲ度房室传导阻滞以及束支传导阻滞等。与XLEDMD患者相比，AD－EDMD患者发生室性快速性心律失常和扩张性心肌病的概率较高。某些患者可见广泛性心肌病，导致患者猝死或发展为进行性心功能衰竭，后者可在患者为纠正心律失常而植入起搏器后发生。几乎所有患者都在30岁之前出现心脏受累，因此在确诊后，应尽早植入心脏起搏器以挽救患者生命。对于高危家庭成员应该进行心功能检查以便早期发现心脏受累情况。

该病的发病年龄、肌肉和心脏受累的严重程度和进展程度变异很大，总的来说，患者通常在20岁之前出现关节挛缩，随后出现肌无力和萎缩。心脏受累通常在10岁之后出现。XL－EDMD患者也可单独表现为心肌病，骨骼肌受累程度很轻。极少数患者以心源性猝死作为该病的首发临床表现。

（五）眼咽型肌营养不良症

眼咽型肌营养不良症较其他类型起病晚，发病年龄在40岁左右，男女均可罹患，病程进展缓慢。该病为常染色体显性遗传，约78.5%子代患者的染色单倍体来源于父母，临床症状轻重不等则取决于染色体上的外显位点。该病主要侵犯眼肌和咽肌，双睑下垂常为首发，多呈对称性，约65%的睑下垂患者伴吞咽困难和构音不清，眼外肌麻痹轻重不一，复视出现少而且轻，近端肢体无力。

血清 CK 正常或轻度升高。

（六）其他类型

眼肌型：又称 Kiloh－Nevin，较为罕见，极易误诊。常染色体显性遗传，20～30 岁缓慢起病，男性多于女性，本病进展缓慢，一般不危及生命。最初表现为双侧眼睑下垂伴头后仰和额肌收缩，其后累及眼外肌，可有复视，易误诊为重症肌无力。本型无肢体肌肉萎缩和腱反射消失。

1. 远端型：较少见，常染色体显性遗传。10～50 岁起病，男女均可发病，肌无力和萎缩始于四肢远端、腕踝关节周围和手足小肌肉，如大、小鱼际肌萎缩，伸肌受累明显，易可向近端发展。无感觉障碍和自主神经损害，常见的亚型有 Welander 型（常染色体显性遗传，基因定位于 2p13），其次为芬兰型、Nonaka 型（常染色体显性遗传）Miyoshi 型（常染色体显性遗传）等。

2. 先天性肌营养不良症：在出生时和婴儿期起病，表现为全身严重肌无力、肌张力低和骨关节挛缩。面肌可轻度受累，咽喉肌肌力弱，哭声小，吸吮力弱。可有眼外肌麻痹，腱反射减弱或消失。常见的亚型有 Fukuyama 型、merosin 型、肌肉－眼－脑异常型（muscle－eye－brain disorder）等。

3. 强直性肌营养不良症：DM 临床分为强直性肌营养不良Ⅰ型（DM1）与强直性肌营养不良Ⅱ型（DM2）。DM 属常染色体显性遗传性肌肉疾病，存在遗传早现现象，具有典型的临床表现：肌无力、肌萎缩、肌强直、脱发、白内障、斧状脸等。肌电图检查均可见肌源性病变和肌强直电位发放，故临床可以基本明确诊断。但 DM1 与 DM2 的临床表现类似，故仅靠临床表现往往难以区别，最终区分需根据基因测定。DM 主要的受累组织是骨骼肌、心肌和平滑肌，临床以肌无力、肌萎缩、肌强直为主要症状，同时伴眼、皮肤、心脏、神经、性腺及内分泌系统等多器官或系统受累。

四、诊断要点

典型病例一般根据遗传类型、发病年龄与肌无力的典型表现诊断不难，对早期不典型者作下列检查有助于明确诊断。进行性肌营养不良的辅助检查皆示血清 CK 不同程度增高；肌电图呈典型肌源性损害特点。肌肉病理表现大致相似：肌纤维大小不同和肌纤维。坏死、再生，明显的结缔组织增生。

（一）生化检验

不同类型肌营养不良患者的血清 CK 和 LDH 水平不同，如 DMD、BMD 和 LGMD2B 患者的血清 CK 显著升高，达正常值的 20～100 倍，而 FSHD、EDMD、眼咽型肌营养不良、眼型肌营养不良患者的血清 CK 和 LDH 水平可正常，其他类型则可中至轻度升高。但晚期肌营养不良者因肌肉严重萎缩则血清 CK 值明显下降，甚至正常，故对晚期病例无诊断意义。血清 AST 和 ALT 等在进展期均可升高，但非特异性。血和尿中的肌酸升高而肌酐降低，亦属非特异性变化。

（二）肌电图检查

呈典型的肌源性损害表现。用针电极检查股四头肌或三角肌，静息时可见纤颤波和正锐波；轻收缩时可见运动单位时限缩短、波幅降低、多相波增多；大力收缩时可见强直样放电及病理干扰相。神经传导速度正常。肌电图检测作为 PMD 诊断、鉴别诊断的重要依据已得到肯定。值得注意的是，肌电图在 PMD 中的诊断意义在于区别肌肉疾病和神经疾病，并不具有特异性。PMD 肌原性损害的肌电图表现与儿童多发性肌炎或皮肌炎的肌电图改变相似，仅凭肌电图的表现不易与此类疾病相鉴别；当肌电图呈神经源性损害时，不能否认 PMD 的诊断，且肌电图不能鉴别 PMD 的不同类型。故在临床工作中，对 PMD 的诊断及分型需结合患儿的临床资料，如家系特征、病史、体检、肌酶、肌电图、肌活检及免疫组化等结果进行综合分析，确诊需行分子遗传学检查。

（三）骨骼肌影像学检查

骨骼肌 CT 和 MRI 均为无创伤性检查方法，可以评价肌肉水肿、脂肪浸润、肌萎缩和肌肉肥大程度，以及判断肌肉受累模式，对诊断和分型具有指导意义。一项采用骨骼肌 CT 评价 118 例肢带型肌营养不良症患者的临床研究显示，其诊断分型灵敏度为 40%、特异度为 58%，提示骨骼肌 CT 可以作为辅助诊断工具。尽管影像改变为非特异性，但根据病变的分布有可能对疾病的定性诊断提供一定的帮助。另外，MRI 可提示疾病的进程，水肿性改变提示疾病为急性或亚急性、部分可逆的过程；脂肪出现于长期的、不可逆的疾病过程，病程越长，脂肪所占比例越大，病变肌肉中脂肪所占比例的多少，可作为判断预后的一项指标。单纯依靠影像学改变鉴别 PMD 与其他神经肌肉接头疾病和肌肉疾病有一定难度，需结合临床其他检查。总之，在 MRI 上，缝匠肌和股薄肌脂肪替代回避现象及皮肤无水肿对 PMD 有提示诊断作用，但需结合临床排除其他神经、肌肉、软组织疾病。

（四）肌肉活体组织检查

主要用于排除其他类型的肌病和通过特殊免疫组化方法确定本病的类型。各种类型的进行性肌营养不良患者的肌肉病理特点为：肌纤维大小不等，萎缩肌纤维呈小圆形，可出现不同数量的肌纤维玻璃样变、变形和坏死，可伴较多的核内移纤维和不同程度的肌纤维肥大、增生及分裂，甚至出现涡样纤维。肌内、外衣明显增宽、严重者肌纤维数量明显减少，代之为大量结缔组织及增生的脂肪组织。发病较急且进展较快者，可出现明显的肌纤维坏死和吞噬现象，甚至部分坏变肌纤维周围有炎性细胞浸润，一般两型肌纤维同等受累，但先天性肌营养不良者，受累肌纤维的类型以偏向性优势为特点。电镜改变没有特异性。各种类型的特异性蛋白缺陷需用相应的抗体进行检测，如 DMD 和 BMD 患者的肌肉标本可用抗肌萎缩蛋白抗体进行免疫组化染色，可显示抗肌萎缩蛋白缺失，以区分不同的类型。通过免疫组化可检测到肌细胞中的特定蛋白，以鉴别各种类型的肌营养不良，如用抗肌萎缩蛋白抗体检测 DMD 和 BMD，用 dysferlrn 检测 LGMD2B，γ－肌聚糖蛋白（γ－sarcoglycan）抗体检测 LGMD2C，用 α－肌聚糖蛋白抗体检测 LGMD2D，用 β－肌聚糖蛋白肌聚糖蛋白抗体检测 LGMD2E 等。

（五）基因检测

通过基因检测发现致病性突变，并通过生物学信息分析，最终实现分子生物学诊断是进行性肌营养不良症的最终诊断和分型依据。采用 PCR、印迹杂交、DNA 测序等方法可发现基因突变而明确类型诊断，如用多重 PCR 法可检测 DMD 基因外显子的缺失；印迹杂交法可进行 FSHD 基因诊断；DNA 测序可明确 LGMD 基因的突变碱基。然而，传统基因检测阳性检出率较低，且时间和经济成本较高。随着二代基因测序技术的发展，越来越多的研究采用目标区域捕获测序、全外显子组测序（WES）等方法，其阳性检出率达 16%～65%，提示二代基因测序技术在肢带型肌营养不良症的诊断中具有广阔应用前景。但是由于肢带型肌营养不良症各亚型之间存在临床表型重叠，正确解读基因检测结果以及必要时结合肌肉病理改变，对于保证诊断准确性尤为重要。

（六）其他

心电图、UCG、胸部 x 线检查，能早期发现本病患儿心脏受累。遗传病基因缺失检测可作产前诊断。

随着分子生物学技术的快速发展，有关 PMD 基因的分子病理学和分子遗传学基础研究取得了重大突破，特别是 PMD 的基因诊断和 Dys 检测技术的建立，为 PMD 的诊断提供了准确而简便的检测手段。因此建议，对于怀疑 PMD，但肌电图有神经源性损害和（或）病理学有炎性细胞浸润者，应进行 PMD 基因和（或）Dys 检测，以明确诊断。

五、鉴别诊断

（一）少年型近端脊肌萎缩症

因青少年起病，有对称分布的四肢近端肌萎缩需与肢带型肌营养不良鉴别。但本病多伴有肌束震颤；肌电图为神经源性损害，有巨大电位；病理为神经源性肌萎缩，可资鉴别。

（二）慢性多发性肌炎

二者肌肉均可水肿、萎缩，均有肌细胞坏死，炎性细胞浸润，普通病理诊断有时难以鉴别，二次病理免疫组化及基因检查因费用高昂难以开展。PMD 水肿不累及皮肤，水肿与脂肪取代程度不同步（肌肉水肿程度相对脂肪取代程度轻），而慢性肌炎水肿可累及皮肤，也可以局限于肌肉组织，水肿常较重，脂肪取代较轻，甚者可出现斑片状液化坏死，炎性浸润可累及肌间结缔组织，股薄肌、缝匠肌等均可累及。慢性肌炎无遗传，常有肌痛，血清激酶增高，用皮质类固醇治疗有效，临床上多以肌痛就诊。

（三）肌萎缩侧索硬化症

因手部小肌肉无力和萎缩需与远端型肌营养不良证鉴别。但本病除肌萎缩外，尚有肌肉跳动、肌张力高、腱反射亢进和病理征阳性

（四）重症肌无力

主要与眼咽型和眼肌型区别。重症肌无力有易疲劳性和波动性的特点，新斯的明试验阳性，肌电图的低频重复电刺激检查也可鉴别。

（五）肝炎、心肌炎、脑病

PMD 容易误诊的疾病主要为肝炎、心肌炎、脑病。造成 PMD 误诊误治的原因主要有：

1. 早期临床症状不典型：患儿年龄越小，临床症状越不典型，3 岁以前患儿正处于学步易摔阶段，很容易掩盖肌无力的症状，还有些患儿出生时有过抢救史，所以要多注意与脑部疾病和其他先天性疾病的鉴别。

2. 片面根据检验结果作出诊断：在没有进行仔细全面的问诊和查体之前，仅凭转氨酶增高而诊断为病毒性肝炎或肝损害。另一个容易被误诊误治的疾病是心肌炎或心肌损害，而且概率在不断升高。临床上，引起儿童转氨酶或 CK 增高的疾病有多种，如呼吸系统感染、重症感染、传染性单核细胞增多症、中毒、肝胆系统疾病、肿瘤、结缔组织疾病、代谢性疾病和遗传性疾病等，因此必须结合临床表现和患儿的具体情况仔细分析。

3. 知识经验不足：对 PMD 的临床警惕性不高，特别是年轻医生及基层医院医生，需要加强继续教育学习，碰到肌无力的患儿能想到该病，进行肌电图检查或肌肉活检。

六、治疗原则

目前对于肌营养不良症尚缺乏有效治疗方法，康复训练可以延缓疾病进展、改善临床症状，针对合并症的治疗对改善预后具有重要作用。目前，基因治疗已在动物实验中取得一定疗效，带来新的曙光。

（一）药物治疗

糖皮质激素治疗 PMD 的具体机制尚不明确，也存在使用激素后所带来的轻微的不良反应，但

有研究证明，其总体治疗效果是肯定的。虽然糖皮质激素只能延缓 PMD 的进展，但不能逆转疾病的进程，可在泼尼松治疗的 DMD 患者身上，肌肉强度和临床表现等方面的好转（比如延迟肺脏和心脏症状的出现时间）是有重要功能意义的。

（二）物理治疗

物理治疗（理疗）是通过电、光、声、磁、冷、热、水等物理因子（physical agents）改善躯体功能的治疗方法。

1. 电疗法：是应用电治疗疾病的方法。根据电流频率的不同，分为低频如神经肌肉电刺激法、中频如音频电疗法及高频如超短波疗法，共 3 大类电疗法。

2. 光疗法：系采用人工光源或光辐射（激光）治疗疾病的方法，根据光波长短分为红外线疗法、蓝紫光疗法、紫外线疗法。

3. 超声波疗法：是应用超声波治疗疾病的方法，一般为 800 kHz 的连续超声波。

4. 磁疗法：是将磁场作用于人体以治疗疾病，包括电磁疗法、旋转磁疗法等。

5. 水疗法：应用水治疗疾病、促进康复，包括浸浴法、蒸汽浴法、步行浴法、水中运动法等。水的密度接近人体，可以作为瘫痪、炎症和肌肉萎缩患者训练的介质。躯体浸没在水中，流体静水压作用于躯体表面，可促进外周静脉和淋巴的回流；热水浴可使血管扩张、充血，促进肌肉血液循环和新陈代谢，缓解痉挛；水的浮力可使人体受重力减小，使僵硬的关节易于活动及进行各种功能训练。游泳对 DMD 患者是一项不错的运动。

（三）康复管理

尽量长时间地维持肢体活动和功能，使生活质量最优化，并预防和管理并发症应联合多学科（如物理疗法、职业治疗、呼吸功能训练、言语功能训练、吞咽功能训练，以及心脏病学、呼吸病学、骨科学和遗传学）制定个体化治疗方案保持肌肉功能及预防挛缩。进行适度运动其为重要，不宜久卧床上。对症治疗包括肌肉、关节被动运动和按摩，注意并防止并发症。不同类型的康复治疗贯穿于 DMD 患者的不同阶段，应作为每天必须完成的事项，成为生活的一部分，可防止或减少关节挛缩。肌肉牵伸和关节挛缩的治疗是康复治疗的关键。踝、膝、髋、指、腕、肘、肩关节在不同阶段需要不同的牵伸。牵伸力的方向与肌肉紧张或关节挛缩的方向相反，牵伸强度既应足够拉紧软组织，又不导致明显的疼痛或损伤。对于仍有行走能力的患者，晚间睡眠时应配置踝关节矫形器；不能行走者，白昼也需应用矫形器。膝踝足矫形器对行走极为困难的患者有益；不能行走时，站立器可作为治疗手段。手指关节挛缩的患者可接受手牵伸器治疗。

（四）心脏管理

由于在 PMD 患者心脏受累是一个非常重要的方面，应尽早发现患者心脏传导功能缺陷。治疗包括抗心律失常药物、心脏起搏器、可植入性心脏复律器等，以尽量避免患者发生猝死。严重的心力衰竭可能需要心脏移植治疗。

（五）呼吸管理

呼吸肌受累症状加重易发生肺感染和无效咳痰，应及时予以治疗。随着患者年龄的增加，可逐渐出现睡眠、呼吸困难，夜间需辅以无创呼吸机支持，随着病情的加重，白昼也需呼吸机支持；对不能行走者，应每 6 个月监测一次用力肺活量。对于咳嗽无力者，应通过机械方法帮助排痰。

（六）营养管理

营养应均衡，能量、蛋白质、钙、维生素 D、矿物质及水果等应合理搭配，食用高蛋白食物如牛奶、鸡蛋、瘦肉、鱼类等；多吃蔬菜、水果、少食脂肪和过量的糖类。

（七）心理康复

由于对 PMD 迄今仍无满意的治疗方法，患者常陷入自暴自弃的心理环境中，情绪极不稳定。因此，应做耐心细致的思想教育工作，使患者从悲观情绪中解脱出来，坚持个体化治疗，提高对生活的信心。

（八）中药治疗

本病属中医痿症，治以补益肝肾强壮筋骨法。

（九）干细胞移植

治疗患者在移植前使用 rhG－CSF 进行骨髓干细胞动员，然后进行骨髓干细胞采集制成干细胞悬液，无菌操作下注入体内。

（十）基因治疗

PMD 基因治疗的研究已经成为分子生物学的一个热点。从质粒直接注射到应用不同类型的载体组装的 PMD 基因转染，在动物实验中取得了成功。在寻找合适载体方面也进行了广泛研究，如腺病毒载体、EB 病毒载体、脂质体、成肌细胞移植和腺病毒介导的基因转移，迄今为止，基因替代疗法使用改良病毒载体和质粒已经在肌肉中产生了最大程度的治疗性蛋白表达，但依然存在针对转基因和病毒蛋白的免疫介导反应的问题，并且阻碍了病毒蛋白的持续性表达。

（十一）预防

重点是检出致病基因携带者和鉴别携带致病基因的妊娠妇女的胎儿性别及其基因型。对于该病仍需进行肌肉病理检查和（或）基因检测，争取早发现、早诊断、早治疗、产前诊断和干预，提高患儿的生存质量，并做好遗传咨询，提高人口质量。

七、预后

DMD 患者 20 多岁死于呼吸衰竭或心力衰竭；LGMD2C、2D、2E、2F 患者预后也不良。FSHD、BMD、眼型、眼咽型和远端型肌营养不良症患者预后较好，部分患者可接近正常生命周期。

（一）文献回顾

1. 有研究者对 14 例使用糖皮质激素治疗的 DMD 患儿（包括儿童和青少年）和 20 例未使用者进行研究，将他们的血液标本进行基因检测提出，糖皮质激素对 DMD 患儿某些基因的表达有影响，从而对某些生物合成或者代谢途径产生影响，最终产生有效的治疗效果（当然同时也存在激素的一些不良反应）。后来有人研究指出泼尼松可能对控制纤维化、炎症、肌生成和萎缩的基因的表达有影响。王莉等对 15 例 DMD 的患儿选择起始剂量为强的松 0. 75mg/（kg · d）口服，2 年后监测患儿的各项观察指标肌力、肺功能、心功能等均无进一步衰减且均有明显提升。确诊 DMD 并排除禁忌证后长期口服强的松 0. 75mg/（kg · d）值得临床应用。

2. 崔激平等对 344 例 DMD 患者进行骨髓间充质干细胞（MSCs）及脐带间充质干细胞移植治疗，采用治疗前后对照方法进行研究探讨临床疗效。移植后 3、6、9 和 12 个月随访评估疗效 344 名患者中 292 名患者四肢肌肉力量均有改善。总有效率为 85. 00%，199 名患者四肢力量明显好转（显效），明显好转率为 58. 00%；92 名患者四肢肌力好转略明显，比率为 37. 00%。

3. 王红梅等对 58 例 BMD 患者进行骨髓间充质干细胞移植治疗后临床分析得出结果 MSCs 移植是治疗 Becker 型肌营养不良症的一种新手段，但其样本量较少，观察期较短（文献报道最长 12 个月），远期疗效有待于进一步研究。

（二）评估方法标准

①显效：干细胞移植后临床分级跃升 1 级以上和/或酶学、肌电图、肌肉 MRI 明显改善。②有效：临床分级未跃升但运动功能有改善，酶学、肌电图、肌肉 MRI 有好转。

（三）应对策略

本病目前暂无特效的治疗，治疗上的进展主要是激素治疗和干细胞移植为主，基因治疗治疗前景广阔，未见相关病例治疗报道，有待进一步研究。

（李　琦）

参考文献

[1] Judge LM, Haraguchiln M, Chamberlain JS. Dissecting the signaling and mechanical functions of the dystrophin - glycoprotein complex [J]. J Cell Sci, 2006, 119 (Pt 8): 1537 - 1546.

[2] Mcnally EM, Pytel P. Muscle diseases: the muscular dystrophies [J]. Annu Rev Pathol, 2007, 2: 87 - 109

[3] G abellini D, G reen MR, Tupler R. Inapprop riate gene activation in FSHD: a rep ressor com p lex bind s a ch rom osom al repeat deleted in dystroph ic m uscle [J]. C ell, 2002, 110 (3): 339 - 348

[4] Yates JR, Emery AE. A population study of adult onset limb - girdle muscular dystrophy. J Med Genet, 1985, 22: 2502 - 2571.

[5] Waite A, Tinsley CL, Locke M, et al. The neurobiology of the dystrophin associated glycoprotein complex. Ann Med, 2009, 41: 344 - 359.

[6] 蔡方成，钟敏．小儿常见周围神经病与肌病的诊断 [J]．临床儿科杂志，2005，23 (5)：261 - 264．

[7] 麻宏伟．Duchenne 型肌营养不良症的诊断与治疗 [J]．中国实用儿科杂志，2007，22 (7)：552 - 554．

[8] Sanna T, Dello Russo A, Toniolo D, et al. Cardiac features of EmeryDreifuss muscular dystrophy caused by lamin A C gene mutations. Eur Heart J, 2003, 24: 2227 - 2236

[9] ten Dam L, van der Kooi AJ, van Wattingen M, de Haan RJ, de Visser M. Reliability and accuracy of skeletal muscle imaging in limb - girdle muscular dystrophies. Neurology, 2012, 79: 1716 - 1723.

[10] Yu M, Zheng Y, Jin S, et al. Mutational spectrum of Chinese LGMD patients by targeted next - generation sequencing. PLoS One, 2017, 12: E0175343.

[11] 成胜权，强欢，曹玉红，等．儿童进行性肌营养不良的临床及病理特征 [J]．中国当代儿科杂志，2013，15 (8)：649 - 652.

[12] Hussein MR, Hamed SA, Mostafa MG, et al. The effects of glucocorticoid therapy on the inflammatory and dendritic cells in muscular dystrophies [J]. Int J Exp Pathol, 2006, 87 (6): 451 - 461.

[13] Baltgalvis KA, Call JA, Nikas JB, et al. The effect of prednisolone on skeletal muscle contractility in mdx mice [J]. Muscle Nerve, 2009, 40 (3): 443 - 454.

[14] Lit L, Sharp FR, Apperson M, et al. Corticosteroid effects on blood gene expression in duchenne muscular dystrophy [J]. Pharmacogenomics J, 2009, 9 (6): 411 - 418.

[15] Guerron AD, Rawat R, Sali A, et al. Functional and molecular effects of arginine butyrate and prednisone on muscle and heart in the mdx mouse model of Duchenne muscular dystrophy [J]. PLoS One, 2010, 5 (6): 11220.

[16] 王莉，宋丽芳，陈晓轶．强的松治疗儿童进行性肌营养不良临床疗效观察 [J]．医药论坛杂志，2016，37 (5)：127 - 128.

[17] 崔激平，杨晓凤，王红梅，等．骨髓间充质干细胞移植治疗杜氏型进行性肌营养不良症 344 例临床疗效分析 [J]．中国现代医学杂志，2011，21 (7)：818 - 821.

第七篇

Di qi pian

手术与神经损伤

第四十一章

麻醉手术体位与神经损伤

一、引言

为了方便手术治疗，不同部位的手术常采用不同的体位。由于麻醉学的进展和技术的提高，外科手术的范围不断扩大，各种新的手术体位也不断出现，但任何手术体位都有可能带来与体位相关的危险性或并发症，手术时间越长，危险性越大。在非麻醉状态下，可通过自身的代偿能力来维持正常生理功能，但在麻醉状态下，由于病人的知觉部分或全部消失，各种保护反射减弱或丧失，肌肉张力减弱，基本丧失自身保护和调节能力，由体位引起的生理改变带来的危害更加明显。因此在选择手术体位时，应该考虑到各种危险因素，权衡利弊，既要使手术视野的显露达到最佳效果，方便手术操作，又要使因体位对病人生理产生的影响及其危险性减到最低限度。麻醉手术体位不仅影响循环系统、呼吸系统，也对神经系统有不同程度的影响。

二、体位对神经系统的影响

（一）对中枢神经系统的影响

体位改变对脑血流的影响主要取决于平均动脉压（MAP）脑血管阻力的变化。一般认为，健康人的 MAP 在 50～150mmHg 时，可通过调节脑血管阻力使脑血流维持在一稳定水平，称为脑血管自动调节机制。当麻醉手术体位改变时，只要 MAP 维持在 60mmHg 以上，脑血流不会发生明显变化。如果出现眩晕伴随恶心、呕吐眼前发黑等症状，则表示发生了体位性低血压，血压低于大脑所能耐受的最低阈值，发生脑血流障碍和脑细胞缺氧。当体位使头处于较高位置时，对脑血流的影响更加明显。Lovell 等应用红外线技术测定在不同体位脑血容量（CBV）的改变时发现，正常清醒受试者在仰卧位时，CBV 的改变与头的位置相关，当头高 80°时，CBV 即有明显降低，头低 80°时 CBV 明显升高。但在麻醉病人中，头低位可使 CBV 明显增加，而头高位时对 CBV 的影响并不显著，推测可能与麻醉对脑血管的影响有关。Fuchs 等比较在仰卧位头转向一侧，低卧位或坐位时，脑氧饱和度（rSo_2）的改变。结果表明，对健康受试者麻醉后，在任何体位的 rSo_2 都无明显改变，而麻醉病人在坐位时 rSo_2 明显降低，提示 rSo_2 的改变除体位因素外，可能与原发病有关。另外研究表明，除仰卧位外，其他体位都可使颅内压升高，尤其是头低 30°并向左或右转、仰卧头屈曲时，颅内压显著升高。因此，有颅内压增高者，在选择手术体位时应特别注意。

（二）对周围神经系统的影响

1. 臂丛神经损伤：由于上肢的活动范围较大，神经分布比较集中，臂丛神经特别容易因体位不当而受到损伤。臂丛神经丛主要由 C_{5-8} 和 T_1 脊神经的前支组成，其分布比较集中的部位，如肌间沟、锁骨上、腋窝及肱骨部，在这几个部位可因压迫或牵张使臂丛神经受损。手术时病人头部过伸，麻醉状态下上臂长时间垂于床边，束手带固定上肢时，头转向对侧或颈部向对侧屈曲，上肢伸直水平过度外展，床边或其他固定物直接压迫等都可使臂丛神经损伤。诊断并不困难，如果术后第一天发现病人的颈部或上肢不明原因的疼痛，并伴局部感觉障碍或运动异常，应首先想到神经损伤的问题。

2. 尺神经损伤：在麻醉期间，发生尺神经损伤的机制尚不清楚，有人认为尺神经沟外压综合征是术后尺神经损伤的可能机制。尺神经经路非常表浅，尤其是肘部尺神经沟，很容易直接受压而缺血损伤，导致麻痹。发生尺神经损伤后病人常诉握力降低，检查可发现尺侧皮肤感觉异常。其临床表现可因损伤的部位或程度不同而异，肘部尺神经损伤、指深屈肌尺侧半瘫痪、无名指和小指不能屈曲，感觉障碍的范围较大；腕部尺神经损伤后可表现为腕屈肌无力，小指外展或对指无力，尺侧感觉有不同程度减退。如果发生尺神经完全损伤，其功能恢复相当困难，手掌部肌肉废用和挛缩而呈爪状。

3. 坐骨神经损伤：一般来说，在仰卧位时坐骨神经由于臀部的软组织保护，不易受到损伤，当体位不当，使坐骨神经部位压迫在手术床边缘或坚硬的固定器上，可能因压迫而损伤神经，尤其是特别消瘦或营养不良者。坐骨神经损伤时可引起股后肌群以及全部小腿肌和足肌的麻痹，膝以下运动消失，呈现足下垂，膝以下大部分皮肤感觉也消失。由于腓总神经位置表浅，在截石位或侧卧位时，可因小腿支架或其他硬支撑物的直接压迫或挤压引起腓总神经损伤。损伤后出现小腿前外侧和足背短肌群功能障碍，呈马蹄内翻畸形，支部区感觉功能丧失。因此，应根据解剖关系，正确放置手术病人的体位，尤其是对于外周神经损伤高发人群，如消瘦、营养不良等应特别注意。

三、现有体位适用范围及注意事项

（一）仰卧位

仰卧位是目前手术常用体位，患者自然地仰身平卧于手术台上，头部垫一薄枕保持前屈位，使颈部肌肉放松以利于静脉回流。双臂自然伸直置于侧架上，用布包裹固定。这种体位常用于胸腹部、盆腔及四肢手术。对于手术时间较长者，双足跟应垫一软垫以免局部皮肤缺血坏死。仰卧头低位时有利于下腔静脉的回流，但由于内脏向横膈方向移位对呼吸运动有一定影响，相反仰卧头高位时，不利于静脉回流，有利于呼吸运动，要根据具体情况谨慎地改变体位。

（二）屈氏体位

是仰卧头低位的修正体位。让病人仰身平卧，手术床头侧低 10°～15°斜坡位，自腘窝处将腿板降低 15°～30°使膝屈曲下垂，这样病人不会向头侧下滑。这种体位常用于下腹部及盆腔手术，也适合进行颈内或锁骨下静脉穿刺。此体位对呼吸有一定影响，对循环影响较轻。手术时间较长者应避免面部及球结膜水肿，腘窝处避免长时间受压造成血管神经损伤。

（三）颈后仰卧位（甲状腺体位）

在仰身平卧头高 10～20°体位的基础上，再将双肩垫高，头部尽量后仰，使颈部皮肤展开有利于手术野的暴露。这种体位常用于甲状腺手术。此体位病人常感到憋气难忍，所以术前反复训练及加强呼吸管理非常重要。手术时间较长者，可引起眼睑及球结膜水肿，有的因颈部牵拉而导致术后头痛。

（四）截石位

病人仰身平卧，双上肢紧靠躯体，骶尾部位于手术床背板的下缘，两大腿置于腿架上外展60～90°，用布包裹并固定。这种体位常用于会阴部手术。注意避免腿架过高压迫腘窝部位，造成腓总神经损伤或动静脉栓塞并发症。这种体位对麻醉平面有一定影响，应特别注意。

（五）侧卧位

病人手术侧在上，背部平面靠近手术台边缘并于手术台垂直，头颈部于躯体保持正常关系，头部垫一稍厚的头圈避免肩部和耳朵过分受压。下方的下肢取髋膝屈曲接近90°位，便于固定侧卧姿势和放松腹壁，上方的下肢保持伸直位，在两膝及大腿之间垫一软垫，双上肢向前平行伸开用布包裹固定在双层支架上，腋窝处垫一软垫。这种体位常用于剖胸手术及髋关节手术。此体位应注意避免臂丛神经及血管损伤。

（六）侧卧前倾位

是在侧卧位的基础上再将病人躯体向前倾斜45°左右，下方的下肢保持伸开，上方的下肢维持髋膝屈曲位，在两膝及大腿之间垫一软垫。腋窝处垫一软圆枕，以防血管神经受压。双臂用布包裹置于双层架上，头颈于躯体保持正常关系。此体位主要用于神经外科手术，易于暴露后颅窝部位。

（七）俯卧位

主要用于脊柱、后颅窝及背部、下肢后方手术。麻醉稳定后，将病人双臂下垂紧靠躯体，在保持头部于颈、胸部位置正常的情况下，以脊柱为轴心向一侧缓慢旋转为腹卧位。腹卧时垫物非常重要，应避免对呼吸和循环的影响，又要避免对外周神经及软组织的损伤。垫物的支点一般选择双肩部和双侧髂前上棘为主，确保胸腹部稍离开手术床面，而不受自身体重的压迫。腹卧位时呼吸运动受到限制，严重时可导致CO_2蓄积和低氧血症。可压迫下腔静脉使静脉血回流受阻，下半身的静脉血则通过椎旁静脉网经奇静脉回流，使脊柱手术的术野严重淤血，渗血明显增加。颈椎手术应用专用头架固定。全麻腹卧时，头转向一侧垫一软圆圈预防眼睛及气管导管受压，要特别注意呼吸管理，监测$ETCO_2$及SpO_2，麻醉期间应经常检查体位有无变化，支撑点有无压伤，以免发生严重并发症。

（八）折刀位

病人先取俯卧位，耻骨联合部应位于手术床背板的下缘，足背在腿板边缘外，将手术床摇至背板低15°角，腿板低30°角，使病人成折刀状。此体位适用于肛门及直肠部位的手术。

（九）坐位

主要用于颅后窝和颈脊髓部位手术。手术台上1/3部置头高45°，中1/3部置头低45°，而下1/3部置脚低10～15°。病人坐于手术台上中1/3交界处，小腿放在下1/3处。头部以特殊支架支撑和固定。两上肢的上臂应固定在躯体旁，避免因重力作用造成臂丛神经损伤，在坐骨、腘窝及足跟部垫一软垫加以保护，以免软组织、神经或血管损伤。

四、效果判定

（一）文献回顾

在中枢神经损伤的案例中，半数以上是脊髓损伤，主要由硬膜外注射引起，其他原因包括颈椎间关节注射和硬膜外植入和取出手术等。脑损伤的案例多发生于硬膜外注射和使用连续治疗装置的案例，而与硬膜外注射有关的死亡和脑损伤的案例仅发生在硬膜外注射局麻药和（或）阿片类药物时，而未见有发生在单独注射激素者；9例连续给药导致死亡或脑损害的案例均为编程错误而造成阿片类过量所至（给药装置包括可编程植入泵和病人自控镇痛）。

在周围神经损伤的案例中，尺神经损伤占44%，臂丛神经损伤占23%，骶从神经损伤占6%，这3种神经损伤共占73%。具体表现有拇指处于外展位，不能内收；肩胛带以下肌肉全部麻痹，上肢感觉全部丧失，上肢各种反射丧失呈弛张性下垂；足下垂，走路呈跨越步态，踝关节不能蹠屈和内翻等各种神经损伤表现。

（二）评估方法

①常有致伤明确原因。②肢体姿势：周围神经损伤肢体呈不同程度畸形。③运动功能：根据肌力测定了解肌肉瘫痪情况，判断神经损伤及其程度。晚期可存在不同程度肌肉萎缩。④感觉功能：感觉神经支配区皮肤痛觉和触觉等发生障碍。Tinel征感测神经再生到达的部位。⑤自主神经功能：支配区皮肤营养障碍，由早期无汗、干燥、发热、发红到后期变凉、萎缩、粗糙甚至发生溃疡。⑥反射功能：神经支配范围的肌腱反射减弱或消失。⑦神经肌电图检查：有助于神经操作部位的确定，为判断损伤程度，预后及观察神经再生提供依据。

（三）疗效评价

治愈：肌力，感觉恢复满意，肢体无畸形、功能良好，肌电图检查，神经传导功能恢复满意。好转：神经修复满意，伤口愈合。

（四）应对策略

神经受压，牵拉或挫损，早期作骨折及关节复位，神经功能多能自行恢复；如1～3个月无恢复，则需手术检查。晚期神经损伤，争取3个月内修复，1年以上的病例，也应积极修复。根据神经损伤的时间、性质、程度和范围，可分别行神经松解、减压，缝合修复或行神经移位或移植，或后期行功能重建术。神经营养药及维生素能提供神经营养及再生所需成分，对神经恢复防止肌肉萎缩有一定的辅助作用。

五、相关要点

外周神经损伤机制：在麻醉和手术期间，神经损伤的发生率到底有多少目前尚无确切资料。与体位相关的外周神经损伤主要是指因牵拉、压迫或缺血而引起神经细胞结构和功能的变化。牵拉和压迫不仅可直接使神经纤维的结构发生改变，而且可使通过神经纤维的血管受压或拉长变细，使其血流灌注减少或完全中断，结果因缺血而导致神经营养性变性和功能损害。

根据神经结构和功能的改变，外周神经损伤可分3类。神经功能性麻痹损伤是指神经功能不全或丧失，但未发现神经结构改变的证据，一般无需特殊治疗，在6周内可完全恢复。轴突断裂伤是指神经细胞的轴索发生断裂，但神经鞘和结缔组织仍然保留。轴索受损的远端发生退化，并以每天1mm的速度再生，功能逐渐恢复，但对长纤维则需要1年或更长的时间。如果神经断裂伤同时引起轴索神经鞘及结缔组织的完全离断，损伤远端则发生退化，神经功能难以恢复。

当病人处于清醒状态时，因神经缺血可引起疼痛或麻木，病人则可以主诉或改变位置，不至于因长时间缺血而导致神经功能的损害。但在全麻时，病人失去自我保护能力，当牵拉或缺血时间过长，则可导致神经功能障碍。

六、相关进展

第五届亚太地区手外科学术大会上，有关周围神经交流论文 95 篇，主要涉及臂丛损伤及周围神经损伤的基础研究。对于成人臂丛损伤，MRI 脊髓造影是诊断根性撕脱伤的有效手段，丛内或丛外神经移植术是主要治疗办法。肌肉内显微神经修复以恢复骨骼肌功能及免疫抑制剂 FK506 促神经再生研究推动了神经损伤的基础研究及进展。

（董补怀　程　峰）

参考文献

[1] 赵俊，李树人，宋文阁．疼痛诊断治疗学［M］．郑州：河南医科大学出版社，1999.
[2] 李仲廉．临床疼痛治疗学（修订版）［M］．天津：天津科学技术出版社，2000.
[3] 胥少汀，葛宝丰，徐印坎．实用骨科学［M］．4 版．北京：人民军医出版社，2012.
[4] 邓小明，姚尚龙，于布为．现代麻醉学［M］．4 版．北京：人民卫生出版社，2014.
[5] Ferrante FM，VadeBoncouer TR. Postopenrative Pain Management［M］. New York：Churchill Livingstone，1993，120.
[6] Reviews of current key literatuers in vegional anaesthesia and pain therapy. Special Abstract Issue［J］. The International Monitor，2002，14：5.
[7] Huang YG. Current status of pain management in China［J］. Europen Journal of Pain，2001，5：67.
[8] Marrocordatos P，Bissonnette B，Ravussin P. Effects of neck position and head elevation on intracranial Pressure inanesthetized neurosurgical patients：Preliminary results［J］. J Neurosurg Anesthesiol，2002，12：10.

第四十二章

手术入路与神经解剖界面

神经损伤可以发生在手术中的各个环节，其中由于手术入路的不熟悉所导致的神经损伤较为常见，本章复习脊柱和四肢手术的常用入路，重点介绍各种入路中容易发生的神经损伤，选择手术入路时应注意的神经界面问题。

人体总共有206块骨，其中，80块组成中轴骨，126块组成四肢骨。骨基本分为4类：长骨（如股骨）、短骨（如指骨）、扁骨（如肩胛骨）、不规则骨（如椎骨）。与骨科显露有关的骨性标志及相关结构如下：

1. 腕部：钩状骨钩处有尺神经；大多角骨沟为尺侧腕屈肌肌腱；尺骨远端尺侧为尺侧腕伸肌；而桡骨茎突背侧 Lister 结节处为拇长伸肌腱。

2. 肘部：肱骨内上踝前为正中神经、肱动脉。

3. 肩部：肩胛切迹处有肩胛上神经；盂上结节处为肱二头肌长头起点；盂下结节为肱三头肌长头起点。

4. 髋部：髂前上棘为缝匠肌起点；髂前下棘为股直肌直头起点；坐骨棘有尾骨肌、肛提肌；坐骨小孔有阴部神经通过；梨状肌窝为闭孔外肌；大粗隆尖部有梨状肌等附着，小粗隆为髂腰肌止点。

5. 膝上内侧：内收肌管有股动脉及静脉；内收肌结节为内收大肌附着点，Gerdy 结节为髂胫束止点，腓骨颈处有腓总神经。

6. 足部：Henry 结节处为趾长屈肌和屈踇长肌止点；载距突为弹力韧带附着处，其下为踇长屈肌，第五跖骨基底有腓骨短肌，跖腱膜附着；舟骨粗隆为胫后肌腱止点；骰骨沟有腓长肌腱通过；跗骨窦处有距跟骨间韧带和趾短伸肌。

第一节　肩手术入路与神经界面

一、解剖

（一）骨骼

肩胛带包括肩胛骨及锁骨，连接上肢与躯干。

1. 肩胛骨：位于2～7肋骨之间，有17块肌肉及4条韧带附着，可分为2面（腹面、背面）、3个突起（肩峰、喙突、肩胛冈），3个缘（上缘、内侧缘、外侧缘）及3个角（上、下、外侧角）。肩胛骨有1个初级骨化中心，于胚胎8周时出现，6个次级骨化中心依出现年龄为：喙突骨化中心，1岁；副喙突骨化中心与肩峰骨化中心①，15岁；肩峰骨化中心②下角骨化中心及内侧缘骨化中心皆为16岁。

2. 锁骨：类似支轴，调节上肢的运动，允许上肢做旋转运动。锁骨有2个弯曲即胸骨端凸向前、肩峰端凸向背侧。锁骨还具有支撑肩胛骨的作用。锁骨在人体中第一个骨化、最后一个闭合，有两个初级骨化中心及1个次级骨化中心。其胸骨端的骨化中心于19岁出现至25岁闭合。

（二）关节

肩关节由一主要关节即盂肱关节和几个小关节即胸锁关节、肩锁关节及肩胸关节组成。盂唇附于盂肱关节周缘，使之略有加深。每个关节有数条韧带加强。

1. 盂肱关节：由肱骨头及肩胛骨关节盂构成，是典型的球窝关节。关节盂浅而小，因此关节可做较大范围的运动，但其稳定性有限，取决于肩袖及下述结构。

（1）关节囊为稳定的基础，喙肱韧带悬吊肱骨头，增强关节囊前部，约束外旋，加强上方稳定，于屈曲位紧张。盂肱韧带分上、中、下3部分，以下部最强。

（2）关节盂唇加大肩胛盂面积及稳定性，肱横韧带作用为固定肱二头肌腱于结节间沟内。

2. 胸锁关节：是一个双向摩动关节，内有关节盘，其关节囊由前后胸锁韧带加强，其周围韧带还有锁骨间韧带及肋锁韧带，后者最强且对锁骨内端的稳定性甚为重要，胸锁关节可随肩关节外展而旋转30°。

3. 肩锁关节：是一个内有关节盘的平面关节，其韧带包括关节囊、肩锁韧带及喙锁韧带（包括斜方韧带和锥状韧带）。肩锁韧带防止锁骨远端前后移位；喙锁韧带防止锁骨远端上移位。只有此韧带断裂，锁骨才完全向上脱位。

4. 肩胛骨胸壁关节：虽不是真正关节，但其使肩胛骨在胸廓后部运动，它依靠附着在肩胛骨上的肌肉固定着。

5. 肩胛骨内在韧带：包括肩胛上横韧带，其将肩胛上神经和肩胛上动静脉分开；喙肩韧带，常导致卡压综合征。

（三）肩部肌肉

在肩部具有不同的功能，其中5块肌肉帮助联结上肢与躯干，其中包括斜方肌、背阔肌、大小菱形肌、肩胛提肌；4块肌肉联结上肢与胞壁，即胸大肌、胸小肌、锁骨下肌、前锯肌；6块肌肉作用于肩关节本身，包括三角肌、大圆肌、小圆肌、冈上肌、冈下肌及肩胛下肌；后4块肌肉组成肩袖，对稳定肩关节起着重要作用（表42－1－1）。

表42－1－1 肩部肌肉

肌肉	起点	止点	功能	神经支配
斜方肌	C_7～T_{12}棘突	锁骨、肩胛骨的肩峰及肩胛冈	旋转肩胛骨	副神经
背阔肌	T_6～S_5棘突、髂嵴	肱骨结节间嵴沟	内收、旋后、后伸肱骨	胸背神经
大菱形肌	T_2～T_5棘突	肩胛骨内缘	内收肩胛骨	肩胛背神经
小菱形肌	C_7～T_1棘突	肩胛冈内侧	内收肩胛骨	肩胛背神经
肩胛提肌	C_1～C_4横突	肩胛骨内角	上提旋转肩胛骨	C_3、C_4

续表

肌肉	起点	止点	功能	神经支配
胸大肌	胸骨、肋骨、锁骨	肱骨大结节嵴及结节沟	内收、内旋上肢	胸内外侧神经
胸小肌	3～5肋	肩胛骨喙突	拉肩胛骨向前下方	胸内侧神经
锁骨下肌	第1肋	锁骨下缘	下拉锁骨	上干（臂丛）
前锯肌	1～9肋	肩胛骨内侧缘下角	防止翼状肩胛	胸长神经
三角肌	锁骨外侧、肩胛骨	肱骨三角肌粗隆	外展上肢	腋神经
大圆肌	肩胛骨下角	肱骨后结节嵴及结节沟	内收、内旋后伸	肩胛下神经
肩胛下肌	肩胛下窝	肱骨小结节肩关节	内旋、前方稳定	肩胛下神经
冈上肌	冈上窝	肱骨大结节	外展、外旋	冈上神经
冈下肌	冈下窝	肱骨大结节	稳定、外旋	冈下神经
小圆肌	肩胛骨外侧缘背部	肱骨大结节	稳定、外旋	腋神经

（四）神经

支配上肢肌肉的神经起源于臂丛，臂丛由 C_5～T_1 的神经根前支纤维组成，它由前、中斜角肌间穿出，经锁骨下方进入腋窝。臂丛由根、干、股、束、支组成，有5个根（有时 C_4 和 T_2 有小支加入）、3个干、6股和众多的分支，其中有4个支起源于锁骨前（自根及上干）：肩胛背神经、胸长神经、肩胛上神经和支配锁骨下肌的神经。

（五）血管

锁骨下动脉左侧起源于主动脉，右侧起源于头臂颈干，穿过前中斜角肌间隙，在第1肋骨外侧缘，移行为腋动脉。腋动脉根据其与胸小肌的位置关系分为3段：第一段从起始处至胸小肌上缘；第二段居胸小肌后部；第三段胸小肌下缘以远部分。腋动脉每段的分支与段的数目相同，即第1段有1个分支为胸最上动脉向内侧供养前锯肌；第2段有2个分支为：①胸肩峰动脉其有4个分支（三角肌支、肩峰支、胸肌支，锁骨支），②胸外侧动脉下降至前锯肌；第3段的分支有：①肩胛下动脉再分2支（胸背动脉和旋肩胛动脉——到三边间隙），②旋肱前动脉环绕肱前方，滋养肱骨头，③旋肱后动脉位于肱骨后侧——四边孔。

二、手术入路与神经界面

肩关节手术入路包括前侧入路，主要用于重建与肩关节置换术；外侧入路用于肩峰成形及肩袖修补术；后侧入路用于后侧重建术。

（一）前侧入路（henry）

沿三角肌（腋神经）和胸大肌（胸内、外侧神经）间隙，解剖头静脉，将其连同三角肌边缘肌纤维向内牵开，向外牵开三角肌，显露其下的肩胛下肌，分离此肌时应注意保存其下部纤维，以防损伤腋神经，旋肱前动静脉可以结扎，分开肩胛下肌即可见到肩关节关节囊。扩大的肩前方显露，可将三角肌在锁骨的起点切断，向外直至肩峰后，向外翻开三角肌，显露肩关节。手术时尽量避免从喙肱肌内侧解剖以保护肌皮神经，此神经通常在喙突下5～8cm处穿过二头肌和喙肱肌，但大约30%在肌近端5cm处即所谓安全区内进入肌肉。腋神经位于肩关节囊的下方，此操作中需加保护。

（二）外侧入路

劈开三角肌并从肩峰上骨膜下剥离此肌，该入路可以很好显露冈上肌腱，可以用此修复肩袖。三角肌劈开不能低于肩峰下5cm，以避免损伤腑神经。

（三）后侧入路

应用冈下肌（冈上神经）和小圆肌（腋神经）间的神经支配平面间隙进入，此间隙可从肩胛冈上剥离三角肌或劈开三角肌（rockwood）显露，找到此间隙后，关节囊就位于其下方，腋神经和旋肱后动脉穿过小圆肌下方的四边孔，故手术操作应在小圆肌的上方，过分向内牵拉肩胛下肌可损伤肩胛上神经。

第二节　上臂手术入路与神经界面

一、解剖

（一）骨骼

肱骨是上臂唯一的骨骼，是上肢最长最粗的管状骨，分为一体和两端。肱骨头关节呈半圆形，朝向上、内、后方，与较小关节盂形成关节，其关节面边缘有一浅沟即解剖颈，为关节囊附着部。外科颈在其下方，是骨折的易发部位。在肱骨头外侧的大结节与冈上肌、冈下肌、小圆肌（从前到后）附着处；小结节位于头的前方，只有1块肌肉止于此处，即肩胛下肌；肱骨结节间沟位于两结节之间，二头肌腱长头走行于沟内。在三角肌粗隆远侧，肱骨中段后部有一由内上斜向外下的沟为桡神经沟。肱骨下端外侧份前面有半球形关节面，为肱骨小头，与桡骨形成关节；内侧份为滑车状关节面即肱骨滑车，与尺骨形成关节。肱骨小头的外侧和滑车的内侧各有一突起，分别为内上髁和外上髁。肱骨有一初级骨化中心，即体部原发中心，于胚胎8周出现；7个次级骨化中心（表42-2-1）。

表42-2-1　肱骨次级骨化中心

骨化中心	出现年龄	融合年龄
头部	1	
大结节	3	6岁开始融合
小结节	5	20岁融为一体
小头	2	
内上髁	5	
滑车	9	16～18岁与体部融合
外上髁	13	

（二）关节

肱骨上端与肩胛骨形成肱盂关节。下端与尺桡骨形成肘关节。肘关节是由一屈成关节（肱尺关节）和车轴关节（肱桡关节）组成。肱尺关节为肱骨滑车与尺骨半月切迹，肱桡关节为肱骨小头与桡骨关节凹，而桡尺近侧关节为桡骨小头与尺骨桡切迹。肘关节的关节囊相对比较薄弱，但有下列韧带加强：尺侧副韧带分前、中、后束，前束坚固，为主纤维；桡侧副韧带呈三角状较弱小；环状韧带为围绕桡骨颈的骨纤维环；方形韧带从环形韧带至桡骨颈，另有斜束自冠状突基底至桡骨。

（三）上臂肌肉

共有4块肌肉（表42－2－2）。在后面三头肌形成两个重要间隙的边界；三边孔上界小圆肌，下界大圆肌，外界为肱三头肌长头，旋肩胛动静脉由此间隙穿出；四边孔上界为小圆肌，下界大圆肌，内界为肱三头肌长头，外界为肱骨，旋肱后动静脉及腋神经由此穿出；三边间隙位于四边孔的下面，上界为大圆肌，内界为肱三头肌长头，外界为肱三头肌外侧头或肱骨，通过此间隙可见肱深动静脉及桡神经。

表42－2－2 上臂肌肉

肌肉	起点	止点	作用	神经支配
喙肱肌	喙突	肱骨内侧中部	屈曲、内收	肌皮神经
肱二头肌	喙突（短头）	桡骨粗隆	前臂旋后	肌皮神经
喙上结节（长头）	屈前臂			
肱肌	肱骨前面	尺骨前粗隆	屈前臂	肌皮神经及桡神经
肱三头肌	盂下结节（长头） 肱骨后面（外侧头） 肱骨后面（内侧头）	鹰嘴	前臂伸展	桡神经

（四）神经

有4根主要神经经过上臂，其中两支支配上臂，另两支支配前臂及手。上臂大部分皮支直接起源于臂丛神经。

1. 肌皮神经（C_5-C_7）：起源于臂丛的外侧，此神经在喙突远侧5～8cm进入，支配喙肱肌，并分支支配肱二头肌、肱肌，在变为前臂外侧皮神经以前分支至肘关节。

2. 桡神经（$C_5\sim C_8$）：起源于臂丛后侧束，此神经从内上到外下绕肱骨，支配肱三头肌，其出现于肱骨外上髁前侧的肱肌和肱桡肌间隙。

3. 正中神经（$C_5\sim T_1$）：起源于臂丛的内外侧束，在上臂伴随肱动脉，开始在其外侧逐渐至其内侧，发出分支支配肘关节。正中神经在上臂没有分支。

4. 尺神经（$C_7\sim T_1$）：起源于臂丛内侧束，此神经位于肱动脉的内侧，然后走行在肱骨内上髁后侧的尺神经沟中，神经位置表浅，除发支至肘关节外在上臂没有分支。

5. 皮神经：锁骨上神经（$C_3\sim C_4$）支配肩上部；腋神经支配肩关节及表面皮肤；臂内、外、背侧皮神经支配上臂相应部位。

（五）血管

肱动脉在大圆肌下缘起始向上为续腋动脉，沿肱二头肌的内侧下降。至肘窝（肱骨下端为上界，肱桡肌为外侧界，旋前圆肌为内侧界）后，分为尺桡动脉，其主要分支为肱深动脉、尺侧上副动脉、尺侧下副动脉及滋养动脉，肱深动脉在肘上分出内侧及桡侧副动脉，与肘下方的返动脉形成肘关节血管网。

二、手术入路与神经界面

上臂及肘关节的手术入路包括肱骨近端前后入路；肱骨远端的前外侧、外侧及内侧入路等。

（一）肱骨前外侧入路

在近侧由三角肌（腋神经）和胸大肌（胸内外侧神经）之间，在远侧由桡神经与肌皮神经支配的肱肌纤维之间隙进入，如强力牵拉可损伤桡神经和腋神经，向近端显露需结扎旋肱前血管。

（二）肱骨后侧入路

在浅层利用肱三头肌长头和外侧头间隙，深层分开肱三头肌内侧头，显露桡神经和肱深动脉是必要的，并应加以保护，骨膜下剥离以防损伤尺神经。

（三）肱骨远端的前外侧入路

利用肱肌（肌皮神经）和肱桡肌（桡神经）神经支配平面间隙，桡神经必须显露并保护。

（四）肱骨远端的外侧入路

从外上髁上剥离部分伸肌腱起点，利用肱三头肌和肱桡肌间隙，近端伸侧易损伤桡神经。

（五）肘关节后侧入路

劈开三头肌腱显露肱骨下 1/2，有伸肌短缩者，可将三头肌腱向远侧做一舌形瓣，连于鹰嘴，可显露肘关节。切断肱三头肌腱可以对许多肘关节骨折提供良好显露，但最好是鹰嘴截骨（在鹰嘴尖远侧 2cm 处），要预先钻孔及保护尺神经，截断骨质，将关节软骨折断。

（六）肘关节内侧入路

在近侧显露肱肌（肌皮神经）和肱三头肌（桡神经）间隙，远侧显露肱肌和旋前圆肌（正中神经）间隙，尺神经及前臂内侧皮神经在此区域内要加以保护。

（七）肘关节前外侧入路（Henry）

是肱骨远端同一显露的延伸，这一入路是劈开肱肌（肌皮神经）显露近侧，利用旋前圆肌（正中神经）和肱桡肌（桡神经）间隙显露远端，注意保护浅层前臂外侧皮神经和深层的桡神经及分支。

（八）肘关节（后）外入路（Kocker）

利用肘肌（桡神经）及伸肌起点（尺侧伸腕肌—桡神经深支）间隙，当前臂旋前，桡神经深支向桡侧移动，可以通过旋后肌近侧显露桡骨小头。向远端延长此切口至环状韧带，有增加损伤桡神经探支的危险。

第三节　前臂手术入路与神经界面

一、解剖

（一）骨骼

前臂包括两个长骨即尺骨和桡骨，与肱骨及腕骨形成关节。

1. 尺骨：位于前臂内侧的长棱形骨分为一体两端。上端有两突起，冠突和鹰嘴，其间的关节面为滑车切迹；远端为尺骨小头及其后内侧的尺骨茎突。尺骨有 1 个原发和 2 个继发骨化中心，体部为原发骨化中心，胚胎 8 周时出现；远端骨化中心于 5 岁出现，20 岁闭合，鹰嘴骨化中心于 10 岁出现，16 岁闭合。

2. 桡骨：与尺骨一样分为一体两端，近端由桡骨小头及其上关节凹和其下的桡骨颈组成，颈下份的内后侧为桡骨粗隆（为肱二头肌腱止点），桡骨体略弯向外侧，远端由关节面、尺骨切迹、桡骨茎突、背侧结节组成。桡骨也有3个骨化中心，体部原发骨化中心于胚胎8周出现；远端骨化中心2岁出现，17～20岁闭合，近端骨化中心5岁出现，15～18岁闭合。

（二）关节

尺桡骨近侧与肱骨组成肘关节，远侧与腕骨形成关节。腕关节包括桡腕关节及桡尺远侧关节及三角纤维软骨复合体（TFCC）。

1. 桡腕关节：是典型椭圆关节，由桡骨下端、舟、月、三角骨组成。关节囊松弛，四周都有韧带加强尤以掌侧韧带重要，韧带包括掌、背侧桡腕韧带、尺桡侧副韧带。

2. 三角纤维软骨复合体：起始于桡骨的尺侧，延伸至尺骨头及从腕尺侧至第5掌骨，包括的成分见表42－3－1。

表42－3－1　三角纤维软骨复合体成分

成分	起点	止点
掌、背桡尺韧带	桡骨尺侧	尺骨小头
关节盘	桡骨、尺骨	三角骨
半月板同类物	尺骨或关节盘	三角骨/尺侧副韧带
腕尺侧副韧带	尺骨	第五掌骨
颈突前窝	关节盘	半月板同类物

（三）前臂肌肉

分为掌侧浅层与深层屈肌及背侧浅层深层伸肌（表42－3－2）。

表42－3－2　前臂屈肌与伸肌

肌肉		起点	止点	功能	神经支配
浅层屈肌	旋前圆肌	肱骨内上髁	桡骨外侧中份	旋前屈肘	正中神经
	桡侧腕屈肌	肱骨内上髁	第2、3掌骨底	屈腕	正中神经
	掌长肌	肱骨内上髁	掌腱膜	屈腕	正中神经
	尺侧腕屈肌	肱骨内上髁及尺骨后侧	豌豆骨	屈腕	尺神经
	指浅屈肌	肱骨内上髁及桡骨前侧	中节指骨基底	屈近指间关节	正中神经
深层屈肌	指深屈肌	尺骨前内侧	末节指骨基底	屈末节指骨	正中神经/尺神经
	拇长屈肌	桡骨前外侧	拇指末节基度	屈拇指	正中神经
	旋前方肌	尺骨远端	桡骨掌侧	旋前	正中神经
浅层伸肌	肱桡肌	肱骨外上髁	桡骨远端外侧	屈前臂	桡神经
	桡侧腕长伸肌	肱骨外上髁	第2掌骨基底	伸腕	桡神经
	桡侧腕短伸肌	肱骨外上髁	第3掌骨基底	伸腕	桡神经
	肘肌	肱骨外上髁	尺骨近端背侧	伸前臂	桡神经
	指伸肌	肱骨外上髁	指伸腱膜	伸指	桡神经深支
	小指伸肌	伸肌总腱	小指伸指腱膜	伸小指	桡神经深支
	尺侧腕伸肌	肱骨外上髁	第5掌骨基底	伸腕内收	桡神经深支

续表

肌肉		起点	止点	功能	神经支配
深层伸肌	旋后肌	肱骨外上髁和尺骨	桡骨背外侧	旋后	桡神经深支
	拇长展肌	尺骨桡骨背侧	第 1 掌骨基底	外展拇、伸拇	桡神经深支
	拇短伸肌	桡骨背侧	拇近节指骨基底	伸拇	桡神经深支
	拇长伸肌	尺骨背外侧	拇末节指骨基底	伸拇	桡神经深支
	伸固有食指肌	尺骨背外侧	食指伸指腱膜尺侧	伸食指	桡神经深支

（四）神经

上臂的神经延续至前。

1. 桡神经：在肱骨外上髁正前方，走行于肱肌和肱桡肌之间，分为深支（后骨间神经）和浅支，深支穿过旋后肌支配前臂所有伸肌，穿过旋后肌之前，发支支配肱桡肌、桡侧腕长短伸肌。浅支在肱桡肌和桡侧伸腕长肌间，至前臂下 1/3 处转向手背，分布于手背桡侧半和桡侧两个半手指近节背面皮肤。

2. 正中神经：在肘部位于肱动脉内侧，肱肌的浅面。在前臂正中神经穿过旋前圆肌的两头，走行于屈指浅肌与深肌之间；在腕部位置表浅，经掌腱膜深面到达手掌，在前臂分支支配除尺侧屈腕肌之外的所有浅层屈肌。其前骨间神经支走行于指深屈肌与拇长屈肌之间，发支支配除指深屈肌尺侧半以外的所有前臂深层屈肌。

3. 尺神经：穿过尺侧腕屈肌的 2 个头，分支支配并走行在尺侧屈腕肌和指屈深肌间，支配指深屈肌的尺侧半，在腕部位置表浅，通过 Guyon 管（尺管）进人手部。

4. 皮神经：在前臂包括前臂外侧皮神经（续于肌皮神经）、前臂内侧皮神经（来自臂丛神经内侧束）及前臂后侧皮神经（来自桡神经上臂部）。

（五）血管

肱动脉进肘窝深部，在平桡骨颈高度，分为桡动脉和尺动脉，后者较大。

1. 桡动脉：在旋前圆肌的浅面，肱桡肌深面，后经肱桡肌和桡侧屈腕肌之间至腕，在前臂的分支包括桡返动脉和肌支。

2. 尺动脉：近端走行于浅层屈肌深面，位于屈指深肌和浅肌之间。远端位于指深屈肌的浅面，尺侧腕屈肌和指浅屈肌之间，在前臂的分支包括前后尺返动脉、骨间总动脉（分为骨间前动脉和骨间后动脉）及肌支和滋养动脉。

二、手术入路与神经界面

（一）前侧入路（henry）

利用肱桡肌（桡神经）和旋前圆肌或远端桡侧腕屈肌（正中神经）之间神经支配平面间隙，近端结扎切断桡动脉的分支（leash of henry），骨膜下剥离旋前圆肌的止点，远端分离拇长屈肌和旋前方肌，将前臂旋前使桡神经深支即后骨间神经向尺侧移位，可良好显露桡骨。

（二）背侧入路（thompson）

由桡侧伸腕短肌（桡神经）和伸指总肌或远端的拇伸长（桡神经深支）之间的间隙进入，桡神经深支需加以保护，可显露桡骨干。

（三）尺骨的显露

利用尺侧腕伸肌（桡神经深支）和尺侧腕屈肌（尺神经）之间间隙。

第四节　腕和手的手术入路与神经界面

一、解剖

（一）骨骼

1. 腕骨：每个腕骨有 6 个面即远端、近端、内侧、外侧、掌侧、背侧面，骨化从头状骨开始（一般为 1 岁），然后是按逆时针方向进行，所以钩骨为第二骨化（1～2 岁），随后是三角骨（3 岁）、月骨（4～5 岁）、舟骨（5 岁）、大多角骨（6 岁）、小多角骨（7 岁），豌豆骨是最后一个骨化（9 岁）。依靠下列特征，识别每个腕骨是非常重要的。舟骨结节为腕横韧带及外展拇短肌起点，其血供自远端进入；月骨呈月形；三角骨为锥形；豌豆骨呈球形，为腕横韧带及桡侧屈腕肌止点；大多角骨为桡侧屈腕肌沟，其结节为拇对掌肌、拇短展肌、拇短屈肌及腕横韧带的止点；小多角骨呈楔形；头状骨则是位于中央，是最大的骨；钩状骨钩突系腕横韧带的止点。

2. 掌骨：有 2 个骨化中心，初级骨化中心位于体部，一般出现在胚胎 8 周；次级骨化中心位于颈部，通常出现于 3 岁前，但第一掌骨的次级骨化中心位于幕底部（与指骨一样）。

3. 指骨：14 块指骨基本相似，有 2 个骨化中心，次级骨化中心位于基底，出现于 3 岁（近节）、4 岁（中节）、5 岁（末节）。近节指骨的基底部为椭圆形、凹形，头部有两个髁；中节指骨基底为 2 个凹形的关节面，头部呈滑车形；末节指骨较小，掌侧基底有 2 个侧结节。

（二）关节

1. 桡腕关节（腕关节）：为椭圆关节，由桡骨远端、舟、月、三角骨等结构组成。其中掌侧桡腕韧带是最强的支持结构，但在桡侧有一薄弱区（poirier 区），对舟、月、小多角骨支持作用较弱，这可能与腕关节损伤后不稳定有关系。

2. 腕骨间关节：

（1）近排。由舟骨、月骨、三角骨相互构成，属微动平面关节，右腕骨间掌侧、背侧韧带及腕骨间韧带各 2 条增强，腕骨间背侧韧带较坚韧。

（2）豌豆骨关节。豌豆骨与三角骨关节有独立的关节囊，较薄弱，但被豆掌韧带及豆钩韧带所增强。另外腕骨近端与腕尺侧副韧带和掌侧桡腕韧带相连接。

（3）远排。是由大小多角骨、头状骨、钩骨组成的微动平面关节，腕骨间掌侧、背侧韧带联结大多角骨与小多角骨、小多角骨与头状骨、头角骨与钩骨间；腕骨骨间韧带联结于上述腕骨之间，其中头状骨与钩骨间韧带最强，大小多角骨间最弱。

（4）中腕关节。介于两排腕骨的平面关节，关节囊被腕间掌侧、背侧和腕侧副韧带所加强。

3. 腕掌关节：

（1）拇指腕掌关节是一高度灵活的鞍状关节，关节囊被桡侧、掌侧、背侧、腕掌韧带所加强。

（2）其他腕掌关节为平面关节，关节囊被腕掌背侧韧带（最强）、掌侧韧带及骨间韧带增强。

4. 掌指关节：为球窝关节，关节周围借掌侧韧带（掌板）、副韧带及侧副韧带增强。

5. 指间关节：为单轴滑车关节，关节周围借掌侧韧带（掌板）、副韧带及侧副韧带增强。

6. 其他重要结构：

（1）伸肌支持带。为腕背面的强韧纤维带，其内包括6个相互独立滑膜鞘：①展长拇肌、拇短伸肌腱鞘，此为DeQuervain滑膜炎的发病部位；②桡侧腕伸长短肌腱鞘；③拇长伸肌鞘位于Lister结节处，Colle骨折后复位不佳，拇长伸肌可在此处断裂；④示指伸肌腱和指伸肌腱鞘；⑤小指伸肌腱鞘；⑥尺侧腕伸肌腱鞘，可在尺骨基突处发生弹响。

（2）屈肌支持带。即腕横韧带，构成腕管顶部。其内含屈肌腱和正中神经，尺侧附着于腕尺侧隆起即豌豆骨和钩骨钩突上；桡侧附着于腕桡侧隆起即舟骨和大多角骨结节，同时还形成尺管（Guyon管）的底部。尺管管壁为豌豆骨及钩骨钩，掌侧为腕掌侧韧带，在此管中可发生神经卡压症。

（3）三角纤维软骨复合体。由三角纤维软骨、尺腕韧带（掌侧尺月及尺三角韧带）和半月板同类物组成，此结构的损伤是腕尺侧疼痛的常见原因。

（4）手指内在装置。围绕手指的重要腱膜结构是：①矢状束，环绕掌指关节，主掌指关节伸直；②横纤维，附着于掌板，主掌指关节屈曲（骨间肌）；③外侧束，覆盖近侧指间关节，主近侧指间关节伸直（蚓状肌）；④斜支持韧带（Landsmeer），附着于终末肌腱，主远侧指间关节伸直。

（5）屈肌腱鞘。在手指覆盖、保护、营养肌腱，形成由5个（环1～环5）环状部、3个交叉部（叉1～叉3）组成的滑车，其中位于近节指骨的环2最为重要，其次是位于中节指骨的环4。其作用是增强屈指力及防止屈指腱成弓弦。

（三）肌肉

腕及手部的肌肉见表42－4－1。

表42－4－1 腕及手部肌肉

	肌肉	起点	止点	功能	神经支配
大鱼际肌	拇展短肌	舟骨、小多角骨	拇指近节指骨基底桡侧	外展拇指	正中神经
	拇对掌肌	大多角骨	第1掌骨	外展屈曲内旋	正中神经
	拇短屈肌	大多角骨、头状骨	拇指近节指骨基底桡侧	屈拇近节指骨	正中、尺神经
	拇内收肌	头状骨、第2、3掌骨	拇指近节指骨基底尺侧	内收拇指	尺神经
小鱼际肌	掌短肌	腕横韧带、掌腱膜	掌尺侧	牵拉皮肤	尺神经
	小指展肌	豌豆骨	小指近节指骨基底尺侧	外展小指	尺神经
	小指短屈肌	钩骨腕横韧带	小指近节指骨基底尺侧	屈小指近节指骨	尺神经
	小指对掌肌	钩骨腕横韧带	小指掌骨	外展、屈曲、外旋	尺神经
内在肌	蚓状肌	屈指深肌腱桡侧	外侧束	伸近指间关节	正中和尺神经
	骨间背侧肌	相邻掌骨	近节指骨基底伸肌装置	外展屈曲掌指关节	尺神经
	骨间掌侧肌	相邻掌骨	近节指骨基底，伸肌装置	内收屈曲掌指关节	尺神经

（四）神经

1. 正中神经：于屈指浅肌和桡侧屈腕肌之间进入腕管达手掌，分肌支和皮支。肌支支配大鱼际肌、蚓状肌；皮支支配桡侧3个半手指。

2. 尺神经：通过尺管进入掌部，分为深支和浅支。浅支继续远行，支配掌短肌，并发出第4、5指掌侧总神经，分布尺侧1个半指皮肤；深支经过小指展肌和小指短屈肌之间，支配小鱼际肌、骨间肌、第3、4蚓状肌和拇收肌。

3. 拇指的感觉：包括5个分支，前臂外侧皮神经、桡神经浅支、桡神经的指背神经、正中神经掌支和指掌侧固有神经。

（五）血管

1. 桡动脉：在腕部，桡动脉发出一掌浅支进入手掌与尺动脉吻合形成掌浅弓，桡动脉本身斜越拇长展肌腱、拇短伸肌腱深面至手背，穿经第一骨间背侧肌两头之间至手掌，与尺动脉掌深支吻合形成掌深弓。

2. 尺动脉：在腕部位于腕横韧带的浅屈，在手掌发出一深支形成掌深弓，本干形成掌浅弓。

二、手术入路与神经界面

（一）腕部的背侧入路

经过第3、4伸肌腱格（拇长伸肌腱和指总伸肌腱）之间，保护和牵拉肌腱，以显露桡骨远端和桡腕关节背侧。

（二）腕部掌侧入路

通常用于腕管松解术，为避免损伤正中神经的掌皮支，切口沿第四指向近侧放射线进行，小心切开腕横韧带，以免损伤正中神经或其肌支返回支，可以牵开正中神经和屈肌腱以显露桡骨远端和腕关节。

（三）舟状骨掌侧入路（russe）

通过桡侧屈腕肌和桡动脉之间的间隙，即由桡侧腕屈肌的桡侧进入比较容易，但应注意保护桡动脉。

（四）舟状骨背外侧入路

利用解剖性鼻烟窝通过第1和第3伸肌腱间，注意保护桡神经浅支和桡动脉。

（五）手指屈肌腱的掌侧入路（bunnell）

Z字切口可以充分显露屈肌腱鞘。

（六）手指侧入路

通常用于骨折固定及神经终末的显露，切口为各指间横纹末端的连线，神经血管束位于此切口的掌侧。

第五节 脊柱手术入路与神经界面

一、解剖

（一）椎骨

脊柱包括33个椎骨，其中颈椎7个、胸椎12个、腰椎5个、骶椎5个、尾椎4个，平均长度71cm。正常情况下，颈椎及腰骶椎有生理性前突，胸椎为生理性后突。椎体从上到下逐渐增大，但T1～T3为例外。与脊柱相关的重要骨性标志包括下颌骨（平C2～C3）、舌骨（C3）、甲状软骨（C4～C5）、环状软骨（C6）、颈7棘突、肩胛冈（T7）、髂翼（L4～L5）。

1. 颈椎：其特征包括横突孔，2 ~ 5 棘突末端呈分叉状，椎孔呈三角形。寰椎（C1）呈环形，无椎体及棘突，由前弓、后弓和两侧块构成；枢椎（C2）的特点是椎体向上伸出一突起，称齿突，与寰椎形成关节，并有上下关节面；第 7 颈椎的棘突特长，末端不分叉，无前结节。

2. 胸椎：其特征为肋凹（存在于胸椎体侧面后份及 T1 ~ T9 的横突）和椎孔呈圆形，胸 1 的棘突长而大。

3. 腰椎：腰椎最大，包括短椎板、椎弓根、椎体，上关节突的后缘有乳状突起为乳突，横突长而窄（腰 5 除外）。

4. 骶骨：由 5 个骶椎融合而成，骶骨胛为其前上方突向骨盆的隆凸，上 4 对骶神经由相应的 4 对骶前后孔穿出。骶管是椎管一部分，向下开口于骶管裂孔。

5. 尾骨：由 4 块尾骨融合而成，其上附着臀大肌、肛门外括约肌和尾骨肌。

6. 椎骨发生：每个椎体有 3 个初级骨化中心、1 个中心部（椎体）和左右 2 个神经弓，两侧神经弓背部融合大约在出生后 5 个月。在青春期，另有 5 个次级骨化中心出现（2 个横突、棘突、两椎体骺板）。寰、枢椎及骶尾椎的发生是独特的，枢椎的发生来源于 5 个初级骨化中心和 2 个次级骨化中心，齿突的发生来源于寰椎中心部的 2 个初级骨化中心。而腰椎、乳突是来源于另外的骨化中心，中心部和神经弓地融合在 7 岁依下列顺序：胸椎、颈椎、腰椎、骶椎。神经弓形成障碍的结果为脊椎裂。

（二）椎骨的联结

1. 韧带

（1）一般韧带：各椎体被较坚韧的前纵韧带和较弱的后纵韧带联结在一起，前纵韧带在椎体前侧，中部厚，两侧较薄，其纤维可跨越 1 ~ 5 个椎体；后纵韧带上起枕骨，下至骶骨，与椎体中央有一间隙，其间为血管丛。后纵韧带呈水漏样，在椎间盘处较宽。椎间盘突出易发生于后纵韧带两侧的扩张部。椎间关节的韧带样关节囊及横突间韧带对脊柱的稳定也起到一定作用。黄韧带是联结椎板间的韧带，坚韧而富有弹性，上起于上位椎板的前面，止于下位椎板的后面，有一定张力。黄韧带肥厚可产生对神经根或马尾的压迫。棘上和棘间韧带分别位于棘突上和棘突间，棘上韧带上起颈 7 是项韧带的延续，项韧带位于枕骨到颈 7 间，它们是否对脊柱的稳定性起作用，现在还不是很清楚。

（2）特殊韧带：①寰枕关节包括关节囊及前后覆膜，覆膜向下延伸为后纵韧带，并且附着齿状突上。②寰枢关节横韧带是环枢关节间主要的稳定结构，并有纵束加强。两者构成寰枢十字韧带；另外两侧的翼韧带从齿突尖部斜向枕骨。③髂腰韧带为联结腰 5 横突和髂骨的坚韧的韧带，在垂直纵向剪力所致的不稳定型骨盆骨折中，此韧带的张力可引起横突的撕脱性骨折。

2. 关节突关节：此关节面不同的方向，决定着相应节段的运动方向。关节面的方向在各节段是不一致的。矢状面上，关节面的方向为颈椎 45°、胸椎 60°及腰椎 90°，在冠状面为颈椎中立位 0°、胸椎向后 20°及腰椎向前 45°。颈椎上关节突位于上位椎骨下关节突的前下方，而在腰椎上关节突位于下关节突的前外侧。

3. 椎间盘：是联结相邻两个椎体的纤维软骨盘，外周是由 1 型胶原纤维组成的纤维环，中央是由重型胶原纤维组成的髓核。椎间盘约占整个脊柱高度的 25%，它们通过透明软骨板与椎体相连，是椎体生长的部位。初生至 1 岁时，纤维环和髓核无明显区别。

（三）椎旁肌肉

1. 颈部：颈部按其功能分为前部和后部区域。

（1）前部：颈前部肌肉包括颈阔肌（第11脑神经支配），舌骨上肌群的茎突舌骨肌和二腹肌（第Ⅶ脑神经）、舌骨下肌群浅层的胸骨舌骨肌、肩胛舌骨肌及深层的脚骨甲状肌和甲状舌骨肌。这些肌肉由颈神经支配。外侧的脚锁乳突肌斜行于颈部，止于乳突，一侧肌收缩使头向同侧倾斜。脸转向对侧，由第Ⅵ脑神经和颈神经支配。

（2）后部：颈后肌肉形成枕下三角的边界，此边界由头上斜肌、头下斜肌及头后小直肌构成，椎动脉和第一颈神经位于此三角内，枕大神经位其浅层。

2. 背部：背部肌肉分为深浅2层，浅层包括斜方肌、背阔肌、菱形肌、提肩胛肌；深层肌肉分为两组，骶棘肌和横突棘肌，骶棘肌（或立干肌）起于下位椎体横突和棘突，止于上位椎体的横突和棘突，起到稳定和伸展脊柱的作用。深层肌肉由脊神经后支支配。

（四）神经

1. 脊髓：上起于脑干，下至腰，平面，终结为圆锥及马尾，位于椎管内。脊髓外椎管内间隙大小随部位不同而异，最大为上颈段。脊髓的直径也有大小不同，最大处位于神经丛发出处，发出臂丛的颈脊髓为颈膨大，发出腰丛的为腰膨大，在横切面，脊髓有形态和功能分区，在中线被前中裂及后中沟分为2半，后索（后柱）位于背侧，接受传入纤维信号，传导深触觉、位置觉及振动觉。脊髓丘脑侧束传导痛温觉，此处为治疗顽固性疼痛、行脊髓前外侧束切断术的部位。皮质脊髓侧束传导冲动从大脑皮质到骨骼肌，脊髓丘脑前束传导轻触觉，皮质脊髓前束传导冲动从大脑皮质到骨骼肌。上肢的神经传导束通常位于脊髓的中央。脊髓尾端逐渐变细，在L1－L2部变为圆锥，末端续于终丛，周围包以神经根，位于硬膜内，终于骶管。

2. 神经根：在蛛网膜下腔内，背侧根、神经节和腹侧根合并形成脊神经。L1以下神经根在椎管内行走一定距离形成马尾神经。上7对颈神经由相同序数颈椎上方穿出，第8对颈神经自第7颈椎和第一胸椎间穿出，以下脊神经均按此顺序分别在该节和下一椎节间穿出。脊神经在椎间孔内，前方与椎间盘和椎体相邻，后方则有关节突和韧带，当这些结构发生病变时，可累及脊神经。脊神经出椎间孔后，分为后支和前支，后支较小发出肌支和皮支，分布于项、背及腰骶部深层肌肉、皮肤；前支较大则分布于躯干和四肢的肌肉和皮肤，除胸神经以外，其余各支分别交织成丛，组成颈丛、臂丛、腰丛和骶丛，由丛再分支分布于相应的区域。

3. 交感神短链：颈部交感神经链位于颈深部、总动脉鞘的后部，每侧有3个神经节，分别为颈上神经节、颈中神经节及颈下神经节。颈上神经节最大，位于C1－C3横突前方；颈中神经结最小，有时缺如，位于C6水平处；颈下神经节位于Tl和T2椎体处，常与第1胸神经节合并，称为星状神经节。

（五）脊柱的血液供应

脊柱的血液供应主要来源于发自主动脉的节段动脉。节段动脉分为腹、背侧支。背侧支主要供养硬膜及后部结构，腹侧支分为升支和降支，在后纵韧带下方形成网，供养椎体。锁骨下动脉的分支椎动脉经C7横突前方并穿过C6～C1横突孔，转向C1侧块的后方，沿后弓上方表面行走，穿过枕骨大孔，合成为基底动脉。Adamkiewicz动脉（根大动脉）在下胸椎进入左侧椎间孔，手术时要保护此动脉。脊髓的血供来自脊髓前动脉、脊髓后动脉、椎体动脉的节段分支及根动脉，后者随脊神经前后小根进入椎管，滋养脊髓相应节段的后索及前外侧索。椎体的静脉回流主要通过位于每个椎体后方的中央静脉窦完成。

二、手术入路与神经界面

（一）颈椎的前侧入路

根据不同的平面选择侧切口或横切口。显露颈，以下选用颈右侧横切口，例如显露 C 要在锁骨上 3 横指；显露 Co、C 在锁骨上 2 横指处切口。切口自胸锁乳突肌前缘至颈中线，牵开皮肤和颈阔肌，必要时可切断肩胛舌骨肌，显露气管前筋膜，解剖气管与颈动脉鞘间隙，根据不同平面，结扎或不结扎甲状腺下动脉，向左侧牵开甲状腺气管与食管，显露椎前筋膜，直切开此筋膜，显露椎体及椎间盘。手术中注意保护喉返神经，右侧喉返神经位于颈动脉鞘的外侧，要仔细辨认。一般不剥离颈长肌。上颈椎用侧前方入路时，注意保护星状神经节，以防损伤颈交感链后出现 Horrter 综合征。

（二）颈椎后侧入路

后正中切口，中线切开项韧带或从项韧带上剥离浅层背阔肌、中层夹肌、棘肌及头最长肌，并向外侧牵开。显露颈椎棘突及椎板，向外侧剥离可至小关节，在显露时，向两侧剥离不超过 2cm，因此处有椎动脉，其离开横突孔向内行走，穿过环枕膜，须防损伤，枕下区域需注意保护枕大神经和枕小神经。进入椎管可通过半椎板或全椎板切除术。

（三）胸椎前侧入路

分为肋横突入路及剖胸入路。后者应用于中胸及下胸椎，通常在相应节段上方 2 个肋间隙沿肋走行做切口，自椎旁至前腋线切除肋骨，注意保护肋间神经血管束。右侧入路可较好地避免损伤主动脉、节段动脉、根大动脉（adamkiewic 动脉），但注意保护乳糜管、食管动脉、下腔静脉及胸膜。显露椎体应先结扎肋间血管。

（四）胸腰段的后侧入路

后背正中切口至胸背筋膜，骨膜下剥离椎旁肌肉，易损伤的结构包括脊神经后支（关节突附近）及节段血管（位于横突平面的前方）。部分椎板切除术可以充分显露脊髓和椎间盘，做脊柱后路固定时，椎弓根螺钉的进钉点位于上关节突的外缘与横突中线的交点处，钉应向外倾斜 ±5°及侧位片上椎体的斜度一致，即钉与椎体上缘平行。

（五）胸腰段的前侧入路

通常须切除欲显露椎体的上肋骨，如显露 L1 需切除第 12 肋，显露 T12 需切除第 11 肋。自椎旁起以肋骨为中心做斜切口至前腋线，并切除肋骨，切开椎旁膈肌，从腰大肌及椎体上分离后腹膜，结扎节段动脉。易损伤的结构包括输尿管、髂内血管及腰丛神经。分离后腹膜沿腰大肌筋膜走行，可将输尿管与腹膜一同分离后牵向内侧。

第六节 骨盆及髋关节手术入路与神经界面

一、解剖

（一）骨骼

骨盆带是由两块髋骨组成，系分别与骶骨形成关节，每块髋骨又由髂骨、耻骨及坐骨组成。髋骨的独特之处包括髋臼和闭孔，髋臼朝向前外下方，髋臼的后上方厚而坚强，作为一个强有力的负重点，髋臼下部的缺损称为髋臼切迹，此切迹为髋臼横韧带封闭，髋臼的后上方、髂后上棘和坐骨棘之间的凹陷称为坐骨大切迹。髂前上棘是腹股沟韧带外侧明显可触及的突起，是缝匠肌、腹横肌和腹内斜肌的起点。髂后上棘通常位于骶2棘突的外侧4~5cm，此处皮肤表面有一微凹，是骨移植的重要来源。髂前下棘突起不甚明显，是股直肌直头的起点，弓状线是一坚厚的骨柱从髂骨的耳状关节面到耻骨线，此线为负重线，髂骨翼的外侧面有3个线性隆起，分别为臀后线、臀前线及臀下线。形成各臀肌起点的界限，髂耻隆起是位于髂骨和耻骨结合部的一局限性隆起，髂腰肌则穿过此隆起与髂前下棘之间。髂骨、坐骨及耻骨的初级骨化中心自出生后即存在，于15岁时闭合，其次级骨化中心见表42-6-1。

表42-6-1　骨盆的次级骨化中心

次级骨化中心	出现时间	闭合时间
髋　臼	12岁	15岁
髂　翼	16岁	25岁
髂前下棘	16岁	25岁
坐骨结节	16岁	25岁
耻骨联合	16岁	30岁

股骨近端包括股骨头（与髋臼形成关节）、股骨颈、大小粗隆。股骨上端的骨小梁按排列方式分为：主压力组、次压力组、主张力组、次张力组及大粗隆组。

（二）关节

1. 髋关节：髋关节为一杵臼关节，其稳定性主要依赖于骨结构，并允许有良好的运动范围。髋臼的周缘有纤维软骨构成的髋臼唇增加了髋臼的深度，关节囊在前面跨过股骨颈止于粗隆间；在后面仅包围颈的内侧2/3；关节囊深层围绕股骨颈的环形纤维为轮匝带。关节囊的前后均有韧带加强，尤以前侧的髂股韧带最强，髂股韧带为人体中最强韧的韧带，以人字形附着于髂前下棘与粗隆部之间；另外两条韧带耻股韧带和坐股韧带较弱，对髋关节的稳定性起附加作用。在关节内，圆韧带起于髋臼切迹及髋臼横韧带，止于股骨头凹陷，内有闭孔动脉后支发出的头凹动脉，此动脉在成人不甚明显。

2. 骶髂关节：为一滑动关节，有3组韧带维持其稳定性，包括骶髂后韧带、骶髂前韧带及骶髂骨间韧带，其中骶髂后韧带如吊桥支架，对骶髂关节的稳定性起主要作用。

3. 耻骨联合：由两侧的耻骨体构成，关节面上覆以透明软骨，其间为一软厚的纤维软骨盘。耻骨上韧带及耻骨下韧带或弓状韧带维持耻骨联合的稳定性。

4. 骨盆的其他韧带：包括骶结韧带和骶棘韧带。作为坐骨大小孔的界限，骶棘韧带起于骶骨的前面，止于坐骨棘，是坐骨大孔的下界及坐骨小孔的上界；骶结节韧带起于骶骨前面，止于从骨结节，为坐骨小孔的下界。梨状肌、坐骨神经及其他重要的结构穿过坐骨大孔，而髋关节的短外旋肌穿出坐骨小孔。

（三）骨盆和髋关节的肌肉

见表42-6-2。

表 42-6-2 骨盆及髋关节肌肉

	肌肉	起点	神经支配	节段与前后支
肌	髂肌	髂窝	髂腰神经	L2、3、4（前）
	腰大肌	L1～L5 横突	髂腰神经	L2、3、4（前）
	耻骨肌	耻骨耻线	股神经	L2、3、4（后）
	股直肌	髂前下棘髋臼缘	股神经	L2、3、4（后）
	缝匠肌	髂前上棘	股神经	L2、3、4（后）
内收肌	内收大肌	坐骨结节、耻骨支、坐骨支	闭孔神经后支/胫神经	L2、3、4（前）
	内收短肌	耻骨支	闭孔神经	L2、3、4（前）
	内收长肌	耻骨体前面	闭孔神经前支	L2、3、4（前）
	股薄肌	耻骨弓及耻骨联合下部	闭孔神经前支	L2、3、4（前）
外旋肌	臀大肌	臀后线以后的髂骨面	臀下神经	L2～S2（前）
	梨状肌	髂骨前面/坐骨切迹	梨状神经	S1、2（后）
	闭孔外肌	闭孔外膜及周围骨面	闭孔神经	L2、3、4（后）
	闭孔内肌	闭孔内膜及周围骨面	闭孔神经	L5～S2（前）
	上孖肌	坐骨棘	股方神经	L5～S2（前）
	下孖肌	坐骨结节	股方神经	L4～S1（前）
	股方肌	坐骨结节	股方神经	L4～S1（前）
外展肌	臀中肌	臀后线与臀前线之间髂骨面	臀上神经	L4～S1（后）
	臀小肌	臀前线与臀前线之间髂骨面	臀上神经	L4～S1（后）
	阔筋膜经肌	髂翼前侧、髂前上棘	臀上神经	L4～S1（后）

（四）神经

1. 腰、骶丛

（1）腰丛：由 T12～L4 神经前支组成，通常会有由 T11～L3 或 L1～L5 组成的变异。其支配区域见表 42-6-3。

表 42-6-3 腰丛各神经组成与支配

	神经	节段	支配
前支	肋下神经	T12	感觉：剑突下区域
	髂腹下神经	L1	感觉：臀部后外侧/耻骨上；运动：腹横肌、腹外斜肌
	髂腹股沟神经	L1～L2	感觉：腹肌沟区域
	生殖股神经	L2～L4	感觉：大腿近端前内侧、会阴；运动：提睾肌
	闭孔神经	L1～L2	运动：腹外斜肌、内收长肌、内收大肌、股薄肌
后支	股外侧皮神经	L2～L3	感觉：大腿外侧
	股神经	L2～L4	运动：腰大肌、髂肌、股四头肌、缝匠肌、耻骨肌
	闭孔副神经	L2～L4	运动：腰大肌腰大肌

（2）骶丛：骶丛由 L4 ~ S3 的腹侧支组成，位于骨盆内骶骨的前外侧，是支配下肢的主要神经。其组成与支配见表 42 - 6 - 4。

表 42 - 6 - 4　骶丛各神经的组成与支配

	神经	节段	支配
前支	胫神经	L4 ~ S3	半膜肌、关腱肌、股　头肌长头、内收大肌、孖肌、比目鱼、跖肌、腘绳肌、胫后肌、趾长屈肌、拇长屈肌
	股方股神经	L4 ~ S1	股方肌、下孖肌
	闭孔内神经	L5 ~ S2	闭孔内肌、上孖肌
	阴部神经	S2 ~ S4	感觉：会阴部；运动：球海绵体肌/尿道括约肌/尿生殖膈
	尾骨神经	S4	尾骨肌
	提肛神经	S3 ~ S4	肛提肌
后支	腓总神经	L4 ~ S2	股二头肌短头、胫前肌、趾长伸肌、拇长伸肌、第三腓骨肌、腓骨长短肌、中短伸肌、拇短伸肌
	臀上神经	L4 ~ S1	臀中肌、臀小肌、阔筋膜张肌
	臀下神经	L5 ~ S2	臀大肌
	梨状神经	S2	梨状肌
	股后侧皮神经	S1 ~ S3	感觉：股后侧

2. 相互关系：腰丛位于腰方肌的表面、腰大肌的深层或腰大肌中间。生殖股神经穿出腰大肌，行于腰大肌表面的前内侧；股神经位于髂肌和腰大肌之间；股外侧皮神经位于髂肌的表面，在腹肌沟韧带外侧附着处于下穿出骨盆。髋部重要的神经在坐骨孔离开骨盆处，坐骨神经的参照点及与髋关节相关的结构是梨状肌，尚其内行即为坐骨大孔。臀上神经、动脉位于梨状肌上方；其他在梨状肌下，从外侧到内侧的顺序是阴部神经、闭孔内神经、股后侧皮神经、坐骨神经、臀下神经、股方神经。其中有两根神经从坐骨大孔离开骨盆后，又从坐骨小孔重新进入，即阴部神经与闭孔内肌的神经。副交感神经丛位于下部主动脉及骶骨前部，此神经要注意保护以防性功能障碍。在髋关节前侧，神经、血管在腹股沟韧带下方进入股三角。股三角的边界外侧为缝匠肌，内侧为耻骨肌，腹股沟韧带为上界。在股三角从外到内是股神经、股动脉、股静脉和淋巴管（记住 NAVL）。股神经在髂肌与腰大肌之间下降，发支支配肌肉、表面皮肤及髋关节。自发性髂窝血肿可刺激股神经。在股三角的顶点，发出隐神经，行走于缝匠肌之下。闭孔神经穿闭孔膜管离开骨盆，在闭孔膜管内分为前后支，前支行于闭孔外肌及内收短肌前面、耻骨肌的后面发支支配内收长骨、内收短肌和股薄肌，然后变为皮支支配大腿内侧皮肤，后支走行于内收短肌后面，支配闭孔外骨、内收短肌、内收大肌上部，并发支支配膝关节。髋关节术中闭孔神经可被置于髋臼横韧带后的拉钩损伤。

（五）血管

腹主动脉在腰 4 椎体前方分为髂总动脉，髂总动脉又在骶平面分为髂内、外动脉，髂内动脉的主要入支包括闭孔动脉、臀上动脉、臀下动脉（供养臀大肌及短外旋肌）；髂外动脉行走于腹腔股沟韧带下方而续为股动脉，髂外静脉位于动脉的下方。全髋关节置换时前上方的髋臼螺丝钉可以损伤髂外血管，而前下方的螺丝钉可能损伤闭孔动静脉。股动脉进入股三角后，发出股深动脉供养大腿的前内侧部，股深动脉有两个重要的分支即旋股内外侧动脉。旋股外侧动脉行于缝匠肌和股直肌深面，斜行向外发出升支和降支，升支供养大粗隆区域，在髋关节前外侧入路时易于损伤；降支在股直肌下方行向外侧，供养润筋膜张肌与股外侧肌及其表现皮肤。旋股内侧动脉供给大部股骨头血运，行于耻骨肌和髂腰肌及闭孔外肌与内收短肌之间。在股方肌的下缘，第一穿动脉的升支、臀下动脉的降支及旋股内外侧动脉的横支聚合形成“十字交叉网”，股动脉继续行于大腿内侧股内侧和内收长肌之间，至内收肌管（Hunter 管），在腘窝移行为腘动脉。

二、手术入路与神经界面

（一）髂翼的后侧入路

从髂后上棘处开始向前上做一弧形切口，骨膜下剥离臀大肌纤维，显露髂翼，此入路易损伤坐骨大孔内结构（臀上动脉及坐骨神经）和臀神经（位于髂后上棘的前外侧 8cm）。

（二）髂翼的前侧入路

在髂前上棘外侧做一斜行切口，于腹外斜肌和臀中肌之间显露髂翼，易损伤坐骨大孔内结构，腹股沟韧带及股外侧皮神经。

（三）髋关节的前侧入路（smitb – peterson）

此切口利用缝匠肌（股神经）和阔筋膜张肌（臀上神经）之间的神经支配间隙，人工股骨头转换及先天性髋关节脱位切开复位术常利用此切口。牵开股外侧皮神经及结扎旋股外侧动脉的升支，进一步解剖臀中肌和股直肌间间隙，切断股直肌两个头的起点，向内侧牵拉股直肌；向外牵开臀中股，分离髂腰肌在关节囊下部的附着处，做关节囊切开。此入路易损伤股外侧皮神经。股外侧皮神经位于髂前上棘下缝匠肌前或内侧 2cm，如过分向内侧牵拉缝匠肌也可损伤股神经血管。

（四）髋关节前外侧入路（watson – jones）

此入路常用来全髋关节置换术，它不是利用真正的神经支配间隙，而是利用臀中肌和阔筋膜张肌之间的肌间隙，分开阔筋膜张肌，从大粗隆上切断前 1/3 臀中肌和全臀小肌，切断股直肌返折头，必要时可切断臀腰肌关节囊的附着，做关节囊切开术。此显露可能发生的损伤有由于过分向内侧过后拉，可损伤股神经。臀上神经位于髋臼缘上 5cm，在解剖上部阔筋张肌与臀中肌间隙时，注意保护臀上神经，预防至阔筋膜张肌的神经损伤。此外还易损伤旋股外侧动脉。

（五）髋关节外侧入路（hardinge）

常适用于全髋关节成形、人工股骨头置换和人工关节的翻修术。此切口利用纵行分开臀中肌及股外侧肌，首先切开皮肤和阔筋膜张肌，显露臀中肌和股外侧肌，从大粗隆上切断臀中肌的前部止点，保留后侧 1/2 ~ 2/3 止点，向近侧分离臀中肌，在前臀劈开 1/4 股外侧肌至股骨干，从止点处切断臀小肌，显露关节囊。易损伤的结构包括股神经及因分离臀中肌过大而损伤臀上神经，使臀中肌失去神经支配。

（六）髋关节后侧入路（moore 或 sorthern）

利用臀大肌（臀下神经）与臀中肌和阔筋膜张肌（臀上神经）之间的神经支配平面间隙。有人利用直接劈开臀大肌纤维的方法，沿股骨的后侧缘切开皮肤及筋膜，钝性劈开臀大肌纤维，显露短外旋肌，内旋下肢，在靠近大粗隆止点处解剖并挣断部分股方肌，但易损伤旋股内侧动脉的升支而引起出血，此切口如果没有很好利用短外旋肌保护坐骨神经，可损伤坐骨神经。另外当劈开臀大肌时，可损伤臀下动脉。

（七）髋关节内侧入路（lrdloff）

应用小儿内收肌切断，松解及关节切开复位。此入路利用内收长肌和股薄肌间隙，深层利用内收短肌和内收大肌间隙。易损伤的结构包括闭孔神经前支和行于内收短肌与内收大肌、耻骨肌之间旋股内侧动脉。

（八）髋臼手术入路

应用骨盆骨折的切开复位内固定术，实际为上述髋关节入路的延长。kocher - langenbeck 后外侧入路，显露后柱；髂腹股沟入路依赖于分离髋肌和腹直肌而为露前柱；延长髋腹股沟切口，向后返折臀肌和阔筋膜张肌，分离闭孔内肌和梨状肌，可显露双柱。

第七节　大腿手术入路与神经界面

一、解剖

（一）骨骼

1. 股骨：是人本骨中最大者，上端包括头、颈、两个转子及后侧连结两转子间的转子间嵴。颈干角平均 127°，胎儿时为 140°；前倾角 10 ~ 40°，平均 14°。骨干的后方有纵行骨嵴叫粗线，其上端分叉向上外延续为臀肌粗线，向上内延续为耻骨肌线；粗线下端亦分为内外两线，分别称为髁上内外侧嵴。股骨下端有 2 个股骨髁，内侧较大，内侧髁最突处为内上髁，内上髁上方的小突起为内收肌结节。

2. 骨形成：股骨初级骨化中心在胎儿第 7 周出现，股骨头在出生时通常没有骨化，大约在第 11 个月出现骨骺（次级骨化中心），18 岁融合；大结节骨骺出现于 6 岁，小结节骨骺出现于 9 岁，两者 16 岁融合；股骨远端骨骺在出生时即出现，19 岁融合。

（二）肌肉

1. 前面：股直肌、缝匠肌及股四头肌（股内侧肌、股外侧肌及股中间肌）分别止于髌骨及其内外侧，受股神经支配。股中间深面与股骨之间为滑动结构，此处发生粘连将导致膝关节伸屈障碍，由外侧肌间隔作股骨前方显露时，对此影响最小。

2. 后面：内侧为半腱、半膜肌，外侧为股二头肌长头与短头，除短头由腓总神经支配外，其他为胫神经支配。股二头肌长短头之间显露之间隙。

3. 神经、血管：坐骨神经从梨状肌下缘走出坐骨大孔，位于短外旋肌的后侧，向下穿出臀大肌，行于内收大肌的后侧、股二头肌长头和半膜肌之间，再进入腘窝，开始位于血管的外侧，然后位于血管的后侧在腓肠肌两头之间下降。股动脉发出股深动脉后，在缝匠肌的深面行于内收肌和股内侧肌之间进入内收肌管，在股骨内上髁上发出膝最上动脉，然后通过内收肌裂孔进入腘窝。静脉通常位于动脉的后侧。

二、手术入路与神经界面

（一）大腿上端外侧入路

此入路通常用于股骨颈骨折、粗隆间及粗隆下骨折的切开复位内固定术，延长此切口也可用于股骨干和髁折的切开复位内固定。沿股骨干方向纵行切开阔筋膜，必要时可切开部分阔筋膜张肌，按其纤维方向钝性分离股外侧肌，注意结扎股腔动脉穿支，或从股外侧肌后分离，将该肌向前翻开。

（二）大腿后外侧入路

可通过神经支配平面间隙显露股骨全长。此切口得用股外侧肌（股神经）和腘绳肌（坐骨神经）间隙，切开髂胫束，向前侧牵开股外侧肌，沿外侧肌间隔继续分离直到股骨粗线，用于股骨干骨折治疗。此入路可减少股中间肌与股骨的粘连。易损伤的结构为发自股深动脉，穿过外侧肌间隔的穿支动脉，如果损伤，血管回缩，可造成外侧肌间隔下出血。

（三）股骨远端前内侧入路

此入路仅用于股骨远端及股骨髁上骨折的切开复位内固定术，或作为辅助切口。解剖股内侧肌与股直肌间隙，可延长至髌骨内侧缘，显露股中间肌，必要时可切断髌内侧支持带。从髌骨内侧缘劈开股四头肌肌腱，切开膝关节囊，辨认股中间肌后，顺其纤维方向劈开纤维，显露股骨。易损伤的结构是横行于切口的膝内上动脉及隐神经的髌下支。另外必须在髌骨内侧缘留下部分髌内侧支持带，以避免出现髌骨前脱位。

（四）大腿后侧入路

此入路可用于坐骨神经的探查，利用股二头肌（坐骨神经）和股外侧肌（股神经）之间神经支配平面间隙，辨认及保护行于股二头肌和半腱肌之间的股后侧皮神经，然后解剖股二头肌和股外侧肌间隔间隙，从股骨粗线上分离股二头肌短头，以便显露股骨干中份，在大腿下端向外牵开股二头肌长头，显露坐骨神经。坐骨神经位于内收大肌表面，可向外侧牵开，以显露此段股骨。

第八节　小腿手术入路与神经界面

一、解剖

（一）骨骼

1. 髌骨：俗称膝盖，是人体中最大的籽骨，直径约5cm，它有3个功能：股四头肌的止点；保护、营养膝关节；增加润滑度。由于其传递载荷的因素，髌骨的关节面在人体关节面中最厚，虽然关节可以细分为许多部分，但基本上被一纵嵴分为内外两部分，外侧面较侧面宽而深。有时髌骨呈三角形。髌腱附着其顶端而止于胫结节。髌骨有几个骨化中心大约在2~6岁融合。副髌骨或二分髌骨是由于髌骨外上角处不同的骨化中心融合障碍所致，易和髌骨骨折混淆。

2. 胫骨：是人体中第2大骨，其近端膨大，稍向后倾，形成内侧髁、外侧髁，两髁上面各有关节面，内侧呈椭圆凹形，外侧呈圆凸形，两关节面之间隆起称髁间隆起间嵴，有前后交叉韧带附着，两髁前面下份有隆突为胫骨粗隆，是髌腱的止点，位于胫骨近端外侧面的Gerdy结节是髂胫束止点。胫骨体呈三棱柱形，从上到下逐渐变细，在中下1/3交界处为最细而后又逐渐增宽，形成胫骨远端。胫骨远端为向下的四边形关节面与距骨形成关节，内侧伸向下的突起为内踝，外侧面有腓骨切迹与腓骨联结。胫骨有3个骨化中心，除体部初级骨化中心于胚胎7周出现外，近端正次级骨化中心出生时即出现，20岁闭合；远端次于2岁时出现，18岁闭合。

3. 腓骨：是由头、干及远端外踝组成的细长骨。腓骨头尖为腓侧副韧带及二头肌腱附着处，其颈部有压迹，为腓总神经越过膨大的远端形成外踝，其尖部较内踝尖低，内外踝和胫骨远端关节面形成踝穴。像胫骨一样，腓骨有3个骨化中心，体部初级骨化中心在胚胎8周时出现；近端次级骨化中心3岁出现，25岁闭合；远端次级骨化中心2岁时出现，20岁闭合。

（二）关节

1. 膝关节：是人体中最大、最复杂的屈戌关节，由股骨外侧髁分别与胫骨内外侧髁相对，及髌骨与股骨的髌面相接组成。位于股骨与胫骨关节面之间的纤维软骨板为半月板，它一方面加深了关节窝的深度，并增加了膝关节的稳定性；另一方面还可同股骨髁一起相对胫骨髁做旋转运动，因而了导加膝关节运动的灵活性，还可保护关节面。半月板周边1/3血供良好，损伤后可以自行修复；而内侧2/3的营养来自滑液，损伤后不能愈合。膝关节的稳定性依赖于韧带的静力因素及肌肉、肌腱的动力因素。表42－8－1显示膝关节的韧带。

膝关节周围的肌肉：前侧有股四头肌；外侧为股二头肌和腘绳肌；内侧肌群由缝匠肌，股薄肌、半腱肌形成的鹅足腱及半膜肌组成；后侧有腓肠肌的内外侧头及跖肌。

表42－8－1　膝关节韧带

韧带	起点	止点	功能
髌支持带	股内外侧肌	胫骨髁	形成前侧关节囊
后纤维	股骨髁	胫骨髁	形成后侧关节囊
斜韧带	半膜肌腱	髁骨外侧髁/后关节囊	加强关节囊
胫侧副韧带深层	股骨内上髁	内侧半月板，胫骨内侧	固定内半月板于股骨
胫侧副韧带深层	股内内上髁	胫骨内侧髁	抵抗外翻力
弓状韧带	外侧股骨髁，跨过腘绳肌	胫骨后面及腓骨小头	加强后侧关节囊
外侧副韧带	股骨外侧髁	腓骨小头外侧	抵抗外翻力
前交叉韧带	胫骨髁间前隆起前方	股骨外侧髁的后内侧面	防止过促及胫骨前移
后交叉韧带	胫骨髁间前隆起后方	股骨外侧髁的后外侧面	防止过促及胫骨后移
冠状韧带	半月板	胫骨周边	附着半月板
Wrisberg 韧带	外侧半月板后部	股骨内侧髁（后交叉韧带的后方）	稳定外侧半月板
Hhumphrey 韧带	外侧半月板后部	股骨内侧髁（后交叉韧带的前方）	稳定外侧半月板
半月板横韧带	外侧半月板前部	内侧半月板前角	稳定半月板

（三）肌肉

通常按照间隔分节段前、外、后浅、后深间隔（表42－8－2）。

表42－8－2　小腿肌肉

	肌肉	起点	止点	功能	神经支配
前侧室	胫前肌	胫骨外侧面	内侧楔骨，第1跖骨	背伸、内翻足	腓深神经（L1）
	拇长伸肌	腓骨内侧面	拇趾远节趾骨底	背伸、伸拇趾	腓深神经（L1）
	趾长伸肌	胫骨髁、腓骨	第2～5中远节趾骨底	背伸、伸趾	腓深神经（L1）
	第3腓骨肌	腓骨和趾长伸肌	第五跖骨底	外翻、跖屈、外展	腓深神经（S1）

续表

	肌肉	起点	止点	功能	神经支配
外侧室	腓骨长肌	腓骨近端	内侧楔骨、第1跖骨	外翻、跖屈、外展	腓浅神经（S1）
	腓骨短肌	腓骨远端	第5跖骨粗隆	外翻	腓浅神经（S1）
后浅室	腓肠肌	股骨内外侧髁后面	跟骨	跖屈	胫神经（S1）
	比目鱼肌	腓骨和胫骨	跟骨	跖屈	胫神经（S1）
	跖肌	股骨外侧髁	跟骨	跖屈	胫神经（S1）
后深室	腘绳肌	股外侧髁、腓骨小头	胫骨近端	屈曲、内旋膝关节	胫神经（L1S1）
	拇长屈肌	腓骨	踇趾远节基底	跖屈踇趾	胫神经（S1）
	趾长屈肌	胫骨	2～5趾远节基底	跖屈趾、足	胫神经（S1S2）
	胫后肌	胫腓骨及间膜	舟骨、内侧楔骨	外翻、跖屈足	胫神经（L4L5）

（四）神经

小腿的运动神经来源于坐骨神经在股骨远端的直接分支及胫神经和腓总神经的分支。

1. 胫神经：在股二头肌的深部，续于坐骨神经，并进入腘绳肌，位于腓肠肌两头之间，行于比目鱼肌浅面至内髁后侧，终于跖内外侧神经，沿途支配小腿后侧群肌肉。

2. 腓总神经：是坐骨神经的分支，行于腘窝外侧，进入股二头肌内侧缘与腓肠肌外侧头间隙内，在腓肠肌深层环绕腓骨颈，分为腓浅深神经。

（1）腓浅神经：行于外前间室之间，支配腓骨长短肌，终于支配足背部的两皮支。

（2）腓深神经：行于骨间膜的前侧，支配前室的肌肉。

3. 皮神经：重要的皮神经包括隐神经和腓肠神经。隐神经续于股神经，在膝关节的内侧位于皮下，行于缝匠肌和股薄肌之间（在此处，膝关节手术时如半月板切除易损伤此神经）。隐神经支配小腿内侧、足内侧皮肤。腓肠神经常被用来做神经移植，是由胫神经的腓肠内侧皮神经和腓总神经的腓肠外侧神经合并而成，位于小腿和足的外侧面，粗暴的切割伤可引起神经瘤。

（五）血管

动脉续于股动脉，在腘窝内位于股二头肌和半膜肌间，在胫神经前方下降，于腓肠肌两头之间分为胫前后动脉。动脉发出数条分支，形成膝关节血管网，包括交叉韧带。

1. 胫前动脉：为腘动脉的第一个分支，于胫后肌两头之间穿过骨间膜，至骨间膜前方，行于胫前肌和拇长伸肌之间，终于足背动脉。

2. 胫后动脉：位于小腿后深肌间室内，斜行走向内踝后侧，终于跖底内外侧动脉。其主要分支腓动脉，自腘窝远端2.5cm处发出，行于小腿后深肌室、胫后肌和拇长屈肌深面之间，终于跟骨支。

二、手术入路与神经界面

（一）膝前内侧髌旁手术入路

常用于膝关节探查、髌骨及全膝关节置换术。行膝内侧髌旁关节囊切口，此切口需注意保存隐神经髌下支。

（二）膝内侧入路

常用于内侧韧带及关节囊修复，切口由缝匠肌和内侧支持韧带间隙进入，由浅至深有3层结构需仔细辨认：①鹅足腱；②内侧副韧带浅层；③内侧副韧带深层、关节囊及后斜韧带。对隐神经及血管要注意保护。

（三）膝外侧入路

用来探查和修复损伤的外侧副韧带。此切口由髂胫束（臀上神经）和股二头肌（坐骨神经）的间隙进入，位于股二头肌后缘的腓总神经必须游离牵开，肌腱也须注意保护，以防损伤。

（四）膝关节后侧入路

用于膝关节后侧的病变手术，切口起于股手外侧，止于小腿内侧的S形切口，窝内以小隐静脉及腓肠神经内侧支可作为标志。如果要扩大切口，可根据需要游离腓肠肌内侧或外侧或两头起点。

（五）胫骨前侧入路

用于骨折的切开复位内固定术及骨移植，切口呈弧形在胫骨嵴的内侧或外侧，可根据需要选择。一般需骑越胫骨嵴，不分离皮下组织，直接做胫骨前侧的骨膜下剥离。

（六）胫骨后外侧入路

用于胫骨骨不连的骨移植术，此切口利用腓肠和拇长屈肌（肥神经）与腓骨肌（腓浅神经）的神经支配平面间隙，从腓骨上剥离拇长屈肌起点，并从骨间膜开始至胫骨剥离胫后肌起点，用拇长屈肌及胫后肌肌腹保护位于后侧深肌室内的神经血管束。

（七）腓骨手术入路

基本上同于胫骨的后外侧入路，但较靠前，注意在近侧切口防止损伤腓总神经。

第九节 足踝手术入路与神经界面

一、解剖

（一）骨骼

足26块骨包括7块跗骨、5块跖骨和14块趾骨。

1. 跗骨：包括距骨、跟骨、舟骨、骰骨和内侧、中间、外侧楔骨。

（1）距骨：与踝穴、跟骨和舟骨形成关节，由头、颈、体3部分组成。体的上面及两侧都有关节面，称为距骨滑车，体下面有中后关节面与跟骨相关节，后侧有一突起为距腓后韧带的附着点，距骨头为前端具有球形关节面的部分，远端与足舟骨相关节，下面前关节面与跟骨关节面相关节；距骨颈连于头体之间的缩窄处。

（2）跟骨：在跗骨中跟骨最大、最坚硬，其前份上面有前、中、后关节面接距骨；中关节面位于跟骨向内侧突出的载距突的上面，跖侧的血管、神经走行于其下方；跟骨的前端有关节面与骰骨相关节，跟骨后部隆突为跟骨结节。

（3）骰骨：位于足内侧，居距骨与第4、5跖骨之间。骰骨内侧接楔骨与舟骨，外侧及下面有腓骨长肌腱。

（4）舟骨：位于足内侧，居距骨与楔骨之间，近侧呈椭圆凹形与距骨头相关节，远端有3个关节面分别与内、外、中间楔骨相关节。

（5）楔骨：内侧、中间、外侧 3 楔骨后面与足舟骨及骰骨相接，胶面与第 1～3 跖骨相接，中间楔骨比内外侧楔骨位于较稍后的平面，将第 2 跖骨基底“锁”在中间。

2. 跖骨：共 5 块，从内侧向外侧依次命名为第 1～5 跖骨，居跗骨与趾骨之间。一般来讲，其形成与功能同于手掌骨。

3. 趾骨：与手指骨相同，除跗趾为 2 节外，其余各趾均为 3 节。

4. 骨发生：除跟骨外，跗骨均为单一骨化中心，跟骨、距骨、骰骨骨化中心出生时即出现，外侧楔骨出现于第 1 年；内侧楔骨出现于第 2 年；中间楔骨及舟骨出现于第 3 年；跟骨结节骨骺出现于 8 岁。第 2～5 跖骨有两级骨化中心，初级骨化中心位于体部，次级骨化中心位于头部，出现于 5～8 岁，趾骨和第 1 跖骨次级骨化中心位于其基底部。近侧趾骨出现于 3～4 岁，远侧趾骨出现于 6～7 岁。

（二）关节

1. 下胫腓关节：由胫骨下端的腓切迹与腓骨下端的内侧构成，由 4 条韧带维持其稳定性；下胫腓前韧带是由内上斜向外下，连于胫腓骨的前方；下胫腓后韧带其相同，连于两骨后方；胫腓横韧带位于下胫腓后韧带的下方，对踝穴的后侧稳定起加强作用；骨间韧带实力骨间膜向下延长部分，由内上向外下。

2. 踝关节：为屈戌关节，上踝穴和距骨组成，依靠周围韧带维持其稳定性（表 42－9－1）。胫腓后韧带较胫腓前韧带坚强，踝关节扭伤时以胫腓前韧带损伤常见。

表 42－9－1 踝关节韧带

韧带	起点	止点
关节囊	胫骨	距舟
三角韧带		
距胫前韧带	内踝	距骨颈后部
胫舟韧带	内踝	舟骨结节
跟胫韧带	内踝	跟骨载距突
胫距手韧带	内踝	距骨内边
腓侧副韧带		
前腓韧带	外踝	横行至距骨前侧
胫腓后韧带	外踝	横行至距骨后侧
跟腓韧带	外踝	斜向后侧至跟骨

3. 跗骨间关节：其稳定性亦需韧带维持（表 42－9－2）。

表 42－9－2 跗骨间韧带

韧带	常用名	起点	止点
跟距骨间韧带	颈韧带	距骨	跟骨
跟舟/跟骰韧带	分歧韧带	跟骨	舟骨和骰骨
跟骰/跖韧带	跖长韧带	跟骨	骰骨和 1～5 跖骨
跟骰跖侧韧带	跖短韧带	跟骨	骰骨
中舟跖侧韧带	弹力韧带	载距突	舟骨
跗跖韧带	Lisfranc 韧带	中间楔骨	第三跖骨底

4. 其他关节：跖跗关节为滑动关节，由跖侧、背侧及骨间韧带和侧副韧带支持，趾间关节主要依靠其关节囊。

（三）肌肉

在足部肌肉和肌腱的按层次排列，跖侧足内在肌肉主要位于第 1、3 层，外在肌腱主要位于第 2 层与第 4 层。肌肉的起止见表 42 - 9 - 3。

表 42 - 9 - 3　足部肌肉

	肌肉	起点	止点	功能	神经支配
背侧	趾短伸肌	跟骨上外侧面	近节趾骨基底	伸趾	腓深神经
跖侧第 1 层	拇外展肌	跟骨结节	近节趾肌基底	外展踇趾	跖内侧神经
	趾短屈肌	跟骨结节	第 2 ~ 5 远节趾骨	屈趾	跖内侧神经
	小趾展肌	跟骨结节	第 5 近节趾骨	外展小趾	跖内侧神经
第 2 层	跖方肌	跟骨内外侧面	趾长屈肌腱	末节趾骨屈曲	跖外侧神经
	蚓状肌	趾长屈肌腱	趾长伸肌腱	屈跖趾伸趾间关节	跖内外侧神经
	趾/拇长屈肌腱	胫腓骨	远节趾骨	屈趾/足内翻	跖神经
第 3 层	拇短屈肌	骰骨/外楔状骨	拇近节趾骨	屈踇趾	跖内侧神经
	拇短收肌	斜头：第 2 ~ 4 跖骨	拇近节趾骨外侧	内收踇趾	跖外侧神经
	小趾短屈肌	横头：跖趾关节	小趾近节趾骨	屈小趾	跖外侧神经
第 4 层	骨间背侧肌	跖骨	伸趾肌腱	外展趾	跖外侧神经
	骨间跖侧肌	第 3 ~ 5 跖骨	近节趾骨中份	内收趾	跖外侧神经
	腓骨长肌/胫后肌腱	腓/胫骨	内楔状骨/骰骨	外展/内收足	腓浅/胫后神经

（四）神经

1. 胫神经：在屈肌腰支持带下分为 2 支，即跖内、外侧神经，走行于足跖面第 2 层。跖内侧神经位于拇展肌深面，跖外侧神经斜行被跖方肌覆盖。跖神经的感觉，运动分布与手相似。跖内侧神经类似正中神经，支配内侧三个半趾跖侧感觉。运动支配拇短屈肌、拇展肌、趾短屈肌、小趾展肌及第 1 蚓状肌。跖外侧神经类似尺神经，支配外侧一个半趾跖侧感觉及其他足内肌。

2. 腓总神经：在小腿分为腓浅、腓深神经，并在足部有各自的终支，腓深神经终于足背近侧，支配趾短伸肌，其内侧终支支配第 1 趾蹼区感觉。足背部其余感觉由来自腓浅神经的足背内侧及足背中间皮神经支配。

（五）血管

与神经相似，有 2 个主要动脉供养足、踝部。

1. 足背动脉：续于胫前动脉，供养足背部，其主要分支为跗内外侧动脉、跗骨窦动脉、弓形动脉及第 1 趾背动脉。其较大分支足底深支穿过第 1、2 跖骨间形成足底弓。

2. 胫后动脉：在拇展肌深面分为跖内外侧动脉，较大的跖外动脉与足底深支在跖面第四层相吻合成足底弓。

二、手术入路与神经界面

（一）踝关节前侧入路

常用于踝关节融合术。此切口利用拇长伸肌和趾长伸肌腱间隙，在切开伸肌支持带前，注意保护腓浅神经，位于此间隙内侧的腓深神经及胫前动脉要连同拇长伸肌腱一道牵向内侧，加以保护。

（二）内侧入路

常用于踝关节骨折的切开复位固定术。内踝位于皮下，切口靠前损伤隐神经及大隐静脉，偏后易损伤趾长屈肌腱，胫后动静脉、神经及拇长屈肌腱。通常沿内踝前缘切开皮肤，至踝尖向后转。

（三）足、踝后内侧入路

常应用于儿童马蹄内翻足的松解及后踝的显露。此切口始于跟腱内侧，沿足内侧缘向远端，注意保护胫后动脉、神经及其分支。胫后肌腱在马蹄内翻足手术中为确定脱位舟骨的标志。胫后肌腱前移术亦可选用此切口。

（四）踝关节外侧入路

用于腓骨骨折的切开复位内固定术，应注意保护位于切口外侧的腓肠神经及前方的腓浅神经。切口不应置于外踝的最突部。一般沿其后缘切开皮肤，至外踝尖处转向前方。

（五）足后外侧入路

用于三关节融合术。此切口起于外踝后方，利用第 3 腓骨肌（腓深伸经）和腓骨长短肌（腓浅神经）之间的神经支配间隙，切除覆盖于跗骨窦上的脂助记词，在起点处剥离趾伸短肌，显露关节，注意保护支配趾伸短肌的腓深神经的外侧支。

（六）中足及趾手术入路

注意保护趾神经、血管，应用于拇外翻矫正的切口，应避开第 1 跖骨头内的骨突处，以免切口疤痕被鞋摩擦而产生疼痛。一般选用其前方的弧形切口。

（刘团江　杨瑞泽）

参考文献

[1] Hoppenfeld S，de Boer P，Buckley R. 骨科手术显露：解剖入路（精装）[J]．中国骨科临床与基础研究杂志，2016，8.

[2] 苏秀云，唐佩福．中华解剖与临床杂志，2015.

[3] 张英泽．骨科手术径路［M］．北京：人民卫生出版社，2011.

[4] 查晔军，蒋协远，王满宜．中华创伤骨科杂志，2010.

[5] 苗华，周建生，骨科手术入路解剖学［M］．合肥：安徽科学技术出版社，1995.

[6] 陆裕朴，胥少汀，葛宝丰，等．实用骨科学［M］．北京：人民军医出版社，1991.

[7] Robinson CM，Murray IR.［J］. The Journal of Bone and Joint Surgery. British Volumec British Orthopaedic Association，Australian Orthopaedic Association，Canadian Orthopaedic Association［et al］2011.

第四十三章

常规手术与神经损伤

一、引言

在骨科手术中发生医源性神经损伤是临床上比较常见的，诸如脊柱侧弯矫形手术以后出现瘫痪、肱骨干骨折切复内固定术中桡神经的切断等等，这些神经损伤轻者可引起机体的部分功能障碍，重者可造成严重病残，使病人失去工作和生活能力，造成很严重的后果，对医生来说常常是一种耻辱。特别值得指出的是，此类神经损伤中，绝大部分是由于医疗或护理不当所造成，而且涉及各临床科室和各种医疗、护理操作，故应引起各级医护人员的高度重视。如能认真对待，精益求精，严格遵守各项医疗、护理操作技术规程，骨科常规手术术中、术后医源性神经损伤是可以避免和预防的。

二、损伤原因

发生神经损伤的常见原因有：

1. 对局部解剖和手术入路不熟悉。多见于手术量较小而胆子又过大的医生，例如肱骨骨折的切复内固定手术中发生桡神经切割，以及腘窝囊肿摘除术中损伤胫神经。

2. 手术技术粗暴，不能达到无创操作。例如颈椎前路间盘切除时器械撞击颈髓导致瘫痪，又如肱骨骨折的切复内固定手术中对桡神经的过度牵拉。

3. 由于解剖变异或者局部的病理改变严重、解剖混乱而术者经验不足导致神经损伤。

4. 在某些矫形手术中过分追求矫形效果而发生神经损伤，例如脊柱侧弯手术后发生瘫痪，胫腓骨延长手术中发生的腓总神经损伤。

5. 手术时机的延误。周围神经损伤的治疗过程中，手术时机的延误是常见的。目前，许多医疗单位，包括基层县、乡医院都有断肢再植的成功病例，但常常可以见到被接活的肢体，既无感觉功能，也无运动功能。再次手术缝接神经，需经过半年或 1 年左右，再生神经纤维才可能长到相应的靶器官，到那时，运动终板已完全消失，肌纤维已成不可逆变性及纤维化，功能恢复的希望极小。

三、各部位医源性神经损伤的原因

（一）周围神经

1. 颅神经：面神经（第 VII 对颅神经）和副神经（第 XI 对颅神经）较常发生医源性损伤。

（1）面神经：医源性损伤可发生于面神经的颅内段、颞下段和颅外段。颅内面神经损伤极为少见，主要发生于听神经瘤切除。颞下段（即在颞骨内）损伤较为常见，最常见的原因是乳突切除术（常为慢性中耳炎导致胆脂瘤），其他原因为外生骨疣切除、鼓室成形术、镫骨手术和先天性畸形等。颅外段面神经损伤最常见于腮腺切除术。面神经的分支损伤亦属常见，皱纹切除术可损伤颞支；颈动脉内膜切除术及麻醉医师在维持呼吸道通畅时对下颌施加的压迫均可损伤下颌支。

（2）副神经：可因颈部放射治疗或颈部根治性切除术引起损伤，颈动脉内膜切除术、颈内静脉插管和心室颈静脉分流术等可引起上颈部副神经损伤。然而，最常见的原因是于颈后三角行活检、淋巴结切除或小包块切除等手术引起副神经损伤。

2. 膈神经：膈神经是颈丛的最重要分支。在颈部可因颈内静脉插导管或前斜角肌切断术招致损伤。但更常发生于膈神经经过胸腔到达膈肌的部位，常发生于婴幼儿的各种胸内手术，如各类先天畸形修复术，特别是在食管周围手术，也最常见于心脏手术。多数学者认为，引起其损伤的机制为热损伤，特别是归因于应用局部低冷冻心麻痹的低温损伤。

3. 臂丛神经：

（1）手术时体位不当引起臂丛神经损伤：术中采用垂头仰卧位（trendelenburg 体位）、上肢过度外展位（≥90°）、上肢外展、伸展、外旋位固定于外展板上或头向对侧旋转并侧屈位等均可因臂丛神经受牵拉或压迫而引起损伤。

（2）产瘫：常有难产史，多与过分用力牵拉有关。

（3）胸骨正中劈开术后引起臂丛神经损伤：经胸骨正中劈开行心脏手术后发生臂丛神经损伤较为常见，其真正原因尚不清楚，可能与胸骨正中劈开分离作用于肋椎关节的扭伤所致牵拉损伤有关。

（4）胸腔出口综合征手术引起臂丛神经损伤：经腋路行第 1 肋切除术和前斜角肌、中斜角肌切断术治疗胸腔出口综合征均可能伤及臂丛神经。

（5）放射治疗引起臂丛神经伤：主要引起锁骨下臂丛神经损伤。多为乳腺癌患者数月或数年前接受过淋巴结，特别是腋部淋巴结、淋巴干的放疗，神经损伤逐渐加重，对本类损伤尚缺乏有效治疗。

（6）矫形外科手术引起臂丛神经损伤：多种肩带周围手术可引起臂丛神经损伤。先天性高肩胛症（Sprengel’s 畸形）矫正、肩胛骨下移术可使肋（第 1 肋）锁间变窄和牵拉、压迫臂丛引起损伤；肩关节置换术可能引起腋神经和肌皮神经损伤；肩关节镜检查和关节镜下手术亦可引起腋神经和肌皮神经损伤。

（7）锁骨骨折和肩关节脱位处理不当引起臂丛神经损伤：锁骨中份骨折采用无效的“8”字绷带固定或手术复位固定不当，均可导致骨折不连、骨折端移位或骨折部过量骨痂形成，均可直接引起臂丛神经损伤或因损伤血管形成血肿或假性动脉瘤而间接引起臂丛神经损伤。不适当的、暴力施行肩关节脱位手法复位可致锁骨下臂丛神经损伤，常见为肌皮神经、桡神经，尤其是腋神经损伤。复发性肩关节前脱位手术，采用 Putti－Platt 和 Bristow 手术均可发生锁骨下臂丛神经损伤，术中腋神经、正中神经、尺神经、桡神经，特别是肌皮神经可被切断、缝合、牵拉、压迫而造成损伤。而且，采用 Bristow 手术后数月或数年，用于固定喙突至盂唇边缘或肩胛颈部的外套螺钉（lag screw）移位，可损伤腋动脉导致假性动脉瘤继而引起臂丛神经损伤。

（8）侵袭性诊断和治疗操作不当引起臂丛神经损伤：最常见的原因为腋路经皮动脉造影术，因穿刺血管漏口出血可引起血肿或假性动脉瘤形成，而在腋部的神经和血管结构均被包绕于内臂筋膜间室内，血肿或假性动脉瘤可引起间室综合征。最易累及的是正中神经，次为正中神经和尺神经同时累及，有时正中、尺、腋、肌皮神经均被累及。臂丛神经损伤也可因经皮颈内静脉或锁骨下静脉插管术引起。

（9）区域阻滞麻醉引起臂丛神经损伤：臂丛区域阻滞麻醉可于锁骨上（斜角肌间沟）和锁骨下（经腋路）进行，后者更为常用。偶尔可因直接损伤或因损伤动脉漏血而最终形成间室综合征间接损伤臂丛神经。

（10）其他：颈基部淋巴结或良性臂丛肿瘤和上背侧交感神经切除术可损伤锁骨上臂丛神经。腋部包块活检、为肾透析而建造的腋动静脉瘘、经腋部血管分流手术、腋部烧伤后重建手术和不适当使用拐杖等均可造成锁骨下臂丛神经损伤。

4. 尺神经：手术中上肢体位不良为尺神经医源性损伤的较常见原因，其发生率为 2700 例手术（心脏手术除外）发生 1 例，其中 9% 为双侧受累。术中前臂旋后位置于身旁或外展位，使尺神经沟或肘管受压。若肘关节屈曲超过 90°，亦可致肘管内尺神经受压。某些少见原因为尺神经前移术时，过度剥离尺神经的营养血管，致尺神经缺血梗死。也有因肘内侧包块切除并证明为良性神经肿瘤而引起损伤。陈旧性肘关节后脱位开放复位或肘关节强直于伸直位行关节成形术时尺神经未作充分松解前移术，因神经张力过大而引起损伤。

5. 正中神经：医源性正中神经损伤主要发生于肘部和腕部。肘部常因肘窝部作侵袭性诊断或治疗穿刺引起，包括静脉穿刺抽血、注射药物、输血输液或为作动脉内血气分析和心导管检查而作动脉穿刺或插管等。两组报道供血员因采血而发生正中神经损伤的发生率为 1/20000 ~ 1/26700。可因针刺直接损伤或继发于被穿刺血管的血液外渗而形成血肿或假性动脉瘤间接引起神经损伤。前臂外侧和内侧皮神经或单独、或合并正中神经同时损伤。正中神经主干、支配旋前圆肌或桡侧屈腕肌的运动支和近侧骨间掌侧神经或单独、或不同成分组合遭受损伤。正中神经主干损伤常不是完全性损伤，常合并持续的正中神经手部感觉分布区的灼性神经病。

医源性正中神经损伤亦可合并于腕管综合征的治疗。偶可因腕管内注射皮质类固醇时将药物注入正中神经内而引起损伤。但腕部正中神经多发生于腕横韧带松解术（包括开放性或内窥镜内腕管松解术）。开放性腕管松解术多因采用不适当的切口引起，远侧腕纹附近小的横切口常易引起神经损伤，可发生部分或完全性正中神经主干断裂伤，掌皮支、鱼际支、指总或指神经损伤。此外尚可发生于腕屈曲畸形矫正术后或内关穴位封闭等。

6. 桡神经：大多数桡神经损伤发生于上臂中份或桡神经沟附近。可发生于肱骨骨折治疗中，包括桡神经套入骨折断端间行手法复位后，固定骨折的钢板挤压、骨折部位骨痂的压迫和术中误伤，甚至切断等。昏迷病人或手术时肢体位置不良致桡神经过长时间受压是另一原因。上臂上止血带引起止血带麻痹，常表现为桡神经、正中神经和尺神经三者同时受损，但也可仅表现为桡神经受损。上臂部行三角肌注射时定位过低亦可引起桡神经损伤。曲池穴位封闭可累及桡神经。桡骨小头切除或孟氏骨折开放复位有可能伤及骨间背侧神经，腕背侧腱鞘囊肿摘除术可损伤桡神经浅支。

7. 股神经：股神经损伤中医源性损伤占很大比例，Kim 等报道 78 例创伤性股神经损伤中，60% 属医源性损伤。其发病机制多样，包括压迫（特别是拉钩和血肿的压迫）、牵拉、切断、结扎和缺血等。骨盆内和骨盆外部的股神经均可累及。最常见引起医源性股神经损伤的原因是腹部盆腔手术，最易引起此类损伤的手术是经腹子宫切除术。其发生股神经损伤的主要原因为手术拉钩，特别是使用自动拉钩压迫所致，当病人消瘦伴腹直肌发育不良、应用 Pfannenstiel 切口和拉钩片过大时更易发生。肾移植病人发生此类神经损伤，拉钩直接压迫神经亦是其主要原因，而术中切断髂腰动脉和神经附近血肿形成致神经缺血可能为另一原因。其他手术，包括腹腔镜、直肠手术（直肠固定术）、阑尾切除术、输尿管结石切除术、显微外科输卵管成形术、腹主动脉瘤修复术、肿瘤切除术的交感神经切断术等也可能伤及股神经。

腹股沟韧带平面的医源性股神经损伤可发生于股疝和腹股沟斜疝修补术，特别是后者更易发生，可能因神经被切断、缝合固定或血肿、假性动脉瘤形成引起。髋关节置换术是另一原因，其损伤机制可能为骨水泥的热损伤、骨水泥包绕、压迫神经，电烙烧伤、血肿形成或拉钩压迫引起。多发生在髋关节的外侧或前外侧入路，特别是人工髋关节翻修术中。过度肢体延长和术后发生髋关节前脱位对股神经的牵拉和压迫亦可引起此类损伤。在分娩、经阴道子宫切除术和前列腺切除术采用截石位时，髋关节屈曲过多腹股沟韧带可压迫股神经，外展、外旋过多可牵拉股神经而造成损伤。邻近股动脉的诊断和治疗操作，包括主动脉 H 股动脉架桥、股动脉穿刺等亦可发生股神经损伤。

8. 坐骨神经：臀部坐骨神经医源性神经损伤最主要的原因为全髋关节置换术和臀部肌肉注射性损伤。全髋关节置换术引起坐骨神经损伤的机制以牵拉伤最为多见，包括术中或术后的髋关节脱位、术中股骨干骨折和术中错误的肢体姿势；其他还有股骨粗隆钢丝或缝合神经造成的压迫性损伤；骨水泥的热损伤；臀间室综合征引起的缺血性损伤。先天性髋关节脱位患者的全髋关节置换术和全髋关节置换翻修术引起医源性坐骨神经损伤的危险性最大。

全髋关节置换术也可引起迟发性医源性坐骨神经损伤，其原因为术后抗凝可引起臀间室综合征；骨水泥引起神经周围的纤维化或形成穿过神经的硬刺；股骨粗隆部钢丝的移位。其他如股骨颈骨折穿针固定，消瘦患者仰卧于手术床，截石位行阴道的手术及坐位行神经外科手术均可引起坐骨神经损伤。另一主要原因为臀部肌肉注射部位错误引起的损伤。

9. 腓总神经：腓总神经损伤较易发生医源性损伤。最常见的损伤机制为外部压迫，多表现为腓总神经深支和浅支同时受累，也有仅腓总神经深支受累。可发生于手术时患者仰卧或侧卧位而膝部衬垫，截石位手术，或膝关节的手术，如全膝关节置换术、胫骨近端截骨、用膝关节镜行半月板修复术。

非外科手术导致的医源性腓总神经损伤最多见于长期卧床、消瘦的患者。原因也是体位不当，使腓总神经于腓骨小头处受压。其他较少见的原因包括小腿的支具上缘恰好位于膝下，膝关节绷带包扎过紧和下肢石膏固定。

10. 术中止血带引起的神经损伤：止血带引起医源性神经损伤也很常见。有报道止血带麻痹的发生率为 1/8000。究竟是止血带压力过高还是使用时间太长而发生止血带麻痹尚存在争议，但是大部分的动物实验和临床资料均证实止血带麻痹是压力过高造成的。96% 上肢止血带麻痹的患者有 3 种情况：①桡神经、正中神经和尺神经同时受累，占 60%；②桡神经单独受累，占 30%；③桡神经、正中神经、尺神经和肌皮神经同时受累，占 6%。下肢止血带麻痹常影响坐骨神经和股神经。

止血带麻痹临床上主要表现为神经的运动支配受损。感觉支配往往是正常的，即使有异常，表现也很局限且要比运动异常恢复快得多。

（二）脊髓及马尾神经

1. 脊髓：医源性脊髓损伤是脊柱手术的严重并发症之一，由于脊柱外科专业性强，风险性高，若对其基本理论和技术特点认识不够充分，易造成脊髓损伤。术中脊髓损伤的主要原因是对脊髓的刺激、压迫、过度牵拉、直接损伤、血管损伤、血肿压迫等。颈胸椎退变性疾病、脊柱侧弯合并脊柱畸形、椎管内肿瘤等疾病的手术处理等，都容易导致脊髓损伤。下腰椎手术中处理脊髓栓系时也有可能引起脊髓损伤。术后也可因血肿形成、脊髓水肿、内置物压迫、脊髓再灌注损伤等引起脊髓损伤。椎间盘手术和硬腰联合麻醉导致的脊髓损伤多见于脊髓低位和脊髓栓系。

2. 马尾神经：神经根与马尾神经的损伤以椎间盘手术最为多见，无论是开放手术还是微创，都可能出现神经根或马尾神经的损伤，据统计，腰椎间盘突出症髓核切除术中神经损伤的发生率为0.22%。椎间盘手术椎板咬骨钳伤占第一位，常见损伤为L5神经根，次之为L4和S1神经根。L4神经根发出部位一般低于L3和L4椎间隙，行髓核切除时多不显露L4神经根；S1神经根发出点多位于椎间隙上方，与硬膜囊角度小，在椎管内行程长，有一定的移动度；L5神经根从硬膜发出点多位于L4和L5椎间隙水平，与硬膜囊角度大，在椎管内的行程较短，移动性小，是其容易损伤的解剖因素。

四、预防措施

医源性神经损伤是医务人员进行医疗操作时发生的神经损伤，上述各类医源性神经损伤应该是完全可以避免和预防的。

（一）加强责任感

认真对待任何一次手术。每次手术前均应认真准备，复习有关局部解剖和手术切口，不论这种手术作过多少次，都应当作新手术对待。如能认真对待每一次手术，神经损伤是完全可以避免的。

（二）正确掌握基本技能

加强医疗技术基本功训练，提高基本技能。石膏、夹板、牵引、手术体位、手法复位、止血带、麻醉和助产技术均是医生的基本功。应用石膏及夹板时应密切观察，及时松解，严防受压引起缺血性挛缩和周围神经损伤。下肢牵引和麻醉期间应注意衬垫妥当，以免受压引起神经损伤，尤其腓总神经在腓骨头颈处，桡神经在桡神经沟处，尺神经在肱骨内髁处极易受压。手法复位切忌粗暴，尤其在肱骨下1/3骨折时更应注意，以免引起桡神经损伤。术中应正确使用止血带，以免发生止血带麻痹。术中应禁用橡皮管止血带，慎用无压力标志的橡皮卷止血带，使用时应有足够衬垫，部位应准确，时间勿过长，压力勿过高，以能阻断动脉血流为度。气囊止血带的压力表应定期核对，以防压力表不准造成神经损伤。腰椎麻醉进针手法勿过猛，以免针尖损伤马尾神经根。助产时动作应轻柔，牵拉不可过猛，以免发生产瘫。

（三）正规护理操作

避免滥用刺激性药物封闭，预防周围神经药物注射伤。臀部注射应正确选用注射部位，注意进针的深度和方向，尤其是儿童注射时。静脉注射药物时应勤观察，严防药物外漏。在神经走行的穴位上禁用刺激性药物。

（四）强化医生外科素养

外科医生应具有精确的四肢和周围神经解剖知识，做到心中有数，避免损伤周围神经，尤其要注意某些与周围神经关系密切的解剖部位的手术显露。作者等报道手术合并周围神经伤中以桡神经、腓总神经和副神经为多，这是因为桡神经毗邻肱骨干及桡骨头颈走行，腓总神经紧贴腓骨头颈，副神经经颈外三角时与该部淋巴结关系密切。对多次手术病例、神经附近瘢痕形成的病例以及可能导致周围神经变位的某些病理状态，更应注意避免损伤神经。切除周围神经肿瘤及与周围神经关系密切的肿瘤时，应以游离保护周围神经不受损伤为前提。对周围神经肿瘤应认真识别其肿瘤的性质，若为神经鞘瘤，应沿神经干纵行切开神经外膜，从上下正常部位向肿瘤分离神经束。肿瘤表层的神经束多被挤压变扁，要仔细辨识分离，神经鞘瘤有完整的包膜，无神经纤维穿过，与神经束之间粘连不紧，可沿肿瘤包膜作钝性剥离，容易完整游离取出，并保全神经主干不受损。如为主要神经干的神经纤维瘤，手术切除可造成严重功能障碍，可暂不作切除。如术中不能辨认周围神经肿瘤的性质，应请有经验的医生会诊或关闭伤口，转院手术，切不可盲目将肿瘤连同神经干一并切除。切除与周围神经有密切关系的肿瘤时，必须遵守从上下正常部位游离保护神经后再切除肿瘤的原则。

（五）术中防止损伤神经的要点

1. 防切割：一要显露好神经，二要操作时避开神经。

2. 防缝扎：止血和缝合伤口时勿缝扎神经。

3. 防牵拉：牵拉神经应轻柔，避免长时间过分牵拉，每隔 15min 应放松牵拉休息 5min，不在神经附近操作时不应牵拉神经。

4. 防压碰：防止器械压碰神经，也要防止术后血肿压迫神经。

5. 防干燥：显露的神经应经常用生理盐水保持湿润。

6. 防牵伸：纠正关节挛缩畸形时应充分游离神经防止牵伸性损伤。

五、处理方法

（一）手术中易发生的失误及处理

1. 切口太小、暴露不充分：神经损伤的范围常远远大于皮肤伤口或皮肤疤痕的范围，实际损伤的范围又往往大于肉眼所见的范围，因此探查神经损伤的手术切口要足够的大，切口的近、远端均应超过在肉眼观察下神经干表面为正常之处。手术时为了避免误伤在粘连组织中的神经干，手术分离应从两端正常的神经干向损伤处解剖。

2. 神经和肌腱错接：在腕部掌侧有 12 根肌腱和两根主要神经，尺神经在腕部位于尺侧曲腕肌下，且有尺动脉和静脉与之伴行，容易区别，而正中神经紧贴掌长肌下入腕管，所以腕部正中神经切割伤常同时伴有肌腱的损伤。腕部肌腱和正中神经同时断伤后，肌腱的近端由于肌肉的收缩而缩入近端组织内，而屈腕肌的远端常常留在伤口内。相反，切断的正中神经远端可因手指的伸直而缩到腕管内，近端由于神经系膜和周围包绕的结缔组织而回缩不远。因此，在伤口内容易找到的是正中神经的近端和屈腕肌的远端，两者的断面均呈束状，肉眼下束的大小亦差不多，就可能将两者作端端缝接，常在患者术后 3 个月至半年左右，正中神经仍无恢复征象，再次手术时才发现肌腱与神经错接。据统计，周围神经损伤中，将神经与肌腱相缝接的发生率占 1.8%，其中最常见的错误是正中神经与掌长肌腱错接，其次是正中神经与桡侧曲腕肌错接，因此，当腕部正中神经和肌腱同时断伤时，应仔细区别肌腱和神经（表 43－1）。

表 43－1　神经与肌腱鉴别

	神经	肌腱
颜色	乳白色（白中微黄）、无反光	银白色、有反光
表面特点	纵轴可见营养血管	无血管
断面特点	呈颗粒状、有出血、需止血	呈颗粒状、颗粒较小、无出血

3. 损伤段神经切除不完全：对损伤神经应彻底切除，理论上虽易整受，但手术中常犯的错误则是切除太少。搓伤严重的神经干，在早期清创时看到神经连续性存在，其实是鞘膜相连。术后由于组织水肿，胶原纤维沉积，疤痕组织形成，以致神经纤维无法再生。陈旧性神经断伤的病例，医生为尽可能减少神经的缺损长度常常造成神经瘤未完全切除。

为了避免这种失误，首先应在手术中准确地判断神经损伤段的范围。神经手术在显微镜下进行，是达到这一要求的重要方法。在显微镜下可以区分神经干的损伤段与正常段。若仅有鞘膜相连，必须切断重接；而部分神经束相连的，则应该予以保留，仅需修复断伤的部分神经束。血肿应完全清除，陈旧性断伤神经的断面上，疤痕组织太多，应切除至正常神经束为止，缝合面上应见到束内神经组织向反面突出。

陈旧性神经干损伤，尚可采用手指触摸方法，了解神经损伤的范围。正常神经干是乳白色、粗细均匀、质地柔软。损伤段神经干色黄，粗细不均匀，呈梭形、串珠形或条索形，扪之质地变软或软硬相间，甚至神经干内有骨化组织，这些情况均需进一步探查，必要时应予以彻底切除。

4. 神经缝接处张力太大：周围神经应在无张力下缝合，这是周围神经外科的重要原则之一。长期以来这个原则未受到足够重视。由于对移植神经再生的疑虑，医生经常宁可在有张力的情况下做神经的端端直接缝合。碰到神经缺损较大时，则通过大段神经干的游离及移位，或过度屈曲关节，缩短距离，使神经能够直接缝合。希望在关节恢复活动过程中，神经逐渐代偿性拉长。但由于神经拉长的速度远远小于关节恢复活动速度，神经缝接处重新产生张力，阻碍神经再生，同时也破坏了已再生的神经纤维，严重时造成神经干变性。通过大量研究表明，神经缺失超过其直径 4 倍时，应放弃张力下缝合，而选用神经移植。

5. 神经断面对合不正确：周围神经干大多是混合的神经干，其中的神经束也是以混合神经束为主。当神经行至肢体远端，运动神经束与感觉神经束逐渐分开，神经断面的正确对合是再生良好的条件，记住几处神经常见损伤部位的束型是有助的。如正中神经在腕部，其桡侧偏前方的一支较大的束支正是正中神经返支束，是拇指掌侧外展的重要功能束，其他是感觉神经束。因此修复腕部的正中神经时应首先将正中神经返支束缝接，尺神经在腕部分深浅 2 支，深支为运动支束，较大。桡神经在肘部及上臂下段处，其浅支位于神经干表面的桡侧面，是感觉束，其余是运动束。神经的主要功能束应首先对合缝接。为此，有必要再一次强调神经手术时手术显微镜使用的必要性。在手术显微镜下修复神经，不仅可能更好地对合神经束，还可在显微镜下更清楚地根据束型，更准确地将神经两断端的神经束配对组合。

此外，神经的缝接尚存在 3 种缝接方法的选择问题：外膜缝接方法简单，操作方便，但易造成缝接处的神经束错位、架叠、回缩甚至穿出外膜；束膜法缝接神经，束与束对合良好，缝接处稳定可靠，但太费时费事，两端损伤较大。目前我们常采用的方法是联合缝接法，即缝合外膜和与之相邻的外周束的束膜。这种方法具有外膜缝接法的优点，而克服了两者的缺点。

6. 修复时神经床选择不当：神经缝接处应置于正常组织内，才能保证再生神经纤维顺利通过。神经移植则更需要良好的神经床，才能保证移植神经得到良好的血液供应，保证再生神经纤维的通过。神经床的选择是经常容易被忽视的问题。最好的神经床是肌肉组织或正常的脂肪组织。周围神经损伤伴有大片皮肤缺损或大片的皮包骨的疤痕组织时，先解决皮肤问题，将皮肤缺损处或疤痕组织换成皮瓣组织。以后再作神经修复术。选择带血管的神经移植既可以保证移植神经有良好的血供，亦能同时改善神经床的血供条件。

（二）手术后可能发生的失误及处理

1. 术后制动时不当：神经修复术后，必须制动一段时间，常用石膏固定关节，使神经缝接处于较松弛的地位 4～6 周，一般端端缝接需 6 周，神经移植缝接需 3～4 周。制动时间太短、过早活动，可能导致神经缝接处断裂或不全断裂。制动时间太长，则可导致肌肉、关节囊、关节周围韧带等组织挛缩，影响功能恢复。

2. 忽视功能训练及错误的固定：一旦诊断神经损伤，就应该立即考虑功能训练问题。单根神经损伤也不例外。以上臂桡神经损伤为例，病人长期腕下垂、指下垂，使得失神经支配的伸肌一直处于牵拉状态，而神经支配下的屈肌则处于松弛状态，数月后，屈肌可因长期不被伸展而逐渐短缩，而伸肌逐渐被拉长，这样即使桡神经再生良好，肌力有所恢复，但终究因肌腹的收缩力不足，不能完成伸腕伸指的动作。甚至由于屈肌腱的挛缩，被动活动时亦不能同时伸腕又伸手指。因此一旦诊断桡神经损伤，应立即给病人带上伸腕伸指的弹性功能支架。既有保证伸屈肌群平衡作用，又有减慢伸肌萎缩作用。

六、康复治疗

（一）周围神经损伤康复治疗

以保持肌肉的功能为目的，促进感觉与运动功能的恢复。实验和临床均证实功能锻炼有助于早期和晚期感觉和运动功能的恢复。治疗应根据伤情、时期制定详细而又切实可行的康复计划。

1. 保持肌肉功能：周围神经损伤后，其支配的相应肌肉必然会发生萎缩，甚至完全纤维化，从而丧失肌肉的功能。因此必须使肌肉功能尽可能保持良好，为周围神经再生后提供良好的效应器官。顾玉东院士首创用股神经的运动支“寄养法”预防手内部肌萎缩，动物实验也证实可应用感觉神经和背根神经节预防肌肉萎缩。

蜡疗、水疗等热疗，向心性安抚、揉捏均可明显改善组织的供血与营养。电体操治疗不仅能生理性地发挥肌肉运动的唧筒作用，从而改进血液循环。更重要的是电体操过程不仅涉及被动的循环，供给营养物质，而且促进了肌肉的主动代谢过程。

用电或磁刺激即电疗和磁疗可延缓失神经支配肌肉的萎缩。动物实验发现经电刺激后失神经支配肌肉的重量减少、肌纤维萎缩程度均较对照组明显减轻；神经重新支配后肌肉重量增加明显好于对照组。但是，对人而言电或磁刺激应该多大，对肌肉重获神经支配又有何影响，这些问题有待深入探讨。

2. 感觉功能的康复治疗——感觉再训练：以往对神经损伤后的康复多强调进行电诊断学检查，以及通过理疗恢复其运动功能，却忽视了感觉功能的康复。感觉再训练是一种让患者学会去辨认周围神经系统受干扰后产生的异常类型感觉冲动的方法。当从周围神经系统传到中枢神经系统的感觉冲动类型不同于损伤前时，就需要行感觉再训练。感觉再训练无固定的专一技术，但它能使患者感觉功能恢复得更好、更快。另外，防止失去神经支配区域的烫伤也非常重要。

3. 保持关节活动度，预防关节挛缩：通过支具等将受累肢体及关节维持在功能位。被动活动受累关节，进行关节周围肌肉的被动锻炼。全身其余正常关节也要加强锻炼。

（二）截瘫患者的康复

脊髓损伤截瘫患者是最严重的伤残之一，残疾不仅给他们的身体和生活带来巨大的痛苦和不便，而且给他们的心理也造成巨大的精神伤害。因此，在截瘫患者的康复工作中一方面要通过物理疗法、作业治疗、中医治疗等方法对患者进行躯体方面的康复，同时要及时对他们进行心理干预和心理治疗。根据患者伤后所表现出来的认知、情绪和行为等方面的特点，有针对性地选用心理治疗策略和方法。

七、相关要点

（一）手术时机的把握

手术时机延误的原因常和医生对神经手术的重要性认识不足、对神经损伤的诊断和处理不熟悉以及对神经再生的知识缺乏有关。正确地掌握手术时机是取得神经手术成功的首要关键。神经断伤一经确诊，手术应尽早进行，无需再观察等待，否则就是对手术时机的延误。急性开放性损伤，医生判断伤口能Ⅰ期愈合者，在清创的同时就应修复神经。若估计伤口不能Ⅰ期愈合者，则应待伤口愈合后，及早手术。一般掌握在创伤后1个月左右的时间，行神经缝接术。此时组织水肿基本消退，手术不困难。术后再生神经纤维到达运动终板时，肌肉组织的不可逆变性尚未形成，功能有大部分或完全恢复的可能。手术医生应了解周围神经的再生最活跃的时期，是在神经损伤后3个月左右，6个月后就降至最低水平。

闭合性神经损伤如臂丛神经牵拉伤，常规通过肌电图检查，了解神经的连续性是否存在，是节前性损伤还是节后性损伤。如是节前性损伤，无需做观察，病人情况许可时即做神经移位手术；节后性损伤，根据暴力的大小和肌电图检查，亦尽可能早地手术探查。如外伤后2周，组织肿胀反应稍有消退，即可进行。

肘部和上臂的桡神经闭合性损伤，观察不应超过3个月，应该每月做肌电图随访1次。如3个月中，无诱发电位出现，或有主动活动电位但无动作表现，均应手术探查，及早做神经修复。如探查时发现神经连续性尚存在，则行神经松解术后，可加速神经恢复。

（二）对手术中的神经损伤的预防

1. 手术是一项创伤性的治疗手段，造成的结果作用于病人，在目前的情况之下一旦发生神经损伤往往缺乏很有力的挽救措施，所以对于任何一个手术术者必须在思想上提高警惕，严防神经损伤的发生，特别是对自己做的很少的手术一定要小心，“师傅把关”应该是一个很好的传统，有很多的神经损伤往往是由于术者的胆量过大造成的。

2. 解剖学是手术的基础，骨科手术涉及的解剖知识最多，所以应全面系统的掌握解剖知识。解剖知识的学习单靠书本是远远不够的，应该创造条件在尸体上进行练习，这样才可能学到真正的解剖知识。同时必须有术前复习解剖的习惯。

3. 单纯掌握正常解剖是不够的，必须对每一例手术的病理解剖熟悉。这种病理解剖知识可以有2种来源，一是看书，二是看手术。当然参加的手术越多则这方面的知识也越多。

4. 必须遵循手术的无创原则，操作应十分的仔细，层次应清楚，遇到解剖上的困难时，不能随意剪断和切割组织，应该心中有数，最忌胡抓乱挖；手术节奏应有张有弛，不能盲目追求速度，与人攀比，最后酿成大祸。

5. 必须掌握手术的适应证，例如胸椎后路手术可进行椎板减压但如果通过后路行胸椎间盘的摘除则可能损伤脊髓。总之，应提高手术中神经损伤的防范意识，熟悉正常解剖和病理解剖，强化手术技巧，掌握好手术的适应证和禁忌证，把手术中的神经损伤降到最低，使手术治疗的目的得以实现。

（刘团江　杨瑞泽）

参考文献

[1] 黄耀添，陆裕朴，朱庆生，等. 226例医源性周围神经损伤分析［J］. 中华医学杂志，1992，72（5）：273－276.

[2] 胥少汀，葛宝丰，徐印坎．实用骨科学.4 版［M］．北京：人民军医出版社，2012.
[3] Canale ST，Beaty JH. 坎贝尔骨科手术学［M］．王岩，周勇刚，陈继营，译.12 版．北京：人民军医出版社，2015：2833 - 2834.
[4] Lundborg G，Rydevik B. Effects of stretching the tibial nerve of the rabbit. A preliminary study of the intraneural circulation and the barrier function of the perineurium［J］. J Bone Joint Surg Br，1973，55（2）：390 - 401.
[5] Mirone G，Natale M. Peripheral median nerve stimulation for the treatment of iatrogenic complex regional pain syndrome（CRPS）type II after carpal tunned surgery［J］. J Clin Neuro sci，2009，16（6）：825 - 827.
[6] Stecco C，Gagliano G，Lancerotto L，et al. Surgical anatomy of the axillary nerve and its implication in the trans deltoid approaches to the shoulder［J］. J Shoulder Elbow Surg，2010，19（8）：1166 - 1174.
[7] Warrender WJ，Oppenheimer S，Abboud JA. Nerve monitoring during proximal humeral fracture fixation：what have we learned?［J］. Clin Orthop Relat Res，2011，469（9）：2631 - 2637.

第四十四章

手术中神经电生理监护

一、引言

术中神经电生理监护（intraoperative neuroelectrophysiological monitoring）是应用各种神经电生理技术来监测手术中处于危险状态的神经系统功能的完整性，并提示术者采取干预措施使神经损伤消除或减至最小的一门技术。它监测的两个主要病理生理过程是缺血和机械损伤，包括监测和定位两种技术。监测是在术中对神经通路功能的完整性进行连续的评估。定位是在术中对解剖上不确定的神经结构进行功能上的鉴定和保护。

二、历史

随着肌电、诱发电位检查技术的不断发展和提高，术中神经电生理监护逐渐引起人们的关注，从90年代起国外应用逐渐增多，近几年在国内也引起了临床的重视。理想的术中监护是在手术的关键部位向术者提供神经功能的可靠信息，在神经和脊髓还没有造成永久性损害前及早识别，协助术者完成有风险的操作，将手术的危险降到最低。

有多方面的因素决定着神经电生理监护成功与否。首先，要由有丰富经验的电生理医生参与监护，要了解被监护的手术过程，要明确重点监护的阶段，在排除术中麻醉剂、肌松剂、吸引器、电刀、体温、血压等因素影响外，能正确解释监护数据的种种变化，当异常发生时，及时果断地提醒术者采取适当措施，确保手术安全。其次，临床神经电生理检查是在有屏蔽设施的条件下进行的，而术中监护是在手术室这样的一个各种干扰极大的“不适宜”的环境下进行的，给监护带来了许多不便。因此，在手术监护过程中，术者、麻醉师、电生理监护医生之间的沟通和交流是必不可少的，要能相互理解、相互支持，确保手术顺利进行。

到目前为止，临床电生理医生已能提供多种监护方法。用于脊柱、周围神经外科手术的可用监护技术有体感诱发电位（SEP）、运动诱发电位（MEP）、肌电图（EMG）、复合肌肉动作电位（CMAP）。

三、现有方法

（一）体感诱发电位（somatosensory evoked potential，SEP）术中监护

体感诱发电位（SEP）术中监护是反映感觉束功能的监测技术，SEP主要是沿脊髓后索向上传导的。通过观察SEP的潜伏期、波幅，判断脊髓功能性状。波幅是由对刺激反应的神经元数量决定的。当脊髓受到压迫性损害时，由于对刺激反应的纤维数量减少，诱发电位的波幅降低。诱发电位潜伏期反映了参与反应神经纤维的传导速度，由于有快慢两种不同速度的传导纤维，潜伏期的改变与压迫程度不呈正相关，其灵敏度低于波幅提供的信息。体感诱发电位又分为皮层体感诱发电位（cortical somatosensory evoked potential，CSEP）、皮节体感诱发电位（dermatotome somatosensory evoked potential，DSEP）、脊柱体感诱发电位（spinal somatosensory evoked potential，S－SEP）、脊髓诱发电位（spinal cord evoked potential，SCEP）。

1. 皮层体感诱发电位（cortical somatosensory evoked potential，CSEP）：皮层体感诱发电位是脊柱、脊髓手术中最常用的监护方法之一，1977年Nash等将CSEP技术用于脊柱手术的术中监护，属非介入性监测技术。CSEP通过刺激周围混合神经引出，在手术病人的头皮安放记录电极，记录与刺激有锁时关系的生物电信号，常用上肢刺激腕部的正中神经，观察到达皮层第一个反应波N20，分析N20潜伏期和N20－P25波幅；下肢刺激内踝处的胫神经，观察到达皮层第一个反应波P40，分析P40潜伏期和P40－N45波幅。手术节段若高于C7，如颈椎手术，监护电极刺激部位应选用上肢正中神经，下肢胫神经。手术节段若低于C7，如胸椎、腰椎手术，监护电极刺激部位应选用下肢胫神经。

2. 皮节体感诱发电位（dermatotome somatosensory evoked potential，DSEP）：皮节体感诱发电位是用来监护某一神经根功能的方法之一，所谓皮节是指每一脊神经后根感觉纤维的皮肤分布区，刺激单一神经根支配的皮节区，在皮层记录电位的变化，可协助判断受累神经根水平。术中可作为神经根减压是否合适的指标，亦可作为椎弓根固定监护神经根的方法。

3. 脊柱体感诱发电位（spinal somatosensory evoked potential，S－SEP）：是通过将接收电极放在脊间韧带、棘突上、硬膜外腔或硬膜下腔，监测该水平以下脊髓的传导功能。手术中脊髓的缺血和牵拉均易引起诱发电位的改变。

4. 脊髓诱发电位（spinal cord evoked potential，SCEP）：将刺激电极放在需监护脊髓阶段头端的硬膜外腔或硬膜下腔，接收电极放在监护脊髓阶段尾端，该方法可快速反映脊髓的传导功能，波形稳定、波幅高，受麻醉剂的影响小，是较理想的脊髓监护方法。

（二）运动诱发电位（motor evoked potential，MEP）

运动诱发电位（motor evoked potential，MEP）术中监护是对脊髓运动功能监护的一种方法，通过刺激大脑皮层运动区相应位置的头皮，在上肢拇短展肌，下肢胫前肌记录诱发电位，可以直接提供脊髓运动功能的信息，与SEP联合应用能够较完整地反映脊髓功能。1983年Levy和York首先在手术中应用。常用的方法有2种：经颅磁刺激MEP（TMS－MEP）、经颅电刺激MEP（TES－MEP）。1989年Tamaki开展用特制的Tuohy针插入上胸段或下颈段脊髓硬膜外腔，然后通过该针放入刺激电极，并在手术区下方的蛛网膜下腔放置记录电极。该方法可记录到清晰的波形，引出TMS－MEP刺激强度可为2特斯拉，TES－MEP以数字化刺激器输出的30%为刺激强度即可在硬膜外记录到满意的信号。

（三）术中肌电图（EMG）、复合肌肉动作电位（CMAP）

术中肌电监测可以用于颈椎、腰椎手术过程中神经根功能的监护。也可在直视下直接刺激神经根或受损的神经，定位准确，并能减少或消除容积传导，记录电极放置在有危险的神经支配的肌肉上，记录复合肌肉动作电位（CMAP）。麻醉剂和肌松剂对该项监护有极大影响，应在停用肌松剂20～30min后进行监护。

四、适用范围

（一）脊柱脊髓手术的术中监护

1. 体感诱发电位在脊柱脊髓手术监护中的应用：

（1）体感诱发电位术中应用的可行性：神经电生理监护未广泛应用之前，唤醒试验（wake－up test）是手术中对脊髓功能最常用的监护方式。术者在术中暂停手术，要求麻醉师将麻醉深度降低到一定水平，使患者清醒，通过观察病人肢体的主动运动，来判断脊髓功能的完整性。唤醒试验的实施，延长了手术的时间，增加了医源性感染的机会，也不能连续评价脊髓功能，常常是神经功能已发生严重的损害时才能发现，而不能及早给术者以提示。神经电生理监护的应用，弥补了唤醒试验的不足，它是一种无损伤性的、连续性的动态监测脊髓功能的有效手段。

在发达国家，术中监护已成为常规，在美国约75%的脊柱手术患者要进行脊髓监护，它对预防术中脊髓损伤和记录损伤时间的用途已得到公认，具有法律效应，否则患者被认为是暴露在危险之中。Forbes等（1991）对1000多例脊柱侧弯手术进行了SEPs术中监护，他们认为SEPs监护及时、可靠、实用，比唤醒试验灵敏得多，值得取而代之和推广使用。

（2）术中体感诱发电位改变的敏感性：在脊柱矫形手术中，过度矫形极易造成脊髓的缺血和机械性的损伤，缺血主要是多节段的脊髓灌注减少而结构上仍保持不变。机械性的损伤则表现在局限的1～2节段有明显脊髓的结构破坏。有动物实验表明，在僵硬脊柱的作用下，易造成脊髓的机械性损伤，损伤常以结构性改变为主，在僵硬的节段SEP和MEP消失时间为2min。SEP和MEP对机械性的损伤敏感性相同。而在可屈曲性的节段脊髓损伤常以缺血性为主，诱发电位改变至消失的时间为23min。因此，不可认为在损伤最初即有诱发电位改变，要直至皮肤完全缝合之前，保持脊髓监护的连续性是十分必要的。笔者认为若电位持续变化数分钟无改变即提醒术者停止手术操作，作唤醒试验或改变手术操作。

（3）术中脊髓功能重点监护阶段：在矫形手术中，使用内固定器械矫正畸形是最危险因素，在减压手术中，直接的脊髓损伤、神经根损伤、血管损伤、缺血再灌注损伤，也是风险因素。电生理监护的应用是为了降低这些危险因素造成的损害。如果损害能在术中或术后4h内得以纠正，便可获得部分纠正。有文献报道，SEP监护使脊柱侧弯矫形术中神经受损率由4%～6.9%降至0%～0.7%。因此，明确重点监护阶段，做到心中有数，是保证监护成功的关键。有学者对160例脊柱侧弯进行术中监护，将监护分为5个阶段：第一阶段为手术准备阶段，取患者施行引导麻醉后但尚未切开皮肤之前的SEP监测值；第二阶段为脊柱暴露阶段，手术剥离椎旁肌及椎旁软组织，但尚未进行手术关键部位的操作和器械矫形，此时记录第二个SEP值；第三阶段为放置内固定器械阶段，这一过程的SEP信号需连续记录；第四阶段为畸形矫正阶段，对畸形的脊柱进行拉、压和旋转矫正，在此阶段中仍对脊髓实施连续监护；第五阶段为手术结束阶段，在伤口缝合之后进行手术监护的最后一次监测。结果各监护阶段SEP潜伏期的变化差异无显著性意义（$P>0.05$）。第二阶段的SEP波幅值与第一阶段相比明显降低，差异有显著性意义（$P<0.01$）；在第三、第四阶段SEP波

维持平稳，至第五阶段略有上升，但差异无显著性意义（$P>0.05$）。观察结果显示，在术中，当以脊柱暴露前（第一阶段）的 SEP 值作为监护基准时，160 例中有 5 例假阳性（3.2%）预报，而改以脊柱暴露后（第二阶段）的 SEP 值作为监护基准时则无一例假阳性结果。

Kombos 等对 100 例颈椎前路手术的患者进行了术中 CSEP 监护，他们把监护分为五个阶段：M1 为诱发麻醉前；M2 为摆放体位；M3 为牵开椎间隙；M4 为减压；M5 为植骨。CSEP 出现异常主要发生在 M2 和 M3，有 35 例患者发生在 M2，14 例出现在 M3。可见对颈部手术病人体位改变时的监护是不容轻视的。

笔者通过对 150 例脊柱脊髓手术进行术中监护观察，发现在分离椎旁组织后，由于脊柱的暴露、用冷生理盐水冲洗术野、麻醉的深度等因素均可造成神经传导的减慢，此阶段 SEP 较切皮前易出现波幅降低、潜伏期延长，故术中应与最靠近主要操作步骤的电位获得为监护参考基准。可认为电生理监护步骤为：①麻醉后病人处于手术体位后的基准电位的获得；②分离椎旁组织暴露椎体结构后电位的观察与效准；③连续重点监测病损部位病灶的清除、减压、内固定器械的放置及对脊柱矫正时电位的变化；④手术结束时电位的观察。SEP 在手术不同阶段具有正常变异性，以脊柱暴露后的 SEP 值作为监护基准稳定性较好，可以提高对脊髓监护的可靠性。

（4）术中体感诱发电位判断标准：目前，脊柱脊髓手术监护基准的选择尚无统一标准，大多数 SEP 监护方法是以皮肤切开之前的波幅值和潜伏期记录作为基准。通常，SEP 波幅下降超过 50% 和潜伏期延长时间超过 10% 都被认为是异常 SEP。然而，在手术过程中脊髓监护的假阳性报警时有发生，因而影响了手术进程，延长了手术时间。

为了确定术中 SEP 波幅判断标准，大批学者做了深入的研究，Dawson 及同仁报告了以 50% 的波幅下降作为报警线有 70.5% 的符合率。York 对波幅下降 50% ~60% 的患者和波幅仅下降 50% 的患者进行了术后神经损伤发生率的比较，结果证实波幅下降 50% ~60% 的患者术后无神经损伤的发生。York 认为 50% 作为报警线过于敏感，应以 60% 作为报警线。Keith 通过对术前、术中、术后的数据对比，认为基准值的获得应在手术暴露完成后。此时获得的参考波数据可以确保麻醉水平和脊髓的温度是稳定的。笔者实验室以分离椎旁组织后获得基线值，以波幅下降 50% 为预警，下降 60% 为报警，潜伏期延长 10% 为异常。

（5）影响术中脊髓监护的因素：

①麻醉因素。一般麻醉剂的应用常引起诱发电位潜伏期延长，波幅下降，波形改变。许多吸入麻醉剂如异氟醚、安氟醚、氟烷、一氧化氮等对 SEP 都有影响。大剂量的镇痛药如芬太尼可使 CSEP 波幅明显降低，潜伏期延长，于注射后持续降低 10 ~20min，监护医生应及时了解，做出正确判断。术中肌松剂的应用可帮助获得稳定的 SEP。

②生命体征因素。术中体温的降低可使神经的传导速度降低，诱发电位的潜伏期延长。血压的降低也会相应的引起诱发电位的改变。

③其他因素。安放电极的类型、皮肤阻抗的处理、刺激的频率、电流的强度、刺激的波宽、带通的设定以及术中电刀、电凝、C 臂、吸引器、甚至共用电源等均可引起诱发电位的改变。

2. 运动诱发电位在脊柱脊髓手术监护中的应用：

（1）运动诱发电位术中应用的可行性：文献查阅发现大多数脊柱手术中，只用混合神经的 SEP 来监护脊髓功能，尽管只监护了脊髓的感觉通路，会出现假阴性，但具有操作简单、无创伤、重复性强、不需禁用肌松药、不干扰手术等优点，至今仍广泛应用于临床。在脊髓脊柱手术的减压或内固定术中，脊髓前索神经损伤或神经根损伤导致的运动功能的缺失是 SEP 不能直接提供信息的，这就可能出现运动传导束损伤而 SEP 正常的情况，目前手术医师越来越关注监测运动功能，监测运动功能的 MEP 比 SEP 更易受麻醉剂、肌松剂的影响，对监护设备及技术的要求更高。术中连续行 MEPs 监护可直接提示运动系统功能状态，比 SEP 更为有效。脊柱、脊髓手术中，MEPS 是较为有用的无创性技术。Kakimot 等通过回顾 115 例脊柱或脊髓手术中行 MEPS 监护的临床资料显示，术中行 MEP 监护能够可靠地反映脊髓的运动功能。认为 MEPs 技术是现今脊髓手术中不可缺少的监护手段。

（2）术中运动诱发电位改变的敏感性：术中能对感觉及运动功能同时监测，是对手术的最大保障。Bikash Bose 利用尺神经和胫后神经 SEPs 和 MEPs 对 119 例颈椎前路手术进行了术中监护记录，监测脊索神经功能。术中共发生 6 次监护警报，并迅速提示给操作医生和麻醉师。3 例患者术后运动功能较差。1 例右腿出现暂时性功能低下，这与术中右腿 MEPs 的消失情况进行的预测结果一致。1 例因术中缺乏 MEPs 基线，而未能监测到 C5 - C6 右侧神经根情况，导致出现暂时性术后功能障碍。一例因手术期间过量应用神经肌肉阻滞麻醉，而影响 MEP 监护，手术后出现四肢瘫痪。两例为突然血压降低，平均动脉压突然从 90 降低到 58 后，MEP 明显降低。相比之下，此期间胫后神经 SEP 无显著变化。随着血压升高，20 ~ 25min 后 MEP 也逐渐恢复。SEPs 检查到的 3 次报警为颈部过伸导致。1 次 SEPs 报警为手术期间手臂改变位置导致。1 次报警发生于单椎间盘切除术，5 次发生于多间盘减压术。结果证明，在颈前路融合术中，利用 SSEPs 和 tceMEPs 监护对患者术中体位及血液动力学改变后，脊髓功能变化的监测具有潜在的效果。SSEPs 和 tceMEPs 是颈椎手术的重要辅助方法，对于此类患者，单一的监护技术不如两种监护技术并用。

关于脊柱脊髓手术 SSEPs 和 tceMEPs 监护的价值，目前研究结果较少但处于不断增多阶段。这些研究均提出了重要的内容，认为在颈前路手术中根据神经电生理监护可确定颈部承受的活动范围；MEPs 监护是检测手术期间低血压的灵敏方法，也是监护血压是否恢复的灵敏方法（如血压升高情况）。传统评价血压上升的标准不能直接说明脊髓灌流的情况，不能反映脊髓局部缺血。而 MEPs 不但可以反应皮质脊髓束功能的完整性，对局部缺血性脊索损伤的监护比 SSEPs 敏感；在术后并发症不能避免的情况下，术中监护的报警可以提示手术医师术中是否发生了神经损伤，提醒医生必须立刻采取措施，避免更严重的损伤。

（3）影响术中运动诱发电位的主要因素：术中在肢体肌肉上是否能成功记录到 MEP 受肌松剂影响很大，术中要求麻醉师必须保持 2/4 ~ 3/4 的肌纤维可以收缩，才能在肌肉上记录到 MEP，术中能得到麻醉师很好的配合是保证 MEP 监护成功的关键之一。麻醉剂特别是卤化麻醉剂不适用于 TMS - MEP，两者不能并存。麻醉剂对 TMS - MEP 的影响大于 TES - MEP，直接脊髓刺激 MEP 是最稳定的。术中可利用短效性神经肌肉阻滞剂，并避免附加的神经肌肉阻滞剂。

（4）术中运动诱发电位的判断：有 2 种方式记录运动诱发电位，一种是通过混合神经记录，称神经源性 EMP，一种是直接从肌肉上记录，称肌源性 EMP。如果术中采用彻底的肌松剂，就不可能记录到肌源性 EMP，而只能记录到神经源性 EMP。

肌源性 EMP 分析标准是“存在 - 消失”而不是波幅的下降百分数或潜伏期延长的百分数。如果 EMG 出现，可以认为是来自刺激产生的肌肉收缩，如果没有 EMG，就需要判断是由于肌松剂还是神经损伤的因素造成的。

神经源性 EMP 分析标准，有作者以波幅低于 80% 或潜伏期延长大于 10% 作为报警标准。

（二）神经根的术中监护

脊柱手术中神经电生理监护可分为 2 类，一类保护脊髓功能，另一类保护神经根功能。术中神经根监护的目的是确定神经根受累节段及减压程度，在手术操作中或应用椎弓根钉的过程中保护神经根。

术中有2种方法用来评价神经根功能，皮节体感诱发电位（DSEP）和肌电图（EMG）。在术前，要确定出电生理监护的目的，如果要了解神经根受压节段或减压是否彻底，应选用DSEP，如果在椎弓根固定的过程中需保护神经根，应使用EMG的方法。

1. 皮节体感诱发电位（DSEP）的应用：皮节体感诱发电位（DSEP）是通过刺激周围神经皮节区在皮层感觉区记录的诱发电位，DSEP对单神经根的敏感性要高于SEP。Owen对神经根受累阶段进行了术前、术中DSEP相关性研究，结果表明DSEP的改变反映了节段水平的功能，由于皮节区存在着变异，所以不能达到100%相关，但术中DSEP证实的神经病损的比率要高于术前的DSEP的结果。

如果神经根在术中得到充分减压，术后患者的疼痛是否缓解或解除，为此Owen等对80例脊柱退行性变患者术中DSEP改变与术后疼痛缓解做了对比研究，病史短于1年的患者中有73%术中DSEP改善，术后疼痛消失，9%术中即无DSEP改变，术后也无疼痛缓解；病史长于1年的患者中有40%术中DSEP改善，术后疼痛缓解，60%术中即无DSEP改变，术后也无疼痛缓解。研究者认为，术中DSEP改善和术后疼痛消失的相关性与病史长短有密切关系，如果症状短于1年，术中DSEP改善与术后疼痛缓解相关，如果症状长于1年，术中DSEP不一定改善，术后疼痛也不会立即缓解。

Toleikis认为DSEP对机械刺激和神经根移位敏感，术中使用的内固定装置如椎弓根螺钉，如放置位置不当，即可造成神经根的损伤，严重者DSEP可消失。

Coscia MF对108例腰椎手术的病人进行了DSEP术中监护，用于评价置入椎弓根钉时可能造成潜在的神经损伤，置入椎弓根钉时均未造成神经损伤，其中71%的病例获得了有效观测图形，29%的监护失败是与麻醉有关。

由于皮区终末感觉纤维数量少，不同类型的纤维传导速度不同，兴奋后所产生的神经冲动较弱，并且不完全同步，结果使节段性SEP不易获得清晰的波形及皮区分布出现变异，麻醉的影响或患者术前有神经根病变的病史，均影响了DSEP的敏感性。Owen和他的同事研究显示DSEP的假阴性率是22%～25%。

2. 术中肌电图（EMG）的应用：1992年Calancie和他的同事将术中肌电图（EMG）应用于椎弓根螺钉内固定术中，来评价椎弓钉的放置，将针电极放置于有危险的神经支配的肌肉上记录诱发的肌电反应。通过恒压或恒流刺激椎弓根探针，如果椎弓是完整的，（四周均为骨壁没有缺损或裂缝），在刺激对象和神经组织之间存在着较大阻抗，EMG反应的域值增加甚至没有反应。反之，一个相对低的刺激域值即可引出EMG反应。

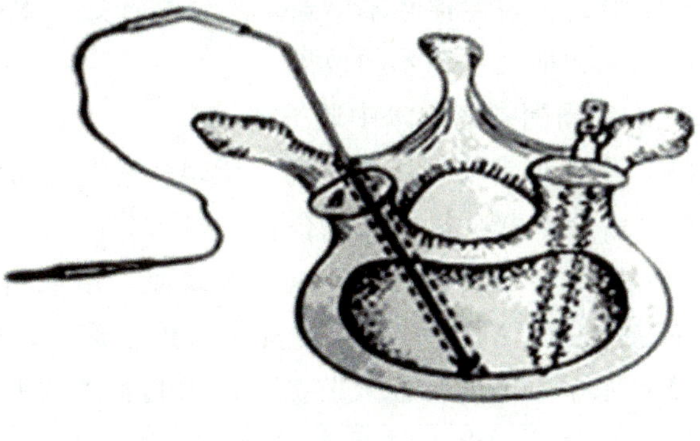

图1 用以刺激椎弓根孔的探针

对诱发EMG域值的判定可用来判断螺钉放置的成功或失败。

Lenke和他的同事（1995）推荐域值：恒流刺激时诱发EMG域值大于8MA，提示椎弓根壁完整；域值4～8MA之间，提示潜在椎弓根壁破损；域值小于4MA之间，提示椎弓根壁破损并且可能触及神经；有作者研究恒压刺激认为引出EMG域值大于30V，不需作任何处理；域值20～30V之间，则需检查螺钉的位置或椎弓根壁是否完整；域值小于20V，应及时检查。

单纯的椎弓根壁的骨折并不一意味着神经根有危险，或导致神经根刺激，在Calancie和他的同事研究中，13%的椎弓根及螺钉测出假阳性。

另外，脊柱手术应用螺钉时分包括椎弓根打孔、探针探查、椎弓根钉植入，该阶段每个神经根都有可能受到机械的刺激和损害，表现为突发或阵发的EMG反应，突发的肌电反应常常与直接的神经损伤如牵拉、移位、电灼有关，肌电反应时间越长，神经根损伤可能性越大，

这种机械诱发肌电反应，在解释前应注意麻醉剂和肌松剂的影响，还应区别电凝和术中冲洗等因素引起的肌电反应。

（三）周围神经的术中监护

肌电检测在臂丛和周围神经损伤中的应用价值已充分得到临床的肯定，由于术前检测受到各种因素影响，如表面疤痕形成、皮肤软组织破损、幼儿或神志不清不合作者、电极放置不准确、神经的异位支配、强电流刺激时易引起容积传导等因素均影响了术前电生理检测的准确性，存在10% ~ 15%的假阳性或假阴性。而术中直接对受检神经进行电生理检测，定位准确，消除了容积传导等干扰因素，在术中可立即向手术医生提供神经损伤的程度与范围，可帮助术者选择最佳手术方式，提高手术效果，对于臂丛神经节前、节后损伤的术中判断及神经修复后再生情况的了解具有更大的指导意义。

1. 周围神经的术中监护的临床应用：术中可采用体感诱发电位（SEP）、神经干动作电位（NAP）、复合肌肉动作电位（CMAP）对周围神经功能进行术中检测，进一步了解神经的功能性和连续性。

臂丛根性损伤时，术中分别在相应颈神经根部刺激，在对侧皮层记录SEP，如SEP消失，则为节前损伤，需行神经移位术；如SEP存在，则为节后损伤，可考虑行神经移植术或神经松解术。术中在病变神经近端刺激SEP存在，病变远端刺激SEP消失，相应肌肉CMAP消失，说明周围神经损伤后有神经瘤或瘢痕形成，神经变性，跨越损伤部位的传导阻滞，术中可考虑切除神经瘤或瘢痕行神经端端吻合术或移植术；神经吻合术后再次探查时在神经吻合口分别刺激其近端和远端，如SEP、CMAP均存在，说明有部分再生神经纤维已通过神经吻合处，如SEP、CMAP均消失，说明神经传导阻滞，无再生神经轴索通过神经吻合处。术中还可对周围神经卡压进行监测，判断神经卡压的严重程度和神经松解术的效果。

2. 影响周围神经的术中监护的因素：

（1）全麻患者使用肌松剂后，CMAP消失，须停用肌松剂40min左右后才能测出CMAP，术中需得到术者及麻醉师很好的配合。

（2）术中止血带的使用可使神经缺血、缺氧造成神经传导速度减慢，潜伏期延长，波幅下降，因此在进行神经-肌电检测前须完全放松止血带，彻底止血，5 ~ 10min后才能进行检测。

（3）术中暴露的神经及监护时使用的刺激电极须用0.9%的生理盐水湿润并保持。

（4）使用刺激电极时要注意避免接触周围的肌肉、神经组织，注意术野的止血以消除容积传导。要选择合适的电刺激强度。

（5）术中电生理检测时要停止使用电刀、双极电凝，以避免电干扰。

（齐华光）

参考文献

[1] 胡有谷主编．脊柱外科学［M］．北京：人民卫生出版社，2000，36－81.

[2] 胡勇，胡从云，陆飚骥．脊柱侧凸矫形术中脊髓监护基准的选择［J］．中华骨科杂志，2000，9（20）555－556.

[3] 王德春，齐宗华，胡有谷．脊髓监护在脊柱手术中的应用［J］．中国脊柱脊髓杂志，2004，14（9）569－571.

[4] 张凯莉．临床实用神经肌电图诊疗技术［M］．上海：复旦大学出版社，2004：42－74.

[5] 潘映福．临床诱发电位学［J］．北京：人民军医出版社，1999：100－200.

[6] Bose B, Sestokas AK, Schwartz DM. Neurophysiological monitoring of spinal cord function during instrumented anterior cervical fusion [J]. Spine, 2004, 4 (2): 202－207.

[7] Coscia MF, Trammell TR, Popp B, et al. Effect of anesthetic variables on dermatomal somatosensory－evoked potential monitoring in elective lumbar spinal surgery [J]. Spinal Disord, 1995, Dec; 8 (6): 451－456.

[8] keith R, Stambough JL, Awender SH. Somatosensory evoked potential: a review of 100 case of intraoperative spinal surgery monitoring [J]. Spinal Dis, 1990, 3: 220.

[9] Calancie B, Harris W, Broton JG, et al. "Threshold－level" multipulse transcranial electrical stimulation of motor cortex for intraoperative monitoring of spinal motor tracts: description of methods and comparison to somatosensory evoked potential monitoring [J]. Neurosurg, 1998, 88: 457－470.

[10] Forbes HJ. Spinal cord monitoring in scoliosis surgery [J]. J Bone Joint Surg, 1991, 73B: 487.

[11] Kombos T, Suess O, Da Silva C, et al. Impact of somatosensory evoked potential monitoring on cervical surgery [J]. J Clin Neurophysiol, 2003, 20 (2): 122－128.

[12] Levy WJ, York DH. Motor tract evoked potentials. In: Nodar RH, Barber C, editors. Evoked potentials II: the Second International Evoked Potentials Symposium [M]. Boston: Butterworth Publishers, 1984: 363－371.

[13] Lenke LG, Padberg AM, Russo MH, et al. Triggered electromyographic threshold for accuracy of pedicle screw place placement: an animal model and clinical correlation [J]. Spine, 1995, 20: 1585－1591.

[14] Macri S, De Monte A, Greggi T, et al. Intra－operative spinal cord monitoring in orthopaedics [J]. Spinal Cord, 2000, 38 (3): 133－139.

[15] Reidy DP, Houlden D, Nolan PC, et al. Evaluation of electromyographic monitoring during insertion of thoracic pedicle screws [J]. Bone Joint Surg Br, 2001, 83 (7): 1009－1014.

[16] Seyal M, Mull B. mechanisms of signal change during intraoperative somatosensory evoked potential monitoring of the spinal cord [J]. J Clin Neurophysiol, 2002, 19 (5): 409－415.

[17] Tamaki T. Spinal cord monitoring with spinal potential evoked by direct stimulation of the spinal cord. InDesedt JE (ed). Neuromonitoring in surgery. Elsevier: Amsterdam, 1989: 139.

[18] York DH. A critical evaluation of the 50% criterion in SEP monitoring [C]. Paper Presented at the Second Annual Meeting of the American Society For Neurophysiological Monitoring. Pittsburgh: PA, 1991.

第四十五章

内窥镜技术与神经损伤

一、引言

随着科学技术的发展，医用内窥镜已经被广泛地应用于医疗领域，它是人类窥视、治疗人体内器官的重要工具之一。内窥镜在200多年的发展过程中其结构发生了4次大的改进，从最初的硬管式内窥镜（1806～1932年）、半曲式内窥镜（1932～1957年）到纤维内窥镜（1957年以后），再到如今的电子内窥镜（1983年以后）。影像质量也发生了一次次质的飞跃。最初德国人研制的第一台硬管内镜以烛光为光源，后来改为灯泡作光源，而如今用LED照明，内镜获得的是彩色相片或彩色电视图像。其图像已不再是组织器官的普通影像，而是如同在显微镜下观察到的微观图像，微小病变清晰可辨，其影像质量已达到了较高的水平。医用内窥镜在临床上的应用越来越普及，它正在向着小型化、多功能、高像质发展。下面介绍一下医用内窥镜的分类、组成、结构、工作原理、临床应用及发展趋势。

（一）按其成像构造分类

可大体分为3大类：硬管式内窥镜、光学纤维（可分为软镜和硬镜）内窥镜和电子内窥镜（可分为软镜和硬镜）。

（二）按其功能分类

1. 用于消化道的内窥镜：食道镜、胃镜、十二指肠镜、小肠镜、结肠镜、乙状结肠镜和直肠镜等。

2. 用于呼吸系统的内窥镜：喉镜、支气管镜等。

3. 用于腹膜腔的内窥镜：有硬管式、光学纤维式、电子手术式腹腔镜等。

4. 用于胆道的内窥镜：硬管式胆道镜、纤维胆道镜、电子胆道镜等。

5. 用于泌尿系统的内窥镜：膀胱镜、输尿管镜、肾镜等。

6. 用于妇科的内窥镜：宫腔镜、人工流产镜等。

7. 用于骨科的内窥镜：关节腔镜、脊柱内镜等。

8. 用于其他专业的内窥镜：颅内窥镜、脑室镜、胸腔镜等。

（三）内窥镜临床应用

内窥镜技术操作简单、灵活、方便、易于掌握。既可借助于手术器械、高频电刀、激光等进行活检并实施腔内手术，又可通过摄录电视系统供观察、研讨和教学之用，也可用照相予以记录。内镜下微创手术以其创伤小、近乎无疤痕、手术时间短、术后康复快等优势，备受世界医学界和社会的认同和青睐。各种硬质内镜已应用于全身各系统、各器官的临床诊断和治疗，软质内镜能弯曲，已成为临床消化、呼吸、泌尿、耳鼻喉等多个科系统疾病诊断和治疗不可替代的工具之一。其中胸腔镜、腹腔镜、关节镜以及脊柱镜等内镜技术被越来越多的应用于骨科临床诊疗中，成为骨科疾病治疗技术中重要的组成部分。

二、历史

（一）医学内镜的发展史

医学内镜迄今已有200年历史，最早应用类似现代所谓“内窥镜”（或简称内镜）的器械开始于18世纪的直肠检查。那时医师给病人的肛门内插入一根硬管，借助于蜡烛的光亮，观察直肠的病变。以今日的标准来衡量，所能获得的诊断资料有限，病人不但很痛苦，而且由于器械很硬，造成穿孔的危险很大。尽管有这些缺点，内窥镜检查一直在继续应用与发展，并且逐渐设计出很多种不同用途与不同类型的器械。

1932年Schindler氏发明了半弯式胃镜是一项重要的进展，它在插入时要容易得多、安全得多，影像相当清楚，视野亦广，可看到75%的胃黏膜。后来这种胃镜配备了照相机，还可以经行活检，并一直应用到20世纪60年代。

1963年日本开始生产纤维内窥镜，1964年研制成功纤维内窥镜的活检装置，这种取活检的特别活检钳能够有合适的病理取材而危险小；1965年纤维结肠镜制成，扩大了对于下消化道疾病的检查范围；1967年开始研究放大纤维内窥镜以观察细微病变。

20世纪70年代初期，纤维内窥镜检查技术由日本传入我国，并在1976年以后以其诊断的可靠性高，病人安全，痛苦少的特点得以广泛应用。

1983年美国Welch Allyn公司研制并应用微型图像传感器（charge coupled device，CCD）代替了内镜的光导纤维导像术，宣告了电子内镜的诞生。

随着科学技术的不断发展，随后超声内镜、胶囊内镜（又称“医用无线内镜”）、红外内镜、荧光内镜、共聚焦激光内镜等相继诞生并应用于临床。

（二）骨科内窥镜的发展史

1. 关节镜：关节镜技术起源于20世纪初，日本Kenji Takagi教授在1918年首次用膀胱镜检查膝关节。1920年他设计了第1台关节镜。

Eugen Bircher教授于1921年将Jacobeus腹腔镜和气体介质用于膝关节并称之为“关节内镜”。他用气体（一氧化碳）扩张膝关节，并在1921年到1922年间发表了关节镜诊断创伤性关节炎和急性半月板损伤的文章。

直到1931年，Takagi制造了一台3.5mm的关节镜，可用来检查经生理盐水扩张后的小关节。在探索过程中，Takagi教授发明了12款具有不同视角、不同直径和不同聚焦能力的关节镜（1#到12#关节镜），还发明了与他的关节镜配套使用的活检钳和烧灼器。

二战后，Watanabe继承和发展了关节镜理论和技术，改进了关节镜及操作系统，他研制的21#关节镜被认为是真正成功的能专门用于检查关节的内镜系统，使在关节镜下施行手术成为可能。1955年，Watanabe在关节镜下做了滑膜黄色巨细胞瘤切除术，并在1962年完成首例关节镜下半月板切除术。1957年，他出版了第1部关节镜图谱。因其在关节镜外科领域的杰出贡献，Watanabe被誉为“现代关节镜之父”。

1974 年 John Joyce Ⅲ医生倡导，国际关节镜协会（IAA）在美国费城成立。IAA 的主要任务是通过组织培训和举办学术会议，传播、交流关节镜外科技术，极大地推动了关节镜外科技术在全世界的发展和普及。1982 年，John McGinty 在 IAA 北美分会的基础上领导组建了北美关节镜协会（AANA），AANA 与 IAA 保持着最密切的联系与合作，始终活跃在关节镜外科领域的最前沿，使北美关节镜外科的发展水平能够代表国际关节镜外科的最高水平。

20 世纪 70 年代中期，随着光学、电子学和图像技术的发展并用于关节镜，关节镜及其操作系统不断得到改进，尤其是摄像系统的微型化，使术者摆脱了肉眼观察、操作困难的局面，电视监视器视野清晰，利于手术操作，促进了关节镜外科水平的提高，而手术技术的提高又促进了关节镜器械的改进和发展。时至今日，关节镜技术已经成为关节外科和运动医学领域中主要的治疗手段。关节镜下手术及关节镜辅助的切开手术不仅成功地用于大多数膝关节伤病的诊治，而且已经越来越多地应用于肩、肘、腕、髋、踝等关节，手术范围不断扩大。在现代骨科中，关节镜手术已经成为不可或缺的日常手术。在过去的数十年中，关节镜对关节内疾病的诊断和治疗产生了革命性的影响。通过关节镜可以对关节内结构进行全面观察，较切开手术更加细微，许多关节内的结构和病变可以得到直接观察和治疗。

2. 脊柱内窥镜：内窥镜技术应用于脊柱疾病的手术治疗源自于 20 世纪 40 年代，Vails 和 Craig 等利用穿刺套管对深部组织进行操作的探索，由此逐步开创了脊柱内镜微创手术的基础。

1972 年 Kambin 等提出了在腰椎后外侧的神经根下方有一个三角形区域，是介入和外科的安全工作区域，称之为“Kambin 三角”。由尾端椎体的上缘、硬膜囊或行走神经根的外缘和出口神经根内缘组成。

1983 年 Forst 和 Hausmann 报道了在改良关节镜下直接观察椎间盘组织。

1991 年 Kambin 报道了经后外侧关节镜下腰椎间盘切除术（arthroscopic micro discectomy，AMD）的关节镜技术。

1997 年 Yeung 在 AMD 技术的基础上进一步研发的同轴脊柱内镜操作系统（yeung endoscopic spine system，YESS）获得美国食品药品监督管理局 FDA 批准。成为脊柱内镜发展的一个里程碑，将原来的 2 个手术切口变为了一个手术切口。同年 Yeung 就把这项技术介绍到中国，主要用于包容性椎间盘突出或部分后纵韧带下型椎间盘突出。

2002 年 Hoogland 发明了系统（Thomas Hoogland Endoscopy Spine Systems，THESYS），进一步成熟称为 TESSYS。使用逐级钻孔器扩大椎间孔，使术者能够直接通过椎间孔到达椎管内从而取出突出的椎间盘组织。在 TESSYS 运用于临床的过程中，常发生神经根和硬脊膜的损伤，穿刺定位不够精确，通道建立时间长，透视时间长等问题。

随后经过多年反复研究与探索，脊柱内镜技术逐渐成熟和完善，提高了神经根和硬膜囊的可视程度，并广泛应用于脊柱手术中。

三、适用范围

（一）消化内镜

1. 胃肠道疾病的检查和治疗：

（1）食道：慢性食道炎、食道静脉曲张、食管道孔疝、食道平滑肌瘤、食道癌及贲门癌等。

（2）胃及十二指肠：慢性胃炎、胃溃疡、胃良性肿瘤、胃癌十二指肠溃疡、十二指肠肿瘤。

（3）小肠：小肠肿瘤、平滑肌肿瘤、肉瘤、息肉、淋巴瘤、炎症等。

（4）大肠：非特异性溃疡性结肠炎、Crohn 病、慢性结肠炎、结肠息肉、大肠癌等。

2. 胰腺、胆道疾病的检查和治疗：胰腺癌、胆管炎、胆管癌等。

3. 腹腔镜检查和治疗：肝脏疾病、胆系疾病等。

（二）呼吸道内镜

呼吸道疾病的检查和治疗：肺癌、经支气管镜的肺活检及刷检、选择性支气管造影等。

（三）胸腔镜检查和辅助手术

胸腔镜外科手术是一种微创手术，具有切口小、创伤小、术后疼痛轻、恢复快、住院时间短等优势。胸腔镜手术的适应证包括：

1. 胸膜疾病：脓胸、胸膜间皮瘤、转移瘤、良恶性胸腔积液等；

2. 肺部疾病：肺良性肿块切除、肺大泡切除、肺癌、终末肺气肿的肺减容；

3. 食管疾病：食管平滑肌瘤、食管憩室、贲门失弛缓症、食管癌；

4. 纵隔疾病：小于 5cm 的纵隔肿瘤、巨大纵隔囊肿；

5. 脊柱疾病：胸腔镜手术项目包括切片检查、单节椎间盘切除、脊柱侧弯多节椎间盘切除及前纵韧带松弛术、脊椎体减压术、椎体切除加上补骨术及内固定术。但凡疾患侵犯第 2 胸椎到第 1 腰椎之椎体或椎间盘部分，皆可以胸腔镜手术治疗。

手术适应证包括：

（1）脊椎椎体转移；

（2）严重脊柱侧弯症，需前位松弛及椎间盘切除手术者；

（3）胸椎间盘突出症或炎症；

（4）脊椎肺结核症；

（5）化脓性脊椎感染症；

（6）脊椎骨折；

一般来说，只要病患于麻醉中可以忍受单侧呼吸术〔即能使血中含氧压（PaO_2），维持一稳定值，大于 90mmHg 以上者〕，即可进行胸腔镜脊椎手术。

6. 其他疾病：手汗症、乳糜胸、胸部外伤、心包积液、椎旁脓肿。

（四）泌尿道检查

膀胱炎、膀胱结合、膀胱肿瘤、肾结核、肾结石、肾肿瘤、输尿管先天性畸形、输尿管结石、输尿管肿瘤等。

（五）关节镜

1. 用于诊断：

（1）非感染性关节炎的鉴别。可以观察到关节滑膜的充血和水肿，软骨损伤的程度以及关节内有无晶体物等病理改变，可协助区别类风湿性关节炎、骨关节病及晶体性关节炎。

（2）了解膝关节半月板损伤的部位、程度和形态。

（3）膝关节交叉韧带及腘肌腱止点损伤情况。

（4）了解关节内软骨损害情况，有无关节内游离体等，以确诊骨关节病，尤其是髌骨软化症。

（5）分析慢性滑膜炎的病因，例如色素沉着绒毛结节性滑膜炎。

（6）膝关节滑膜皱裂综合征及脂肪垫病变的诊断。

（7）肩袖破裂的部位、程度及肱二头肌腱粘连情况。

（8）关节滑膜活检。

2. 用于研究关节内病变的变化：在关节疾病发展过程中，可多次进行关节镜检查，通过拍照、录像或滑膜活检，可取得其他方案诊断法难以得到的资料。

3. 用于治疗解决下列病变：膝、肩、踝关节的一些病变，在明确诊断后，可在镜视下用特殊器械进行手术，从而取得满意效果。例如关节灌洗清创术、膝关节撕裂半月板部分或全部切除术、半月板边缘撕裂缝合术、前交叉韧带修复术、滑膜皱裂切除术、关节内粘连松解术、胫骨平台或髁间嵴骨折修整术、肩袖缝合术、肱二头肌腱粘连松解术及关节内游离体摘除术等。此外，四肢大关节的类风湿性关节炎可行滑膜大部切除术。

（六）脊柱镜

1. 椎间盘镜技术（microendoscopic discectomy，MED）：与传统手术一样，适用于各种不同年龄椎间盘突出症患者。但由于 MED 手术开窗小，视野受限，椎管内合并症的处理相对于传统开放手术要困难得多，故对于老年性椎间盘突出症反复发作，病程长、反复经过多种治疗，尤其是接受过溶核治疗的患者，以及严重的椎管狭窄、腰椎滑脱、复发的椎间盘突出等，应列为 MED 手术的禁忌。

2. 经皮内镜下腰椎间盘切除术（percutaneous endoscopic lumbar discectomy，PELD）：是利用一组特殊的设备和器械，经后外侧途径，通过椎间孔或“安全三角区”摘除突出的椎间盘组织，达到对硬膜囊和神经根的减压和松解。PELD 一般采用局部麻醉。可有效避免术中对神经根的损伤，在内镜直视下取出突出或脱出的椎间盘致压物。因手术操作在局麻下进行，患者处于清醒状态，能把术中疼痛感觉迅速反馈给医生，从而保证了手术的安全。PELD 摘除突出的椎间盘组织的同时，不需切除黄韧带和椎板，不破坏脊柱的后方稳定性，与 MED 或开放手术相比，损伤更小、更符合脊柱微创治疗理念。对于椎间隙狭窄、存在脊柱不稳或滑脱的病例应视为本治疗技术的禁忌。如果髂嵴较高，给 L5－S1 椎间盘突出症的治疗带来较大的困难。适应于腰痛、放射痛首诊主诉，无腰椎间盘开放手术治疗史，且均为单一节段突出；均经过保守治疗，疗效不佳或症状持续加重的中青年患者。临床检查主要阳性体征为直腿抬高试验阳性，足背伸肌力减弱。

3. 经皮胸椎间盘切除术（Percutaneous endo－scopic thoracic discectomy，PETD）：主要适应证为没有移位的软性椎间盘突出，伴有脊髓损害或神经放射痛且保守治疗无效的患者。术中肋骨既可以作为椎间孔的指引物，也可作为胸腔组织的硬性保护。同时胸椎神经根孔部位的纤维环无出口根覆盖，因此更容易进行操作。

四、内镜并发症

内镜下诊疗技术风险取决于操作者的个人经验及技术、医疗器械设备和患者具体情况。随着内镜技术及医疗器械的不断完善，目前内镜下诊疗技术已非常成熟，并发症发生率逐年下降，目前已降得很低，但是内镜介入治疗是比较复杂而精细的技术，在操作过程中可能出现下列并发症及风险：

（一）一般并发症（非内镜直接）

1. 过敏反应，过敏性休克；

2. 呼吸抑制及低氧血症；

3. 烦躁不安；

4. 心脑血管意外；

5. 吸入性肺炎、窒息；

6. 休克等。

（二）内镜手术并发症

1. 内镜下治疗（包括EMR手术、食管扩张放置支架手术、食管胃底静脉套扎手术、内镜下异物取出手术、内镜下经皮胃空场造瘘手术、内镜下止血术等三级诊疗手术）在操作过程中有极少比例会发生即时或迟发性出血（总的发生率为0.2%～0.35%），多数经内镜下药物注射、压迫、钛夹等止血措施止血成功，极少数出血需手术。危险因素：有出血倾向、血管变异、治疗时电流过大、切割过快等因素。

2. 以上手术还有一定的穿孔比例（总的发生率为0.01%～0.15%）。多因操作不规范导致，一部分小穿孔可以内镜下钛夹夹闭及内科保守治疗，一部分需要转外科手术治疗。

3. 感染（总的发生率为0.01%）。危险因素：器械消毒不严、操作不当及患者自身等因素。

五、注意事项

1. 术前完善病史采集及体格检查、完善辅助检查，严格评估患者心肺功能，严格掌握适应证、禁忌证，严格执行术前讨论制度，做好充分准备。

2. 术前做好相应药物过敏实验，仔细询问过敏史及家族史。停服影响凝血功能的药物，检测凝血功能。备齐各种药械，术前用药（包括镇静、止痛、解痉药等）个体化，备好各种抢救药品。

3. 术前完善病情交代和告知文件，包括各种并发症发生的可能性，取得患者及家属理解支持。

4. 术前严格消毒所用医疗器械。

5. 术前开放患者静脉通道。术中严格执行技术操作规范，术中严密监测患者生命体征，由专人负责严防并发症发生。

6. 术后严密监测病情及定期随访，常规禁食、抗炎、止血，必要时抑制胰酶等治疗，注意腹痛、发热、便血及腹部体征，监测淀粉酶，及时发现并发症的发生。

7. 如术中出现上述并发症应立即简化操作程序、紧急处置，及时与患者家属沟通，取得配合。

只要准备充分，上述并发症很少发生，一旦出现上述情况应严密监测病情发展，积极治疗，尽快结束或立即结束操作，立即进行心肺复苏、补液、抗休克等急救处置。必要时再次内镜下介入治疗或外科开放手术，以免延误病情，造成更严重后果。

六、内镜技术与神经损伤

（一）关节镜与神经损伤

关节镜手术可因手术操作不慎而损伤关节镜入孔周围的神经。关节镜手术容易损伤的神经包括：股神经髌下支、隐神经髌下支、腓浅神经足背内侧皮支、足背中间皮支和股外侧皮神经。术后患者可表现为相应支配区域皮肤麻木及不适感，但均于6个月到2年内消失。关节镜手术导致神经损伤的主要原因是在开展关节镜手术的早期，术者操作不熟练，配合欠佳。预防：一般发生严重神经损伤的概率较低，术中只要注意浅表重要神经、血管的走行方向，即可避免。避免进行盲视操作，学习各种切口技术，操作轻柔，充分认识关节镜不是治疗所有的关节疾病的工具，必要时需行切开手术。临床易引起神经损伤的关节镜操作常为以下3种：

1. 膝关节镜与神经损伤：膝关节镜手术在取较大游离体时的辅助切口易造成隐神经髌下支损伤。预防措施为注意膝关节浅表重要神经的走行方向，扩大切口时应尽量避免损伤。交叉韧带重建术打骨隧道时要充分分离后关节囊与胫骨平台后缘，进行保护胫后的神经组织。应用克氏针长度要准确，电钻出皮质时要缓慢，钻透后用保护器套保护等。

2. 髋关节镜与神经损伤：髋关节镜手术引起的神经损伤主要与牵引有关。较常见的是坐骨神经、股神经和阴部神经牵拉伤。坐骨神经牵拉伤在许多文献中均有报道，Byrd 等认为仰卧位牵引时，屈曲位可以使关节囊松弛，但可能使坐骨神经受到更大的张力或者使坐骨神经太靠近关节囊，从而造成神经损伤。预防措施：在进行髋关节镜手术时应使髋关节保持伸直位，或采用伸直位间断性牵引，控制牵引时间与力量，避免坐骨神经牵拉伤的发生。股外侧皮神经在前入路呈树枝状分布，如果发生损伤，常表现为一过性股外侧皮神经支配区皮肤感觉减退和麻木，在 3 周内可完全恢复。股外侧皮神经在关节镜前入口区域就分成 3 支或更多分支，其中 1 支总是紧邻前入路的位置，通过改变前方入路并不能有效地避开该神经。当需要从前入路对关节内进行较复杂的操作时（如取出大的游离体）扩大切口可能会造成神经损伤或取出时造成挤压伤。Elsaidi 等报道牵引后使股外侧皮神经更加靠近前方入路，平均距离为 4.78mm（0～25mm），增加了损伤的概率。预防措施：精确地对前方入路进行定位，切开皮肤时不要过深，牵引力量不可过度，进出前方入路时轻柔仔细地操作，能够减少股外侧皮神经损伤的可能。

3. 踝关节镜与神经损伤：踝关节镜手术易发生腓浅神经的损伤，有研究显示，当进针点位于第 3 腓骨肌一侧 0～3 mm 时，发生腓浅神经损伤的可能性最大。因此，前外侧入路时为了避免损伤腓浅神经，进针点应旁开第 3 腓骨肌 4mm 以上，神经损伤后多表现为皮肤麻木，一般术后 6 月～1 年之内可恢复。预防措施：平卧、膝关节伸直，降低感染发生率；肾上腺素生理盐水持续灌注，可免用止血带并保持视野清晰；局麻免上止血带，良好的感觉和足背动脉搏动可减少或避免神经、血管损伤的发生。

（二）脊柱镜与神经损伤

1. 椎间孔镜与神经损伤：

（1）椎间孔镜技术在术中、术后均可并发神经损伤，临床表现为损伤神经支配区域感觉迟钝或者痛觉过敏、下肢肌力下降、腱反射减弱。

（2）神经损伤发生的原因包括：①穿刺损伤；②扩孔过程中的损伤或者挤压；③镜下摘除髓核时损伤神经或者电凝损伤；④术后血肿压迫神经。

（3）神经损伤的预防措施：

①选择适当的麻醉，注意有些部位注入麻醉药会使反应迟钝；

②选择正确的穿刺位置；

③术中注意轻柔操作，同时要清晰操作部位的解剖结构；

④术中止血要彻底。

（4）神经损伤处理方法：

①对于出现痛觉过敏、烧灼样疼痛的患者，口服加巴喷丁、普瑞巴林等，可以做选择性神经根阻滞。一般 1 周至 1 个月内可以恢复。该痛觉过敏是一种神经病理性疼痛，曲马朵、吗啡等止痛效果不佳；

②对感觉迟钝、麻木、肌力下降的病例，以营养神经、康复治疗为主；

③假如术后即刻确定有神经损伤，建议给予甲强龙冲击治疗，能减轻很多神经损伤。神经损伤早期，局部给予激素，也能减轻神经损伤。

2. 后路显微椎间盘镜（MED）与神经损伤：

（1）单纯硬脊膜破裂和硬脊膜破裂合并神经根束或马尾神经束损伤，多为椎板钳咬除黄韧带及清理侧隐窝，或髓核钳摘除髓核时发生，只要在操作中仔细认真，保持镜下术野清晰，及时分离硬脊膜外腔粘连等，并坚持“不见神经根决不动刀切椎间盘”的原则，可避免硬脊膜和神经损伤的发生。若术中发现脑脊液外溢，即用小脑棉片填塞，完成椎管内操作后取出。硬脊膜破裂一般为小破口，无须缝合，术后头低足高位 2 ~ 3d 即可。1 ~ 2 束神经束损伤可引起支配区域的麻木，而神经根断裂则可引起瘫痪。神经束及硬脊膜的损伤也应引起高度重视。

（2）神经根牵拉伤多在早期发生，常常是由于操作不熟练及经验不足所致，同时应注意轻巧操作，避免牵拉。

3. 经皮内镜下椎间盘切除术（PELD）与神经损伤：

（1）感觉异常，常见原因为术中操作刺激或射频、激光的使用而灼伤神经根和脊神经节，导致神经根水肿和脊神经节炎；

（2）硬膜撕裂，常见原因为术中操作不谨慎或椎管内粘连严重；

（3）神经根损伤，常见原因为术者解剖不熟悉，术野不清晰，术中操作不谨慎；

（4）马尾神经损伤，可由于穿刺中将有神经湮灭作用的美蓝渗入破损的硬脊膜，从而损伤马尾神经。

七、相关进展

内镜技术的研究进展过去 20 年，我国的内镜医学取得了快速的发展，内镜医学的进步已经深刻地广泛地改变了几乎所有临床医学学科的工作模式，提高了医生的诊治水平，为广大患者带来了福音。在一些学科，我国内镜技术的水平已经赶上，甚至超越国际领先水平，开始引领国际内镜医学的发展。

（一）消化内镜

消化内镜技术的可观察范围已经覆盖全消化系统的自然腔道，在治疗方面已能取代一部分外科手术。近年，第二代胶囊内镜已经上市，新一代结肠胶囊内镜在技术上视角更宽，几乎达到了 360°；新一代记录仪（DR3）可根据结肠运动的速率自动调整拍摄频率，具有实时的可视化和提醒能力；息肉大小测量器与新一代的可读软件结合使息肉大小测量更为简便；新一代的成像软件融入了灵活的智能电子分光技术（FICE）。随着图像对比度增强技术成功应用于胶囊内镜，一种新型图像增强胶囊内镜（IECE）在临床中得到推广。我们期待未来出现 2 种胶囊内镜，一种是诊断胶囊内镜，它拥有更好的图像质量，更宽泛的视角，更好的检测病变，虚拟活检以及更好的软件和双向交流。这种胶囊内镜可以覆盖整个消化道；另外一种是治疗胶囊内镜，它可以通过操纵杆实现操作，具有锚定能力和智能投药能力。

（二）呼吸内镜

目前新型呼吸内镜检查技术使许多以前普通气管镜无法进行的检查成为可能，并能在肺癌早期诊断和肺癌临床分期中发挥较大作用。支气管镜下导航技术，使得医生能够对于腔内看不到的肺脏外周或腔外的病变进行诊断和治疗。其中之一是虚拟支气管技术，通过 CT 重建虚拟支气管图像并指示出到达病变的路径。医生在操作时，可以参照这些图像，达到和模拟图像同步行进的效果，指导医生到达病变部位。其次是电磁导航技术，通过电磁感应的原理来进行定位。先行 CT 检查并将图像信息输入到计算机中，就像 GPS 定位系统的电子地图。而后在地图上找到病变的位置。活检钳或治疗器具头端有个电子导航的线圈，通过感应线圈可感应到其在磁场中的位置，再和计算机中的电子图像进行比对，可以确定活检或治疗器具到达的位置。气道病变的介入技术已能对一些气道肿瘤进行切除。

（三）泌尿外科内镜

目前大部分泌尿外科手术都可以在内镜下完成，主要包括利用自然腔道进行的微创泌尿外科手术和用人工腔道进行的微创泌尿外科手术。经尿道前列腺电切电气化（TURP、TUVP）是最经典的前列腺微创手术，经尿道膀胱肿瘤电切术和尿道狭窄内切开术不仅具有损伤小、恢复快等优点，而且不会造成肿瘤腹壁种植，反复手术也不增加难度，适用于表浅性、低级别的膀胱肿瘤。经尿道的输尿管镜检查可对上尿路疾病进行诊断与治疗。硬性输尿管镜放入比较容易，方向性比较强，操作孔较大，便于操作。半硬性输尿管镜输尿管插入部分是硬的，但接目镜可以弯曲，更便于操作。腹腔镜泌外手术有经腹腔与经腹膜后径路，各有优缺点。我国泌尿外科工作者积极开展腹腔镜泌尿外科手术，数量、质量都在接近世界先进水平。

（四）腹腔镜

近年来，随着腹腔镜手术技术的发展与进步，胰腺疾病的腹腔镜外科治疗范围已扩展至胰腺炎清创、引流以及胰腺十二指肠肿瘤的根治手术。慢性胰腺炎的胰腺假性囊肿除了可在腹腔镜下完成引流手术外，尚可在腹腔镜联合 NOTES 的微创技术下完成手术。对于胰腺肿瘤而言，胰体尾肿瘤的腹腔镜根治手术由于无需涉及胆道与肠道的重建，已成为人们广泛接受的手术方式之一，而腹腔镜胰十二指肠切除术这一普外科最大的手术，在经验丰富的腹腔镜外科医师的操作下亦属完全可行，其安全性、可行性以及近期疗效已得到一些回顾性研究的初步认可。以达·芬奇机器人手术系统（the da vinci surgerical system）为代表的机器人手术系统在腹腔镜外科中的应用为手术者提供更为清晰自然的三维视野，使手术者的手眼配合更为协调，增强了操作的精确度，并可在一定程度上满足手术操作复杂性的要求。

（五）胸腔镜

近年来，随着计算机和通信技术、工程制造技术的迅速发展，腔镜技术特别是手术器材也得到突破，主要表现在机器人辅助的腔镜手术和远程手术（tele - surgery）。

1. 机器人手术系统比较普通腔镜手术有很大的优势：

（1）可以实现远距离操控，医生可以不直接接触病人，所以不怕放射性和感染。

（2）机器人的手非常灵活，医生操作过程中的手抖会被计算机识别并加以去除，操作更精细。

（3）提供真实、放大的三维立体手术视野，1mm 血管能放大如铅笔。

2. 缺陷：

（1）缺乏手感，不能感受组织的质地，分离组织时的张力不能准确反馈到术者的手上。

（2）手术费用昂贵。微创手术包括各种介入治疗是未来外科的发展方向之一。

（六）关节镜

中国关节镜外科在近十几年中处在迅速发展阶段。目前涉及的专科涵盖膝关节、肩关节、肘关节、髋关节、腕关节、踝关节等各个关节，很多方面达到了国际先进水平。关节镜技术在膝关节和肩关节的应用最为广泛、最为深入。比如膝关节半月板的缝合技术是近些年发展最快的领域，逐渐突破了“红区”和“白区”的绝对限制，缝合的方法逐渐由缝线、半月板箭、蜂尾钉等可吸收材料，发展到 FasT - Fix 等先进技术。同时关节镜技术在肩关节创伤和疾病中治疗作用逐渐加强，近些年国内一些高水平技艺精湛的医生学者，专门致力于肩关节镜的研究，能够完全实现肩关节镜下 SLAP 损伤、Bankart 损伤、高难度的肩袖损伤、肩关节脱位不稳的治疗，收到了理想的效果。髋、踝关节镜是近年来发展迅速的关节镜技术，特别是将髋关节镜联合应用于治疗股骨头坏死的技术是我国首创。关节镜技术作为骨科成熟的微创技术，通过设备的不断改进和手术技术的提高，将来可应用于所有全身关节，甚至应用于关节外手术，如腘窝囊肿、臀肌挛缩、网球肘、斜颈以及关节镜监视下骨折的复位内固定等。通过小切口完成复杂的骨科手术，为关节镜开创了新的用途，减少手术的创伤和痛苦，使患者更快康复。关节镜下完成关节病损组织工程学修复与替代将是该领域中的又一次革命！我国在该领域有深厚的理论研究基础，能够为临床做出充分的准备。

（七）脊柱镜

1. 腰椎内镜技术：

（1）YESS 技术。该技术的理念是椎间盘摘除的操作先从椎间盘内开始，然后到椎管内，即 inside out 的理念。由内向外，操作相对安全、简单。不易损伤椎管内血管、硬膜及神经根，对于包容性的椎间盘突出及后纵韧带内的突出较为有效。随着镜下器械变角度的髓核钳、激光和磨钻的发展，YESS 技术也提高了效率，同样可以用于各种复杂的椎间盘突出病例。

（2）TESSYS 技术。该技术自后外侧的方向穿刺，主张直接进入椎管进行游离椎间盘摘除，然后进入椎间盘摘除的技术，即 outside in 的理念。术中透视多，操作复杂，使用不同直径的环锯或磨钻，逐级去除部分上关节突前缘，扩大椎间孔，进入椎间隙。

（3）改良的 YESS 技术。亦可称为“简式技术”（easy technique，ET）。该技术遵循 YESS 的 inside out 理念。与 YESS 技术不同的是，该技术将穿刺针尖进入椎间盘的位置放在椎弓根钉连线的内侧缘，降低穿刺针与冠状面的夹角。

（4）经皮椎板间入路技术。除了椎间孔技术外科，对于合适病例采用椎板间隙入路进行椎间盘的摘除同样也取得了良好的治疗效果。该技术主要用于髂嵴较高、横突较大及椎间孔狭窄的 L5/S1 椎间盘突出，缺点是易损伤神经根及术中患者疼痛感觉稍强。

2. 脊柱内镜在颈椎的应用：

（1）经皮内镜下颈椎前路间盘切除术（percutaneous endoscopic anterior cervical discectomy，PEACD）。进针点根据术者习惯可位于突出的同侧或对侧，用手指在胸锁乳突肌与气管之间向椎体前方推压。触及椎体表面，把喉和气管推向内侧，颈动脉推向外侧，从而进入盘内进行操作。主要用于治疗神经根型颈椎病，对于 C2～3 水平的椎间盘突出由于下颌骨的遮挡不易采用此项技术。优点是微创、术中视野佳、可对神经根进行直接减压、保留相邻节段的活动度，患者接受程度高等，但易导致食管、喉返神经、椎动脉或颈部血管等损伤。

（2）经皮内镜下颈椎后路间盘切除术（percutaneous endoscopic posterior cervical discectomy，PEPCD）或经皮内镜下后路颈椎椎间孔成形术（endoscopic posterior cervical foraminotomy）。该技术在病变同侧进行穿刺，目标为椎板间孔的外侧缘。置入工作套管后需磨除椎板、部分关节突及黄韧带后进入椎管，取出压迫神经的椎间盘组织。该术式主要针对有明显的单侧颈部神经根放射性症状，影像上为椎间盘向侧方软性突出造成神经根压迫，同时可伴有继发性神经根孔狭窄，或既往同一节段或相邻节段有前路颈椎手术史，而且保守治疗无效的患者。能够在镜下清晰的观察神经结构，避免后路开放手术遗留的术后颈痛及邻近节段退变。

3. 经皮胸椎间盘切除术（percutaneous endo－scopic thoracic discectomy，PETD）：主要用于没有移位的软性椎间盘突出，伴有脊髓损害或神经放射痛且保守治疗无效的患者。术中肋骨既可以作为椎间孔的指引物，也可作为胸腔组织的硬性保护，同时胸椎神经根孔部位的纤维环无出口根覆盖，因此更容易进行操作。

4. 显微内镜下椎间盘摘除术（MED）：MED手术操作经椎板间隙，与矢状面的角度大约为0°，不通过腹部的安全禁区，理论上对于腹部解剖结构较为安全，但是屡有后路手术损伤前方大血管导致严重并发症的病例报告。MED可使用全麻或硬膜外麻醉。术中切开或切除黄韧带，牵开硬脊膜及神经根，显露突出的椎间组织进而摘除髓核，可观察到硬膜囊及神经根等，但由于对椎管的侵扰较为严重，术中较脊柱内镜易出现神经根及硬膜的损伤。

5. 脊柱内镜技术的特殊治疗：包括脊柱感染、椎管狭窄、椎间不稳及椎间融合等。

随着器械的发展，技术水平的提高，脊柱内镜下椎管狭窄、椎间不稳的治疗和椎间盘的重建技术，已逐步成为临床上所努力的方向。国内目前有脊柱外科、疼痛科、神经外科等科室在开展脊柱内镜技术，并在各自相应领域取得了不菲的成绩。

（八）耳鼻喉内镜

目前，80%以上的鼻腔手术是在内镜下完成的，并且已经由单纯的对慢性炎症的治疗，发展到现在的肿瘤及鼻腔周边相关疾病的治疗，这样避免了面部的切口。喉科一些手术也是在内镜下完成的，被称为支撑喉镜下的内镜手术，包括喉科炎症、良性病变和恶性病变等。目前，一些颈部手术，如甲状腺手术，为了美容，也可在内镜下完成。难度更大的经鼻腔行脑垂体瘤手术、颅底手术，甚至颅内手术等将是内镜发展的趋势。

随着内窥镜医学技术的发展，新的电子内窥镜产品的不断研究和开发，人体的奥秘将不断被揭开。我们相信，在不久的将来，电子内窥镜技术水平的提高必将为医学发展带来突破性变革。目前，美国等一些西方发达国家正在研制一种内窥镜手术机器人，用它来完成内窥镜的操作，甚至手术器具的操作。借助于机器人动作精确、工作可靠的优点，可使内窥镜手术更具安全性、准确性和便利性，大大减轻医务人员的劳动强度。

（杨瑞泽）

参考文献

[1] 靳安民，邵振海．椎间盘炎的早期诊断和手术治疗［J］．中国脊柱脊髓杂志，1992，13（2）：277.

[2] 徐建光，顾玉东，沈丽英，等．术中超强电刺激在周围神经损伤治疗中的应用［J］．中国修复重建外科杂志，1997（11）：210－212.

[3] 鲁玉来，蔡钦林，孙永华，等．腰椎间盘突出症［M］．北京：人民军医出版社，2001：278.

[4] 卢世璧．坎贝尔骨科手术学大全［M］．第9版．济南：山东科学技术出版社，2001：3029，3032.

[5] 周跃飞，高大宽，贺晓生，等．神经内窥镜下经鼻视神经管减压术的临床应用［J］．中华神经外科疾病研究杂志，2013（1）：68－69.

[6] 吕国华，王冰，黎菲文．腹腔镜下腰椎前路手术入路的解剖学实验研究［J］．中国脊柱脊髓杂志，2003，13（9）：558－561.

[7] H. J. Park，I. Y. Park，J. W. Lee，et al. Design of miniaturized telemetry module for bi－directional wireless IEICE endoscopes［J］. Trans. Fund. Electron.，Commun.，Cumput. Sci，2003，E86－A（6）. 1487－1491.

[8] Choi KC，Kim JS，Ryu KS，et al. Percutaneous endoscopic lumbar discectomy for L5－S1 disc herniation：transforaminal versus interlaminar approach［J］. Pain Physician，2013，16：547－556.

[9] Spetzger U，Schilling AV，Winkler G，et al. The past，present and future of minimally invasive spine surgery：A review and speculative outlook［J］. Minimally Invasive Therapy & Allied Technologies，2013，22（4）：227－241.

[10] McAfee PC，Phillips FM，Andersson G，et al. Minimally invasive spine surgery［J］. Spine，2010，35（26 S）：S271－S273.

第八篇

Di ba pian

神经损伤的康复治疗

第四十六章

脊髓损伤的康复治疗

一、引言

脊髓损伤（spinal cord injury，SCI）是指由于各种原因引起的脊髓结构、功能的损害，造成损伤水平以下运动、感觉、自主神经功能的异常改变。常见的病因有交通事故、高处坠落、运动创伤等。另外，尚有自然灾害、炎症、变性、肿瘤、血管病变以及发育性因素等。据流行病学调查，外伤性脊髓损伤的发病率因各国情况不同而有差别，发达国家比发展中国家发病率高。美国发病率为20/100万~45/100万，患病率为900/100万。中国北京地区的调查资料显示，年发病率为68/100万左右。各国统计资料显示脊髓损伤均以青壮年为主，年龄在40岁以下者约占80%。鉴于脊髓损伤的高发病率，及其造成的四肢瘫、截瘫等严重影响患者的日常生活自理能力，降低患者的生活质量，给其家庭和社会带来沉重负担。脊髓损伤的防治刻不容缓，其康复治疗更是重中之重。

二、历史

脊髓损伤最早的描述见于公元前2500年古埃及的医生记载，直到1940年前脊髓损伤仍是死亡的同义词，在第一次世界大战中，80%的脊髓损伤患者死于伤后2周内，直到二战前，仍有80%的脊髓损伤患者由于合并症3年内死亡。1940年以后，由于磺胺类抗生素及抗生素应用于临床，脊髓损伤的并发症得到了有效的控制，使其患者的存活率明显提高，平均存活时间延长。随后由于康复医学的迅速发展，特别是脊髓损伤中心的建立，使预后大为改观，80%患者可经职业训练后恢复工作，重返社会生活。目前，SCI虽不能治愈，但通过康复治疗，可使患者充分发挥残留功能，最大限度的开发潜在功能，预防各种并发症发生，显著降低致残率，提高生活质量。

三、现有方法

（一）脊髓损伤康复治疗的主要方法

1. 物理治疗：主要是改善全身各个关节活动和残存肌力增强训练，以及平衡协调动作和体位交换及转移动作（例如：卧位到坐位、翻身、从床到轮椅、从轮椅到厕所马桶等移动动作），以及利用水疗、光疗、生物反馈等理疗方法有针对性促进康复。

2. 作业治疗：主要是日常生活动作（如衣、食、住、行的基本技巧）、职业性劳动动作、工艺劳动动作（如编织等），使患者出院后能适应个人生活、家庭生活、社会生活和劳动的需要。另外，作业部门还给患者提供简单的辅助工具，以利家庭生活动作的顺利完成。

3. 心理治疗：针对心理不同阶段（如否认、愤怒、抑郁、反对独立求适应等各个阶段）的改变制定出心理治疗计划，可以进行个别和集体、家庭、行为等多种方法。

4. 康复工程：可以定做一些必要的支具来练习站立和步行，另外也可配备一些助行器等特殊工具，靠这些工具来补偿功能的不足。

5. 临床康复：用护理和药物等手段，预防各种合并症发生，亦可进行一些治疗性临床处理，减轻症状，促进功能恢复。

6. 中医康复：利用祖国传统医学，进行针灸、按摩、电针、中药离子导入等手段，促进康复，另外针对合并症治疗，亦可广泛使用中药内服、外用。

7. 营养治疗：制定合理食谱，加强营养以适应康复训练的需要。

（二）脊髓损伤康复治疗各阶段功能锻炼和功能重建

包括脊髓损伤早期的正确体位、被动训练、康复护理以及必要辅助药物等康复治疗；恢复期肌力、功能及转移训练等康复治疗；常见并发症如泌尿系统的感染与结石、疼痛、肌痉挛、异位骨化等的康复治疗。可见脊髓损伤的康复治疗从脊髓损伤开始进行，贯穿始终，以最大限度地改善脊髓损伤患者日常生活活动能力，尽早回归社会。

1. 早期康复治疗：早期康复是指损伤开始到脊柱可负重为止，其基本目的就是骨折复位，稳定病情，恢复或至少保持现有的神经功能。成功有效的康复治疗必须尽早进行以降低并发症的发生率。脊髓损伤后要及时监测病人的气管是否通畅，维持呼吸和循环功能，同时一定要注意损伤平面。对于合并有意识障碍的患者有时诊断很困难，但必须要考虑到颅脑损伤和脊髓损伤的可能性。正确、及时的转移患者对预后至关重要。长时间的卧床会产生许多不良的生理和心理问题。外科治疗采取复位固定术，提倡病人早期下床活动，利于尽早开展护理工作，尽快达到全面康复的目标。总之，康复治疗应从尽量减少不良并发症的角度权衡 2 种治疗方案的利弊，选择比较适合病人情况的治疗措施。具体包括：

（1）正确体位。患者在卧位下首先要保持正确卧姿，这样有助对骨折部位的正常排列，同时对于预防褥疮、关节挛缩及痉挛的发生都是至关重要的。

①仰卧位时四肢瘫患者肩下垫的枕头要足够高，这样两肩不至于后缩，另外肘部要伸展，腕部背屈，拇指外展背伸，余四指处于微屈；髋关节伸直，踝关节背屈。

②侧卧位时双肩向前，肘关节屈曲，前臂旋后，腕及手指均呈自然屈曲位，下侧髋关节、膝关节置伸展位，上侧髋、膝关节屈曲放在枕头上要与下侧下肢隔开，踝关节呈自然背屈状。

（2）呼吸系统练习。呼吸肌主要由膈肌、肋间肌和腹肌等组成，膈肌的支配神经主要为 C4，肋间肌的神经支配为 T1 ~ T7，腹肌的支配神经为 T6 ~ T12。脊髓损伤后，其受损平面以下的相关呼吸肌麻痹，造成胸廓活动能力降低，在急性期患者呼吸道分泌物增多以至无法正常排出，易致肺部感染。因此，每日 2 ~ 3 次以上的呼吸操和排痰训练尤其重要。

（3）被动运动。不同部位的损伤，被动运动的范围应有全面的考虑。依据损伤平面及患者相应的临床表现，每日 1 ~ 2 次的被动运动至关重要，常规的指导原则为每个关节活动 3 ~ 5min，动作宜轻柔、缓慢而有节奏感，并强调在无痛或少痛范围内进行。

（4）主动锻炼。用于卧床期病人，包括病人体位的变换、上肢、腰背肌的锻炼、起坐、轮椅上移动、倾斜台的站立等。床上锻炼是整体训练的基础。

（5）康复护理。

①对于脊柱不稳定患者，伤后 24h 内宜选用动力床，而对脊柱稳定患者，可使用减压床或皮垫床等。

②再三强调每 2h 翻身 1 次，防止发生不应有的褥疮，同时要求翻身时应沿身体轴线翻滚以防脊柱的扭转造成不应有的损伤。

（6）个人卫生。采用中性肥皂，注意大小便后以及会阴的清洁护理，避免局部潮湿，尽可能减少褥疮发生的可能性。

（7）药物治疗。脊髓损伤的病理过程中，原发性损害常常是不可逆的，而继发性损害被认为是可以预防或者阻止的。为此，经过大量的动物实验和临床研究，目前被国内外专家认可的药物主要是甲泼尼松（MP）和神经节苷脂（GM1），但 MP 应用时间的选择宜在 8 h 以内，否则不仅疗效欠佳且并发症往往增加。GM1 对正常神经细胞的发育和分化起重要作用，脊髓损伤 72h 内给予 GM1 100mg，持续用药 18～32d，有助于脊髓神经功能的恢复。此外，4－氨基吡啶（4－PD）作为一种可能用于 SCI 慢性期的治疗药物正在进行临床疗效评估。

2. 恢复期康复治疗：

（1）肌力训练。肌力训练的目标就是要使肌力达到 3 级以上，恢复其实用功能，主要针对背阔肌、上肢肌群和躯干肌的训练。

①背阔肌的训练：利用重物滑轮系统进行训练，让患者坐在轮椅上，将手举起，高度和肩持平，伸肘向下拉动把手。

②上肢肌群训练：常采用拉力器或哑铃等进行抗阻练习。

③躯干肌的训练：腰背肌训练时，患者常取俯卧位，治疗师双手置于患者两侧肩部，嘱患者伸展躯干，同时加以抵抗。腹肌训练时，患者取仰卧位，固定一侧骨盆，嘱患者向对侧旋转。

（2）肌肉牵伸训练。肌肉牵伸训练是 SCI 治疗过程中必须始终进行的项目，可以改善关节功能，利于步态训练，还可以降低肌张力，主要包括腘绳肌、内收肌和跟腱的牵伸。

（3）功能性训练。坐位平衡、坐位下支撑身体、坐位下身体转移、体位变换等动作是日常生活活动的基础，患者应在治疗师的正确指导下尽早掌握这些内容，安全有效地进行训练。

（4）转移训练。转移训练分帮助转移和独立转移两种，前者可由 2 人或 1 人帮助，后者则是训练的目标，包括水平转移、垂直转移等。

（5）站立及步态训练。

①脊髓损伤患者要尽早进行站立床训练，倾斜的角度宜每天增加，从平卧位到直立位约需 1 周时间来适应，站立的时间一般 0.5～2h。早期用站立床的优点很多，如预防体位性低血压，防止下肢关节的挛缩，防止骨质疏松和骨折的发生，刺激内脏功能改善大小便功能，防止泌尿系和呼吸系统感染等。适用于 C5～T12 损伤的患者。

②步态训练首先要掌握平行杠内的步行技巧，具体包括摆至步训练、摆过步训练和四点步态训练。随后根据患者情况，可进行持拐杖步行训练，方法大体与平行杠内相同，但要求患者平衡和协调性更高，以免发生意外。

③上下楼梯训练要有较好的腹肌力量，同时注意保护患者。

④近年来，减重步行训练系统应用于脊髓损伤患者，取得较好的疗效，据 Wernig 报道，75% 不能行走的慢性患者在不需要别人的帮助下，能够再次获得行走能力。

（6）轮椅训练。上肢力量及耐力是使用轮椅的良好前提，技术上包括前后轮操纵、左右转向、进退操纵、前轮跷起驱动以及旋转练习、上下楼梯训练等。

（7）作业疗法。主要应用于颈髓损伤的患者，旨在促进上肢功能的恢复。

（8）功能性电刺激（FES）。FES 可促使不能活动的肢体产生功能性活动，能够有效预防深静脉血栓，促进手的抓握功能和下肢的行走能力。

（9）物理治疗。运用超短波、紫外线、离子导入等方法可以减轻损伤部位的炎性反应，改善神经功能；运用低频电刺激疗法可改善松弛性瘫痪。

（10）心理治疗。脊髓损伤后患者会产生一系列的心理社会问题，如家庭和患者对残疾的认识和接受程度、婚姻问题、生活问题等，患者易抑郁甚至自杀。因此，康复工作者在治疗过程中和心理咨询时，应针对患者及家庭的状况和社会环境，采取合理有效的康复策略，如建立良好的医患关系、把握介绍病情的时机、明确康复训练的价值和意义、重建患者的价值观、教会患者调适心理等。

3. 常见并发症的康复治疗：

（1）泌尿系统并发症。据报道，脊髓损伤患者泌尿系统并发症的病死率在第一次世界大战期间为 80%，二战时降至 40%，朝鲜战争时降到 25%，越南战争时降至 5% 以下。由此可见，早期发现、早期康复介入直接关系到患者预后。

①尿路感染的康复治疗：由于排尿困难和导尿管的留置常造成逆行性感染，而患者感觉障碍，又导致患者尿路刺激症状不明显。因此，密切观察尿液颜色，定期检查尿常规、尿培养和血常规，是临床上必须强调的。一般来说，没有全身症状不使用药物治疗，适时地冲洗膀胱，配合理疗如超短波、紫外线疗法等。而无症状性菌尿阳性者（如每高倍镜视野下白细胞数 8～10 个以上，同时细菌数大于 10000）也不少见，此时需要积极治疗，选择适当抗生素用 3～5d 即可。另外，应注意外阴部的清洗，若怀疑有膀胱出口梗阻、输尿管反流等感染的危险因素，要及时处理。

②泌尿系统结石的康复治疗：男性患者比例高于女性。膀胱结石多见于脊髓损伤最初 3 个月，据统计 8 年之内大约有 36% 的患者可发生膀胱结石，其中 27% 为留置尿管者。此外，泌尿系感染和神经完全性损伤也是结石形成的危险因素。防治方法是多饮水、适当进行体力活动，必要时采用药物排石或者超声波体外碎石、手术等措施。

（2）疼痛。脊髓损伤后的中枢性疼痛，是脊髓损伤患者主观上感到的发生于损伤平面以下皮肤痛觉已丧失或大部分丧失区域的以自发性疼痛为主诉的难治性疼痛，文献报道发生率在 11%～94%。其多发于伤后几个月至几年，疼痛部位不确定，疼痛性质、程度多样化，发作时间不规律。疼痛严重影响患者进行康复治疗及生活质量。康复治疗在预防感染、褥疮、痉挛、情绪变化等诱因同时，常采用的方法有：

①药物治疗，常用非甾体类消炎止痛药和三环类抗抑郁药，麻醉类仅在很严重时使用。

②运动和理疗。

③心理治疗，如放松术、暗示术、气功等。

④针灸、针刺。

⑤手术治疗，包括交感神经切除术、神经干切断术等。

（3）肌痉挛。一般在伤后 3～6 周开始发生，6～12 个月达高峰。主要表现为肢体运动时肌张力增加，病理反射阳性。康复治疗的方法有：

①去除诱发因素，如感染、压疮、结石等。

②肌肉牵伸运动和放松疗法。

③物理治疗：冷疗法、温热疗法、冷热交替疗法、电刺激等。

④药物治疗：口服药常采用肌肉松弛剂、镇静剂、抗痉挛药，如巴氯芬、安定、鲁南贝特、氯

丙嗪等。局部注射用药有无水酒精、碳酸、肉毒素等。

⑤手术治疗：当上述方法无效时，可考虑手术治疗。

（4）异位骨化。异位骨化是指在正常情况下没有骨组织的软组织内形成新生骨，最早出现于伤后3周，最晚可达伤后12周。早期表现有关节周围疼痛、发热、红肿，逐渐出现关节活动受限，明确诊断主要依靠X线片，三相核素骨扫描是早期检测异位骨化的最敏感指标，并可以判断病变的活动性和成熟度。异位骨化治疗比较困难，目前公认的预防其形成的最有效药物是非甾体类消炎药，而依地酸二钠仅可延缓异位骨化的进展，却无法阻止最终的病理过程。对于已经形成异位骨化的患者是否进行物理治疗，尚无一致看法。一方面通过被动练习，可以改善关节功能；另一方面，被动运动又可加剧异位骨化的发展。因此在进行关节被动活动时动作宜轻柔，不可采用暴力，以免损伤肌肉和关节。

（5）其他。还有如心血管问题、体温调节障碍、性功能障碍以及患者老龄化等并发症。

四、适用范围

在临床康复实践中我们发现，对于脊髓损伤进行康复治疗时，其适应证这个概念不仅截瘫患者本人及亲属，而且甚至从事康复工作的一些人员也是模糊不清的，结果带来许多问题。

众所周知，脊髓损伤截瘫残疾（尤其是完全性截瘫），目前在临床治疗医学方面，还没有有效的方法进行治疗，这些残疾患者往往遗留有不同情况和不同程度的功能障碍（如运动、感觉、大小便、性功能等），以及随之发生的一些并发症。而这些正是康复治疗和康复训练应研究、解决和预防发生的问题。

对于来就诊的截瘫患者，必须了解其存在什么问题，要求康复医师解决什么问题，而康复机构又能给他解决什么问题，这也就是康复治疗的适应证问题。必须明确，临床康复治疗绝不是一般意义上的疗养，康复医疗机构也绝不是疗养机构。对于截瘫患者来讲，临床康复治疗主要是采用各种手段（包括手术在内的临床治疗等方法），防止和改善截瘫患者的功能障碍，提高他们各方面的能力，以及预防和处理各种并发症。因此，对于就诊的截瘫患者，首先要对他的功能障碍情况，各方面的能力等进行详细的评价。因为脊髓损害的部位及程度不同，加上各种并发症的存在，其结果是功能障碍的多样化，有可能恢复的最佳功能也多样化。

对于一个截瘫患者，经过详细的功能测试和评价后，将患者各方面的情况和有可能达到的最佳功能进行分析对比，确定患者有无入院进行康复治疗的适应证，如果患者目前的功能已达到可能恢复的功能状态，又无并发症等需要处理，那么他就不具备入院康复治疗的适应证，可指导他们回家后或在社区中如何进行康复训练。否则的话，患者入院后，功能不可能有满意的改善。这不仅将造成有限的康复资源（病床、康复治疗设备、人力、时间等）的浪费，而且增加患者的经济负担，同时患者和家属会认为康复无效，也不利于康复学科的发展。

总之，截瘫患者的康复治疗和其他疾病的治疗一样，有它的适应证。其适应证主要是看功能（包括潜在的和代偿的功能）能否得到改善以及有无需要治疗的各种并发症。

五、禁忌范围

只要是存在功能障碍、日常活动能力受限、病情稳定无进展的患者即可开始康复治疗。但需注意以下禁忌情况：

1. 处于疾病的急性期或亚急性期，病情不稳定者；
2. 有明确的急性炎症存在，如体温超过38℃、白细胞计数升高等；

3. 全身情况不佳，脏器功能失代偿期，如脉搏加快，安静时脉搏大于 100 次/min；

4. 血压明显升高，临床症状明显，舒张压高于 120mmHg（16kPa），或出现低血压休克者；

5. 有明显心力衰竭表现：呼吸困难、全身水肿、胸水、腹水等；

6. 严重心律失常；

7. 安静时有心绞痛发作；

8. 休克、神志不清或有明显精神症状、不合作者；

9. 康复治疗过程中有可能发生严重并发症，如动脉瘤破裂者；

10. 有大出血倾向者；运动器官损伤未作妥善处理者；身体衰弱，难以承受训练者；患有静脉血栓，运动有可能脱落者；癌症有明显转移倾向者；剧烈疼痛，运动后加重者。

六、效果判定

（一）文献回顾

SCI 后如何最大限度地恢复肢体残存功能，提高患者的生活质量，建立站立或行走功能，减少并发症，是康复治疗的重要内容，也是对 SCI 患者治疗的重要环节。相关的研究报道较为丰富：

1. 早期康复的必要性。据报道，伤后 14d 内开始康复者，住院康复时间最短仅 30d，功能独立性评定（FIM）评分增高达 40 分；伤后 85d 开始康复者，住院时间平均 35d，而 FIM 评分仅增加 22 分。进一步研究发现 SCI 患者功能的恢复和住院时间与受伤至康复计划实施的时间呈负相关，伤后康复实施越早，所需住院时间越短，而所获取的功能恢复越多。近年研究也发现经早期系统康复治疗后，观察组的 Barthel 指数和 FIM 评分显著高于对照组，且并发症远少于对照组。因此，在患者病情稳定后尽早开始康复治疗，可最大程度提高患者后期生存质量。

2. 物理因子的作用。Belci 等观察了重复经颅磁刺激对不完全性 SCI 患者运动功能的影响，研究发现治疗过程中皮质抑制程度下降，手掌鱼际肌肌电图刺激阈值下降，ASIA 运动和感觉评分增加。Lin 等对狗 C2 脊髓完全损伤动物模型用 MagPro 磁刺激器和圆形线圈对 C5－7 节段刺激 2h 后，观察发现潮气量和气道压高于插管下自主呼吸时的潮气量和气道压，可维持生命所需，且不产生呼吸肌疲劳。Krause 等研究证实磁刺激亦有降低痉挛的作用。

3. 步行能力的训练。张缨等从神经细胞超微结构证实了减重步态训练在神经再生修复中的作用，增加神经元细胞膜表面兴奋性神经递质的囊泡数量，明显增加突触的形成数量。李华等将 42 例不完全 SCI 患者随机分为减重步态训练小组和对照组，对患者步长、步速、功能性步行等参数进行评定，治疗 1 个月后，2 组的步行能力都有所提高，减重训练组提高更为明显。

4. 中医针灸治疗。SCI 引起的主症是肢体瘫痪，运动无力，在中医范畴归属“痿症”。胡华亮等对 98 例脊髓损伤患者采用中药、按摩、针灸等综合疗法进行康复治疗。经过 3 个月的治疗后，98 例 SCI 患者的功能独立性（FIM）评分，较治疗前显著提高。樊留博等应用电针夹脊穴治疗脊髓损伤后中枢性疼痛，效果明显。研究显示早期针灸结合康复治疗有利于其功能恢复，减少并发症，提高患者的日常生活活动能力。

5. 并发症的康复治疗。刘旭东等发现在尿功能恢复与重建方面，采用间歇导尿明显高于留置导尿。早期间歇导尿患者的感染率明显低于中期间歇导尿。毕霞研究发现 SCI 患者神经源性膀胱通过盆底肌电刺激治疗 8 周后，24h 平均排尿次数、最大排尿量、膀胱容量、残余尿、生存质量评分及国际 LUTS 症状评分改善幅度均显著优于常规治疗组。Rapdidi 等也研究证实电刺激能够改善神经源性膀胱症状。有报道 65%~78% 的慢性 SCI 患者会产生肌痉挛，持续牵张训练可降低亢进的牵张反射活动，有助于缓解痉挛。被动或主动训练以及拉伸训练（包括站立或夹板治疗）是短期和长期处理痉挛的关键所在。巴氯芬是降低脊髓损伤后肌张力过高的常用药物之一，从小剂量开始服用，剂量增加缓慢，疗效明显。

6. 矫形器及辅助用具的应用。冯珍等研究发现 SCI 患者在其基础上装配不同截瘫行走支具进行行走功能训练 3 个月后，获得不同程度的步行能力，而对照组无一例有步行能力。Kawashima 等发现，不同损伤水平的截瘫患者配备个体化的矫形器并经过步态训练后，步行能力都得到了明显改善。因此为截瘫患者装配合适的截瘫步行器显得尤为重要。

7. 心理干预与家庭支持。有研究证实心理干预结合常规综合康复治疗有利于 SCI 患者日常生活活动能力及自立能力的改善，包括建立良好的医患关系、心理疏导、现身说法、家庭支持等。现阶段医疗水平让每位患者接受心理治疗不太现实，但康复治疗师与患者每天都有独处时间，为有效的沟通创造了条件。

（二）评估方法标准

脊髓损伤康复的效果在医学上称之为“康复目标”。这个目标可因不同损伤平面所造成的残疾程度不同而有所不同。

1. 颈损伤所造成的四肢瘫康复效果比胸腰段损伤所造成的效果要差。

（1）一般情况下，颈 4 损伤的病人，基本生活要靠别人辅助，但可依靠自助具吃饭，可以靠头部控制长靠背电动轮椅。

（2）颈 5 损伤的病人，桌上的动作可自理，其他仍需别人辅助，可使用长靠背手动轮椅。

（3）颈 6 损伤的病人，日常生活动作可大部分自行完成，可水平移动，可推动手动轮椅。

（4）颈 7 损伤的病人，日常生活动作可自理，可翻身起坐，可支撑起身体做转移动作。使用手动轮椅自如。

2. 胸椎损伤：

（1）颈 8、胸 1 损伤的病人，可使用长下肢支具及双拐小范围步行。

（2）胸 1、胸 2 损伤的病人完全不需要别人辅助，其他情况比胸 1 更好，与胸 11 情况基本相似。

（3）胸 12 损伤的病人躯干平衡好，用长支具、双拐可步行、上下楼梯。

3. 腰骶损伤：

（1）腰 1 损伤的病人基本同胸 12，但骨盆可上提。

（2）腰 2 损伤的病人可用支具完成实用性步行。

（3）腰 4、骶 1 损伤的病人可用短下肢支具步行。

至于训练多长时间才可达到上述目标，如果在康复专科医院，颈部损伤约需要 8 ~ 12 个月，胸腰段约需 4 ~ 6 个月。当然达到上述目标，也可在医生指导下在社区或家中完成，时间也相对长一些。一般情况下，年轻、体力好的病人训练时间相对短，年老体弱的病人训练时间相对延长。除体能训练外，尚需花一定费用来配备支具和轮椅，否则很难达到上述目标。

（三）应对策略

1. 脊髓损伤早期处理：

（1）现场急救。对脊髓损伤的急症病人现场急救时，要注意防止脊髓损伤加重。搬动病人前首先检查肢体活动及感觉有否异常，如无异常，可使头颈部固定位置下移动病人，平卧位拉于硬板上，头颈部两侧加垫避免摆动；如检查有神经症状，则纵轴方向轻轻牵引头颈，固定好移至硬板上，迅速转送医院。由此可见，有专门训练的急救护送人员对伤后病人预后是很重要的。

（2）尽早解除脊髓压迫症状。为脊髓恢复提供条件，如整复脊柱骨折、脱位，脊柱姿势的固定。对于脊髓横断完全性损伤病人，在24h内给予停止损伤病理变化的处理，如脊髓切开、局部冷冻、高压氧、药物应用等都可以改变脊髓损伤后继发变化，利于截瘫的部分恢复。

2. 预防、治疗并发症：截瘫尤其是颈脊髓损伤的高位截瘫病人，由于早期治疗护理不当，可发生多系统并发症，如呼吸系统的感染、运动系统肌肉的挛缩、关节变形、泌尿系统的感染、血栓的形成、皮肤压疮等。这些并发症即是病人死亡的原因，也是影响脊髓损伤后病人康复的主要因素。因此要积极预防并发症，一旦发现并发症及早治疗才能使康复计划顺利完成。

（1）尿路感染。脊髓损伤或脊髓横断时引起脊髓休克，运动反射受到抑制，膀胱松弛，出现充盈性尿失禁。此期病人因排尿力不足，致大量残留尿。而长期留置导尿也是造成膀胱上行感染的因素。为了使截瘫病人排尿功能得到恢复，护理人员要对病人进行排尿训练，外力压迫逼尿时要正确应用腹压，以免因膀胱过度充盈下加压引发肾盂积水及逆行感染。采用每隔4h导尿1次的间歇导尿法可降低泌尿系感染率。有条件的医院也可应用体位移动床使病人在病情允许的情况下定时站立位，可以增加膀胱内沉淀物排出，使残留尿相对减少而预防尿路感染。

（2）褥疮是截瘫病人终身注意的问题。在卧床期除按皮肤护理常规进行护理外，还要注意足趾也可因被子的压力造成褥疮的可能。对恢复期病人，护理人员要教会病人检查受压皮肤的方法、双手撑起减压的方法及预防褥疮的措施。

（3）解除消化道常见症状，如便秘、大便失禁、肠胀气、肠梗阻，也可以应用干扰电疗法及中医按摩针灸技术。

（4）深部静脉血栓及肺栓塞常发生在脊髓损伤后1个月内，护理上要注意观察患者两侧下肢的腿围，看是否有水肿出现，尽早应用弹力袜和弹力绷带，早期斜床站立训练，可使截瘫的肢体血管神经舒缩功能得到恢复。

（5）肺部感染。截瘫病人长期卧床或呼吸肌运动障碍，呼吸量减少，咳嗽动作减弱或消失，大量呼吸道分泌物排出不畅，引起肺部感染。为预防这一并发症，护理人员要指导病人进行呼吸功能训练，帮助病人排痰时，护理人员用双手紧压患者肋下部，运输和要随病人呼吸节奏，可以使病人将痰咳出。力量不宜过大，以免加重损伤脊神经或导致脊柱骨折。

（6）肌肉挛缩，关节变形。合理的功能体位，适当的早期被动运动，不仅能促进血液循环，还能防止因长期卧床导致的肌肉挛缩和变形对脊髓损伤早期康复护理极为重要。对于使患者发生痛苦或影响生活能力，影响康复训练的痉挛性肌肉疼痛给予松弛剂治疗。

（7）自主神经紊乱。颈髓6以上损伤致四肢瘫痪的病人，病程中可因损伤以下不良刺激（膀胱充盈、褥疮、肌肉痉挛、便秘）、胃肠道恶性刺激引起患者头痛、大汗、皮肤潮红、心动过速或心率徐缓、血压增高等自主神经反射增加症状，可继发脑血管意外或失明，护理上要注意观察以上症状的出现，积极采取预防措施，给以降压药物，排除诱因和采用病人直立体位的处理。

（8）异位骨化。多发生在损伤后1~4个月，患者可出现不明原因的低热，躯干及四肢皮下组织质地较硬的团块，局部炎症反应。一般发病后2周X线才可见阳性结果。可给病人在病后20d左右投服 Didronel（依替膦酸钠片）药，以防止软组织钙化。

（9）麻痹肢体的骨质疏松。患者长期卧床，麻痹的肢体因失用致肌萎缩和骨萎缩，形成骨质疏松，甚至发生病理性骨折。特别当患者合并感染或褥疮，全身情况不好，血液呈低蛋白血症，体内为负氮平衡时，尿中钙及羟脯氨酸排泄增多更说明钙质脱失严重。为预防骨质疏松，除避免并发症外还要加强营养尤其是高热量、高蛋白的饮食补充。

七、相关要点

1. 在脊髓损伤康复治疗治疗过程中，以下几个方面对脊髓损伤患者的 FMA、Barthel 及 Sheikh 指数的提高具有重要意义：

（1）首先，腰背肌肌力训练对于脊髓损伤患者，尤其对于胸腰段脊髓损伤患者格外重要。很多下胸段和腰髓损伤患者在佩戴矫形器后站立和步行时，需要借助腹肌和髂腰肌的力量摆动下肢，因此及时的腰背肌训练，对于及早恢复功能性步行有着重要的意义。

（2）其次是上肢力量的训练，这对于女性患者和中老年患者尤为重要，因为上肢力量的大小直接影响轮椅和拐杖的使用，床、轮椅及厕所之间的相互转移，同时也可以防止上肢残损功能由于废用而进一步丧失。

（3）另外，矫形器的使用在改善脊髓损伤患者 FMA、Barthel 及 Sheikh 指数方面也具有重要意义。一方面，它可以增加患者独自站立或坐立的信心；另一方面，它可以给予受累肢体足够的力量和稳定性支持，从而获得最大功能的恢复。

2. 对于脊髓损伤同时合并脊柱失稳定的患者，由于内固定手术后较长时间的制动和手术中对腰背部肌肉筋膜的损伤及术后粘连，较多患者可能会出现腰背部疼痛。因此在安装稳固的内固定后，患者应尽早进行腰腹肌训练，这对预防腰痛具有重要意义。

3. 各种脊髓损伤后并发症的预防对于改善患者 FMA、Barthel 及 Sheikh 指数也非常重要。脊髓损伤后常见并发症有褥疮、下肢深静脉血栓以及肺部感染等，这些都会直接或间接地影响患者康复训练效果和 FMA、Barthel 及 Sheikh 指数的改善。因此，对于脊髓损伤患者，积极预防各种并发症发生也非常重要。

4. 经穴电刺激疗法、中医选穴针灸及按摩等除可促进神经纤维再生外，还可通过刺激穴位，疏通经络气血，促使气血流注筋膜肌肤，提高瘫痪肌的肌力，促进功能的康复。经穴电刺激疗法、中医选穴针灸及按摩等可克服肢体无运动带来的危害，使肢体产生功能性活动。有研究发现，功能性电刺激诱导的下肢踏车运动可阻止肌肉萎缩、增加下肢肌肉的横截面积和肌肉组织与脂肪组织的比例，并能提高所刺激肌肉对疲劳的抵抗力。研究结果表明经穴电刺激疗法、中医选穴针灸及按摩等对外伤性脊髓损伤患者 FMA、Barthel 及 Sheikh 指数的改善有促进作用。

总之，脊髓损伤的治疗是一个长期的过程，需要医生、患者和家属的共同努力，持之以恒，才能使患者实现最大程度的康复。综合康复治疗可明显改善脊髓损伤患者的运动功能、日常生活能力及膀胱功能，对于提高患者生活质量，恢复其独立生活、学习和工作的能力有着重要意义。

八、相关进展

目前 SCI 的康复治疗越来越全面，越来越有效及先进。而且合理地综合利用多种康复治疗手段治疗 SCI，更见疗效，并已经成为康复治疗发展的一种趋势。我们知道还有很多 SCI 患者不能完全地康复，这些不仅是对患者心理有不可磨灭的影响，对其家庭和社会也都有一定的负担。近年来，随着现代生物力学、生物工程学的发展，截瘫步行矫形器的应用有了明显进步，主要有新型互动截瘫行走器、往复式截瘫步行器、改进往复式截瘫步行器。而且，神经组织和细胞移植已经广泛用于脊髓损伤后的神经再生和功能恢复。由于在获取提供移植的各种神经组织和神经细胞研究上的不断发展，使在临床上用神经组织和细胞移植治疗脊髓损伤的前景变得广阔。我们应该相信随着当今社会的不断进步，随着医学领域的不断高速发展以及医学基础研究的不断深入，不久的将来，SCI 患者的康复治疗会有进一步的突破性的进展，从而使 SCI 患者不仅能够重新站起来，而且重新成为真正意义上的正常人。

（杨瑞泽）

参考文献

[1] 潘洁．早期康复治疗可有效提高脊髓损伤患者的日常生活活动能力［J］．中国实用医药，2010，15：241－241.

[2] 唐李莹，陈惠德．早期康复介入对脊髓损伤患者 ADL 能力及功能独立性的影响［J］．中国现代医药杂志，2010，12（12）：53－55.

[3] 王传英，肖宛平，李庆波．脊髓损伤的治疗及康复进展［J］．神经损伤与功能重建，2006，11，1（4）：247.

[4] 郑樱，周红俊，刘根林，等．脊髓损伤并发症的预防和治疗［J］．中国康复理论和实践，2008，7，14（7）：617.

[5] 梅迎雪，闫树，英马湘，等．脊柱脊髓损伤伴膀胱功能障碍的综合训练及康复护理［J］．护士进修杂志，2009，24（20）：1852－1853.

[6] 南登崑．康复医学［M］．第 4 版．北京：人民卫生出版社，2011，3：149－151.

[7] Oakden W，Kwiecien JM，O'reilly MA，et al. Anon－surgical model of cervical spinal cord injury induced with focused ultrasound and microbubbles［J］. J Neurosci Methods，2014，235（10）：92－100.

[8] Chikuda H，Yasunaga H，Takeshita K，et al. Mortality andmorbidity after high－dose methylprednisolone treatment in patients with acute cervical spinal cord injury：a propensity matched analysis using a nationwide administrative database［J］. Emerg Med J，2014，31（3）：201－206.

[9] PAN Y，CHEN XS，SONG WQ，et al. A study about the effect of magnetic stimulation of sacral nerve roots on detrusor overactivity after spinal cord injury［J］. Chinese Journal of Rehabilitation Medicine，2007，22（6）：518－520. Chinese.

[10] HUANG ML，CHEN ML，WENG CM. Spinal cord injury rehabilitation nursing［J］. Journal of Clinical Nursing，2007，6（5）：54－56. Chinese.

[11] MEI YX，YAN S，YING MX，et al. Spinal cord injury bladder dysfunction associated with comprehensive training and rehabilitative care［J］. Journal of Nursing Education，2009，24（20）：1852－1853. Chinese.

第四十七章

神经损伤的基因治疗

一、引言

周围神经损伤在临床中非常常见，尽管随着技术的发展，周围神经修复已经有了长足的进步，包括显微外科技术、外膜或束膜无张力缝合、采用组织化学或免疫组化进行运动和感觉功能束的定位等，但是即使是新鲜、清洁的周围神经断裂伤，能及时采用先进的显微外科技术进行修复，通常也不可能获得完全再生，功能也往往不能完全恢复；而感觉或运动的缺失持续时间过长将继发肌肉萎缩，造成许多神经伤患者的残疾。因此，如何促进周围神经损伤的再生，最大限度地恢复其功能，一直是困扰外科学家的难题。

脊髓损伤多由外伤引起，如挫伤、压伤和贯通伤。这些机械损伤破坏了脊髓结构和血供，致使脊髓细胞和轴突死亡、胶质瘢痕形成，最终导致感觉运动通路的阻断。成年人的中枢神经细胞轴突损伤后很难再生，研究发现，轴突不能再生是由于损伤细胞本身再生能力低和损伤细胞周围环境中存在抑制因素。因此，脊髓损伤的治疗研究大多致力于增加损伤神经细胞本身的再生能力和阻断其周围环境中潜在的生长抑制分子。虽然在动物模型中这些治疗显示了很好的促轴突生长作用，但是传统的治疗药物导入方法仍有很多缺点。

基因治疗是近年来随着分子生物学的发展而兴起的一项新技术，自 Blaese 等 1990 年首次对腺苷脱胺酶（ADA）缺乏严重联合免疫缺陷症患者成功地进行基因治疗以来，基因治疗已成为当前生物医学中进展最快的学科之一，为解决许多医学难题带来了曙光。近年来这一技术也应用于神经损伤修复的研究，其结果令人感到振奋。随着基因工程技术的发展，转基因技术用于治疗中枢神经损伤的研究报道越来越多，有关外周神经基因治疗的报道则相对较少。

二、历史

（一）传统治疗

神经损伤的治疗已有百余年历史，经历了以下 3 个时期：

1. 神经外膜缝合期。此期仅缝合神经外膜而未对神经束做对合处理，因此疗效欠佳。

2. 神经束膜缝合期。20 世纪 70 年代显微外科技术应用于临床，使束膜缝合成为可能，并使神经损伤修复的疗效有较大提高。但由于吻合口瘢痕、卡压、功能束错误对合等原因，疗效仍不令人满意。如果神经缺损较长，还需另取供区的功能性神经行神经移植。

3. 分子生物学修复期。20 世纪 80 年代随着分子生物学的发展，神经损伤的修复进入了细胞分子水平，在损伤反应、再生机制和治疗方法上，开展了大量工作。其中较为突出的有：

（1）神经营养因子的发现和应用。至今，已发现 20 多种神经营养因子，并在化学结构、分子量、纯化及生物制品合成等方面取得较大进展；

（2）神经再生微环境。神经再生条件液和施旺细胞也是近年的研究热点。对神经再生条件液中活性成分的分离鉴定、营养及趋化作用的研究已有较多报道。施旺细胞髓鞘的形成、神经营养因子的分泌及接触引导作用已被大量实验所证实，有报道以施旺细胞为种子细胞的组织工程化神经修复鼠坐骨神经 2cm 缺损，取得较好疗效。

（二）基因治疗

随着人们对生命现象认识的深入和基因操作技术的发展，将基因治疗应用于人类疾病的观点已被接受。在过去数十年中，已有 100 多项基因治疗方案相继进行了临床试验。1992 年 Roth 和 Matruza提出了“分子外科”的概念，即在分子水平进行基因操作以达到外科治疗目的的疗法。将分子外科和基因治疗推广到周围神经系统，可能将为这一疾病的治疗提供全新的途径。

三、现有方法

（一）周围神经损伤基因治疗

在周围神经损伤基因治疗中，具体实施的策略包括目的基因的选择、载体的选择、基因转移方法的选择及靶细胞基因位点的选择等。

1. 目的基因的选择。在周围神经损伤的治疗中，所采用的都是基因添加疗法，即通过非定点整合的外源目的基因所表达的正常产物发挥治疗作用。目前较常用的目的基因包括 NGF、CNTF、BDNF、NT－3、GDNF 等神经营养因子基因以及与施旺细胞增殖、髓鞘生长有关的因子，如周围磷脂蛋白 PMP 22，Po 蛋白的基因。NGF、CNTF、BDNF、NT－3 属于神经生长因子家族，它们对运动神经元、感觉神经元和交感神经元均有营养支持和保护作用，在一定程度上可预防轴突离断后神经元的程序性死亡。有报道用腺病毒－NT－3 表达载体转染离体培养的鸡胚背根神经节，一次转染可使背根神经节持续分泌具有生物活性的 NT－3 达 20d，其突起的生长与转染剂量呈量效依赖关系。胶质细胞源性神经生长因子和碱性成纤维细胞生长因子（basic fibroblast growth factor，b－FGF）属于转化生长因子家族，具有高效性和广谱性，其不仅作用于外周的运动、感觉和交感神经元，对中枢多巴胺能神经元也具有保护和促生长作用。Gimenez 等将腺病毒－GDNF 表达 载体注射入面肌内，发现中枢面神经核团内大量运动神经元被转染，且通过自分泌和旁分泌方式，维持自身和邻近未被转染的神经元存活。其他新的目的基因如周围磷脂蛋白 PMP 22，Po 蛋白的基因也被用于周围神经疾病的治疗。被反转录病毒－PMP 22 表达载体转染后离体培养的施旺细胞可大量表达 PMP22mRNA 和蛋白质，PMP 22 的过度表达可使施旺细胞的 DNA 降至对照组的 60%，抑制施旺细胞增殖；而采用反义核酸技术阻断 PMP 22 的表达，可使施旺细胞内 DNA 含量升至对照组的 150%，使施旺细胞进入增殖活跃期。应用 Po 转染的施旺细胞移植修复大鼠脊髓 T8 节段损伤，用辣根过氧化物酶（horseradish peroxidase，HRP）检测，神经元的存活优于单纯施旺细胞组和对照组。

2. 靶细胞和表达载体的选择。目前在周围神经系统疾病的基因治疗中，较为常用的靶组织为施旺细胞、神经元和肌肉组织。要使外源目的基因在哺乳动物细胞中得到表达，必须首先把目的基因插到真核表达载体的多克隆位点上。一般的真核表达载体都带有使目的基因在哺乳类动物细胞中表达所需要的各种功能元件，反转录病毒、腺病毒、腺相关病毒和单纯疱疹病毒均可作为有效转染的表达载体。重组反转录病毒载体进入靶细胞后，治疗基因能够稳定地插入受体细胞基因组，效率高，且在转移过程中不易受细胞内 DNA 酶的降解，得以永久表达。由于反转录病毒整合入细胞有赖于细胞的有丝分裂，而施旺细胞属于功能型细胞，受损后进入功能态，符合这一特性，是较为理想的靶细胞。管阳太等用 pLXSN - ICF - 1 基因转染施旺细胞，结果显示经基因修饰的施旺细胞较正常者表达 ICF - 1 mRNA 及其蛋白的能力分别增强了 4.8 和 3.2 倍。神经元和骨骼肌细胞属于终末分化细胞 1 很少或不进行增殖，必须选择不需要靶组织处于分裂期也可进行有效转染的表达载体。腺病毒、腺相关病毒和单纯疱疹病毒均符合这一要求。目前，较多的研究选择肌细胞作为载体，原因主要有以下几点：① 肌细胞体积大，可较多的容纳外源基因；②肌细胞的高度分化、存活时间长和溶酶体较少等特点为外源基因的长期表达提供了有利条件；③接近体表，便于外源基因直接导入。Haase 等将腺病毒 - NT - 3 表达载体注射入患有进行性肌萎缩病的鼠肌肉内，运用酶联免疫吸附试验（Enzyme - linked immunoadsordenl assay，ELISA）和反转录聚合酶链反应（reverse - transcrpition - alpolymerase chain reaction，RT - PCR）方法检测到肌肉和脊神经节内均有 NT - 3mRNA 和蛋白质的表达。但腺病毒载体由于不能整合到靶细胞的基因组 DNA 中，因此不能像反转录病毒那样形成外源基因的稳定表达，腺病毒的起始表达水平比采用反转录病毒高 10 ~ 100 倍，但在 2 ~ 6 周内就下降为 0。要使基因治疗有进一步发展，乃至推广应用于临床，还有赖于表达载体系统在高效性和靶向性上的提高。

3. 基因转移方式的选择。基因转移途径有 2 类，一类是 in vivo，即活体直接转移，将携带治疗基因的病毒、脂质体甚至裸露 DNA 直接注射到试验个体内。腺病毒、腺相关病毒和单纯疱疹病毒作为载体转染细胞，不需要靶细胞处于分裂象，因此适用于途径 in vivo 将目的基因导入神经细胞。首先将相关神经营养因子基因插入到上述病毒载体的相应位点，形成重组病毒颗粒后通过患部肌肉内或神经干内注射的方式给药，可达到治疗目的。另一类是 ex vivo，称为回体转移，即将受体细胞取出，体外培养并导入治疗基因，然后将这些经基因修饰的细胞重新输回受体体内。采用 ex vivo 途径治疗周围神经损伤时，靶细胞的选择特别重要。理想的靶细胞应该是易于收获并在体内能活跃地分裂。施旺细胞则符合这 2 个条件。试验一般选择胚胎或新生动物的施旺细胞，以获得较多的细胞。in vivo 方法操作简便，实用性强，易在临床推广，但目前这类方法尚未成熟，存在疗效期短、免疫排斥及安全性等问题。ex vivo 的方法较经典、安全，效果易于控制，但步骤多、技术复杂、难度大，所以不易推广。

（二）脊髓损伤的基因治疗

1. 体内法（In vivo）：是将外源基因直接导入体内有关的组织器官，使其进入相应的细胞并进行表达。

（1）神经营养因子的体内疗法。NT - 3、NGF、BDNF 和 NT - 4 属于同一种生长因子，它们能够促进神经的分化、生长和存活。NT - 3 有潜在修复神经的能力，皮质脊髓束和感觉轴突两者都能对它作出反应。已有研究证实，NT - 3 能够有效促进 SCI 后轴突再生。最近，Fortun 等报道，将 AAV5/NT - 3 肌注到大鼠肱三头肌内，AAV5/NT - 3 逆行运输到颈髓并表达。在颈 4、5 脊髓背根损伤的大鼠模型中，对照组与 AAV5/GFP 组相比，AAV5/NT - 3 组脊髓恢复效果好。组织学检查表明，AAV5/NT - 3 组大鼠脊髓损伤部位周围皮质脊髓束轴突明显增多，并且有很少量的星形胶质细胞增生。Fortun 等认为，AAV 具有从肌肉逆行运输目的基因到脊髓的特点，不给脊髓带来附加伤害，是一种无创基因载体。病毒载体介导的 BDNF 在损伤神经元红核中的表达，能够在一段相当长的时间内预防脊髓横断后神经的萎缩。Kwon 等报道，BDNF 不仅能预防神经萎缩，而且 BDNF 的表达还能刺激急性脊髓损伤后红核中再生基因的表达。Nakajima 等将 AdV/BDNF 注入 C4 损伤的大鼠胸锁乳突肌中，AdV/BDNF 逆行运输到颈髓前角运动神经元，BDNF 的表达增加了完整的神经元数量，证明 BDNF 对损伤脊髓有保护作用。研究表明，NGF 能够增加感觉神经元的存活率和促进轴突生长，碱性成纤维细胞生长因子（fibroblast growth factor，FGF－2）证实有神经营养功能，感觉神经元对 FGF－2 也有很高的亲和力。Romero 等报道，L4/L5 脊髓背根损伤的大鼠，根部完全丧失轴突，由此产生后肢感觉功能丧失。利用 AdV 介导 NGF 和 FGF－2 在大鼠损伤脊髓中表达，能够增加感觉神经元轴突的再生能力并使其生长到脊髓内，并能使热感觉功能恢复正常。胶质细胞系派生神经营养因子（GDNF）家族由 GDNF、neurturin、PBS 基因和青蒿琥酯（artemin）组成。GDNF 能够提高 SCI 后神经元的存活率。Koelsch 等报道，将 HSV/GDNF 感染的脊髓细胞直接注入到 T13 钝性损伤的胸椎脊髓中，组织学检查表明在损伤脊髓节段突触和谷氨酸脱氢酶都有增加。最终，实验证明 GDNF 在脊髓损伤中能够增加突触再生、增加突触连接和神经传递中的 GABA。青蒿琥酯对脊髓损伤后轴突具有重塑作用，能够显著改善脊髓损伤后的运动功能。

（2）阻断潜在生长抑制物的体内疗法。阻止 NgR 蛋白的受体和作用途径的方法有很多。Peng 等报道，将 HSV/s NgR 注入到损伤的背根神经节神经元处，sNgR 的表达能够促进有髓纤维在损伤的脊髓后根和背根入口区的再生。Bo 等构建了一个 NGF－s NgR 结合蛋白，体外实验表明，s NgR 结构能够阻止髓鞘对背根神经节生长的抑制作用。将含有这种蛋白基因的 LV 注入到脊髓病变部位，体内实验证实 NGF－s NgR 的表达能够促进感觉轴突再生。除了抑制 NgR，我们还可以通过抑制 RhoA－ROCK 信号通路来阻止轴突生长抑制分子。Wu 等做过抑制 ROCK 的突变体的 LV 介导的神经元特异性表达是否能够促进轴突生长的实验。将 LV/DNROCK 注射到大鼠 C4 水平红核脊髓束半切断的红核内，与对照组比，DNROCK 组后肢和前肢功能恢复好，脊髓切片示有更多的轴突长入到病变区。实验证实，通过表达 DNROCK 来阻断 Rho A－ROCK 信号通路能够促进轴突再生和恢复部分肢体功能 。

2. 体外疗法（ex vivo）：细胞移植的体外疗法是在体外将目的基因导入受体细胞，再将其植入机体，使其在体内表达。近几年，细胞水平的研究取得了巨大的进展，更多类型的细胞能够用于进行潜在治疗脊髓损伤的研究。移植细胞在病灶区能替代损伤细胞，起桥梁作用，提供内源性生长因子，有效促进轴突生长。细胞移植能阻止囊肿无效腔的形成、改善囊肿无效腔或者重建髓鞘。我们可以通过基因操控改变移植细胞的基因结构，使其具有特定的功能，满足基因治疗的需要。目前可供移植的细胞主要有：成纤维细胞（fibroblast）、神经干细胞（neural stemcell，NSC）、骨髓间充质干细胞（bone marrow stromal cell，BMSC）、胚胎干细胞（embryonic stem cell，ES）、嗅鞘细胞（olfactory ensheathing cells，OEC）、施旺细胞（Schwanncell）等。

（1）成纤维细胞（fibroblast）：成纤维细胞主要用做基因的载体细胞，它自身可以表达支持神经元和轴突的细胞外基质，如纤维连接素等，它还具有容易培养和容易转染基因的优点。研究证实，NT－3/fibroblasts 对 C8 半切的脊髓的 Clarke 细胞有拯救作用，BDNF/fibroblasts 对颈髓半切的神经元红核有减少凋亡和防止萎缩的作用。将表达 BDNF/NT－3/fibroblasts 移植到 C7 半切断猴的脊髓中，能显著预防初级运动皮层内的大型椎体神经元因脊髓切断导致的神经萎缩。神经干细胞（NSC）具有潜在治疗脊髓损伤、脑外伤和神经退行性疾病的能力。NSC 有自我更新和向神经元、神经胶质细胞分化的能力，NSC 治疗神经系统疾病的潜力是巨大的。脊髓挫伤 7d 后，通过反转录病毒将 VEGF 转染人类神经干细胞系（F3 细胞），然后再将 F3 细胞移植到脊髓。VEGF 的表达增加了 $NG2^+$ 胶质祖细胞的数量并促进早期增殖细胞分化为成熟的少突胶质细胞，进而显著增强细胞的增殖，而且在脊髓损伤部位还观察到了血管密度的增加和组织再生能力的增强。运用 BBB 评分来评价运动功能，VEGF 神经干细胞移植组比对照组功能恢复好。

（2）骨髓间充质干细胞（BMSC）：BMSC 是一类包括间质干细胞的异质细胞群。BMSC 能够分化为神经元表型，近年来利用 BMSC 治疗神经系统疾病的研究取得巨大进展。Sasaki 等报道，将含有 BDNF/BMSC 移植到 T9 横断损伤的大鼠脊髓两侧，移植后的第 5 周运动功能有恢复，在损伤平面及以下的脊髓灰质中观察到了不断增加的血清素纤维，他们认为这可能与急性脊髓损伤功能恢复有关。还有一种转染到骨髓基质细胞的生长因子是细胞胰岛素样生长因子 1（IGF－I）。Hollis 等报道，将 IGF－I/BMSC 移植到成人 SCI 部位，能够促进脊髓轴突生长入移植物中，但不能促进皮质脊髓轴突的再生。

（3）胚胎时的胶质限制前体细胞（glial－restricted precursor cells，GRPs）：GRPs 可分化成少突胶质细胞和星形胶质细胞，GRPs 和少突胶质细胞前体细胞（OPCs）有神经修复的潜力。研究表明，大鼠 T9 胸髓挫伤的第 9 天，将 D15A/GRPs 移植到损伤脊髓。D15A 的表达显著增加了 GRPs 来源的少突胶质细胞的比例，移植后的第 4 和第 5 周 D15A/GRP 组的动物后肢运动功能有很好恢复，CNTF/OPCs 移植的动物也有相同结果。

（4）嗅鞘细胞（OEC）：嗅鞘细胞是一类专门从鼻黏膜传导嗅觉受体轴突到大脑的神经胶质细胞。OECs 有很多特性与施旺细胞相似，但与施旺细胞相比，OECs 移植入脊髓后，能够产生较少的星形胶质细胞。用 BDNF、NT－3、GDNF 转染的 OECs，具有显著促进轴突生长和功能恢复能力。Mackay－Sim 等报道，OEC 移植具有促神经和功能恢复的作用，而且一期临床试验表明，自体嗅鞘细胞移植安全，移植后的 3 年内未发生任何不良反应。

（5）施旺细胞：施旺细胞是自体移植治疗中枢神经系统损伤或神经退行性疾病潜在的候选者。转基因增加神经营养因子分泌的施旺细胞是体外治疗脊髓损伤的常用细胞。研究证实，表达 NGF 或 BDNF 的施旺细胞，能促进损伤脊髓的轴突生长。

四、疗效评价

可以运用分子生物学、细胞培养和免疫组织化学等方法，从分子、蛋白质和细胞水平对基因治疗周围神经损伤的疗效作一综合评定。

（一）分子水平

外源目的基因进入靶细胞后，先经转录形成 mRNA，因此检测细胞内目的基因 mRNA 的含量可从分子水平了解基因的转移效率。检测目的基因 mRNA 的方法有原位杂交、Northern 杂交、RT－PCR 技术等。Baumgartner 等将腺病毒－GDNF 表达载体注射入大鼠面肌内，7d 后对面肌及面神经核团进行原位杂交及 RT－PCR 分析，发现其 GDNF mRNA 的阳性杂交信号明显优于对照组。

（二）蛋白质水平

目的基因经翻译过程形成蛋白质，检测蛋白质的方法有免疫组织细胞化学、Western 杂交分析、活性检测等。Baumgartner 等用携带神经营养因子 cDNA 的腺病毒感染 Hela 细胞，运用 Western 印迹法分析培养基中神经营养因子水平，并将此 Hela 细胞培养基与鸡胚背根神经节共同培养，发现对背根神经节突起有促生长作用。

（三）细胞水平

神经营养因子基因经转录，翻译成具有生物活性的蛋白质后，可促进相应部位神经元的存活。diPolo 等将腺病毒－BDNF 表达载体注射入受损的视网膜后，与对照组相比，视网膜神经节细胞的存活是对照组的 4.5 倍。Gimenez 等将腺病毒－GDNF 表达载体注射入鼠损伤后的面肌内，1 周后用辣根过氧化物酶法检测发现相应神经核团内运动神经元的存活率达 41.9%，明显优于对照组，证明这一方法可大量减少由轴突损伤引起的神经元死亡。

五、相关进展

（一）周围神经损伤基因治疗

周围神经损伤修复中，基因治疗技术是提供神经营养因子的良好工具，它可以将重要的神经再生基因局部地提供给受损部位，促进神经生长。基因治疗的应用依赖于成熟的 DNA 克隆技术和有效的基因转移手段。神经营养因子可以有效地促进轴突再生，在基因治疗中通过与靶细胞表面特定类别的受体结合而发挥作用，每种受体一旦被配体受体结合物激活，将通过细胞内信号通道产生蛋白质磷酸化，随后激活基因。根据受体不同将神经营养因子分为神经营养因子、神经细胞分裂素和成纤维细胞生长因子，临床应根据其特性和条件灵活运用。同时周围神经损伤基因治疗仍有许多问题亟待解决：

1. 外源基因在体内过度表达或表达不足均会影响基因治疗的效果，外源基因在体内长期有效表达必须接受机体生理信号的调控。目前许多实验室构建的是带有信号肽的 cDNA 克隆，目的基因要靠外源启动子的驱使而表达，与基因组基因结构不同，很难像天然基因一样有效地工作。只有构建具有调控序列的基因才能改善基因治疗的疗效。因此，必须对基因结构以及表达和调控的分子机制进行深入研究，为构建理想的治疗基因提供依据。

2. 基因载体系统的研究。就反转录病毒而言，主要存在滴度不高、靶向性不强及安全性问题；腺病毒最主要的问题是免疫性太强。理想的载体应能有效地转移 1 个或多个功能基因，并且具有特异地靶向性，不被免疫系统识别，可被稳定、方便地扩增，并可被高浓度地大量纯化，对受体安全。美国有几家著名实验室针对载体做了大量研究，对常用的这几种载体进行了改进。

3. 由于神经元和施旺细胞对各种毒性物质的刺激特别敏感，载体的成分如腺病毒的衣壳蛋白以及外源基因的过度表达或异位表达均可毒害某些神经细胞群。因此寻找最适于神经系统表达的载体以及表达调控机制十分重要。分子生物学研究的积累与发展和基因治疗技术的成熟，将为周围神经损伤的治疗开拓出一条新的途径。

（二）脊髓损伤基因治疗

脊髓损伤后细胞反应和分子机制的最新研究进展，为探索治疗脊髓损伤、改善伤后功能开辟了新途径。最新研究证实，整合蛋白、聚唾液酸（polysialic acid，PSA）、神经钙传感器（neuronal calcium sensor，NCS）蛋白等具有良好的促轴突生长作用，动物实验也取得很好的疗效。除了提供营养因子，我们还可以通过其他手段实现促轴突生长，如应用抗凋亡细胞的转基因技术等来增加移植细胞的存活率，增加抗炎因子抑制 SCI 后的炎症反应，提高损伤细胞的存活率等。新的治疗手段和神经保护因子的发现，将为 SCI 的基因疗法提供了更多的目的基因。虽然中枢神经系统中抑制轴突生长机制的发现为 SCI 的治疗提供了更多的机会，但是仍处于起步阶段。

（三）其他进展

1. 尽管针对 NgR 和 Rho A－ROCK 信号传递过程研发的各种抑制剂在动物模型中取得了一定的效果，但各个抑制剂均存在不同程度的缺陷，如针对 Nogo 的抗体只能影响 Nogo 与 NgR 的结合，而对 MAG 或者 OMgp 与 NgR 的结合无作用；针对 NgR 的抗体多次注射后容易引起机体的特异性免疫反应；针对下游信号通路 Rho A 的抑制剂会同时抑制其他与 RhoA 信号通路相关的细胞生理活动等。研发出一种新的安全、有效、低免疫原性、经济、易于修饰的新型 NgR 和 Rho A－ROCK 信号通路抑制剂具有十分重要的理论意义和实际应用价值。在过去的 20 年里，基因治疗方法促进轴突生长已取得重大进展，这要归功于新的病毒载体的发展，特别是 LV 和 AAV。但是仍有许多问题亟待解决，如排斥反应、遗传修饰细胞移植后随时间的延长失效、外源基因的安全性问题等。基因疗法动物脊髓和神经根损伤模型中的轴突再生效果仍然远远不能令人满意，现在还没有一种治疗方法可以用于临床，实现成功的和适当的轴突再生仍有很长的路要走。轴突再生过程是数百甚至数千分子协同作用的复杂过程，单纯某种治疗手段不能满足轴突再生需要。现在人们普遍认为联合疗法是神经修复的未来，这种疗法涉及提供神经营养因子和细胞的桥梁与阻止抑制因素。

2. 近几年蛋白糖基化、控制锌脂蛋白、核糖核酸干扰和刺激神经营养因子治疗脊髓损伤研究兴起，诱导多能干细胞、人工转录因子、诱导基因表达、混合病毒载体、纳米技术等方面的进步，将为基因治疗脊髓损伤研究提供新思路。

总之，基因治疗是分子生物学在医学领域的重要应用，是极有前途的一种治疗方法。但仍存在病毒载体的安全性、外源基因高效持续表达、基因转移中的副作用、受体细胞的归宿、非病毒载体的转移效率等诸多问题，还需要不断地深入研究。

（杨瑞泽）

参考文献

[1] Siemionow M, Sari A. A contemporary overview of peripheral nerve re - search from the Cleveland Clinic microsurgery laboratory [J] . NeurolRes, 2004, 26: 218 - 25.

[2] Rowland JW, Hawryluk GW, Kwon B, et al. Current status of acute spinal cord injury pathophysiology and emerging therapies: promise on the horizon [J] . Neurosurg Focus, 2008, 25 (5): E2.

[3] Richardson PM, Miao T, Wu D, et al. Responses of the nerve cell body to axotomy [J] . Neurosurgery, 2009, 65 (4): A74 - 79.

[4] Sun F, He Z. Neuronal intrinsic barriers for axon regeneration in the adult CNS [J] . Curr Opin Neurobiol, 2010, 20 (4): 510 - 518.

[5] Lu P, Tuszynski MH. Growth factors and combinatorial thera - pies for CNS regeneration [J] . Exp Neurol, 2008, 209 (2): 313 - 320.

[6] kei Y. Phosphorylation of Nogo Receptors Suppresses Nogo Signaling, Allowing Neurite Regeneration [J] . Sci Signal, 2009, 2 (64): ra14.

[7] Wells DJ. Electroporation and ultrasound enhanced non - viral gene delivery in vitro and in vivo [J] . Cell Biol Toxicol, 2010, 26 (1): 21 - 28.

[8] Lim ST, Airavaara M, Harvey BK. Viral vectors for neu - rotrophic factor delivery: a gene therapy approach for neu - rodegenerative diseases of the CNS [J] . Pharmacol Res, 2010, 61 (1): 14 - 26.

[9] Bouard D, Alazard - Dany D, Cosset FL. Viral vectors: from virology to transgene expression [J] . Br J Pharmacol, 2009, 157 (2): 153 - 165.

[10] Fortun J, Puzis R, Pearse DD, et al. Muscle injection of AAV - NT3 promotes anatomical reorganization of CST axons and improves behavioral outcome following SCI [J] . Neurotrau - ma, 2009, 26 (7): 941 - 953.

[11] Richardson PM, Miao T, Wu D, et al. Responses of the nerve cell body to axotomy [J] . Neurosurgery, 2009, 65 (4): A74 - 79.

[12] Sun F, He Z. Neuronal intrinsic barriers for axon regeneration in the adult CNS [J] . Curr Opin Neurobiol, 2010, 20 (4): 510 - 518.

[13] Lu P, Tuszynski MH. Growth factors and combinatorial thera - pies for CNS regeneration [J] . Exp Neurol, 2008, 209 (2): 313 - 320.

第四十八章

康复工程在神经损伤中的应用

一、引言

（一）概念

康复工程学，是运用现代工程学的原理、手段和方法，研究伤残人员全面康复中的康复工程技术问题，研究伤残人员的能力障碍和社会的不利条件，以最大限度地补偿或恢复因伤所造成的肢体、器官缺损或功能障碍的科学。康复医学是以人体功能为中心的医学，反映了人类社会对于生活质量方面的需求，因此随着社会的进步，其医学与社会地位也越来越重要，现代临床医学与康复医学及康复工程的联系也越来越紧密。

（二）对象

康复医疗的服务对象并不局限于残疾人，因为有些功能障碍经过康复治疗能够得到恢复，及时的康复治疗可以大大降低残疾人的数量，是残疾预防的重要途径。康复工程的产品就是康复治疗所需的医疗器械。

（三）学科

康复工程是一门跨专业的交叉学科，容康复医学、生物医学工程、功效学和仿生学，以组织再生、功能重建、评价技术为主要内容的一门新兴的工程技术科学，涉及医学和工程学两大学科的若干专业，包括解剖学、生理学、病理学、人体生物力学、机械学、电子学、高分子化学、材料学，是重要的康复手段之一，特别是对一般治疗方法难以治愈的身体器官缺损和功能障碍者，它是一种主要的治疗手段。

（四）产品

人体功能分为运动功能、感知功能、日常生活能力、语言交流能力以及认知、心理和社会活动。产生功能障碍的原因是多方面的，针对这些功能障碍所需要的评估、诊断、恢复、代偿、训练和监护设备均属于康复治疗的器械。根据功能康复的需要，康复工程产品可分为以下 10 类：

1. 外部人工假体（假肢、假眼、假乳房等）；
2. 矫形器；
3. 助行器和代步装置；

4. 视听功能康复与代偿；

5. 肢体功能康复训练装置；

6. 神经-肌肉训练系统，包括生物反馈自主训练、机器人辅助训练和功能电刺激；

7. 神经功能代偿装置，包括神经信息提取、分析与控制和神经假体；

8. 功能检测与评估系统；

9. 生活辅助用具；

10. 重残者康复护理系统。

（五）产业

社会的需求与科技的进步带来了康复工程的发展。康复工程是现代科学技术与人体康复要求相结合的产物。它的理论基础是人机环境一体化和工程仿生，在此基础上形成了服务于各种康复目的的设施与装置，发展成康复工程产业。

本章主要阐述康复工程在神经损伤康复治疗的作用，其中矫形器在神经损伤的康复治疗中具有相当广阔和重要的价值。因神经损伤而致的截肢手术，近年来随着医疗技术的进步已经越来越少，因此本章对外部人工假体等不作重点阐述。

二、历史

三、现有方法

（一）矫形器

矫形器（orthosis）又称支具（brace），它是通过限制或辅助身体运动，以及改变身体力线等作用，以减轻四肢、脊柱、骨骼肌系统功能障碍的体外无创支撑装置，是矫形外科采用康复工程手段治疗骨关节损伤、外周神经损伤、脊柱与四肢损伤及畸形的一项重要内容。随着各项康复医学的发展，以及现代材料学、生物力学的发展，现代矫形器开发、制造、装配都有了很大进步。同时矫形器技术和服务工作的发展又促进了康复工程学的发展，特别是对神经、肌肉骨骼运动系统疾病的治疗，对肢体残疾人的康复医疗，对残疾人回归社会，矫形器治疗是十分必要的。因此，近代康复工程医学发展以后，人们已把矫形器技术视为与物理治疗（PT）、作业治疗（OT）、语言治疗（ST）一样重要的4项康复技术之一。

1. 矫形器的基本作用：

（1）稳定和支持。通过限制关节异常活动，稳定关节，恢复其承重功能，如小儿麻痹后遗症，下肢肌肉广泛麻痹者使用的膝踝足矫形器用于稳定膝踝关节，以利步行。

（2）固定和保护。通过对病变肢体或关节的固定和保护，促进病变痊愈，如用于治疗骨折的各种骨折矫形器。

（3）预防、矫正畸形。应以预防为主，多用于肌力不平衡或静力作用引起的骨与关节畸形。矫正作用多用于儿童。儿童生长发育阶段由于骨关节生长存在生物可塑性，可得到一定的矫形效果。

（4）减轻轴向承重。系指减轻肢体或躯干的长轴承重，如坐骨承重矫形器用于治疗股骨头无菌性坏死。

（5）抑制站立、步行中的肌肉反射性痉挛。这是控制关节运动，减少肌肉反射性痉挛的结果。如硬踝足塑料矫形器用于脑瘫可以防止步行中出现痉挛性马蹄内翻足，改善步行功能。

（6）改进功能。系指改进病人步行、饮食等日常生活和工作能力，如各种帮助手部畸形残疾人改进握持功能的腕手矫形器。

2. 矫形器治疗的适应证：矫形器是一种体外装置，故矫形器的应用受到一些限制。矫形器主要适用于以下情况：

（1）各种原因引起的肢体肌肉无力，需要控制关节运动，以保护无力的肌肉，稳定关节。

（2）抑制站立、步行中肌肉痉挛，这是一种控制关节运动，减少肌肉牵张反射的结果。

（3）预防和矫正由于肌肉无力，关节运动，肌力不平衡而引起的关节畸形。

（4）减、免肢体骨骼的承重。

（5）代偿失去的肢体功能。

3. 矫形器的分类与名称：

（1）命名。对矫形器术语的标准化始于20世纪70年代早期。以前，矫形器常按研制地、研制者命名或互不相关的方式命名，这种混乱的命名除了少数医师了解外，多数人常常弄不清其种类和治疗用途。过去有矫形用具、支具、夹板、支撑器等多种命名，现统称为矫形器。（我国国家标准GB/T16432－1996，已统称为矫形器）。现代矫形器定义是“用于改变神经、肌肉和骨骼系统的功能特性或结构的体外使用装置。”该方案规定以矫形器所包含关节的第1个英文字母连在一起，最后再取上矫形器（orthosis）的第1个字母O，构成矫形器的名称。这种命名方式已被ISO采纳，在世界范围内被广泛接受（参见表48－1）。但这种命名方法尚不能反映出矫形器的具体功能，有待于进一步完善。

表48－1 矫形器的命名

中文名称	英文名称	缩 写
骶髂矫形器	sacro－iliac orthoses	SIO
腰骶矫形器	lumbo－sacral orthoses	LSO
胸腰骶矫形器	thoraco－lumbo－sacral orthoses	TlSO
颈部矫形器	cervical orthoses	C0
颈胸矫形器	cevical－thoracic orthoses	CTO
颈胸腰骶矫形器	cevical－thoraco－lumbo－sacral orthoses	CTLSO
手矫形器	hand orthoses	HO
腕矫形器	wrist orthoses	WO
肘矫形器	elbow orthoses	E0
肘腕矫形器	elbow－wrist orthoses	EWO
肩矫形器	shoulder orthoses	SO
肩肘矫形器	shoulder－elbow oahoses	SEO
肩肘腕矫形器	shoulder－elbow－wrist orthoses	SEWO
肩肘腕手矫形器	shoulder－elbow－wrist－hand orthoses	SEWHO
足矫形器	foot orthoses	FO
踝足矫形器	ankle－foot orthoses	AFO
膝矫形器	knee orthoses	K0
膝踝足矫形器	knee－ankle－foot orthoses	KAFO
髋矫形器	llip orthoses	HO
髋膝踝足矫形器	hip－knee－ankle－foot orthoses	HKAFO

（2）分类。按照人体使用部位分类，可分为上肢矫形器、下肢矫形器、脊柱矫形器。按使用目的分类，又分为固定性矫形器、保持用矫形器、矫正用矫形器、免荷式矫形器、步行用矫形器、牵引式矫形器等。按主要制造材料分为塑料矫形器、金属矫形器、皮质矫形器、布制矫形器等。按治疗疾病分为儿麻矫形器、马蹄内翻足矫形器、脊柱侧弯矫形器、先天性髋脱位矫形器、股骨头无菌性坏死矫形器、抗痉挛性矫形器等。按其他原则分为模塑矫形器、外动力矫形器、标准化矫形器。

（二）神经－肌肉系统康复设备与功能训练器械

神经－肌肉系统康复是脑血管意外患者、外周神经患者和脊髓损伤患者康复的重要问题。神经－肌肉系统康复设备的目的是为患者提供康复运动的装置，利用和调动神经损伤的自身修复潜力。主要设备类型有：

1. 生物反馈功能康复。生物反馈康复治疗是恢复和改善肌肉自主控制能力的主动训练方法。它通过视觉或听觉反馈，使患者自主控制肌肉收缩，达到对神经－肌肉进行训练的目的。采用肌电信号为信息源。这些设备已在我国医院内临床应用于脊髓损伤和脑血管意外患者，取得很好的康复效果。

2. 功能电刺激（FES）。功能电刺激产品已发展了40多年，市场上也有许多小型的家用电刺激装置出售，国外的新产品多是与计算机技术结合的计算机化的FES系统，它可以同时协调地刺激多块肌肉，使肢体产生协调动作。单独的FES只能使肌肉收缩，对改善神经－肌肉系统效果不大。将FES系统与生物反馈（肌肉电信号）的结合，也就是将电刺激产生的运动和自主运动结合起来，随着康复进程，自主运动的成分逐渐加大，是进行神经－肌肉康复的重要途径。

3. 神经假体。神经假体又称神经假肢，它和功能电刺激有密切联系，但并不等同。目前随着微型技术的发展，将微传感器、微电极和高密度电路与医学相结合，将给神经系统的康复带来革命性的变化。利用这些微系统提供的精确、直接与损伤神经的接口，可直接接收由周围神经甚至中枢神经的传出信号。运用这些信号控制FES系统，可使神经肌肉系统功能恢复达到更高的层次。密集型针板电极，由于触点多、材料生物相容性好，体积微小易于固定，可用于感觉皮层和运动皮层，也可用于脊髓和周围神经纤维，提取微弱的神经信号，还可用于视网膜。

4. 功能康复训练器械与机器人辅助康复。运动是各种功能康复的基础，功能康复训练器械是辅助有功能障碍者进行康复运动的装置，种类很多。按运动类型可分为上肢功能训练器、下肢功能训练器、减重步态训练器、作业训练器、全身康复训练和适合儿童康复训练用的各种装置。

（1）步态训练器对于截瘫患者的康复训练有重要意义，美国的Woodway公司已生产了全自动步态训练系统，可以帮助截瘫患者在无需护理人员帮助的情况下，实现步态训练。

（2）机器人辅助神经－肌肉康复系统是近10年发展的新领域。以英国为首的几个欧共体国家合作研究了GENTLE/S的上肢康复训练机器人，也已进入临床实验。目前这些机器人尚未商品化，但是可以预料，在不久的将来它们会成为康复训练中的一种重要手段。

四、适用范围

（一）周围神经损伤（矫形器的应用）

1. 矫形器治疗适应证及原则：

（1）周围神经损伤后引起支配相应肢体关节活动的肌肉不同程度的瘫痪，使受累的肌肉和关节处于畸形的位置。该畸形在支配肌肉的神经没有恢复以前始终存在，不予重视终将导致相应关节处于畸形位。当明确周围神经损伤后，无论是神经损伤观察期，还是神经修复后功能恢复期，抑或重建受累关节的肌动力以前，都必须十分注意维护关节于正常位置和适当的活动范围，以使其肌动力恢复后可以发挥正常的功能。

此外，神经修复缝合后，有时需要将附近的关节固定，以使损伤神经处于低张力位，就需对患肢进行矫形器治疗。

（2）周围神经损伤病人使用矫形器治疗的一般原则：

①指神经损伤：康复期的矫形器主要是静态指托。

②正中神经损伤：肘部损伤以使用吊带或外展架，腕部损伤以使用功能位腕托为主。

③尺神经损伤：以功能位托加各种功能锻炼矫形器为主。

④桡神经损伤：以使用外展架和手功能位矫形器为主。

⑤腋神经损伤：各种吊带及上臂固定带或外展架。

⑥肌皮神经损伤：肘关节功能位固定加屈肘位功能锻炼。

⑦腓总神经损伤：主要利用足托和弹簧鞋治疗足下垂。

⑧胫神经损伤：使用踝足矫形器纠正、预防踝外翻畸形。

⑨臂丛神经损伤：使用手功能位托、腕功能位托及外展架。

2. 常用矫形器介绍：矫形器的主要作用是固定保护，预防或矫正畸形以及代偿丧失的功能。周围神经损伤后的矫形器治疗根据使用目的不同分为2种，即暂时性矫形器治疗和永久性矫形器治疗。根据矫形器的结构特点及其作用力的情况可分为2大类：静态的（static）、动态的（dynamic）。

（1）暂时性矫形器：神经损伤修复后到神经功能的完全恢复，需要一定的时间。暂时性矫形器用以治疗周围神经损伤观察期及修复后，使用矫形器维持关节处于正常功能位，并使其保持适当的非固定关节的活动范围。另外，神经直接吻合后，也需要使用暂时性矫形器将肢体固定于适当体位以减少神经吻合端的张力。

（2）永久性矫形器：当陈旧性周围神经损伤已无法通过神经修复使其恢复功能，也无法通过其他方法重建肢体功能时，可采用矫形器治疗以协助肢体恢复一定功能。此时使用的永久性矫形器应具有较完善的功能，因为病人需要终生依靠矫形器完成一定的肢体功能。

（3）静态矫形器：上肢矫形器将上肢固定于功能位，故主要用于保护外伤、炎症的上肢，避免恢复期有害的上肢运动和防止因重力作用、肌肉麻痹、肌痉挛、疼痛等原因引起的关节畸形。该类矫形器常见有：①腕背伸矫形器其可根据需要将腕关节固定在合适的伸展位，如前翘式矫形器、卡普兰型矫形器、背侧保持式腕矫形器；②肘矫形器如肘腕矫形器或肘腕手矫形器；③肩矫形器如肩外展矫形器、肩胛冈保持矫形器、霍曼矫形器、桑代克型矫形器及各种臂吊；④踝关节内、外翻矫正带包括丁字带、Y形带。为预防和矫正畸形只用静态的矫形器是不够的，还需要物理治疗师对病人进行训练。

（4）动态矫形器：动态上肢矫形器亦称为功能性上肢矫形器，此类矫形器利用钢琴丝、橡皮筋及弹簧的弹性，辅助关节伸展、屈曲。主要用于代偿丧失的功能和动态的预防、矫正畸形，尤其适用于神经损伤后引起的手神经性麻痹。常用的矫形器包括：①腕关节动态矫形器，如托马斯型悬吊矫形器、奥本海默型矫形器、格兰杰型矫形器及使用克伦扎克关节铰链的前翘式矫形器；②掌指关节、指间关节动态矫形器，如MP伸展限位装置、带IP伸展辅助的MP伸展限位装置、MP屈曲辅助装置及MP伸展辅助装置；③弹簧式拇指外展辅助装置和拇指IP伸展辅助装置；④第一骨间背侧肌辅助装置，该装置利用从对掌挡片引出的弹簧片的弹力辅助示指外展，使示指与拇指的对掌抓取变得容易，其适用于尺神经麻痹导致的第一骨间背侧肌麻痹者；⑤肘关节动态矫形器如带定位盘锁定式铰链与弹簧式屈曲辅助装置的肘矫形器、功能性肘矫形器及使用克伦扎克铰链式动态肩肘矫形器。

(5) 手夹板：主要用于保持不稳定的肢体功能位，提供牵引力以防止挛缩，预防和矫正肢体畸形以及补偿失去的肌力，帮助无力的肢体运动等，从而达到减少残疾程度、增进功能的目的。夹板按其功能可分为固定式（静止性）和功能性（动力性）2 类。固定性手夹板没有可动的组成部分，主要用于固定肢体的功能位，限制异常活动。功能性手夹板允许肢体有一定程度的活动，从而达到治疗目的。

3. 临床常见外周神经损伤的支具应用：

(1) 外伤性正中神经损伤：对于外伤性正中神经损伤，使用矫形器可以减轻疼痛，维持虎口间隙，维持拇指对掌外展位，维持手掌横弓，防止猿手畸形，辅助手的握持动作。

使用方法：①使用短对掌腕手矫形器，矫形器限制手部活动，以利于神经愈合。矫形器的对掌外展支板防止拇内收，维持虎口间隙；矫形器的手掌及掌背侧支撑板维持手掌弓。由于将患手保持在功能位，可以使病人更有效地发挥残留肌肉的作用。②使用长对掌腕手矫形器，增加有腕部控制部件在前臂增加支撑板，限制腕关节的活动，减轻因腕部不稳定造成的功能障碍。

(2) 腕管综合征：对腕管卡压，可考虑使用夜间夹板治疗，使腕部在夜间保持中立位。避免患者夜间屈曲腕关节加重对正中神经卡压，同时改善手部的静脉回流，减少腕管内滑膜的水肿，从而减少对神经的卡压，缓解症状。

(3) 尺神经损伤合并正中神经损伤：使用目的在于稳定第一掌指关节，防止爪形手畸形，维持掌横弓，辅助握持动作。使用长对掌腕手矫形器，在矫形器上加有防止掌指关节过伸挡板、前臂支撑板和捆绑带，从而防止掌指关节过伸；对掌外展支撑板使拇指处于功能位；掌侧及掌背侧支撑板维持手掌横弓。

(4) 桡神经损伤：使用腕部屈曲控制矫形器。矫形器防止腕关节屈曲，以预防屈腕屈指肌挛缩。由于矫形器将患手维持于功能位，并使屈指肌保持适当张力。故有利于握持动作，防止腕屈曲挛缩、指伸肌松弛，辅助握持动作。

(5) 臂丛神经损伤：应用矫形器治疗时，应根据损伤类型而采用适当的方法。

①上干型损伤应采用外展支架保护患肢，手部带外展支具，同时可按摩患肢各肌群，被动活动患肢各关节，并可选用温热疗法、电疗法。

②下干型损伤时用矫形器使腕关节保持在功能位，患侧腕关节及掌指、指间关节的被动运动，同时视病情选用其他康复治疗方法。

③全臂丛损伤时使用功能位矫形器保持上肢及腕手关节处于功能位置，为功能恢复创造条件。矫形器的使用同时为上肢诸关节的主被动活动提供保护。

同时臂丛神经损伤神经探查及吻合术后，为了保护吻合的神经吻合点往往采用头颈胸矫形器将头颈部固定于患侧松弛位。一般固定 3 ~ 4 周。

(6) 腓总神经损伤所致足下垂及僵硬性足下垂：

①松弛性足下垂应使用后侧带有塑料叶状弹簧或金属螺旋弹簧的矫形器，这种矫形器具有背伸辅助作用。利用矫形器辅助足背伸，在足支撑后期也允许足部有轻微的跖屈。矫正足踝力线，达到踝关节中立位。使用硬质鞋垫式矫形器，可以防止足跖屈。

②僵硬性足下垂应配高跟高帮鞋，增加跖底负重面积，减轻前足的过度负重。

（二）脊髓损伤（患者应用的辅助器具）

尽管脊髓损伤的诊断、治疗取得一定的进展，但完全性脊髓损伤仍难以恢复，不完全脊髓损伤仍会残留功能障碍。正确地确定适应证、选择相应的矫形器或支具并合理安装使用其他辅助器具，可以改善患者的生活自理能力，而且有利于患者心理和体质的全面康复，对患者早日开始自理的、创造性的生活有重要的意义。

1. 上肢支具及自助器

（1）手部夹板：手部夹板对颈髓损伤患者是必需的，而且应在入院后48h内提供。但是，目前国内对四肢瘫患者早期应用手部夹板的重要性认识不足，使很多患者发生手部畸形而影响了康复效果。

①手部夹板应用的目的主要包括：保持手部的正常位置以防止畸形；保持手指的功能位，拇指对掌及掌弓正常解剖功能位；维持手的握持位置，为C6～7水平损伤患者提供依靠伸腕时腱固定的抓握功能；保持被动的全关节活动度；为今后进行肌腱转移或应用动态手部夹板提供可行的条件。

损伤水平以下运动的丧失和血管运动障碍可导致水肿，沉积的胶原可转化为纤维组织，造成关节韧带的粘连，造成组织弹性的丧失和肢体挛缩。挛缩的预防包括应用支具夹板，抬高患肢和被动关节活动。对颈7～8的患者因肌力不平衡可造成爪形手，应用夹板可预防畸形，对高位截瘫患者支具主要是维持手的正常外形，而低位截瘫则应保持手腕的功能位，为日后手的运动功能恢复作准备。C6、7患者手指的功能活动取决于腕固定作用。腕固定作用是在利用腕背伸时通过腕的能力达到自然屈指，从而能达到抓握和用手指拾起东西。在功能位的挛缩可有利于这种利用腕部的抓握功能。

②手部夹板应用的方法：OT师可应用低温成形塑料根据每个人的不同情况制作夹板。支具夹板应在卧床时期持续佩戴，洗漱和进行关节度训练时可摘下。每日至少取下2次进行皮肤检查，观察有无压红或水肿。如发现手部夹板不合适或损坏应及时更换。

（2）自助器：自助器是指能提高患者的自身能力，使其能较省力、省时地完成一些原来无法完成的日常生活活动，从而增加生活独立性的辅助装置。

脊髓损伤患者使用自助器常可达到以下目的：代偿因瘫痪或肌肉无力以及关节活动受限所致的部分身体功能障碍（如丧失握力）；保持物体或器皿的稳定以便于单手使用；代偿不自主运动所致的功能障碍。

①进食自助器：适用于握力丧失者的自助器有多用生活袖套。这样，丧失握力的患者就可以用这些食具进食。适用于关节活动受限者的自助器为粗柄食具，对手部关节活动受限而不能将物握紧的患者，可将匙、叉等食具的手柄增粗，这样就比较容易拿稳。多用旋转手柄及弯角食具是两种供丧失前臂旋后功能的患者使用的进食自助器。多用旋转手柄可由硬木柄或塑料芯及L形食具（匙、叉等）组合而成。

②书写自助器：适用于握力丧失者的自助器。将铅笔或钢笔插入一皮套，置于拇指与食指之间，用中指固定笔的下端，然后将与皮套相连的尼龙带缠绕手指，并用尼龙搭扣固定。C型对掌持笔器用低温塑料制成，可将拇指和食指保持在对掌位，将笔穿过一个固定卡后即可牢固固定于对掌持笔器。适用关节活动受限者的书写自助器可增加笔的粗度，使手指活动受限的患者较容易将笔持稳。

此外，还有阅读、穿衣等各种专用自助器，患者也可自己设计自助器。

2. 脊髓损伤患者应用的下肢支具：脊髓损伤患者应用的下肢矫形器特称为截瘫矫形器，是用于辅助截瘫患者直立及行走的支具。目前，截瘫矫形器主要可分为2种类型：无助动功能步行矫形器和助动功能步行矫形器或称往复式步行矫形器。为解决高位脊髓损伤患者的步行，多年来国内外进行了功能性电刺激助行器和动力式助行器的研究。目前，这2种类型助行器仍在试验研究阶段。

（1）无助动功能步行矫形器：传统的截瘫矫形器是无助动功能的，多采用双侧髋膝踝足矫形器（HKAFO）或双侧膝踝足矫形器（KAFO）及踝足矫形器（AFO）。患者应用时需将髋或膝关节锁紧，踝关节采用固定方式。无助动功能步行矫形器主要依靠患者身体重心前倾及骨盆侧倾达到跨步，进行站立及行走功能训练时应使用双拐，注意安全。

（2）助动功能步行矫形器：近年来以 ARGO 为代表的助动功能的往复式步行矫形器应用于临床，使得 T4 以下的完全性胸髓损伤患者应用步行矫形器进行步行成为可能。研究显示，患者在应用 ARGO 站立时稳定性较好，手杖对地面的压力低，L4～9 水平损伤的患者应用 ARGO 行走时的氧耗明显降低。

3. 脊髓损伤患者应用步行矫形器的适应证：脊髓损伤患者主要应用步行矫形器的稳定支持功能及助动功能进行站立及步行训练，并不是所有脊髓损伤患者都需要或能够应用步行矫形器。能否应用步行矫形器主要取决于脊柱稳定性、脊髓损伤的水平与程度、患者全身体质情况及心理素质。

（1）对于脊柱稳定的患者，在全身体质情况和心理素质条件许可的情况下，应用步行矫形器的适应证主要取决于脊髓损伤的水平与程度。依据脊髓损伤的运动水平，可确定能否应用步行矫形器和应用步行骄形器的类型。一般情况下，颈椎脊髓损伤患者不能应用步行矫形器；无助动功能步行矫形器主要应用于胸 10 以下的脊髓损伤患者；胸 10 以上的完全性脊髓损伤患者，应用无助动功能步行矫形器，一般不能进行功能性步行；对于不完全性脊髓损伤，因不同患者脊髓损伤水平以下残留的肌力情况不同，需依据具体情况确定应用步行矫形器。参见表 48－2。

近年来，助动功能步行矫形器 ARGO 的临床应用，为提高脊髓损伤患者的行动能力和全面康复的水平开辟了新的途径。脊髓损伤水平不同应用步行矫形器时的步态也不同。应用 KAFO 步行矫形器时，T6～8 水平的患者进行迈直步练习，T9～12 水平的患者进行摆直步和摆过步练习，L1～2 水平的患者则进行四点步练习。应用 ARGO 的患者均进行四点步练习。

表 48－2　脊髓损伤水平与步行矫形器

脊髓损伤水平	无助动步行矫形器及康复目标	助动型步行矫形器及康复目标
T1～5	应用骨盆带长下肢支具（HKAFO）及腋拐进行站立训练	应用 ARGO 及肘拐，进行站立训练或治疗性步行
T6～10	应用骨盆带长下肢支具（HKAFO）及腋拐进行治疗性步行	应用 ARGO 及肘拐，进行治疗性或家中功能性步行
T11～12	应用长下肢支具（KAFO）及腋拐进行治疗性或家中功能性步行	应用 ARGO 及肘拐，进行杜区功能性步行
L4	长下肢支具（KAFO）及腋拐，进行家中功能性步行	应用 ARGO 及肘拐，进行社区功能性步行
L2	长下肢支具（KAFO）及腋拐，室内或社区功能性步行	应用 ARGO 及肘拐，进行社区功能性步行
L3～4	短下肢支具（AFO）及肘拐，社区功能性步行	无必要应用助动型步行矫形器
L5～S1	足托及单拐社区步行	
S2	社区步行	

（2）早期重建脊柱稳定性是预防脊髓继发性损伤、开展早期康复的重要步骤。临床医师和康复

医师通过临床及影像学检查来评定并纠正脊柱稳定性，否则不能应用步行矫形器。在应用步行矫形器之前，患者应首先进行关节活动度、肌力（主要是上肢肌力）训练和坐位平衡及站立平衡训练等康复训练来进行体质准备。

（3）身体体质是脊髓损伤患者应用步行矫形器的重要条件。患者的心肺功能应基本在正常生理范围。下肢骨关节无畸形和严重的痉挛或挛缩，即不影响步行矫形器的使用。上肢肌力应通过康复训练明显增强，坐位平衡应达到无支撑坐位 5min 以上和有限动态平衡，应在平行杠内应用步行矫形器进行站立平衡训练。此外，患者的年龄、体重，有无压疮及泌尿系统并发症等对应用步行矫形器也有一定的影响。一般来说，年龄 60 岁以上，明显肥胖超重的患者不宜应用步行矫形器。

（4）心理素质也是影响截瘫患者正确使用步行矫形器的重要因素。有些患者往往寄希望于再次手术或某种神奇的药物作用而采取静待脊髓功能恢复。而且患者如无生活自理、自立及康复的愿望和信心，无依靠自己的艰苦训练站立起来的决心，应用步行矫形器将是困难的。在正确对待这些“希望”之前，医务人员及康复矫形师应加强对患者及家属的康复教育，使患者及家属理解病情和康复目标，告诉患者消极等待可造成瘫痪肢体的肌肉萎缩、骨质疏松及关节挛缩等，应积极主动地进行步行矫形器训练，依靠自己的力量达到站立、行走的目标。

（三）脊柱侧凸（康复工程的应用）

脊柱侧凸发生的病因很多。严重的脊柱侧凸目前唯一的治疗方法是手术矫治，这不仅使患者痛苦增大，并发症增多，更主要是无论何种侧凸矫治手术，最后都是以脊柱运动功能的丧失为代价换来畸形的部分或大部分矫正。而其手术效果往往随畸形严重程度的增加而降低，其并发症也随畸形严重程度加重而增多。

国内、外经验表明，开展普查、早期发现、及时康复矫治是防止和减少脊柱侧凸对青少年身心健康严重危害的有效方法。使手术病例的比例降低，也使手术患者侧凸严重程度明显减轻。康复工程在脊柱侧凸的治疗手段包括：物理疗法（表面电刺激治疗）、支具疗法等。

1. 电刺激疗法：支具是控制脊柱侧凸加重的较好方法。但由于支具限制患者的日常活动，外形臃肿，以及其他原因常使患儿或家长中途放弃治疗。近年来问世的电刺激疗法是易为患者接受的一种治疗方法。目前应用的电刺激多为双通道体表电刺激器，两组电极分别放置在侧弯凸侧的体表特定位置，两通道交替输出的矩形电刺激波，使两组椎旁肌交替收缩与舒张，而使侧弯的脊柱获得持续的矫正力，以达到防止侧弯加重或矫正的目的。

（1）适应证：

①可塑性较好的 40°以下的脊柱侧凸患者。

②因年龄太小，不宜手术治疗的 40°以上的特发性侧凸患者。

（2）治疗方法：

①定位治疗前摄站立前后位脊柱 X 线像，根据 X 线像找出侧凸的顶椎及与其相连的肋骨，此肋骨与患者腋后线、腋中线相交点 A、B 作为参考中心，在参考中心上、下各 5 ~ 6cm 处的腋后线及腋中线上作标志点为放电极板的位置，同一组电极板的距离不要小于 10cm。

②有效强度的确定。电刺激需要足够的强度才能达到治疗目的。电刺激时应注意刺激强度，肌肉收缩时，肉眼观察脊柱侧弯有无改善或变直；肌肉收缩时触摸患儿的棘突有无移动；拍电刺激肌肉收缩及无电刺激时 X 线像对比，测量侧弯角度有无 10°以上的减小。如未达到以上要求，应调整电极板位置，找到最佳刺激点，并逐渐增大电流强度。

③电刺激治疗。经 1 周白天治疗使患儿逐渐适应，并同时教会家长如何使用刺激器和放置电极

板，以后改为晚上治疗。小儿入睡后开动仪器使电流由30mA开始，在2~3min后逐渐调到60~70mA，以免开始刺激太强，将患儿弄醒。

（3）注意事项：

①皮疹。在治疗开始阶段，放电极板部位可能出现皮疹或接触性皮炎，皮疹发生后一般不一定需要停止治疗，经白天清洁皮肤及外用肤轻松软膏可逐渐好转，必要时可将电极板向前或向后稍加移动使其离开皮疹区。

②经常核对刺激点。正确刺激点是获得有效治疗的重要环节，使肌肉收缩时其矫正力的作用中心位于脊柱侧弯的顶椎上，使侧弯弧中的每一椎体、椎间盘都受到有效的矫正力。

③刺激强度不足或刺激时间不够是影响有效治疗的另一重要因素，一般刺激强度为60~70mA，每天刺激持续时间不少于7h。

④电刺激疗法要持之以恒，直至脊柱骨发育成熟，故需坚持几年甚至十几年。为达到好的治疗效果，也可与支具治疗联合应用，即白天戴支具，夜晚行电刺激治疗。

2. 矫形器治疗：在特发性脊柱侧凸的非手术治疗和康复手段中，矫形器疗法占有重要位置。目前大多学者认为矫形器对脊柱侧凸的治疗可以改变疾病的自然发展史。有学者对215例平均Cobb氏角28°特发性侧凸患者的颈胸段或胸段侧凸采用Milwaukee支具，胸腰段或腰段侧凸采用Boston支具治疗，经平均26个月随诊，侧凸无变化或有减轻，其有效率为82%。

矫形器治疗主要适用于脊柱侧凸的角度超过20°、进展超过5°并且骨骼未发育成熟的患者。矫形器治疗的有效与否取决于患者能否坚持长期正确的佩戴。矫形器佩戴后需拍片观察治疗效果，以后定期进行一次随访，直到骨骼成熟。

目前公认矫形器治疗可有效地控制早期脊柱侧凸的进展，特别是对轻型特发性侧凸，可避免手术或减轻手术患者侧凸的严重程度，对35°以内的侧凸，Risser征≤2度的患者，矫形器治疗的有效率可达75%以上。因而矫形器治疗是目前脊柱侧凸康复治疗的重要手段。

（1）支具的种类：治疗脊柱侧凸的常用矫形器有2类，即CTLSO和TLSO矫形器

①CTLSO矫形器。固定范围包括颈椎、胸椎、腰椎和骶椎。Milwaukee（密尔沃基）支具是其代表。CTLSO适应于侧凸顶椎在第8胸椎或以上的颈胸段或胸段脊柱侧凸患者。根据需要，可补加压力垫和吊带，其中最重要的是在胸廓或腰部的后外侧，相当于侧凸顶椎的水平部位安放的压力垫。压力垫要尽量大些，以防止压疮。压力垫的位置应尽量偏向外侧，以增加水平分力，减少垂直分力，既能矫正侧凸又能防止加重前凸。

②TLSO矫形器。固定范围包括中、下段胸椎、腰椎和骶椎。Boston（波士顿）支具是其代表。TLSO支具适应于侧凸顶椎在第8胸椎以下的患者。如胸腰段侧凸或腰段侧凸等。支具和躯干骨盆的接触要妥帖合身。根据侧凸所在的部位，TLSO的塑料板可以在胸壁外侧、股骨大转子或臀部延伸一段，以增强"三点支持"的杠杆矫形作用。因TLSO支具可以被衣服遮盖不影响外观，颈部活动不受限制，故容易被患者接受。

（2）矫形器制作：矫形器制作的方法有2种。第一，用轻塑料板预制成不同规格的矫形支具，然后加工、修整，衬垫和CTLSO支具还要追加金属立柱。这种制作法的工作周期短，但该类支具矫形作用较差。第二种方法是先用石膏取样，患者取立位或卧位于Risser石膏床上，必要时加用牵引或加压力垫。用石膏取样做成阴模，转换成阳模，再用轻塑料板在阳模上制成支具。这种制作法的工作周期长，但制成的支具更为合身、适用。支具制成后要试穿，不合身处加以修整，直至患者舒适、满意为止。

更重要的是支具佩戴后要拍脊柱前后位X线片，了解支具是否达到矫形作用，压力垫安放位置

是否合适并作适当调整等。

(3) 矫形器的穿戴：使用矫形器时要昼夜穿着，每天持续 23h；留下的 1h 用于洗澡、体操等活动练习。支具治疗需持之以恒，若无禁忌，支具可使用直至骨发育成熟为止。

(4) 停用矫形器的指征：①停用指标：4 个月内身高未见增加；Risser 征 4～5 级（髂嵴骨骺长全及融合）；取下矫形器后 4h 摄脊柱前后位片，Cobb 氏角较前无变化。②达到上述指标后，使用矫形器具时间可减少为每日持续 20h。4 个月后再复查无变化，每日持续穿戴矫形器具可减少为 16h。稳定后再减为 12h。再复查仍稳定，在去除矫形器具后 24h 摄脊柱前后位片，如 Cobb 氏角仍无变化，即可停止使用。在此期间内如畸形有加重仍需恢复每日持续 23h 着用矫形器。使用矫形器期间，如配合体操锻炼可获更佳效果。

五、禁忌范围

并不是所有脊髓损伤患者都需要或能够应用步行矫形器。能否应用步行矫形器主要取决于脊柱稳定性、脊髓损伤的水平与程度、患者全身体质情况及心理素质。

1. 一般情况下，颈椎脊髓损伤患者不能应用步行矫形器；无助动功能步行矫形器主要应用于胸 10 以下的脊髓损伤患者；胸 10 以上的完全性脊髓损伤患者，应用无助动功能步行矫形器，一般不能进行功能性步行；对于不完全性脊髓损伤，因不同患者脊髓损伤水平以下残留的肌力情况不同，需依据具体情况确定应用步行矫形器（表 45－2）。

2. 早期重建脊柱稳定性是预防脊髓继发性损伤、开展早期康复的重要步骤。临床医师和康复医师通过临床及影像学检查来评定并纠正脊柱稳定性，否则不能应用步行矫形器。在应用步行矫形器之前，患者应首先进行关节活动度、肌力（主要是上肢肌力）训练和坐位平衡及站立平衡训练等康复训练来进行体质准备。

3. 身体体质是脊髓损伤患者应用步行矫形器的重要条件。患者的心肺功能应基本在正常生理范围。下肢骨关节无畸形和严重的痉挛或挛缩，即不影响步行矫形器的使用。上肢肌力应通过康复训练明显增强，坐位平衡应达到无支撑坐位 5min 以上和有限动态平衡，应在平行杠内应用步行矫形器进行站立平衡训练。此外，患者的年龄、体重，有无压疮及泌尿系统并发症等对应用步行矫形器也有一定的影响。一般来说，年龄 60 岁以上，明显肥胖超重的患者不宜应用步行矫形器。

4. 心理素质也是影响截瘫患者正确使用步行矫形器的重要因素。有些患者往往寄希望于再次手术或某种神奇的药物作用而采取静待脊髓功能恢复。而且患者如无生活自理、自立及康复的愿望和信心，无依靠自己的艰苦训练站立起来的决心，应用步行矫形器将是困难的。在正确对待这些“希望”之前，医务人员及康复矫形师应加强对患者及家属的康复教育，使患者及家属理解病情和康复目标，告诉患者消极等待可造成瘫痪肢体的肌肉萎缩、骨质疏松及关节挛缩等，应积极主动地进行步行矫形器训练，依靠自己的力量达到站立、行走的目标。

六、效果判定

（一）文献回顾

（二）评估方法标准

要使矫形器疗法得以成功，需要进行多方面的考虑：

1. 伤残者病情和肢体功能障碍的程度如何？病情是否已经稳定或者还处于变化阶段？

2. 使用矫形器疗法对伤残者有无益处？益处是什么？

3. 相反，使用矫形器疗法对伤残者有无不利点？不利点是什么？

4. 伤残者能否接受为其选择的矫形器？

经过上述考虑及讨论，解决了矫形器的适应证后，再开具矫形器处方。开处方时，要考虑到肢体功能障碍的种类、程度、残疾者的心理状态及其社会背景等，以便对每一位病例都能选择最适合的矫形器，开出正确的处方。这一点是十分重要的。

（三）应对策略

1. 矫形器试穿与检查：检查矫形器是否符合医师处方要求、矫形器的关节与人体关节轴位的适配性、穿着时的舒适性（有无压迫、疼痛感）、功能性及取下矫形器时的肢体状态。

2. 患者使用矫形器时的注意事项：开具处方时，要向患者（小儿患者向其父母）说明矫形器的使用目的及穿用时间，是康复协作组成员特别是医师的义务。矫形器制成交付使用时，应认真向患者讲明矫形器的使用方法和穿用时间（白天用、夜间用、昼夜用等），指导患者穿用矫形器期间产生综合征（皮肤发红、疼痛、褥疮等）时的临时处置方法和出现故障时的对策。此阶段的指导工作是有效地使用矫形器的关键一环，绝不可忽视。

3. 矫形器改造

（1）矫形器的轻量化：对于矫形器来说，特别是用于双侧麻痹患者，将两腿全部包裹的矫形器和包住整个脊柱的侧凸症矫形器，其轻量化是和其适配性同样重要的要求。

（2）矫形器的组件化：矫形器组件化后给患者和相关工作人员带来很多方便，矫形器的全部组件化仍是今后研究的一大课题。

七、相关要点

1. 让截瘫患者独立行走，并非一蹴而就的事，尤其是那些胸椎损伤者，训练的过程是痛苦而枯燥的，训练的效果也是非常缓慢的，即使能走了，姿势也不好看。这需要病人努力克服心理障碍，因为自己行走不仅仅是要达到室外活动，而是要达到提高生活质量的目的，在很大程度上也是减少威胁生命的呼吸系感染、泌尿系感染等并发症的重要手段。

2. 应用步行矫形器对脊髓损伤患者全身体质的康复具有重要作用。多数的临床及康复文献显示，通过站立或步行训练可预防截瘫患者的肌肉挛缩，减轻痉挛，并有减少骨质疏松及预防关节挛缩、预防压疮、改善膀胱功能和排便功能。同时，改善和增强心肺功能，也可改善下肢血液循环，利于预防体位性低血压和深静脉血栓（DVT）。

3. 应用步行矫形器进行站立或步行训练，对脊髓损伤患者心理障碍的克服也有积极的作用，而心理功能康复又是脊髓损伤患者全面康复的重要条件。在必要的心理治疗和康复教育的基础上，应用步行矫形器进行站立或步行训练，可使患者感到能与正常人在同等高度水平（Eye Level）上进行对话交流，增加了正视残疾、自立自强的信心，缩短了心理障碍时间。同时，应用步行矫形器后可使患者有更大的社会活动空间，增加了社会活动能力，促进了患者早日回归社会和全面康复。

八、相关进展

（一）现代矫形器的发展

矫形器的制作涉及康复医学和工科生物力学、人体解剖学、临床生理学、病理学以及生物医学工程。近年来，由于国际矫形器理论研究水平的提高，在矫形器设计制造方面均有较大进步与发展，其特点主要表现为：

1. 设计更符合人体生物力学原理。大多数矫形器的目的是对身体姿势施加影响或给予控制，以达到稳定、活动、防止畸形的目的。以往制作矫形器主要根据三点受力原理，现代矫形器制作参考了电脑上受力分析资料，既符合三点原理又符合动态力学的要求，使矫形器设计更科学合理，大大提高了矫形效果。

2. 新材料和新工艺及制作方法的改进。受制作材料等方面的限制，以往制作矫形器的材料主要是金属条和皮革，存在不少缺陷。现代矫形器由于应用材料的更新和制造工艺的提高，尤其是正在广泛使用的热塑成形材料以及更新型的合成材料，如碳、硼混合纤维等，在有些方面已经取代传统的金属支条式矫形器，而且所有材料有硬有软，能带色或透气，还可以内衬泡沫海绵，使矫形器整体更可靠、更轻便、更美观。参见表 48 - 3。

矫形器制作方法最重大的改进是抽真空成型技术的使用。抽真空成型技术不仅改变了传统的矫形器生产的结构形式，同时也使矫形器按照生物力学的要求达到与肢体准确地适合。

表 48 - 3　金属制矫形器与塑料矫形器的比较

	金属制矫形器	塑料矫形器
优点	强度大，不易破损 关节种类多，便于控制背屈、跖屈的可动范围 利用加带或垫的办法，矫正内、外翻变形容易 适穿及制作完成时的修整、破损时的修理、部件的更换比较容易 通气性能好	重量轻 外观好 清洁、不易弄脏 使用时无杂音 容易加工成正确的形状 有挠性和坚韧性 加热后可以适当地调整其形状 穿脱鞋方便
缺点	重量重 外观不好 金属部件容易生锈，皮革不清洁 使用中踝关节及足蹬会磨损，从而产生跖、背屈角度变化 使用时会产生杂音	关节部位耐久性能有问题 破损后不易修理 取型时的肢体位置很关键，制作完成后角度调整困难 要求制作技术高超，具有一定的设备 不透汗，通气性能不好 可能会擦伤皮肤或患褥疮 髋关节、膝关节尚不能满足要求

3. 固定与运动相结合。由于材料力学的进步，现代矫形器，除具有较强的功能外，并根据肢体康复特点装配有带锁可调式金属关节系统，使肢体在满足治疗部位固定下保持一定的角度和活动度，甚至可以多方向活动；对于关节畸形需要逐步缓慢矫正者，矫形器上装配有可伸展的螺旋式撑开器。而且已有定型成套矫形支具，可同时使用于不同身高、胖瘦体型的患者，使矫形器安装、佩戴更为快捷、方便；而且制作使用的金属关节及配件均采用优质的合金材料，使矫形器更为轻便、美观。

4. 功能性电刺激。瘫痪肌肉经电刺激后变为功能性运动，已进人实际应用阶段。目前主要用于小腿外侧肌的电刺激器，又称功能性电刺激器（functional electrical stimulation，FES）。虽目前在与常规足下垂矫形器的功能相比较，效果无明显差别，短期内难以推广应用，但近几十年来国际上已有多个研究小组致力于发展 FES 系统，有 4 种 FES 系统用于恢复四肢瘫病人的抓握功能，即仿生手、助动手、自由手系统和手控器。

5. 生物反馈。人工神经系统可视为一种传入式生物反馈系统，在正常功能基础上，为治疗或训练目的提供一部分感觉信息。为障碍者进行生物反馈治疗，有可能在矫形器方面开辟一个新的领域，尤其适合于那些感觉或本体感觉神经有缺陷但运动肌力源仍完整的病人，如脑性瘫的病人。

6. 矫形器的范围扩大。传统观念的矫形器主要是指各种上肢、下肢和躯干的支架及矫形鞋、内脏托带等。现代观念有所扩大，如各种手杖、拐杖和其他助行器、各种轮椅以及用以改善支持功能的特制坐垫、床垫等也已纳入现代矫形器范围。出现电动、气动矫形器，功能性电刺激，生物反馈，电或机械的体内装置等。

（二）康复工程的发展与展望

康复工程是现代科学技术与人体康复要求相结合的产物。它的理论基础是人机环境一体化和工程仿生，在此基础上形成了服务于各种康复目的的设施与装置，发展成康复工程产业。

使截瘫患者从轮椅上站起来，是患者与康复工作者的梦想，他们也为此付出了艰辛的劳动。最基本的方法是自动力式步行器，或称活动矫形器。交替步态矫形器自动力式步行器存在步行时体力消耗大的问题，因此不宜长时间使用。

采用功能电刺激的方法交替刺激多块肌肉，使患者步行的方法已进行了多年研究。自 20 世纪 80 年代以来，一个重要的趋势是将功能电刺激与活动矫形器结合起来的混合式交替步态矫形器。外动力式步行器还可采用肌电信号控制，实现患者的自主控制。

在研究、开发和应用更先进的功能电刺激系统方面，还有些重要的问题有待进一步研究。它们也是当前康复工程研究的热点。

环境控制系统的关键是提供一个利用残疾人尚有的功能与电器设备间的人机接口，可利用的功能很多，包括身体某部位的微动、吹气等，也可用人体生物信息如肌肉电、脑电信号。护理机器人是帮助重残者拿取用品的设施，除了安全性以外，它的用户界面特殊、工作强度不大且精度不高，但应有一定程度的智能化。在护理机器人的研究中，欧美国家起步较早。

现在，我们正在迎来科技更加发达的 21 世纪，康复工程也将随着社会的需求进一步发展。在康复工程的科技水平上，今后也必然有新的提高。3D 打印技术、人工智能、纳米技术、生物材料、组织工程、基因工程以及对人体自身功能的进一步认识，都会给康复工程注入新的活力。康复工程将为人类自身的幸福作出新的贡献。

（鹿　军）

参考文献

[1] Petri A, Jensen I. P. Postoperative lumberdiscitis; types, diagnosis and treatment. Ugeskr Laeger, 1996, 158 (38): 5281-5285.

[2] 靳安民，邵振海．椎间盘炎的早期诊断和手术治疗．中国脊柱脊髓杂志，1992，13 (2)：277.

[3] 鲁玉来，蔡钦林，孙永华，等．腰椎间盘突出症．北京：人民军医出版社，2001：278.

[4] 卢世璧．坎贝尔骨科手术学大全．第 9 版．济南：山东科学技术出版社，2001：3029，3032.

第四十九章

截瘫患者康复治疗常见问题及注意事项

第一节　截瘫患者心理康复治疗

脊髓损伤截瘫患者是最严重的伤残之一，残疾不仅给他们的身体和生活带来巨大的痛苦和不便，而且给他们的心理也造成巨大的精神伤害。因此，在康复工作中不仅要对脊髓损伤患者进行躯体方面的康复，而且要及时对他们进行心理干预和心理治疗。根据患者伤后所表现出来的认知、情绪和行为等方面的特点，可将脊髓损伤患者伤后的心理变化划分为无知期、震惊期、否认期、抑郁期、承认期、适应期几个不同的心理阶段，心理治疗时尽可能根据脊髓损伤患者各阶段的心理特点，有针对性地选用心理治疗策略和方法。上述几个阶段的划分不是绝对的，在实际工作中我们常常会发现患者具有相连的两个阶段的心理特点，这是很正常的，因为患者伤后的心理状况往往是一个连续的变化过程，而不是突然从某一个阶段过渡到下一个阶段。最后我们提示的是脊髓损伤患者的心理康复的目标就是帮助患者从最初的无知期心理阶段，顺利过渡到下一个心理阶段，并最终进入适应期阶段。

一、无知期

（一）引言

无知期是指患者有创伤后，对自己的真实病情不了解、不知道，不关心具体治疗的细节，因而患者表现出来的异常情绪和行为与脊髓损伤或截瘫的程度无关的心理状态。此期持续时间从伤后至几个月不等，但对于一些认知水平低的人，如儿童和老龄人，无知期持续的时间可能会更长。无知期是脊髓损伤患者伤后心理变化的第一个阶段，但并不是伤后每个人心理方面都经历此阶段。无知期的出现主要与患者本人的经历、医学知识的了解情况，以及家人和医护人员对病情的保密程度有关。

（二）现有方法

1. 支持性心理治疗：心理医生在治疗过程中，通过支持性的语言和行为来影响患者，对患者不幸和目前的心理状况，给予充分的同情和理解，帮助其正确对待受伤事实，合理解释患者出现的心理问题如焦虑和恐惧情绪等，指导患者应对心理问题的策略，增加战胜疾病的信心。

2. 情绪宣泄疗法：主要是让患者尽可能诉说自己的心理矛盾和痛苦，将潜意识的心理冲突及担心和恐惧的事件挖掘出来，从而缓解患者的心理压力，达到心理治疗目的。在治疗过程中，医生要鼓励脊髓损伤病人尽力表达自己的内心痛苦，不要控制自己的真实情感，当患者出现伤心流泪时，也不要求患者控制，此时治疗者只需对患者心理痛苦和困扰给予充分的理解和同情即可。

3. 行为疗法：主要运用行为疗法中的系统脱敏和放松训练的技术来治疗患者焦虑和恐惧情绪。

（1）系统脱敏法。首先把所有恐惧事件由弱到强按次序排列分级（“G #”分，“G”表示完全平静，“#”表示极度恐惧）。然后由弱到强让患者想象恐惧的情境，如患者受伤的经过等，在想象每一级恐惧情境后，要对患者进行短暂的放松训练，然后再想象下一级恐惧情境。这样循序渐进有系统地进行练习，就可以由弱到强逐渐消除和缓解患者恐惧的情绪。

（2）放松训练。主要采用渐渐放松训练的技术。练习前，治疗人员先对患者进行心理指导和暗示，并让患者反复体会身体某一个部位放松和紧张的感觉，如让患者双手紧张，然后放松，让患者反复比较放松与紧张的区别，最后按照一定的顺序将全身的肌肉进行放松。可先由治疗者口头暗示放松，几次后可跟随磁带练习，最终患者要学会自行放松训练技巧。放松训练不仅可以缓解和消除患者焦虑、紧张、恐惧情绪，而且还能帮助患者改善睡眠。

（三）适用范围

无知期患者在认知方面主要表现为对自己病情的真实情况完全不了解，认为自己的病如同一般的手术治疗一样，几个月后就可以出院回家，心里没有意识到自己将可能永远站不起来。患者这时的精力主要集中在意外事件本身上，反复思考自己为什么会遭受如此大的不幸，因而出现一些强迫思维。如有一位患者说：“我平时一向待人很好，办事认真，没干缺德事，为什么这样倒霉的事就降临在我头上呢?”患者怎么想也想不通，心里很压抑、很委屈，认为世界太不公平，特别是在夜间经常想这些问题，自己很难控制，影响睡眠。在情绪和行为方面，患者主要表现为焦虑、压抑、委屈和恐惧，并经常对家人发脾气。如一些患者一见到自己的家人和熟人就痛哭流涕；而一些患者由于恐惧，不愿回忆受伤的情境，夜间睡眠很轻，经常梦见受伤的可怕场面。另外，身体的疼痛和不适，也会给患者带来一些异常的情绪和行为。故此阶段多采用支持疗法、情绪宣泄疗法和行为疗法等心理治疗的方法。

（四）相关要点

1. 建立治疗性的医患关系：心理治疗的前提是良好的医患关系，由于人交往中首因效应的缘故，治疗者与患者的最初接触很重要，要尽可能给患者留下良好的印象，才能取得他们的信任和认同，为下一步深化心理治疗做准备，意外创伤给脊髓损伤患者造成巨大的心理打击，且受伤最初的阶段，伤口的剧痛和身体长时间卧床，也容易使患者的情绪和行为发生异常，因此，患者既要承受身体上的痛苦又要承受心理上的痛苦，如果此时过早谈及真实病情，必定会引起患者强烈的情绪反应，增加患者的心理负担，不利于各方面的治疗。所以，治疗者最初与患者进行接触时，不宜过早涉及真实病情。如果治疗过程中患者询问病情，治疗人员应巧妙回答，必要时对患者的病情做出有条件的、积极的保证。

2. 以缓解患者的负性情绪为首要目的：此阶段的心理治疗并不急于要求患者面对实际受伤的事实，而是让他们有机会谈及心理上的困惑，充分释放心理上的压力，以缓解压抑的心理状况，以及紧张、焦虑和恐惧的情绪。为了更好地达到上述目的，谈话的环境也很重要，心理医生要尽可能地与患者单独会谈，且尽量不让家人和护理人员在场。

3. 经常与患者的家属进行沟通：家人对患者心理的状态应该是最清楚的，经常与患者的家属进行沟通，不仅能更全面、更准确地发现患者的心理问题，而且还能争取他们对心理工作的支持和理解。另一方面，家属一般都知道患者的真实病情，他们（特别是夫妻的一方）的心理压力很大，由于整日照顾患者很辛苦，他们也容易出现心理方面的问题，并影响到与患者的交往。因此，治疗者有必要帮助家人调整好心态，指导他们如何与患者进行交往和沟通。

二、震惊期

（一）引言

震惊是患者听到或意识到自己伤病的严重程度后，在心理方面即刻出现的情感上的麻木或休克状态。这种心理状态主要由于此前患者对病的严重性毫无准备，当突然面对巨大打击时，心理上出现原始的应激反应，以回避现实的具体问题。震惊期一般出现在无知期之后，但对于那些具有一定的医学知识的患者来说，受伤后心理上即刻就可进入震惊期阶段。震惊阶段一般持续几秒到数天。

（二）现有方法

此阶段我们多采用支持性的心理治疗，即心理医生多运用一些体贴性语言和行为积极影响患者的情绪，增强患者信心。如心理医生可以告诉患者“你刚受伤，病情正处于最佳恢复期，现在不是考虑病能否恢复的时候，应集中精力为脊髓恢复创造条件，否则心情不好会影响病情的恢复”。同时，治疗者要对脊髓损伤知识做一些正面的解释和指导，如告诉他们“神经恢复比较慢，需要一个比较长的时间，观察自己病情的变化，不是以天计算，而是要以月和年来计算。”

（三）适用范围

震惊期的患者常感到脑子里一片空白，思维反应迟钝，表情惊讶、发呆，行为上不知所措，沉默，对周围的人和事件无感觉、无反应。如一位患者述说：“当时知道自己的病后脑子都大了，长时间待在那里，并反复问自己，我该怎么办啊?”还有一位患者说：“知道自己病情后，好几天脑子什么也不想，心里很平静，也不感到害怕。”

（四）相关要点

1. 震惊期阶段心理治疗策略。由于患者此时情感麻木、行为反应被动，因此，提供更多的关怀是最为重要的。心理治疗者应用更关切和友好的语言与患者交流，使患者心理获得更大的支持和安慰。

2. 合理运用心理防御机制。心理防御机制是指个体处在挫折与冲突的紧张情境时，内心自觉和不自觉地解脱烦恼和不安，以恢复情绪平衡与稳定的一种适应倾向。心理医生可利用心理防御机制，帮助病人缓解心理压力。心理防御机制的形式很多，此阶段我们多采用否认的防御机制，即治疗人员根据具体情况，收集一些对患者病情恢复有利的信息，让他们相信脊髓恢复仍有希望，以缓解患者对残疾的极度恐惧，使心理早日进入下一个阶段。

三、否认期

（一）引言

否认期是指患者在经过震惊期打击之后，为避免心理出现更大的精神痛苦，很快对已经发生的事实，在心理上采取一种否认的态度。由于致残的打击来得如此凶猛和突然，大大超出了病人的心理承受能力，于是他们很自然地采取心理防卫的方式，而对给自己带来心理创伤和打击的事实一概加以否认，就像没发生一样。此时患者并不认为自己已经残疾了，心理上也不感到十分痛苦。此阶段一般持续数周或数月的时间。否认期一般多采取支持性心理治疗、情绪宣泄治疗和放松训练治疗。

（二）现有方法

1. 支持性心理治疗。在对患者充分理解的基础上，治疗者向患者讲解康复治疗的重要性和意义，宣传心理因素对病情的影响，以及指导他们如何保持心理健康。同时，增强患者战胜疾病的信心，减轻他们对残疾的恐惧，并注意发现他们心理方面积极的因素。

2. 情绪宣泄疗法。随着治疗时间一天天过去，而病情未出现明显改善，患者的紧张、焦虑情绪将越来越重，压抑、愤恨的心理也越来越明显，由于各种原因，一些患者不愿或者无法跟家人沟通，而在心理方面出现矛盾，因此，治疗者一定要注意观察患者情绪的变化，及时对他们进行情绪疏导，鼓励他们表达压抑的心理问题，以减轻患者的心理压力。

3. 放松训练治疗。主要是帮助缓解紧张和焦虑情绪及改善睡眠。治疗者先指导患者练习，直到学会，然后由患者根据自己的时间自行练习，一般 9min/次。对于睡眠困难的患者，放松训练可在睡前和夜里失眠时练习，可帮助入睡。

（三）适用范围

在认识方面，否认期的患者一般对自己病情缺乏全面、客观的了解，不相信自己永远不能走路了，认为科学很发达，有办法能治好他的病。即使有些患者知道一点自己的病情，也认为自己的情况跟别人不一样，坚信自己的病一定能好。在情绪方面，患者表现为紧张、焦虑和恐惧，严重的患者常会出现失眠及一些躯体化症状，如头痛、胸闷和胃部不适等症状。在行为方面，患者到处打听病情，亲自查找医学资料，注意收听有关广播和电视节目，不加分析地收集对自己有利的信息，并督促家人找许多专家咨询。为了能保持好自己的心理平衡，有些患者不愿别人提及他的真实病情，不愿接触残疾人，拒绝看残疾人的书籍和节目。有些患者还出现攻击行为，他们不友好，不与人合作，而且还爱发脾气、摔东西和骂人等，特别是对待自己最亲近的人时尤为突出。

（四）相关要点

1. 尊重患者，避免争执。否认期患者由于害怕残疾，往往坚信自己的病能好，他们经常向治疗者表达类似的想法，并且不愿听相反的意见，因此，治疗人员要尊重患者，认真倾听他们的想法，不要批判，不要把自己的意见强加给对方，避免与他们发生争执。否则，不利于医患关系的建立和治疗顺利进行。

2. 渐进地透露真实的病情。在良好的医患关系的基础上，和患者的情绪相对平静后，心理医生应有计划、有策略地向患者渗透病情，使患者在不知不觉中，逐步接受自己的病情和残疾。根据我国的实际情况，在最初阶段，不宜采取告之真实病情的、冲击的心理治疗方法。因为，这样不仅会引起患者强烈的情绪和行为反应，而且也容易引起患者家人及有关人员的误解和患者对心理治疗的恐惧，影响心理治疗和其他康复治疗的顺利进行。

3. 劝导患者接受康复治疗。由于患者相信自己的病能恢复，他们往往只相信或关注药物治疗、手术治疗、中医治疗以及祖传秘方等临床方法，而对现代康复治疗不理解，故治疗很被动，有的甚至拒绝治疗。因此，心理治疗者要实事求是地宣传脊髓损伤的康复知识，强调康复对其病情的重要性和意义，并让患者相信康复与其脊髓神经的恢复是一致的，劝导他们尽早接受康复治疗。

四、抑郁期

（一）引言

抑郁期是指患者完全意识到自己病情的严重性和后果之后，心理防线彻底瓦解，在心理方面出现的消极的情绪反应阶段。随着时间一天天过去，病情未出现明显的进展，患者开始考虑将要面临的残疾及以后生活的问题，心理越来越紧张，焦虑、压抑情绪加重，对自己的生活彻底失去信心，当病人认识到自己所受的创伤造成长期或终身残疾时，抑郁反应就出现了。此阶段可持续数月或更长时间。抑郁期主要采用支持性心理治疗和认知心理治疗的心理治疗方法。

（二）现有方法

1. 支持性心理治疗：认真倾听患者的心理问题，并体谅患者的心理痛苦，合理分析解释此阶段患者出现心理问题的原因，指出心理问题对其身体和生活的影响，指导患者调整自己的心理平衡。

2. 认知心理治疗：认知治疗是根据认知过程影响情感和行为的理论假设，通过认知行为技术来改变病人不良认知的一类心理治疗方法的总称。在脊髓损伤患者抑郁期阶段，认知心理治疗首先通过宣教的方式向患者介绍脊髓损伤的有关知识，让他们比较客观、正确地认识自己的疾病，提高患者对疾病治疗和康复的依从性。其次，可以通过认知重建方法，帮助患者改变对自己残疾和生活的各种不正确的态度，矫正自我失败的消极思维。如通过已康复患者的示范作用，建立这样一种认识：残疾并不等于残废，脊髓损伤患者只要坚持康复，是可以重新回归家庭和社会的。从而对抗患者“治疗没有用，我的病没有希望了，我的一切都完了”等消极思维。再者，可以通过角色转换的方式说服患者放弃轻生念头，让患者考虑，如果他所爱的家人有了类似的想法，他会怎样对待。最后，通过比较的方法，让患者从病情、家庭和社会等方面，将自己的情况与别的病人进行比较，使他们更现实、更积极地评价自己的病情。

（三）适用范围

在认知方面主要表现为：抑郁期的患者感到精力难以集中，记忆力下降；对自己的病情及生活悲观，认为自己一切都完了，再也不能像以前一样了，没脸见人；认为自己活着不仅痛苦，而且给家人增加负担，有自杀的想法。情绪方面，患者情绪低落、不稳定，心境压抑、忧伤，表情单一、痛苦，经常哭泣。而行为方面患者表现为对什么事件都不感兴趣，拒绝康复治疗，很少说话，不与人交往，总想睡觉，并可能出现自杀行为。

（四）效果判定

1. 文献回顾：截瘫病人身体伤残后由于自身能力和社会地位丧失、经济困难，家庭关系紧张等强烈的社会及心理因素使他们无法适应，易产生自杀意念。有自杀意念者在截瘫病人中高达51.56%。其中7.11%有自杀行为，自杀意念与损伤部位及年龄无关，而EPQ测验结果提示截瘫病人的自杀意念与神经质（N分高）密切相关。面对截瘫后的种种压力，神经质病人反应更为强烈。脊髓损伤目前还没有特效治疗方法，多数病人将长期坐轮椅生活，心理治疗中要根据病人的心理承受能力和认知水平有的放矢，尽量减少自杀意念的出现。截瘫病人的自杀意念随心理防御能力逐渐提高而消失，但也会随社会和家庭问题而波动，因此对截瘫病人的心理支持和帮助是长期的。随着医学模式的转变，在综合性医院里躯体疾病伴发心理障碍越来越受到临床医生的重视。我国与国际合作的一项调查表明，心理障碍在综合医疗机构就诊患者中，是一种十分常见的疾患，其发生率为24%，最常见的心理障碍中以抑郁占首位。有研究资料表明，截瘫组3种量表评分均明显高于对照组，说明这些患者确实存在一定程度的心理障碍。SCL－90 评定结果显示，评分较高的症状群因子中，抑郁症状占首位，其他评分较高的症状为焦虑、躯体化恐怖和强迫等。与韩彩萍报道伤残人心理障碍结果相近似。有学者发现在精神科门诊中常遇到创伤后应激障碍（PTSD），重大的生活事件产生短期或长期性的抑郁，反应性抑郁症的发病率也很高。该研究的对象为住院的截瘫病人，由于疾病及突发意外事件致躯体伤残，这些负性应激源给病人造成的影响很大，使病人处于应激状态，以负性情绪、消极行为来应付应激源，因此导致以抑郁状态为主的心理障碍。有研究指出，23.68%截瘫病人有自杀意念，中等以上严重程度占15.78%，故应引起重视，严防因抑郁症状引起的自杀行为发生。

2. 评估方法标准：EPQ 测验、SCL－90 评定等。

3. 应对策略：对有自杀意念及严重抑郁症状的患者，应给予必要的心理疏导及抗抑郁剂治疗。

（1）主动对患者进行心理干预。由于患者情绪抑郁，行为被动，对生活绝望，多数患者往往不愿与人接触，对心理治疗比较敏感，有的甚至拒绝与心理医生接触。因此，心理医生需要主动对患者进行心理干预，及时了解患者的心理状况，帮助患者尽早度过抑郁期。

（2）预防自杀。大部分患者在抑郁阶段会有自杀意念和自杀倾向，一些患者表面上装着什么事都没有，而内心里可能对自杀已有准备；一些患者在抑郁的心理状态下，身体上的疼痛和家庭的矛盾都可能导致情绪上的剧烈变化而出现自杀行为。因此，预防自杀应是此阶段心理治疗的重点，心理治疗人员要根据患者的情况，及时与医生、护士和患者的家人沟通，加强对患者的保护。

（3）增强患者生活的信心。抑郁期患者一般心里很自卑，看问题消极，往往看不到自己的价值，对残疾生活的认识过分悲观。因此心理治疗必须帮助患者积极面对残疾的现实，客观合理地评价面临的残疾问题，发现存在的价值和优势，增强患者生活的信心。

（4）使用抗抑郁药配合治疗。抑郁是由于患者受打击后，心理长时间紧张，压抑等因素所致。患者不仅在心理和精神方面出现障碍，而且伴随着还出现生理和躯体的异常反应，心理治疗可以帮助患者面对挫折和困难，缓解和消除患者的抑郁情绪，但心理治疗需要一定的时间，且治疗效果受治疗者、患者及抑郁程度的影响。因此，对于中、重度程度的患者，在进行心理治疗的同时，临床上应配合一定的抗抑郁药协助治疗。

五、承认期

（一）引言

承认期是指患者的抑郁情绪基本得到缓解，情绪已趋于稳定，日常行为也开始恢复正常，心理方面基本默认和接受自己的残疾。经过别人的劝导和周围环境的积极影响，患者逐渐认识到生存的价值，发现痛苦是没有用的，因而负性情绪逐渐消失和减轻，心理上不得不面对残疾的现实，并开始考虑今后生活的一些具体问题。承认期针对患者此阶段的心理问题的特点，主要采取认知心理治疗和行为矫正治疗。

（二）现有方法

1. 认知心理治疗。运用认知治疗中的理性情绪疗法（＋9：疗法），让患者认识到一个人的情绪即高兴和不高兴、痛苦和愉快，与客观事件本身无直接关系，而与我们对这个事件态度即如何评价有关，凡是积极的、客观的、合理的评价一个事物，肯定会出现一个积极的情绪，而消极的、没有依据而猜测地评价一件事件，肯定会带给我们一个负面的情绪。通过具体分析让患者知道，任何事件都有积极和消极两个方面，我们不能只看到消极的一面，而应该学会发现事件积极的一面。利用这种思维方法让患者认识到，一个人的残疾并不是痛苦的真正原因，我们的痛苦是由于我们对残疾采用了消极的态度所致。因此，必须合理地评价残疾，积极对待以后的生活，我们才能更自信，才能有一个愉快的心情。

2. 行为矫正治疗。行为塑造是指利用行为矫正的技术，有意识、有计划地强化患者身上出现的某种期望的良好行为。具体方法是在治疗过程中，当患者对某一事件产生积极的想法和行为时，治疗者应及时地给予肯定，如表扬和鼓励等。治疗者可以这样说，“我同意你的看法”或“你这么做，说明你已经进步了”等这类话。另一种方法是设定一种情境或问题，让患者进行评判和回答，治疗者根据患者回答内容的积极和合理程度进行打分，从而引导患者思维和行为向正性方面发展。

3. 暴露疗法。暴露疗法主要用于治疗脊髓损伤患者的社交恐惧症。其治疗原则是在征得患者同意的情况下，鼓励患者较长时间地想象或置身于社交恐怖的情境，从而达到消退恐惧的目的。必要时，在暴露疗法之后，适当对患者进行放松训练，以缓解他们的恐惧和紧张情绪。

（三）适用范围

承认期的患者在认识方面，对自己的病情比较了解，认识到病情在短时间内是不可能恢复的，因而寄希望于以后新的医疗技术，心理上被动接受目前残疾。另一方面，患者心里仍很自卑，缺乏自信，对以后的生活比较担心；一些患者以自我为中心，不愿独立，认为自己残疾了，应该得到别人照顾；许多患者有社交恐惧，他们不想见人，不想回归家庭和社会，不愿面对熟悉的环境。在情绪方面，患者焦虑和抑郁情绪比较轻，但恐惧情绪比较重，情绪的稳定性与抑郁期相比有明显改善。行为方面，患者主动行为增加，愿意与人交往，但有些患者对康复治疗仍比较被动，训练不积极，生活上依赖别人，很少出门，不愿出院。

（四）相关要点

1. 积极发现患者心理方面的变化。任何心理问题和障碍的治疗效果，都是在心理治疗过程和患者的生活中逐步体现出来的，患者伤残心理能够进入承认期阶段，在心理方面一定有某些积极的变化，因此，治疗者在与患者交往和治疗过程中，要有意识地去发现患者在认知、情绪和行为等心理方面取得的积极的变化，并及时反馈给患者。这样不仅能强化患者的好的想法，塑造正面行为，而且可以更好地巩固心理治疗关系。

2. 帮助患者建立起一个合理的认知模式。随着患者心理状态的改善和良好的医患关系的建立，患者已经比较愿意讨论自己的残疾和以后生活中面临的困难，希望有人对他提出建议。因此，必须帮助患者建立的一个比较合理的认知模式，让他们学会应对各种问题的策略和方法，这样不仅有利于调整心理平衡，而且可以提高他们适应环境的能力。

3. 消除自卑心理：经过抑郁期后，虽然患者负性情绪得到很大改善，但多数患者仍存在很强的自卑心理，他们觉得自己的形象见不得人，整天需要别人照顾，不能回报亲人和社会，认为自己是一个没用的人，心里很内疚、自责，不愿出门，对社会很恐惧。所以，及时消除患者的自卑，对于帮助他们早日适应残疾，积极参与社会至关重要。

六、适应期

（一）引言

适应期是指患者经过上述几个阶段后，在心理上不仅能接受残疾，而且能很好地适应残疾，并以一种积极的心态对待回归家庭和社会而建立起新的社会适应性行为。经过家人和医生的帮助，以及患者的自我调整，患者逐渐发现自己的生存价值，认识到残疾并不可怕，心理上渐渐适应自己的残疾生活，愿继续工作和重新参与社会生活。适应期阶段主要采用支持和认知的心理治疗方法。

（二）现有方法

1. 支持性心理治疗。适应期阶段支持性心理治疗重点是，针对患者回归家庭和社会中遇到的问题进行分析、解释和指导，以帮助患者计划好回归家庭的生活，处理好与家人和周围人的关系，增强他们参与社会的信心。如我们指导患者处理夫妻关系时，告诉他们一定要自信，要注意尊重对方，对爱人的帮助和付出一定要给予肯定和表扬，不要对爱人太苛刻，要经常与对方进行沟通，这样才能更好地保持婚姻关系的稳定，防止由于我们的原因而导致婚姻破裂。另一方面，如果婚姻真的解体，也应该让他们勇于面对，热爱自己，让他们知道离婚总比忍受长期痛苦婚姻折磨要好。在处理人际关系时，要求他们自己要有付出，不能过分以自我为中心，要尊重和相信别人，否则不利于人际关系的发展。

2. 认知心理治疗。针对回归的问题，利用 +9：法对患者进行思维训练，通过思维方式的改变，来改善患者对未来生活的担心及提高患者应对各种问题的能力。如一些患者认为，自己坐轮椅出门总有人看，心里很不舒服。治疗者可以问患者："你怎么知道别人怎么看你的?""我们能不能求别人不看我们?""你能不能看得起你自己?""如果你自己看得起你自己，你还担心别人看你吗?"，通过这样的训练，使患者认识到他的社交恐惧，主要是由于他的自卑心理造成的。

（三）适用范围

适应期患者对自己的疾病和残疾状态，有比较清楚的认识，能客观、合理地评价康复治疗效果，承认和接受目前的残疾；能意识到自己的生存价值，对残疾生活有信心，希望进一步发挥自己潜能，并尽最大可能谋求自己在生活上和经济上独立，愿意带着伤残去工作。情绪方面，患者焦虑、恐惧和抑郁情绪基本消失，能经常见到愉快的表情，情绪总体很稳定。行为方面，患者能积极配合康复治疗，主动与人交往，积极与人合作，经常到公共场合并参与社会活动。

（四）相关要点

1. 帮助患者掌握人际交往技巧。患者需要带着伤残重新面对家庭和社会生活，许多患者在人际交往过程中，仍然不够自信，行为比较被动。有的患者以自我为中心，不顾别人感受，因而影响人际关系的协调和发展，表现为常常处理不好与家人和周围人关系，因此，要帮助患者学习一些人际交往和应对特殊人际关系的技巧，以便更好地适应家庭和社会生活。

2. 对回归后的生活进行指导。脊髓损伤患者虽然康复出院，但康复锻炼对于他们是一项长期的任务，出院后需要每天坚持必要的功能锻炼，才能保持和提高已经取得的成绩。另一方面，患者虽然大部生活能够自理，但仍然需要别人的协助，这样就给参与社会生活带来一定的困难。这些问题处理不当，也会给患者的心理和身体方面带来负面的影响。所以，在患者出院前，对其回归后的生活进行指导是非常必要的。

3. 鼓励患者参与社会生活。每个人都必须与社会保持一定接触，否则，自我封闭会产生许多不利的影响。对于脊髓损伤患者来说，参与社会活动不仅可以发挥他们的才智和潜能，而且可以使患者心理与社会保持一种正常的联系，防止他们长期与社会隔绝而导致心理上的障碍和异常，因此，当患者的心理进入适应期阶段后，一定要帮助患者认识到参与社会的重要性，鼓励他们走出家门，尽可能出去工作或参与社会生活。

第二节 截瘫患者的家庭康复治疗

一、引言

截瘫是严重的创伤之一，若治疗不当及延误，可造成肌肉萎缩和挛缩畸形、关节僵硬、强直，褥疮、泌尿系的感染、肺炎等一系列并发症，这不仅危害病人的健康和生命，也给家庭带来沉重的精神和经济负担。在医院内施行康复治疗，条件固然好，但花费开支大，尤其是农村患者，难以承受经济负担和护理任务，从而影响了病人的康复效果。

二、现有方法

1. 首先由医院一级成立康复治疗小组，该组由康复医师及有临床经验的护理人员组成。具体指导、制定康复程序，如心理康复、截瘫肢体的功能康复、尿路康复、皮肤康复等，因地制宜、就地取材，其目的是方便病人、促进康复、节省开支，并为病人培养永久性的家庭护理人员。

2. 教会病人循序渐进做被动关节活动，肌肉按摩，翻身练坐，逐步加大活动量。练坐时注意抬头、挺胸、双手支撑、支持坐稳，再练搬腿，以健肢带动患肢，借上身力量，做翻身动作。然后做移坐床边、移坐轮椅等训练。可在床的一头制作一块膝板，病人在护臀带保护下，维持站立，3 次/d，每次 1 ~ 2h。有的可用膝部夹板固定，依次靠墙站，扶双拐站。重点训练人体重心向左右拐反复轮换，然后做跨步动作。开始在陪护人扶持保护下进行，令患者抬头、挺胸、缩腹、提拐前移，2 ~ 3 次/d，每次 1 ~ 2h。1 个月后可独自带夹板或支具行走。经 3 ~ 4 个月训练，有的可拆除夹板或支具，但应防止膝反张。经半年左右顽强训练，可执手拐行走，部分恢复适当的工作。

3. 对尿路康复，教会患者的自我间歇导尿法。其具体方法是由护理人员教会导尿的方法，备齐导管及消毒物品，定期进行导尿，按每天活动情况尽量定期地摄入水分，并安排尿量，决定自我导尿的时间。如残余尿少能自己排尿时，则不需自我导尿。导尿管要定期用消毒液浸泡、冲洗。每周更换一次消毒液。如有泌尿系感染征象时，应及时口服或静滴抗生素控制感染。

4. 对皮肤康复，以经常保护皮肤的清洁和干燥为原则。对没有创口的皮肤，应使用肥皂水冲洗。当尿液污染皮肤时，用毛巾浸入温水，拧干后将污物去掉。1 次/d 用蒸过的专用毛巾擦拭皮肤，促进皮肤血循环，保持清洁。对发红的部位，进行按摩。尽量减少敷布皱折、烫伤等损伤皮肤的机会。合理使用气圈、软枕、海绵垫，定时翻身，如有受压迹象，及时缩短翻身间隔时间。

5. 同时，应加强营养，改善饮食条件，尽量多给患者高热量、高蛋白饮食。

6. 按摩、推拿等中医治疗能够促进肌肉饱满，防止肌肉萎缩，要循序渐进，持之以恒。按摩推拿应由腰背肌开始，逐渐至下肢诸肌肉，每次 1h 左右，2 ~ 3 次/d。对瘫痪的关节要做全幅度的被动运动，防止足下垂及关节挛缩、僵硬。

三、相关要点

1. 对家庭康复治疗，应根据病人脊髓损伤平面、瘫痪程度、有无并发症、年龄和体质情况，与陪护人或家属、患者本人一起订立切实可行的综合治疗计划。功能锻炼要按次序先后进行，注意营养，控制并发症，应用中医穴位针灸、按摩推拿，以顺利完成康复训练计划，达到预期的目的和取得理想的效果。

2. 构建家庭康复治疗的社会支持网络系统并逐步完善。任何一个社会成员的社会支持网结构都不是单一的，其构成可划分为正式的社会支持系统和非正式的社会支持系统2部分。前者包括政府部门、企业、社区组织、社会团体或非政府组织；后者包括血缘关系（自己及配偶的父母、兄弟姐妹及子女）、亲缘关系（自己及配偶的亲戚）、业缘关系（同事及同学）、地缘关系（邻里）、私人关系（朋友以及病友、医护人员）等。

四、相关进展

研究发现，正式的社会支持系统和非正式的社会支持系统这两大部分各自提供的支持在截瘫患者的社会支持网中所占的地位是不同的。正式的社会支持系统在截瘫患者的社会支持网中起着非常重要的作用。虽然市场经济体制的引入已逐步减轻了职工对企业的依赖，但是，面对工伤这样的生活变故，个体及其家庭很难独立承担，唯有求助于国家和社会。由于职工很难在国家和企业之外获得替代资源，这就强化了职工对国家和企业的依赖性。在我国，单位制是一种非常特殊的保障机制，单位曾是包揽职工生老病死的小社会。随着市场经济的逐步形成，新的劳动人事制度、社会福利、社会保障和社会服务体系逐步建立，企事业单位的职能日渐单一化，原先由单位全部承担的社会职能逐步与企事业脱钩。与这一进程相适应，工伤认定、伤残职工生活照顾等方面的处理方法也有了调整。由于新的社会保障体系的建立尚需时日，单位制对中国社会的影响很难在短期内消失，职工对单位的依赖尚未完全解除。职工在发生意外之后首先想到的就是求助于单位和领导。对于截瘫这样需要巨额救治资金的病症，职工几乎不可能仅靠个人和家庭的力量渡过难关，加之劳动能力丧失，职工个人的生活问题、家庭生活的维系，甚至子女的教育问题，都需要单位参与解决。事故发生前患者在“体制”中所处的位置，决定了患病之后其社会支持网的特征。单位在社会支持网中的作用取决于职工在体制中处于什么位置。体制内职工的待遇优于体制外职工；机关和事业单位职工的待遇优于企业员工；国有企业和集体企业职工的待遇又优于私营企业、个体经济劳动者，呈现出一种阶梯性的序列。职工在体制中的位置越优先，单位的支持作用就越明显。制度性支持首先表现为物质支持，包括医疗费用报销、工资、生活费、陪护费及各种补助支付等。除了国家和单位之外，社区与非政府组织已经开始逐步纳入社会保障体系之中。各类社区组织（包括街道、居委会）和残联、慈善机构、社会工作组织的介入既是对单位保障急剧弱化的一种弥补，也是减少国家财政支出负担的有效形式。

目前，国内已有一些社区建立了残疾人“康复站”，为包括截瘫患者在内的残疾人提供康复服务和训练场所。

从长远看，社会中介机构（如基金会）的介入是社会支持的发展方向。社会组织的介入将会在很大程度上强化个体的社会支持网。但这些组织能起到什么样的支持作用在很大程度上仍然取决于国家资源分配方式改革的进程。在我国，民间和非政府组织的影响较有限，非政府组织和机构能提供的资源较少，有效帮助不足，主要以精神支持为主。有研究者在与截瘫患者的访谈中发现，被访者没有提及这些组织给予的帮助。研究者认为，伴随着经济体制的转变，国家和单位不再为职工提供全方位保护，开始引入多种形式的资源分配方式。个体的社会支持网也开始从由国家通过单位向个人提供的一元化支持结构，转变为多元化的社会支持结构。但市场机制的不健全以及社会保障体系的不完善，导致个体在发生类似于工伤、下岗、重大疾病等生活变故时，因个体和家庭的承担能力有限，仍然在相当程度上依赖体制的支持。如果失去国家和单位的保障和支持，又没有相应的机制起到替代作用，可能会造成个体及其家庭生活的维系出现困难。总之，个体的社会支持来源于2个渠道：正式的制度化社会支持和非正式的社会支持。两者之间应有一定的平衡。社会支持网是经常变化的，当某一部分社会支持渠道缺失之后，要由其他的社会支持渠道来替代和补充，否则社会支持网的维系就会出现困难。应该认识到，随着市场规则的引入，虽然非正式的社会支持系统承担了越来越多的原来由正式的社会支持系统承担的职能，但是在个体遭遇生活变故时，如果正式的社会支持系统不能提供有效的支持，而仅仅将问题推向个体及其家庭，这将给家庭造成相当大的压力，可能引起一系列的问题。因此，国家、单位、各类社会团体和组织、家庭以及来自于非正式社会网络的支持应该相互配合，只有这样才能为社会成员建构完整有效的社会支持网，使个体能够抵御在社会生活中所面临的各种风险。

第三节　截瘫对夫妻感情影响的康复对策

一、引言

据作者研究已婚截瘫病人伤后婚姻状况资料，显示截瘫病人伤后离异约占总数 2.5%，婚姻危机占 3.1%，夫妻感情下降占 30.9%，和睦相处占 63.6%，50% 以上的病人夫妻感情和睦。但由于每个人对婚姻的认识、感情要求相差甚远，行为表现也各式各样。多数人经历了一个复杂的感情波动过程。

二、影响因素

1. 负担家庭责任能力减弱为最主要因素。截瘫后适当地减轻配偶的生活负担对缓解矛盾，促进夫妻和睦有一定作用。

2. 大部分患者认为性功能丧失影响了他们夫妻关系。但性生活是病人既敏感又难以启齿的心理问题，也是导致截瘫病人夫妻感情下降的重要隐藏因素。

3. 多数脊髓损伤病人长期靠轮椅生活，少数可拄拐走路，极少数能正常走路。残疾形象引起患者心理自卑、情绪波动，也影响了患者的家庭关系，夫妻关系亦逐渐淡漠。部分病人伤残后几年仍不敢上街，不想见过去的熟人。有的想到自己性功能已丧失，爱人尚年轻，常常疑心妻子有外遇，夫妻感情濒于破裂。

4. 伤后病人劳动力的丧失对于一个低工资或无工资收入家庭来讲面临很大的经济困难。迫使某些家庭不得不解体。患者往往感到离婚对他们的打击比伤残本身还严重。

三、心理表现

已婚截瘫病人得知身体不易恢复后，一个敏感的问题就是婚姻能否维持下去。他们内心深处很想保持一个完整的家庭，不愿在受伤的心灵上再抹一把盐。但身体的残疾，特别是性功能的丧失迫使他们不得不对婚姻重新做一考虑。有时他们试探性地向配偶询问，或下意识地避开这个现实，有人靠神经质的发泄将问题挑明。其目标一致，希望能从配偶口中说出她（他）仍然爱他，不愿离婚。这样他们失控的心理能得到一些平衡，受伤的心灵才得到一点安慰。已婚男性截瘫患者丧失性功能后自觉夫妻关系难以维持，于是常常发脾气破罐破摔，强迫配偶离婚。其心理是“我提离婚的目的是想让对方说不同意。这样证明并不是我要拖累你，是你自己愿意跟着我受罪。如果对方先提出离婚，我的自尊心受不了。”若日久天长发现配偶对他很好，没有要离婚的意思，心情会逐渐好转，有事与配偶商量，听从配偶的安排。因此一旦病人发现配偶的确真心对己，激惹的情绪会稍加平静，随着时间的迁延逐渐适应了残疾后的生活。少数病人截瘫后在心理上更依赖配偶和孩子，夫妻感情比伤前还好。有些病人伤前忙于工作，很少考虑配偶的需要，伤后亲戚、朋友都远离了他们，只有配偶一直忠心耿耿地照顾他们。怀有愧疚心理的他们对治愈病痛并不抱希望，只想借机会报答家人，了却自己一生的心愿。

四、康复对策

1. 截瘫后保持家庭的稳定对病人的心理支持起很大作用。一般情况下尽量维持家庭的完整。若婚姻出现不可挽救的危机时要认真对待。

2. 朝好的方面努力，顺其自然发展。提示病人不要在对方还没有思想准备的情况下违心地提出离婚的要求。应该做积极的努力，尽量减少对方的心理和生活负担，顺其自然发展。在婚姻关系不可能维持的情况下，孩子成了病人的生活希望和理想寄托。应协助患者完成这个感情转移过程，帮助他们面对现实。

3. 扩大社会交往，重新找到自己的位置。个别患者离婚前无子女或离婚后不要孩子，怕孩子跟着自己受罪，单独一个人居住与亲人很少来往。这种病人自卑感很重，情绪压抑。帮助患者克服自卑心理，劝其主动与病友交往，培养名种兴趣和爱好，参加适当的工作，使生活过得充实，精神面貌会有较大的改变。

4. 截瘫后克服各种阻力在社会上找到新的职业不仅对身心健康有利，也益于改善夫妻关系，促进家庭和睦团结。

5. 截瘫病人因身体的残疾，夫妻感情不和，经济紧缩以及本人对前途的悲观失望引起的抑郁情绪超过他们心理所能承受的阈值时易产生自杀想法。因此截瘫后夫妻和睦相处是防止自杀意念产生的一个重要因素。

（郭　华）

参考文献

[1] Delisa J A, Gans B M. Rehabilitation Medicine principles and Practice [M]. 3rd ed. Philadelphia: Lippincott - Raven Publishers, 1998: 1269 - 1273.

[2] Donovanwh, Dimitrijevicmr, Dahmal et al. Neurophysiological approaches to chronic pain following spinal cord injury [J]. paraplegia, 1982, 20: 135 - 146.

[3] Siddallp, Taylor D A, Cousins M J. Classification of pain following spinal cord injury [J]. Spinal Cord, 1997, 35: 69 - 75.

[4] Beric A. Post - spinal cord injury pain states [J]. Pain, 1997, 72: 295 - 298.

[5] Vierck C J J R, Siddallp, Yezierski R P. Pain following spinal cord injury: animal models and mechanistic studies [J]. Pain, 2000, 89: 1 - 5.

[6] Siddall P J, Taylor DA, Mcclelland J M, et al. Pain report and the relationship of pain to physical factors in the first 6 months following spinal cord injury [J]. Pain, 1999, 81: 187 - 197.

[7] Yezierski R P. Pain following Spinal Cord injury: the Clinical problem and experimental studies [J]. Pain, 1996, 68: 185 - 194.

[8] Levir, Hulrrlingc, Nash Ms, et al. The Stockholm spinal cord injury study, 1: medical problem in a regional SCI population [J]. paraplegia, 1995, 33: 305 - 315.

[9] Beric A, Dimitrijevic M R, Light J K. A clinical syndrome of rostral and caudal spinal injury: neurological, neurophysiological and urodynamic evidence for occult sacral lesion [J]. Journal of neurology, neurosurgery, and psychiatry, 1987 May, 50 (5): 600 - 606.

[illegible]

[illegible]

[illegible]

[illegible]

[illegible]

[illegible]

[illegible]

[illegible]

[illegible]

第九篇

Di jiu pian

神经损伤的相关问题

第五十章

晚期神经损伤的修复

一、引言

在人类，周围神经（peripheral nerve，PN）损伤1年以上未修复者称为晚期神经损伤。对于1年以上的晚期神经损伤进行修复，由于中枢神经元失神经区域严重退行性改变，运动终板，感觉小体消失，国内外众多学者对其修复持否定态度。早在本世纪初，就相继报道PN损伤1年后修复无效，Seddon的临床报道显示神经损伤超过18个月，大部分病例修复后均告失败。Scarff提出PN损伤后20个月是神经修复的最高时限。英国学者Birch认为尺神经损伤一年后修复，手部肌肉不能恢复。历版Campbell矫形外科手术学上均认为高位尺神经损伤9个月后修复，低位尺神经损伤15个月后修复，功能恢复无指望；高位正中神经损伤9个月后修复，低位正中神经12个月后修复，功能恢复无指望；桡神经损伤后超过15个月修复，功能不能恢复；下肢神经损伤12个月以上修复，功能不能恢复。长期以来，由于受上述观点影响，许多晚期神经损伤患者因得不到治疗而终身残疾。尽管如此，国内外仍有不少学者对晚期神经损伤进行尝试性修复。Trail报道1例尺神经全断9年后修复，术后功能恢复达优级。张咸中报道1例正中神经损伤9年修复，运动、感觉功能恢复。陆裕朴等总结了169例晚期修复PN损伤，时间为1~14年，功能优良率62.1%，这与传统的观点有明显的差别。总之，晚期神经损伤治疗存在很大争议，值得进一步研究。关于修复时机，尽管Mccabe等曾提出，受损神经细胞的再生能力以损伤后3周为最强，并提出伤后延迟3周再行修复，但近期研究认为延迟修复没有任何好处，有资料表明神经损伤每延迟6d修复，其功能丧失1%，延迟超过3个月以上，功能恢复的丧失将快速增加。现在一致认为，越早修复，效果越好。对晚期神经损伤进行修复，即使运动功能不能恢复，如能获得良好的保护性感觉恢复，将为运动功能重建奠定基础，从这个意义上讲，晚期神经损伤具有修复价值，应采取积极的态度。

二、历史

PN具有弹性回缩及可伸长特性。神经损伤到了晚期，由于神经的变性及与周围组织的粘连，其可伸长性的特性受到限制，特别是在修复时，还必须切除近端的神经瘤及远端的变性组织，因此，陈旧性神经损伤修复时，不可避免会出现较大缺损，给修复神经带来极大困难。晚期PN损伤的修复仍应尽可能做到无张力下的对合，因为张力的存在会影响神经的血供，诱发结缔组织增生，形成疤痕，妨碍再生神经轴索的通过与成熟，影响功能恢复。目前克服神经缺损的方法主要有游离远近端的直接缝合、神经转位、神经移植桥接。

Milesi 认为，在下列情况下做端对端直接缝合，可获得满意疗效：①神经整齐的切断伤，自然位置下不超过 1.5 ~2cm，或神经断端间的间隙是由于神经的自然回缩而造成的，则可以通过小许游离，不需屈曲邻近关节而达到无张力的缝合；②有较大的缺损，有可能用神经移位的方法，获得无张力的缝合；③神经缺损有骨骼损伤时，可截除部分骨质来做到神经端对端缝合。

陆裕朴等在处理陈旧性神经损伤所遗留的较大缺损时，采用游离远近端神经、保全分支、轻柔牵拉及屈曲关节等方法克服缺损，可保持吻合口无张力，患肢石膏固定 4 ~6 周，逐渐伸直关节，有均匀延长神经主干而不造成吻合处张力损伤作用。若缺损极大，用上述方法不能完全克服，应先缝合神经瘤，按时逐渐伸直关节，再次手术切除神经瘤，行对端外膜缝合，可获良好效果，关节功能可完全恢复。

神经移植桥接的方法虽能使神经修复处做到无张力对合，亦有其不利因素：①再生的神经纤维要通过二个缝合口；②要切取其他部位的神经或其他组织作移植物；③难以保证移植物与神经两侧断端口径相等，或经过桥接远近两端的神经束相对应。在处理晚期神经损伤时，神经移植只在不得已时进行，效果多不理想。

三、现有方法

（一）吻合法

1. 端端吻合法：

（1）传统的神经缝合方法主要有神经外膜缝合法。50 年代显微外科技术促进了神经束膜缝合法的发展，但目前这两种方法的优劣仍有争议。要做到准确的神经功能束对位，首先必须判定神经功能束是运动神经、感觉神经还是混合神经。Watchmaker 用微电极刺激断端神经近端的各神经功能束的方法来区分运动、感觉或混合神经，但这种方法对远端神经的判断能力较差，由于不能全身麻醉或臂丛麻醉，病人往往不能接受。Deutinger 和 Riley 分别用碳酸酐酶和乙酰胆碱酯酶进行断端切片染色，区分神经功能束；何蕴韶等用乙酰胆碱酯酶组化法鉴别出神经功能束，但染色时间都太长，常要 5h 以上，而且不能活体染色，无法解决临床应用的问题。顾晓松制备了食用亮蓝标记的背根神经节单克隆抗体进行免疫组化染色，提高了精确度，对感觉神经功能束显色（显蓝色）满意，而且将染色时间缩短为 30min，已接近临床要求，但尚不能活体染色，而且对陈旧性周围神经显色效果较差。

（2）传统缝合方法存在问题。神经端端吻合法在临床应用中除神经功能束难以确定外，还存在很多问题：

①在火器伤、撕脱伤、挫裂伤中，神经缺损较大，即使在锐器切割伤中，也常常需要进行神经断端的修整，断端缺损多大于 3mm，由于神经功能束互相交叉、重组，这个距离已经使周围神经两断端的神经束数量、大小、部位不一致，失去了精确吻合搭配的基础，特别是在周围神经的上半部分；

②周围神经的损伤是成千上万根神经轴突的损伤，这是细胞水平的离断，每一个神经功能束可能有上万根的神经纤维，试图通过显微外科技术来恢复它们连续性的可能性几乎是不可能的，直到现在也只能是尽可能地做到束膜缝合；

③无论是外膜缝合还是束膜缝合，反复的针刺本身就是一种损伤，缝线还会引起异物反应，甚

至疤痕；

④外膜的裂隙造成新生的神经纤维外逸，降低了对合的机率。

（3）其他端端吻合方法。为更精确吻合和减少外科损伤，Gogev 用 308nm 长的激光吻合了椎管内严重的神经根损伤；为减轻修整神经断端时造成的物理损害和化学损害，陈亮等用细胞外科技术（轴索修复技术）处理断端取得满意效果。CO_2激光由于穿透深度浅，被用来缝合神经外膜，同时由于激光的热效应，促进了损伤神经的新陈代谢，因而神经再生的效果好于针线缝合组，但这种吻合口容易再撕裂，Dubuisson 报导其发生率高达 41% ~82%，故尚未在临床应用。Prevel 等认为环行吻合器并不比传统针线法好，而且残留许多外源性的物质。黏合剂也是一种常用的方法，Bittner 等用聚乙烯粘接神经，而 Palazzi 等则用纤维胶粘合，但神经再生效果也未超过传统针线法好，而且强度受到限制。

2. 端侧吻合法。解决长距离缺损的经典方法是神经移植，包括自体移植、异体移植、异种移植。目前效果肯定且广泛用于临床的只有自体移植，并作为其他修复方法的金标准。由于来源有限（多为腓肠神经或前臂外侧皮神经），近 10 年来，许多学者又采用 90 年前的端侧吻合法，实验结果显示端侧吻合法能诱发侧支发芽，神经再生良好，在长距离缺损和臂丛损伤中有一定的应用前景，但总的效果不如端端吻合法，还要解决动作协调性和寻找功能相近的神经干的问题，所以一般只有在没有神经移植条件、臂丛神经损伤或神经寄养中应用。如果无供体神经可用或受体神经不能肯定其是否断裂时，则不宜应用端侧吻合法。

3. 侧侧吻合法。修先伦等设计了一种侧侧吻合法，发现供体神经有侧芽长出，再生轴突通过吻合口长入伤侧神经干，再生效果近似于自体神经移植，但其机制目前尚不清楚。侧侧吻合法适用于损伤神经未离断或不能判断其是否断裂时，手术也需要有邻近合适的供体神经。

（二）神经套管桥接法

1. 神经再生室

（1）概念：神经损伤以后，神经近端在再生过程中还表现出另一种特性，既趋化性，再生的神经纤维在延伸过程中有一定的识别能力，如果有一定空间间隙，新生的运动、感觉神经纤维可以经过它自动长入远端相应的功能束甚至对应的 Bùngner 节中，最后到达靶器官。这种能力受到两断端空间距离的限制，一般认为，小于 10mm 的距离有效，超过 10mm 其趋化作用明显减弱。用各种材料套接留有这些有效距离的两神经断端，就形成神经再生室（regenerationroom）。

（2）相关研究：Hasegawa 等认为神经再生室可以减少再生运动神经纤维的错长，他发现这种吻合方法使新西兰大白兔下肢的运动功能恢复明显好于端端吻合法，但感觉神经纤维再生效果稍差。张哲敏等对 32 只大耳白兔的离断坐骨神经研究发现，间隙套接缝合法无论在再生神经的数量、质量还是在运动神经传导速度方面均优于端端缝合法，而且减少了疤痕。为解决小间室塌陷问题，姜保国等用自体动脉套接小鼠坐骨神经，间隙为 2mm，发现 21d 时新生神经纤维到达远端动脉口，比端端吻合的时间晚 1 周，再生的速度是一样的，但 3 个月后新生神经纤维的数量和质量（直径、髓鞘厚度、板层厚度）均好于后者，他把这种缝合方法的优越性归于套管间隙为神经再生圆锥多芽生长随机自然选择（与远端一对一或多对一）提供了有效空间，同时还能避免再生纤维的外漏现象，提高了效率。随着对神经再生认识的提高及各种神经营养因子的发现，提高神经再生室的质量成为该方法的关键，如向神经再生室内注入外源性神经生长因子（NGF）、脑源性生长因子（BDGF）、神经营养素 -3（NT -3）等各种生长因子，注入 Ⅰ、Ⅳ 型胶原，体外培养的施旺氏细胞、神经组织匀浆、胚胎脑匀浆、透明质酸等。Maeda 等则在神经再生室内间隔一定距离平行嵌入合适周围神经组织横切块 2~3 个不等，认为这种神经趋化作用加强，再生神经可以顺利穿过这些层层组织块，效果比单纯的神经再生室好，但比自体神经移植稍差。万智勇等用骨骼肌桥接周围神经缺损，将神经横切块间隔一定距离埋入骨骼肌中，3 个月后发现短距离缺损（2~5mm）神经再生效果与自体神经移植相当，他认为是神经片段中的施旺氏细胞起了很大的作用。为了获得持续的外源性 NGF，Jamal 等将 Alzet 微型渗透泵放在神经再生室旁，术后 NGF 持续释放到神经再生室内，一个泵能持续释放 28d 之久，用完以后需要取出。有学者应用腺病毒转入各种神经营养因子基因的转基因方法获得持续的 NGF 供应等，也取得很好的实验效果，尽管还刚刚起步，但是一种非常有前途的方法。Bakarat 发现甲状腺激素的作用比任何单独一种外源性神经营养因子或黏附分子的作用都要强而持久，他认为甲状腺激素除了直接作用于周围神经以外，还通过调动其他各种因素起作用。

2. 套接材料：用于套接的材料非常多，分 2 大类，一类是天然材料，另一类是合成材料。

（1）天然材料：有生物膜、静脉、动脉、神经外膜管、骨骼肌、小肠衣、透明质酸管、羊膜等。

（2）合成材料：有硅胶管、聚乙醇酸、聚羟基乙酸管等。

（3）材料评价：

①一般认为硅胶管有取材方便、不塌陷的优点。宋修竹等证实，用硅胶管套接离断的大鼠坐骨神经，神经间隙为 5mm，即使远断端旋转 180°，其再生轴突在神经趋化作用下，仍能选择性地长入相应靶器官，功能恢复较好。但术后会产生致命的神经卡压现象及炎性刺激，另外需要再次手术取出，所以并不适合临床应用。

②静脉容易塌陷，而且其中的成纤维细胞易形成疤痕，阻碍神经生长，用静脉桥接多在 5mm 左右。Tos 等用静脉桥接，间室内填充肌肉组织发现神经再生的效果等同于自体神经移植。

③羊膜具有排异反应小、可吸收、存储方便的特点，适合临床应用，更重要的是它本身含有多种胶原和神经生长因子。

④Jamal 等用胎盘膜作套接材料，认为效果较好，因为这种膜排异性小，可吸收，重要的是它含有Ⅰ、Ⅳ型胶原，并能制成各种规格储存备用，十分方便，为了防止塌陷，他在该套管材料中加入透明质酸钠，可以桥接 25mm 长的神经缺损。

⑤生物膜有可吸收性、良好的渗透性、取材方便等特点。

⑥Chamberlain 等用胶原做套管，中间充满氨基葡糖多糖基质，桥接 10mm 的坐骨神经缺损，60 周以后再生的神经质量明显好于自体神经移植和硅胶管组。

⑦Matsumoto 等用多聚羟基乙酸胶原做套管，中间充满胶原纤维，将其桥接 80mm 长的羊胫神经缺损，3 个月后出现运动和感觉诱发电位，12 个月后患肢行走步态基本恢复正常。

（三）组织工程

组织工程是应用工程科学原理和生命科学原理，开发用于恢复、维持及提高受损伤组织和器官功能的生物学替代物。它有 2 个基本要素：细胞支架和种子细胞。近几年组织工程蓬勃发展，并已应用于周围神经损伤修复研究。第一种合成的可吸收细胞支架材料是聚乳酸－聚羟基乙酸共聚体，以后出现聚乳酸、聚氨甲酸乙酯、聚磷酸酯等，其他还有天然材料，如水凝胶、壳聚糖等，这些材料中，有些被认为本身有引导神经再生的作用。Maquet 等用巨孔泡沫状聚乳酸（PLA）做细胞培养支架，发现神经节细胞不仅在其中长势良好，而且还长出轴突，他将这种支架用于动物实验，桥接缺损 5mm 的坐骨神经，4 周以后，支架不仅还在而且支架上爬满了施旺氏细胞。戴传昌等构建了聚羟基乙酸支架，这种支架具有纵向平行排列、立体构型的纤维条索，施旺氏细胞爬满纤维条索以后，极类似于华勒氏变性中的Bùngner带，用它修复大鼠15mm的坐骨神经缺损效果近于自体神经移植。施旺氏细胞是周围神经组织工程主要的种子细胞，在支架材料中植入的施旺氏细胞数量至少应在 11×10^7/mL以上，才能保证其所产生的神经营养因子、层粘蛋白等起到保护神经元、促进神经再生的作用。同种或异种施旺氏细胞移植，即使在不使用免疫移植剂的情况下，也不发生明显的免疫反应并能长期存活。解决异物反应、设计合理材料（可塑性、孔径、可吸收时间等）是组织工程的关键。利用可吸收材料逐步降解的特点，将各种神经营养因子混合到这些材料中可以随之释放，有利于提高神经再生质量。

（四）基因工程

应用基因工程方法是解决长期供应神经营养因子的有效方法。Federoff等将载有NGF的疱疹病毒直接注入周围神经中，发现疱疹病毒可以直接逆转入神经元中并特异性地表达出NGF，他的发现使这种方法应用起来非常方便、有效，促进了基因工程在这方面的应用。Jesper将载有L－半乳糖苷酶（lac2）的腺病毒注入损伤的大鼠坐骨神经远端，结果发现施旺氏细胞中lac2的表达由正常的1%迅速增加到18%，而且可以持续2个月之久。Minerva将载有脑源性神经营养因子（BDNF）、胶质细胞源性生长因子（GDNF）目的基因的腺病毒注入大鼠的鼻唇和下颌肌肉内，24h后切断面神经，1周后发现运动神经元的存活率分别提高到34.5%和41.9%。Brain等将构建有BDNF、睫状神经生长因子（CNTF）、GDNF（分别代表NTs的3个家族）的腺病毒注入大鼠的面肌内，证实该载体可以逆转入到面神经并特异地表达出BDNF、CNTF、GDNF（转染率在10%左右），神经元存活率分别为16.5%、18.2%、53.3%。

四、适用范围

神经修复后，一般感觉功能的恢复优于运动功能，而感觉功能的恢复又为运动功能重建创造了条件。促使感觉功能恢复，除吻合神经外，别无他法。从这个意义上讲，对待晚期神经损伤应采取积极态度，努力加以修复，是有其合理因素的。但以往的大量文献研究表明，无论从临床上还是从实验上，晚期修复神经效果均不如早期修复，甚至完全不能恢复。所以，盲目不加区分的修复会给病人肉体及经济上带来不必要的损失。

在晚期神经损伤修复的可行性方面，殷琦等的观点很具有借鉴性：①以感觉神经为主的神经均应修复；②以运动为主的神经，如测量远端肌肉有失神经电位，应加以修复；③如远端萎缩肌肉直径达正常30%以上，纤维结缔组织增生在65%以下，应积极修复神经；④如以大肌肉为主，应修复支配该肌肉（群）的神经；⑤如远端软组织条件好，神经断端离靶器官近，应积极修复。晚期神经损伤的研究尚处初级阶段，修复价值的可行性需进一步研究总结。

五、相关要点

（一）神经损伤及修复后神经元的改变

PN损伤后，是否出现相应中枢神经细胞死亡，仍存在争议，多数学者认为，神经损伤后，相应的神经元会出现溃变，死亡或在短期蜕变后再恢复正常。Peyrounard等切断大鼠腓肠神经80周后运动神经细胞减少45.9%。殷琦等在切断成年兔腓总神经后6个月，发现L脊髓前角内约有50%的运动神经元死亡。Yan等报道Wu等的研究表明，成年大鼠根性撕脱伤后，相应节段脊髓前角的运动神经元有3种不同的改变，即：①凋亡；②存活，但不具备新生轴突芽的能力，也就是进入一种相对的“休眠”状态；③存活，且能参与再生。黄耀添等以切断大鼠坐骨神经并结扎其近端的方法建立PN损伤模型，集中研究了伤后一段时间里脊髓神经元形态、神经活性物质变化及其功能状态，结果表明，PN损伤后，脊髓神经元的各种变化多集中于前12周，尤其是SP、CGRP的活动变化主要发生在前8周，并具有自限性，此后，不再发生较大变化，处于一种稳定的平衡状态，并认为PN损伤晚期修复，从中枢神经元来看，仍具有修复价值。Pinter等的研究也证实神经元切断后60d，其膜电位不再发生变化，而膜电位是与胞体的形态密切相关的。一般认为，神经细胞不具备再生能力。但最近的研究对这一传统观念提出了挑战。Femande等报道，大鼠面神经切断修复后支配相应肌肉的运动神经元数量增加，为正常的2.2倍，认为可能系中枢神经系统内产生新运动细胞增殖，迁移和分化所致，对神经细胞不能再生提出质疑。Gilmour等的实验也表明，采用肌肉移植修复大鼠坐骨神经后100d和300d脊髓运动神经元数量从正常的51.22%到86.06%，自体神经移植术后100d和300d标记细胞数量从正常的49.26%到86.15%。张锦宇等在切断兔腓总神经1年后修复，相应脊髓前角运动神经元数量从修复术后1个月的48%到修复术后5个月的68%，提示晚期神经损伤相应脊髓运动神经元不但退至一定程度稳定，而且尚具有再生能力。

（二）晚期神经纤维再生

1. 施旺氏细胞：施旺氏细胞与晚期神经纤维再生施旺氏细胞（SC）是PN系统中特有的一种细胞，它具有增生、迁移、分泌多种活性物质和黏附到其他细胞上等一系列特有的生物学特性。PN损伤后会发生瓦勒氏变性。在溃变过程中SC参与清除基底膜管内的轴突残余和消化崩解的髓鞘磷脂。轴索和髓鞘被清除后，神经内膜管空虚，SC在此空虚的管内形成多束纵行排列的柱状细胞索带，其中有来自有髓纤维者称为Bungner带。SC的增殖能力可持续相当长久，伤后2~3周增殖力量最大，以后逐渐下降，但可维持100d，在临床上则见这种增殖能力可维持数年，手术时修剪断端，仍可引起邻近SC增殖。Bungner氏带形成后，在一段时间内处于静止状态，等待再生轴突的长入。但是，到了晚期，如3个月后仍无再生轴突生长，则包绕Bungner带的神经内膜管收缩达到最大程度。Sunderland等认为神经内膜管具有弹性，其缩窄为一可塑过程，轴突长入后可被撑大。

2. 基底膜与晚期：PN再生生物体内沉积于细胞之间的大分子结构物质称为细胞外间质（extra-cellular Matrix ECM）。ECM多呈“无定形”状沉积，但部分呈有序紧密排列，称基底膜（basement mernbrane，BM）。BM物质可由上皮细胞、间充质细胞合成和分泌，并靠细胞间的相互作用形成光镜下可见的基底膜。关于神经损伤早期BM的作用和功能近些年已有不少研究。对于晚期神经损伤后，远端轴突、髓鞘早已完全崩解，神经外膜、束膜及内膜下均有大量纤维结缔组织增生，施旺氏管被压缩，其BM在结构、功能上是否仍保持早期形态和功能？近年有研究表明：①施旺氏细胞基底膜虽由施旺氏细胞合成、分泌，一旦BM形成，BM则独立于施旺氏细胞，它不参加退变，有很强的抗损伤性。②晚期神经损伤虽然断端以远神经退变，纤维组织增生，施旺氏管皱缩，但BM结构完好，仍与正常BM一样引导、促进近端轴突生长，再生轴突均位于皱缩BM内面。③近端轴突向远端生长时有扩张皱缩、狭窄施旺氏管和神经内膜管能力。

（三）末梢及终末器官变化

1. 运动终板的变化。PN损伤后，运动终板将发生结构的变化，最终退变消失。神经损伤后终板消失的时限，不同种属各有不同。殷琦等在切断兔腓总神经5个月后，发现运动终板已无法染出，认为兔失神经5个月后，运动终板完全消失。王树等切断大鼠坐神经8周后，以镀银法对运动终板进行染色发现大鼠神经损伤后8周，运动终板即完全消失。而徐建广等采用电镜观察失神运动终板退变情况，发现大鼠失神经16周，电镜下已找不到运动终板痕迹，认为大鼠运动终板完全消失是在16周以后，两者时限相差之大，可能与研究的手段及方法不同有关。传统的观念认为运动终板退变消失后无法再生。但近来一系列研究显示，运动终板消失后可以再生，而且再生的运动终板是有功能的。

2. 感觉小体变化。一般认为触觉小体在失神经支配后30周基本退变消失，如果延误至4个月后修复受损的神经，感觉功能的恢复将明显下降。虽然触觉小体消失后不能再生，但仍可以游离神经末梢的形式恢复其部分功能。环层小体退变缓慢，神经修复后其功能基本可恢复。上皮细胞——轴突复合体失神经支配后，在退变速度上比触觉小体更快，在神经修复后，当再生轴突到达终器时，该复合体已基本消失，影响了功能恢复。所幸的是，由于来自以前的 Merkel 氏细胞，或来自轴突、或来自这2种成分的营养因子的作用，可使该纤维受体系统在特殊的区域获得再生。

3. 肌肉的变化。PN 损伤修复后，功能恢复不佳的重要因素之一，就是失神经支配后肌肉变性、萎缩和纤维化。有关骨骼肌失神经后完全萎缩的准确时限尚无定论，Anzil 报道蟾蜍失神经二年后仍可见肌纤维形态，而 Gutmann 则报道大鼠失神经4个月后即进入完全肌萎缩阶段，这可能与动物的种属不同有关。骨骼肌完全萎缩、纤维化后，如何促使其再生恢复，是 PN 损伤再生研究的重要课题。近来对肌卫星细胞的研究为这一领域开创了一个崭新前景。卫星细胞（Satellitecells）是1961年 Mauro 在对蛙肌纤维的电镜研究中发现的，是位于基膜和细胞膜之间的一群单核细胞，因其与肌细胞位置关系密切而得名。

（宋　涛　邓洪利）

参考文献

[1] Brich R. Bonney G. Payan J, et al. Peripheral nerve injuries [J]. Bone Joint Surg (Br), 1986, 68: 1.

[2] Yan Q, MathesonC, lopezOT. The biological response of axotomied adult motoneurons to brain derived neurotrophic factor [J]. T Neurosci, 1994, 14: 5281.

[3] Femandez E, Palliri R, Marchese, et al. Quantitative, morphological, and Somatotopic nuclear Changes after facial nerve regeneration in adult rats: A Possible challenge to the " no new neurons" dogma Neurosurg, 1995, 37 (3): 456.

[4] Cilmour TA. Myles LM. GlasbyMA. Thefateofmotoneuronsinthespinalcordafterperipheralnerverepair: Aquantitativestudyusingtheneuraltracerhorseradishperoxidase. J Neurosurg, 1995, 85 (4): 623.

[5] Tos P, Battiston B, Geuna S, et al. Tissue specificity in rat peripheral nerve regeneration through combined skeletal muscle and vein conduit grafts [J]. Microsurgery, 2000, 20 (2): 65 - 71.

[6] Matsumoto K, Ohnishi K, Kiyotani T, et al. Peripheral nerve regeneration across an 80 - mm gap bridged by a polyglycoli c acid (PGA) collagen tube filled with laminin - coated collagen fibers: a histological and electrophysiological evaluation of regenerated nerves [J]. Brain Res, 2000, 868 (2): 315 - 328.

第五十一章

神经功能重建

第一节　周围神经损伤的修复和功能重建

一、引言

周围神经损伤后，虽经积极治疗，仍不免遗留不同程度的功能障碍。20 世纪 70 年代以来，对周围神经的病理、生理、内外环境及其本身特性的研究日益增多。80 年代以来，更进入分水水平，受到前所未有的重视，在一定程度上揭示了周围神经再生的生物反馈规律，显示出诱人的前景。

二、历史

（一）周围神经损伤修复

周围神经损伤修复的发展，大体可分为 3 个时期：

1. 机械力学时期；
2. 生物学时期；
3. 神经营养学时期。

但是周围神经损伤这一长期困惑临床学者的难题，并未解决。因此有必要总结过去，展望未来，利于今后的研究。

（二）周围神经功能康复重建

周围神经康复的目的在于促进神经再生，保持肌肉质量，增强肌肉力量和促进感觉功能恢复。

1. 开放性损伤：对锐器伤或清洁伤口，作一期神经缝合。对火器伤或污染伤口，待伤口愈合 3 ~6 周后作二期神经修复。

2. 闭合性损伤：神经受压、牵拉或挫损，早期作骨折及关节复位，神经功能多能自行恢复。如 1 ~3 个月无恢复，则需手术检查。

3. 晚期神经损伤：争取 3 个月内修复，伤后 1 年以上的病例，也应积极修复。

4. 根据神经损伤的时间、性质、程度和范围，可分别行神经松解、减压，缝合修复或行神经移位、移植，或后期行功能重建术。

三、现有方法

（一）周围神经损伤修复的方法

1. 外科修复：在周围神经损伤中端对端的神经缝合术适用于无神经缺损或者两断端的缺口相对很小的周围神经损伤，临床应用较局限。

2. 神经移植术：神经移植术包括自体移植、异体移植、异种移植等。

3. 组织工程技术：组织工程技术的核心是建立细胞与生物材料的三维空间复合体，即具有生命力的活体组织，对病损组织进行形态、结构和功能的重建并达到永久性替代。它具有 4 个基本要素：种子细胞、支架材料、细胞外基质、诱导和促进生长的因子。

4. 基因治疗：随着细胞分子水平认识的深入，基因治疗成为目前周围神经损伤重要的修复方法。

5. 其他治疗方法：其他治疗方法如神经调控、功能康复疗法、中西医药、针刺、运动疗法等，其疗效难以确定，需更多的循证医学证据。

（二）周围神经功能康复重建方法

1. 早期神经功能康复重建

（1）运动疗法：

①主动运动神经病损程度较轻，在早期也可进行主动运动。

②大多数情况下，应保持在功能位。

③被动运动主要作用为保持和增加关节动度，防止肌肉挛缩变形。

被动运动时应注意：只在无痛范围内进行；在关节正常活动范围内进行，不能过度牵拉麻痹肌肉；运动速度要慢；周围神经和肌腱缝合术后，要在充分固定后进行。

（2）理疗：温热疗法、激光疗法、水疗法。

（3）矫形器治疗：矫形器（夹板）常用来固定关节。早期，夹板的使用目的主要是防止挛缩等畸形发生。恢复期，夹板的使用目的还有矫正畸形和助动功能。常用的神经损伤对应的矫形器有：

①肩关节（臂丛神经）用肩关节外展夹板；

②全上肢麻痹（臂丛神经）用肩外展夹板、上肢组合夹板；

③指间关节、腕关节（桡神经）用上翘夹板、oppenheimer 夹板；

④指关节伸直挛缩（正中神经、尺神经）用正向屈指器；

⑤指关节屈曲挛缩（桡神经）用反向屈指器；

⑥拇对掌受限（正中神经）对掌夹板；

⑦猿手畸形（正中神经）用对指夹板、长拮抗夹板；

⑧爪形手（尺神经）用短拮抗夹板、反向屈指器；

⑨下垂足、马蹄内翻足（腓总神经）用足吊带、AFO、踝支具；

⑩膝关节（股神经）用 KAFO、KO、膝框支具；

⑪屈膝挛缩（股神经）KO、KAFO 膝铰链伸直位制动；

⑫外翻足、踝背伸挛缩（胫神经）用 AFO、矫正鞋。

2. 恢复期神经功能康复重建：急性期炎症水肿消退后，即进入恢复期，此期康复的重点在于促进神经再生、保持肌肉质量、增强肌力和促进感觉功能恢复。

（1）促进神经再生：

①物理疗法：电流电场法、脉冲电、磁场法；

②药物治疗：神经营养因子（NTFs）、神经节苷脂也有促进神经再生作用。

（2）减慢肌肉萎缩：神经肌肉电刺激（NES）、按摩、被动运动等。

（3）增强肌力和促进运动功能恢复：

①运动疗法。当肌力为1～2级时，使用助力运动，可以由治疗师帮助病人做，病人健侧肢体辅助患侧肢体运动；当肌力为2～3级时，采用范围较大的助力运动、主动运动，逐渐减少辅助力量，但应避免肌肉过度疲劳；当肌力增至3～4级时，就进行抗阻运动，同时进行速度、耐力、协调性和平衡性的训练。

②电疗法。可选用NES或肌电生物反馈疗法。

③作业疗法。根据功能障碍的部位及程度、肌力和耐力的检测结果，进行有关的作业治疗。比如ADL训练、编织、打字、木工、雕刻、缝纫、刺绣、泥塑、修理仪器、文艺和娱乐活动等。

（4）促进感觉功能的恢复：

①局部麻木感、灼痛采用非手术疗法和手术治疗。

②感觉过敏时采用脱敏疗法。

③感觉丧失时在促进神经再生的治疗基础上，采用感觉重建方法治疗。

（5）解除心理障碍。

（6）病人的再教育。

（7）手术治疗。手术治疗原则上越早修复越好，但时间不是绝对的因素，晚期修复也可取得一定的效果，不要轻易放弃对晚期就诊患者的治疗。手术方法有神经松解术、神经吻合术、神经移位术、神经移植术和肌肉转移术。

3. 预防并发症：

（1）肿胀：由病损后循环障碍、组织液渗出增多所致，是创伤后必然出现的组织反应。措施如下：

①抬高患肢；

②向心性按摩和被动运动；

③顺序充气式四肢血液循环治疗；

④热疗；

⑤高频透热疗法；

⑥低中频电疗；

⑦其他治疗方法，如弹力绷带压迫等。

（2）挛缩：由于水肿、疼痛、关节制动、受累肌与其拮抗肌之间失去平衡等原因出现重点在于预防挛缩发生后，可采用下述方法治疗：

①被动运动和牵伸手法；

②器械锻炼和牵引；

③主动运动，如用体操棒、肋木、肩肘关节旋转器或徒手体操等；

④矫形器；

⑤关节松动术；

⑥物理治疗，如温热疗法、直流电碘离子、透明质酸酶导入等。

（3）继发性外伤感觉丧失的骨突部位，如腕部、腓骨小头、外踝、足跟部位等，更易与矫形器、鞋子发生慢性磨损。治疗包括对创面的局部处理和对病人的全身情况综合治疗。

①局部治疗：清创、换药，防止伤口感染；紫外线疗法；He - Ne 激光、半导体激光、TDP 照射；低频电疗法；直流电碱性成纤维细胞生长因子（bFGF）导入；温水浴。

②全身综合治疗：改善营养状况，促进神经再生，治疗水肿，控制糖尿病等。

四、适用范围

（一）周围神经损伤修复

1. 开放性神经损伤：开放性神经损伤是最常见的周围神经损伤，主要见于切割伤。

2. 闭合性神经损伤：闭合性神经损伤最常见的为牵拉伤和压迫伤，其次还包括缺血性损伤、电烧伤、放射伤、火器伤以及注射伤等其他损伤。

（二）周围神经功能康复重建

1. 正中神经：肘关节水平损伤时，临床上表现为拇指、示指屈曲功能受限。拇指、示指、中指及环指桡侧半感觉消失。若在腕部受伤，前臂肌肉功能良好，只有拇指外展和对掌功能障碍。正中神经损伤将使手的精细功能受到严重影响，丧失技巧性活动的能力，如系鞋带、写字等。

2. 桡神经：感觉障碍不明显，但运动障碍很严重。出现垂腕、垂指、前臂旋前畸形、手背桡侧尤以虎口部皮肤有麻木区或感觉障碍。

3. 尺神经：尺侧腕屈肌、第 4、5 指指深屈肌、小鱼际肌、骨间肌、第 3、4 蚓状肌功能丧失，呈爪形手。小指及环指尺侧半感觉消失。

4. 臂丛神经上部：表现为整个上肢下垂，上臂内收，不能外展外旋，前臂内收伸直，不能旋前旋后或弯曲，肩胛、上臂和前臂外侧有一狭长的感觉障碍区。

5. 臂丛下部损伤：表现为手部小肌肉全部萎缩而呈爪形，手部尺侧及前臂内侧有感觉缺失，有时出现霍纳氏综合征。根据损伤的部位可分为根性损伤、干性损伤、束性损伤和全臂丛损伤 4 类。

6. 腋神经：运动障碍肩关节外展幅度减小；三角肌区皮肤感觉障碍；三角肌萎缩，肩部失去圆形隆起的外观，肩峰突出，形成“方形肩”。

7. 腓总神经：胫骨前肌、趾长伸肌、趾短伸肌、腓骨长肌和腓骨短肌瘫痪，出现足和足趾不能背伸，足不能外展，足下垂并转向内侧而成为马蹄内翻足，足趾亦下垂，行走时呈“跨阈步态”。小腿前外侧及足背面感觉障碍，疼痛不多见。运动障碍比感觉障碍大。

8. 胫神经：小腿腓肠肌、比目鱼肌及屈趾肌和足底部肌肉瘫痪、足部感觉消失，可出现足底压疮或神经性溃疡。足跖屈、足内收及内翻动作困难，呈外翻足，足趾亦不能跖屈，足弓的弹性和强度丧失，小腿消瘦。跟腱反射消失。

9. 坐骨神经：坐骨神经损伤部位高时，出现半腱肌、半膜肌、股二头肌及胫神经和腓总神经支配的肌肉瘫痪，小腿不能屈曲，足及足趾运动完全消失，呈“跨阈步态”。跟腱反射消失，小腿外侧感觉障碍或出现疼痛，足底感觉丧失常导致损伤和溃疡。

五、效果判定

（一）文献回顾

张明元、王建平对桡神经损伤的修复与功能重建的研究显示：①桡神经损伤后如果能做一期修复，新生的神经轴索很快长过吻合口，功能恢复较好。神经损伤后远侧端形成施旺细胞柱，神经内膜管完整，等待轴索长入；如久无轴索长入，则施旺细胞柱萎缩、皱缩、塌陷及束膜下胶原组织增生；神经干容纳神经纤维的空间截面积减少，虽仍可接纳新生轴索，但神经成熟程度显著受到影响，加之长时间失神经支配肌纤维变性、萎缩而丧失功能。修复的时间是影响疗效的关键因素。本组有 22 例为新鲜损伤，在行清创的同时扩大伤口，行一期修复断裂神经，有 19 例在伤后 3 个月以内修复断裂神经，功能恢复的优良率达 92%。我们认为，早期修复神经可为再生的轴索建立通道，便于其向远端长入并尽早到达终板，从而减轻肌肉的萎缩程度，有利于肢体的功能恢复。因此，对于桡神经损伤应尽量早期处理，可获得满意的疗效。②应用显微外科技术是神经束准确对接的保证，我们采用在显微镜下操作，可达到解剖精细、对接准确、组织创伤小和疗效高的要求，提高周围神经损伤修复的临床效果。术中根据看到的神经断端局部解剖标志，如外膜裂口形状、外膜营养血管的位置及走行、束间血管位置及两断面束的形状大小和位置是否相对应来区分不同功能的神经束。桡神经干内大部分为运动神经纤维，很少感觉神经纤维，与其他运动、感觉神经纤维数量相仿的混合神经（如正中、尺神经）比较，在修复时准确对合的机会多。即桡神经在修复后两断端的运动或感觉神经纤维发生错误对接的机会相对较少，桡神经修复后效果较好。现有的修复方法为：外膜缝合法、外膜加部分束膜缝合法、束膜缝合法和外膜束组缝合法等。其中外膜缝合因缝线少、异物少、神经束间瘢痕少，能更好地保护外膜下的疏松结缔组织及血管系统，以供应神经束的营养，且操作简便，易于掌握，对神经干内神经纤维干扰少，创伤反应少，是一种实用、效果可靠的常用方法。本组 28 例采用了外膜加部分束膜缝合法，其损伤小，神经干内两断端的相应神经束对合准确，吻合口承受能力大。③肱骨骨折合并桡神经损伤在临床上并不少见，诊断也不困难，但在闭合性肱骨骨折切开复位内固定的同时是否探查桡神经，则有不同意见。Pollock（1981）和 Samardyic（1990）均认为二期修复神经比一期手术好，主张观察 3 个月后再决定是否作桡神经探查，即使作肱骨干切开复位内固定也不探查桡神经。其理由是：肱骨骨折合并桡神经损伤大多数能自行恢复；探查可进一步损伤神经，应待骨折愈合而桡神经无恢复征象时再行探查。然而，作肱骨骨折切开复位内固定时发现桡神经损伤者并不少见，而避免损伤桡神经的方法就是首先暴露桡神经，且神经损伤的部位大多和骨折部位在同一水平线上，探查的神经就在切口内，只要解剖熟悉，操作轻柔，既可保护神经不因内固定而损伤，又可了解神经损伤的性质和范围。随着显微外科技术的广泛应用，在手术显微镜下判断神经损伤范围和进行神经吻合较肉眼下操作可靠得多。因此，对肱骨骨折合并桡神经损伤，经其他方法复位效果不好，需行开放复位内固定时，应同时探查桡神经，本组 16 例肱骨骨折，术中探查发现有 6 例桡神经断裂，3 例不全断裂，7 例嵌压，及时行吻合或松解后桡神经恢复满意。说明在行肱骨开放复位内固定的同时早期行桡神经探查，对及时修复桡神经损伤是有益的。

（二）评估方法标准

1. 神经损伤修复临床评估方法。在周围神经损伤的修复效果判定中，体征、症状以及查体所见是最关键的，而电生理检查及其他影像学诊断，均应作为辅助手段。

（1）周围神经损伤分类。根据神经损伤的分类，能判断神经损伤的程度，对预知损失的预后有重要的意义。同时，可以依据分类的方法，制订治疗方案，判定修复价值。

①Seddon 分类。神经震荡：神经暂时失去传导功能，而神经的轴突、髓鞘以及支持性结构保持完整，这种损伤通常在数日之内可以完全恢复。轴索中断：损伤的远侧段发生瓦勒氏变性，而周围支持结构保持完整，神经再支配以 1mm/d 速度自行恢复。神经断裂：神经完全断裂，损伤的远侧段发生瓦勒氏变性，神经束（干）完全断裂，需手术修复。

②Sunderland 分类。Ⅰ型：病理特点是神经传导中断，损伤远端不发生瓦勒氏变性，相当于

Seddon 分类中的神经震荡。这种损伤通常在 3～4 周内自行恢复，预后良好。Ⅱ型：病理特点是神经轴突中断，损伤远端发生瓦勒氏变性。这种损伤其周围的支持结构保持完好，神经可以 1mm/d 的速度向远端再生，功能可自行恢复，预后较为良好。Ⅲ型：病理特点是轴突与神经内膜中断，但神经束膜连续性存在。这种损伤有自行恢复的可能，但由于内膜瘢痕化，恢复常不完全，预后尚可。Ⅳ型：病理特点是束膜严重损伤或中断，外膜也在一定程度上受损，但神经干本身的连续性存在。由于神经束广泛损伤，很少能自行恢复，常需手术切除瘢痕后修复，预后一般。Ⅴ型：病理特点是神经干连续性丧失，没有自行恢复的可能性。需要手术切除断端的纤维瘤，修复神经，预后较差。

（2）周围神经损伤临床表现：

①运动功能障碍。一般表现为迟缓性瘫痪，所支配肌肉的主动活动、肌张力和腱反射均消失，出现各种畸形。

②感觉功能障碍。表现为触觉、痛觉、温度觉、两点辨别觉得减退、过敏甚至消失。肢体感觉的绝大部分区域是由交叉的神经支配所分布，但是上肢的某些神经，分别有其绝对的支配区，可以通过绝对支配区的感觉测定，而判断神经损伤的程度。正中神经其绝对支配区在示、中指远节的掌侧；桡神经的绝对支配区位于虎口区的背侧；尺神经的绝对支配区位于小指。

③神经营养性改变。查体可发现相应部位的皮肤潮红、皮温增高、干燥无汗等。

④Tinel 征。1915 年由 Tinel 首先描述，表现为叩击神经损伤部位出现放射性的麻痛感，以及叩击部位的点状自痛感。其原理是在神经损伤之后，轴突在髓鞘没有再生时，会出现一种兴奋的放化过程，从而表现在查体上的异常改变。Tinel 征有 2 种意义，一是可以帮助判断神经损伤的部位；另外在神经修复以后，或是神经恢复的过程中，可以检查神经修复后的再生情况。

2. 电生理检查：电生理检查是临床上最常使用的辅助检查手段，包括 EMG、SEP、CMAP、SNAP、NCV、F 反射等。周围神经损伤后，瓦勒氏变性大约需要 4 周才能逐渐完成，因此在神经损伤或修复后，电生理检查 4 周内一般不能得到正确的结果，通常应在神经损伤或修复后 4 周，再进行电生理检查。周围神经损伤及修复后的电生理表现，可以表现为：

（1）神经失用。

①EMG：一般表现为电静息，所检肌肉募集反应消失。

②NCS：MNCV、SNCV 均正常，但较为严重的压迫、缺血可致 NCV 减慢。

（2）完全损伤，主要是严重的轴索断伤和神经断伤。

①EMG：所检肌肉出现大量自发电活动，募集反应消失。

②NCS：神经失去兴奋性、传导性，靶肌肉记录不到 CMAP，神经干上亦记录不到 SNAP。

③SEP：刺激损伤远端神经，大脑皮层记录不到任何波形。

（3）部分损伤，主要是轴索或神经部分断伤。

①EMG：可见自发电活动，募集反应明显减少－消失。

②NCS：跨损伤段 NCV 减慢，CMAP、SNAP 波幅降低。

3. 影像学检查：临床上经常使用的影像学检查包括 B 超、CTM 和 MRI。但这 3 项检查均要求临床医生有非常丰富的经验及判断标准。

4. 神经损伤功能康复重建临床评估方法：

（1）运动功能的评定。

①运动功能的评定望诊：皮肤是否完整、肌肉有无肿胀或萎缩、肢体有无畸形、步态和姿势有无异常。

②肢体周径测试。

③肌力和关节活动范围评定。

（2）运动功能恢复的评定。周围神经损伤后的运动功能恢复等级：0 级（M0）肌肉无收缩；1 级（M1）近端肌肉可见收缩；2 级（M2）近、远端肌肉均可见收缩；3 级（M3）所有重要肌肉能抗阻力收缩；4 级（M4）能进行所有运动，包括独立的和协同的

（3）感觉功能评定。包括触觉、痛觉、温度觉、压觉、两点辨别觉、皮肤定位觉、皮肤图形辨别觉、实体觉、运动觉、位置觉、神经干叩击试验（Tinel 征）等。

（4）感觉功能恢复评定。周围神经损伤后的感觉功能恢复等级：0 级（S0）感觉无恢复；1 级（S1）支配区皮肤深感觉恢复；2 级（S2）支配区浅感觉和触觉部分恢复；3 级（S3）皮肤痛觉与触觉恢复，且感觉过敏消失；4 级（S5 +）感觉达到 S3 水平外，两点辨别觉部分恢复；5 级（S4）完全恢复。

（5）电生理评定。

①强度与时间曲线检查：通过时值测定和曲线描记判断肌肉为完全失神支配、部分失神经支配及正常神经支配。

②肌电图检查：通过针极肌电图检查，可判断神经受损的程度是神经失用或轴突断离或神经断离。评估标准：轻度失神经支配肌电图可见自发电活动，运动单位电位波幅、时限基本正常，募集相为混合至干扰相，神经传导速度正常，波幅可下降；中度失神经支配肌电图出现较多自发电活动，募集相为单纯至混合相，神经传导速度下降不超过 20%，波幅下降不超过 50%；重度失神经支配肌电图出现大量自发电活动，仅见单个运动单位电位，运动单位电位波幅可增高，时限可增宽；完全失神经支配肌电图出现大量自发电活动，无运动单位电位出现，电刺激神经干相应肌肉测不到复合肌肉动作电位。

③神经传导速度的测定：利用肌电图测定神经在单位时间内传导神经冲动的距离，可判断神经损伤部位、神经再生及恢复的情况。

④体感诱发电位检查：刺激从周围神经上行到脊髓、脑干和大脑皮层感觉区时在头皮记录的电位，具有灵敏度高、对病变进行定量估计、对传导通路进行定位测定、重复性好等优点。

⑤直流感应电检查法：通常在神经受损后 15 ~ 20d 可获得阳性结果。观察指标有：兴奋阈值、收缩形态和积极性反应等。

（6）ADL 能力评定：周围神经损伤后，会不同程度地出现 ADL 能力困难。ADL 评定对了解病人的能力，制订康复计划，评价治疗效果，安排重返家庭或就业都十分重要。

六、相关进展

（一）外科修复

周围神经结构十分复杂，虽然显微外科技术不断提高，即使辅以神经束定位图、神经电刺激、胆碱酯酶组化染色及神经束的定位染色等手段，也难以达到神经束完全准确地对位，导致轴突长及误向支配，尚不能取得令人满意的生理功能恢复。如何准确地进行神经功能束对位，仍是外科神经修复技术面临的一大难题。

（二）神经移植术

自体神经移植能提供轴突生长所需的神经生长因子，免疫排斥反应小，被视为周围神经修复的金标准。但对于粗大、长段的周围神经缺损，如臂丛损害，存在供体神经支配区永久性失神经功能

障碍、供移植神经来源局限、受体区神经瘤形成等缺点，无法满足临床需要。异体及异种细胞移植：自体神经移植适用于修复直径在5cm以下的神经缺损，大于5cm的缺损可以选择异体或者异种细胞移植，但是面临免疫排斥反应、移植成功率低、感染、肿瘤形成等风险。去细胞异种移植技术可改善上述风险，研究表明动物实验中用去细胞动脉导管作为神经导管修复1.2cm的周围神经缺损，手术后4个月组织学评估发现桥接部位轴突再生能力强于对照组，能有效防止肌肉萎缩和足部溃疡的发生。进一步研究发现，加入间充质干细胞的去细胞动脉导管组轴突再生能力强于单纯动脉导管组。该技术免疫排斥反应低，更加符合神经生长的生理要求，有良好的轴突生长引导作用，应用前景良好。

（三）组织工程技术

1. 种子细胞：

（1）施旺细胞。神经损伤部位轴突虽然缺失，幸存的施旺细胞能自我增殖，产生层粘连蛋白、纤粘蛋白、神经营养素因子等物质促进轴突生长；能自我增殖形成Bugner带，为再生的运动神经元轴突生长提供生长通道；能包绕再生轴突，形成无髓及有髓纤维，促进再生轴突成熟，在周围神经损伤修复中发挥重要作用。最近研究表明，在采用施旺细胞和生物材料体外培养构建时，引背根神经节感觉神经元共培养有助于工程化神经组织的塑形，形成较规整的施旺细胞索带，这些为组织工程神经支架构建模式提供了更多思路和选择。

（2）干细胞。研究较多的是间充质干细胞（mesenchymalstemcell，MSC）、脂肪源性干细胞（adiposederivedmes－enchymalstemcells，ADMSCs）和诱导性多能干细胞（inducedpluripotentstemcell，iPSC）。MSC可分化成不同类型的间充质细胞，通过旁分泌释放生长因子、抗细胞凋亡和抗炎分子，为神经元和髓鞘再生提供适宜生长微环境。MSC相对其他干细胞具有易获取、体外培养生存率高、低免疫反应、伦理争议少、可做自体移植等优点。Mohammadi等用添加MSC的复合神经导管治疗坐骨神经损伤，定量形态测定分析证实有髓纤维的数量明显多于单纯导管组，能明显促进神经再生及功能的恢复。研究表明ADMSCs有较强的轴突再生能力，可准确引导再生轴突到达远端靶点，其用于修复10mm缺损的坐骨神经损害，运动和感觉功能恢复明显优于对照组。iPSC来源于患者自身的组织，移植所致的免疫排斥反应和伦理方面的问题均可避免。Wang等将iPSC成功分化成神经嵴干细胞，并将神经嵴干细胞进一步分化为施旺样细胞，这些由iPSC生成的施旺细胞能够加强轴突的再生并包裹轴突形成髓鞘。因此iPSC的研究为获取施旺细胞实现自体移植开辟了新的途径。周围神经损伤修复需要大量施旺细胞参与，而施旺细胞不易直接获取。干细胞能在一定诱导条件下分化为施旺样细胞，因此有望成为施旺细胞的重要来源。iPSC是当前干细胞研究的重点，但尚需进一步探索iPSC向施旺细胞分化的诱导条件。现今MSC仍是获取施旺细胞最有希望的种子细胞。但是，MSC向施旺细胞分化的具体机制，如何提高MSC的诱导效率，如何维持诱导而来的施旺细胞的稳定性等问题也需进一步探索和明确。

2. 支架材料：除有好的种子细胞以外，构建利于种子细胞附着，接纳再生轴突长入，并且引导其生长的三维细胞支架材料，也是组织工程人工神经的重要因素。生物衍生物的神经导管材料，如动脉、静脉、小肠、肌肉等可能导致早期纤维化、组织间免疫排斥反应及瘢痕形成等不良反应，临床应用受限，从而产生了人造神经导管等支架材料。人工合成的材料分为不可降解材料和可降解材料，最先应用的是不可降解人造神经导管如硅胶管，动物实验表明这类材料只能修复相当小的神经缺损（<10mm），可达到部分形态学的连接，但很难恢复运动感觉功能。可降解神经导管材料是组织工程学的一次革命，为重建神经缺损带来希望。文献报道，用于制备组织工程神经支架的聚合物

材料主要有胶原、壳聚糖、丝素、聚乙醇酸、聚丙交酯－乙交酯共聚物、聚己内酯等。采用模塑法将壳聚糖制成管壁多微孔的神经导管，内嵌纵行排列的聚乙醇酸纤维支架，构建成壳聚糖－聚乙醇酸人工神经移植物，该技术已获中国发明专利授权。用该移植物桥接修复犬30mm坐骨神经缺损，术后6个月，移植物完全降解，再生神经组织修复了缺损，犬术肢神经电生理和运动功能恢复良好。胶原是细胞外基质的成分之一，具有较好的组织相容性和弹性，能重建神经引导通路，引导轴突再生，加速轴突生长。动物实验显示以胶原为材料的导管能明显促进坐骨神经10mm缺损的修复再生，神经导管与骨髓基质细胞复合培养，两者具有良好的组织相容性。纳米技术不断发展，逐渐与组织工程技术联合用于神经损伤修复。聚合纳米纤维支架和人体神经结构非常类似，良好的组织相容性、高细胞附着力、较强的轴突生长引导能力以及多孔性等优点，使其在神经再生结构重建过程中发挥重要作用。纳米修饰技术有望被应用于下一代组织工程神经移植。

3. 细胞外基质：与神经细胞附着的支架相似，细胞外基质包括很多黏附分子，如层粘连蛋白、纤连蛋白、免疫球蛋白家族、蛋白聚糖类和胶原等，其中层粘连蛋白、纤连蛋白可由施旺细胞分泌。研究显示以胶原－纤维蛋白琼脂糖为复合支架，在管壁内层注入MSC修复10mm缺损的坐骨神经损伤，其运动和感觉功能恢复明显优于对照组。

4. 神经营养素因子（neurotrophinfactors，NTFs）：组织工程神经支架荷载神经营养因子是增加修复神经缺损距离的另一种策略。施旺细胞能合成和分泌多种NTFs，包括神经生长因子（NGF）、脑源性神经生长因子（BDNF）、神经营养蛋白4/5（NT4/5），胶质细胞衍生的神经营养素因子（GDNF）、胰岛素样因子（IGF）等。NTFs具有营养神经和促进轴突生长的双重效应，在调节神经元的存活与凋亡，促进神经元生长、发育、分化和功能性表达的过程中，扮演重要角色。但NTFs的半衰期均非常短，如何在神经导管中长期稳定地释放，供给长段受损神经的营养，依然是组织工程的一个难点。研究显示用生物交联方法将神经生长因子固定于壳聚糖神经导管内，可使该因子在释放时具有合适浓度、良好的释放率和较长的释放时间，从而促进缺损神经的再生。理想的组织工程神经构建的关键首先是寻找合适的种子细胞（或支持细胞），这是组织工程神经的难点，其最终解决可能有赖于干细胞。其次，可溶性调节因子的选择与搭配、多因子的靶向给药以及因子的长效控制释放等也是构建组织工程神经面临的挑战。最后，如何寻找一种良好的神经支架材料，具有与神经再生速度相匹配的降解速度、最佳孔隙率、导管厚度、形状等均是组织工程面临的问题。而神经支架材料要实现与种子细胞、神经营养因子的最佳搭配才能最大程度上促进神经再生，这些问题尚待进一步研究。

（四）基因治疗

基因治疗是应用基因工程和细胞生物学技术，将具有正常功能的目的基因导入患者体内并发挥作用，纠正患者体内缺乏的蛋白质或抑制体内某些基因过度表达，从而促使损伤神经的再生。周围神经损伤修复的转基因治疗技术，以腺病毒为转基因载体，施旺细胞为靶细胞神经元，神经营养素因子（如NGF、BDNF、CNTF）为目的基因片段，常用的载体系统是腺病毒载体系统（AV）和腺病毒相关载体系统（AAV）。研究显示以AAV病毒为基因载体可以减少细胞凋亡，提高神经生长因子的基因表达，促进生长基因的免疫应答。Harvey等在视神经受损后，利用AAV腺病毒表达睫状神经营养因子，能提高视网膜神经节细胞存活率，促进再生轴突的生长。周围神经损伤修复应用基因治疗前景广阔，但对于干细胞治疗和神经营养因子基因转移的最佳组合的探索仍是影响神经损伤后功能恢复的重点。目的基因多样性选择，目的基因在宿主体内足量稳定的表达，多基因联合治疗等问题，也是基因治疗技术的研究方向。

（五）其他治疗方法

有研究表明单侧坐骨神经横断损伤的大鼠，行外科手术修复后 3d，每天 1h 进行持续的平板运动训练（行走速度为 11m/min），每周 5d，连续训练 2 周后，与未行训练的对照组相比，神经电生理检测显示训练组大鼠患肢胫骨前肌神经反射和比目鱼肌 H 反射早于对照组，研究结果表明坐骨神经损伤后早期给予适当的运动，可增加受损轴突的再生能力，促进肌肉生理反射的恢复，提高受损大鼠不同坡度生理学需求的行走能力。有研究者采取联合应用神经营养药物、活血化瘀药物、糖皮质激素之序贯疗法，治疗 50 例电损伤合并周围神经系统损伤的患者，结果显示 42 例严格行序贯疗法的患者，其损伤的神经节段平面远端的感觉、运动功能均得到不同程度的恢复，其中 36 例完全恢复，6 例运动功能的恢复逊于感觉功能的恢复。

（邓洪利）

参考文献

[1] WyndaeleM, WyndaeleJJ. Incidence, prevalence and epide miology of spinal cord injury: what learn saworldwide literature survey [J]. Spinal Cord, 2006, 44 (9): 523 - 529.

[2] BauchetL, LonjonN, PerrinFE, et al. Strategies for spinalcord repair after injury: Areview of the literature and information [J]. AnnReadaptMedPhys. 2008, Inpress.

[3] PapastefanaldF, ChenJ, LavadasAA, et al. Graftsof Schwanncell sengineered to express PSA - NCAM promote functional recovery after spinal cord injury [J]. Brain, 2007, 130 (Pt8): 2159 - 2174.

[4] PearseDD, SanxhezAll, PereimFC, et al. Transplantation of Schwanncells andorol factory ensheathingg liainto the contused spinal cord: Survival, migration, axonassociation, and functional recovery [J]. Glia, 2007, 55 (9): 976 - 1000.

[5] MotheAJ, TatorCH. Transplanted neural stem progenitor cell sgenerate myelinating oligodendrocytes and Schwanncells spinal cord demyelination and dysmyelination [J]. ExpNeurol, 2008, 213 (1): 176 - 190.

第二节 脊髓损伤的修复和功能重建

一、引言

脊髓损伤尤其是陈旧性脊髓损伤后，如何促进脊髓的再生和功能恢复一直是医学领域探讨的课题。目前对脊髓损伤的基础研究和临床实践方面的报道大部分集中在脊髓损伤的急性期，对于陈旧性脊髓损伤外科治疗的文献为数有限，有关手术治疗与神经功能重建的报道则更少。这主要是由于脊髓损伤的修复不同于其他组织的修复，不仅要求对神经组织位置和形态上的修复，而且要求功能上的替代和修复。采用细胞移植、神经功能重建、外科重建等方式修复治疗陈旧性脊髓损伤以及痉挛和疼痛。

二、历史

脊髓损伤（spinal cord injury，SCI）是中枢神经系统的严重损伤，是一种严重威胁人类生命健康的疾患。大多源于交通伤、坠落伤、暴力或运动等，在现代社会中有很高的发病率和致残率，脊髓一旦发生损伤、坏死，恢复的可能性较小。早期、全面的医疗干预和康复治疗对减轻SCI患者脊髓损伤程度和提高今后的生活质量有着极其重要的影响。David等于1981年采用自体坐骨神经桥接横断35mm的延髓和脊髓，发现两端神经元沿移植的坐骨神经生长了近30mm，提示中枢神经轴突在一定条件下可以再生。此后，学者们试图通过信号转导通路、神经营养因子、细胞移植、剔除神经生长抑制因子及基因治疗等方法达到治疗脊髓损伤的目的，并取得令人鼓舞的实验成果，为临床修复脊髓损伤带来曙光。

三、现有方法

（一）脊髓损伤的修复的方法

1. 细胞移植治疗：细胞移植治疗脊髓损伤是利用移植细胞进行治疗。细胞是一类具有自我复制能力的多潜能细胞，具有能够分裂增殖和向多种细胞分化的生物学特性及能力，它可以分化成多种功能细胞，具有再生各种组织器官和人体的潜在功能，达到机体功能重建的目的。

2. 硬脊膜减张术：术中选择发硬增厚明显的部位，用锐利刀片间断地行多个纵形长约1cm的小切口，深度为仅切透硬脊膜而保留蛛网膜和软脊膜，至可见后者成乳头状膨出，有少许脑脊液渗出而不溢流，硬脊膜搏动明显恢复为止，然后用人工硬脊膜或肌瓣覆盖。

3. 硬脊膜内脊髓与神经根显微松解术：手术方法是切开损伤段硬脊膜，松解蛛网膜、软脊膜纤维疤痕束带，剪除齿状韧带间网状疤痕纤维，松解神经根与脊髓起始段至硬脊膜。

4. 自体神经组织植入桥接与脊髓囊肿引流术：手术方法是采用显微外科技术切开硬脊膜，将蛛网膜、软脊膜、齿状韧带、神经根起始段与脊髓的粘连及周围的纤维条索，然后将自身腓肠神经用显微外科方法去除外膜、束膜，并剪开，使神经组织的质地、外观类似马尾组织，将其排列呈多条状，纵形植入已切开的脊髓处，最后用骶棘肌瓣覆盖。

5. 周围神经束间侧侧吻合术：本术式目的在于保留痉挛性瘫痪肢体肌群适当肌张力和低级反射弧的前提下，获得部分正常的神经支配，缓解痉挛，重建部分感觉、运动和反射功能。将支配非瘫痪肌群之正常周围神经与支配瘫痪肌群的相邻神经并拢，在合适部位切开两神经相对应面的外膜和束膜长约2cm，将两神经紧密贴合后间断缝合束、外膜。

6. 脊髓断端神经根显微松解术：手术方法是应用显微外科技术于硬脊膜内外对近端脊髓断端和神经根进行松解。

7. 神经移位嫁接术：被吻接神经根仅选择性的切断其支配某一特定肌肉或感觉区域的部分神经束，在维持较好肌张力的条件下重建部分感觉、运动。术后经训练已获得神经支配的肌肉诱导协同肌群同步收缩而达到有效的功能重建。

（二）脊髓损伤功能康复重建

1. 早期康复：损伤开始到脊柱可负重为止，其基本目的就是骨折复位、稳定病情、恢复或至少保持现有的神经功能。成功有效的康复治疗必须尽早进行，以降低并发症的发生率。脊髓损伤后要及时监测病人的气管是否通畅，维持呼吸和循环功能，同时一定要注意损伤平面。对于合并有意识障碍的患者有时诊断很困难，但必须要考虑到颅脑损伤和脊髓损伤的可能性。正确、及时的转移患者，往往决定预后的好坏。在骨折保守治疗和外科治疗的优缺点这一问题上尚存争议。内科保守治疗的基础是骨折复位并卧床休息，直到病人在有或无外界固定装置的帮助下可自行活动。多数患者骨折复位及愈合需要10周左右时间，长时间的卧床会产生许多不良的生理和心理问题。颈部损伤可以使用颈部牵引治疗，但牵引本身就有一定的危险性，过度牵引会导致骨折移位和感染。而外科治疗是采取复位、固定术，提倡病人早期下床活动，利于尽早开展护理工作，尽快达到全面康复的目标。不论采用内科保守治疗还是外科手术治疗，脊髓神经损伤的康复程度是近似的。总之，无论是采取延长卧床时间的内科治疗，抑或是有一定风险的外科治疗，必须从尽量减少不良并发症的角度，权衡两种治疗方案的利弊，选择比较适合病人情况的治疗措施。

（1）正确体位。患者在卧位下首先要保持正确体位，这样有且对骨折部位的正常排列，同时对于预防褥疮、关节挛缩及痉挛的发生都是至关重要的。

仰卧位时四肢瘫患者肩下垫的枕头要足够高，这样两肩不至于后缩，另外肘部要伸展，腕部背屈，拇指外展背伸，余四指处于微屈，髋关节伸直，踝关节背屈。

侧卧位时双肩向前，肘关节屈曲，前臂旋后，腕及手指均呈自然屈曲位，下侧髋关节、膝关节置伸展位，上侧髋、膝关节屈曲放在枕头上要与下侧下肢隔开，踝关节呈自然背屈状。

（2）呼吸系统练习。呼吸肌主要由膈肌、肋间肌和腹肌等组成，膈肌的支配神经主要为C4，肋间肌的神经支配为T1－T7，腹肌的支配神经为T6－T12。

脊髓损伤后，其受损平面以下的相关呼吸肌麻痹，造成胸廓活动能力降低，在急性期的患者呼吸道分泌物增多以至无法正常排出，易致肺部感染。因此，每天进行2～3次以上的呼吸和排痰训练尤其重要。

（3）被动运动。不同部位的损伤，被动运动的范围应有全面的考虑。

依据损伤平面及患者相应的临床表现，每天进行1～2次的被动运动至关重要，常规的指导原则为每个关节活动3～5min，动作宜轻柔，缓慢而有节奏感，强调在无痛或少痛范围内。

（4）康复护理。对于脊柱不稳定患者，伤后24h内宜选用动力床，而对脊柱稳定者，可使用减压床或皮垫床等。

要再三强调每2h翻身一次，防止发生不应有的褥疮，同时要求翻身时应沿身体轴线翻滚以防脊柱的扭转造成不应有的损伤。

（5）个人卫生。采用中性肥皂，注意大小便后以及会阴的清洁护理，避免局部潮湿，尽可能减少褥疮发生的可能性。

（6）药物治疗。脊髓损伤的病理过程中，原发性损害常常是不可逆的，而继发性损害被认为是可以预防或者阻止的。为此，经过大量的动物实验和临床研究，目前被国内外专家认可的药物主要是甲泼尼松（MP）和神经节苷脂（GM1），但MP应用时间的选择宜在8h以内，否则不仅疗效欠佳，而且并发症往往增加。GM1对正常神经元的发育和分化起重要作用，脊髓损伤72h内给予GM1100mg，持续用药18～32d，有助于脊髓神经功能的恢复。此外，4－氨基吡啶（4－PD）作为一种可能用于SCI慢性期的治疗药物正在进行临床疗效评估。

2. 脊髓损伤恢复期的康复治疗方法：

（1）肌力训练。肌力训练的目标就是要使肌力达到3级以上，恢复其实用功能，主要针对背阔肌、上肢肌群和躯干肌的训练。

①背阔肌的训练利用重物滑轮系统进行训练，让患者坐在轮椅上，将手举起，高度和肩持平，伸肘向下拉动把手。

②上肢肌群训练常采用拉力器和哑铃等进行抗阻练习。

③躯干肌的训练：腰背肌训练时，患者常取俯卧位，治疗师双手置于患者两侧肩部，嘱患者伸展躯干，同时加以抵抗；腹肌训练时，患者取仰卧位，固定一侧骨盆，嘱患者向对侧旋转。

（2）肌肉牵张训练。肌肉牵拉训练是SCI治疗过程中必须始终进行的项目，可以改善关节功能，利于步态训练，还可以降低肌张力。主要包括腘绳肌、内收肌和跟腱的牵张。

（3）功能性训练。坐位平衡、坐位下支撑身体、坐位下身体转移、体位变换等动作是日常生活活动的基础，患者应在治疗师的正确指导下尽早掌握这些内容，安全有效的进行训练。

（4）转移训练。转移训练分帮助转移和独立转移两种，前者可由 2 人或 1 人帮助，后者则是训练的目标，包括水平转移、垂直转移等。

（5）站立及步态训练。脊髓损伤患者要尽早进行站立床训练，倾斜的角度宜每天增加，从平卧位到直立位约需 1 周时间来适应，站立的时间一般从半小时到 2h 不等。早期用站立床的优点很多，如预防体位性低血压，防止下肢关节的挛缩，防止骨质疏松和骨折的发生，刺激内脏功能，改善大小便功能，防止泌尿系和呼吸系统感染等。适用于 C5 – T12 损伤的患者。步态训练首先要掌握平行杠内的步行技巧，具体包括摆至步训练、摆过步训练和 4 点步态训练，随后根据患者情况，可进行持拐杖步行训练，方法大体与平行杠内相同，但要求患者平衡和协调性更高，以免发生意外。上下楼梯训练要有较好的腹肌力量，同时注意保护患者。近年来，减重步行训练系统应用于脊髓损伤患者，取得较好的疗效，据 Wernig 报道，75% 不能行走的慢性患者在不需要别人的帮助下，能够再次获得行走能力。

（6）轮椅训练。上肢力量及耐力是使用轮椅的良好前提，技术上包括前后轮操纵、左右转向、进退操纵、前轮跷起驱动以及旋转练习、上下楼梯训练等。

（7）作业疗法。主要应用于颈髓损伤的患者，旨在促进上肢功能的恢复。

（8）功能性电刺激（FES）。FES 可促使不能活动的肢体产生功能性活动，能够有效地预防深静脉血栓，促进手的抓握功能和下肢的行走能力。

（9）物理治疗。运用超短波、紫外线、离子导入等方法可以减轻损伤部位的炎性反应，改善神经功能；运用低频电刺激疗法可改善松弛性瘫痪。

（10）心理治疗。脊髓损伤后患者会产生一系列的心理社会问题，如家庭和患者对残疾的认识和接受程度、婚姻问题、生活问题、患者易抑郁甚至自杀等。

因此，我们康复工作者在治疗过程中和心理咨询时，应针对患者及家庭的状况和社会环境，采取合理有效的康复策略，比如建立良好的医患关系、把握介绍病情的时机、明确康复训练的价值和意义、重建患者的价值观、教会患者调适心理等。

3. 脊髓损伤常见并发症的康复治疗：

（1）泌尿系统并发症：

①尿路感染。由于排尿困难和导尿管的留置常造成逆行性感染，而患者感觉障碍又导致患者尿路刺激症状不明显。因此，密切观察尿液颜色，定期检查尿常规、尿培养和血常规，是临床上必须强调的。一般来说，没有全身症状不使用药物治疗，适时的冲洗膀胱，配合理疗如超短波、紫外线疗法等。而无症状性菌尿阳性者（如每高倍镜视野下白细胞数 8 ~ 10 个以上，同时细菌数大于 10000）也不少见，此时需要积极治疗，选择适当抗生素 3 ~ 5d 即可。另外，应注意外阴部的清洗，若怀疑有膀胱出口梗阻、输尿管反流等感染的危险因素要及时处理。

②泌尿系统结石。男性患者比例高于女性，膀胱结石多见于脊髓损伤最初 3 个月，据统计 8 年之内大约有 36% 的患者可发生膀胱结石，其中 27% 为留置尿管者。此外，泌尿系感染和神经完全性损伤也是结石形成的危险因素。防治方法是多饮水、适当进行体力活动，必要时采用药物排石或者超声波体外碎石、手术等措施。

（2）疼痛：脊髓损伤后的中枢性疼痛，是脊髓损伤患者主观上感到的发生于损伤平面以下皮肤痛觉已丧失或大部分丧失区域的以自发性疼痛为主诉的难治性疼痛，文献报道发生率在 11% ~94%。

疼痛严重影响患者进行康复治疗及生活质量。其多发于伤后几个月至几年，疼痛部位不确定，疼痛性质、程度多样化，发作时间不规律。

康复治疗在预防感染、褥疮、痉挛、情绪变化等诱因同时，常采用的方法有：

①药物治疗，常用非甾体类消炎止痛药和三环类抗抑郁药，麻醉类仅在很严重时使用。

②运动和理疗。

③心理治疗，如放松术、暗示术、气功等。

④针灸、针刺。

⑤手术治疗，包括交感神经切除术、神经干切断术等。

（3）肌痉挛：一般在伤后 3 ~ 6 周开始发生，6 ~ 12 个月左右达高峰。主要表现为肢体运动时肌张力增加，病理反射阳性。

康复治疗的方法有：

①去除诱发因素，如感染、压疮、结石等。

②肌肉牵张运动和放松疗法。

③物理治疗如冷疗法、温热疗法、冷热交替疗法、电刺激等。

④药物治疗口服药常采用肌肉松弛剂、镇静剂、抗痉挛药，如巴氯芬、安定、鲁南贝特、妙纳、氯丙嗪等。局部注射用药有无水酒精、碳酸、肉毒毒素等。

⑤当上述方法无效时，可考虑手术治疗。

（4）异位骨化：异位骨化是指在正常情况下没有骨组织的软组织内形成新生骨，最早出现于伤后 3 周，最晚可达伤后 12 周。

早期表现有关节周围疼痛、发烧、红肿，逐渐出现关节活动受限，明确诊断主要依靠 X 线片，三相核素骨扫描是早期检测异位骨化的最敏感指标，并可以判断病变的活动性和成熟度。

异位骨化治疗比较困难，目前公认的预防其形成的最有效药物是非甾体类消炎药，而依地酸二钠仅可延缓异位骨化的进展，却无法阻止最终的病理过程。

对于已经形成异位骨化的患者是否进行物理治疗，尚无一致看法。一方面通过被动练习，可以改善关节功能；另一方面，被动运动又可加剧异位骨化的发展。因此在进行关节被动活动时动作宜轻柔，不可采用暴力，以免损伤肌肉和关节。

（5）其他还有如心血管问题、体温调节障碍、性功能障碍以及患者老龄化等并发症。

四、适用范围

（一）陈旧性不完全性脊髓损伤的修复及功能重建

1. 细胞移植治疗。

2. 硬脊膜减张术。脊柱骨折脊髓损伤经早期减压内固定后，有相当部分患者虽然并不是完全性脊髓横断伤，但其脊髓神经功能恢复不理想，甚至没有明显的功能恢复。尽管造成这一结果的原因复杂，但在后期手术探查时常可发现，不管伴有或不伴有硬脊膜与周围瘢痕组织的粘连、压迫及狭窄，均有硬脊膜增厚和变硬，经常规手术松解后仍无脊髓搏动恢复者可使用硬脊膜减张术。

3. 硬脊膜内脊髓与神经根显微松解术。

4. 自体神经组织植入桥接与脊髓囊肿引流术。临床上常可发现，脊髓损伤患者在排除了脊髓压迫与不稳定等因素外，许多影像学改变极为相似的患者其感觉运动功能的恢复程度差别却很大。研究表明为硬脊膜内的粘连、纤维索条的牵拉、脊髓本身的创伤后瘢痕化、软化、囊肿所致。此术式可以明显改善外伤性陈旧性不完全瘫痪患者的尿便功能并恢复其部分感觉运动功能。

5. 周围神经束间侧侧吻合术。适用于高位脊髓损伤肢体为痉挛性瘫痪者。

（二）对陈旧性完全性脊髓损伤的修复及功能重建

1. 脊髓断端神经根显微松解术：用于拯救临近脊髓近端神经根的功能，改善四肢瘫、截瘫患者的生活质量。

2. 神经移位嫁接术。

（1）颈髓损伤：

①C4 平面以上损伤。脊髓 C4 以上平面损伤，包括面神经颈支移位吻接膈神经，适应证为寰枢椎骨骨折脱位造成的颈髓 C1 以上的损伤，患者需呼吸机支持治疗，年龄 <40 岁的患者，手术目的是重建膈肌自主呼吸功能；副神经支移位吻接膈神经，适应证为颈髓 C2 - C4 节段损伤，无自主呼吸而需呼吸肌支持治疗，斜方肌肌力可达到 3 级者，手术目的是重建膈肌自主呼吸功能。

②C5 - 8 平面损伤。脊髓 C5 - C8 平面损伤，副神经和颈丛移位吻接肌皮神经，适应证为颈髓 C5 平面损伤四肢瘫 1 年以上，无屈肘功能恢复，斜方肌功能良好，年龄 <50 岁的患者，手术目的是重建肱二头肌屈肘功能；颈髓 C6 平面损伤颈丛神经移位吻接臂丛内侧束，腹神经移位吻接正中神经内侧根，适应证为手/腕功能无恢复者，手术目的是重建部分手功能；颈髓 C7 平面损伤 - 胸外侧神经移位与尺神经吻接，桡神经浅支移位与尺神经浅支吻合适应证为伸肘、伸腕功能基本正常，手内在肌运动功能大部分丧失，手指屈曲无力、手尺侧、环小指感觉障碍，手术目的为重建尺神经支配的手部部分运动和感觉障碍；颈髓 C8 平面损伤 - 骨间前神经旋前方肌和桡神经浅支移位分别吻接尺神经浅支和尺神经浅支，适应证为手内在功能丧失，小指和环指尺侧半感觉丧失者，手术目的是重建尺神经支配的手部部分运动和感觉障碍。

（2）胸髓损伤：

①T2 - 7 平面损伤。脊髓 T2 - T7 平面损伤，吻合血管的尺神经移位吻接坐骨神经，阴部神经和股后皮神经，适应证为脊髓 T2 - T7 损伤，1 年后下肢运动感觉和尿便功能无恢复，年龄 <40 岁强烈要求手术的患者，手术目的是重建部分屈膝，臀部会阴部感觉和尿便功能；吻合血管的尺神经经移位吻接股神经和闭孔神经，适应证为 1 年后下肢运动感觉和尿便功能无恢复，年龄 <45 岁的患者，手术目的是重建部分股四头肌、髂腰肌/内收肌功能和部分会阴部感觉。

②T8 - 11 平面完全性损伤。脊髓 T8 - T11 节段完全性损伤，带血管的肋间神经移位吻接股外侧皮神经和髂腹股沟神经，适应证为脊髓 T9 - T11 节段性完全性损伤，截瘫平面以下感觉运动无恢复，但阴茎可以勃起，强烈要求改善阴部感觉功能的年纪轻的患者，手术目的是重建臀、股外侧和外阴区感觉功能；带血管的肋间神经移位与腰神经根选择性束间吻接（嫁接术）手术适应证为脊髓 T8 - T11 节段完全性损伤，双下肢呈硬瘫的患者，手术目的是重建迈步功能；带血管肋间神经移位与骶神经根选择性束间吻接（嫁接术），适应证为脊髓 T8 - T11 节段损伤，手术目的是重建部分尿便功能。

五、效果判定

（一）文献回顾

李成仁、李巍对 NOV 基因修饰神经干细胞移植对损伤大鼠脊髓功能恢复的影响进行了研究，NSCs 的移植被认为是修复 CNS 疾病包括退行性疾病和损伤最有希望的治疗方案，尤其是 SCI。科学家希望通过移植的 NSCs 来替代损伤、死亡的神经元，重建神经元回路，并在损伤部位的近端和远端间起连接中断作用。此外，还希望可通过对 NSCs 的基因修饰使 NSCs 能表达外源性基因，然后将其移植到脊髓受损部位，使它们能分泌大量的治疗性因子，以防止神经元死亡并促进神经再生。因此，移植到损伤脊髓内的干细胞要求容易大量获得、扩增和储存，并且易于基因操作。它们也应该能在损伤部位存活相当长的时期，与宿主脊髓组织整合。NOV 基因是 IGF 家族的成员之一，IGFs 在 CNS 中起重要作用，有研究表明，IGF 可以减少兔子脊髓缺血模型中神经元的死亡以及防止动物截瘫。也有一些研究指出，IGF 能促进动物脑内神经元的生成、突起的生长以及突触的形成，可以促进 CNS 的髓鞘化。NOV 和 NOV 基因修饰的 NSCs 移植对 SCI 的作用未见文献报道。我们在构建含 NOV 基因的真核表达载体的基础上，将其转染入 NSCs 内，然后移植入损伤大鼠的脊髓中，行为学检测显示模型大鼠的后肢功能得到明显的恢复，电生理学检测显示脊髓的传导功能得到部分恢复，另外我们用形态学研究显示脊髓远端神经元数量较对照组明显增多，HRP 束路追踪显示脊髓的部分束路得到恢复。移植 NOV 基因修饰的 NSCs 与移植单纯 NSCs 相比较，移植 NOV 基因修饰的 NSCs 使脊髓功能恢复的效果要显著一些。根据这几部分的研究结果，结合以前研究的结果，NOV 基因能促进 NSCs 向神经元方向分化，我们有理由推测 NOV 基因修饰的 NSCs 移植入脊髓后可以分化成各种类型的细胞，包括神经元和胶质细胞，填充因损伤造成的脊髓空洞。NOV 基因修饰的 NSCs 和分化出来的子代细胞能恒定表达 NOV 蛋白，使移植区（损伤区）具有高浓度的 NOV，促使脊髓内本身的 NSCs 和移植进去的 NSCs 往神经元方向分化的比例增高，替代因损伤而死亡的神经元，而分化出来的不成熟星形胶质细胞可以引导神经元的迁移和轴突的伸长。NOV 还可以通过调节 IGFs 的作用，来发挥促进神经元的生成、减少损伤神经元的死亡、促进突起的生长和突触的形成等作用。简而言之，为脊髓再生修复提供合适的微环境，促进脊髓功能的恢复。但是目前我们的研究表明，移植 NSCs 和 NOV 基因修饰 NSCs 仍不能使脊髓的功能得到完全的恢复，因此需要进行进一步的研究。在 NSCs 应用于治疗人类 CNS 疾病包括 SCI 之前还有更多的问题需要解决，但对 NSCs 的性能进一步研究和制作适合的动物模型将为 NSCs 和 NSCs 结合基因治疗成功地应用于 SCI 临床治疗奠定基础。

（二）脊髓损伤功能重建评估方法标准

1. 损伤水平判定：由于脊髓节段与脊椎节段在解剖位置上不一致，脊髓损伤水平不能根据脊椎损伤水平判断，而需根据各节段脊髓所支配肌肉的肌力检查及皮肤感觉检查来判定，代表脊髓各节段肌肉及该节段功能保留时的活动功能恢复的预计见表 51－2－1。

表 51－2－1 脊髓不同节段的运动、感觉平面及损伤时的功能预后

损伤水平	代表肌肉	运动功能	移动功能	生活自理能力	感觉平面
C1－C3	胸锁乳突肌	颈屈曲、旋转	电动轮椅	若干呼吸器，完全依赖	颈部
C4	膈肌	呼吸	同上	完全依赖	肩锁关节
	斜方肌	肩胛上提			
C5	三角肌	肩屈曲外展	轮椅驱动	大部分依赖	肘前外侧
	肱二头肌	肘屈			
C6	胸大肌	肩内收前屈	轮椅实用	中度依赖	拇指
		桡侧腕伸肌	腕背伸		
C7	肱三头肌	肘伸	轮椅实用	轮椅上基本自理	中指
		桡侧腕屈肌	腕掌屈	床、轮椅转移	

续表

损伤水平	代表肌肉	运动功能	移动功能	生活自理能力	感觉平面
C8－T1	屈指肌	手指屈	轮椅实用	同上	小指
		手内部肌	手指灵活运动	驾驶汽车	
T6	上部肋间肌	上体稳定	轮椅实用	基本自理	第6肋间
		上部背肌	带支具扶拐步行		
T12	腹肌	操纵骨盆	轮椅实用	同上	腹股沟上缘
	胸部背肌		带支具扶拐步行上下阶梯		
L2	髂腰肌	屈髋	同上	自理	股前中部
L3	股四头肌	伸膝	不用轮椅	同上	膝上内侧
			带短腿支架步行		
L4	胫前肌	踝背伸	同上	同上	内踝
L5	拇长伸肌	伸趾	同上	同上	足背
S1	腓肠肌	踝屈	正常步行	同上	足跟外侧
	比目鱼肌				

注意：由于邻近节段对同一肌肉的重叠支配，如果一节段支配的代表肌肉肌力为3级，其下一节段代表肌肉肌力为0，而上一节段的代表肌肉肌力基本正常，则可判定损伤平面在该节段。

损伤后早期进行手法肌力检查以确定损伤平面时，常可因患者身体虚弱、疼痛、不能合作等因素使检查结果失准。为此近来有人对大脑皮质运动区适当部位进行磁电刺激（magnetoelectricstimulation），同时观察靶肌肉的运动或肌电活动，视运动通路的完整与否，借以较精确地判定损伤平面。由于两侧损伤平面也可能不一致，有时须左右分别记录。运动与感觉水平也可能不一致，一般以运动平面为主作记录。

2. 损伤程度判定：在神经损伤平面以下，包括骶段保留部分运动与感觉功能时，可判定为不完全损伤。近来一般主张以会阴部感觉和肛指检查时肛门外括约肌是否存在随意收缩功能为判定标准，存在时为不完全损伤，丧失时为完全性损伤。检查须在脊髓休克期度过以后进行。完全性损伤病例在最低的正常平面以下，运动与感觉功能部分保留的节段，即为部分保全区（ZPP）。美国脊髓损伤学会（America Spinalcord Injury Association，ASIA）提出的损伤程度分级见表51－2－2。其中A级和B级也合称运动完全性损伤。

表51－2－2 ASIA损伤程度分级

级别	指标
A 完全性损伤	骶段（S4—S5）无任何感觉或运动功能保留
B 不完全损伤	损伤平面以下包括骶段有感觉但无运动功能
C 不完全损伤	损伤平面以下存在运动功能，大部分关键肌肌力3级以下
D 不完全损伤	损伤平面以下存在运动功能，大部分关键肌肌力3级或以上
E 正常	感觉或运动功能正常

3. 肌张力评定：下肢肌张力增高及肌痉挛对行走功能有明显影响，故下肢功能评定应对肌张力

及肌痉挛状态的评定。

一般按对关节进行被动运动时所感受的阻力进行肌张力及肌痉挛状态的评价。常用的评价方法有神经科分级及 SCI 科分级，后者即 Ashworth 分级，SCI 患者中应用较广。其他还有按自发性肌痉挛发作频度分级的 Penn 分级法及按踝阵挛持续时间分级的 Clonus 分级法等（表 51-2-3）。

表 51-2-3 肌张力分级评定

分级	神经科分级	SCI 分级	Penn 分级	Clonus 分级
0	肌张力降低	无肌张力增高	无肌张力增高	无踝阵挛
1	肌张力正常	轻度增高，被动活动时有一过性停顿	肢体受刺激时出现轻度肌张力增高	踝阵挛持续 1~4s
2	稍高，肢体活动未受限	较明显增高，活动未受限	偶有肌痉挛 <1 次/h	踝阵挛持续 5~9s
3	肌张力高、活动受限	较明显增高，被动活动困难	经常痉挛 >1 次/h	踝阵挛持续 10~14s
4	肌肉僵硬，被动活动困难或不能	肢体僵硬，被动活动不能	频繁痉挛 >10 次/h	踝阵挛持续 15s

4. 综合能力的评定：Frankel 功能分级法根据肌肉功能、感觉功能和功能性活动能力进行综合分级评定（表 51-2-4）。

表 51-2-4 SCI 的 Frankel 功能分级

分级	标准
A	完全性瘫痪
B	运动功能完全丧失，部分感觉保留
C	能运动但无使用价值
D	能运动，但无使用价值（如行走）
E	完全恢复

5. 疗效评定标准：

（1）完全性颈脊髓损伤的评价标准。由于下肢完全截瘫，只能根据上肢功能情况作为功能恢复的判定标准，并且主要依据 C3、C4 以下脊髓神经根支配之肌肉功能来评定，标准如下：

A 级仅能屈肘，腕指功能丧失，手无感觉。

B 级可屈肘及伸腕，肌力 3 级以上，手指无活动。

C 级可屈肘，伸腕及屈腕或屈指。

D 级可屈伸肘，屈伸腕，屈伸手指，无手内在肌活动。

E 级肘腕手指的屈肌及伸肌及手内在肌活动均存在，肌力接近正常，全手有感觉。

（2）颈胸腰等不同平面的脊髓或马尾损伤下肢截瘫者恢复标准：

A 级损伤平面以下，肌肉运动完全丧失，大小便失控。

B 级微小恢复；损伤平面以下，个别肌肉恢复 1~2 级，无功能意义。

C 级部分恢复；损伤平面以下股四头肌，股内侧肌运动恢复，但肌力 3 级以上。

D 级大部分恢复；瘫痪的肌肉大部分恢复，肌力在 3 级以上，可以站立，不用拐或用拐行走。

E 级基本或完全恢复；损伤平面以下感觉恢复，所有瘫痪肌肉均恢复，大小便完全自主控制，但肌力不及正常及存在病理反射。

以能否行走为标准，A、B 级为无用恢复；C、D 级为用恢复。

六、相关进展

（一）脊髓损伤的病理生理

自 Allen 提出脊髓损伤的病理机制包括原发性损伤和由其引起的继发性损伤这一理论后，人们对继发性损伤机制进行了广泛研究。目前对引起脊髓继发性损伤的机制研究主要集中在炎症反应学说、自由基学说、兴奋性氨基酸学说、电解质失衡学说、细胞凋亡学说等方面，其中神经细胞凋亡学说是近几年的研究热点。Shackelford 等发现了脊髓损伤较长时间后 DNA 损伤不能被修复，神经细胞发生程序性死亡。Matsushita 等检测了脊髓损伤后 Caspase－3、Caspase－8、细胞色素 C 等指标，认为脊髓损伤后神经细胞发生凋亡。我们观察了脊髓损伤后神经细胞超微结构存在凋亡现象，认为 MAPK 信号转导通路参与脊髓损伤过程。虽然对继发性损伤的机制研究较多，但是许多继发性损伤机制仍然不明确，临床中很多神经保护策略并未取得良好效果，因此对脊髓损伤的继发性损伤机制，特别是细胞凋亡机制的了解，还有待于进一步研究。

（二）脊髓损伤的传统药物治疗

在脊髓损伤的药物治疗上，甲泼尼松及神经节苷脂已通过国际多中心临床观察，证实对脊髓损伤有一定治疗作用。1984 年美国国家急性脊髓损伤研究所（NASCIS）首先肯定了甲泼尼松对急性脊髓损伤的治疗效果，此后对甲泼尼松的研究不断深入，1990 年 NASCIS 发表第 2 份研究报告后，甲泼尼松成为治疗急性脊髓损伤的首选药物而被广泛应用于临床。但近几年有学者对甲泼尼松提出了质疑，Coleman 等重新分析了 NASCIS 的研究资料，认为甲泼尼松对脊髓损伤修复的作用微乎其微，Hugenholtz 对甲泼尼松的作用也提出了相反的看法。甲泼尼松对急性脊髓损伤的作用又出现了新的争议。继甲泼尼松之后，神经节苷脂成为第 2 个应用于临床治疗脊髓损伤的药物，Geisler 等进行了一系列临床双盲对照实验，认为神经节苷脂能够促进脊髓损伤后神经功能的恢复。

（三）脊髓损伤的外科治疗

外科治疗主要目的在于早期解除压迫，最大程度减轻甚至防止继发性损伤。Dimar 等研究发现脊髓受压后，神经功能恢复与压迫时间呈反相关性，为脊髓损伤减压提供了有力证据，此后大量文献对减压时间进行了不同报道。LaRosa 等回顾了 1687 例患者数据，将患者分为 24h 早期减压组、24h 后晚期减压组和非手术治疗组，统计分析认为早期减压组较其他两组疗效更好，同时他提出只有不完全性脊髓损伤患者早期手术的治疗数据才是可靠的。Fehlings 等也认为 24h 内减压对神经功能恢复有利。但也有报道认为早期手术增加并发症，对脊髓损伤的恢复不利，而且减压后未得到满意的疗效。虽然外科减压时间一直无明确标准，但目前多数学者倾向于早期减压。

（四）脊髓损伤的生物学治疗

脊髓损伤的生物学治疗尚处于基础研究阶段，离广泛应用于临床还有很长的距离。其研究方向主要包括：改善神经生长的微环境、引导轴突再生，细胞移植、建立神经连接，基因治疗等方面。20 世纪 90 年代，影响神经生长的微环境被广泛研究，Grill 等研究表明生长因子能够上调相关基因的表达，促进轴突再生，而 Schnell 等在细胞培养中发现一些抑制性分子会导致轴突再生失败，因此提出将促进生长和减少抑制的因子联合应用，从而改善神经生长微环境，为脊髓损伤的治疗提供了一种新的思路。2000 年后，组织细胞移植和基因治疗在脊髓损伤方面的基础研究不断发展并取得重要进展。组织细胞移植方法主要包括分化完全的组织，如周围神经移植；固有细胞，如 SC、干细胞、嗅鞘细胞移植等。Cheng 等将肋间神经移植于大鼠脊髓横断模型中，结果显示能有效促进皮质脊髓束的再生，是周围神经移植治疗脊髓损伤的标志性研究之一。此后，Levi 等将自体肋间神经和带有酸性成纤维细胞生长因子的纤维蛋白胶植入猕猴半横断模型中，发现损伤脊髓有大量髓鞘化的轴突长入移植物中，再次证明周围神经移植有助于脊髓损伤后神经功能的恢复。SC 能够分泌神经生长因子，很多研究表明 SC 能够促进轴突生长及髓鞘修复，对脊髓损伤的修复有极大的促进作用。另一种具有修复潜能的移植细胞是嗅鞘细胞，嗅鞘细胞移植在促进损伤脊髓轴突再生及功能恢复的积极作用已得到证实。也有学者使用 SC 和嗅鞘细胞联合移植治疗脊髓损伤，同样取得肯定结论。干细胞作为一种具有分化功能的细胞，可以分化为少突胶质细胞包裹再生轴突形成髓鞘，也可以分化为有功能的脊髓神经元直接替代受损神经元，在治疗脊髓损伤中也具有广泛的应用前景。除通过细胞移植在损伤脊髓中直接建立桥接作用促进神经恢复外，基因治疗为治疗脊髓损伤提供了另一种思路。基因治疗中目的基因、基因载体、受体细胞是成功的关键。基础实验和动物实验中，针对不同的目的基因、基因载体及受体细胞，已有大量研究取得了初步成果。对脊髓损伤，单一的治疗方法效果有限，联合治疗是将来脊髓损伤治疗的发展方向。

（五）脊髓损伤并发症的临床康复

脊髓损伤能够引起心血管系统、呼吸系统、泌尿系统、神经系统紊乱等各方面的并发症，目前在脊髓损伤并发症的康复方面有重大进展。主要的康复治疗包括：心理治疗、运动疗法、物理疗法、矫形器和助行器的使用等方面。其中肌力、肌肉牵张、多种功能位置训练等运动疗法及电刺激等的物理疗法一直是脊髓损伤康复的研究热点，在临床应用中也取得了很好的疗效。脊髓损伤患者要达到预期目标，必须按一定的康复程序进行，循序渐进，综合应用各种康复方法，从而达到最大可能的康复。

（邓洪利）

参考文献

[1] Robertson SC, Menezes AH. Occipital calvarial bone graft in posterior occipitocervical fusion [J]. Spine, 1998, 23 (2): 249 - 254.

[2] Singh SK, Rickards L, Apfelbaum RI, et al. Occipitocervical reconstruction with the Ohio Medical Instruments Loop: results of a multicenter evaluation in 30 cases [J]. Neurosurg, 2003, 98 (3 Suppl): 239 - 246.

[3] Gallie WE. Fractures and dislocations of the cervical spine [J]. Am J Surg, 1939, 46: 495 - 499.

[4] Brooks AL, Jenkins EB. Atlanto - axial arthrodesis by the wedge compression method [J]. J Bone Joint Surg (Am), 1978, 60 (3): 279 - 284.

[5] Holness RO, Huestis WS, Howes WJ, et al. Posterior stabilization with an interlaminar clamp in cervical injuries: technical note and review of the long term experiencewith the method [J]. Neurosurgery, 1984, 14 (3): 318 - 322.

[6] Magerl F, Seeman PS. Stable posterior fusion of the atlas and axis by trans articular screw fi xation//Kehr P, Weidner A, eds. Cervical Spine [J]. New York: Springer - Verlag, 1987: 322 - 327.

[7] Melcher RP, Puttlitz CM, Kleinstueck FS, et al. Biomechanical testing of posterior atlantoaxial fi xation techniques [J]. Spine, 2002, 27 (22): 2435 - 2440.

[8] Harms J, Melcher RP. Posterior C1 - C2 fusion with polyaxial screw and rod fi xation [J]. Spine, 2001, 26 (22): 2461 - 2471.

[9] Tan M, Wang H, Wang Y, et al. Morphometric evaluation of screw fi xation in atlas via posterior arch and lateral mass [J]. Spine, 2003, 28 (9): 888 - 895.

[10] Kim SM, Lim TJ, Paterno J, et al. Biomechanical comparison of anterior and posterior stabilization methods in atlanto-axial instability [J]. J Neurosurg, 2004, 100 (3 Suppl Spine): 277 - 283.

[11] Frangen TM, Zilkens C, Muhr G, et al. Odontoid fractures in the elderly: dorsal C1/C2 fusion is superior to halo - vest immobilization [J]. J Trauma, 2007, 63 (1): 83 - 89.

第五十二章

神经损伤的治疗药物

骨科范畴的神经损伤是比较常见的，脊髓和周围神经损伤后，受该神经支配区的运动、感觉和营养均将发生障碍。临床上可表现为肌肉瘫痪、感觉减退或消失、大小便障碍、自主神经功能障碍的症状。有些损伤会危及生命，还有些损伤虽然不会很快危及生命，但可引起严重的功能丧失。与颅脑的损伤相比，脊髓和周围神经的损伤更为常见，尽管可供选择的治疗方法较多，但药物治疗亦为一种不可忽视的选择。

一、维生素 B_1 (vitamin B_1)

(一) 历史

维生素 B_1 是 19 世纪末荷兰医生艾克曼从米糠中提取制得的，是人们最早发现的一种维生素。维生素 B_1 主要存在于种子的外皮和胚芽中，如米糠和麸皮中含量很丰富，在酵母菌中含量也极丰富，瘦肉、白菜和芹菜中含量也较丰富。其他名称有硫胺素、硫胺、抗神经炎素、维他命 B_1、Vitamin B_1。

(二) 药理作用

本品由嘧啶环和噻唑环结合而成的一种 B 族维生素。维生素 B_1 是人体能量代谢，特别是糖代谢所必需的，故人体对硫胺的需要量通常与摄取的热量有关。当人体的能量主要来源于糖类时，维生素 B_1 的需要量最大。

当维生素 B_1 缺乏时，许多神经体征和症状是周围神经炎，伴有肢端感觉障碍，包括局部区域感觉过敏或感觉麻木。

目前所用的维生素 B_1 都化学合成的产品。在体内，维生素 B_1 以辅酶形式参与糖的分解代谢，有保护神经系统的作用。维生素 B1 被称为精神性的维生素，这是因为维生素 B_1 对神经组织和精神状态有良好的影响，并有轻微的利尿效果，还能促进肠胃蠕动，增加食欲。

通过各种物理因子的治疗，可有效缓解受损神经周围水肿，减轻局部压迫。维生素 B_1 经皮导入直接作用于受损之神经末梢；同时改善了血液循环，增加了局部供氧，神经损伤有所改善，此时肌电图可见神经损伤有所恢复。

（三）适用范围

1. 适用于维生素 B_1 缺乏的预防和治疗，如维生素 B_1 缺乏所致的脚气病或 Wernicke 脑病。亦用于周围神经炎、消化不良等的辅助治疗。

2. 全胃肠道外营养或摄入不足引起的营养不良时维生素 B_1 的补充。

3. 下列情况时维生素 B_1 的需要量增加：妊娠或哺乳期、甲状腺功能亢进、烧伤、血液透析、长期慢性感染、发热、重体力劳动、吸收不良综合征伴肝胆系统疾病（肝功能损害、酒精中毒伴肝硬化）、小肠疾病（乳糜泻、热带口炎性腹泻、局限性肠炎、持续腹泻、回肠切除）及胃切除后。

4. 大量维生素 B_1 对下列遗传性酶缺陷病可改善症状：亚急性坏死性脑脊髓病（Leigh 病）、支链氨基酸病，乳酸性酸中毒和间歇性小脑共济失调。

5. B 族维生素（B_1、B_6、B_{12}）参与神经组织的糖和脂肪代谢，也用于周围神经病损的辅助治疗。

（四）注意事项

1. 不宜饭前服。饭后服用维生素 B_1 有利于其吸收。因为维生素 B_1 是水溶性的，空腹服用后会被快速吸收入血，在人体利用之前经肾脏等排出体外，使药物不能充分发挥作用。

2. 不宜与氨茶碱（碱性药物）合用。维生素 B_1 在碱性环境中不稳定，并会很快分解，使之遭受破坏，药力降低或失效。

3. 不宜与阿司匹林合用。阿司匹林在胃中水解为水杨酸。维生素 B_1 可使胃液 pH 值降低，使阿司匹林对胃黏膜的刺激加剧，故两者不可同时服用。

4. 不宜与药用炭合用。维生素 B_1 可被药用炭吸附而降低药效。若必须合并应用，可先口服维生素 B_1，2～3h 后再服药用炭。

5. 不宜与口服避孕药并用。口服避孕药可加速维生素 B_1 的代谢，降低维生素 B_1 在血液中的浓度。长期口服避孕药者应适当补充维生素 B_1，以防维生素 B_1 缺乏。

6. 不宜与含鞣质的中成药合用。中成药四季清片、虎杖浸膏片、复方千日红片、感冒片、七厘散等含鞣质，可与维生素 B_1 结合产生沉淀，使之不易被吸收利用，并可使维生素 B_1 变质而降低药效。

7. 口服维生素 B_1 不宜饮酒。酒精可损伤胃肠道黏膜，妨碍肠黏膜运转机能，减少维生素 B_1 的吸收利用。

（五）相关要点

1. 维生素 B_1 是没有太多副作用的。及少数病人在注射时有过敏性休克。多余的分量会完全排出体外，不会贮留在人体中。每天服用超过 5～10g 时，偶尔会出现发抖、疱疹（herpes）、水肿、神经质、心跳增快及过敏等副作用。

2. B 族的维生素之间有协同作用。也就是说，一次摄取全部 B 族的维生素，要比分别摄取效果更好。还有，如果 B_1、B_2、B_6 摄取比率不均的话，是没有效果的，其比率为 B_1 50mg、B_2 50mg、B_6 50mg。因此，建议服用复合维生素 B。

3. 用法用量：

（1）口服：成人 5～30mg/次，1d 3 次，儿童 1d 10mg。

（2）肌注：成人 30～50mg/次，1d 1～2 次；儿童 1d 10～50mg，1d 1～2 次。

（樊一刚　邓洪利）

二、维生素 B_{12}（vitamin B_{12}）

（一）历史

其他名称有氰钴胺、维生命 B_{12} 等。

（二）药理作用

本品为细胞合成核苷酸的重要辅酶，参与体内甲基转换及叶酸代谢，促进 5 - 甲基叶酸转变为四氢叶酸。缺乏时，可致叶酸缺乏，并因此导致 DNA 合成障碍，影响红细胞的成熟。维生素 B_{12} 缺乏与叶酸缺乏所致贫血的血细胞形态学异常基本相似，二药可相互纠正血象的异常。维生素 B_{12} 还参与三羧酸循环，此作用关系到神经髓鞘脂类的合成及维持有鞘神经纤维功能完整，维生素 B_{12} 缺乏症的神经损害可能与此有关。

（三）适用范围

1. 主要用于治疗恶性贫血，亦用于治疗各种巨幼红细胞性贫血、抗叶酸药引起的贫血及脂肪泻。尚可用于神经系统疾病（如神经炎、神经萎缩等）、肝脏疾病（肝炎、肝硬化等）、白细胞减少症、再生障碍性贫血等，一般用量较大，且疗效有争议。

2. 神经系统疾病，如多发性神经炎、神经痛、神经萎缩等。

（四）禁忌范围

1. 恶性贫血患者口服无效。

2. 治疗后期可能出现缺铁性贫血，应补充铁剂。

3. 本品不可静脉给药。用法用量：肌注，成人，0.025 ~ 0.1mg/d，或隔日 0.05 ~ 0.2mg。用于神经系统疾病时，用量可酌增。

4. 本品不宜与氯丙嗪、维生素 C、维生素 K_3 等混合于同一溶液中给药。

5. 氯霉素抑制骨髓造血功能，可抵消本品的作用；消胆胺、氨基糖苷类、对氨基水杨酸、苯巴比妥、苯妥英、秋水仙碱等可减少其吸收。

6. 本品与葡萄糖液有配伍禁忌。

（樊一刚　邓洪利）

三、甲钴胺（methycobal）

（一）历史

其他名称有钴宾酰胺、弥可保、甲钴铵、methycobal 等。

（二）药理作用

本药为维生素 B_{12} 的衍生物，其体内组织分布性好，存在于血液、骨髓液中的辅酶维生素 B_{12} 钴宾酰胺制剂，可高浓度地转运入神经细胞器中，从而促进核酸和蛋白质的合成，修复受损的神经组织。通过甲基转换反应可促进核酸 - 蛋白 - 脂质代谢，可修复被损害的神经组织，促进正红血母细胞的成熟、分裂，改善贫血。

1. 易转移到神经细胞器中，从而促进核酸及蛋白质的合成与氰钴胺（CN - B_{12}）相比，向神经细胞中的细胞器转移性良好（大鼠），在由同型半胱氨酸生成蛋氨酸过程中起着辅酶作用，在脑细胞、脊髓神经细胞的实验中，尤其是参与由脱氧尿嘧啶核苷生成胸腺嘧啶核苷，促进核酸、蛋白质的合成（小鼠）。

2. 促进轴索内轴流和轴索再生。在由链脲菌素所致糖尿病大鼠的坐骨神经细胞实验中，使轴索的骨架蛋白输送正常化，对由阿霉素、丙烯酰胺、长春新碱所致药物性神经障碍（大鼠、兔）及轴索变性小鼠模型、自然发病糖尿病大鼠的神经障碍实验中，均表现出能抑制神经病理学、电生理学上的变性神经的出现。

3. 促进髓鞘形成（磷脂合成）。由于提高了蛋氨酸合成酶的活性，从而促进构成髓鞘的主要脂质卵磷脂的合成，使髓鞘形成（大鼠）。

4. 对神经轴突传递的延迟和神经传递物质减少的恢复在挤压坐骨神经实验中，由于提高神经纤维的兴奋性，从而使终板电位诱发早期恢复（大鼠）。另外，在缺乏胆碱饲料饲养的大鼠实验证明，使低下的脑内乙酰胆碱含量正常化。

（三）适用范围

1. 用于治疗糖尿病神经周围神经和自主神经病变，改善患者自觉症状。

2. 用于促进再植手指神经吻合，促进感觉恢复。

3. 可改善椎间盘突出症、坐骨神经痛、面瘫、带状疱疹等所致的神经症状。

4. 用于治疗维生素 B_{12} 缺乏所致的巨幼红细胞性贫血。

（四）禁忌范围

1. 如果服用 1 个月以上无效，则无需继续服用。

2. 从事汞及其化合物工作的人员，不宜长期大量服用。

3. 虽然甲钴胺在动物试验中未见致畸作用，但其对怀孕妇女的安全性尚不明确。

4. 尚不明确甲钴胺是否通过妇女乳汁分泌，但动物试验报告甲钴胺有乳汁分泌，本品在哺乳期妇女的安全性尚不明确。

（五）相关要点

1. 用法用量：

（1）口服：成人每次 1 片，每日 3 次。可视年龄、症状增减。

（2）注射剂：治疗末梢性神经障碍，成人每日 1 次 1 支（500μg），1 周 3 次，肌注或静注。可按年龄酌情增减用量。治疗巨幼细胞性贫血，成人每日 1 次 1 支（500μg），1 周 3 次，肌注或静注。投药 2 个月后，作为维持治疗 1 ~3 个月，1 次 1 支（500μg）。

2. 不良反应：有时可见食欲不振、恶心、腹泻等症状。偶见皮疹。

3. 本品见光易分解，开封后应立即使用并注意避光。肌注时应注意更换注射部位和避开神经走向。

（樊一刚　邓洪利）

四、单唾液酸四己糖神经节苷脂（monosialotetrahexosylganglioside）

（一）历史

其他名称有单唾液酸四己糖神经糖苷脂、施捷因、GM－1、Monosialotetrahexosylganglioside 等。

（二）药理作用

神经节苷脂（Gangliosides）是含唾液酸的糖神经鞘脂，存在于哺乳类动物细胞膜，神经系统中含量尤其丰富，是神经细胞膜的组成成分，在神经发生、生长、分化过程中起必不可少的作用，对于损伤后的神经修复也非常重要，具有促进神经再生、促进神经轴突生长和突触形成、恢复神经支配功能；改善神经传导、促进脑电活动及其他神经电生理指标的恢复；保护细胞膜、促进细胞膜各种酶活性恢复等作用。GM1 是最重要的神经节苷脂之一，在中枢神经系统病变的治疗中起重要作用。GM1 除具有上述神经节苷脂的共同作用外，还可以通过维持中枢神经细胞膜上的 Na^+-K^+-ATP 酶及 $Ca^{2+}-Mg^{2+}-$ATP 酶的活性，起到维持细胞内外离子平衡、减轻神经细胞水肿、防止细胞内 Ca^{2+} 积聚的作用。GM1 可以对抗兴奋性氨基酸的神经毒性作用，减少自由基对神经细胞的损害等。因此，GM1 具有促进神经重构（神经重塑、神经可塑性，Neuroplasticity）的作用，即通过促进各种形态、生化、组化、神经生理及行为参数的改善，最终可以加速神经修复，促进神经再生，最大限度地恢复原有的神经功能。GM1 能促进多种原因引起的中枢神经系统损伤后神经功能的恢复，促进神经重构。实验显示 GM1 对血管性脑损伤、创伤性脑脊髓损伤神经细胞的恢复有促进作用和细胞保护作用。

（三）适用范围

中枢神经系统病变包括脑脊髓创伤、脑血管意外、帕金森氏病。还可用于治疗周围神经病变。

（四）禁忌范围

已证实对本品过敏；遗传性糖脂代谢异常（神经节苷脂累积病如家庭性黑蒙性痴呆、视网膜变性病）禁用。

（五）相关要点

1. 用法用量：每日 20～40mg，遵医嘱一次或分次，肌注或缓慢静脉滴注。在病变急性期（急性创伤）：每日 100mg，静脉滴注；2～3 周后改为维持量，每日 20～40mg，一般 6 周。对帕金森氏病，首剂量 500～1000mg，静脉滴注；第 2d 起每日 200mg，皮下、肌注或静脉滴注，一般用至 18 周。

2. 不良反应：少数病人用本品后出现皮疹样反应，应建议停用。

（樊一刚　邓洪利）

五、神经生长因子（mouse nerve growth factor for jection）

（一）历史

神经生长因子（Nerve growth factor，NGF）是最早发现的神经营养活性物质，NGF 是 20 世纪 60 年代由意大利和美国科学家首先发现研制的，发明者为此获 1986 年度诺贝尔生理医学奖。随后陆续发现了脑源性神经营养因子（BDNF）、胰岛素样神经营养因子（IGF）、胶质细胞源性神经营养因子（GDNF）、神经营养素Ⅲ（NT-3）、神经营养素Ⅳ/Ⅴ（NT-4/5）及新近发现的神经营养素Ⅵ（NT-6）等，构成了神经营养因子（NT-Fs）家族，它们对神经细胞生长、分化有重要作用。睫状神经营养因子（ciliary neurotrophic factor，CNTF）因最初从鸟的睫状神经节中提取出来，可维持副交感神经节活性而得名，它不属于 NTFs 家族成员，与其无同源性，属非靶源性神经营养因子，CNTF 最早由 Helfand 等在 1976 年发现。1984 年 Barbin 等从鸡睫状神经元提取获得，并于 1989 年获得 CNTF cDNA。成年中枢神经系统营养因子网络不仅可以保护轴突髓鞘而且有利于维持脑组织的免疫豁免。它们在体内和离体情况下，具有维持损伤神经元的存活、促使轴突延伸等功能。它的发现和研究为神经系统损伤及退行性疾病的治疗提供了一种新的思路。药品名称为注射用鼠神经生长因子，其他名称有金路捷、Aneway 等。

（二）药理作用

它对中枢及周围神经元的发育、分化、生长、再生和功能特性的表达均具有重要的调控作用。

主要成分是从小鼠颌下腺中提取纯化的神经生长因子（mNGF），沉降系数 2.5S，分子量 13.5KD，纯度≥98%，比活性≥22.5 万 AU/mg 蛋白。成品中含 5% 甘露醇和 0.1% 人血白蛋白作保护剂。

外伤性周围神经损伤病因明确，神经成功再生条件是：胞体的存活；施旺细胞增殖；基膜的完整；轴突的芽生。以上条件均与神经生长因子密切相关。CNS 除神经元（胞体）不能再生外，其髓鞘也不能再生。CNS 的髓鞘脱失后，主要由胶质增殖所代替，只有在早期病变的周围可见到微量再生，可能是 2 型星形细胞和少突胶质细胞的前身细胞分化所致，再生也极不完全。这可能和 CNS 缺少 NGF 有关。周围神经的神经元（胞体）不能再生，但其髓鞘能再生，周围神经的髓鞘脱失后，由施旺氏细胞再生髓鞘（形成神经内膜管），因此周围神经损伤后可再生，治疗效果好。

（三）适用范围

为正己烷中毒性周围神经病。周围神经疾病、创伤（周围神经损伤、颅脑外伤、脊髓损伤）、脑血管意外（脑出血、脑梗死）、变性疾病（AD、PD）、发育不良（新生儿缺血缺氧、脑瘫）。

（四）禁忌范围

无严重不良反应。临床实验中未发现有肝、肾、心脏等功能损害。用药后常见注射部位痛或注射侧下肢痛（发生率分别为 85% 和 29%），一般不需处理。个别症状较重者，口服镇痛剂即可缓解。停药后很快恢复正常，建议皮下或肌肉注射时不宜在同一部位连续注射。

（五）相关要点

1. 用法和用量：本品用 2 mL 注射用水溶解，肌肉注射。急性中、重度患者 9000AU，1d 1 次，4 周为一疗程，连续使用 1～2 个疗程；慢性轻度患者（糖尿病性周围神经炎、早老性痴呆）4500AU，1d 1 次，4 周为一疗程，连续使用 2～3 个疗程。

2. 过敏体质、孕妇及哺乳期妇女慎用。

3. 本品加注射用水振荡后即可完全溶解，如有不溶的沉淀、混浊或絮状物时不可使用。

4. 使用前应仔细检查药瓶，如有裂缝或破损等异常情况时不可使用。

5. 用药过程中，如有任何不适症状请及时与医生联系询问。

6. 规格：冻干粉针剂，每瓶含 mNGF20μg，生物活性不低于 4500Au。贮藏：2～8℃。有效期：2 年。

（六）相关进展

神经生长因子（NGF）是神经营养因子中最早被发现，目前研究最为透彻的，具有神经元营养和促突起生长双重生物学功能的一种神经细胞生长调节因子。神经营养因子（neurotrophic factors，NTFs）是一类由神经元、神经胶质细胞及神经支配靶组织产生的能对中枢和外周神经发挥营养作用的特殊蛋白质分子，能促进神经元存活，诱导其分化，也是对神经系统的发育及功能的维持起重要作用的一些小分子多肽，具有能使受损的中枢神经系统神经元存活，刺激轴突的再生等作用。目前有些已经逐渐进入临床应用阶段，现将目前研究较多的 NTFs 介绍如下：

1. 神经生长因子与神经损伤的修复。神经生长因子（Nerve growth factor，NGF）是最早发现的神经营养活性物质，NGF 可以有促进神经元存活和诱导神经突起生长的作用，主要表现在以下几方面：①维持交感神经元和胆碱能神经元的正常功能，应用外源性 NGF 能促进大多数交感神经节内神经细胞存活，甚至肥大；②诱导离体培养的交感神经元和感觉神经元突起生长；③NGF 对神经纤维的生长起一定的化学导向作用，诱导突起向 NGF 浓度高的方向生长。随着研究的深入，NGF 与神经损伤修复的关系已备受重视。有资料报道，在切断动物坐骨神经，局部应用 NGF 后发现，它可明显减轻轴突切断后所致的神经元胞体萎缩和避免神经元死亡。大量实验结果表明，成年哺乳动物中枢神经系统损伤后，其轴突再生能力十分有限，其中一个重要因素是损伤部位缺乏神经营养因子。近年来，人们正在试图通过神经组织移植的方法，同时使用外源性 NGF 等神经营养因子，以改善 CNS 损伤部位的微环境，提供神经营养因子，促进移植组织的存活和进行再生修复。Houle 等人通过动物实验证明了外源性 NGF 可以明显促进神经再生，从而有利于损伤的神经功能重建。

2. 脑源性神经营养因子与神经损伤的修复。脑源性神经营养因子（brain - derived neurotrophic factor，BDNF）是 1982 年德国神经生物学家 Barde 等从猪脑中分离出来的 12.3kD 小分子蛋白质，因 BDNF 的氨基酸序列与神经生长因子（nerve growth factor，NGF）有惊人的相似性，故被归属为神经生长因子家族（nerve growth factor family，NGFf）成员。从调节靶细胞的功能来讲，BDNF 比 NGF 强。

脑源性神经营养因子（BDNF）作为神经营养因子家族中的一员，是一类可促进神经元存活、生长和分化，并能保护受损的神经元，促进其再生的多肽，在神经系统的损伤修复中具有重要的作用。在体内，BDNF 可阻止感觉神经元死亡，尤其是阻止神经板来源的睫状神经元死亡，还可以维持 CNS 基底前脑胆碱能神经元的存活。BDNF 在神经系统的损伤治疗中具有潜在的临床应用价值。

3. 神经营养因子 - 3 与神经损伤的修复。神经营养因子 - 3（NT - 3）是 Ernfors 等人于 1990 年发现的一种分子量 13.6KD 的碱性蛋白质，根据来源及生物活性首先命名为海马源性神经营养因子（hippocumpus derived neurotrophic factor，HDNF）。因其与 NGF 和 BDNF 等 NTFs 家族成员有相似的一级结构和生化特点，并具有维持神经元存活和促进神经突起生长的生物活性，故把它归属为 NTFs 家族的成员。但 NT - 3 在一级结构上既有与 NTFs 家族其他成员一致的保守区又有自己的可变区，故其生物活性既与 NTFs 家族其他成员相似又有其自身特点。

NT - 3 的生理功能主要是维持多种神经元存活，体外培养研究表明，NT - 3 可维持交感、感觉、基底前脑胆碱能和运动神经元的存活。如新生大鼠面神经切断后，局部应用 NT - 3 与对照组相比可防止 30% 的面神经核运动神经元死亡。NT - 3 的另一个主要作用是促进神经细胞分化和诱导轴突生长。

现有的研究表明，NT - 3 在神经损伤修复中的作用可能至少涉及营养和镇痛 2 个方面。NT - 3 可能通过抑制 P 物质样免疫活性物质释放从而发挥镇痛效应。

随着对 NT - 3 神经保护作用的研究日益深入，一些学者已试图将 NT - 3 应用于临床实验，由于 NT - 3 不能透过血脑屏障，只能局部给药，而在损伤局部持续给药必须通过反复鞘内、室管膜内注射或借助于侵袭性微管装置，不利于临床应用。近年，Sterne GD 等用浸过 NT - 3 的纤维连接蛋白材料（可结合并释放生物活性 NT - 3）植入成鼠坐骨神经缺损处，释放 NT - 3 获得成功，为解决 NT - 3 的给药途径问题带来了希望，为神经损伤治疗提供了一个有用方法。可以推论，在不远的将来，NT - 3 作为一种促进神经再生的 NTFs 会有较好的临床应用前景。

4. 神经营养因子 - 4 与神经损伤的修复。神经营养因子 - 4（Neurotrophin - 4，NT - 4）是于 1991 年在蝰蛇和非洲蟾蜍中发现的低分子量碱性蛋白，含有 130 个氨基酸，分子量为 14KD，属于神经生长因子家族的成员。随后发现的 NT - 5，经分析鉴定被认为就是 NT - 4。因此，NT - 4 也被称为 NT - 4/5。研究表明，NT - 4 生物学作用的发挥是通过与细胞膜表面特异性酪氨酸激酶受体 trkB 结合从而启动细胞内一系列反应来实现的。

NT - 4 对神经系统的主要作用：

①维持感觉神经元存活。体内外研究显示，NT - 4 可以促进感觉神经元和交感神经元的存活，在 CNS 损伤动物模型中，NT - 4 可以促进 CNS 神经元存活，但单一神经营养因子缺乏或 BDNF 和

NT－4 共同缺乏未显示出明显 CNS 神经元丢失。有研究人员用 BDNF/NT－3 和 NT－4 这 3 种神经营养因子缺陷的小鼠研究 PNS 和 CNS 神经元。结果显示 3 种营养因子突变小鼠的 PNS 大多数感觉神经元丢失，一些运动神经核中运动神经元减少。提示胚胎发生时，神经营养因子对大多数外周感觉神经元存活是必需的，并可以影响小部分运动神经元的生存。有实验表明 NT－4 可以逆转轴突切断后 DRG 神经元的变性。

②促进运动神经元存活。Vassilis 等发现，在新生大鼠面神经切断后，局部应用 NT－4 可防止 45% 面神经核的神经元死亡。许多研究结果都提示应用外源性 NT－4 治疗脊髓损伤有一定效果。

③促进前脑胆碱能神经元和纹状体 GABA 能神经元的存活。体外实验发现 NT－4 可以保护培养胎鼠的海马和皮质神经元免受由葡萄糖缺少引起的损伤，在培养物基内加入 NT－4，神经元对由钙离子载体 A23187 诱导产生的毒性有很强的耐受力，说明 NT－4 可以减轻钙离子介导的神经元损伤，从而发挥神经元保护作用。有学者认为 NT－4 可能是通过调节钙离子水平从而挽救神经元变性坏死。

④促进多巴胺能神经元的存活。Human. C 等研究发现 NT－4 在无神经胶质细胞的培养物中能促进黑质多巴胺能神经元存活与分化，NT－4 很可能是与黑质神经元 trkB 受体结合而不是通过支持细胞发挥这种效应的。

⑤NT－4 还可以促进神经细胞的分化和调节突触可塑性。Braun 等发现 NT－4 能诱导移植脊髓神经元轴突数量和长度增长，以及每个肌纤维终板数目的增加和围绕在脊髓移植物周围的神经支配纤维面积的扩大。提示 NT－4 可增强脊髓运动神经支配潜能。由于 NT－4 在体内外具有促进多种神经元存活的功能，因此，如何提高损伤后内源性 NT－4 的表达，以促进神经损伤修复可能是新的研究方向。

NT－4 作为 NGFs 家族中的一员，其作用越来越受到重视。目前已有了一些关于 NT－4 作为治疗应用于动物周围运动神经元损伤模型和培养胎儿脊髓神经元的生长中的研究，并获得了一些有益资料。但在制成纯化因子、解决给药途径、通过血脑屏障等方面尚需进行探索和研究。随着对 NT－4 在神经系统中的作用了解的不断深入，NT－4 有可能在神经系统的损伤修复治疗中发挥其重要作用。大量研究表明 NT－4 在中枢神经系统损伤及退行性疾病模型中对变性的神经元有保护作用，最新发现，NT－4 可以调节突触可塑性，促进神经肌接头的形成，并能诱导正常运动神经元侧枝出芽，因而 NT－4 对肌萎缩性脊髓侧束硬化症等运动神经元疾病有潜在的治疗作用，但由于 NT－4 有不能通过血脑屏障和生物利用度低等问题尚未解决，因此有必要进行更深入的研究，使 NT－4 得到更广泛的应用。

（樊一刚　邓洪利）

六、甲泼尼松

（一）历史

甲基去氢氢化可的松、6α－甲基氢化泼尼松、甲基泼尼松、去甲泼尼松、甲基氢化泼尼松、甲强龙、甲氢泼尼松、美卓乐、舒禄－美卓乐、Dimedrol、Medrol、Medron、Urbason、Bioprednon、Methylprednisolonum

（二）药理作用

甲泼尼松抗炎作用较强，钠潴留作用较弱，其抗炎作用为可的松的 7 倍；甲基泼尼松龙琥珀酸酯钠为水溶性泼尼松龙衍生物，在体内转化为甲基泼尼松龙，可以注射，具有速效作用，维持时间中等，是治疗炎症和的优选药。醋酸酯为混悬液，注射后起效慢，作用持久。甲泼尼松为中效糖皮质激素，作用与泼尼松龙相同，其抗炎作用为后者的3倍，糖代谢作用较氢化可的松强10倍，而水、钠潴留作用较弱，无排钾的副作用。其醋酸酯混悬液作肌内注射、关节腔内注射，分解和吸收缓慢，维持时间较久，肌内注射6~8h后平均血药峰浓度为14.8μg/L，可维持11~17d。其琥珀酸钠为水溶性，可肌内注射或静脉滴注。

（三）适用范围

用于危重疾病的急救，还可用于内分泌失调、风湿性疾病、胶原、皮肤疾病、过敏反应、眼科疾病、胃肠道疾病、血液疾病、白血病、休克、脑水肿、多发性神经炎、脊髓炎及防止癌症化疗引起的呕吐等。目前临床上主要用于脏器移植。

（四）禁忌范围

禁用：严重的精神病史，活动性胃、十二指肠溃疡，新近胃肠吻合术后，较重的骨质疏松，明显的糖尿病，严重的高血压，未能用抗菌药物控制的病毒、细菌、霉菌感染。

慎用：心脏病或急性心力衰竭、糖尿病、憩室炎、情绪不稳定和有精神病倾向、全身性真菌感染、青光眼、肝功能损害、眼单纯性疱疹、高脂蛋白血症、高血压、甲状腺功能减退症（此时糖皮质激素作用增强）、重症肌无力、骨质疏松、胃溃疡、胃炎或食管炎、肾功能损害或结石、结核病等。

（五）相关要点

1. 本品4mg的抗炎活性相当于5mg泼尼松龙。

2. 在某些急症治疗中，通常采用肌内注射或静脉给药，以期快速起效。

3. 甲泼尼松醋酸酯因分解缓慢，作用较持久，因此用于肌内注射可达到较持久的全身效应。

4. 急性脊髓损伤的治疗应在创伤后8h内开始。

5. 因为此药半衰期只有30min，故治疗严重休克时，应于4h后重复给药。

6. 注射液在荧光或紫外线下易分解破坏。

7. 本药潴钠作用较弱，故一般不用作肾上腺皮质功能减退的替代治疗。若需使用，则需与盐皮质激素合用。

8. 其余参见泼尼松龙。

9. 在使用前，注射药物产品需以肉眼检查是否有特别物体及变色。在无菌环境下，将稀释液加入无菌粉末药瓶中，只可使用特定的稀释液。甲泼尼松琥珀酸钠溶液与其他药物予静脉输注混合液中的静脉注射兼容性及稳定性受混合液中酸碱度、浓度、时间、温度及甲泼尼松自身溶解性的影响。为了避免兼容性及稳定性问题，建议在任何情况下，应尽可能让甲泼尼松与其他药物分开投药。

10. 孕妇及妇女慎用。

11. 大剂量（大于0.5g）而又推注或静脉滴注有可能引起心律失常甚至循环衰竭。

12. 同其他肾上腺皮质激素类一样，用于败血症休克疗效不确切，而且可能增加患者病死率。

13. 治疗期间不应接种天花疫苗，以免引起神经系统并发症。

14. 用法用量。

（1）用于危重疾病的急救用药：推荐剂量每次30mg/kg，静脉给药时间不得少于30min。此剂量可在48h内，每4~6h重复给药1次。

（2）用于风湿性疾病：每天1g，静脉给药1~4d或每天1g，使用6个月。用于全身性红斑狼疮：每天1g，静脉给药3d。

（3）用于多发性硬化症：每天1g，静脉注射3或5d。

（4）用于肾盂肾炎、肾炎性狼疮等症，30mg/kg，隔日静脉给药1次，连续4d。

（5）用于防止癌症化疗引起的恶心和呕吐：对轻、中度性呕吐，化疗前1h，化疗初始之际以及患者出院时，各以5min以上时间，静脉给予0.25g；对严重性呕吐，于化疗前1h，给予0.25g甲泼尼松及适当剂量的甲氧氯普氯普胺，然后于化疗期间及出院时，再各静脉注射0.25g甲泼尼松。

（6）用于脏器移植：每次40～80mg，每天1次或数次。肾移植可在24～48h内给药0.5～2g，并继续治疗，直至病情稳定，一般不超过48～72h。

（7）用于其他适应证：剂量可自10～500mg，依病情决定。病情危重时，可在短期间内用较大剂量。婴儿及儿童剂量可酌减，每24h，每千克体重的用量不低于0.5mg。口服：每次8～12mg，每天2次，维持量每次2～4mg，每天2次。

（六）相关进展

1. 甲泼尼松在脊柱外科中的运用。脊髓损伤早期和适量应用甲泼尼松是取得满意疗效的关键。药物的剂量和有关甲泼尼松应用的窗口期在脊髓损伤后8h内一次大剂量（30mg/kg）冲击治疗之后，按5.4mg/（kg·h）持续给药23h，患者6周和6个月的运动功能恢复明显。但是脊髓损伤8h以后单纯应用甲泼尼松则无效。陈仲等报道治疗急性脊髓损伤病人45例，其中43例在受伤8h内给予首剂30mg/kg静脉滴注，于15min内滴完，间歇45min后以5.4mg/（kg·h）给予维持用药23h。结果患者治疗前后感觉及运动功能均有明显改善。其中2例受伤8h后同样用药，其神经功能恢复不明显。陆政锋等报道用同样方法治疗急性脊髓损伤病人16例，随访6个月，神经功能均有不同程度恢复。赵岩等报道用同样方法治疗急性脊髓损伤13例，均在受伤后8h内给药，患者在1周内神经功能改善达到总数的92.3%。大剂量甲泼尼松在高危脊柱手术患者神经功能损伤的预防和治疗中亦有重大作用。高危脊柱手术患者是指那些通过临床检查和影像学评价，认为在手术减压过程中可能出现直接或间接脊髓损伤的患者。邱勇等报道在脊柱畸形的矫形术中治疗78例术前无神经损害的高危人群，术中在脊柱暴露后给予甲泼尼松30mg/kg，60min内用完。如术后无神经损害症状停用；如术后有神经损害术后第1个24h内按5.4mg/（kg·h）给予，然后停用。结果3例术后出现神经损害的患者经过完整甲泼尼松冲击治疗后，术后6个月神经功能完全恢复。有8例术前有神经损害患者术中在脊柱暴露后按30mg/kg给予，60min内用完，在术后第1个24h内按照5.4mg/（kg·h）给予然后停用。结果术后以及6个月随访时神经功能评估与术前差异无显著性。该8例患者术前均有半年以上神经损害病史，提示甲泼尼松对慢性脊髓损伤或受压的恢复可能没有显著价值。李锋等报道手术治疗124例脊髓型颈椎病，术中脊髓减压前30min左右甲基强的松20mg/kg静脉滴注，于15min内滴完。结果术后第7天脊髓功能恢复明显好转。张继东等报道同样方法治疗脊髓型颈椎病患者83例，并与术前、术后均未使用甲泼尼松对照组比较，在改善颈椎病患者术后近期的神经功能方面差异有显著性 $P<0.05$。顾军等报道在手术治疗65例腰椎管狭窄症患者中术前30min给予甲泼尼松静脉滴注30mg/kg冲击，术后5.4mg/（kg·h）维持23h。术中发生神经根袖损伤3例，神经根不同程度牵拉伤8例，但均未发现术后疼痛，仅3例后遗麻木。刘郑生等报道用同样给药方法治疗82例胸椎管狭窄症的手术患者，76例术后呈现程度不同的恢复。另6例减压术后24h突然出现减压平面以下感觉、运动进行性减退至消失，同时双下肢各种生理反射以及术前存在的病理反射均消失，类似于脊髓休克症状，排除机械性压迫因素，考虑为减压术后脊髓缺血再灌注损伤。3例术后1个月完全恢复正常，1例术后6个月恢复正常，2例术后1年恢复正

常。结果表明预防性使用大剂量甲泼尼松在高危脊柱手术患者中的作用。

2. 甲泼尼松在脊柱外科的运用机制。甲泼尼松治疗急性脊髓损伤的疗效已被公认，但确切的作用机制仍未完全清楚。目前大多数学者认为主要机制是：①提高神经元 $Na^{+}-Ka^{+}-Ca^{2+}$ - ATP 酶的活性，防止细胞内外 $Na^{+}-Ka^{+}-Ca^{2+}$ 失衡，从而加强神经兴奋性和突触传递保护神经纤维的传导功能。②抑制脂质过氧化和水分解作用，同时保护自由基清除剂——SOD 的活性阻断自由基所介导的一系列病理损害，保护和稳定生物膜。③促使调脂蛋白释放抑制磷脂酶 A2 活性抑制脂质水解和花生四烯酸的释放，减少炎症介质，抑制炎症反应并减轻水肿。④抑制花生四烯酸的释放和前列腺环素生成使血栓素合活性降低并促进前列腺素 I2 合成以对抗血栓素 A2 诱发的缺血，使微血管痉挛减轻，改善脊髓组织微循环灌注及微血管渗透性，继而减轻神经细胞缺血、缺氧，保持有氧能量代谢，抑制细胞凋亡，使细胞凋亡维持在较低水平。

3. 甲泼尼松在脊柱外科治疗中的不良反应。甲泼尼松是一种人工合成的糖皮质激素，具有抗炎、抑制免疫反应等作用，有专家认为其较少发生糖皮质激素相关的并发症，股骨头缺血性坏死和消化道出血发生概率低。如果患者既往无消化道溃疡则在应用甲泼尼松时没必要预防性应用胃黏膜保护药物。张继东等报道同样方法治疗脊髓型颈椎病患者 83 例，并与术前、术后均未使用甲泼尼松对照组相比较，两组间并发症的发生率差异无显著性 $P>0.05$。王冰等在治疗 62 例严重压迫性颈脊髓手术患者中未发生心血管系统并发症，亦无感染和消化道出血等并发症。曹凯等报道在治疗 62 例脊髓型颈椎病患者中出现大便潜血阳性 1 例，应用洛赛克后潜血转呈阴性，应激性血糖升高 1 例，给予诺和灵后血糖得到控制。朱庆三等在治疗 279 例颈椎骨折脱位伴颈髓损伤患者，有 9 例发生消化道溃疡均给予胃肠减压、保护胃黏膜药物及抑酸剂。9 例患者治疗后 1 ~ 3d 柏油便及胃肠减压引流管咖啡样液体均消失，其中 2 例因并发呼吸循环衰竭于入院 2 周后死亡，与溃疡出血无关。而同期收治的 366 例胸腰椎损伤患者中无论是否为完全脊髓损伤，无一例发生应激性溃疡。

（邓洪利）

参考文献

[1] 平萍．周围神经损伤的基因治疗［J］．中华骨科杂志，2001，8（8）：505.

[2] 匡培根主编．神经系统疾病药物治疗学［M］．北京：人民卫生出版社，2002..627 - 639.

[3] 方有生．周围神经损伤的药物治疗现状和进展．现代康复，2000，16（6）：364 - 367.

[4] Reyes O, Sosa I, Kuffler DP. Neuroprotection of spinal neurons against blunt trauma and ischemia［J］. P R Health Sci J, 2003, Sep, 22（3）: 277 - 86.

[5] Meiners S, Mercado ML. Functional peptide sequences derived from extracellular matrix glycoproteins and their receptors: strategies to improve neuronal regeneration［J］. Mol Neurobiol, 2003 Apr, 27（2）: 177 - 96.

[6] abakman R, Lecht S, Sephanova S. Interactions between the cells of the immune and nervous system: neurotrophins as neuroprotection mediators in CNS injury［J］. Prog Brain Res, 2004, 146: 387 - 401.

[7] Lehotsky J, Kaplan P, Babusikova E. Molecular pathways of endoplasmic reticulum dysfunctions: possible cause of cell death in the nervous system［J］. Physiol Res, 2003, 52（3）: 269 - 74.

[8] Villoslada P, Genain CP. Role of nerve growth factor and other trophic factors in brain inflammation［J］. Prog Brain Res, 2004, 146: 403 - 14.

[9] Marion Murray, D. Kim, Y. Liu C, et al. Transplantation of genetically modified cells contributes to repair and recovery from spinal injury［J］. Brain Research Reviews, 2002, 10（40）: 292 - 300.

[10] Harlpert RJ. The role of steroids in acute spinal cord injury: an evidence - based analysis［J］. J. Spine2001, 26

(Suppl 24)：S39 - S55.

[11] Bracken MB. Holford TR. Effects of timing of methylprednisolone or naloxone administation on recovrey of segmental and long tract neurological function in NASCIS II [J] . J Neurosurg，1993，79 (4)：500 - 507.

[12] 朱庆三，刘鹏，尹飞．对甲泼尼松治疗脊髓损伤疗效的认识 [J] ．中国脊柱脊髓杂志，2006，16 (7)：10 - 12.

[13] 陆政锋，沈忆新，董启榕，等．大剂量甲泼尼松治疗急性脊髓损伤的初步临床研究 [J] ．中国脊柱脊髓杂志，2006，16 (7)：65.

[14] 赵岩，曹力，陈小兵．大剂量甲泼尼松治疗急性脊髓损伤的临床观察 [J] ．中国脊柱脊髓志，2006，16 (7) ,78 - 79.

[15] 邱勇，朱锋，王斌，等．甲泼尼松在脊柱矫形术神值 [J] ．中国脊柱脊髓杂志，2006，16 (7)：13 - 15.

[15] 李锋，娄玉健，李光辉，等．甲泼尼松冲击疗法对手术治疗脊髓型颈椎病近期疗效的影响 [J] ．中国脊柱脊髓杂志，2006，16 (7)：23 - 25.

[16] 张继东，夏群，苗军，等．甲泼尼松在脊髓型颈椎病围术期不同方法的效果观察 [J] ．中国脊柱脊髓杂志，2007. 174. 294. 296.

[17] 顾军，刘生，黄东，等．甲泼尼松在椎管狭窄症围手术期的应用 [J] ．中国脊柱脊髓志，2006，16 (7)：50 - 53.

[18] 刘郑生，侯克东，朱守荣，等．甲泼尼松在胸椎管狭窄症围手术期的应用 [J] ．中国脊柱脊髓杂志，2006，16 (7)：36 - 38.

[19] 赵斌，孙正义，洪光祥，等．大剂量甲泼尼松对大鼠慢性压迫性脊髓损伤后神经细胞凋亡影响的实验研究 [J] ．中国脊柱脊髓杂志，2003，13 (2)：95 - 97.

[20] 陈仲，杨华刚，杨洪昌，等．大剂量甲泼尼松冲击治疗急性脊髓损伤疗效分析 [J] ．中国脊柱脊髓杂志，2006，16 (7)：33 - 35.

第五十三章

神经干细胞

一、引言

干细胞来自胚胎、胎儿或成人组织中，具有很强的自我保持及自我更新能力，在适当条件下进行分化增殖。神经干细胞不仅能促进神经元的再生和脑组织的修复，而且通过基因修饰还可用于神经系统疾病的基因治疗，表达外源性的神经递质、神经营养因子及代谢性酶，为许多难以治疗的神经系统疾病提供了新的治疗途径。

二、历史

干细胞（stem cell）的研究是21世纪生命科学的热点。神经干细胞（nerval stem cell，NSCs）是中枢神经系统保持有分裂、分化潜能的细胞。传统认为哺乳动物及人脑神经细胞已经发育成熟即不再进行增殖分化，不具备再生能力，只有细胞的退化和死亡。然而近年来的研究发现，胚胎早期脑室和脑室下区、成年脑室区、纹状体、海马齿状回、脊髓等处存在有神经干细胞并可以分化为神经元、星形胶质细胞和少突胶质细胞。神经干细胞的发现打破了神经元不会再生的传统观念，目前已经从胚胎和成年哺乳动物的中枢神经系统分离、纯化出神经干细胞。神经干细胞移植被认为是修复中枢神经系统疾病最有希望的治疗方案，尤其是对于脊髓损伤，科学家希望通过移植的神经干细胞来替代损伤、死亡的神经元，重建神经元回路，并在损伤部位的近端和远端间起连接中断作用。研究显示，神经干细胞移植入损伤的脊髓后不仅可以存活，并能分化出神经元、星形胶质细胞和少突胶质细胞，填充因损伤造成的空洞，同时分化出来的神经元可以和损伤脊髓形成广泛的神经纤维联系和突触连接。

三、现有方法

目前神经干细胞应用修复和替代受损神经细胞，重建细胞环路和功能主要有2种途径：①内源性途径，即诱导内源性神经干细胞增殖与分化，使损伤的中枢神经系统进行自我修复；②外源性途径，即直接替换缺损组织或植入基因工程细胞，这一类细胞能分泌促进干细胞增殖与存活的因子。

（一）内源性途径

通过激活内源性神经干细胞，使其再进入细胞循环，并诱导其增殖、分化，产生各种神经细胞代替缺损的细胞，这对修复神经系统细胞损伤颇具潜力，但目前仍在积极的探索之中，尚无成功的报道。

研究表明，成年大鼠新皮质第 VI 层神经元在凋亡性损失后，内源性的前体细胞可在原位被诱导分化为层状和区域特异性的神经元，并重新建立靶向性有功能的轴突投射，替代原有的神经元。事实上，中枢神经系统损伤导致内源性神经干细胞增殖产生的几乎全是胶质细胞，而目前对神经干细胞的分化机制尚未清楚，且诱导神经干细胞定向分化的调控机制及技术亦未成熟，在大多数情况下，仅由内源性干细胞产生的神经组织可能不足以代替损伤后缺失的神经组织，尤其在象脊髓和纹状体等神经组织发生很少的部位。这就限制了内源性神经干细胞的临床应用。

（二）外源性途径

即通过实验室由未分化的神经细胞生长为适合移植到病人体内的已分化细胞。方法是在种植前把未分化细胞培养分化为神经细胞，或直接把干细胞移植到体内，通过信号引导作用使其分化成神经元等。外源性神经干细胞应用于治疗神经系统疾病中，主要包括细胞移植和基因治疗。

1. 细胞移植。细胞移植是修复和替代受损神经细胞的有效方法，可部分重建细胞环路和功能，主要用于治疗病变较局限的神经变性病。哺乳动物中枢神经系统损伤后修复能力很有限，因为在损伤后中枢神经系统既不能萌发新的神经元，也不能产生大量有功能的轴突，这使得干细胞移植成为多数中枢神经系统损伤后最有前途的神经组织替代性治疗策略。

马希峰等报道，神经干细胞移植治疗脊髓损伤大鼠发现大于 90% 的动物从行为学、电生理学、形态学方面均有明显改进，甚至能自由爬行，而对照组无一例改善。组织形态学检查发现，细胞移植 4 周后，脊髓移植区有增生的组织填充，出现大量新生的细胞，表现为神经元和神经胶质细胞阳性染色，新的神经组织与脊髓断端连接，而对照组两断端间呈空腔状，脊髓残端变性坏死明显，表明干细胞移植能使脊髓结构、功能恢复。这为神经干细胞移植治疗中枢神经系统疾患带来了希望。

由于神经干细胞在去除丝裂原信号后分化为神经细胞，不再具有增殖能力，移植后不具有致癌性。有研究报道，长期培养的人神经干细胞移植入成年大鼠纹状体后，其分化成神经元和神经胶质的能力仍保存，但未见肿瘤形成，即便是免疫缺陷的宿主，移植后的神经干细胞也未见瘤样生长。但也有报道，部分神经干细胞移植后可发展为脑瘤。神经干细胞在脑内受微环境的诱导而分化成相应的细胞类型，能部分补偿损伤和死亡神经细胞的功能。神经干细胞移植到不同脑区的研究表明，移植后干细胞的分化方向与所在脑区的细胞相似，且同一来源的神经干细胞移植后其结果也各不相同。将神经干细胞注入成鼠脑区后观察发现，神经干细胞随注入部位的不同而有不同的分化方向，在非神经组织发生区域及受损脑区主要分化为胶质细胞，而在神经发生区域如嗅球和纹状体，则主要分化为神经元。有学者将取自小脑的神经干细胞移植于新生鼠的海马及小脑，发现这些移植细胞不仅能存活还能分化为与移植部位相对应的细胞，一段时期后发现干细胞产生的神经元与宿主的神经纤维建立了突触关系，移植细胞生长良好，分化并整合于神经组织中。移植入损伤的脑和脊髓后，神经干细胞的正常分化明显受到抑制，移植前在体外对神经干细胞的调控及对宿主环境的控制都对最终获得理想数量的有功能的细胞分化类型具有重要意义。由此可知，神经干细胞移植入脑区后可以存活，且保持了多分化潜能，但它的分化方向则由其所处的局部的微环境而非内在的特性决定。

干细胞的分化受细胞与细胞（包括间质细胞，如成纤维细胞、肥大细胞等），细胞与细胞外基质短程或长程信号的复杂交互作用的相互影响，不同来源的神经干细胞对同一分化因子反应各异，同一来源的神经干细胞对不同分化因子或不同浓度的分化因子反应各异，神经干细胞对外源性因子的反应具有多样性，这也使得从离体实验结论推论出某种因子在神经干细胞成熟过程中的作用非常困难，而要摸索，找出一种最佳因子、最佳浓度的组合更是一件十分艰巨的工作，尚待时日和研究者的共同努力。

2. 基因治疗。神经干细胞作为基因或药物治疗载体具有其他载体所没有的优点：①有迁移能力，能远距离迁移到病变部位；②能整合于宿主组织，外源基因表达稳定，维持时间长；③有修复功能，能分化为成熟细胞修复病损组织；④自身干细胞移植，避免产生免疫排斥反应。通过转基因技术，将编码神经营养因子等的基因片段导入神经干细胞中，使其在移植部位进行表达，改善局部微环境，以维持细胞的生存和增殖。由于神经干细胞具有基因的可操作性，可携带多个外源基因，转染后外源基因在体内、体外稳定表达，移植后可整合到宿主脑组织中并在宿主脑内迁移等优点，使其成为基因治疗的良好载体。动物实验表明，经过基因修饰而携带有外源基因的神经干细胞移植到脑内后能迁移并整合于病变部位，长时间表达外源基因产物，如神经生长因子、白介素 -4 、活性酶和神经递质等，这些基因产物能不同程度改善动物疾病模型的症状或抑制肿瘤的生长、延长动物生存时间。Aboody 等应用神经干细胞作为载体，进行鼠颅内胶质瘤的基因治疗，在实验中将胞嘧啶脱氨酶（cytosine deaminase，CD）基因导入神经干细胞，转导后的神经干细胞注射入颅内胶质瘤模型的瘤体内，绿色荧光蛋白（GEP）标记的神经干细胞迅速扩散到整个瘤体，部分神经干细胞包围肿瘤组织，并能够追踪到向正常组织浸润的肿瘤细胞。从脑内不同区域注射神经干细胞都可以穿过正常脑组织，向肿瘤迁移，即使在鼠尾部血管注射，它们还是向脑瘤的方向移动。当神经干细胞将 CD 基因介导入肿瘤组织 2 周后，能够有效地将 52Fc 转变为 52Fu，80% 的肿瘤细胞被杀灭。

把中枢神经系统的先祖细胞或神经细胞分离出来，导入外源性原癌基因，可以在体外建成细胞系，即形成所谓永生化祖细胞系或干细胞系，永生化神经干细胞系可在体外长期大量增殖，同时可被转染并在宿主体内稳定表达外源基因。将这些细胞植入损伤的神经系统可作为基因治疗的新策略。Martinez - serrano 建立了含有神经生长因子（NGF）基因的永生化神经干细胞系，这些细胞不但能在体外分泌 NGF，在移植到动物脑内后，同样能表达 NGF，并对其周围胆碱能神经元有促生作用。这为治疗神经退行性疾病提供了可行方法。

四、适用范围

虽然人们已经在动物实验上取得了令人鼓舞的进展，但是必须看到将神经干细胞真正应用于临床治疗还要经历一段时间。目前，对于神经干细胞的分化和功能修复机制还不清楚，移植后的细胞能否与体内细胞相整合，建立起正常的神经系统突触联系还需要进一步研究。选择适宜的移植细胞类型也是至关重要的，是选择神经干细胞还是定向诱导后成熟细胞，抑或是处于两者之间的祖细胞来进行移植，目前缺乏系统的研究比较。尽管存在许多亟待解决的问题，神经干细胞体外培养已成为研究神经系统起源、发育、基因转移、损伤修复以及细胞移植的重要手段。神经干细胞在神经系统损伤后修复、退行性病变、先天性疾病等治疗中的机制及意义日益成为人们研究的焦点。另外，神经干细胞还可用于功能基因研究和神经药物的筛选。

五、相关要点

（一）神经干细胞生物学特性

神经干细胞是指存在于神经系统中能够增殖分化成神经元、星形胶质细胞和少突胶质细胞的特定原始神经细胞，它具有 2 个基本属性：①具有高度的自我更新能力，能够重复进行有丝分裂，产生大量的子代细胞；②在一定条件下可以分化成神经细胞和神经胶质细胞。2000 年，Gage 将神经干细胞的特性概括为：①可生成神经组织或来源于神经系统；②具有自我更新能力；③可通过不对称细胞分裂产生新细胞。

1. 自我更新。神经干细胞具有高度增殖和自我更新能力，在一定条件下能不断进行有丝分裂。通过对称性和非对称性分裂，神经干细胞增殖，互相聚集成神经球，神经球根据培养的时间和大小可含有神经干细胞、正在分化的神经前体细胞、凋亡细胞，甚至已分化的神经元和胶质细胞。经过机械分离，已分化的和正在分化的细胞死亡，而神经干细胞继续增殖，生长出许多子代的神经球。Vescovi 等报道，神经干细胞可在体外持续传代达 3 年以上。分裂后的子代干细胞具有与母代干细胞完全相同的生物学特性。

2. 多潜能分化。神经干细胞分化后可形成神经细胞、星形胶质细胞和少突胶质细胞，其分化与局部微环境密切相关。目前诱导分化神经干细胞主要通过生长因子诱导、基因调控及信号传导通路调节等。多种细胞因子参与神经干细胞诱导分化，包括神经生长因子、碱性成纤维因子、表皮生长因子、睫状神经营养因子、胶质细胞源性神经营养因子、脑源性神经生长因子、维甲酸及神经细胞黏附分子等。基因调控对神经干细胞在体内沿既定的路线增殖发育成各种神经细胞也起着重要作用，已发现的基因有抑癌基因 PTEN、numb 基因及 Septamer 基因等。同样，信号传导通路中的 Notch 信号系统也具有非常重要作用，Notch 信号系统的激活能抑制胚胎干细胞的分化，当 Notch 与其配体结合时，干细胞进行增殖；当 Notch 活性被抑制时，干细胞进入分化程序，发育为功能细胞。

3. 迁移功能。在人类和哺乳动物神经系统发育过程中，神经干细胞沿着发育索方向迁移。移植后的神经干细胞同样具有迁移能力，且受病变部位神经源性信号的影响，移植后的神经干细胞具有向病变部位迁移的嗜性，随后分化成特异性细胞。脑室内移植的神经干细胞可以通过血脑屏障，迁移至脑实质中与宿主细胞在形态结构和功能上形成初步良好的整合，参与宿主神经网络形成。

4. 低免疫源性。神经干细胞是未分化的原始细胞，不表达成熟细胞抗原，具有低免疫源性，因此在移植后相对较少发生异体排斥反应，有利于其存活。

（二）神经干细胞的来源

神经干细胞具有自我更新特性和多分化潜能，在神经系统疾病及损伤的治疗中具有广阔的应用前景，分离和扩增神经干细胞有重要的临床应用价值。到目前为止用于研究的人神经干细胞有以下来源：

1. 早期胚胎。来自早期胚胎（桑葚胚 2 胚泡）的细胞具有发育全能性，在合适的环境条件下可发育成完整的个体，称全能干细胞。从早期胚胎分离得到的胚胎全能干细胞在有分化抑制因子存在的条件下能长期保持增殖和未分化状态并能冻存，在适合的条件下可分化为胎儿或成体组织细胞包括神经组织细胞。Carpenter 等发现人类早期胚胎干细胞具有分化为神经干细胞的潜能。

2. 胎儿神经组织。胎脑的发育过程中存在神经干细胞，越早期的胎脑神经干细胞的比率越高。直接分离自然流产的人胚新鲜脑组织，可使细胞在体外增殖形成神经球。Angelo 和 Melissa 等分别利用胎儿间脑、前脑组织，在使用表皮生长因子（EGF）、碱性成纤维细胞生长因子（bFGF）和白血病抑制因子（LIF）的条件下扩增出神经球，并诱导人神经干细胞分化为神经元、星形胶质细胞和少突胶质细胞。

3. 脐带血。利用细胞分离液从脐带血中分离出单核细胞，在适当条件下可扩增出神经球，亦能分化为神经系统 3 种主要细胞。人类胚泡的获取因技术及伦理的束缚而受到限制，目前大多数研究所用的人神经干细胞来自自然流产的胎儿神经组织。脐带血易于获取，有可能成为未来临床应用的人神经干细胞的主要来源。

（三）神经干细胞的分布

在人胚胎发育过程中，很多部位包括大脑皮质、纹状体、小脑、中脑、脊髓等处均存在一定数量的神经干细胞，以大脑皮质区数量最多，排列最紧密。成年人脑中的3个脑区有神经干细胞，其中室管膜下区（SVZ）紧邻大脑的侧脑室壁，是一个重要的神经发生区，它的神经发生能力可保持终生。其他2个脑区为海马的齿状回和嗅回，另外脊髓和纹状体中亦有神经干细胞的分布。Pincus等报道了在成人脑的室下区存在具有自我复制能力和多向分化潜能的神经干细胞。Johansson等证明来源于成人侧脑室和海马的细胞在体外培养，能增殖并分化成神经元、星形胶质细胞和少突胶质细胞，具备干细胞的特征。Roy等从成年人的海马组织中分离出神经干细胞并在体外培养下增殖。Palmer等采用贴壁培养的方法，甚至从人尸体的脑组织中分离培养出神经干细胞，只是细胞分裂增殖的速度较慢。

（四）神经干细胞分离培养

在哺乳动物胚胎期以及成年动物的特定脑区中存在着神经干细胞。目前分离这些神经干细胞还存在一定的困难，而且分离到的神经干细胞纯度较低。近几年来，研究者们采用消化法和流式细胞分选技术成功分离和培养了大量的神经干细胞，为神经干细胞研究奠定了基础。

最为常用的体外获得神经干细胞的方法是，将中枢神经系统来源的组织用酶消化法或机械分离法分离成单细胞悬液，培养于含有有丝分裂因子（如EGF和bFGF等特定因子）的无血清培养基中。由于非神经干细胞在无血清培养条件下很快死亡，从而可选择性地培养出神经干细胞，2周后将筛选出的存活神经干细胞进行多次传代，即可获得纯化的神经干细胞。孟晋宏等在研究中发现，不同的生长因子对细胞生长有着不同的影响，在EGF刺激下，分离的神经干细胞未见细胞团形成，而bFGF能使分离的神经干细胞形成。流式细胞分选技术是一种新技术，该技术避免了长期选择性培养神经干细胞的繁琐步骤，可以直接分离组织中的神经干细胞。高国一等利用免疫磁珠法从胚胎大鼠脑中成功分离出神经干细胞，经神经上皮干细胞蛋白鉴定，干细胞蛋白阳性细胞纯度为93.0%~99.7%，其中活性细胞为92%~97%。Nobuke等先后实验了50多种细胞表面标志抗原，发现流式细胞术分选出的CD45、CD34、CD133细胞为神经干细胞，可以体外培养，并且能够分化和增殖。利用绿色荧光蛋白作为神经干细胞内某些活跃基因的报告基因，结合流式细胞分选技术，Roy等成功分选出成体的神经元前体细胞和神经干细胞。实验中，GFP的表达可在微管蛋白基因启动子的作用下被激活，分选出的细胞群体，在体外增殖时可形成大量的神经球，具有增殖能力，移植入胚胎期和新生大鼠前脑中。因此可以肯定流式细胞分选技术是一种可行的直接获得神经干细胞的新方法。

神经干细胞的永生化培养也已获得成功，将外源性的癌基因v-myc和large-T导入神经干细胞，可使之获得不断增殖能力，细胞周期不断反复循环，从而获得神经干细胞的永生化细胞系。

（五）神经干细胞的定向诱导分化

影响神经干细胞分化的各种内外因素调控着神经干细胞是向神经元分化还是向神经胶质细胞分化。在功能上神经元有许多种，根据其释放递质的不同有胆碱能神经元、多巴胺能神经元、去甲肾上腺素能神经元、γ-氨基丁酸能神经元、甘氨酸能神经元等。因此，在将神经干细胞移植治疗神经系统疾病时，移植的干细胞是否能分化为相应功能的神经元是应该考虑的。要实现移植神经干细胞治疗人类疾病的理想，必须将神经干细胞的定向诱导分化作为突破口，将神经干细胞高效地诱导分化为产生专门递质的功能神经元或特定类型的神经胶质细胞。目前关于神经干细胞定向诱导分化的研究还处于起步阶段，积累的资料还比较少。

1. 神经干细胞向多巴胺能神经元分化。Haas 等研究发现，甲状腺激素核受体转录因子 Nurrl 参与神经干细胞向多巴胺能神经元方向的定向分化，其机制之一是 Nurrl 激活后，与位于酪氨酸羟化酶基因启动子区的反应元件相结合，引起相关基因的表达。除 Nurrl 外，另一转录因子 Ptx3 也能诱导神经干细胞分化为多巴胺能神经元。郑敏等将 12～15d 胎龄大鼠的神经干细胞体外培养，在培养基中加入抗坏血酸后，发现神经干细胞分化为酪氨酸羟化酶阳性神经元比例增多，并且有浓度依赖性，说明抗坏血酸能定向诱导神经干细胞分化为多巴胺能神经元。MeKayr 发现在低氧环境中培养神经干细胞可使更多的神经干细胞分化为多巴胺能神经元。

局部微环境对神经干细胞的定向诱导分化具有重要的作用。所谓微环境指的是能对神经干细胞产生影响的周围结构组成包括邻近的神经元、基质细胞和胞外基质（各类糖蛋白、粘蛋白）。移植区域的微环境信号可决定神经干细胞分化的神经细胞的种类。例如移植入多巴胺耗竭的纹状体的神经干细胞则比健侧更易分化成多巴胺能神经元。杨振纲等也发现纹状体组织提取可诱导 11 天胚胎大鼠脊髓神经干细胞中的 12%（对照组 3 %）分化为多巴胺能神经元。

2. 神经干细胞向其他细胞分化。原慧萍等将新生 0～3d 的 SD 大鼠室管膜下区细胞进行体外培养，同时培养视网膜神经细胞，并收集视网膜细胞培养上清液，配制成条件分化液，将培养的室管膜下区细胞接种于视网膜细胞条件分化液中，结果发现接种于 SD 大鼠视网膜细胞条件分化液中的室管膜下区细胞可分化为视网膜神经节样细胞，说明视网膜细胞条件分化液可以定向诱导室管膜下区细胞分化为视网膜神经节样细胞。

3. 神经干细胞的横向分化。一般认为成年组织或器官的干细胞具有组织特异性，只能分化成特定的细胞或组织。但人们近年来发现干细胞具有多方向的横向分化的潜能，也就是说某种组织的干细胞同样可也分化为其他的细胞或组织。Koshizuka 等将骨髓造血干细胞直接移植入脊髓损伤 1 周后的小鼠脊髓中，5 周后发现小鼠后肢运动功能明显改善，免疫组化显示移植的细胞仍存在，并且表达星形胶质细胞、少突胶质细胞、神经前体细胞的特异性标志物（但无神经细胞特异性标志物）。这说明骨髓造血干细胞横向分化为了神经系的细胞。骨髓基质细胞在体外诱导产生有功能的神经元，移植入脑内可以分化为星形细胞。胚胎干细胞在体外经全反式维甲酸诱导，可产生神经系统的细胞（包括神经干细胞、神经元、星形胶质细胞、少突胶质细胞）。而且，在移植入帕金森大鼠模型脑内以后，胚胎干细胞可以分化为功能性多巴胺能神经元。神经干细胞横向分化的研究对传统的细胞分化概念提出了巨大的挑战，使人们对干细胞的认识有了新的突破，并使干细胞在临床上的应用更广，使其具有重要的研究价值，受到人们的广泛关注。

定向诱导分化是神经干细胞应用于临床的一个关键，由于对干细胞的定向诱导分化问题还没有得到很好解决，导致移植的细胞来自不同的谱系，细胞异质性很高，分化程度不一，不能保证植入的神经干细胞按预想的途径分化，影响移植的效果。尽管将神经干细胞诱导、分化成终末功能神经细胞的工作刚刚起步，但现有的研究已显示出了诱人的前景，在不远的将来，神经干细胞移植治疗神经系统损伤将成为现实。

（六）影响神经干细胞分化的因素

细胞分化是基因选择性地表达各自特有的专一性蛋白质而最终导致细胞形态、结构和功能的差异。神经干细胞的分化可能存在细胞自身基因调控和外来信号调控 2 种机制。

1. 内在因素 - 基因调控：bHLH 转录调控因子参与神经干细胞的分化。bHLH（basic helix - loop - helix）蛋白以同源或异源二聚体形式与 DNA 相连接。在小鼠发育过程中，部分 bHLH 基因在处于早期有丝分裂的神经前体细胞中表达，部分在较迟的有丝分裂后细胞表达。根据 bHLH 转录调控因子在神经分化过程中的先后作用，分为决定因子和分化因子。决定因子基因包括 MASH－1、MATH－1、MATH－4A 和 Ngns，这些基因在小鼠胚胎发育的极早期表达。MASH－1 蛋白可能参与从前体细胞向成熟分化细胞的转变，MATH－1 则是产生颗粒细胞所必需的基因，分化因子包括 NeuoD、NeuroD2 和 MATH－2，其在胚胎发育的晚期，在含有处于分化过程中的神经元的组织器官中表达。如表达 NeuroD 的器官有小脑、海马、皮层等。最近的研究显示，编码 bHLH 转录因子的 Olig 基因决定少突胶质细胞的分化，同时，Olig2 选择性表达运动神经元的前体细胞，并与 Ngn2 共同调节灵长类运动神经元的亚型和特性。

Notch 信号系统是另一控制神经干细胞分化的通路。Notch 基因编码 2300KD 的跨膜受体。Notch 蛋白通过两种类型细胞间作用起局部调控功能，即所谓的侧方抑制信号和诱导性信号。Notch 蛋白的胞内区（RAMIC）与 DNA 结合蛋白 RBP－J 相作用引起一系列蛋白水解，与 bHLH 信号作用相反，Notch 蛋白的作用为抑制干细胞向神经元方向分化，并促进其向胶质细胞方向分化，但 Notch 信号的胶质诱导机制不依赖 STAT3 通路。

N－CoR 作为转录抑制因子阻止神经干细胞向胶质细胞分化。N－CoR 基因突变鼠的胚胎干细胞对 bFGF 的增殖反应降低，可分化为星形胶质细胞。Inscntesble（ Insc）是调节不对称分裂过程的重要基因，其产物 Insc 蛋白在细胞内呈不对称分布，集中位于发育胚胎顶部细胞的表面。细胞不对称分裂后，一个含有 Insc 蛋白的子细胞具有干细胞特性，而另一个不含 Insc 蛋白的子细胞则进行分化。Rapsynoid（Rap）蛋白有协同 Insc 蛋白共同参与不对称分裂的功能，Rap 基因的突变会引起 Insc 蛋白在细胞表面的分布趋于平衡，使神经干细胞分裂后形成 2 个相似的子细胞。

2. 外在因素：表皮生长因子（ EGF）和碱性成纤维细胞生长因子（bFGF）除了作为有丝分裂原在体外促进神经干细胞分裂增殖外，对神经干细胞的体外分化也有作用。EGF 多促进神经干细胞向胶质细胞方向分化；而 bFGF 对神经干细胞分化的影响则呈浓度依赖性。其他生长因子如脑源性神经营养因子（BDNF）、血小板源性生长因子（PDGF）、胰岛素样生长因子（ IGF）可以诱导神经干细胞向神经元方向分化。另外，KokuzawaJ 等发现肝细胞生长因子（HGF）也能促进胚胎大鼠神经干细胞的分化。

IL－6 超家族细胞因子通过与细胞膜上特异性受体结合后激活 JAK－STAT 信号传导途径发挥作用。BMPS 主要通过 Smad 信号传导系统发挥作用。但每一家族中的某一单因子不足以诱导神经干细胞分化。而来自两个家族中的因子联合使用可以相互协调，诱导神经干细胞向胶质细胞分化。此协同效应的机制可能是 IL－6 超家族细胞因子的下游转录因子 STAT－3 与 BMPS 家族细胞因子下游转录因子 Smad 通过转录共刺激蛋白 CBP/ p300 的桥接作用形成 STAT－3－CBP/ p300－Smad 复合物，后者促进特定靶基因（编码 GFAP 的基因）的转录。

神经递质不仅介导神经元之间和神经元与效应器之间的信息传递，而且作为 niche 中的一员也参与了神经干细胞的分化。这些神经递质包括：谷氨酸、肾上腺素、5－羟色胺（5－HT）、甘氨酸、GABA、乙酰胆碱、NO 等。

3. 其他因素：其他如神经细胞黏附分子（neural cell adhesion molecules，NCAMs）可以诱导神经干细胞向神经元方向分化；Lorenz 等发现氧浓度也可影响鼠前体细胞的分化。孙晋浩等报道中药补阳还五汤药物血清可促进神经干细胞向神经元和神经胶质细胞分化。

（许 鹏）

参考文献

[1] Carpenter M K, Rosler E, Rao MS. Characterization and differentiation of human embryonic stem cells. Cloning Stem Cells, 2003, 5 (1) : 79 - 881.

[2] Ha Y, Choi J U, Yoon D H, et al. Neural phenotype expression of cultured human cord blood cells in vitro. Neuroreport, 2001, 12 (16) : 3523 - 35271.

[3] Ha Y, Lee J E, Kim K N, et al. Intermediate filament nestin expressions in human cord blood monocytes (HCMNCS) . Acta Neurochir (Wien), 2003, 145 (6) : 483 - 4871.

[4] Palmer T D, Schwartz P H, Taupin P et al. Cell culture progenitor cells from human brain after death. Nature, 2001, 411 (6833) : 42 - 431.

[5] Pagano SF, Impagnatiello F, Girelli M, et al. Isolation and characterization of neural stem cells from the adult human olfactory bulb. Stem Cells, 2000, 18 (4) : 295 - 3001.

[6] Liu Z, Martin LJ. Olfactory bulb core is a rich source of neuralprogenitor and stem cells in adult rodent and human. J Comp Neurol, 2003, 459 (4) : 368 - 3911.

[7] Wright S, Li J, Caldwell MA, et al. Gene expression in human neural stem cells: effects of leukemia inhibitory factor. J Neurochem, 2003, 86 (1) : 179 - 1951.

[8] Aleksandrova M A, Poltavtseva R A, Saburina Z N, et al. Development of human brain neural/ progenitor cells transplantation into the brain of adult rat. Morfologlia, 2003, 123 (3): 17 - 201.

[9] Jeong S W, Chu K, J ung K H, et al. Human neural stem cell transplantation promotes functional recovery in rats with experimental intracerebral hemorrhage. Stroke, 2003, 34 (9): 2258 - 22631.

[10] Chu K, Kim M, Jeong S W, et al. Human neural stem cells can migrate, differentiate and integrate after intravenous transplantation in adult rats with transient forebrain ischemia. Neurosci Lett, 2003, 343 (2) : 629 - 6331.

[11] Liker M A, Petzinger G M, Nixon K, et al. Human neural stem cells transplantation in the MPTP - lesioned mouse. Brain Res, 2003, 971 (2) : 168 - 1771.

[12] Meng XL, Shen J S, Ohashi T, et al. Brain transplantation of genetically engineered human neural stem cells globally corrects brain lesions in the mucopolysaccharidosis type VII mouse. J Neurosci Res, 2003, 74 (2) : 266 - 2661.

[13] Willing A E, Lixian J, Milliken M, et al. Intravenous versus intrastriatal cord blood administration in a rodent model of stroke. J Neurosci Res, 2003, 73 (3) : 296 - 3071.

[14] Garbuzova2Davis S, Willing A E, Zigova T, et al. Intravenous administration of human umbilical cord blood cells in a mouse model of amyotrophic lateral sclerosis: distribution, migration and differentiation. J Hematother Stem Cell Res, 2003, 12 (3) : 255 - 2701.

[15] Zhao L R, Duan W M, Reyes M, et al. Human bone marrow stemcells exhibit neural phenotypes and ameliorate neurological deficits after grafting into the ischemic brain of rats. Exp Neurology, 2002, 174 (1): 11 - 201.

[16] Hao H N, Zhao J, Thomas R L, et al. Fetal human hematopoietic stem cells can differentiate sequentially into neural stem cells and then astrocytes in vitro. J Hematother Stem Cell Res, 2003, 12 (1): 23 - 321.

[17] Wiiling A E, VendrmeM, Mallery J, et al. Mobilized peripheral blood cells administered intravenously produce functional recovery in stroke. Cell Transplant, 2003, 12 : 449 - 4541.

[18] Bulte J W, Douglas T, Witwer B, et al. Magnecodendrimers allow endosomal magnetic labeling and in vito tracking of stem cells. Nat Biotechnol, 2001, 19 (12) : 1141 - 11471.

[19] Gage H F. Mammalian neural stem cells. Science, 2000, 287 (5457) : 1433 - 1438.

[20] Kim J H, Auerbach J M, Velasco I, et al. Dopamine neurons derived from embryonic stemcells function in an animal model of parkinson's disease. Nature, 2002, 418 (4) : 50 - 56.

[21] Galli R, Gritti A, Bonfanti L, et al. Neural stem cells: an overview. Circulation Research, 2003, 4 (4): 598 - 608.

[22] Groszer M, Erickson R, Scripture2Adams DD, et al. Negative regulation of neural stem: progenitor cell proliferation by the pten tumor suppressor gene in vivo. Science, 2001, 294 (5 549): 2186 - 2189.

[23] Zhong W, JiangMM, Schonemann MD, et al. Mouse numb is an essential gene involved in cortical neurogenesis. Proc Natl Acad Sci USA, 2000, 97 (12) : 6844 - 6849.

[24] Modo M, Rezaie P, Heuschling P, et al. Transplantation of neural stem cells in a rat model of stroke: assessment of short - term graft survival and acute host immunological response. Brain Research, 2002, 958 (8): 70 82.

[25] Temple S. The development of neural stem cells. Nature, 2001, 414 (1): 112 - 117.

[26] Woodbury D, Schwarz EJ, Prockop DJ, et al. Adult rat and human bone marrow stromal cells differentiate into neurons. J Neurosci Res, 2000, 61 (4): 364 - 368.

[27] Martinez - Serrano A, Bjorklund A. Ex vivo nerve growth factor gene transfer to the basal forebrain in presymptomatic middle - aged rats prevents the development of cholinergic neuron atrophy and cognitive impairment during aging. Neurobiology, 1998, 95 (4): 1858 - 1863.

[28] Cao Q, Benton R L, Whittemore SR. Stem cell repair of central nervous system injury. J Neuroscience, 2002, 68 (5): 501 - 510.

[29] Shihabuddin LS, Homer PJ, Ray J, et al. Adult spinal cord stem cells generate neurons after transplantation in the adult dentate gyrus. J Neurosci, 2000, 20 (23) : 8727 - 8735.

[30] Akerud P, Canals J M, Sunder E Y, et al. Neuroprotection through deliver of glial cell line derived neurotrophic factor by neural stem cell in a mouse model of parkinson's disease. J Neurosci, 2001, 21 (20) : 8108 - 8118.

[31] Aboody KS, Brown A, Rainov NG, et al. Neural stem cells display extensive tropism for pathology in adult brain : evidence from intracranial glioms. Proc Natl Acad Sci USA, 2000, 97 (23): 12846 - 12851.

[32] Brannen CL, Sugaya So. In vitro differentiation of multipotent human neural progenitors in serum - free medium. Neuroreport, 2000, 11 (5) : 1123 - 1128.

[33] Chris K. Neurogenesis in embryos and in adult neural stem cell. J Neuro Sci, 2002, 22 (3): 639 - 643.

[34] Rowith DH, Lu QR, Kessaris N, et al. An oligarchy rules neural development. Trends Neurosci, 2002, 25 (8) : 417 - 422.

[35] Novitch BG, Chen AI, Jessell TM. Coordinate regulation of motor neuron subtype identitv and pan - neuronal properties by the bHLH repressor olig. Neuron, 2001, 31 (5) : 773 - 789.

[36] tanigaki K, Nogaki F, Takahashi J, et al. Notch1 and Notch3 instructively restrict bFGF responsive multipotent neural progenitor cells to an astroglial fate. Neuron, 2001, 29: 45 - 55.

[37] Hermanson 0, Jepsen K, Rosenfeld MG. CoR controls differentiation of neural stem cells into astrocytes. Nature, 2002, 419 (31) : 934 - 939.

[38] Parmentier ML, Woods D, Greig S, et al. Rapsynoid/ parter of inscuteable controls asymmetric division of larval neuroblasts in Drosophila. J Neuro Sci, 2000, 20 (14) : 1 - 5.

[39] TF Hayday, F Wang, ML Schwartz, et al. Differential modulation of proliferation in the neocortical ventricular and subventricular zones. J Neuro Sci, 2000, 20 : 5764 - 5774.

[40] Kokuzawa J, Yoshimura S, Kitajima H, et al. Hepatocyte growth factor promotor proliferation and neuronal differentiation of neural stemcells from mouse embryos. Mol Cell Neurosci, 2003, 24 (1) : 190 - 197.

[41] Nakashima K, Yanagisawa M, Arakawa H, et al. Synergistic signaling in fetal brain by STAT3 - Smad1 complex bridged by p300. Science, 1999, 284 : 479 - 482.

[42] Marie - Claude A, Bruce AC, Gerald ME, et al. N2CAM binding inhibits the proliferation of hippocampal progenitor cells and promotes their differentiation to a neural phenotype. J Neurosci, 2000, 20 (10) : 3631 - 3640.

[43] Mckay R. Stem cells in the central nervous system. Science, 1997, 276 (5309) : 66 - 71.

[44] 王景周，高唱．神经递质与神经干细胞的增殖和分化．国外医学脑血管疾病分册，2003，11 (2) : 121 - 123.

[45] 孙晋浩，杨林，高英茂，等．神阳还五汤对神经干细胞生长分化的影响．山东大学学报（医学版），2002，40（5）：406－408.
[46] 郑敏，王冬梅，焦文仓，等．神经干细胞体外扩增和诱导分化为多巴胺能神经细胞．科学通报，2003，48（10）：1041－1044.
[47] 颜滨，肖建德．神经干细胞在脊髓损伤修复中的应用研究进展．深圳中西医结合杂志，2004，14（5）：304－307.
[48] 鲍南，施诚仁．神经干细胞研究现状．上海第二医科大学学报．2005，25（2）：198－200.
[49] 余鸿，欧可群．神经干细胞的分化与定向诱导分化．四川解剖学杂志，2004，12（3）：216－219.
[50] 潘凤华，丁新生，杨渝珍．人神经干细胞的研究现状及应用前景．国外医学物理医学与康复学分册，2004，24（4）：186－187.

第五十四章

周围神经损伤相关实验研究

第一节 周围神经损伤治疗研究

由于神经损伤造成的功能丧失，使神经损伤初期治疗和晚期功能重建备受关注。周围神经损伤可以单独发生，也可与其他组织损伤合并发生，损伤后，受该神经支配区的运动、感觉和营养均将发生障碍。临床上表现为肌肉瘫痪、皮肤萎缩、感觉减退或消失。闭合性损伤如骨折或关节脱位可挤压或牵拉神经，骨筋膜室综合征对神经血管的压迫，锐利骨折端刺破和切割作用致伤神经，暴力冲击钝性挫伤，石膏外固定压伤浅表神经，肢体被暴力牵拉等因素致伤神经。开放性损伤如锐器切割和火器伤致神经断裂或失用，机器绞伤或撕脱伤等，这类神经损伤范围有时可达20～30cm，治疗困难，预后差。由于周围神经解剖和功能上的特殊性，损伤后神经功能恢复不理想，一般只有70%左右。如何提高神经再生的速度和质量，寻找新的修复方法是目前需要迫切解决的问题。近30年来，随着基础研究的不断深入，神经营养因子、层粘蛋白、细胞介素、免疫反应等对周围神经再生作用的不断了解，周围神经损伤修复方法已由单一的显微外科方法发展到现在的组织工程技术及基因工程技术，极大地丰富和发展了周围神经损伤修复的研究。

一、传统显微外科修复方法

（一）引言

50年代显微外科的发展极大地提高了周围神经损伤修复的质量，显微外科修复的主要方法有直接吻合和神经移植等。主要用于恢复损伤神经的解剖连续性，借助接触引导机制促进神经修复。该方法强调无创操作、良好的断端对接及无张力缝合等技术。

（二）历史

周围神经端侧吻合术式可以追溯到本世纪初。1903年Balance等第一次报告此术式，把面神经远端缝合到副神经侧方治疗面瘫。但直到1992年Viterbo等就端侧吻合发表一系列实验和临床研究文献后，它才因其较好的临床应用前景而被重视，并很快在世界范围内引起反响。

Harris和Low1903年首先应用神经转移方法治疗产瘫患者，1913年Turttle用副神经转移，1963年Seddon应用肋间神经转移，1971年Kotani采用副神经转移至肌皮神经，肋间神经转移至尺神经治疗臂丛损伤。顾玉东院士 1983 年创立用多组神经转移治疗臂丛根性撕脱伤，优良率达 84.6%，对无法利用多组神经转移的病例又首创膈神经转移、健侧颈七神经转移治疗，使我国在臂丛损伤的诊治中处国际领先地位。

（三）现有方法

1. 神经松解术：将神经从周围瘢痕中彻底游离出来，并切除周围瘢痕组织，将神经置于血运良好的基床上，以利于恢复，包括神经内瘢痕松解。

2. 神经吻合术：包括端端吻合、端侧吻合以及侧侧吻合等方法，适用于 Seddon 分型的神经断裂伤（Neurotmesis）。神经缝合后感觉和运动功能恢复的程度与每根神经中运动和感觉成分的损伤程度等多种因素有关，不可能完全恢复。

（1）端端吻合法：借助于显微外科技术，将损伤断裂的神经两断端直接吻合，用以修复神经损伤的方法。可分为神经外膜吻合，神经束膜吻合以及外膜、束膜联合吻合法 3 种。

（2）端侧吻合法：周围神经端侧吻合术是指以受损神经的远断端吻合于供体神经干侧方开窗处来诱导供体神经侧支发芽，以解决长距离神经缺损的方法。端侧吻合法是将损伤神经远断端缝合到相邻神经侧方，或将一段神经用端侧缝合方式桥接于正常神经和失功能神经之间。术后正常的供体神经能够作为动力神经，以侧支发芽（collateralsprouting）的神经再生方式通过缝合口长入受伤神经远端，并且使之获得功能的恢复。

（3）侧侧吻合法：侧侧吻合法是指将受损神经远端的一侧开窗，吻合于供体神经干侧方开窗处来诱导供体神经侧支发芽，修复神经损伤的方法。侧侧吻合法适用于损伤神经未完全离断或无法判断其是否全断时，亦有类似于端侧吻合法的缺点。

3. 神经移植术：是解决长距离神经缺损的经典方法，有带蒂神经移植及游离神经移植两类。按移植神经的来源又分为自体神经移植、异体神经移植及异种神经移植。目前效果肯定并广泛应用于临床的只有自体神经移置。但自体神经移植存在着来源有限、切取后供区感觉障碍及直径与受体神经不符等问题。理想的移植用神经应是较细而长，分支少，切取后不产生明显功能障碍。常用的有腓肠神经、隐神经、股外侧皮神经、前臂内侧皮神经、桡神经浅支及肋间神经等。异体及异种神经移置仍处于实验研究阶段，因存在着免疫排斥反应，尚不能临床应用。

4. 神经转移术：是一种神经功能替代疗法，系借助健侧神经干转变位置吻合于患侧，用以恢复患侧神经功能，重建不可修复的损伤神经功能的方法。但该术式需要有 1 条可供转移的供体神经，既要求供体神经转移后对其支配区功能影响不大，又要求神经纤维有足够的数量与质量以保证患侧神经功能的恢复。

（四）适用范围

1. 神经松解术：神经松解术的效果无法准确地判断，适用于牵拉伤、压迫伤、磨损等使轴索中断，产生神经内瘢痕；神经缺血性损伤、放射线损伤等神经损伤因周围瘢痕压迫而引起。

2. 神经吻合术：实验及临床资料均表明，神经缝合处的张力是影响缝合疗效最重要的因素，因此神经吻合要求在无张力的情况下进行。虽然可以采用游离神经断端、改变肢体位置、神经移位及骨短缩等方法闭合神经断端的间隙，但周围神经损伤往往很难直接采用端端吻合法修复。因此，临床就产生出了端侧吻合法及侧侧吻合法。端侧吻合法手术需要有邻近合适的供体神经，如果无供体神经可用或受体神经不能肯定其是否断裂时，则不宜应用。侧侧吻合法适用于损伤神经未完全离断或无法判断其是否全断时。

3. 神经移植术：自体神经移植虽不如端端吻合法，但临床效果肯定，并已经公认为修复神经损伤的金标准，用于判断其他修复方法的作用，如用于判定端侧吻合法、侧侧吻合法、神经套管法以及组织工程方法等。主要适用于神经断端有较大缺损，无法通过游离神经断端、屈曲关节、改变神经位置及骨干短缩等方法消灭时。

4. 神经转移术：臂丛神经损伤中70%合并有颈神经根截断，到目前为止，颈神经根损伤无法得到肯定的治疗。神经转移术是治疗严重的神经损伤，特别是臂丛神经根性撕脱伤的有效方法。Narakas曾经把神经转移分为两型，即丛内型及丛外型。丛内型是指转移的健康神经束选自臂丛神经内；丛外型是指神经束选自臂丛神经以外如肋间神经、膈神经等。传统的神经转移术，其动力神经多采用膈神经、肋间神经、副神经、颈丛运动支及健侧C7神经根等，用以恢复患肢的部分功能。另外有报道采用正中神经及尺神经束支移位于肌皮神经肱二头肌肌支，重建屈肘功能的方法[8]，亦获得了满意的临床疗效。神经转移术虽然在治疗臂丛根性损伤中占据着重要的地位，对患侧神经功能的恢复有一定的作用，但如何提高神经转移术的疗效，减轻对肢体原有功能的影响，仍是努力的目标。

（五）禁忌范围

1. 神经松解术：根据术前症状、脑电检查和肌电图检查确诊为完全性损伤，或术中发现神经完全或接近完全断裂者。

2. 神经吻合、移植、转移术：①神经损伤探查术中，发现神经轻微损伤，经松解术可以消除压迫和牵拉而改善症状者。②创伤尚未完全愈合或感染、创伤愈合时间尚短，均不适于神经手术，可等待创伤愈合3~6个月进行。

（六）相关实验研究

1. 文献回顾1：殷琦、陆裕朴、褚晓朝等关于神经损伤后早、晚期修复的研究。

（1）实验对象。本研究动物模型均来源于神经退变组模型。由于一侧排总神经、肌肉已做系统退变研究，另一侧则根据神经切断后不同时期进行修复。

（2）实验分组及手术方法。分组如下：①当时修复；②失神经2周修复；③失神经1个月修复；④失神经3个月修复；⑤失神经6个月修复；⑥失神经9个月修复。麻醉、显露神经方法见上述，仔细游离固定于半膜肌和小腿三头肌肌膜表面膝总神经，切除远近端神经瘤后适当屈膝关节，以8-0线对端外膜缝合腓总神经。术后将膝关节固定于屈曲位上。各组术后10个月进行各项指标测定。

（3）实验结果。

①肌肉的恢复：兔最早出现展趾反射时间，代表早期肌肉功能恢复。早期修复（1个月内修复）各组展趾反射出现时间相差不显著；3个月后修复，展趾反射出现时间要延长50%；6个月以后修复，展趾反射出现时间要延长1倍。显微结构分析也说明，3个月内修复神经，其肌纤维直径可以恢复正常，而且肌纤维大小比较一致，肌纤维间纤维结缔组织少；3个月后修复神经，肌纤维直径平均恢复正常79%，另一个突出特点是肌纤维间、肌束间可见较多受压的纤维结缔组织。神经肌肉电生理亦说明，晚期修复神经，传导速度慢，肌肉波幅低。神经干远端超微结构也显示，施旺氏细胞基底膜保持相当完整结构，它不参加溃变，在诱导神经再生过程中起着重要作用，轴突在向远端生长过程中能扩张皱缩、狭窄的神经鞘管。

②肌肉运动终板再生：①②③组修复后10个月取材，运动终板在着色、数量上与正常无显著差异。晚期修复神经（第⑤⑥组），虽然运动终板已完全消失，但经长期观察后，萎缩的肌肉可以得到很大恢复，消失的运动终板可以再生，再生较好的运动终板与正常一致，但亦可见再生较差的

运动终板。另外，亦可见到因得不到神经支配而继续萎缩的肌纤维。为了更进一步从形态学上有直观证据，采用显示乙酸胆碱脂酶组织化学法加镀银染色方法进行复染，能清晰、准确显示神经末梢与运动终板连续结构，这也是对晚期修复神经，运动终板得以再生的直接证据。

（4）实验讨论。失神经3个月内肌肉萎缩速度最快，以后维持相对恒定状态，因此，仍强调神经早期修复的重要性。运动终板失神经2个月内其染色、形态无明显改变，3个月后着色明显变浅，5个月后运动终板完全不着色。对神经修复后再生观察亦说明，早期修复神经，其功能恢复最佳。晚期修复神经，虽然肌浆大量丢失，运动终板消失，但施旺氏细胞基底膜、肌基底膜保持相当完整的结构，经长期观察，萎缩的肌肉可以恢复，消失的运动终板可以再生。另外，晚期修复实验组，经多项综合指标检查，其电生理、肌肉的组型（I、H型肌纤维）、中枢神经原HRP标记、肌纤维收缩特性等均不如早期修复实验组。因此，无论从临床上还是从实验上，晚期修复神经效果均不如早期修复。所以，盲目不加区分的修复会给病人肉体及经济上带来不必要的损失。根据系统临床和实验研究，提出修复晚期神经的可行性观点：

①以感觉神经为主的神经均应认真修复；

②以运动为主神经，如测量远端肌肉有失神经电位，应修复神经；

③如远端萎缩肌肉直径达正常30%以上，纤维结缔组织增生在65%以下，应积极修复神经；

④如以大肌肉为主，应修复支配该肌肉（群）的神经；

⑤如远端软组织条件好，神经断端离靶器官近，应积极修复。

另外，伤情对神经修复成功与否起着重要作用，但伤情又是研究中最难控制的因素。因此，在考虑到伤情的情况下结合上述观点理论对神经进行综合评价，无疑给神经修复成功提供最大可能。

2. 文献回顾2：修先伦、张少成、王吉波、许硕贵等对侧侧缝合法治疗不完全性周围神经损伤的实验研究。

（1）实验对象：SD大鼠12只，双下肢随机分为实验侧和对照侧。

（2）实验方法：将两侧腓总神经在相同部位以相同的力度钳夹损伤；实验侧将损伤的腓总神经远端与胫神经靠拢后，切开相邻面的束、外膜，互相侧侧缝合，对照侧不作进一步处理。3个月后，对神经的再生情况进行肌电图、组织学等检测。

（3）实验结果：实验侧腓总神经远端有良好的神经再生。

（4）实验讨论：周围神经损伤后经侧侧缝合修复可以再生，且对供体神经的功能和结构没有影响，这些已经在鼠类动物实验中得到证实。该实验采用侧侧缝合法对不完全性周围神经损伤进行修复，结果显示腓总神经钳夹损伤后，虽然远端仍有神经再生，但其再生的神经纤维的质量比较差，不能达到基本的运动需要，而在不破坏其连续性的条件下，将损伤的腓总神经远端与胚神经行侧侧缝合（实验侧），其再生神经纤维的质量有明显的改善，对肌肉萎缩的影响也明显减少，说明不完全损伤的神经与临近神经干侧侧缝合修复后可以得到较好的再生。考虑其原因是神经损伤后产生的诱导蛋白和生长因子，作用于正常神经干时，使其产生侧芽，那么损伤神经远端再生的神经纤维不仅来自不完全损伤部位残存神经纤维的生长，而且有来自侧侧缝合口侧芽生长的汇入。

3. 文献回顾3：邓凯、张克亮、王素云、李秀荣、张华、马维等对端端吻合与端侧吻合治疗臂丛神经上干损伤的实验研究。

（1）实验目的：采用端端吻合和端侧吻合尺神经与肌皮神经肱二头肌肌支，观察周围神经再生和效应肌恢复情况。

（2）实验方法：雄性SD大鼠60只，体重200～250g，随机分成A、B两组（n=30）；均制作肌皮神经损伤模型，并在相同水平，A组采用1/12尺神经束支与肌皮神经肱二头肌肌支端端吻合，

B 组将肌皮神经肱二头肌肌支与尺神经主干端侧吻合；分别于术后 4 周和 12 周取材，行神经电生理检测、肱二头肌湿重比、肌纤维横截面积测定和有髓神经纤维计数（countofmyelinatednervefibers，CMF），并观察实验大鼠行为改变。

（3）实验结果：术后 4 周，B 组神经传导速度（nerveconductionvelocity，NCV）延迟较 A 组明显，潜伏期波幅（amplitude，AMP）较 A 组减小，差异均有统计学意义（$P<0.05$）；术后 12 周，A、B 组 NCV 及 AMP 均相近，组间差异均无统计学意义（$P>0.05$）。术后 4、12 周，A、B 两组肱二头肌湿重比以及肌纤维横截面积差异均无统计学意义（$P>0.05$）。术后 4 周，A 组 CMF 为 230.15±60.25，B 组为 160.73±48.77，组间差异有统计学意义（$P<0.05$）；术后 12 周，A 组 CMF 为 380.26±10.01，B 组为 355.63±28.51，组间差异无统计学意义（$P>0.05$）。

（4）实验结论：采用端侧吻合与采用端端吻合尺神经部分束支（1/12）的方法治疗臂丛神经上干损伤，恢复肱二头肌功能，远期疗效相似。

（5）实验讨论：神经端侧吻合后，远端神经内均有再生的神经纤维，且随着时间延长再生纤维增多，成熟度增高，相应肌肉也得到神经再支配。这一现象无论在动力神经为侧、受体神经为端的侧端吻合，或动力神经为端、受体神经为侧的端侧吻合中均得到证实[7]。在神经电生理检测方面，随着时间延长，运动神经诱发电位潜伏期逐渐缩短，AMP 增高，NCV 加快。陆大明等[8]实验研究表明，大鼠神经端侧吻合远期运动终板面积大、结构清晰、着色深，明显优于失神经后运动终板，说明端侧吻合在以大鼠为对象的实验研究中确实能使失神经支配的远端效应器官重新获得再支配，并有效防止失神经肌萎缩。本实验结果显示尺神经主干与肌皮神经肱二头肌肌支端侧吻合和部分束支端端吻合后在恢复早期（4 周之内），端侧吻合 NCV 下降程度及 AMP 下降均较端端吻合明显，神经纤维再生情况也较后者差，这点通过 CMF 可充分体现。随着观察时间延长，在远期（12 周）端侧吻合 NCV 明显增加，AMP 回升，吻合口远端 CMF 亦较早期增加，这 3 项指标在术后 12 周组间差异均无统计学意义（$P>0.05$）。在肱二头肌组织学观察中，无论在实验早期还是远期，肱二头肌的肌纤维横截面积和湿重比两组差异均无统计学意义（$P>0.05$）。综合分析研究结果我们认为，端侧吻合肌皮神经肱二头肌肌支与尺神经主干治疗臂丛神经上干损伤恢复肱二头肌功能远期效果与端端吻合肱二头肌肌支与尺神经 1/12 束支相似。在前期研究中曾证实，尺神经部分束支（1/12～1/6）移位是安全且有效的，这点与 Oberlin 等以及常万绅等研究结果相似，根据上述研究认为端侧吻合肌皮神经肱二头肌肌支与尺神经主干疗效肯定。

4. 文献回顾 4：傅阳、陈亮顾、玉东等关于神经移植术修复幼年大鼠臂丛神经损伤后对神经元保护作用的实验研究。

（1）实验目的：研究神经移植术修复幼年大鼠臂丛神经损伤后对神经元的保护作用。

（2）实验方法：将出生大鼠 42 只等分为组；神经根切断组将右侧颈神经根切除；神经根修复组颈神经根部分切除后取腓肠神经移植修复；采用 TureBlue 注射法逆行标记神经元。于术后周取颈脊位和背根神经节，应用 UTNEL 法检测运动及感觉神经元中细胞凋亡情况，并观察 2 组神经元数量的变化。

（3）实验结果：与神经根切断组相比，神经根修复组神经元数量显著增加（$P<0.01$），凋亡细胞数明显减少（$P<0.01$）。

（4）实验结论：神经移植术修复幼年大鼠臂丛神经损伤后对近端运动和感觉神经元有保护作用。

（5）实验讨论：目前，对不能自行恢复的产瘫患儿行神经手术的必要性已得到广泛认同，但对最佳手术方式的选择仍有争议。laurent 等认为对有传导的创伤性神经瘤，应行神经松解术以避免已有动作的丧失。但许多临床报告表明其疗效并不可靠，而建议采用神经移植 105 和移位手术重建臂丛。Gilebrt 对 164 例行神经移植、移位手术的上臂丛损伤患儿的随访发现，颈 5－6 及颈 5－7 损伤者分别有 92% 和 82% 肩外展功能恢复到 90 度以上，73 例全臂丛损伤术后 8 年，有 76% 获得有效的手功能恢复。高仕长等对产瘫神经瘤行病理检测，显示上干神经瘤近端神经纤维数比对照组显著减少，提示产瘫受损神经根相应近端神经元死亡倾向明显。Li 等研究证实臂丛神经根性损伤后，近端神经元会出现不同程度的退行性变甚至死亡，而在幼年大鼠其死亡数量大，速度快，且方式以细胞凋亡为主。其原因可能是幼年动物神经元之间尚未建立起广泛的联络和支持，且施旺细胞发育不成熟，致使神经元对靶器官逆行输送的神经营养因子依赖性大，一旦神经根联系性中断即出现大量神经元快速凋亡。因此，如何减少产瘫近端神经元凋亡，是提高产瘫疗效的重要途径之一。该研究观察到幼年大鼠臂丛神经根切断后，神经移植修复组其近端神经元数量均明显高于神经根切断组，凋亡细胞显著减少，提示产瘫早期恢复受损神经根的连续性，可对近端脊髓前角运动神经元和背根神经节感觉神经元产生保护作用，从而有利于神经再生和疗效的提高。由于细胞凋亡早期仅出现 DNA 超微结构等分子水平的改变，实验研究已证实增加凋亡抑制基因的表达可以逆转细胞凋亡的进程。因此，实验神经移植修复组其近端神经元较少死亡的原因除了与恢复神经远端及靶器官神经营养因子的逆行运输外，还可能与神经元凋亡抑制基因的表达增加，从而减少其凋亡有关。TureBlue 没有明显的神经元毒性，逆行标记神经元后计数简便，被神经元胞体摄取后能在胞浆内保存 6 月以上，故是目前应用较多的荧光素之一。由于神经元的胞核直径约 14um，所以研究采用脊髓 50um 和背根神经节 40um 连续切片，从而避免神经元重复计数。因此，计数全部切片中荧光标记的神经元，可以精确反映相应节段脊做前角运动神经元和背根神经节感觉神经元的数量。研究发现早期神经移植手术，可以减少幼年大鼠神经根损伤后近端神经元的死亡，但其保护机制尚需通过比较损伤、修复后凋亡抑制基因表达差异等。

5. 文献回顾 5：李军、刘长彬、董学超等对腓肠肌外侧头肌支神经转移术对大鼠腓深神经损伤的修复作用的实验研究。

（1）实验目的：探讨腓肠肌肌支神经转移术修复腓深神经损伤的可行性和有效性。

（2）实验方法：32 只成年雌性 Sprague－Dawley 大鼠分成空白组、对照组、神经直接吻合组（腓深神经直接吻合）和神经转移组（腓肠肌外侧头肌支转移至腓深神经），每组各 8 只。术后 12 周，肉眼观察神经吻合口生长情况，测量胫神经各肌支长度（L1）、入肌点处直径（D1）、各肌支起点至腓骨颈平面的距离（S），腓总神经膜内可分离的最大长度（L2）、腓深神经的直径（D2），比较手术前后大鼠患肢腓神经功能指数（PFI）、复合肌肉动作电位（CMAP）波幅、神经传导速度（NCV）、胫前肌湿重、肌酸磷酸激酶（CK）酶活性。

（3）实验结果：所有实验大鼠均 L1 < S，不能直接与腓骨颈处的腓深神经无张力吻合。神经膜内分离腓总神经后，比目鱼肌支和腓肠肌内、外侧头肌支均能与腓深神经无张力吻合。神经转移组 PFI、CMAP 波幅、NCV、胫前肌湿重、CK 酶活性均优于对照组（$P < 0.05$），与神经直接吻合组间无显著性差异（$P > 0.05$）。

（4）实验结论：腓肠肌外侧头肌支神经转移至腓深神经修复腓深神经在解剖上可行，但要实现无张力吻合需要将腓总神经向近端进行神经膜内无损伤分离。腓肠肌外侧头肌支神经转移术能有效恢复腓深神经功能。

（5）实验讨论：近年来，神经转移术引起广泛重视并进行了大量的基础研究。如何提高转移神经再生的活性、供体神经和受体神经的选择，以及如何在术后达到最佳功能，是目前的研究重点。

①神经转移术融合肌腱转移术和神经重建的优点。重建运动功能的同时，部分感觉功能也能恢

复。一根神经转移可以重建多个肌群的运动功能。满足无张力原则。吻合口只有一个且更接近肌神经接头，减少神经再生时间。有文献报道，周围神经修复时，神经断端间的吻合口越接近靶器官，神经修复的效果越好，能够保证运动神经端端吻合，提高神经吻合的准确率。即使神经转移术失败，也可以二期行肌腱转移术。

②神经转移术也有它固有的局限性。进行神经转移的最佳时间为伤后6个月之内，否则会因为肌－神经接头坏死造成永久瘫痪；与肌腱转移相比，神经移植术后轴突生长的时间更长，术后康复训练时间也更长；如果供体神经与受体神经支配的肌肉为拮抗肌，须经过中枢系统塑型的过程，效果不确定。

③神经转移术修复上肢周围神经，如臂丛损伤，取得较好的效果，在下肢周围神经损伤应用较少。原因有：下肢功能的复杂性低于上肢，在辅助器具的帮助下，患者站立及行走的功能能够得到有效补偿；可供转移的供体神经少于上肢；由于脊髓存在中央模式发生器，下肢神经转移术后下肢行走模式的恢复相对困难。受神经转位术修复上肢神经损伤的启发，学者们研究胫神经运动分支转位治疗腓总神经损伤的可行性。Mackinnon 等研究表明，匹配的神经纤维数量是取得良好修复效果的基础。为此，White 等通过尸体解剖研究了胫神经和腓总神经分支轴突计数以及横截面积的匹配性，结果显示胫前肌支横截面积与腓肠肌外侧头肌支最接近，但其轴突计数与比目鱼肌支更匹配。在解剖学上，胫神经的近端肌支与腓深神经无张力直接吻合是可行的。大鼠膝关节后侧胫神经近端主要肌支有腓肠肌外侧头肌支、内侧头肌支以及比目鱼肌支。本研究结果显示，各肌支长度均比肌支起点至腓骨颈的距离稍短，故不足以直接无张力地与腓深神经吻合。但经神经膜内分离腓总神经后，胫神经各肌支均能与腓深神经无张力地吻合。本研究从解剖学、行为学、电生理和组织学等方面，证实腓肠肌外侧头肌支神经转移术对腓深神经损伤的修复作用，证明腓肠肌外侧头肌支可作为动力源神经，修复腓深神经损伤。

（黄晓强　邓洪利）

二、神经套管桥接方法

（一）引言

周围神经损伤后，神经近端在再生过程中呈趋化特异性，即再生的神经纤维在延伸过程中有一定的识别能力。

（二）历史

自从 Lundborg 等利用神经再生室模型证实神经趋化特性以来，神经导管修复周围神经损伤的优势逐渐为人们所认识和接受，并和组织工程一起是周围神经损伤研究领域的热点。宋修竹等用硅胶管套接离断 5mm 的大鼠坐骨神经，在远端旋转 180°的情况下再生轴突仍能选择性地长入相应的靶器官。

（三）现有方法

神经套管桥接方法是用各种材料套接留有有效距离的神经断端，形成神经再生室，由于周围神经损伤后的再生趋化特异性，新生的感觉、运动纤维可以经过特定的空隙（一般认为小于 10mm）自动长入远端相应的功能束最后到达靶器官。所用材料包括自体材料和人工合成材料等，自体材料有生物膜、静脉、动脉、神经外膜和骨骼肌等，合成材料有硅胶管、聚乙醇酸、聚羟基乙酸等。硅胶管取材方便、不塌陷，但易产生神经卡压症状；自体静脉易塌陷，而且其中的成纤维细胞易形成瘢痕，阻碍神经生长，多桥接 5mm 左右缺损。

（四）适用范围

1. 自体材料包括血管、变性肌肉、层粘蛋白、纤粘蛋白、胶原蛋白等。其中静脉神经套管被广泛应用于修复小间隙（4～15mm）的神经缺损中，大量报道显示静脉导管连接适用于神经缺损在30mm以内的患者。天然材料有时会引起不利的免疫反应，虽然使用免疫抑制剂能够起到一定作用，但在损伤或肿瘤情况下则不易使用，其次，天然蛋白还有难于批量生产，且质量及性能难以控制等缺点仍需进一步改进。

2. 人工材料包括可降解和不可降解的材料。不可降解及可降解的生物材料套管被证明可以引导神经再生，不可降解生物材料植入人体后会以异物形式存留于人体，会导致慢性炎症反应、过度疤痕组织形成，导致神经受压，有时需二次手术取出套管。人工材料是长间隙缺损修复中的可选材料，部分脱乙酰化的壳聚糖水凝胶可很好地支持神经细胞的生长，显示很好的细胞亲和性。

（五）禁忌范围

神经纤维出现了较长间隙的缺损。

（六）相关实验研究

1. 文献回顾1：张培训、姜保国、赵富强等对甲壳质生物套管小间隙桥接大鼠周围神经的实验研究。

（1）实验目的：探讨脱乙酰甲壳质生物套管小间隙桥接周围神经损伤的可行性。

（2）实验方法：将120只SD大鼠右侧坐骨神经切断，按手术方法随机分为5组。A组：神经外膜原位缝合（$n=24$）；B组：套管小间隙原位桥接（$n=24$，间隙5mm）；C组：两断端相对旋转180度后外膜缝合（$n=24$）；D组：两断端相对旋转180°后套管小间隙桥接（$n=24$，间隙5mm）；E组：套管小间隙原位桥接（$n=24$，间隙5mm）后间隙内注射神经生长因子（NGF）。术后2、4、6、8周分别进行电生理学检查、组织学检查以及计算单位视野有髓神经纤维数。

（3）实验结果：组织学检查术后4周各实验组的神经远端均见到再生的神经纤维；小间隙套管组（B，D组）运动神经传导速度在各个时间检测点上均好于相应的直接外膜缝合组（A组）和旋转后直接外膜缝合组（C组）（$P<0.05$）。小间隙套管组（B，D组）神经远端的有髓神经纤维计数在4、6、8周3个检测点上高于相应的直接外膜缝合组（A组）和旋转后直接外膜缝合组（C组）（$P<0.01$）；在2周时差异没有统计学意义（$P>0.05$）。

（4）实验结论：生物套管小间隙（5mm）桥接的修复周围神经的效果好于断端外膜直接缝合，具有替代直接神经外膜缝合的临床应用可行性。

（5）实验讨论：周围神经选择性再生理论为神经良好对接提出了新的可行之路。经过一系列的动物实验研究，将神经断端用外膜直接缝合法和小间隙套接法（自体动脉）比较发现：

①在混合神经远端转位的情况下（临床多见此种情况），小间隙套接的再生效果好于外膜直接缝合。

②在大鼠腓总神经适宜的套接间隙为2～3mm，大于5mm将影响神经的有效再生。

小间隙套接法修复周围神经损伤的效果不差于直接的神经外膜缝合法。但自体动脉不可能在临床中广泛应用。该课题采用一种海洋生物套管作套接的材料。这种套管是从天然海洋生物中提取加工而成，是部分脱乙酰甲壳质生物套管，孙玉山等的试验已经证明其对生物体无毒性，易于在体内降解吸收，具有很好的生物相容性，并已获得相关的申请专利。从实验结果来看，小间隙套管原位缝合组（B组）与原位外膜直接缝合组（A组）的运动神经传导速度和单位视野有髓神经纤维计数两个评价指标，在手术后的4个评价时间点上均没有显著差异，再生的神经纤维质量指标（再生轴突面积、数目）高于原位外膜直接缝合组。这一点提示小间隙套接（5mm）组的再生效果不差于直接的原位外膜缝合。小间隙套管旋转缝合组（D 组）与旋转后外膜直接缝合组（C 组）相比较，运动神经传导速度，有髓神经纤维计数和再生的轴突面积 3 个观测指标，在 2 周时间点上都没有显著差异，在 4、6 和 8 周时间点上无显著差异。结果提示小间隙旋转套接（5mm）组的再生效果好于旋转后的外膜缝合组。而添加了 NGF 的小间隙套接组（E 组）与单纯的小间隙套接相比，除了在再生的神经纤维数目上具有优势以外，再生的轴突面积和神经传导速度均没有显著差异。分析原因可能是 NGF 主要促进感觉神经的恢复，促进了感觉纤维轴突的再生，而对运动神经的恢复改善不明显。

2. 文献回顾 2：张哲敏等利用间隙套接缝合法修复兔坐骨神经离断，研究发现再生室模型无论在再生神经的数量、质量及运动神经传导速度等方面均优于端端缝合法。随着基础研究的不断深入，人们一直在研究改变导管内的生物环境，如向神经再生室内注入各种神经营养因子（神经生长因子、脑源性神经营养因子及神经营养素 -3 等）或体外培养的施旺氏细胞以及 I 、Ⅳ型胶原等以提高再生室的质量。Tos 等用静脉桥接，再生室内充填肌肉组织，发现神经再生的效果等同于自体神经移植。万智勇等则用骨骼肌包埋神经片段桥接周围神经缺损，3 个月后发现短距离缺损（2 ~ 5mm）神经再生效果与自体神经移植相当。由此可以肯定地认为这些细胞外基质成分中以胶原、层粘连蛋白和纤维连接蛋白等最为重要。目前对神经再生室中神经修复过程的研究已进行到了超微结构。当前使用的神经套管仍具有很大的局限性，只能促进较短距离神经缺损的修复，为使其能应用于较长的缺损和使神经纤维生长的方向更具特异性，有必要通过组织工程学方法研究一种具有以下性质的套管：①管壁具有微孔以保证有子；②含有能分泌生长因子和为轴突生长提供基质的支持细胞（例如施旺细胞）；③具有多孔性和有序排列的管腔内基质，有利于细胞的黏附和迁移；④导管内有小的管道有利于神经束能正确连接；⑤具有一定的电生理特性。虽然到目前为止还没有发现完全符合上述要求的人工神经，但已有很多学者在神经导管、施旺氏细胞培养和种植、导入促生长因子方面做了大量工作。

（黄晓强　邓洪利）

三、神经植入术

（一）引言

神经肌蒂植入术别名神经肌蒂手术、神经肌蒂移植。

（二）历史

神经肌蒂移植治疗双侧声带外展麻痹获得成功之后，Tucker（1977）又将这一技术用于治疗单侧声带内收麻痹，术后患侧声带恢复内收运动。一些学者用此技术治疗单侧声带内收障碍，虽然术后声带内收运动并不明显，但是病人的声音确有改善。有人认为声音的改善不是喉内肌得到神经肌蒂的神经再支配的结果，而是手术的损伤、重力、声带位置改变等所致。

（三）现有方法

耳鼻喉科/喉手术/喉麻痹、环杓关节固定及误吸的手术/单侧声带麻痹手术。

（四）适用范围

1. 单侧声带麻痹、声带不能内收而使发音困难者。
2. 单侧声带不能内收致发声障碍要求改善发声功能者。

（五）禁忌范围

1. 杓状软骨固定者。

2. 舌下神经袢原有损伤者。

（六）相关实验研究

文献回顾：荆建军、郑宏良对不同神经转位术治疗双侧声带麻痹的实验对比研究。

1. 实验目的：通过对不同转位神经及不同术式喉返神经（RLN）修复治疗的实验对比研究，寻求神经转位修复喉返神经治疗双侧声带麻痹的更佳方法，为临床提供理论依据。

2. 实验方法：18 只犬分成 3 组，每组 6 只。A 组：将一侧颈袢神经胸骨甲状肌支与喉返神经吻合，并将同侧喉返神经内收支切断并植入同侧环杓后肌，对侧采用相同术式；B 组：将一侧膈神经与喉返神经吻合，并将同侧喉返神经内收支切断并植入同侧环杓后肌，对侧喉返神经切断并结扎；C 组：将一侧膈神经与喉返神经吻合，并将同侧喉返神经内收支切断并与对侧喉返神经吻合，对侧喉返神经内收支切断并植入对侧环杓后肌。另取 2 只犬，将一侧 RLN 切断并结扎，作为失神经对照，另外一侧不作任何处理，连同神经转位修复术前的状态作为正常对照。所有犬均在术前、术后即刻、术后 6 个月行喉镜、喉肌电图检查，并在上述检查完成后取下环杓后肌行 HE 染色、肌球蛋白重链免疫组化染色进行对比分析。

3. 实验结果：

（1）喉镜观察及声门测量。A 组：6 只犬中有 5 只犬双侧声带恢复不同程度的外展运动，双声带外展的最大夹角 30.80°±6.08°，最大杓间距为（4.52±0.89）mm，声门最大面积为（63.83±17.81）mm^2，5 例顺利拔管；另外 1 例双侧声带仍固定，无法拔管。B 组：6 只犬术侧声带均恢复不同程度的外展运动，双侧声带外展的最大夹角为（31.44±4.76）°，最大杓间距为 4.98±0.87mm，声门最大面积为（71.14±11.46）mm^2，6 例均顺利拔管。C 组：6 只犬中有 5 只双侧声带恢复不同程度的外展运动，双侧声带外展的最大夹角为 35.58°±4.21°，最大杓间距为（6.40±1.24）mm，声门最大面积为（85.03±19.64）mm^2，5 例顺利拔管；另外 1 例双侧声带仍固定，无法拔管。各组间双侧声带最大夹角、最大杓间距、声门最大面积比较，C 组均大于 A 组及 B 组（P 均 <0.05），而 A、B 组间三指标无明显统计学差异（P 均 >0.05）。

（2）电生理学检查。A 组：颈袢神经转位修复后 6 个月的自发肌电位幅度为（282.0±85.69）μV、诱发电位潜伏期为（3.07±1.65）ms、诱发电位幅度为（679.0±263.9）μV，与术后即刻比较差异均有显著性意义（P 均 <0.05）。B 组：膈神经转位修复后 6 个月的自发肌电位幅度为（452.83±58.43）μV、诱发电位潜伏期为（1.92±0.10）ms、诱发电位幅度为（1040.2±166.7）μV，与术后即刻比较差异均有显著性意义（P 均 <0.05）。C 组：膈神经转位修复后 6 个月的自发肌电位幅度为（363.33±85.99）μV、诱发电位潜伏期为（2.71±0.40）ms、诱发电位幅度为（793.7±84.0）μV，与术后即刻比较差异均有显著性意义（P 均 <0.05）。各组间上述 3 项指标神经转位修复术后 6 个月 B 组均大于 A 组及 C 组（P 均 <0.05），C 组均大于 A 组（P 均 <0.05）。

（3）形态学观察。正常环杓后肌 HE 染色、肌球蛋白重链免疫组化染色显示 Ⅰ 型纤维、Ⅱ 型纤维分布均匀，每百根肌纤维内含 Ⅰ 型纤维数约（44.40±6.00）根。失神经 6 个月后 PCAM 内肌纤维萎缩，结缔组织增生，Ⅰ 型纤维比例明显变大，每百根肌纤维内含 Ⅰ 型纤维数约（55.30±4.72）根。颈袢神经及膈神经转位修复 6 个月后 PCAM 内无明显肌萎缩，结缔组织增生不明显，Ⅱ 型纤维明显多于 Ⅰ 型纤维，与正常 PCAM 比较没有显著差异，与失神经的 PCAM 比较有显著差异，3 组间每百根肌纤维内含 Ⅰ 型纤维无明显统计学差异。

4. 实验结论：

（1）单侧膈神经转位修复双侧喉返神经治疗双侧声带麻痹可以有效恢复双侧声带的生理性外展功能。

（2）双侧颈袢神经转位修复双侧喉返神经治疗双侧声带麻痹的病症率低、手术创伤小、并发症少，尽管功能恢复差于膈神经转位术，但对于不适合做膈神经转位的患者可采用该术式治疗。

（3）一侧膈神经转位修复一侧喉返神经治疗双侧声带麻痹也能恢复修复侧的声带外展功能，由于仅仅恢复一侧声带的外展，对侧声带仍然固定，所以声门的开放程度小于一侧膈神经转位修复双侧喉返神经，但对于不适合做双侧神经修复的患者仍是较好的选择。

（七）相关进展

神经肌蒂（NMP）植入术治疗声带麻痹的实验及临床研究甚多，各家结果差异较大，NMP 植入术能使失神经肌肉获再神经支配。Tucker 等认为 NMP 植入不切断移植神经，保留移植神经的大部分运动终板及神经末梢，因此 NMP 与受肌愈合就能恢复受肌功能。多数学者的实验证实 NMP 植入术使受肌再神经支配的方式主要通过：①切断的神经分支芽生；②切断的神经纤维芽生；③肌蒂内完整的神经纤维芽生长入受肌。本研究证实肌蒂内的运动终板甚少，而切断的神经分支及神经纤维较多，受肌的再神经支配以此为基础。采用多肌蒂、多点植入术，实验结果表明受肌肌张力、电生理学参数及肌功能恢复程度均明显大于单肌蒂植入术，并得到形态学检查的证实。值得注意的是双肌蒂与三肌蒂植入组各观察指标均无明显差异，说明二点植入已能使 PCA 肌获充分的再神经支配，颈袢二分支支配声带外展肌运动纤维数已经足够。双肌蒂组二肌蒂间距离约为 4mm，由此计算肌蒂使喉内肌再神经支配的范围为 2 ~3mm。临床病例较少，双肌蒂二点植入是否合适尚有待进一步研究。传统的 NMP 植入术引起声带的外展程度有限，往往仅出现在深吸气、呼吸困难或电刺激时，而且个体差异较大。从电生理学角度看，颈袢大多在发音时放电，放电方式个体差异较大，各肌的放电也有差异，吸气性电冲动明显弱于发音及喉各种括约内收活动。从神经再生角度看，单蒂植入的神经再生程度有限，运动纤维数也往往不足。采用颈袢所支配的各不同肌的肌蒂多蒂、多点植入可以互相弥补放电强度的差异，又能使受肌获充分的再神经支配，本组动物实验的结果证实了这一点。临床 3 例中 2 例观察到轻度外展，1 例虽无外展，但声门裂已明显增大。门诊随访 6 个月以上，无一例再发呼吸困难。肌电图检查证实 3 例均获颈袢的再神经支配。NMP 植入术是一生理性手术，其不妨碍喉返神经的自然恢复，无严重并发症。多肌蒂、多点植入术与单肌蒂植入相比仅手术时间延长些，值得临床推广使用。

（黄晓强　邓洪利）

四、组织工程学方法

（一）引言

由于周围神经损伤的原因和性质不同，伤后治疗时间不等，治疗方法不尽相同，往往导致临床疗效优劣差别很大。但公认神经的精确对位是修复的基础和前提。目前临床上多应用自体神经移植修复周围神经缺损，但自体神经来源有限，并有移植区部分感觉、运动丧失等并发症。为解决此问题，近年来许多学者开始用组织工程方法体外构建人工神经，即将体外培养扩增的大量施旺细胞种植到神经导管上来引导周围神经再生。随着材料工程的发展，多种材料支架的出现，促进了周围神经损伤组织工程修复的研究。

（二）历史

组织工程是20世纪80年代末发展起来的生命科学和工程学相结合的一门新兴边缘学科，它是用生物替代的方法来恢复、保留和改善组织的功能。近10年来，组织工程在软骨、血管及皮肤等方面取得了骄人的成绩，极大地推进了其他医学学科组织工程的发展，周围神经损伤即是研究方向之一。Aguayo于1979年首次将体外培养的乳鼠施旺细胞种植到5mm长的血管段中桥接大鼠坐骨神经缺损，6周后发现桥接体内有大量的再生神经纤维。

（三）现有方法

组织工程近几年已广泛应用于神经修复、再生的研究。它有2个基本要素，即人工神经支架和种子细胞。

1. 细胞支架：是组织工程人工神经的第一步，要求有良好的生物相容性、生物降解性，良好的材料－细胞界面，合适的三维立体多孔结构以及一定的机械强度和可塑性。可接纳再生轴突的长入，对轴突起机械传导作用而不影响种子细胞的功能。高分子材料具有良好的生物相容性并可降解吸收，被广泛用于制作人工神经支架。目前支架材料主要有天然材料和人工合成的聚合物两种。第一种人工合成的可吸收细胞支架材料是聚乳酸聚羟基乙酸共聚体（polylactic－co－glycolicacid，PLGA），以后出现聚乳酸（polylactinacid，PLA）、聚羟基乙酸（polyglycolicacid，PGA）、聚磷酸酯等；天然材料主要有水凝胶、壳聚糖、胶原等。根据材料结构可分为管状和多孔两种基本形式。多孔材料又分为定向排列的孔道和交织孔洞，其制作工艺要求较高，孔径和孔隙率必须充分满足施旺细胞的爬入和代谢物质的交换等条件。

2. 种子细胞：施旺氏细胞是周围神经系统的胶质细胞，具有多种生理功能，被广泛用作周围神经组织工程的主要种子细胞。一般认为，在支架材料中植入的施旺细胞数量至少应在1×10^7/mL以上，才能保证其所产生的神经营养因子、层粘蛋白等起到保护神经元、促进神经再生的作用。因此，如何保证施旺细胞在支架上长期存活并保持正常的功能就成为研究的热点。

（四）适用范围

1. 细胞支架：

（1）脱细胞组织：同种异体的非神经组织，如肌肉、静脉、肌腱以及神经外膜鞘等，可以用于自体神经的替代物进行神经移植、桥连受损神经。

（2）细胞外基质成分：明胶类支架材料已经广泛应用于外周神经再生、脊髓损伤治疗以及肌腱再生修复。

（3）甲壳素、壳聚糖以及其他天然多糖：壳聚糖本身力学强度一般，经常需要用化学交联的方式增强或者与其他材料混合使用制备支架。以壳聚糖为原料制备的支架在中枢神经和外周神经系统中的相容性良好，壳聚糖类神经支架的研究也日渐深入。海藻酸盐泡沫为填充材料，可以修复犬长的下腹神经缺损以及50mm猫长的坐骨神经缺损，透明质酸凝胶可以抑制周围神经组织疤痕的形成，增强神经再生能力。

（4）蚕丝蛋白以及其他天然蛋白质：蚕丝蛋白与神经组织细胞相容性良好，神经修复效果明显。

（5）不可降解类合成材料：硅胶就被用于外周神经修复。

（6）可降解类的合成材料：脂肪族聚酯是常见的可降解类合成材料，这些材料也广泛地应用于神经支架的制备。

2. 种子细胞：对施旺氏细胞进行基因修饰使之分泌大量神经生长因子以诱导脊髓神经元的再

生；神经生长因子基因修饰后的施旺氏细胞与胶原母细胞按一定比例（5∶1）培养于胶原基质中，再植入脊髓损伤处，诱导脊髓神经元再生；将聚乳酸支架制成筒状直接包绕施旺氏细胞植入脊髓损伤处从而治疗脊髓损伤。适用的脊髓损伤包括挫伤、不完全损伤、横断损伤等。

（五）相关实验研究

1. 文献回顾 1：郝虎萍、罗卓荆等对复合 FK506 新型组织工程外周神经支架修复 SD 大鼠坐骨神经有效应研究。

该实验中选择天然生物材料Ⅰ型胶原蛋白和壳聚糖作为支架构建的主要原料。胶原蛋白是哺乳类动物体内的主要结构蛋白，含量丰富，保留了原始氨基序列，在生物进化过程中高度保守，生物相容性好、抗原性低。而且胶原蛋白还具有增强细胞增殖、诱导其分化的能力，对细胞的迁移具有引导作用。壳聚糖是天然碱性氨基多糖，在自然界中产量极为丰富，易于获得。壳聚糖及其衍生物具有良好的化学、物理、生物、机械性能，生物降解性良好、无毒性、无过敏性、无免疫原性、无致畸性、无致癌性等优点。壳聚糖易于加工，具有亲水性、吸水后材料膨胀等优点，制作的支架材料孔隙率高。基于以上优点，Ⅰ型胶原蛋白和壳聚糖是构建组织工程支架理想的原材料。前期的实验研究发现，组织工程神经支架内部结构与神经再生之间关联性十分密切，支架内部定向、有序，类似于神经基底膜的结构在外周神经轴突再生过程中起非常重要的引导作用。本实验依据梯度冷淋结晶原理，通过改变构建工艺参数，获得新型组织工程外周神经支架。观察发现新支架微管结构与正常神经基底膜结构高度相似，潮湿状态下具有良好的柔韧性，三维支撑性能良好。后期的应用中有效地促进了外周神经桥接再生，在术后 16 周取材时发现，支架结构降解良好。以往的研究也发现神经发生损伤时，血－屏障结构的完整性受到破坏。创伤局部的炎症反应释放各类炎性趋化因子，大量整合素表达于细胞表面。整合素分子与内皮细胞上的细胞间黏附分子相结合，引导中性粒细胞与内皮细胞紧密黏附、聚集、机械性阻塞微循环，影响组织的血液供应。通过黏附、变形、游走到达受损部位，在这一过程中释放碱性磷酸性酶、弹性蛋白酶消除组织的障碍，增加了毛细血管的通透性，使得更多的中性粒细胞到达炎症中心。虽然清除坏死组织，能为促进组织细胞和创面修复创造条件，但是，大量酶类及炎性介质的释放会继发损害再生神经轴突和少突胶质细胞，使其坏死或凋亡，对神经组织的再生和修复造成不利影响。FK506 是临床常用的免疫抑制剂，在临床器官移植过程中受到广泛运用，收效良好。观察还发现 FK506 在发挥免疫抑制的同时，能有效促进神经细胞的再生，特别是在异体外周神经移植过程中收效良好。然而，前期的给药方式主要是全身用药，在实现促进神经纤维再生的过程中也带来如全身免疫抑制等副作用。而且药物毒理实验也显示，过高浓度的 FK506 可以产生神经毒性，即不利于患者康复，又形成很大的经济负担。经过反复论证，在制作支架的过程中复合了不同浓度的 FK506，制备出新型组织工程外周神经支架，对 SD 大鼠坐骨神经长节段缺损进行桥接修复。在桥接修复过程中，以类似缓释的方式在手术局部进行释放 FK506。实现其局部免疫抑制减轻炎症反应的作用，又充分发挥促进神经轴突再生的作用。通过局部缓释给药，有效避免了全身用药的副作用，同时减轻经济负担。通过多种实验方法观察发现，新型组织工程外周神经支架能有效桥接修复外周长节段神经缺损，实验动物外周神经纤维再生良好。复合了 5mg/mLFK506 的新型支架在修复过程中获得与自体神经相似的修复效果。手术大鼠术后再生的 SD 大鼠坐骨神经髓鞘化良好，坐骨神经功能指数和神经电生理检测方面均取得较为理想的实验结果。

（1）以Ⅰ型胶原蛋白和壳聚糖为主原料，加入不同浓度的 FK506，利用梯度冷淋结晶原理，通过改良冰冻干燥工艺制备的新型组织工程外周神经支架，其微管结构与正常神经基底膜结构高度相似，潮湿状态下具有良好的柔韧性，三维支撑性能良好，术后16周取材时见支架组织降解、吸收良好。本实验中所构建的支架桥接修复效果良好，是比较理想的组织工程外周神经支架。

（2）在支架的构建过程中加入浓度为5mg/mLFK506，可以在修复神经组织局部达到类似缓释的效果，即能实现局部免疫抑制和促进桥接神经纤维再生的功能，又避免了全身用药的副作用；浓度过高则可能引起类似全身用药免疫功能受到抑制，出现感染等不良反应，也不能更好的促进桥接神经纤维的再生。

2. 文献回顾2：彭页、罗卓荆对CCH神经支架材料修复比格犬坐骨神经长节段缺损有效性的评价。

周围神经断裂、缺损最为严重的外科损伤类型，具体又分为：短节段神经缺损（<30mm），可以通过延长或游离损伤神经、屈曲关节等克服神经缺损，再按照无缺的方式进行修复；长节段神经缺损（>30mm），临床上无法进行无张力缝合，修复效果差，至今仍未解决。近年来，周围神经组织工程方法应用于制备人工替代自体神经移植修复周围神经缺损在国内外得到迅速发展。

实验观察结果显示，术后12周在CCH组，新生的髓鞘纤细，但基本的形状结构完整，髓鞘周围可见大量的施旺细胞并基底膜完整，同时还可以观察到完整的再生血管结构和良好排列的髓鞘板层结构，从形态学上证实修复效果接近自体神经移植组。同时应用逆行示踪、神经电生理等方法，在术后24周CCH组潜伏期，波幅运动神经传导速度，与自体神经移植无显著性差异。荧光金逆行示踪标记后，在脊髓前角和背根神经节可见到与自体神经移植组数量相当的荧光金标记阳性神经元，从功能学证实CCH料桥接神经损伤的修复效果。综上所述，本实验应用CCH神经支架材料成功修复比格犬坐骨神经30mm缺损，通过神经电生理检查、透射电镜、免疫荧光染色、逆行示踪标记等方法，从形态学、功能学等角度考量，实验结果证实CCH神经支架材料修复效果接近自体神经移植，可以有效促进比格犬这类大型动物周围神经损伤的修复，为进一步进入临床研究提供实验依据。

3. 文献回顾3：孙士强、吴学健对人脐带间充质干细胞修复大鼠坐骨神经缺损的实验研究。

（1）实验目的：周围神经缺损的修复和重建一直是临床医生面临的一大难题。治疗周围神经缺损的传统方法是自体神经移植，其效果虽然比较理想，但会造成所移植神经支配区相应功能的缺失，所以无法在临床得到广泛的应用。因此，寻找一种新的神经移植体来代替自体神经移植引起了人们的广泛关注。近年来，组织工程学的兴起为人们提供了一种新的思路——组织工程神经。组织工程学兴起于世纪年代，它是一门新兴的边缘学科。组织工程学就是把组织学和工程学有机结合，以天然或由人工合成生物材料为载体并复合种子细胞，在体外构建有生命的复合体来植入体内以修复相应的组织缺损。以脐带间充质干细胞作为组织工程神经的种子细胞目前在国内外尚无前例，该实验的目的在于将人脐带间充质干细胞作为组织工程神经种子细胞与去细胞神经基膜管复合在一起构建成组织工程神经，用于修复大鼠坐骨神经缺损，并以自体神经桥接组和单纯去细胞神经基膜管组作为对照，以探讨此手术的可行性并对其效果进行评价。

（2）实验方法：无菌条件下取正常月龄胎儿脐带，用磷酸盐缓冲液充分清洗并去除脐动脉和脐静脉，将余下脐带组织剪成约1mm×1mm×1mm大小的碎块，接种于间充质干细胞培养基中，37℃、体积分数5%二氧化碳为孵箱内培养，2周后，去掉组织块更换培养基。贴壁细胞长到80%左右融合时，用浓度为2.5g/L胰酶进行消化、传代和培养。取第5代细胞经免疫组化鉴定，证实为间充质干细胞后，用黄芪（100μl/mL）诱导成神经元样细胞，并作为种子细胞储存备用。取10只健康成年雄性大鼠，参照Dument（1997）和Sondell（1998）的化学萃取法制备去细胞神经基膜管。将诱导后的脐带间充质干细胞以一定的浓度在显微手术镜下用100μl玻璃筒不锈钢针头微量加样器注入神经基膜管内，注射后当即在 DMEM－10% FBS 液中培养，并通过石蜡切片 HE 染色观察细胞在桥接物内生长情况。待种子细胞爬满基膜管后，再继续培养一周，并为植入体内作储备。另取 30 只健康成年雄性大鼠，建立单侧坐骨神经缺损模型并随机分成 3 组，每组 10 只。A 组实验组为脐带间充质干细胞复合去细胞神经基膜管组，用预先构建好的组织工程神经桥接缺损的大鼠坐骨神经；B 组空白对照组为单纯去细胞神经基膜管组，即用未复合种子细胞的神经基膜管桥接神经缺损；C 组标准对照组为自体神经桥接组，将取下的神经远近端调整后进行缝合。术后周通过神经电生理检测、组织学观察等评测手术疗效。

（3）实验结果：术后各项检测指标表明脐带间充质干细胞复合去细胞神经基膜管组 A 组神经再生及肢体功能情况良好，效果接近于自体神经桥接组 C 组，明显优于单纯去细胞神经基膜管组 B 组。

（4）实验结论：人脐带间充质干细胞在体外一定条件下可纯化、传代并诱导成神经样细胞。人脐带间充质干细胞复合去细胞神经基膜管构建的组织工程神经可有效促进大鼠坐骨神经缺损的修复。

（黄晓强　邓洪利）

五、基因工程学方法

（一）引言

周围神经损伤虽局限于轴突，但神经功能的恢复涉及神经元、轴突及末梢效应器 3 部分。如何保护神经元，诱发持续的再生，提供有效的营养支持和分子诱导，是功能修复的关键环节。

（二）历史

随着基础研究的深入及转基因技术的不断成熟，应用基因疗法作用于神经元的保护并促进神经再生，将会使周围神经损伤后功能的恢复带来质的飞跃。生物工程技术将在构建新型人工神经领域发挥越来越大的作用。

（三）现有方法

细胞转基因技术的应用是解决长期供应神经营养因子的有效方法，可培育转染有各种神经生长因子基因的种子细胞。

（四）适用范围

脊髓损伤后的早期，脊髓给予神经营养因子具有很强的保护作用。

（五）相关实验研究

1. 文献回顾 1：程塞宇、阮怀珍对基因工程化神经干细胞结合组织工程材料治疗周围神经损伤的实验研究。

（1）该实验运用细胞培养技术、基因转染技术、流式细胞计数、免疫组织细胞化学技术、HRP 逆行示踪、坐骨神经功能指数，膜片钳电生理技术等方法，分离、培养大鼠大脑皮层 NSCs，观察 NSCs 与壳聚糖、施旺细胞共培养条件下生长、分化的情况。并将 GDNF 基因在体外转染到 NSCs 中，筛选、扩增后移植到经过壳聚糖管套接的大鼠坐骨神经离断模型中，以满足神经再生修复的三大因素，观察评价治疗效果，为损伤神经的治疗探索新的可行性。

（2）主要方法、结果：

①实验分离、培养胚胎大鼠大脑皮层 NSCs。细胞呈球状悬浮生长，细胞克隆传代 8 至 9 代仍具

有干细胞特性。细胞克隆经 NSCs 特异性标记物 Nestin 抗体免疫荧光标记后，呈强阳性。经 10% FBS 诱导后，在干细胞团周围可见大量的、不同形态增殖的新生细胞，呈放射状向外迁移、增殖。分化的细胞分别呈 Anti - GFAP 及 Anti - MAP2 反应阳性。

②将 NSCs 种植在壳聚糖膜上的实验发现，部分 NSCs 细胞球以底部粘于壳聚糖膜上，但仍保持球形生长。在相同生长时间点上，壳聚糖膜上的神经球数目和神经球的直径与正常对照组无显著差别。说明壳聚糖膜与 NSCs 有较好的组织相容性，NSCs 在壳聚糖膜上不会影响其生长，NSCs 仍然保持原有的特性。

③生长于壳聚糖膜上的 NSCs，经 FBS 诱导后同样可分化为神经元和胶质细胞。与对照组比较，生长于壳聚糖膜上的 NSCs 更容易分化，表现为分化时间更早，分化出的细胞更多。通过 Anti - GFAP、Anti - MAP2 免疫组化染色后的图像分析显示，壳聚糖膜上生长的 NSCs 分化出的神经胶质细胞以及神经元均明显多于对照组。说明壳聚糖更加适宜 NSCs 的分化。

④将 NSCs 与 SCs 共同培养后观察到的 NSCs 分化现象与自然诱导分化的对照组比较，共培养组分化细胞数目明显多于对照组，其中 Anti - MAP2 染色阳性神经元样细胞的百分率明显高于对照组。表明 SCs 能促进 NSCs 的存活和分化，更能促进其向神经元样细胞分化。

⑤经流式细胞仪检测分析，结果显示在壳聚糖膜上诱导分化组以及与 SCs 共培养组中，Anti - MAP2 阳性的神经元百分比均较自然分化组显著增高。同时，与 SCs 共培养的分化的 Anti - MAP2 阳性细胞百分比也较壳聚糖膜上诱导分化组显著增高。

⑥本实验利用含有大鼠 GDNF 的 cDNA 序列基因的 pGDNF3a 质粒，经质粒的转化、扩增、抽提和纯化，并酶切鉴定后与反转录病毒载体 PLXSN 重组，构建了 PLXSN - GNDF 重组体，分别以 pGDNF3a、PLXSN - GNDF 及 PLXSN 质粒 DNA 为模板，用 GDNF 特异性引物进行 PCR，扩增出长度为 0.66kb 的 GDNF 基因片段，符合理论大小。

⑦用 PLXSN - GNDF 反转录病毒重组体感染培养生长旺盛的 NSCs，G418 筛选后，这些基因工程化细胞经 10 代左右的培养后，仍能形成悬浮生长、具有较强活性的细胞克隆。经诱导分化，NSCs 克隆仍可分化为神经元和胶质细胞。且这些分化细胞也有较强 GDNF 基因的表达。

⑧基因工程化神经干细胞经 Anti - GDNF 免疫荧光鉴定结果显示，有 60% ~80% 的感染了 PLXSN - GNDF。诱导分化后的细胞也呈 Anti - GDN 免疫阳性反应。提取细胞总 RNA 行 RT - PCR 鉴定，也扩增出长度为 0.66kb 的 GDNF 基因片段，符合理论大小。

⑨联合 NSCs/GDNF - NSCs 和壳聚糖套管治疗，能减少大鼠损伤侧脊髓运动神经元的死亡率，提高了神经元的存活率，促进损伤神经元胞体逆行轴浆运输及坐骨神经功能指数等的恢复，同时有利于新生神经纤维髓鞘的形成。且 GDNF - NSCs 效果优于 NSCs。说明该治疗对外周神经损伤所导致的脊髓神经元死亡和退行性变有较好的保护作用，并对外周神经损伤后新生神经功能的恢复具有积极的促进作用。

⑩膜片钳全细胞记录脊髓前角神经元基本膜电生理特性显示，神经元被动膜电生理特性无显著变化；NSCs 组与 GDNF - NSCs 组神经元动作电位闭值、时程与对照组比较存在显著差异。

数据表明，在坐骨神经损伤后，神经元兴奋性增强，表现为产生动作电位的闭值降低、时程增长。通过移植 NSCs 和 GDNF - NSCs 治疗后这些指标较 SAL 组显著变化 - 更接近于未损伤的正常值，而且 GDNF - NSCs 组更优于 NSCs 组。

（3）实验结论：联合应用基因工程细胞和组织工程材料治疗大鼠坐骨神经损伤，为坐骨神经的再生提供了所必需的 3 方面条件——营养物质、基质和神经细胞，并抑制了瘢痕等阻碍因素，使得移植后损伤神经的修复收到了较为显著的效果。同时基因修饰的 NSCs 因其自身表达分泌的 GDNF

因子，一方面可直接营养神经断端和神经元胞体，另一方面 GDNF 因子又促进 NSCs 的分化，更有利与神经再生，所以这种方法是较理想的治疗手段，具有一定的应用前景。

2. 文献回顾 2：Jesper 将载有 L－半乳糖苷酶的腺病毒注入损伤的大鼠坐骨神经远端，结果发现施旺细胞中 L－半乳糖苷酶的表达由正常的 1% 增加到 18%，而且持续 2 月以上。Minerva 将载有脑源性神经营养因子及胶质细胞源性生长因子基因的腺病毒注入大鼠的鼻唇和下颌肌肉内，24h 后切断面神经，1 周后发现运动神经元的存活率仍然很高。冯世庆等用脂质体转染法将含有神经生长因子（NGF）和脑源性神经营养因子（BDNF）表达基因的质粒导入施旺细胞，2 周后转基因施旺细胞培养液中 NGF 和 BDNF 的浓度增加，4 周后明显增加，表示转基因施旺细胞能较长时间表达所携带基因而不衰减，并能稳定大量的表达，可为修复脊髓损伤和周围神经损伤提供前提条件。

（黄晓强　邓洪利）

参考文献

[1] 王敏，杨志焕．周围神经损伤修复方法研究进展［J］．创伤外科杂志，2002，4（1）51－54.

[2] 周成福，金秀丽，王建业，等．应用显微外科技术治疗外周神经损伤［J］．中华显微外科杂志，2003，26：233－234.

[3] WatchmakerGP，MackinnonSE. Nerve injury and repair. In：PeimerC. Surgery of hand and Upper Extremity［M］. NewYork：McGraw－Hill，1966：1251－1275.

[4] DeutingerM，GirschW，BurggasserG，et al. Peripheral nerver epairin hand with and without motor and sensory differentiation［J］. JHandSurgAm，1993，18（3）：426－432.

[5] RowanPR，ChenLE，UrbaniakJR. Endtoside nerver epair：areview［J］HandClin，2000，16（1）：151－159.

[6] 尚咏，张正之，郑仰林．端侧吻合与自体神经移植神经再生的比较研究［J］．中国临床康复，2002，14（6）.

[7] 修先伦，张少成，许硕贵，等．周围神经侧侧吻合法的研究［J］．中华骨科杂志，2000，20（10）：583－585.

[8] 常万绅，诸寅，李玉成，等．神经束移位治疗臂丛神经根性撕脱伤 70 例临床报告［J］．中华手外科杂志，2000，16：209－212.

[9] 万智勇，张帆，陈初勇，等．骨骼肌包埋神经片段桥接与神经移植修复神经缺损的比较［J］．中华骨科杂志，1999，19（6）：353－355.

[10] 秦煜，裴国献，吴岚晓．周围神经损伤修复模式应用基础的研究进展［J］．中国临床康复，2002，6（4）：572－573.

[11] 李继峰，艾珣，胡韶楠，等．神经再生室中神经修复过程的超微结构研究［J］．中华手外科杂志，2001，17（3）：58－60.

[12] 王敏，杨志焕．组织工程与周围神经再生［J］．中华创伤杂志，2002，18（3）：184－187.

[13] 王光林，杨志明，林卫，等．组织工程化人工神经修复周围神经缺损的实验研究［J］．中华手外科杂志，2002，18（3）：134－137.

[14] 戴传昌，商庆新，王炜，等．用组织工程方法桥接周围神经缺损的实验研究［J］．中华外科杂志，2000，38（5）：388－390.

[15] 沈尊理，BergerA，HiernerR，等．组织工程化人工神经修复长段神经缺损实验的初步报告［J］．中华手外科杂志，2001，17（02）112－115.

[16] 章庆峻，罗卓荆，李明全，等．新型神经组织工程修复材料基体的研制及其扫描电镜观察［J］．第四军医大学学报，2002，23（17）：1574－1576.

[17] 陈峥嵘，程飚．成年兔坐骨神经施旺细胞的分离纯化培养［J］．复旦学报（医学科学版），2001，28（03）.

[18] 黄小强，罗卓荆，李明全．新生 SD 大鼠坐骨神经施旺细胞培养与纯化的方法学研究［J］．中华创伤骨科杂志，2005，7（4）341－343.

[19] MinervaGR，FredericR，LaurentP，et al. Prevention of motoneur on death by adenovirus－mediated neurotrophic factors［J］．JNeurosciRes，1997，48（1）：281－285.

[20] 冯世庆，郭世绂，陈君长，等．神经生长因子和脑源性神经营养因子基因转入施旺细胞的实验研究［J］．中华骨科杂志，2000，20：488－492.

第二节　神经根损伤相关研究

一、引言

神经根因各种原因，包括牵拉、切割、压迫及化学致炎物质的刺激等，均可引起损伤，根据损伤的程度分为神经根断裂及受损两种。其中神经根断裂少见，主要见于臂丛神经根的牵拉性损伤以及切割伤（包括医源性损伤）等，临床缺乏特异性疗法。

二、历史

神经根损伤的产生，有其复杂的病理生理机制。以前普遍认为机械性压迫是导致神经根痛的唯一原因。现代研究表明，神经根炎症、神经根营养障碍和神经根传导特性损害等因素，更具有重要意义。临床上，一些脊神经根压迫性疾病，在并未解除受压因素的情况下，经保守治疗可获缓解甚至治愈。实验显示，仅那些已受累或有炎症的神经根，才能在受压或牵拉情况下引起损伤，诱发根痛。神经根损伤可产生多种临床症状，严重影响日常生活，随着生活水平的提高和医疗条件的改善，其越来越称为研究的热点。神经根损伤的发生与脊神经根和背根神经节其独特的解剖和生理结构特点密切相关。

三、现有方法

臂丛神经根性撕脱伤主要应用神经转移术治疗，晚期也可用肌腱转移替代等方法治疗。近年来，对臂丛根性撕脱伤的治疗取得了较大进展。采用健侧颈 7 神经根转移，膈神经转移，颈丛运动支、副神经、肋间神经转移等方法，修复腋神经、肌皮神经、正中神经等均取得一定疗效，辅以肌肉或肌皮瓣移植等，使完全丧失功能的肢体重新获得了一部分功能。神经根受损多见，为本节的主要讨论对象，通常指脊神经根特别是背根神经节（dorsalrootganglion，DRG）受到某种伤害性刺激而引起的损伤，其常见症状为根性神经痛（radicularneuralgia）。伤害性刺激中以机械压迫和炎性刺激最为常见，如椎间盘突出对神经根既有突出物的机械压迫又有髓核组织致炎因子的化学刺激。

四、适用范围

（一）颈神经根损害

一侧颈神经损害时，可以出现同侧枕、颈、肩及上肢等区域各种类型的感觉障碍，伴有神经根刺激症状——根痛、放射痛，若为单神经根损害，感觉障碍区则局限，对应关系数为枕部为颈 2、颈部为颈 3、肩部为颈 4。颈 58 的根神经损害的临床表现同相应的臂丛神经麻痹。有无根痛是其主要鉴别点。

（二）胸神经根损害

胸神经根损害时，其节段性表现最为明显，呈节段性感觉减退或消失、感觉过敏或感觉过度，伴针刺样痛、烧灼痛、疼痛沿肋间神经放射。单神经根损害的感觉减退不明显或比实际界限小的多；多神经根损害，感觉障碍的上、下界要比实际损害低或高 1～2 个节段。神经根损害与胸、腹部感觉障碍的节段性分布关系为：胸 2：第 1 肋间皮表；胸 4：乳线；胸 7：肋弓下缘；胸 10：脐水平；腰 1：腹股沟。

（三）腰神经根损害（lumbusnerverootlesions）

1. 腰 3 神经损害：仅在大腿外侧及前面出现感觉减退或者过敏，疼痛从臂部后面放射到股骨粗隆，大腿前、外侧、股骨下端及内踝部，膝腱反射减弱或消失。

2. 腰 4 神经根损害：臀部外侧，股骨外上至膝关节前面，小腿前内侧至足的内面出现感觉障碍，且以下段明显，疼痛沿此分布区自臀部向足弓放射，同时伴有股四头肌及胫骨前肌麻痹。

3. 腰 5 神经根损害：小腿外侧、足跟背面、踇趾背面及外侧感觉减退，疼痛自臂后经大腿、膝关节、小腿外侧斜向足背放射至踇趾。

4. 腰 4～5 神经根损害：除有腰 4 和腰 5 神经根损害的各自表现外，尤为小腿外侧面至足背的感觉障碍突出，伴有足趾背屈障碍，尤以踇趾背屈障碍为著。

（四）骶神经根损害

1. 骶 1 神经根损害：大腿后外侧、小腿后部至足外侧面出现感觉障碍，疼痛自臀部后面沿其神经分布区放射至小趾。

2. 腰 5 骶 1 神经根联合损害：小腿前后及外侧至足底部全部出现感觉障碍，疼痛自臀后放射至相应区域，伴小腿三头肌、屈跖肌麻痹，跟腱反射减退或消失。

（五）马尾神经根损害

马尾神经根损害时，可以表现为腰 2 以下各种神经损害症状。全马尾损害时，感觉障碍分界清楚，上界前为腹股沟，后为髂骨上端的水平线，在此以下，臀部、会阴及下肢全部出现感觉障碍，伴有自发痛（电击痛）、会阴有异常感觉并向下肢放射，常有痛性感觉迟钝。马尾损害的高度、程度不同。其上、下界可有不同。

五、相关实验研究

（一）文献回顾 1

陈云丰、曾炳芳等对大鼠腰神经根损伤后脊髓神经胶质细胞激活和细胞因子表达：

1. 实验目的：建立腰神经根病的动物模型，探讨大鼠腰神经根损伤后脊髓神经胶质细胞激活和细胞因子表达。

2. 实验方法：根据对 L5 神经根不同的处理方法，将 74 只大鼠分成 4 组：假处理（sham）组 15 例，丝线结扎组（silk）组 18 例，自体髓核（np）组 18 例，丝线结扎 + 自体髓核（silk + np）组 23 例。各组分别于术后 3、7、14、28 和 35 d 取 L5 脊髓段作冰冻切片，行神经胶质细胞纤维酸性蛋白（GFAP）和白介素 -1β（IL -1β）免疫组化染色。

3. 实验结果：sham 组除术后 3 d 同侧脊髓后角 GFAP 和 IL -1β 反应增高外，其余分时段均呈阴性反应；silk 组、np 组和 silk + np 组与 sham 组比较，前 3 者 GFAP 和 IL -1β 反应明显强烈（$P<0.01$）；silk 组和 np 组与 silk + np 组比较，后者反应更强烈（$P<0.05$）。

4. 实验结论：silk + np 是一种较理想的腰神经根病动物模型，神经损伤后可表现出脊髓神经胶质细胞激活和细胞因子表达增高。

5. 实验讨论：神经损伤后，在周围组织中，细胞因子的分泌直接引起周围神经的变性和再生，而在中枢神经系统中，通过激活神经胶质细胞和神经元分泌细胞因子，发挥其生物学活性。在急性伤害性和慢性根性痛的发生中，细胞因子起一定作用。细胞因子 IL－1 分为 IL－1α、IL－1β、IL－1β，主要分布在脑组织中，脊髓的神经胶质细胞能分泌 IL－1β。周围神经被压迫后，周围组织中的 IL－1β 增高，产生类似内源性致痛物（氯化锂，内毒素）样的痛觉过敏，在伤害性刺激时，细胞因子的作用明显增加。实验证实，神经根受到机械性和（或）生物化学性影响后，脊髓神经胶质细胞反应和细胞因子 IL－1β 表达增加。IL－1β 与炎性反应密切关联，在类风湿关节炎研究中发现，IL－1β 能促进前列腺 E2 的生成，后者能使初级传入神经元去极化，引起慢性疼痛。To－daka 等在人类齿龈纤维原细胞的研究中发现，IL－1β 能增加环氧化酶－2 mRNA 表达，激活前列腺素合成酶，前列腺 E2 合成增多引起炎性慢性疼痛。实验研究还发现，IL－1β 注入大鼠体内后，下丘脑一氧化氮合成酶表达增加，引起中枢性的痛觉过敏。经动物的硬膜外膜注入 IL－1β 后，引起痛觉过敏。而用免疫抑制剂氨甲蝶呤治疗大鼠根性痛，痛觉过敏可明显改善（$P<0.05$）。表明中枢性神经免疫反应可引发痛觉过敏和慢性疼痛。本研究通过脊髓的组织学检测，发现一些致痛因子与根性痛有关。在 sham 组中，术后第 3 天在同侧脊髓后角见到 GFAP 和 IL－1β 阳性颗粒，可能与手术操作损伤在神经根局部造成短暂的炎症反应有关。在处理组，各时段的同侧脊髓后角均有不同程度 GFAP 和 IL－1β 反应。其中，silk + np 组比 silk 和 np 组反应更强烈，差异有显著性（$P<0.05$），与痛觉过敏等根性痛的行为学变化一致。本实验结果表明，脊髓神经胶质细胞的激活与痛觉过敏等神经根损伤的行为变化有关。因此，IL－1β 的拮抗剂也许能为临床治疗脊神经根病提供新的途径。

（二）文献回顾 2

周重建、施杞等对大鼠腰神经根损伤后 PGP9.5 在运动终板再生修复过程中的形态表现的研究：

1. 实验目的：研究腰神经根损伤后，神经肌肉接头部神经再支配过程中的形态变化。

2. 实验方法：采用免疫组织化学方法和激光共聚焦（Confocal laser scaning microscopy）技术，使用多克隆蛋白基因产物（PGP9.5）作为神经原标记，观察了大鼠 L5 神经根受压后 10°、20°、30°和 60 d 比目鱼肌神经肌肉接头部末梢神经变性及再生修复过程，运用 α－bungarotoxin（α－BTX）荧光结合剂显示运动终板，NIH 技术测定末梢神经与运动终板重叠面积。

3. 实验结果：肌肉失神经支配后 10d，神经肌肉接头部末梢神经大幅度消失，运动终板形态结构紊乱，随着神经再支配的进行，通过末梢外突起的延伸并与邻近的运动终板相连（终板间连接），在神经肌肉接合部形成一个多神经支配复杂的制作过程。

4. 实验结论：神经再生修复过程中，神经纤维与后突触受体区域的变化有一个时空关系，同时 PGP9.5 免疫组织化学标记，结合激光共聚焦在正常与再生的神经肌肉接合部，能清晰地显示精致的神经末梢，因此，PGP9.5 抗体可用于研究各种不同情况下肌肉神经支配、神经再支配和神经再生的重要工具。

5. 实验讨论：实验证明了当神经根损伤后，神经肌肉接合部的末梢神经大幅度消失，同时亦证明了运动终板一旦与末梢神经连接中断，失去了末梢神经释放的冲动信息与营养支持，其形态结构将随之发生明显地改变。在神经再支配的早期至中期（10～30d），神经再生主要来源是末梢外突起（神经末梢轴突的延伸部分）及终板与终板间的连接，同时在整个再生过程中，显示出再生神经末梢尖端对后突触褶的基底膜具有强力的亲和作用，神经末梢尖端的分支与后突触褶基底膜的形态构造基本保持一致，表明了含有特殊物质的基底膜能控制和辨别神经末梢并在再生过程中起着支架作用。我们的实验表明，由神经根损伤后导致的神经再生，终板与终板的连接在神经再支配过程中发挥了重要的作用。至后期（60d），通过精心制作的末梢外突起，神经肌肉接合部逐渐增大并变得更为复杂，末梢神经除了与原有的神经肌肉接合部建立多重接触并长入到邻近的神经肌肉接合部外，末梢神经的体积亦逐渐增加，其增加的能力与神经肌肉接合部的重建形态或对于维持突触功能的适应机制是一致的，如同其他学者所证明的。前实验证明由于施旺细胞在促进神经再生过程中起着关键的作用，根据再生神经在肌肉中描绘的再生通路。实验者认为神经轴突是在施旺细胞和它们的基底膜内生长，并沿着基底膜内表面延伸，施旺细胞和基底膜为神经轴突提供了基质与营养支持。通过这种媒接触机制，包括细胞外基质分子，再生神经被引导至运动终板，当然再生神经与施旺细胞表面及再生神经与细胞外物质的关系尚需进一步研究。在神经再生后期，不时可发现粗细不等的前末梢延伸部，表现为排列紊乱、缠绕成团以及发育不佳的末梢轴突，推测这些延伸或末梢在神经与肌肉之间的重建接触没有成功。同样，持续存在的多神经支配现象，可能是这些轴突在神经再生和神经再支配过程中，运动神经原在神经肌肉接合部的代偿表现。PGP9.5 免疫组织化学的实用性在于它独特的染色性，能充分揭示再生神经末梢的三维构造。PGP9.5 是一种神经细胞质蛋白，已广泛地用于探索神经再生期间，重新支配各种靶器官的标记；在神经根损伤后第 4 周，通过 PGP9.5 免疫组织化学方法，实际上所有神经肌肉接合部的末梢神经能完全被显示出来。除此之外，在我们研究的时间观察范围内，在神经肌肉接合部，PGP9.5 描绘的末梢神经形态对于肌内神经分枝、突触再形成的定位及末梢神经延伸过程的参数确定有很大帮助。

（三）文献回顾 3

1. 实验目的：50% 40 岁以上成人和 85% 60 岁以上成人患有颈椎病（又称颈椎关节病，cervical spondylosis）。颈椎病脊髓病（cervical spondylotic myelopathy，CSM）和颈椎神经根病（cervical spondylotic radiculopathy，CSR）导致的瘫痪是成人非创伤性瘫痪的首要病因。其主要治疗方法是脊髓减压手术，而颈 5（c5）神经根麻痹是颈椎脊髓减压术术后的一种常见并发症，不经医疗干预，经过 4～5 个月的观察，70% 患者的神经功能可以恢复。

2. 实验方法：通过申请向 Jackson 实验室购买 B6. Cg－Tg（Thy－brainbowl. 0）HLich/J 小鼠和 B6. Cg－Tg（UBC－cre/ERT2）1Ejb/J 小鼠，鉴定基因型后交配繁殖出 F1 代小鼠。对 F1 代小鼠通过腹腔注射浓度为 20mg/mL 的他莫昔芬玉米油溶液 100μl 进行诱导，每天 1 次，连续 5d。诱导完成后一周，经荧光筛选出 brainbow1. 0－Cre－ERTM 目标小鼠，随机分组为实验组（C5 神经根损伤后 1 周、2 周、4 周、6 周、8 周、12 周）和对照组，共 7 组，每组 3 只小鼠。实验组构建小鼠 C5 神经根损伤模型，对照组为空白模型。分别于术前及术后测量实验组和对照组小鼠前肢周径评价肌容积，利用 BBB（Basso，Beattie，and Bresnahan）功能评分评价神经功能和 Footprint test 描述步态分析。通过取材实验组和对照组小鼠 C3－7 脊髓，制作厚度为 12.5μmn 的横截面脊髓冰冻切片。利用激光共聚焦显微镜技术和 western blot 技术观察实验组和对照组 C3－7 脊髓节段短固有束所在区域短固有束纤维的数量变化及 Foxpl 基因的表达水平。

3. 实验结果：经过验证购买小鼠的基因型，确认小鼠品系，交配繁殖得到 F1 代小鼠，他莫昔芬诱导后经筛选可以得到目标小鼠。对照组小鼠 C3－7 脊髓节段短固有束所在区域短固有束纤维的数量较少及少量 Foxpl 基因的表达，术前、术后前肢肌容积无明显差异，BBB 功能评分正常，步态正常；损伤后 1 周内伤侧 C3－7 脊髓节段短固有束所在区域短固有束纤维的数量、Foxpl 基因的表达量较对照组增加，伤侧前肢肌容积较对照组变小，BBB 功能评分降低，步态蹒跚；损伤后 2 周、

4 周伤侧 C3 - 7 脊髓节段短固有束所在区域短固有束纤维的数量、Foxpl 基因的表达量较对照组明显增加，较损伤后 1 周内变化明显。患侧前肢肌容积较对照组变小，BBB 功能评分、步态，较前好转；损伤后 6 周、8 周、12 周伤侧 C3 - 7 脊髓节段短固有束所在区域短固有束纤维的数量、Foxp1 基因的表达量较对照组增加，较损伤后 2 周、4 周短固有束纤维的数量稍有减少、Foxp1 基因的表达量同样有减少，但这 3 个时间段内无明显变化。患侧前肢肌容积较对照组差异较小，BBB 功能评分、步态分析趋于正常。

4. 实验结论：

(1) 通过购入 Thy - brainbow1.0 小鼠和 UBC - cre/ERT2 小鼠，验证其基因型后，通过交配繁殖，药物诱导、筛选，可以得到 brainbow1.0 - Cre - ERTM 目标小鼠。

(2) C5 神经根损伤后 C3 - 7 脊髓节段短固有束所在区域短固有束纤维生长大致分为 3 个阶段：第一阶段是短固有束纤维开始生长阶段，为损伤后 1 周内；第二阶段为短固有束纤维生长迅速阶段，为损伤后 2 周至 4 周；第三阶段为短固有束纤维生长稳定阶段，为损伤后 6 ~ 12 周。

(3) Foxp1 基因的表达量与短固有束纤维生长情况相对应，提示可能对短固有束纤维生长有促进作用。

(4) 通过测量术前和术后小鼠前肢周径评价肌容积、BBB 功能评分评价神经功能及 Footprint test 分析步态形态学分析等，可以从形态上来观察神经根损伤与恢复情况。

六、相关要点

（一）神经根受压的解剖学基础

1. 脊神经根：脊神经根联系着中枢和周围神经系统。从解剖、生理学角度，神经根与周围神经系统密切相关。周围神经被神经外膜和神经束膜保护，可共同抵御机械压力。而神经根只有薄的神经根梢膜包绕，耐受牵拉、挤压及化学刺激的能力较弱。神经根在不同的部位被脊膜包绕的方式不同，在椎间孔，运动和感觉神经根被坚韧的根袖紧密包绕，这种结构使其形成水肿后更容易受损。椎间孔处的神经根水肿还会涉及背根神经节，引起临床症状。

1) 神经根的血液循环：脊神经根的动静脉网不如周围神经丰富，其内源性血管位置浅表，由 2 个独立的血管网构成：①来自脊髓冠状动脉的近侧根动脉（下行动脉）；②来自椎间孔处的远侧根动脉（上行动脉）。在 2 个血管的吻合区域，存在着所谓根血管血流“分界区”，即神经根的低血管区。另外神经根缺乏与周围组织结构的血管沟通，缺血耐受性差。

2) 神经根与脑脊液：Rydevik 通过放射性同位素追踪法发现，通过脑脊液进入神经根的同位素为 58%，而通过根血管只进入了 35%。这说明脑脊液提供给神经根的营养比根血管多。显示脑脊液在某种程度上介入了神经根的血循环。

3) 神经根的解剖学特点（与周围神经比较）：在解剖结构上，脊神经根与周围神经不同，决定了神经根对压迫性损伤的反应与周围神经有极大的不同。其特点如下：

(1) 脊神经根外膜不发达，缺少周围神经所具有的神经束膜和神经外膜，神经根的轴突只由薄的根鞘（神经内膜）和脑脊液所包绕，缓解外部压力的作用差；

(2) 脊神经根内无神经束支，神经内胶原数量远比周围神经低，抗牵拉损伤差；

(3) 邻于椎间盘和在椎间孔内的腰骶神经根，由运动根、感觉根以及 DRG 组成，DRG 具有疼痛激发特性，轻微压迫即可刺激神经节细胞发生电位变化；

(4) 血 - 神经屏障同周围神经相比，缺乏束膜屏障，而 DRG 内仅有阴离子屏障，相对薄弱，易受周围环境的影响。

2. 背根神经节（dorsalrootganglion，DRG）：感觉神经中神经元的特殊堆积称为背根神经节，是感觉神经的控制中心，位于脊髓的外部但接近脊髓。DRG 不但有神经纤维，而且还富有神经细胞，对机械性压迫或化学性的刺激比神经根更为敏感，即使没有炎症刺激，受压后也会产生疼痛。DRG 中的多种神经肽（血管活性肠肽、P 物质、降钙素基因相关肽）与腰腿痛有关。DRG 坚韧的囊腔使压迫造成的水肿对其伤害更大，其内可以产生很高的压力。又由于 DRG 内含有大量神经原胞体，在此情况下感觉症状通常比运动症状出现早且恢复也慢。

DRG 位于神经根与周围神经之间，位置并不恒定。Hasue 等通过临床研究提出 DRG 的位置可分为：①椎管内型、②椎间孔内型、③椎间孔外型。

在神经根损伤机理中，神经与其周围组织之间空间上的相互关系是一个基本因素。神经根通道通常在关节下部分最为狭窄，如果比神经根还粗的 DRG 位于最狭窄处，则神经组织周围的空间将会显著减少。因此在椎管内的 DRG，可能是对刺激和压迫的最小抵抗部分。另外，DRG 的血液供应丰富，几乎每一神经元周围都有毛细血管网，故易受压迫、炎症刺激而出现内膜下水肿。静态或动态的压力可能更容易影响到对机械性和化学性因素十分敏感的 DRG。因此，一个正常的背根神经节受压与一个正常的脊神经根受压其性质截然不同，他可能诱发无炎症的放射性疼痛。

（二）神经根压迫损伤的病理生理改变

神经根受压产生的症状和体征与神经内血流变化、轴浆运输及直接机械压迫有关。直接的机械压迫可作用于神经根的所有成分，即神经纤维、神经内血管和连接组织。4kPa（30mmHg）的压力可造成轴浆运输受阻。血管因受压而屈曲、狭窄，动脉血流被阻断，静脉淤血所致毛细血管逆流是神经根压迫综合征的一个重要病理生理机制。直接机械压迫造成的损伤主要发生在压迫早期，以后神经组织结构和功能的变化主要还是因组织缺血、缺氧和炎症反应所致。实验证实缺氧对神经传导功能的损害比机械压迫本身更重要。缺血、缺氧造成毛细血管通透性升高，使液体和大分子物质进入神经组织，发生离子失衡、轴浆分离、液压升高。液压升高又可加重神经内血管受压而形成恶性循环。压力解除后，神经根水肿仍可持续一段时间，所以，水肿比压迫本身对神经根的影响更大。水肿时间延长还可继发神经内纤维化，这可能是某些病人压迫解除后功能恢复缓慢的原因。

DRG 胞体与轴突之间通过顺向及逆向的神经轴流向中枢和外周传递正常的神经信息，调节机体各种伤害性刺激。一旦机械压迫作用于神经根，引起轴突损伤，神经根发生水肿，轴浆流运输障碍，必将通过神经纤维的传导影响胞体的功能，由于沃勒变性和逆行性退变，感觉和运动神经元就可出现损伤反应。

1. 压迫与神经根炎症。如果神经根已有炎症，即使很轻的机械压迫都将引起放射性神经根痛。椎间盘破裂漏出的髓核物质的降解产物如磷脂酶 A2，椎管内脂肪结缔组织，韧带因变性、肥厚产生的无菌性炎症反应释放出的化学物质，均可刺激神经根产生炎症反应，神经根炎症使神经根在神经根管内的滑移受到限制。这些炎症介质又能提高神经组织的兴奋性，降低痛阈，也可直接诱发疼痛。

2. 压迫对脊神经根的影响。压力对神经可产生直接的机械效应和通过神经血液供应而产生间接效应。神经受压而产生的机械效应包括神经纤维华勒氏变性、郎飞节移位和髓鞘剥脱；DRG 胞膜水肿、变性甚至坏死，胞质内粗面内质网及线粒体等细胞器含量减少，核糖体脱落，核膜皱缩。

（1）压迫程度对神经根的影响：神经根轻度受压引起的变化是继发于神经营养供应的损害，当压力达到平均动脉压时，神经内部血流中止，神经节段缺血，产生更高的压力，即使压迫时间很短，也会引起神经结构的改变和功能障碍。所以，神经功能障碍程度与其所受压力大小有关。

（2）压迫持续时间对神经根的影响：压迫时间的长短对神经功能也有明显的影响，同样用中等强度的压力压迫 2h 与压迫 4h，对神经传导功能的影响有明显差异，压迫 4h 无论传入还是传出神经纤维，其功能恢复的能力明显减弱。说明压迫时间越长，神经功能的损害越重。

3. 神经根损伤后 DRG 结构和功能的变化。神经根损伤早期，胞质内细胞器含量减少，粗面内质网核糖体脱落，线粒体肿胀。晚期胞质内溶酶体与滑面内质网含量增多，线粒体肿胀、嵴消失。相应神经元可发生溃变、坏死（或凋亡）。细胞缺血、缺氧及某些化学、物理刺激均可诱发细胞凋亡。背根神经节感觉神经元和脊髓前角运动神经元可同时发生细胞凋亡。产生的原因可能与损伤使逆向轴流运输障碍，使神经元获得靶组织产生的神经营养因子的量显著减少有关。从结果分析，DRG 感觉神经元和脊髓前角运动神经元凋亡的原因可能是神经细胞缺血缺氧后钾离子通道的功能发生改变，细胞膜电位进行性降低，导致神经末梢释放谷氨酸，通过兴奋谷氨酸受体打开神经细胞膜上的钙离子通道，使细胞内游离钙的浓度升高，激活 NOS 的活性，使 NO 大量生成，而 NO 既可作用于线粒体影响能量代谢，又可介导神经毒性反应，使 DNA 链断裂，促进多聚 ADP－核糖合成酶活性，加剧能量耗竭，从而影响 DNA 的修复，导致神经元凋亡。神经根损伤后，各种离子通道的共同作用导致大量 Ca^{2+} 内流，细胞内 Ca^{2+} 浓度升高，作为细胞内第二信使参与神经损伤和神经痛的形成。Ca^{2+} 超载对感觉神经元的损害作用主要有以下几方面：①干扰神经细胞蛋白质代谢；②脂质核酸代谢异常，增加自由基形成；③胞浆内游离 Ca^{2+} 浓度升高，刺激 NOS 形成，从而导致 NO 生成，最终形成过氧化氮自由基，进一步加重细胞损害。

（三）神经根损伤与疼痛的关系

1. 神经根传导特性损害：正常脊神经根的急性机械性压迫，通常并不引起疼痛，而是麻木和各种功能异常，包括感觉缺失和（或）运动减弱。这种异常可能与压迫所诱发的脊神经根传导特性的损害相关。临床上，神经功能的丧失可以通过 EMG 的异常和感觉神经传导的损害来判断。神经生理学的检查，可以提供神经根受损的信息，但不可能反映出病人所感受的根痛程度。到目前为止，有关神经传导和兴奋性增强与神经根压迫损伤之间的关系，实验上尚无可靠信息可获得。

2. 神经根营养障碍：神经根受压后，轴浆中断，神经体液运转障碍，特别是神经内血管床的受压畸形，导致了神经根内营养性血流的损害。这种损害可能在受压开始后几秒到几分钟之间即可发生，而且可在低压力水平上（0.67～1.33kPa）出现。在神经根受压期间，因血运受阻组织缺氧，静脉回流障碍，导致神经组织内的代谢产物的积聚。尽管压迫本身并不足以产生疼痛，但毒性代谢物质可诱发疼痛。在休息状态下，压力降低，受压神经根血流恢复，代谢产物排出；活动期间，由于椎管狭窄所诱发的压力，使神经根的血流大为减少，影响了神经组织内的营养状态。这种神经根内功能性缺血和代谢产物的积聚，仅在活动时出现，休息时缓解。这可能说明了椎管狭窄疼痛症状的产生。

3. 神经根炎症：临床手术可见神经根被椎间盘、小关节、椎弓根或韧带压迫，早期有充血、水肿和瘀斑，后期出现神经内纤维化及其他改变。所以，神经根受压后出现的疼痛，可能与神经根炎症的产生有关。神经根因受压出现静脉回流受阻，水肿、炎症提高了疼痛的敏感性；突出的椎间盘碎片所溢出的降解产物可引起神经根外膜的直接损害；椎管内脂肪结缔组织、韧带因劳损变性，产生无菌性炎症，释出的化学物质积聚，可刺激神经根产生炎症并引起疼痛。病理和临床检查证明在变性的椎间隙内，髓核和神经根之间存在着一种通道。椎间盘造影证明，被注入的染料通过该通道漏入硬膜外间隙。因此，髓核内的糖蛋白、β 蛋白和组织胺等可能从变性的椎间盘经通道漏入硬膜外间隙和神经根周围，通过直接刺激作用，引起“化学性神经根炎”，出现静脉充血、神经内水肿和电生理功能的改变。神经根炎症也可能通过暴露的椎间盘组织所致的自身免疫而产生。髓核基质中的糖蛋白和β蛋白释放出后，与抗体免疫机制作用形成抗原，引起自身免疫反应。在疼痛发作初始，可无抗体出现；间隔3周后，可有强烈的抗体反应。背痛急性发作3周后，血中糖蛋白的高滴定度，是椎间盘存在明显损伤的证据。这种自身免疫反应，还可引起其他节段的椎间盘变性。在椎间盘病例中，术中测定局部组织为酸性，证实了髓核的pH低值，尤其在已有神经根周围广泛粘连的病人，H^+的升高同样产生疼痛。化学性因素可破坏正常的生理传导，使神经形成“人工突触”，使传入纤维发生短路引起疼痛。

上述发现提示了在变性椎间盘和受累神经根之间存在着化学性反应。与神经根的受刺激状态密切相关，可能是神经根痛产生的重要的病理生理因素。神经根受相邻椎间盘压迫后，在产生疼痛反应的同时，由于缺血、缺氧等不利影响，而产生反应性水肿，加剧了疼痛反应。随着时间的延长，神经根逐渐萎缩，从而丧失了对其支配的体感区的控制。一条神经损害了，可以由其相邻的神经代偿，但如果出现2条以上神经的损害，就会出现难以补偿的感觉以及运动丧失征象。此外，中枢还有不断产生的抑制性物质（如脑啡呔），在脑干对脊髓后传入的损害性感觉进行调节。如果这些调节系统失衡，则轻微的神经根受压，就可引起持久的根性疼痛。

七、相关进展

炎症物质对脊神经根和DRG的刺激。炎症物质来源于退行性改变的椎间盘中的肿瘤坏死因子、乳酸、糖蛋白、氢离子（H^+）、磷脂酶A2（phosphlipaseA2，PLA2）、IgA和基质溶素等。来源于神经根周围局部炎症反应组织所释放的内源性化学物质包括缓激肽、血清素、组织胺、乙酰胆碱、前列腺素E1、E2和白三烯等。另外，神经根损伤区周围的炎性介质亦可刺激神经根或神经根梢。正常神经根产生短暂放电，而受损神经根则产生持续放电。受损神经产生异位放电的机理可能与轴突膜上大分子物质的重组和钠通道的重新分布有关。正常传入神经的电产生需依赖充分的Na^+通道浓度。神经纤维脱髓鞘后，Na^+通道重新分布和聚集到脱髓鞘部位，引起该处细胞膜处于对刺激超敏状态，甚至产生自发性重复放电，引起神经持续性疼痛。

神经根痛的发病机理相当复杂，目前尚无重要的结论性资料阐述根痛的原因，有待于进一步的研究。

（黄晓强　邓洪利）

参考文献

[1] Hall Z W, Sanes J R. Synaptic structure and development: The neuromuscular junction [J]. Cell, 1993, 72 (Suppl): 99-121.

[2] Yee W C, Pestronk A, Alderson K, et al. Regional heterogeneity in the distal motor axon: three zoneswith distinctive intrinsic components [J]. J Neurocytol, 1988, 17 (5): 649-656.

[3] Alderson K, Yee W C, Pestronk A. Reorganization of intrinsic components in the distal motor axon during outgrowth. J Neurocytol, 1989, 18 (4): 541-552.

[4] Reynolds M L, Woolf C J. Terminal Schwann cells elaborate extensive processes following denervation of the motor endplate [J]. Neu-rocytol, 1992, 21 (1): 50-66.

[5] Barker D, IP MC. Sprouting and degeneration of mammalian motpr axons in normal and de-afferentiated skeletal muscle. Proc Roy Soc Lond B, Biol Sci, 1966, 163 (993): 538-554.

[6] Cardasis C A, Padykula H A. Ultrastructural evidence indicating reorganization at the neuromuscular junction in the normal rat soleus. Anat Rec, 1981, 200 (1): 41 -59.

[7] Wernig A, Herrera A A. Sprouting and remodeling at the nervemuscle junction. Progress in Neurobiol, 1986, 27 (3): 251 -291.

[8] 周重建，施杞，王拥军，等．腰神经根损伤后神经肌肉接头施旺细胞的作用和表现．安徽医科大学学报，2001，36 (4): 271 -274.

[9] Hirata K, Zhou C J, Nakamura K, et al. Postnatal development ofSchwann cellsat neuromuscular junctions, with special reference to synapse elimination. J Neurocytol, 1997, 26 (12): 799 -809.

[10] Verdu E, Navarro X. Comparison of immunohistochemical and functional reinnervation of skin and muscle after peripheral nerve injury. Exp Neurol, 1997, 146 (1): 187 -198.

第五十五章

脊髓损伤相关实验研究

第一节　脊髓损伤实验研究的观察方法

一、引言

脊髓损伤实验研究的观察方法，主要包括脊髓功能观察、神经电生理检查和组织学观察等。几种观察指标的综合评定可以比较客观地反映脊髓的损伤程度及恢复程度。

二、现有方法

（一）脊髓功能观察

1. 20 世纪 50 年代，Tarlov 在进行脊髓损伤的实验研究中，首先提出了分级评定脊髓功能的神经学标准。以后很多研究者在对脊髓损伤平面以下的躯体自主运动功能进行评定时，大都运用了 Tarlov 的分级方法或其改良方法。

2. Rivlin 等应用特制的斜板评定大白鼠脊髓损伤后的运动功能。他们以大白鼠停留在斜坡上 5 秒钟的最大角度为其功能值，加以记录。

3. 联合行为记分法（combinedbehavioralscore，CBS）：能较为准确地综合评定大白鼠运动、感觉等多方面的功能。

4. 其他：Kunkel－bagden 平台、踏旋器（treadmill）等。

（二）电生理检查

诱发电位（evokedpotential，Epo）系指人工的或自然的刺激所引起的中枢神经系统的电位变化。脊髓是头部以下运动和感觉的总通道，如发生损伤即可造成皮质和脊髓诱发电位的变化。

1. 体感诱发电位（somatosensoryevokedpotential，SEpo）。

2. 运动诱发电位（motorevokedpotential，MEpo）。

（三）组织学观察

早期脊髓损伤实验的研究者主要是应用传统的神经解剖学研究方法，如结合应用光电镜、镀银或其他染色法观察溃变的神经细胞体和末梢，以及 70 年代后的辣根过氧化物酶（horseradish peroxidise，HRP）技术和放射性自显影术追踪神经束的经径。如 Grant 用神经节注射 HRP 研究感觉神经入脊髓至脑的走行图像，即将 HRP 注射于轴突中，观察皮肤肌肉里的传入纤维走行及功能。用标记示踪法研究脊髓损伤后神经的功能，其方法是将标记物，如 HRP 注入损伤脊髓部位远侧的周围神经或组织中，轴浆的逆行输送可将标记物带到损伤处。如轴突完整，标记物将越过损伤处继续向近侧移动；如轴突断裂，则标记物无法越过而逸入到周围组织中。

近年来的脊髓损伤研究几乎都用了免疫组化方法。但单纯的免疫组化染色在连续切片上追踪，常不能获得满意结果，因为神经组织中的多肽含量较低，在免疫组化染色的连续切片追踪过程中常有丢失可能。故现在普遍采用的是免疫组化技术与其他技术相结合的"杂交技术"。如与 HRP、荧光物和放射自显影技术等相结合的逆行或顺行标记法、与乙酰碱能（ACHE）和单胺荧光组织化学技术相结合的多种染色等。

三、效果判定

（一）脊髓功能观察

1. 改良 Tator 法。Tator 在对猴运动功能进行评定时，采用的改良 Tarlov 法为：0 级：肢体完全瘫痪；1 级：肢体可划动；2 级：所有关节能良好运动，但不能走动和负重；3 级：可能行走和负重，但不稳；4 级：正常。但 Tator 认为 Tarlov 的这种应用双盲试验的原始记录进行损伤脊髓功能的分级评定，对灵长类是准确的，但对种属低一些的动物，如啮齿动物却缺乏准确性，有些指标难以观察。而且低种属的动物如猫、狗脊髓损伤后产生的"脊髓步行"或其他反射性的肢体运动容易混淆肢体功能的临床判定。

2. Rivlin 斜坡法：正常大白鼠在 Rivlin 斜坡停留最大角度为 80°。截瘫后获一定功能恢复的大白鼠，停留在斜坡的最大角度决定于后肢肌力恢复程度。这种方法简便易行，与脊髓损伤相关性好，在对大白鼠的运动功能评定中应用较多。

3. 联合行为记分法（combined behavioral score，CBS）：Gale 等在对大白鼠进行脊髓撞击伤实验中，将运动分级法、斜坡法与其他一些观察指标和方法结合起来，进行脊髓功能综合评分。

4. 其他：Kunkel - bagden 平台，以大白鼠爬上平台的时间评定大白鼠脊髓损伤后的运动功能。踏旋器（treadmill）记录猫脊髓损伤后的肢体功能等。但是这些方法都存在人为的主观因素干扰。

（二）脊髓功能的判定（电生理检查）

在脊髓损伤的研究中，除感觉、肌力、反射、大小便控制等神经学方面的判定外，电生理检查是有价值、比较可靠且客观的检查方法，尤其是在实验研究中，动物的感觉、肌力及反射不易测定的情况下。

1. 体感诱发电位（somatosensory evoked potential，SEpo）。SEpo 是连续刺激感觉神经纤维在中枢神经系统任何部位诱发的综合电位活动。其中皮层诱发电位（CEpo）是指连续刺激周围神经引起的冲动在大脑皮质体感区记录到时间和空间上的综合电位变化。脊髓诱发电位（SCEpo）也称脊髓电图（SEG），即刺激下肢周围神经，在脊髓损伤部及其头侧部位，接收脊髓突触后电位。包括节段性脊髓电图（ESSEG）和节段上或传导性脊髓电图。其他诱发电位还有前庭诱发电位、网状结构诱发电位、脊髓 - 脊髓诱发电位等。实验中通过刺激动物下肢周围神经（坐骨神经、腓总神经或胫后神经），在脊髓不同节段，特别在腰骶段可得到明显 SEpo 早反应，除 P2 外比较恒定。晚反应波形随脊髓节段不同变化较大。组成下肢周围神经的纤维主要集中在腰骶段，此段波幅较大，图形清晰，属于节段性 SEpo，而胸、颈段引出的 SEpo 属于传导性或节上性，在胸段又受心电、脉波、呼吸运动和肌电的干扰，图形常不规律或难于引出。在脊髓损伤的实验研究中，SEpo 的变化可反映出脊髓传导功能受损的程度。SEpo 潜时延长是脊髓损伤的表现，但延长的时间与脊髓损伤程度难以确定，而波幅下降是一个可计算指标。波幅下降 30% 代表部分传导阻滞，波幅下降超过 50% 在急性脊髓损伤，仍属于不完全损伤，但用之于手术中监护，则提示脊髓产生不可逆的损伤。脊髓损伤后 6h，SEpo 出现，说明脊髓可恢复，而 24h 后 SEpo 仍不出现，则预后不佳。一般认为 CEpo 或 SEpo 的出现决定于脊髓后索和后外侧索的完整性，反映脊髓感觉通道的功能，不能客观反映脊髓的运动功能。运动功能主要是沿皮质脊髓束、红核、脊髓束和网状脊髓束传导，位于脊髓的前索和前外侧索，且与后索和后外侧索有着不同的血液供应。

2. 运动诱发电位（motor evoked potential，MEpo）。MEpo 是指应用电或磁，刺激皮层运动区或脊髓，产生兴奋，通过下行传导径路，使脊髓前角细胞或周围神经运动纤维去极化，在相应肌肉表面记录到的电位。孙天胜等用高压低流电刺激猫皮层运动区，诱发 MEpo。认为 MEpo 信号沿脊髓前外侧索传递，对实验性脊髓损伤较 SEpo 敏感且与动物运动功能一致。MEpo 的恢复先于动物运动能恢复，脑电图和脑组织光镜和电镜检查表明高压低刺激对脑组织无损害。MEpo 的出现与否可推断运动传导通路的存在与否，从而达到判断脊髓损伤预后的目的。由于 SEpo 潜时延长或消失以及波幅改变等可在脊髓、脑干或大脑不同水平损伤发生，需结合其他检查作为定位诊断。MEpo 可准确地反映运动功能，与 SEpo 两者共同使用可客观全面地反映脊髓功能。

（三）组织学观察

免疫组织化学技术的主要原理是用标记的抗体（或抗原）对细胞或组织内的相应抗原（或抗体）进行定性、定位或定量检测，经过组织化学的呈色反应之后，用显微镜、荧光显微镜或电子显微镜观察。董永泉等应用免疫组化方法对实验犬损伤后脊髓进行病理学观察。其采用单克隆抗体即神经元中丝（NF）抗体和胶质纤维酸性蛋白（GFAP）抗体染色，所有染色均进行图像分析计数。NF 与 GFAP 面积比，其结果为：NF 与 GFAP 分别为损伤神经纤维及胶质结构的特殊指示物质，可清楚显示出退变和再生轴突及增生的胶质细胞及其网状结构；观察到脊髓损伤后神经细胞与功能恢复相关的 3 种功能状态，即活跃功能相、稳定功能相和静止相；星形细胞在脊髓损伤后的作用可能具有双重性，即星形细胞幼稚期的诱导作用与成熟期的阻抑作用；NF 与 GFAP 面积比与神经纤维生长密切相关。Bregman 等在进行胚胎组织脊髓内移植的研究中，大量地应用了免疫组化及示踪技术。Tuszyhski 等在把经过遗传修饰能分泌释放 NGF 的成纤维细胞移植入脊髓后，应用免疫组化方法标记了降钙素相关肽，从而证实了穿过 NGF 移植物的是感觉纤维。Malhotra 等在脊髓撕裂伤的动物模型上，应用单克隆抗体 J1 - 31（MABJ1 - 31），优先推出大鼠撕裂伤附近的反应性胶质细胞。认为 MABJ1 - 31 在大鼠撕裂伤时，是比 GFAP 更为强烈的反应性胶质细胞指示物质。因此 MABJ1 - 31 能够识别最靠近损伤区的反应性胶质细胞，而免疫荧光染色却不能测定远离损伤区的反应性胶质细胞，也就是说在正常脊髓中，MABJ1 - 31 胶质细胞染色很轻或不着色。上述结果与脊髓撕裂伤的近侧或远侧的反应性胶质细胞各自显示的生化异型性（多相性）有关，并且随着轴突切断的退行性变而发展。轴突切断中的 GFAP 阳性的细胞可不被 MABJ1 - 31 染色。Beattie 等应用定量电子显微镜，研究了猫脊髓横断后，骶脊反射路突触输入端的变化。他观察到脊髓横断后与用 HRP 标记的骶副交感 N 核节前神经元相联系的突触输入端和与 Onuf's 核运动神经元的相联系突触输入端有潜在改变。横断脊髓导致到 Onuf's 核运动神经元的突触输入端明显再生和复位而骶副交感节前神经元则呈现慢性去神经支配改变。认为上述突触的改变，可能在脊髓损伤后，排泄反射的变化中（如膀胱括约肌协同失调、刺激皮肤引起排泄）起重要作用。

（邓洪利）

参考文献

[1] Tarlov I M. Spinal cord compression: mechanisms of paralysis and treatment [J]. Springfield: Thomas, 1957. 147.

[2] Tator C H. Acute spinal cord injury in primates producted by an inflatable extrdural cuff [J]. Can J Surg, 1973, 16: 222.

[3] Tator C H. Grading animals with spinal cord injury. Response (letter) [J]. J Neurosurg, 1975, 43: 647.

[4] Rivlin A S, Tator CH. Objective clinical assessment of motor function after ex perimental spinal cord injury in the rat [J]. Neurosurg, 1977, 47: 557.

[5] Gale K, Kerasidis H, Wrathal J R. Spinal cord contusion in the rat: behaioral analysis of functional neurological impairment [J]. Exp Neurol, 1985, 88: 123.

[6] Kunkel - bagden E, Dai H N, Breg man B S. Methods to assess the devolopment and recovery of locomator function after spinal cord injury in the rats [J]. Exp Neurol, 1993, 119: 153.

[7] Barbeau H, Chan C, Rossignol S. Noradrenergic ag onists and locomotor training affect locomoto r recovery after cord transection in adult cats [J]. Brain Res Bull, 1993, 30: 387.

[8] Howland D R, Breg man B S, Tessler A. Devolopment of locomotor behavior in the spinal cord kitten [J]. Ex p Neurol, 1995, 135: 108.

[9] 胥少汀，郭世绂．脊髓损伤基础与临床 [M]．北京：人民卫生出版社，1993. 312 - 345.

第二节 脊髓损伤现代药物治疗的实验研究

一、引言

脊髓损伤（SCI）的治疗一直是困扰患者和医学界的难题。近年来随着生物医学工程学、生物科技和组织工程学的长足发展，针对改善原发性损伤病灶周围幸存神经组织转归和功能、阻断继发性损害病理学恶性循环链等的药物、手术和物理治疗研究均有了突破性进展，尤其是药物研究进展很快，不断有药物经研究证实对动物脊髓损伤具有修复作用，药物作用机制逐步明确。

二、历史

自20世纪90年代甲泼尼松确定为脊髓损伤治疗的有效药物以来，实验性脊髓损伤治疗药物不断出现，作用机制研究不断深入。许多药物如皮质类固醇激素、抗氧化剂、自由基清除剂、促红细胞生成素、抑制凋亡药、免疫抑制剂等在动物奋位损伤修复时显示出巨大的优越性，在一定条件下能减少氧自由基生成，减轻脂质过氧化，抑制神经细胞凋亡，促进部分神经元和轴突再生。这些药理机制的研究为实脸研究过渡到临床应用打下了基础。

三、现有方法

（一）皮质类固醇激素

甲泼尼松（MP）是近年来研究最为集中的一种中效糖皮质激素，已较广泛地应用于临床，并取得满意的效果，其作用机制比较明确。

线粒体等亚细胞器在中枢神经系统继发性损伤中的作用日益受到重视。蔡卫华等研究表明，SD

大鼠脊髓损伤后伤段脊髓线粒体内膜通透性增加，线粒体氧化磷酸化偶联程度明显受到抑制，利用氧化释放能量转化为三磷酸腺苷（ATP）的效率明显降低。早期大剂量 MP 的使用可明显降低线粒体内膜通透性，改善线粒体氧化磷酸化偶联程度，提高线粒体能量转化效率，且又能抑制脊髓损伤后线粒体内 Ca^{2+} 内流和积聚，从而减轻线粒体损伤，保护受伤脊髓。

赵永青等实验发现，MP 对大鼠脊髓损伤早期诱发的神经元变性坏死反应没有明显的抑制作用，反而有促使神经元死亡的趋势，但在脊髓损伤 7d 后，MP 治疗组变性神经元减少程度明显低于对照组，同时正常神经元数量逐渐增加，可认为 MP 在急性脊髓损伤早期阻止了内源性神经营养因子的形成，加速了神经元死亡，而后期正常神经元增加是因为变性神经元死亡速度减慢，同时 MP 促使部分变性神经元可逆性恢复，修复期神经干细胞增殖和分化。

研究圈表明，甲泼尼松能显著抑制正常和损伤大鼠脊髓组织中环氧化酶蛋白的表达，延迟其在损伤脊髓中表达的高峰时间，且预处理能使此效应更显著。其机制是 MP 抑制脊髓损伤后激活蛋白 -1（AP-1）的激活，而 Ap-1 激活是 COX-2 基因表达的主要诱导因素。COX 合成前列腺素过程是一种氧自由基形成过程，故抑制 COX-2 表达可抑制氧自由基形成，间接抑制脂质过氧化而延迟脊髓继发性损伤的启动过程。

Nogo-A（少突胶质细胞分化的标志物）是目前已知最强的神经轴突生长抑制因子，它主要在成人少突胶质细胞中表达，具有限制轴突伸延、降低中枢损伤后轴突再生的能力。王宏等研究发现，Nogo-A 蛋白在大鼠急性脊髓损伤组织中表达量明显增加，大剂量治疗后各个时相点 Nogo-A 表达量均较对照组明显降低，说明大剂量 MP 能通过抑制 Nogo-A 表达和减少少突胶质细胞凋亡而发挥神经保护作用。

（二）促红细胞生成素

促红细胞生成素（Epo）是一种含唾液酸的酸性糖蛋白激素，具有抗炎和免疫调节作用，通过与 Epo 受体（一种缺乏酪氨酸活化酵素大分子结构的特殊受体）结合而发挥作用。重组人 Epo 含有与天然分离的 Epo 完全相同的氨基酸序列，且具有相同的生物学活性。新近研究皆证实，Epo 可通过抑制细胞凋亡和保护脊髓白质机制有效地促进脊髓损伤功能的恢复。

Okutan 等研究发现，大鼠脊髓损伤后髓过氧化物酶和天冬氨酸特异性半胱氨酸蛋白酶 casPase-3 活性显著增高，经重组人 Epo 和 MP 治疗后两者的活性均明显降低，但重组人 Epo 组大鼠功能恢复较早，这可能与其抗炎和抗凋亡机制有关。Chong 等研究认为，重组人 Epo 抗凋亡机制是抑制与细胞色素 C 释放有关的 caspase-8、caspase-1 和 caspase-3 活化酶活性，增加蛋白激酶（Akt）-1 活性，促进凋亡细胞蛋白磷酸化而保持 DNA 完整性。

Vitela-ZuccareUo 等应用重组人 Epo 治疗脊髓损伤大鼠，发现其运动神经元周围存在密度增加的 5-羟色胺能神经丛，研究证实是少量的脊髓白质纤维束，且 NGZ 激活的少突胶质细胞前体细胞和 Nogo-A 均大大增加，说明重组人 Epo 通过促进白质髓鞘再生而发挥保护脊髓白质的功能。

（三）抗权化剂和自由基清除剂

褪黑素（5-甲氧基-乙酰色胺，MT）是主要由山松果体分泌的激素，能降低大鼠脊髓损伤后丙二醛（MDA）水平，抑制脂质过氧化反应，改善神经功能，保护组织超微结构。Takahashi 等先后报道伊达拉奉（3-甲基-1-苯基-2-吡哇琳-5-酮）对兔脊髓缺血性损伤模型既可通过清除自由基减轻神经元氧化性 DNA 损伤，促进神经细胞 DNA 修复，挽救损伤的运动神经元，又可通过增加内皮细胞一氧化氮合酶（NOS）和 Cu/Zn 超氧化物歧化酶水平，减少神经细胞 NOS 水平，有效地清除自由基，挽救更多的运动神经元，促进运动功能恢复。Hashizume 等对同类模型系统性注射伊达拉奉，也发现其能明显减轻脊髓缺血性神经元损伤，使存活的神经元明显增加，促进神经功能恢复。研究发现大鼠脊髓损伤后组织中 Epo 活性增强，经腹腔注射美托洛尔（metoprolo）后损伤组织 MP 活性降低，中性粒细胞浸润减少，认为美托洛尔具有保护损伤脊髓的作用。

（四）抑制凋亡药

米诺环素（minocycline）即二甲胺四环素，属第 2 代半合成的四环素类药物。它能抑制脊髓损伤大鼠线粒体细胞色素 C 的释放，上调图 Bcl－2 表达，改变 Bcl－2－Bax 比值，从而抑制脊髓神经细胞继发性损伤和凋亡。stirling 等也发现米诺环素能延迟脊髓损伤大鼠胶质细胞死亡，减少轴突衰亡，从而促进脊髓损伤后功能恢复。

阿伐他汀是经甲基戊二酸单酰辅酶 3 还原酶抑制剂，能有效地抑制胆固醇生物合成。Panu 等显示，阿伐他汀能有效防止脊髓损伤大鼠神经元及少突胶质细胞凋亡，减轻由急性脊髓损伤引起的一系列病理变化。Kaptanoglu 等研究发现，美西律是通过抑制脊髓损伤大鼠 caspase－3 激活而发挥抑制神经细胞凋亡的作用，且其对脊髓的保护作用优于 MP。

（五）免疫抑制药

他克莫司（FK506）是一种大环内酯类抗生素，具有极强的免疫抑制作用。新近研究表明，FK506 还可保护脊髓损伤大鼠局部神经组织，加速神经再生，抑制 caspase－3 表达，有效地减少神经细胞凋亡，促进脊髓功能恢复。FK506 也能促进移植的成纤维细胞存活，刺激宿主轴突生长。最新研究证实 FK506 与其结合蛋白 FKBP－12 的复合物能通过抑制神经钙蛋白（CaN）而激活生长相关－43（GAP－43）活性和转化生长因子通路，进而发挥促进轴突再生的作用。Price 等研究认为，FK506 衍生物 FK1706 还能通过 FKBP－sZ 的介寻而促进神经修复和再生。

环孢素 A（CsA）是一种选择性免疫抑制剂，它保护脊髓损伤的机制与其有效清除氧自由基、抑制脂质过氧化和诱导型 NOS（iNOS）的作用有关，研究发现，CsA 还能促进移植的成纤维细胞存活，刺激宿主轴突的生长。

（六）其他药物

段德宇等研究发现，大鼠脊髓损伤后 iNOS、COX－2 在脊髓组织中的免疫反应性增强，其标记的阳性细胞数也明显增加，腹腔注射胰岛素可显著减少神经细胞凋亡及 iNOS、COX－2 表达，证实胰岛素具有减少细胞凋亡发生，减轻神经元、神经轴突和髓鞘损伤的作用。

依布硒林是一种消炎镇痛药，Kalayci 等观察发现大鼠脊髓损伤组织丙二醛（MDA）和碳基蛋白（代）水平显著增加，超氧化物岐化酶、谷胱甘肤过氧化物酶、过氧化氢酶（CAT）活性均降低，而依布硒林可显著降低 MDA、PC 水平，增高 GSH－Px、CAT 活性，且其作用优于 Mp。

四、适用范围

1. 皮质固醇类药物适用于：①发生非穿透性急性脊髓损伤 3h 内，第 1h 用药 30mg/kg，随后每小时 5.4mg/kg，治疗 24h；②发生非穿透性急性脊髓损伤 3～8h 内，第 1h 用药 30mg/kg，随后每小时 5.4mg/kg，治疗 48h。

2. 促红细胞生成素：在大鼠脊髓挤压与挫伤的脊髓损伤模型中，脊髓损伤后立即应用单次促红细胞生成素可明显减轻挫伤部位的继发性损伤。

3. 褪黑激素：在大鼠脊髓损伤模型损伤后 0～4h 内应用褪黑激素有明显的神经保护作用。

4. 抑制凋亡药物：可减轻脊髓损伤后神经细胞的继发性损害。

5. 免疫抑制药：此类药物可促进神经细胞的修复和再生，对脊髓损伤后神经障碍者有一定的治疗作用。

五、禁忌范围

皮质类固醇类药物 MP 大剂量冲击疗法会增加肺炎、褥疮、胃溃疡出血、深静脉血栓形成的风险，所以严格的计量和时间控制相当重要，急性损伤 8h 以内使用可以抑制脂类过氧化，如果超过 8h 时间窗反而因组织过氧化脂质的清理加重过氧化的损伤，此时禁用 MP 冲击疗法，且 MP 的系统反应效应强大，所以不适合多发伤的患者。

六、效果判定

（一）皮质类固醇激素

甲基强尼松龙的确切药物机理目前仍不清楚，但它是目前被公认对 ASCI 有肯定疗效的药物，其对神经元的损伤具有明显的保护及修复作用。美国 1979 年、1985 年 2 次全国 ASCI 研究表明，在 SCI 早期（伤后 8h 内）给予大剂量甲泼尼松能明显改善 SCI 患者的运动、感觉功能。但近几年对于 MP 治疗脊髓损伤的机制进行了进一步研究，发现 MP 会影响脊髓的内在修复能力。

（二）神经营养因子

可以有效抑制脊髓损伤后神经元凋亡，促进神经再生及分化，但研究发现单独利用神经营养因子无法完成神经通路重建等作用，限制了神经营养因子的应用。但徐委等针对神经营养因子的缺陷进行了一系列的改进与优化。研究发现联合应用神经营养因子修复脊髓损伤具有协同作用。

（三）神经节苷脂（GM－1）

神经节苷脂是一类含唾液酸的糖鞘脂，目前临床上应用最广泛的是 GM－1 即单唾液酸神经节苷脂。动物实验已从多方面证明了 GM－1 对脊髓损伤不仅具有治疗作用，还具有一定预防作用。

（四）促红细胞生成素

促红细胞生成素（Epo）是一种水溶性、含唾液酸的酸性糖蛋白，Epo 临床上常应用于各种原因引起的贫血。实验研究发现 Epo 对 SCI 也有着一定的治疗效果。Solaroglui 等通过实验证明 Epo 还具有抗脑脂质过氧化的作用。

七、相关进展

SCI 是中枢神经系统的严重创伤，有很高的致残率和病死率，对于 SCI 除了呼吸循环支持外，药物治疗仍然是目前主要的治疗方案，因此许多药物不断涌现，但大多都停留在实验阶段，目前临床常用的治疗药物是激素冲击疗法。Fehlings 等在 2001 年综合分析了脊髓损伤研究会的研究结果，对 MP 的治疗指征和用法进行了全面归纳总结并迅速在全球得到推广，后来一直成为 SCI 后药物治疗的标准参考方案。在应用大剂量的 MP 治疗 SCI 需密切观察其引起的不良反应。但最近的研究表明，MP 冲击治疗会减少小胶质细胞/巨噬细胞活化，并限制成年神经祖细胞的增生，从而影响脊髓内在的修复损伤的能力。因此还需要对 MP 治疗急性脊髓损伤的具体作用机制及疗效进行进一步明确。Tirilazad 也称（U－74006F）是一种 21－氨基酸类固醇，其不良反应和并发症的发生率显著低于糖皮质激素，但由于价格昂贵等原因尚未被普遍使用。另外神经节苷脂、阿片受体拮抗剂、钙离子通道阻滞剂、抗氧化剂和自由基消除药等也相继应用于临床，在治疗 SCI 方面得到了肯定的疗效。

（邓洪利）

参考文献

[1] Fehlings M G, Sekbon L H S. Celluar, ionic and biomolecular mechanisms of the injury process. In : Tator CH, Bensel EC. Contemporary Management of Spinal Cord Injury : From Impact to Rehabilitation [J] . New York : American Association ofNeurological Surgeons [J], 2000, 33 - 50.

[2] 张志英，崔云华，严振国. 电针对脊髓损伤后细胞凋亡的影响 [J]. 中国临床康复, 2002, 6 (6) : 818 - 819.

[3] Lali H S, Sekbon MB B S, Michsel G, et al. Epidemiology, demographics, and pathophysiology of acute spinal cord injury [J] . Spine, 2001, 26 (Suppl): 2 - 12.

[4] Lammertse D P. Update on pharmaceutical trials in acute spinal cord injury [J] . J Spinal Cord Med, 2004, 27 (4): 319 - 325.

[5] Fehlings MG. Editorial : recommendation regarding the use of methylprednisolone in acute spinal cord injury : making sense out of the controversy [J] . Spine, 2001, 26 (24 Suppl) : 56 - 57.

[6] Lee B H, Lee K H, Yoon D H, et al. Effects of methylprednisolone on the neural conduction of the motor evoked potentials in spinal cord injured rats [J] . J Korean Med Sci, 2005, 20 (1) : 132 - 138.

[7] Hall ED. Drug development in spinal cord injury: what is the FDA looking for? [J] . Rehabil Res Dev, 2003, 40 (4 Suppl 1) : 81 - 91.

[8] Qian T, Guo X, Levi A D, et al. High dose methylprednisolone may cause myopathy in acute spinal cord injury patients [J] . Spinal Cord, 2005, 43 (4): 199 - 203.

[9] Eck J C, Nachtigall D, Humphreys S C, et al. Questionnaire survey of spine surgeons on the use of methylprednisolone for acute spinal cord injury [J] . Spine, 2006, 31 (9): 250 - 253.

[10] Baptiste D C, Fehlings M G. Pharmacological approaches to repair the injured spinal cord [J] . J Neurotrauma, 2006, 23 (3&4) : 318 - 334.

第三节 脊髓损伤中医药治疗的实验研究

一、引言

脊髓损伤（Spinalcordinjury，SCI）是指因直接暴力或间接暴力作用在正常脊柱和脊髓组织，致损伤平面以下脊髓各项功能，包括运动、感觉、括约肌和反射功能障碍。美国每年约有 11000 例 SCI 患者，中国尚无统计报道，但估计不会低于以上数据。多数损伤源于交通创伤、坠落伤、暴力或运动损伤。患者多数为健康青壮年，常带来沉重社会负担，因此研究脊髓损伤的治疗具有重要意义。

二、历史

祖国医学对脊髓损伤的认识源远流长，中药治疗脊髓损伤也有相当的研究。

三、现有方法

（一）祖国医学对脊髓损伤的认识

祖国医学认为脊髓损伤主要伤及督脉。《难经·二十八难》曰：“督脉者，起于下极之俞，并于脊里，上至风府，入属于脑。”《素问·骨空论》云：“督脉者，……与太阳起于内眦上额交巅，……夹脊骶腰中。”其描述督脉的位置与现代医学脊髓的解剖位置是一致的。《证治汇补》曰：“血瘀痿者，……跌扑损伤。积血不清，四肢痛而不能运动……宜行瘀。”脊椎损伤引起脊髓受伤，导致肢体瘫痪，后期可因脊髓的功能减退而出现肌肉萎缩、关节僵直，与中医的“痿证”、“体惰”描述的症状相似。督脉总督周身之阳经，有统摄元阳、振奋督率全身阳经之功能，且督脉与任冲阳维脉皆有联系，可调节全身之气血，在全身经络系统中处于中心地位，与现代医学所描述的脊髓作为中枢神经的功能相似。因此一旦损伤，则气滞血瘀，累及手足三阳经，致经气不利，经络不通，出现肢体麻木，不能活动，进而因阳经久病而损及阴经，最终出现阴阳俱虚。总之，中医学认为脊髓损伤后所产生的各种临床症状，乃因瘀而阻滞督脉，枢机统帅失职，三阳经气血逆乱而致。其病因为“瘀血”，病机为“督脉枢机不利”。因而在治疗上要求疏通督脉以壮一身之阳气，而气能行血，气壮则血活，血活则瘀去，瘀去则气机调畅，经通络活。

（二）中药治疗脊髓损伤的研究

1. 单体及单味中药研究：

（1）人参皂甙。潘树义等用 MTT 法观察 9 种人参皂甙单体对脊神经元生长的影响，实验表明人参皂甙可增强神经元的活力，使神经元代谢功能旺盛，细胞内粗面内质网和游离核糖体生产出更多的蛋白；线粒体可以提供足够的能量通过轴浆运输，营养物质被输送到轴突远端，使轴突生长得到加强。并认为人参皂甙治疗脊髓损伤的机制可能与以下几点有关：①强心、增加心输出量、扩张血管、降低总外周阻力、改善微循环及组织能量代谢；②提高组织抗缺氧能力；③抑制血小板聚集影响前列腺素（PGs）代谢，降低 TXA2/PGI2 比值；④具有 Ca^{2+} 拮抗作用。

（2）丹参。宋跃明等于脊髓损伤造模前、后静脉注射丹参注射液。结果显示轻度损伤中，实验组脊髓功能障碍率低于对照组（$P<0.05$），超氧化物歧化酶（SOD）含量高于对照组（$P<0.05$），丙二醛（MDA）含量低于对照组（$P<0.05$），神经元及神经纤维变性程度轻于对照组；重度损伤中，实验组脊髓功能障碍率超氧化物歧化酶（SOD）、丙二醛（MDA）含量、神经元及神经纤维变性程度较对照组差异无统计学意义（$P>0.05$）。表明丹参能改善脊髓微循环，提高脊髓组织耐缺氧能力，抑制胶质细胞浸润，对轻度牵张性损伤有肯定的防治作用。刘世清等用丹参注射液对 Allen's 兔脊髓损伤模型治疗研究后发现复方丹参抑制脊髓损伤后血清中钙、镁、锌、铜含量的异常变化，促进其恢复平衡，对脊髓损伤有保护作用。

（3）三七。研究表明三七皂甙能减轻脊髓损伤的病理形态变化，具有调节微循环和减轻继发性病理损害的作用，抑制自由基的产生，减轻脂质过氧化，并对白质的存活创造了条件，使脊髓的传导功能得以改善，促进功能恢复。

（4）马钱子。现代药理学研究认为马钱子所含的士的宁对整个中枢神经系统都有兴奋作用，首先兴奋脊髓的反射机能，其次兴奋延髓呼吸中枢和血管运动中枢，并提高大脑皮层感觉中枢的机能，特别对脊髓有高度的选择性。曾有作者采用马钱子治疗颈髓损伤 45 例，与对照组比较疗效良好。

（5）黄芪。任宪盛等在黄芪对大鼠实验性脊髓损伤的神经保护实验结果中显示，实验组脊髓损伤后给予黄芪注射液腹腔注射后脊髓组织中丙二醛浓度明显低于各时相点对照组，超氧化物歧化酶活性显著升高，光镜下组织病理学检查发现实验组经过黄芪处理后脊髓组织的出血、水肿明显减轻，坏死区范围减小，损伤后 3 周时神经功能评分明显改善。

2. 复方及验方研究：

（1）补阳还五汤。现代药理研究证明补阳还五汤（黄芪、当归尾、赤芍、地龙、川芎、红花、桃仁等）具有以下作用：①扩张脑血管，增加脑的血流量，改善脑的血液循环；②改善损伤局部微循环；③抑制血小板聚集，改善血液流变性，降低血液黏滞性；④溶解血栓和预防血栓再发生，降低血脂；⑤对抗和改善脑缺氧。张国福等用补阳还五汤对骨髓间质干细胞移植治疗大鼠脊髓损伤的影响的实验研究结果显示，补阳还五汤治疗组的大鼠神经功能有所恢复，其治疗作用机制是通过补气活血、通经活络，扩张局部血管，增加血流量，减少脊髓损伤后血栓的形成，从而减轻了脊髓神经组织的缺血、缺氧，改善脊髓损伤处微循环。

(2) 醒髓汤。姬军风等用醒髓汤（大黄、厚朴、泽泻、木通、三七、当归、川芎、桃仁、红花、黄芪等。功效：行气活血通络、化瘀泻热利湿。）对 Allen's 大鼠脊髓损伤模型进行了研究，结果 A 组（对照组切除椎板，不损伤脊髓）、B 组（模型组）、C 组（醒髓汤组）进行比较可见脊髓损伤后 3hC 组和 B 组与 A 组比较，差异有统计学意义（$P<0.05$），C 组高于 B 组，但 $P>0.05$，差异无统计学意义；伤后 6～24hC 组和 B 组比较 $P<0.05$，差异有统计学意义；伤后 72～168hC 组和 B 组比较 $P<0.01$，差异有统计学意义。B 组于伤后 1 周神经生长因子（NGF）基本降至伤后 3h，但 C 组神经生长因子（NGF）仍持续较高水平，说明醒髓汤能显著提高受损脊髓组织中神经生长因子的含量，从而对脊髓损伤的修复具有良好的效果。

(3) 活血通督汤。邓晋丰教授认为急性脊髓损伤是外力损伤督脉，致使气乱血逆，瘀阻经络，气血不能温煦濡养肢体所致。治疗早期宜使用活血化瘀的中药，以疏通督脉，通经活络。陈博来等采用活血通督汤（大黄、赤芍、三七、桃仁、枳实、天花粉、红花、防风等）治疗大鼠急性脊髓损伤的实验研究表明，活血通督汤可使脊髓损伤后病变部位微循环血流量增加，改善局部缺血缺氧状态，减轻脊髓的继发损害，可促进脊髓损伤后神经功能的恢复。

(4) 通督健步片。王明新等对通督健步片（水蛭、土鳖、当归、川芎、桃仁、红花、牛膝、熟地等）对大鼠急性脊髓损伤后细胞凋亡及 Fas/FasL 系统表达的影响进行研究。结果表明通督健步片对急性脊髓损伤有良好的作用，能改善脊髓微循环和缺血缺氧状态，阻止 Ca^{2+} 内流，提高超氧化物歧化酶（SOD）活性，抑制脂质过氧化反应。通督健步片亦可降低 Fas/FasL 免疫阳性物质的表达及细胞凋亡的发生。

(5) 滋补脾阴方。现代中医理论认为，对脊髓损伤的中药治疗，增加活血是基础，补肾填精是关键。肾主骨生精髓，精髓伤则肾伤，精血互生，且肾所生精髓需靠后天之本、气血化生之源的脾胃源源不断地充盈。既往研究表明，滋补脾阴方（人参、丹参、山药、白芍、扁豆、茯神等）具有脑神经元保护作用，其机制在于增强脑细胞线粒体膜抗氧化能力，调节磷脂代谢障碍和膜修饰能力，改善其能量代谢障碍，延缓脑内兴奋性氨基酸受体和氨基酸能神经元的丧失以及抑制反应性胶质化等作用。王鸿飞等用滋补脾阴方保护兔脊髓继发性损伤的实验研究结果表明，用药后，兔损伤脊髓细胞线粒体 Na^{+}、K^{+}－ATP 酶、Ca^{2+}，Mg^{2+}－ATP 酶活性较对照组明显升高，含量较对照组明显升高；丙二醛（MDA）含量较对照组明显降低。提示该方通过提高脊髓细胞线粒体三磷酸腺苷（ATP）酶活性，增强其抗氧化能力以及降低脂质过氧化物含量等机制，减轻脊髓继发性损害，并为临床应用提供了理论基础。

(6) 脊髓康。韦贵康等对新西兰兔经颈 4、5 椎体前置入不锈钢螺钉多次缓慢加压造成的颈脊髓腹侧慢性受压模型用脊髓康［鹿角胶（另煎）、炮穿山甲、土鳖虫、红花、川芎、黄芪、补骨脂、鸡内金、丹参、麝香］进行研究，结果提示，脊髓康具有减少神经细胞坏死、凋亡，保护脊髓神经，改善局部血液循环，促进细胞再生功能，治疗组明显优于对照组，效果与临床一致。

四、适用范围

（一）七叶皂苷钠

七叶皂苷钠具有抗氧化清除自由基功能，能有效抑制 SCI 早期受损局部脂质过氧化反应和活性氧水平，对 SCI 具有保护和治疗作用。脊髓损伤后如果 SA 与 MK－801 联合应用可减轻脊髓组织水肿，清除自由基，抑制细胞凋亡和蛋白水解，对损伤脊髓细胞有明显保护作用，并促进神经组织的修复。

（二）人参皂苷

早期使用人参皂苷对脊髓损伤有一定保护作用，在脊髓继发性损伤修复中起着重要的作用。

（三）川穹嗪

早期使用 TMP 对受损脊髓电解质、水含量改变有一定保护作用。

（四）丹参

丹参治疗组脊髓和血中一氧化氮（NO）含量比损伤组降低。NO 是细胞的传递因子，过量 NO 有神经毒性，因此损伤早期使用丹参对脊髓有保护作用。

（五）补阳还五汤

补阳还五汤用于脊髓损伤的实验证明，补阳还五汤具有扩张血管，改善血液流变性和微循环，抑制血小板聚集，溶解血栓，降低血脂对抗和改善脑缺氧等作用，补阳还五汤可以阻止脊髓继发性损伤，促进神经元与损伤神经纤维的修复和再生。

（六）滋补脾阴方

滋补脾阴方药能促进脊髓损伤大鼠感觉及运动功能的恢复；改善脊髓轴浆的运输能力；保护损伤的神经元，促进脊髓损伤后神经纤维功能的恢复。

（七）髓复康

髓复康对大鼠损伤脊髓内的神经元具有保护作用，并可激发损伤神经元的修复，恢复被切断的传导束内部分神经纤维的连续性，能减轻大鼠脊髓半横断损伤所诱发的星形胶质细胞反应性增生，促进轴突再生。

五、效果判定

（一）运动功能 BBB 评分法（basso，beattie，bresnahanlocomotorration cale，BBB）

是目前国内外最常用的大鼠模型运动功能评价方法，分为 21 级。此方法可以敏感地反映 SCI 后运动功能恢复的细微变化，敏感性较高，而且无需特殊设备。但是评价标准较复杂，主观性很强，故常采用双盲、双人独立观察记录，最后取较低值或均值为准，或不同人分别观察两个不同后肢，最后取均值。

（二）联合行为评分法（the combine behavioral score，CBS）

最初由 Gale 等人 1985 年创立，当时仅包括鼠尾拍动与热板试验，现已改良包括开放空间中运动能力分级、脚趾伸展能力分级、触地反应能力分级、回缩反应能力、矫正反射、斜板试验、游泳试验等 7 个方面。此法弥补了单一运动评价的不足，使其敏感性大大提高，能够较为准确地评价 SCI 后动物运动、感觉等多方面的功能。但是其实验所需设备复杂，人为影响因素较多。

（三）神经电生理

该评价方法排除了人为主观因素的干扰，相对客观和准确，尤其适用于实验动物的感觉、肌力、反射不易检测的情况。常用的电生理评价指标主要是皮层体感诱发电位（cortical somatosensory evoked potential，CSEP）和运动诱发电位（motor evoked potential，MEP）。CSEP 能准确反映脊髓的感觉通道功能；MEP 则能准确反映脊髓的运动功能。CSEP 和 MEP 分别反映脊髓感觉及运动传导通路的完整性。

（四）组织形态学

近年来，SCI 实验大多使用免疫组化方法研究 SCI 后的病理改变及其修复情况，同时结合多种染色方法、轴突示踪剂、超微结构等综合评价。

六、相关要点

上述研究中实验动物多选用大鼠、大白兔，造模方法多选用 Allen's 法、椎体前不锈钢螺钉加压、落体致伤等法，每种方法各有其优缺点。中药单体、单方多选用补气活血类药，临床应用较少。复方多选用古方及经验方，多具补气活血、温经通络、补肾通阳之功，临床应用较广，具有一定实验价值。目前治疗脊髓损伤的方法很多，但总的来讲大多不尽人意，还需深入研究。中药治疗脊髓损伤的实验研究虽取得了一定成绩，但如何从根本上解决脊髓损伤后功能恢复并将其推广到临床应用仍是一个亟待解决的难题。

七、相关进展

中医药是中华民族的瑰宝。大量的研究业已证实，中药具有多成分、多效应、价廉、副作用小，治疗 SCI 确有显著疗效等特点。针对 SCI 发病的多靶点机制和其他治疗手段尚无突破现状，实施筛选和发现具有保护脊髓、防止继发性损伤、或促进脊髓神经功能再生和修复的中药新药具有重要意义。研制有效治疗 SCI 中药可从以下几方面入手：①减轻脊髓出血、水肿、炎症反应以及继而引起的缺血、微循环障碍；②纠正脊髓损伤后的电解质紊乱，抑制钙过量内流；③清除氧自由基，抑制脂质过氧化，减轻 NO 介导的损伤；④减轻兴奋性毒性；⑤抑制凋亡基因表达，减少细胞凋亡，挽救残存的神经细胞；⑥促进神经再生修复，增加神经营养因子，减少轴突生长抑制因子（如 MAG，Nogo 和 OMgp），促进轴突脱髓鞘后的功能恢复。

（邓洪利）

参考文献

[1] 朱悦，范广宇，王星锋．脊髓损伤治疗的研究进展［J］．中华外科杂志，2002，40（11）：865－868.
[2] 费志强，徐建广．急性脊髓损伤的治疗现状和进展［J］．中国临床康复杂志，2006，10（28）：144－146.
[3] 潘树义，刘大庸，钟世镇，等.9 种人参皂苷对培养鼠胚脊髓神经元生长的影响［J］．脑与神经疾病杂志，2000，8（6）：311－333.
[4] 潘树义，刘大庸，余磊，等．人参皂苷对引导的鼠胚脊髓神经节细胞轴突生长的影响［J］．中国神经科学杂志，2000，16（4）：345－348.
[5] 任宪盛，冷向阳，杨有庚，等．黄芪对大鼠实验性脊髓损伤的神经保护作用［J］．中国临床康复杂志，2006，10（7）：31－33.
[6] 韦贵康，陈锋，韦坚，等．中药“脊髓康”内服治疗脊髓型颈椎病 32 例临床观察与实验研究［J］．广西中医学院学报，2001，4（4）：86.

第四节 脊髓损伤动物实验模型的研究

一、引言

脊髓损伤是一种严重的神经系统创伤，发病率逐年升高，且损伤类型呈现多元化。为了更进一步认识该病的发病机制及演变过程，有必要制作简便、易重复且能高度模拟临床脊髓损伤病理生理过程的动物实验模型。目前，国内外建立了多种模拟临床脊髓损伤的动物实验模型，如重物下落垂直打击脊髓致脊髓损伤动物模型，锐性全横断、牵拉脊髓损伤模型，脊髓损伤疼痛模型等，但没有一种模型能完全模拟临床脊髓损伤的病理生理过程，无法精确控制脊髓损伤的程度和范围。因此，熟悉不同类型脊髓损伤动物模型的制作过程及模型特点，根据具体的研究目的和实验条件，选择科学、恰当的脊髓损伤模型，对整个实验研究将起到事半功倍的作用。

二、现有方法

（一）重物坠落法模型

1911 年，Allen 采用重物下落垂直打击脊髓致伤模型，该模型与人类脊髓损伤的病理生理特点及变化规律较为接近，使该技术一度成为脊髓损伤研究中最广泛应用的技术，为探索脊髓损伤后其病理演变有很大帮助。重物坠落法模型具有简单实用、损伤后病理生理特点和功能障碍接近临床及易于操作等特点，打击力可通过打击物的坠落高度和质量来设定，多数情况可避免硬脊膜的损伤，且降低了脊髓损伤区域的感染率。其原理为：一定质量的重物从限定高度以自由落体下落，撞击脊髓而致伤，其致伤程度可通过撞击物质量及坠落高度来调节。该技术存在的不足：①技术熟练程度以及实验者的主观因素；②脊髓是背侧受力，而人的脊髓损伤多为肿瘤性的持续压迫和暴力损伤，并且常伴有骨折嵌入，压迫并非一过性；③在撞击时着力目标与撞击物吻合度不够时，皆可导致损伤程度不一致等。

Kuluz 等设计了一种新的临床相关脊髓损伤的大型动物模型，使用小猪（3～5 周大）进行脊髓 T7 节段重物坠落法致脊髓损伤，来模拟临床小儿脊髓损伤。该模型虽属经典模型，但对于目前临床的要求仍有一定的局限性。随着科技的不断发展，近年针对该模型有多位学者辅以智能化，加入电脑控制对其进行改进，使其精度、准确性、可重复性明显提高。新一代打击设备增添了计算机、电磁极部分、换能器等，能较好地控制并监测实验结果，并保证脊髓只受 1 次撞击，从而相对保证了模型的一致性和实验操作的客观性，但同时也增加了成本。

（二）钳夹型模型

1978 年，Rivlin 和 Tator 等最早使用硬膜外钳夹脊髓损伤模型，通过调整钳夹的夹力和时间的长短能复制出与临床类似的脊髓损伤。钳夹装置可根据动物模型的不同而改变钳夹力度。该模型与临床脊髓损伤的发病机制较为接近，调节钳夹力度的大小和持续时间的长短可得到脊髓不同的致伤程度。该模型可做到椎管内硬脊膜的完整性，脊髓损伤呈持续性，不仅有钳夹所致的直接损伤，还有脊髓受压后导致的间接损伤，适用于受损脊髓神经功能的研究和代谢改变的检测。李经辉等用医用脑动脉瘤临时动脉瘤夹夹闭大鼠脊髓建立模型，通过苏木精－伊红染色法染色对损伤脊髓组织标本进行光镜病理观察发现，在损伤早期，损伤区域的灰质中较多出血灶，白质水肿轻度海绵样变性，炎性细胞浸润，7d 时灰白质界限消失，脊髓神经元结构破坏，损伤区域脊髓灰白质中见空洞形成；损伤中晚期出现胶质细胞增生，炎症消退，胶质瘢痕形成，其致伤机制、伤后表现、病理学特征与临床具有高度吻合性，易于观察。李祥炎等利用同样的模型发现，损伤组与假手术组、正常对照组差异均有统计学意义，而组内动物差异无统计学意义，表明该动物模型具有良好的可行性。医用脑动脉瘤临时夹可以获得准确恒定的夹持力，具有相当高的稳定性及可重复性，且该类模型制作不复杂，实验指标稳定，易于重复，可用于脊髓损伤的基础研究。

（三）压迫型模型

压迫型模型根据压迫方式和持续时间不同可分为腹侧压迫和背侧压迫、急性压迫和慢性压迫等，主要为模拟椎管内占位而建立。1953 年，Tralov 等将一个可充气气囊放入椎骨与硬膜之间，以不同的速率向气球内充气使其膨胀，诱导出不同程度的脊髓损伤。另有用介入方式将气囊置入到指定部位进行扩张压迫，以最大限度地保证了受压周围正常组织的生理结构，但该模型操作复杂，费用高，不易推广。1972 年，Hukuda 和 Wilson 第一次报道使用螺钉压迫法建立犬脊髓损伤模型后，学者们又设计出更加接近生物力学的螺钉嵌入方式，还以此建立了衡量损伤的标量，由于该法造成损伤部位的精确性以及损伤程度不能很好地控制，所以至今较少使用。

（四）牵拉损伤模型

随着脊柱外科的迅速发展，手术的适应证也在不断扩大，而医源性过度牵拉所致的脊髓损伤也随之增多。Dabney 等将大鼠脊柱关节突、棘间韧带切除后，再将 Harrington 钩放置于 T11 椎板上方与 T9 椎板下方，然后连接 Harrington 撑开器，分别牵拉 3mm、5mm、7mm，成功地模拟了轻、中、重度脊髓牵拉损伤模型。邱勇等利用特制的脊柱牵拉旋转装置固定于 L1 与 L4 的关节突上进行旋转、牵拉脊柱导致脊髓损伤。该模型的设计在理论上比较符合临床上复合型牵拉损伤的受伤条件和发生机制。由于动物个体耐受不一，因而牵拉比率的精准度难以控制，且该法对脊髓周围的其他组织破坏性较强，目前未得到广泛认可。

（五）锐性损伤模型

该模型制作多使用刀片或眼科剪等锐器横断或半横断脊髓造成脊髓完全横断或半横断性损伤，该类损伤通过横断脊髓使其上下段的运动和感觉传导通路失去解剖学及生理上的联系，此模型最大的优点是可以为神经轴突的再生提供比较有价值的资料；还可以观察有关轴突再生、突触重建和侧芽的生长情况以及神经递质、神经营养因子等对这一过程的影响及作用。因此，该模型对于研究神经损伤修复及再生方面无疑有着特殊的优越性。乔晓峰等制备了 SD 大鼠脊髓完全横断损伤模型，以未损伤脊髓的大鼠作为对照，进行 BassoBeattieBresnaha 评分、病理学和 MRI 检查，发现大鼠脊髓损伤区出现明显的病理和影像学的改变，并证实了脊髓损伤区无脊髓组织残留，比较适用于脊髓再生的研究。由于该模型损伤处组织切口整齐、操作简便、出血较少、损伤程度恒定、解剖定位准确，致使上述的研究与观察更有利。但由于该模型与临床相关性比较差，临床很少见到此类损伤，并且该模型会损伤硬脊膜，破坏原有的微环境，后期的护理难度大，病死率较高，因此限制了该模型的应用。

（六）缺血脊髓损伤模型

脊髓损伤发生后，继发性的脊髓缺血、缺氧是引起脊髓组织坏死和神经功能丧失的重要因素，局部组织的缺血、缺氧可直接加重脊髓损伤程度。该模型常用的制作类型有血管临时阻断法、血管夹闭法、栓塞法、光化学诱导法等。Zivin 和 DeGirolami 首次利用家兔制作了脊髓缺血性损伤模型。

Sharma 和 Sharma 于颈总动脉放置导管，用降低全身有效循环的办法制作此类模型，但缺血、缺氧造成灌注区的其他组织器官受损加重，对实验动物行为学的监测也造成了一定的影响。Mackey 等用改装后的环形压迫器施压于肾动脉平面以下腹主动脉，造成了脊髓腰段的缺血模型，并且在组织形态学中观察到脊髓腰段处出现神经胶质细胞及神经细胞的变性与凋亡。用双极电凝器将大鼠脊髓背侧中央静脉上下两端进行电灼闭塞，大鼠便开始出现后肢瘫痪，受损相应的部位在组织形态学上也可观察到该组织的变性、坏死、出血等明显的病理学改变；同时双极电凝可以有效地限制过度热扩散，从而减少潜在的邻近组织损伤。此模型可控性及重复性尚可，但由于制备过程及实验操作技巧较为复杂，容易造成其他部位组织的缺血损伤，不能精确地判断脊髓缺血损伤的程度，因此未得到广泛推广。

（七）其他化学诱导型脊髓损伤模型

首先给予受体动物光敏剂（静脉注射二碘曙红），然后以氩离子灯产生的射线照射拟损伤的脊髓部位，致该处脊髓组织细胞损伤。Piao 等在以上实验的基础上，通过调节激光照射强度，制备出不同损伤级别的脊髓损伤模型。除此之外，还有注射神经毒素致大鼠脊髓损伤的动物模型、脊髓震荡型损伤模型、电极损毁法模型等，由于与临床自然病程差距较大，且具体操作难度高，所以目前推广率较低。

三、适用范围

实验模型中动物的选择首先要符合实验目的及要求，尽量使用标准化的实验动物，以提高实验的稳定性和可比性。目前，脊髓损伤实验研究最常选用的动物是大白鼠、兔、猫、犬、猪，最理想的实验动物是灵长类（如猕猴、大猩猩等），其解剖以及生理、病理、基因分子生物学等与人类有着高度同源性，但因成本较高且较多地涉及伦理问题，未能被普遍应用。国内外脊髓损伤实验研究中比较常用的动物多为大白鼠，其具有制作脊髓损伤模型造价低、种系内纯合度高、再生能力与抗感染能力强、管理饲养方便等优势。

脊髓损伤动物模型种类：①钝性脊髓损伤模型包括各种外力致使脊髓组织钝性损伤，目前使用的方法主要是通过重物坠落法、钳夹、气囊、液囊重物压迫、螺钉拧入等造成脊髓钝性损伤。②锐性脊髓损伤模型包括全横断、半横断切割伤等，还有以阻断血流为主的缺血性脊髓损伤及化学药物致脊髓损伤等模型。

四、效果判定

（一）Tarlov 评分标准

根据模型后肢有无活动、负重行走功能分 0 ~ 5 级，主要适于初步筛选，对鼠和兔等低等动物较为稳定，但对轻度损伤难以体现出差异，不足以揭示神经功能的恢复过程。

（二）斜板试验即改良的 iRviln 和 Tmtor 法

将大鼠放置于 0.6cm 抬高 2mm 的斜板上，以再抬高 5°时大鼠能停留 5min 的最大角度为功能值。斜板试验基本上可评价不同损伤程度对神经功能的影响，但仅为单一运动功能评分，且只对整体功能进行评价，而体现不了细微运动的恢复情况，并受人为因素影响。

（三）BBB 评分标准

对不同时间点的神经功能恢复过程细节进行观察，特别是损伤后肢所能完成的细小动作，评分呈渐进性排列，所选用标准也较客观，一致性好。

五、相关要点

脊髓损伤动物模型类型多样，各有侧重，不能以一概全，且不同的动物脊髓损伤模型有各自的优缺点。由于存在多种不确定因素，在建立脊髓损伤动物模型时，应尽量减少动物间个体差异，提高操作人员制作模型的水平和损伤装置的精密程度，简化操作步骤及各种主观因素，细化客观损伤监测标准。总之，制作出与临床相似度高、具有高度稳定性和重复性的脊髓损伤动物模型是研究脊髓损伤的先决要素。

（邓洪利）

参考文献

[1] Allen A R. Surgery of experimental lesion of spinal cord equivalent to crush injury of fracture dislocation of spinal column: a preliminary report [J]. JAMA, 1911, 57 (11): 878 - 880.

[2] Kurokawa R, Murata H, Ogino M, et al. Altered blood flow distribu - tion in the rat spinal cord under chronic compression [J]. Spine (Phila Pa 1976), 2011, 36 (13): 1006 - 1009.

[3] 蒋涛，任先军. 组织工程脊髓损伤修复的种子细胞选择 [J]. 重庆医学，2011，40 (7): 705 - 707.

[4] Nakae A, Nakai K, Yano K, et al. The animal model of spinal cord injury as an experimental pain model [J]. J Biomed Biotechnol, 2011, 2011: 939023.

[5] Navarro R, Juhas S, Keshavarzi S, et al. Chronic spinal compression model in minipigs: a systematic behavioral, qualitative, and quanti - tative neuropathological study [J]. J Neurotrauma, 2012, 29 (3): 499 - 513.

[6] Mirandn T A, Vicente J M, Marrcon R M, et al. Time - related effects of general functional training in spinal cord - injured rats [J]. Clinics (Sao Paulo), 2012, 67 (7): 799 - 804.

[7] 陈霄雷，林雷雷，邵璐斐，等. 大鼠脊髓打击器研制及其制备的脊髓损伤模型稳定性评价 [J]. 宁夏医科大学学报，2014，36 (7): 716 - 719.

[8] Kuluz J, Samdani A, Benglis D, et al. Pediatric spinal cord injury ininfant piglets: description of a new large animal model and review of the literature [J]. J Spinal Cord Med, 2010, 33 (1): 43 - 57.

[9] Onifer S M, Zhang O, Whitnel - Smith L K, et al. Horizontal ladder task - specific re - training in adult rats with contusive thoracic spinal cord injury [J]. Restor Neurol Neurosci, 2011, 29 (4): 275 - 286.

[10] Chamankhah M, Eftekharpour E, Karimi - Abdolrezaee S, et al. Genome - wide gene expression profiling of stress response in a spinal cord clip compression injury model [J]. BMC Genomics, 2013, 14: 583.

[11] Vijayaprakash K M, Sridharan N. An experimental spinal cord injuryrat model using customized impact device: aA cost - effective approac [J]. J Pharmacol Pharmacother, 2013, 4 (3): 211 - 213.

[12] 李经辉，黄辉，余化霖，等. 钳夹型急性大鼠脊髓损伤模型的建立与评价 [J]. 昆明理工大学学报：自然科学版，2012，37 (6): 67 - 75.

[13] 李祥炎，陈建梅，崔晓萍，等. SD大鼠钳夹脊髓损伤模型的建立 [J]. 局解手术学杂志，2012，21 (6): 596 - 598.

[14] Tralov I M, Klynger H, Vitale S. Spinal cord comp ression studies. Ⅰ Exterimental techniques to produce acute and gradual compression [J]. AMA Arch Neurol Psychiatry, 1953, 70 (6): 813 - 819.

[15] Joshi M, Fehlings M G. Development and characterization of anovel, graded model of clip compressive spinal cord injury in the mouse: Part 1. Clip design, behavioral outcomes, and histopathology [J]. J Neurotrauma, 2002, 19 (2): 175 - 190.

[16] Hukuda S, Wilson C B. Experimental cervical myrlopathy: effects of compression and ischemia on the canine cervical cord [J] . J Neurosurg, 1972, 37 (6): 631 - 652.

[17] 施立奇，蔡贤华，严华，等．螺钉压迫法致上颈髓损伤的动物模型建立及评价［J］．中国矫形外科杂志，2014，22（12）：1099 - 1103.

[18] Chamankhah M, Eftekharpour E, Karimi - Abdolrezaee S, et al. Genome - wide gene expression profiling of stress response in a spinal cord clip compression injury model [J] . BMC Genomics, 2013, 14: 583.

第五十六章

神经损伤的中医治疗

第一节　神经损伤常用的中医药治法

一、引言

神经、精神疾病与神经损伤概念等。

二、历史

中医对神经、精神疾病的认识和治疗，可以上溯到《五十二病方》，书中载有“伤痉”“癫病”的治疗。《内经》不但奠定了中医对神经、精神疾病认识的理论基础，而且对癫、狂、痫、痉、痿、厥、痛、失眠、嗜睡、昏迷（暴不知人）、眩晕、头痛等，进行了详细深刻的研究，并创立了内容相当丰富的针刺、艾灸、放血、精神暗示、心理调节等治疗方法，就方药而言，《内经》虽载13方，但其中仅有治痹3方、治狂1方、治失眠1方。时至今日，中医对神经、精神类顽病、怪病的治疗有了突出的成就和丰富的治疗经验。

三、现有方法

（一）治风法

1. 疏散外风：本法可与清热、化痰、活血法配合运用。常用方剂：大秦艽汤、小续命汤、牵正散、玉真散、华佗愈风散、大活络丹等。

2. 养血疏风：桂枝加当归汤、当归饮子、当归地黄汤。

3. 凉肝熄风：羚羊钩藤汤、天麻钩藤饮、三黄石膏汤、牛黄清心丸、紫雪丹、黄连解毒汤、栀子清肝汤、至宝丹、神犀丹。若颅脑外伤而头晕、头痛者用芎芷汤。

4. 滋阴熄风：大定风珠、三甲复脉汤、镇肝熄风汤、建瓴汤、天麻钩藤饮、地黄饮子、杞菊地黄汤。

5. 养血熄风：阿胶鸡子黄汤、当归活血饮、四物汤加味等。

6. 补脾熄风解痉法：常用方剂有固真汤、醒脾散、参苓白术散、星附六君子、竹麦六君子等。

（二）清热法

清热泻火法是指用寒凉之药治疗里热的方法。结合临床，本法在运用中要辨其实热、虚热及何脏、何经之热。

1. 辛寒清气：白虎承气汤、羚麻白虎汤等。

2. 清营泻热：清营汤、紫雪丹、至宝丹、安宫牛黄丸、清营汤、导赤清心汤等。

3. 祛暑清热：王氏清暑益气汤、清络饮、竹叶石膏汤、雷氏清凉涤暑汤。

4. 清热解毒：仙方活命饮、黄连解毒汤、普济消毒饮、清瘟败毒饮等。

5. 清泻肝火：龙胆泻肝汤、当归龙荟丸、四黄栀子汤、大柴胡汤、柴胡清肝饮等。

6. 养阴清热：黄连阿胶汤、青蒿鳖甲汤、知柏地黄丸、秦艽鳖甲散、三甲复脉汤、三才封髓丹、玉女煎、左归饮（丸）、甘露饮、麦味地黄丸、滋水清肝饮、天王补心丹、清燥救肺汤、沙参麦门冬汤。

（三）祛痰法

祛痰法是运用排除或清解痰浊的药物，祛除脏腑、经络、皮膜、脑髓中的痰浊，而达到祛病目的之方法。痰浊可因脾失运化引起；也可因肝郁气滞，气不行津而成；还可因火热炼液为痰。痰浊致病广泛，故有“百病多由痰作祟”之说。痰浊致病以神经、精神疾病的症状为多见，属疑难之病，其症特点离奇古怪，故又有“怪病多痰”之说。所以，本法是治疗神经、精神疾病的常用之法。

1. 健脾燥湿化痰：常用方剂有参苓白术散、升阳益胃汤、七味白术散、泽泻汤、苍白二陈汤、葛花解酒汤、指迷汤等。

2. 清化热痰：黄连温胆汤、蒿芩清胆汤、礞石滚痰丸、生铁落饮、小陷胸汤等。

3. 行气化痰：半夏厚朴汤、旋复花汤、顺气导痰汤、越鞠丸、六磨汤、沉香降气散、指迷茯苓丸。

4. 化痰熄风：半夏白术天麻汤、牵正散、大秦艽汤、涤痰汤、定痫丸、正容汤、天麻钩藤饮、牛蒡解肌汤。

5. 化痰祛瘀：癫狂梦醒汤、补阳还五汤等。

（四）祛湿法

祛湿法是通过辛燥、芳化、苦燥、淡渗、温化等手段以祛除湿浊的方法。湿浊虽有内湿、外湿的不同，但二者皆可阻闭心窍，蒙蔽神明，或者伤犯筋脉肌内，而致肢麻木、拘挛、运动失灵、萎废等。

1. 祛风除湿：独活寄生汤、防风汤、薏苡仁汤、补土燥湿汤、乌头汤、桂枝附子汤、羌活胜湿汤。

2. 温化寒湿：理营汤、茵陈四逆汤、茵陈术附汤、鸡鸣散、实脾饮等。

3. 清热燥湿：甘露消毒丹、黄芩滑石汤、白虎加术汤、二妙散、附子泻心汤、温胆汤、三仁汤、四妙丸、宣痹汤。

（五）理气法

理气法是通过调理气机的升降、出入、运动而使气机恢复正常运行的治疗方法。气机失常，可变生百病，故《素问·举痛论》有“百病皆生于气”之说。在神经、精神疾病中，气病多以气滞、气郁、气结、气闭、气脱为多见。理气法仅针对气机不畅而设。

1. 疏肝理气：柴胡疏肝散、疏肝解郁汤、柴胡疏肝汤、越鞠丸。有化热者用丹栀逍遥散，或舒郁清肝汤。

2. 温阳理气：枳实薤白桂枝汤、栝蒌薤白白酒汤、乌头汤、桂枝人参汤、四逆汤、薏苡附子汤、暖肝煎、厚朴温中汤等。

3. 理气导痰：半夏厚朴汤、厚朴温中汤、脘痞气丸、撞关饮子、二陈汤合越鞠丸等。

（六）通腑泻下法

通腑泻下法，指通过通导肠道，荡涤实热的治疗方法。尤其是邪热内结于胃肠，与肠中糟粕互结成燥屎，腑气不通，浊气上熏，而病症丛生。

常用方剂：泻心汤、调胃承气汤、小承气汤、大承气汤、导赤承气汤、桃仁承气汤、解毒承气汤、宣白承气汤、六磨汤等。

（七）活血法

活血法，又叫化瘀法，指凡能促进血液循环，消散瘀血的方法。影响血行的因素颇多，如气虚、气滞、血热、血寒、外伤、内脏出血等均可致血行瘀阻之病症。就神经、精神疾病而言，瘀血多发生于脑、心、肝、子宫及筋肉等处而致此疾病。

1. 行气活血：桃仁红花煎、血府逐瘀汤、通窍活血汤、少腹逐瘀汤、膈下逐瘀汤、活络效灵丹、香棱丸、桃红四物汤。

2. 益气活血：人参养荣汤、圣愈汤、黄芪赤风汤、补阳还五汤、当归四逆汤。

3. 温经活血：生化汤、散结定痛汤、香桂散、失笑散、温经汤、当归四逆汤、少腹逐瘀汤、补阳还五汤、大活络汤、活络效灵丹、振颓丸。

4. 清热化瘀：解毒活血汤、五味消毒饮、银花解毒汤、犀地清络饮、凉血地黄汤、黄连解毒汤、犀角地黄汤、黄连解毒汤。

5. 活血通络：通窍活血汤、复元活血汤、调荣活络饮、独活寄生汤、补阳还五汤、大活络丹、小活络丹。

（八）安神法

安神法是指运用重镇药物和养神药物，治疗心神不安，神志轻度障碍疾病的治疗方法。神有因精、气、血津液失养而致神衰者，也会因火热、痰浊、瘀血、虫毒等犯扰而昏乱者。故治疗神病会有偏于补和偏于祛邪两方治疗思路。

1. 重镇安神：抱龙丸、朱砂安神丸、镇惊丸、安神定志丸、磁朱丸。

2. 养心安神：归脾汤、养心汤、天王补心丹、黄连阿胶汤、柏子养心丸、酸枣仁汤、甘麦大枣汤、定志丸、五味子汤、桂枝甘草汤、龙骨牡蛎汤。

3. 疏肝安神：四逆散、柴胡疏肝散、逍遥丸、柴胡加龙骨牡蛎汤、解郁汤、二齿安神汤、丹栀逍遥散等。

4. 化瘀安神：通窍活血汤、血府逐瘀汤、桃仁承气汤、四物化郁汤、癫狂梦醒汤、大黄䗪虫丸。

（九）开窍法

开窍法是针对邪气闭壅、脑窍不通，以神志昏为主症而设的治法。其目的是苏醒患者。此法针对痰浊、火热或阴寒阻闭心神脑窍，致使神志不清或异常的病症。

1. 清心开窍：安宫牛黄丸、紫雪丹、至宝丹、神犀丹、羚羊钩藤汤、天麻钩藤饮、牛黄清心丸、黄连解毒汤、芎芷汤。

2. 豁痰开窍：温胆汤、涤痰汤、安宫牛黄丸、紫雪丹、至宝丹、解语丹、苏合香丸、顺气导痰汤、控涎丹、三圣散、礞石滚痰丸、定痫丸、蠲饮六神汤、菖蒲郁金汤、甘露消毒丹、三香散、宣清导浊汤。

3. 温通开窍：苏合香丸、通关散、半夏白术天麻汤、泽泻汤、益气聪明汤。

（十）涌吐法

涌吐法指使用具有催吐作用的药物，以祛除痰涎、宿食、毒物的治疗方法。就神经、精神疾病而言，本法适宜于癫病、狂病，对顽固性痼病，可用缓吐之法，祛其顽痰、老痰。

常用方剂：救急稀涎散、参芦散、瓜蒂散、三圣散。

（十一）杀虫法

杀虫法是指运用化痰活血，杀虫解毒的药物治疗脑内寄生虫或其毒素所致脑病的方法。

常用方剂：涤痰汤、血府逐瘀汤、通窍活血汤等。常在辨证选方基础上加用下列杀虫药物：雷丸、百部、南瓜子、槟榔、花椒、常山、蜀漆、榧子、鹤虱、雄黄等。

（十二）补益法

补益法，是指具有滋补人的精、气、血、津液、阴、阳的方法。此法广泛地适应于神经、精神疾病的慢性阶段，凡在出现神经、精神疾病常见症状的同时，兼有气虚、血虚、精亏、津液不足、阴虚、阳虚症特点时，均可结合具体表现，而选用下述相应补益方法，故在下述各法的适应证中，只提示中医辨证特点而不提示神经、精神疾病的病症。

1. 补气法：补气法是指运用甘温滋补的药物，以补益脏腑之气，能促进脏腑功能的一种补益方法。此法适应证是气虚症，故以少气、懒言、倦怠乏力、头晕、多汗、脉虚无力等虚症特点为其共同特点。

（1）补益心气：养心汤、归脾汤、安神定志丸、生脉散。

（2）补益肺气：补肺汤、参桃汤、人参蛤蚧散、生姜甘草汤、玉屏风散、桂枝加黄芪汤。

（3）补气健脾：参苓白术散、七味白术散、升阳益胃汤、香砂六君子汤、白术散、补中益气汤。

（4）补益肝胆之气：酸枣仁汤加黄芪、党参方、柴胡疏肝散加黄芪、人参、黄精方等。

（5）补益肾气：真人养脏汤、参附汤合桃花散方、四神丸、《万病回春》八柱散、金锁固精丸、玉锁丹、斑龙丸、镇神锁精丹。

2. 补血法：指运用甘润药物，滋补营血的治疗方法。血液不足组织失于充养，故面色萎黄、恍白、唇舌甲色淡、脉虚而细为本法适应证的共同症状特点。

（1）补养心血：归脾汤、养心汤、天王补心丹、茯神散、菖蒲丸、甘麦大枣汤合四物汤。

（2）补益肝血：小营煎、归地滋血汤、阿胶散、补肝汤、酸枣仁汤、加味四物汤等。

3. 滋阴法：指运用甘寒养阴之晶，滋养阴液，以治疗阴虚症的方法。此法适应证的共同特点为五心烦热、面部烘热、午后潮热、骨蒸劳热、盗汗、舌红少苔而干、脉细数。

（1）滋养心阴：天王补心丹、黄连阿胶鸡子黄汤、加减复脉汤。

（2）滋补肺阴：沙参麦门冬汤、百合固金汤、补肺阿胶汤、月华丸、琼玉膏、清燥救肺汤、养金汤。

（3）滋养肝阴：杞菊地黄丸、天麻钩藤饮、一贯煎、知柏地黄丸等。

（4）滋补肾阴：六味地黄丸、左归饮、知柏地黄丸、杞菊地黄丸、滋阴地黄丸、一阴煎、坎离既济丸、大补阴丸。

（5）补益胃阴：益胃汤、麦门冬汤、五汁饮、除烦养胃汤、玉泉散、五阴煎、养胃增液汤。

4. 益肾精法：指用阴柔滋阴或血肉有情之品，填补肾精的治疗方法。此法专指肾精亏虚之症。肾藏精生髓，既可充养脑髓、脊髓、骨髓，又能滋养元神，所以肾精亏虚，可使脑髓失充，元神失养而生神经、精神疾病。所以本法是治疗此类病症之属于虚者的重要方法之一。

常用方剂：补肾地黄丸、加味六味地黄丸、左归丸、左慈丸、大补元煎、河车大造丸、养精种玉汤、青娥丸、补髓丹、养荣壮身汤、无比山药丸、调元肾气丸。

5. 补阳法：指运用温补之药，补益脏腑阳气，以增强脏腑功能的治疗方法。本法适用于阳虚症。此症的共同特点为畏寒肢冷、肌肤不温、口淡不渴、小便清长、舌色淡白、脉微或沉迟无力等。

（1）温补心阳：桂枝甘草龙牡汤、桂枝去芍加蜀漆龙牡救逆汤、保元汤、参附汤、四逆汤等。

（2）温补脾胃阳气：温胃饮、理中汤、温脾汤、人参健脾丸、附子粳米汤、实脾饮、调中健脾丸、附子理中汤。

（3）温补肾阳：肾气丸、右归丸、青娥丸、安肾丸、加味金刚丸、五子衍宗丸、赞育丹、温肾调气汤、毓麟珠等。

四、适用范围

（一）治风法

1. 疏散外风：风中经络所致的肢体麻木、口眼歪斜、半身不遂、牙关紧闭、角弓反张或偏头痛等。可见之于面神经麻痹、三叉神经痛、神经炎、血管性头痛、破伤风、腕管及这管综合征。

2. 养血疏风：肌肤瘙痒，肝血不足而致风中经络之偏视、口眼歪斜、一侧面部感觉迟钝等。

3. 凉肝熄风：温病热盛动风，高热惊厥症之高热、昏迷、抽搐、角弓反张、眩晕、不自主运动。见于脑血管疾病、帕金森病、共济失调、颅脑外伤等病。

4. 滋阴熄风：温病后期真阴亏损，肝木失养之阴虚风动症。可有阴虚内热见症外，伴有手足蠕动、肌肉如动、震颤、肢体痉挛等。见之于流行性乙型脑炎、流行性脑脊髓膜炎、森林脑炎、震颤麻痹、舞蹈病、扭转痉挛病。

5. 养血熄风：因肝血不足、筋脉失养而致的眩晕、震颤、音哑或失音、肢体麻木、手足蠕动、感觉障碍等。可见之于震颤麻痹、脑动脉硬化症、多发性硬化症、舞蹈病、更年期综合征、神经官能症、神经衰弱症。

6. 补脾熄风解痉法：因脾胃不足，气血化源亏乏而致肝失所养之风动。如手足徐动，手足搐搦，肌肤麻木，肌肉萎缩或“软瘫”等，可见于手足徐动症、小儿秽语症、脑萎缩、脑缺血、面神经麻痹、肌肉萎缩等病。

（二）清热法

清热泻火法是指用寒凉之药治疗里热的方法。结合临床，本法在运用中要辨其实热、虚热及何脏、何经之热。

1. 辛寒清气：伤寒病、风温、春温、暑温等外感热病，症见高热、面赤、神昏、抽搐、谵语、躁狂等。可见之于流行性脑脊髓膜炎、流行性乙型脑炎、森林脑炎、肝豆状核变性、化脓性脑炎，或脑出血、脑外伤等。

2. 清营泻热：外感热病，热人营血，症见身热夜甚，昏睡或神昏斑疹。可见于流行性脑脊髓膜炎、流行性乙型脑炎、森林脑炎、化脓性脑炎、脑脓肿等。

3. 祛暑清热：感受夏热，热扰心神之高热、汗出、昏迷、抽搐等，见之于中暑。

4. 清热解毒：火热内盛之高热、烦躁、语言错乱、心烦、不眠等，见之于流行性脑脊髓膜炎、流性乙型脑炎、化脓性脑炎、腮腺炎合并脑炎等疾病伴高热、昏迷者。

5. 清泻肝火：肝胆火盛而致头痛、偏头痛、头晕、失眠、烦躁易怒或躁狂等。可见之于三叉神经痛、神经性头痛、血管性头痛、神经衰弱、更年期综合征、精神分裂症。

6. 养阴清热：本法适用于热病后期，或久病阴液不足，或年迈体虚，阴液不足，既有阴不制阳的亢热内盛表现，如五心烦热、潮热盗汗、口咽干燥等。也有阴液不足，筋肉失养之肌肉消瘦、萎缩、萎软无力、腱反射减退或消失、肌肤麻木，或者筋失其养而拘挛、抽搐、搐搦、震颤等。可见之于脑动脉硬化，脑萎缩、脊髓痨、脑内感染性疾病后期、手足徐动症、搐搦、更年期综合征、神经衰弱症、脑萎缩、震颤麻痹等。

（三）祛痰法

祛痰法是运用排除或清解痰浊的药物，祛除脏腑、经络、皮膜、脑髓中的痰浊，而达到却病目的之方法。痰浊可因脾失运化引起；也可因肝郁气滞，气不行津而成；还可因火热炼液为痰。痰浊致病广泛，故有“百病多由痰作祟”之说。痰浊致病以神经、精神疾病的症状为多见，属疑难之病，其症特点离奇古怪，故又有“怪病多痰”之说。所以，本法是治疗神经、精神疾病的常用之法。

1. 健脾燥湿化痰：因脾不健运，或触感外湿，而致头晕、目眩、头重痛、身困重而痛、痴呆、耳聋、耳鸣、重听等。可见之于老年性痴呆、脑动脉硬化、脑萎缩、梅尼埃病、坐骨神经痛、痫病、癫病等。

2. 清化热痰：痰热互结所致的眩晕、头痛、抽搐、躁动、狂乱、失眠等。可见之于精神分裂症躁狂型、脑血管病、高血压脑病、神经衰弱、痫病、感染所致的精神症状等。

3. 行气化痰：肝失疏泄，气机郁滞，气不行津而痰浊内停所致之眩晕、头重痛、身困痛、胸胁痛、善太息、咽喉梗死不利、肌肤麻木等。可见之于神经官能症、抑郁型精神分裂症、神经衰弱症、梅尼埃病、皮肌炎等。

4. 化痰熄风：痰浊挟带肝风或外风，走窜经络或上扰清窍而致的眩晕、头痛、肢体抽搐、震颤、麻木等症。可见于梅尼埃病、血管性头痛、神经性头痛、三叉神经痛、高血压病、痫病、脑血管病、震颤麻痹、神经官能症等。

5. 化痰祛瘀：血瘀则阻气机，气不行津而生痰；痰停则阻气机，气不行血则血瘀，故痰瘀常互结为病而致神昏谵语、躁狂、抽搐、语蹇、肌肤麻木。可见之于脑肿瘤、脊髓肿瘤、狂躁型精神分裂症、痫病、脑梗死、脑动脉硬化、脊髓侧索硬化、老年性痴呆等。

（四）祛湿法

祛湿法是通过辛燥、芳化、苦燥、淡渗、温化等手段以祛除湿浊的方法。湿浊虽有内湿、外湿的不同，但二者皆可阻闭心窍，蒙蔽神明，或者伤犯筋脉肌内，而致肢麻木、拘挛、运动失灵、萎废等。

1. 祛风除湿：指寒湿依附于风伤人，滞留于经络而致头身疼痛、麻木、抽搐、瘫痪等，可见之于坐骨神经痛、臂丛神经炎、周期神经麻痹、面神经麻痹、破伤风、小儿舞蹈病等。

2. 温化寒湿：寒湿之邪所犯，外阻肌肉筋脉而致头痛、肢体疼痛，肢体麻木，顽麻不仁，瘫痪。可见之于坐骨神经痛、臂丛神经炎、周期性麻痹、多发性神经炎等。

3. 清热燥湿：湿热浸渍，或内湿化热，阻滞于经脉而致肢体疼痛、肌肉萎缩或肢体拘挛、麻木、瘫痪、神志昏蒙等。可见之于急性脊髓炎、多发性神经炎、急性感染性神经根炎、内脏疾病所致的精神症状，如肝性脑病、肺性脑病、尿毒症等。

（五）理气法

理气法是通过调理气机的升降、出入、运动而使气机恢复正常运行的治疗方法。气机失常，可变生百病，故《素问・举痛论》有“百病皆生于气”之说。在神经、精神疾病中，气病多以气滞、气郁、气结、气闭、气脱为多见。理气法仅针对气机不畅而设。

1. 疏肝理气：用于因情志不遂，或邪气犯肝而使肝失疏泄，气机郁滞引起的咽喉梗死不利，胸胁胀痛不舒，头晕胀痛、精神抑郁、闷闷不乐、悲伤欲哭、善太息、多疑善虑、耳鸣耳胀、月经不调等。可见之于神经衰弱、神经官能症、抑郁型精神分裂症、三叉神经痛、高血压病、神经性头痛、血管性头痛、更年期综合征、神经性耳鸣、药物中毒性耳鸣等。

2. 温阳理气：阳气不足，不能温煦，致使气机不畅，而成气机郁滞，头部冷痛、胸痛、肢体冷痛、肌肤不温，也可有精神萎靡、嗜睡、畏寒肢冷等，可见之于三叉神经痛、抑郁症、神经官能症、脑萎缩等。

3. 理气导痰：因气滞津停而生痰浊，或痰浊内停阻滞气机，致使痰浊气滞阻滞于内脏而引起的头昏、头胀闷痛、目眩、呕吐恶心，或精神抑郁、闷闷不乐、善虑多疑，或痴呆、肌肤麻木不仁，或有肢体瘫痪而伴有舌胖苔白腻，脉弦或滑者。多见于癫病、痫病、梅核气、卑牒、郁病及抑郁型精神分裂症、痴呆、神经官能症等。

（六）通腑泻下法

通腑泻下法，指通过通导肠道，荡涤实热的治疗方法。尤其是邪热内结于胃肠，与肠中糟粕互结成燥屎，腑气不通，浊气上熏，而病症丛生。

适应病症：热结肠胃，腑气不通之便秘、腹胀腹痛、呕吐。浊气上冲，神识昏乱，故有昏迷、谵语、躁狂等症。可见之于流行性脑脊髓膜炎、流行性乙型脑炎、脑梗死、脑出血、蛛网膜下腔出血、森林脑炎、流行性急性脑脊髓膜炎、中毒性脑病、脑肿瘤、脑积水、脑寄生虫、周期性精神病、狂病。

（七）活血法

活血法，又叫化瘀法，指凡能促进血液循行，消散瘀血的方法。影响血行的因素颇多，如气虚、气：滞、血热、血寒、外伤、内脏出血等均可致血行瘀阻之病症。就神经精神疾病而言，瘀血多发生于脑、心、肝、子宫及筋肉等处而致此疾病。

1. 行气活血：气机郁滞，不能行血而致气滞血瘀之头痛、肢体痛、胸胁痛、肌肤麻木不仁、肢体瘫痪，或昏迷、精神情志异常、震颤、抖动等。可见于郁病、癫病、狂病、反应性精神病、脑出血、脑栓塞、脑血栓形成、脑肿瘤、卒中后遗症、神经炎等。

2. 益气活血：气虚，行血无力而致血行不畅者，可见之头晕头痛、耳鸣、耳聋、乏力少气、精神倦怠、肢体麻木，或肢体瘫痪不用、肌肉萎废无力、口喎眼斜、舌萎软伴语言不清等，可见之于脑梗死、缺血缺氧性脑病、先天性肌麻痹、周围性面神经麻痹、脑肿瘤、脑卒中（即脑出血）、颈交感神经麻痹、脑萎缩、老年痴呆、脑动脉硬化、延髓麻痹等。

3. 温经活血：血液得寒则凝，得温则行，苦寒犯经脉，或阳虚失温，均可致血行不畅，多以疼痛（如头痛、肢体痛、胸、胁、脘、腹痛）为主症。还可见之于瘫痪、肌肉萎废不用、麻木等，伴有畏寒肢冷、面色㿠白、舌淡苔白润、脉紧或沉迟等寒象。可见于周围神经炎、神经根炎、急慢性脊髓炎、慢性脊膜脊髓炎、多发性硬化症、脊髓肿瘤、脑血管疾病、脑肿瘤、臂丛神经炎、三叉神经痛、肌萎缩、脑缺血、脑出血恢复期、脑血栓形成、肌萎缩侧索硬化症、脊髓空洞症、周期性瘫痪等。

4. 清热化瘀：火热邪气伤犯血分，煎熬血分之津，血质变稠而循行迟滞，或灼伤小络而致的病症。症见神昏、谵语、面赤、躁狂，或心烦不眠、易怒、月经先期量多，或有肢体灼痛等，伴有面赤、舌绛苔黄、口干、尿黄便干、脉数之热象者。可见之于感染中毒性疾病、散发性脑炎、流脑、流行性乙型脑炎、化脓性脑膜炎、脑外伤、高血压脑病、蛛网膜下腔出血、肺性脑病等。

5. 活血通络：血瘀细小络脉，非味辛走窜或虫蚁搜剔之药不能除。血瘀脑络则见头痛、眩晕；瘀阻体络则有身痛、肢痛；肤表络阻则麻木不仁。络脉瘀阻，气血不行，筋肉失养而有萎废不用、瘫痪等。可见于周围性神经炎、神经根炎、急性脊髓炎、慢性脊髓炎、慢性脊髓脊膜炎、多发性硬化症、脊髓肿瘤、脑血管疾病、脑肿瘤、癫痫、缺氧性脑病、外伤、感染、中毒等疾病。

（八）安神法

安神法是指运用重镇药物和养神药物，治疗心神不安，神识轻度障碍疾病的治疗方法。神有因精、气、血、津液失养而致神衰者，也会因火热、痰浊、瘀血、虫毒等犯扰而昏乱者。故治疗神病会有偏于补和偏于祛邪两方治疗思路。

1. 重镇安神：心神过度亢奋所致的惊厥、躁狂、严重之失眠、心悸、多梦等。可见之于癫痫、惊厥、神经衰弱、神经官能症及感染性精神障碍等。

2. 养心安神：气血阴阳不足，心神失于营养所致的心悸、心烦、失眠、多梦、健忘等。可见之于神经衰弱症、更年期综合征、焦虑症、癔、精神分裂症、颅外伤、脑变性疾病、脑血管疾病、脑萎缩、心因性精神病、中毒性脑病。

3. 疏肝安神：肝胆疏泄失常所致的心神不宁，魂不守舍。症见心悸、烦躁不安，或精神抑郁、多疑善虑、幻听幻视、梦游、悲伤欲哭。可见于癔病、神经官能症、抑郁症、动脉硬化性精神病、颅脑损伤或脑肿瘤伴发精神病、强迫性神经症、疑病性神经症、老年痴呆、反应性精神病、偏执性精神病。

4. 化瘀安神：血行瘀阻，蓄血上阻神明，元神为之不清者，症有头痛、头晕而伴顽固失眠、精神抑郁、焦虑不安、记忆力减退，甚或癫、狂者。可见之于癫病、老年性痴呆、神经衰弱、癔病以及其他器质性脑损害性精神障碍。

（九）开窍法

开窍法是针对邪气闭壅、脑窍不通，以神识昏为主症而设的治法。其目的是苏醒患者。此法针对痰浊、火热或阴寒阻闭心神脑窍，致使神识不清或异常的病症。

1. 清心开窍：温热邪毒内陷心包，扰动心神而致发热、神昏、躁狂不宁、谵语、四肢抽搐、拘挛，或顽固失眠、心烦、彻夜不寐。可见之于全身躯体疾病，如肝病、肾病、肺病、心病、内分泌病，以及各种原因所致的水电解质紊乱而致的急性意识障碍、急性感染、中毒，如败血症、伤寒、毒痢，CO 中毒；脑器质性疾病，如颅脑损伤、脑肿瘤、脑寄生虫、脑变性疾病、脑血管疾病、癫痫发作，以及急性心因性精神病、癔病、精神分裂症等。

2. 豁痰开窍：痰湿阻闭脑窍，蒙蔽心神之头重头痛，或突然昏仆、不省人事、口吐白沫、喉有痰鸣，或者神昏发狂、躁扰不宁、多言妄语、打人毁物，及舌红苔黄腻、脉滑数痰热内盛之象，或苔腻脉弦或滑之痰浊内盛特点。可见之于癫痫、精神分裂症、急性感染性精神障碍，或内脏疾病伴发脑神经症状等。

3. 温通开窍：寒湿痰浊蒙蔽清窍，而致神识昏迷不清、牙关紧闭，或耳聋、耳鸣、头晕目眩。可见之于癫痫、急性脑血管疾病、颅脑外伤、中枢神经系统感染、美尼尔病等。

（十）涌吐法

涌吐法指使用具有催吐作用的药物，以祛除痰涎、宿食、毒物的治疗方法。就神经、精神疾病而言，本法适宜于癫病、狂病，对顽固性痼病，可用缓吐之法，祛其顽痰、老痰。

适应病症：痰浊内盛，阻蔽神明，而且头晕头痛、精神抑郁、胸腔痞闷不舒、善太息，或突然昏倒、不省人事、喉有痰鸣，或心烦不寐、躁狂奔号、举止失常，或喃喃独语、暗暗窃笑，并有舌胖苔腻、脉滑。可见之于癫痫、酒精中毒、有机磷中毒、蕈类食物中毒、肉毒中毒、精神分裂症、谵妄性躁狂、反应性精神病、癔病等。

（十一）杀虫法

杀虫法是指运用化瘀活血，杀虫解毒的药物治疗脑内寄生虫或其毒素所致脑病的方法。

适应病症：人体感染囊虫、血吸虫、肺吸虫、蛔虫、丝虫、疟原虫，其虫卵或成虫、幼虫或毒素侵入于脑而形成的表情淡漠、健忘、痴呆、或躁狂、神识不清，或突然昏倒、不省人事、抽搐等。使患者常以头痛、眩晕、精神障碍、癫痫发作等病出现。可见之于脑囊虫病、脑血吸虫病、脑型疟疾等。

（十二）补益法

补益法，是指具有滋补人的精、气、血、津液、阴、阳的方法。此法广泛地适应于神经、精神疾病的慢性阶段，凡在出现神经、精神疾病常见症状的同时，兼有气虚、血虚、精亏、津液不足、阴虚、阳虚症特点时，均可结合具体表现，而选用下述相应补益的方法，故在下述各法的适应证中，只提示中医辨证特点而不提示神经、精神疾病的病症。

1. 补气法：补气法是指运用甘温滋补的药物，以补益脏腑之气，能促进脏腑功能的一种补益方法。此法适应证是气虚症，故以少气、懒言、倦怠乏力、头晕、多汗、脉虚无力等虚症特点为其共同特点。

（1）补益心气：心气不足，行血无力，心神失于振奋而致的心悸、失眠、心神不宁，及伴有少气懒言、精神不振、头晕、多汗、脉虚者，即为心气虚症。

（2）补益肺气：肺气不足，宣降无力，可致语声低微、音哑、失音、咳喘无力、失音、少气、多汗等即为肺气虚症。

（3）补气健脾：脾胃亏虚，纳运无力，常可见腹胀、纳呆、食少、便溏、泻泄、呃逆（声低）、嗳气（不臭）及少气乏力、消瘦、头晕目眩、四肢萎软乏力、举动无力等，即为脾胃亏虚症。

（4）补益肝胆之气：肝胆气虚，疏泄无力而见有胁肋胀闷不舒、精神抑郁不振、胆怯惊悸、失眠梦游、幻视幻听及少气乏力、倦怠懒言、自汗脉虚等，即肝胆气虚症。

（5）补益肾气：久病伤及肾气，肾气不足，上不能充脑养耳、纳气，下不能固振下元，故有头晕、健忘、耳鸣、耳聋、目眩、少气懒言、倦怠乏力、二便失禁、遗精、滑精、早泄等，即为肾气虚症。

2. 补血法：指运用甘润药物，滋补营血的治疗方法。血液不足组织失于充养，故面色萎黄、恍白、唇舌甲色淡、脉虚而细为本法适应证的共同症状特点。

（1）补养心血：心血不足，不能温养心神而致心神不宁，故有心悸、失眠、多梦、健忘、善悲伤，或哭笑无常、意识蒙昽不清，并兼有面色淡白，或萎黄、唇、舌色淡白且脉虚而细者，即为心血虚症。

（2）补益肝血：肝血不足，魂不守舍、筋失濡润而致，精神抑郁不乐、失眠多梦或梦游、肌肤麻木、肢体拘挛、抽搐、肌肉响动，而兼面舌唇甲色淡，脉虚而细者，即为肝血虚症。

3. 滋阴法：指运用甘寒养阴之晶，滋养阴液，以治疗阴虚症的方法。此法适应证的共同特点为五心烦热、面部烘热、午后潮热、骨蒸劳热、盗汗、舌红少苔而干、脉细数。

（1）滋养心阴：心阴不足，心神失养，故见心烦、失眠、多梦、健忘等。同时兼见阴气虚的共同症状特点。

（2）滋补肺阴：肺阴不足，失于滋润，宣降失节而致胸闷、胸痛、音哑、失音、咳嗽、气喘、咽喉干痛，同时兼阴虚症共同特点。

（3）滋养肝阴：肝阴不足，肝失疏泄而阳亢，故有胁痛、头痛、眩晕、易怒、躁烦不安，或月经不调，或手足震颤、肢体拘挛等，同时兼阴虚症的共同特点。

（4）滋补肾阴：肾阴不足，精髓失充，或阴不制阳，相火妄动而致头晕、目眩、耳鸣、耳聋、心悸、失眠、梦遗、阳事易举、月经过多，同时兼阴虚症共同症状。

（5）补益胃阴：胃阴不足，纳降失常，胃气上逆而见脘痛脘胀、干呕、恶心、呕逆、嗳气、饥不欲食、尿黄便干，又兼阴虚症的一般症状。

4. 益肾精法：指用阴柔滋阴或血肉有情之品，填补肾精的治疗方法。此法专指肾精亏虚之症。肾藏精生髓，既可充养脑髓、脊髓、骨髓，又能滋养元神，所以肾精亏虚，可使脑髓失充，元神失养而生神经、精神疾病。所以本法是治疗此类病症之属于虚者的重要方法之一。

适应病症：肾精不足，而致小儿发育迟缓、身材矮小、囟门迟闭、智力发育障碍，及中青壮年之精少不育、不孕、头晕失眠、腰脊疫软、下肢萎软无力以及老年早衰之痴呆，记忆力减退或失忆、耳聋等。

5. 补阳法：指运用温补之药，补益脏腑阳气，以增强脏腑功能的治疗方法。本法适用于阳虚症。此症的共同特点为畏寒肢冷、肌肤不温、口淡不渴且小便清长，舌色淡白、脉微或沉迟无力等。

（1）温补心阳：心阳不足，心脉不畅，心神失于振奋而见心悸、怔忡、精神萎靡不振、嗜睡或昏迷，且兼阳虚症的一般表现。

（2）温补脾胃阳气：中焦阳气亏损，脾胃失于温煦，脾失运化，胃失纳熟而见纳呆、食少、腹胀、脘腹冷痛、隐痛，或呕吐清水、呃逆嗳气等，并见有阳虚症的一般表现。

（3）温补肾阳：肾阳亏虚，下元命火不足，故有腰膝下肢冷痛、阳痿、滑精、早泄、月经不调、精神不振、嗜睡或昏迷，并伴有阳虚症的一般症状。

五、效果判定

（一）文献回顾

何振辉等通过对实验组与对照组大鼠坐骨神经轴突再生恢复率的观测，证实补气通络方具有促进周围神经损伤后神经轴突再生的作用。张烽等对大鼠坐骨神经受损后脊髓 L4～6 行组织学检查、神经元计数、TUNEL 标记凋亡的神经元和 L5 背侧神经节电镜观察，发现银杏叶提取物 EGb24/6 对神经损伤后相应的神经元有一定的保护作用，能减少神经元的凋亡。其作用机制可能与 EGb24/6 中含有内酯 B，可降低细胞内 Ca^{2+} 水平，对抗谷氨酸神经毒性及抑制一氧化氮合成酶有关。潘树义等用微量细胞培养四唑氮法观察 9 种人参皂苷单体对脊神经元生长的影响，发现人参皂苷 Rg1、Rb1、Re、Rf、Rh1 可明显提高体外培神的活力，而 Rb3、Rd、Rg2、Rh2 对脊髓神经元活力无明显影响。

进一步实验又发现 Rg1、Rb1、Re、Rf、Rh1 有促进脊神经节神经元轴突生长的作用。他们认为人参皂苷可能增强了神经元的活力，神经元的代谢功能旺盛，细胞内的粗面内质网和游离核糖体生产出更多的蛋白；线粒体可以提供足够的能量，通过轴浆运输，营养物质被输送到轴突远端，使轴突生长得到加强。冯凯等于大鼠周围神经损伤后不同时期检测感觉神经传导速度及坐骨神经功能指数，并进行形态计量学图像分析，发现 CS（人参茎叶中提取的总皂苷）能够提高神经细胞存活期，促进神经纤维再生，从而有助于感觉和交感神经功能维持。胡晞棠等的实验显示中药人参皂苷 Rb1 在适当的浓度范围内均可不同程度地促进施旺细胞的增殖，其中以 10μg/mL 作用最明显，而高浓度的人参皂苷 Rb1（1 mg/mL）则使细胞生长明显受抑制。冯凯等在活血康元汤对周围神经损伤后的保护作用研究中发现，该方能促进 Wistar 大鼠坐骨神经损伤后的有髓再生和感觉运动神经纤维的恢复及施旺细胞的增殖。张殿英等研究发现，复方红芪提取液对于周围神经损伤后的再生以及防止神经元坏死与神经生长因子（NGF）具有同等的作用，并能更早期地发挥作用。汪宝军等在理气补血汤促进周围神经损伤修复的实验研究中发现，有髓神经轴突计数再生轴突直径、髓鞘厚度的恢复率，实验组均显著大于对照组；透射电镜超微结构观察又发现，实验组再生轴突中细胞器丰富，髓鞘结构成熟，神经再生情况优于对照组，证实理气补血汤可以促进周围神经损伤早期的修复再生和功能恢复。汪宝军等研究发现实验组 SD 大鼠一般情况、坐骨神经功能指数恢复率、运动神经诱发电位潜伏期的延迟率、复合肌肉动作电位振幅的恢复率、小腿三头肌单收缩力和强直收缩力的恢复率和小腿三头肌湿重的恢复率均优于对照组。表明理气补血汤可以促进周围神经损伤的修复再生，明显提高神经功能的恢复。姚珍松等研究发现在各时间点补气通络方 2 个治疗组的神经传导速度及神经传导速度恢复率均显著快于维生素对照组与空白组，认为胶囊和针剂的补气通络方中药对周围神经损伤后神经功能恢复均有促进作用，效果优于维生素 B_1 和 B_6。魏光如等的实验结果显示，大鼠神经损伤后全身给予复方红芪提取液后有髓神经纤维数明显好于对照组，说明复方红芪提取液有促进周围神经再生的作用。张俊芳等研究发现，神经生长液高、中剂量组在腓总神经传导速度恢复率、脊髓前角运动神经元的存活率及再生髓鞘计数均明显好于空白对照组；超微结构观察给药组有髓神经纤维的髓鞘形态、厚度、成熟度均优于对照组，变性纤维的数目少于对照组。结果表明神经生长液能促进损伤周围神经的再生和功能的恢复。

（二）评估方法

“经筋”的概念早在《灵枢·经筋》中已记载，《素问·痿论》：“宗筋主束骨而利机关也”，《素问·长刺节篇》：“病在筋，筋挛节痛，不可以行，名日筋痹”，《素问·痹论》：“痹在于筋，则屈不伸”等，分别就经筋的生理病理展开描述。《临证指南医案》：“阳明为宗筋之长，阳明虚则宗筋纵，宗筋纵则不能束筋骨以流利关节，故不能步履，痿弱筋缩之症作矣。”记载了阳明经病变与宗筋的密切关节。巢元方《诸病源候论》中记载“夫金疮始起之时，半伤其筋，荣卫不通，其疮虽愈合后仍令痹不仁也”“夫金疮愈已后，肌肉充满，不得屈伸者，此由伤绝经筋，荣卫不得循行也，其疮虽愈，筋急不得屈伸也”。这与现代医学周围神经损伤很相近，所以外伤所致的损伤应属中医“伤筋”范畴，随着病情的发展变化，出现类似于中医痹证与痿证的病理形态，故现在中医学认为神经应属于经络的一部分。从痹证和痿证不同特点来分析周围神经损伤的病理机制，认为痹证和痿证是本病病程的两个不同阶段，并从气血学说论周围神经损伤之病机，认为气血失和是该病的病理基础。该病初为痹症，神经受骨折端或瘀血等的牵拉、挤压造成，损伤日久，经脉痹阻不通，筋脉失养，久病及脾，然脾胃为后天之本、气血生化之源，脾胃不足，常致痿证。

六、相关进展

中医中药治疗周围神经损伤，确有疗效。目前研究与运用较多集中于中药或其有效成分及复方，其中黄芪、当归、人参、丹参、川芎等药物的临床疗效是肯定的。中药立法多倡补气、通络、活血诸法合用，攻补兼施，不主张单纯活血祛瘀或单纯补益之法。中药或其有效成分及复方在治疗周围神经损伤方面具有切实可靠的作用，虽然其机制仍未阐明，但各种实验显示中药具有促进周围神经损伤后神经生长因子蛋白表达、施旺细胞增殖，保护受损神经元和促进神经再生及结构重建的作用。本病治疗宜以顾脾、养肝、滋肾、温通为法，而针对气虚血瘀的基本病机，益气活血、以补求通。通是气血之通，是经筋之通，是损伤神经的再通。应益气活血与调补脏腑二者相辅相成。若病在后期或素体虚弱者，调补脏腑便显得更为重要，但就多数情况而论，益气活血、以补求通仍为基本治法。补气一法对本病有特殊意义。在疾病的早期可以补求通、以补行滞，达到补气行瘀的目的，同时通过补气以阻止或延缓血瘀致气虚的病变过程，起到“未病先防，既病防变”，以利于神经、肌肉得到营养物质的充养，从而尽快地恢复肢体的功能。在发病急重、元气初亏之时，运用大剂量的补气之品，可快速补充体内丢失的元气；在中后期用益气药为主，配合活血祛瘀药治疗，既补虚又防补之太过而壅滞，可使气行血活。因此，在本病发生、发展的各阶段，益气活血法的运用都是切合病机的。

（殷继超　邓洪利）

参考文献

[1] 方有生. 周围神经损伤的药物治疗现状和进展 [J]. 现代康复，2000，4（11）：1610 - 1612.

[2] 修忠标，盖秀丽，潘铁军. 补阳还五汤治疗周围神经损伤临床观察 [J]. 辽宁中医杂志，2001，28（5）：286 - 287.

[3] 王昭佩. 补阳还五汤治疗腰椎间盘突出症术后下肢麻痹的临床观察 [J]. 中医药学报，2002，30（3）：20 - 21.

[4] 郑晓辉，黄枫，周石. 壮腰生髓口服液治疗周围神经损伤 41 例疗效观察 [J]. 新中医，2001，33（10）：24 - 25.

[5] 汪宝军，王和鸣，王竹凤. 复方太子参颗粒促进周围神经损伤后再生的实验研究 [J]. 福建中医学院学报，2002，12（4）：28 - 30.

[6] 何振辉，姚珍松，劳镇国，等. 补气通络方对大鼠坐骨神经损伤后小腿三头肌湿重的影响 [J]. 中国中医骨伤杂志，2001，9（1）：10 - 13.

[7] 党育，姜保国，张殿英，等. 局部应用复方红芪对周围神经损伤修复后影响的实验研究 [J]. 中华手外科杂志，2002，18（1）：40 - 42.

[8] 裘法祖，邹声泉，龚建平. 外科学—前沿与争论 [M]. 北京：人民卫生出版社，2003：883 - 893.

[9] 安荣泽，罗春山. 汉防己甲素治疗急性脊髓损伤的实验研究 [J]. 中国骨伤，2003，16（1）：26 - 28.

[10] 鲍远程. 现代中医神经病学 [M]. 北京：人民卫生出版社，2003：674 - 685.

[11] 陈镜合，周海平. 中西医结合急症诊治 [M]. 北京：人民卫生出版社，2003：743 - 750.

[12] 王本祥. 现代中药药理与临床 [M]. 天津：天津科技翻译出版公司，2004：352 - 367.

[13] 王钢，刘世清，陶海鹰. 丹参与神经生长因子对脊髓损伤保护作用的实验研究 [J]. 中国中医骨伤科杂志，2004，12（4）：5 - 7.

[14] Chan，T - Y. Iteractionbetweenwarfarinanddanshen（Salviamiltiorrhiza）[J]，Ann - Pharmacother，2001，35（4）：501 - 504

[15] 刘世清，马永刚，彭吴．中药黄芪对实验性脊髓损伤的神经保护作用［J］．中国骨伤，2003，16（8）：463－465.

第二节 神经损伤常用的针灸治法

一、引言

根据中国传统医学，健康的身体取决于一种极其重要的能量循环，这就是身体中的“气”。这种能量存在于全身的脉络中（十二经），穴位便坐落在这些脉络之上。当一个器官过渡活跃或是机能减退的时候，能量的循环则变得不正常。经脉当中产生了一个堵塞的地方，必须将之打通。所以通过针刺则可以治疗病患，使脉络的循环恢复正常。

二、历史

周围神经损伤在临床上较常见，在祖国医学属“筋伤”或“痿症”的范畴，《内经》早有记述，“（治痿）各补其荥而通其俞，调其虚实，和其逆顺；筋脉骨肉，各以其时受月，则病已矣”及“治痿者，独取阳明”，在现代文献上多有记载，纵观这15年来的成就，针灸治疗本病有肯定的疗效，机理研究亦取得一定的进展。

三、现有方法

（一）毫针刺法

1. 进针法：临床常用的指切进针法，适宜于短针的进针；夹持进针法，适宜于长针的进针；舒张进针法，适用于皮肤松弛部位的俞穴；提捏进针法。适用于皮肉浅薄部位的脑穴，如印堂穴等。

2. 行针法：行引亦名运针，是指将针刺入俞穴后，为了使之得气和气至病所施行的各种手法。得气亦名针感，是指将针刺入俞穴后所产生的经气感应。当这种经气感应产生时，医者感到针下有徐和或沉紧感，同时患者针下出现相应的酸、麻、胀、重感甚至有沿着一定部位，向一定方向扩散传导的感觉。气至病所即使针感传至病变部位。得气与气至病所是发挥针刺作用，提高针刺疗效的重要环节。如经气不至，可因取穴不准、手法不当、针刺深度有误、深浅失度，经调整后可能会得气。如因患者病久体虚，经气不足，或因其他病理因素，感觉迟钝，而不易得气，可采用行针催气，留针候气，或用温针，或加艾灸以助经气的来到，而促使得气，或因治疗而疾病渐愈，经气亦可逐步得到恢复。

常用的行针手法：①提插法是将针刺入俞穴的一定深度后，使针在穴内进行上、下、进、退的操作方法。提插幅度的大小，频率的快慢以及操作时间的长短等，应根据病人的体质、病情和俞穴的部位以及医者所要达到的目的而灵活掌握。②捻转法是将针剂入俞穴的一定深度后，以右手拇指和中、食二指持住针柄，进行前后地来回旋转捻动的操作方法，关于捻转角度的大小、频率的快慢，操作时间的长短等也要灵活运用。以上2种手法，既可单独应用，也可配合应用。③弹柄法是将针剂入俞穴的一定的深度后，以手指轻轻叩弹针柄，使针身产生轻微的震动，而使经气速行。④震颤法是将针刺入俞穴一定深度后，右手持针柄，用小幅度、快频率的提插捻转动作，使针身产生轻微的震动，以促使得气。⑤循法以左手或右手十所刺的俞穴的四周或沿经脉的循行部位，进行徐和的循按或循摄的方法。此法在未得气时用之可以通气活血，有行气、催气之功。若针下过于沉紧时，用之可宣散气血，使针下徐和。

3. 针刺补泻：针刺补泻是根据《英枢·经脉》："盛则泻之，虚则补之，热则疾之，寒则留之，陷下则灸之，不盛不虚，以经取之。"这一针灸治病的基本职论原则而确立的治疗方法。是针刺治病的一个重要环节、也是毫针刺法的核心内容。针刺补泻就是进针、行针得气后，采用适当的手法激发经气以补益正气，疏泄病邪而调节人体脏腑经络功能，促进阴阳平衡而恢复健康。补泻效果的产生，主要取决以下3方面因素：

(1) 可以产生不向的作用，而有补和泻的个同效果。如机体处于虚惫状态而呈虚症时，针刺可以起到补虚的作用。若机体处于邪盛而现实热、闭认的实症情况下，针刺又可以泻邪，而起清热、启闭的泻实作用。如胃肠痉挛疼痛时，针刺可以止痉而使疼痛缓解，胃肠蠕动缓慢而呈弛缓时，针刺可以促进胃肠蠕动而使其功能恢复正常。

(2) 俞穴特异性：俞穴的功能不仅具有它的普遍性。而且有些俞穴具有相对的特异性。有的俞穴适宜于补虚，有些俞穴适宜于泻实，如足三里、关元等具有强壮作用，多用于补虚；而少商、十宣等，具有泻邪作用，多用于泻实。

(3) 针刺手法：针刺手法是产生补泻作用，促进机体内在因素转化的主要手段，临床常用的补泻手法如下：①提插补泻。针下得气后，先浅后深，重插轻提，提插幅度小、频率慢，操作时间短者为补法；先深后浅，轻插重提，提插幅度大，频率快，操作时间长者为泻法。②捻转补泻。针下得气后，捻转角度小，用力轻，频率慢，操作时间短者为补法；捻转角度大，用力重，频率快，操作时间长者为泻法。③疾徐补泻。进针时徐徐刺入，少捻转，疾速出针者为补法转，徐徐出针者为泻法。④平补平泻。进针得气后均匀地提插、捻转后即可出针。

实验研究证明，针刺补泻效应的产生是以受刺激者本身的机能状态为内因，补泻手法不过是个外在的因素。一个最佳的刺激量在不同的条件下具有补虚泻实的双向作用。有实验指出，一般情况下重捣针引起血管收缩，轻捣针引起血管扩张，和手法有关。而原来血管已收缩则重捣针反而引起扩张，原已扩张则重捣针则引起收缩，和机体状况有关。所以补泻手法是调整机体的机能状态，使之平衡的手段。而补泻手法，究其实质是刺激量大小的问题，即刺激量小可以使神经兴奋性增强，调动全身的各部机能而扶正；刺激量大可使过亢的神经兴奋性减低，使炎症、疼痛等反应减弱。

针刺刺激对神经起兴奋或抑制作用，必须掌握以下3点：①针刺刺激力量弱可以产生兴奋作用，刺激力量强可以产生抑制作用。②针刺时间短产生兴奋作用，刺激时间长产生抑制作用。③针刺频率慢产生兴奋作用，刺激频率快产生抑制作用。针刺的强刺激可以使神经由高度兴奋转为抑制，称为泻法。针刺的弱刺激可使神经适当地兴奋，称为补法。而平补平泻手法，主要适于不虚不实的机能状态，刺激以不强不弱为宜。这种认识也是符合文献依据和临床实践的。例如，提循补泻、捻转补泻，疾徐补泻均符合上述规律。综上所述，将机体的机能状态、俞穴的特异性、补泻手法三者结合，才能收到满意的临床效果，其中机体的机能状态是基础，补泻手法则有利于机体向良性方向调整。

4. 留针与出针：将针刺入俞穴行针施术后，使针留置穴内为留针。留针的目的是为了加强针刺的作用和便于继续行针施术。若不得气时，也可静以久留，以待气至。一般病症只要针下得气而施以补泻手法后，即可出针或留针10～20min。对一些特殊病症，如疼痛、抽搐、痉挛性病症，则可适当延长留针时间，以便作间歇性施术，以增强、巩固疗效。

在行施针术或留针后即可出针，在留针后出针前再施术一次会增强疗效。出针时应轻微捻针、慢慢将针提至皮下，然后将针起出，用消毒棉球揉按针孔，以防出血。

（二）电针疗法

电针疗法是在针刺俞穴“得气”后，在针上通以接近人体生物电的微量电流以防治疾病的一种疗法。它的优点是在针刺俞穴的基础上，加以脉冲电的治疗作用，针与电 2 种刺激相结合，故对某些疾病能提高疗效；能比较准确地掌握刺激参数；代替手法运针，节省人力。目前常用的电针有 G6805 型电针治疗、电麻仪、脉冲电针机、多用电产穴位测定治疗机、多功能针灸治疗仪等。

1. 操作方法。

（1）配穴处方：与毫针刺法治疗大致相同，但须选取 2 个穴位以上，一般以取用同侧肢体 1 ~ 4 对穴位（即用 1 ~ 4 对导线）为宜。过多会刺激太强。患者不易接受。

（2）电针方法：针刺俞穴“得气”后（神志失常、感觉麻木、小儿患者例外）将输出电位器调至“0”度，负极接主穴，正极接配穴（也有不分正负极，将两根导线任接两支针柄）然后拨开电源开关、选好波型，慢慢调高输出电流量。通电时间一般 10 ~ 20min 左右，其间可适当调整输出电流量。

（3）电流的刺激强度：当电流开到一定强度时，患者有麻刺感，这时的电流强度稍增加，患者会突然产生刺痛感，能引起疼痛感觉的电流强度称为电流的“痛阈”，脉冲电流的“痛阈”强度因人而异，在各种病态情况下差异也较大。一般情况下，感觉阈和痛阈之间的电流强度，是治疗最适宜的刺激强度，应以病人能耐受的强度为宜。

2. 脉冲电流的作用：人体组织是由水分、无机盐和带电生物胶体组成的复杂的电解质电导体，当一种波型、频率不断变换的脉冲电流作用于人体时，组织中的离子会发生定向运动，消除细胞膜极化状态，使离子浓度和分布发生显著变化，从而影响人体组织功能。离子浓度和分布的改变，是脉冲电流治疗作用最基本的电生理基础。低频脉冲电流通过毫针刺激俞穴，具有调整人体功能，加强止痛、镇静、促进气血循环，调整肌力、肌张力等作用。

低频脉冲电流的波形、频率不同，其作用亦不同。频率快的叫密波（或叫高频）一般在 50 ~ 100 次/s；频率慢的叫疏波（或叫低频），一般是 2 ~ 5 次/s。有的电针机有可调波，可用频率选择任意选择疏、密波形。有的电针机分别装有密波、疏波、疏密被、断续波等波形，临床使用时应依据病情选择适当波形，提高疗效。

（1）密波：能降低神经应激功能，先对感觉神经起抑制作用，接着对运动神经也产生抑制作用。常用于止痛、镇痛、缓解肌肉和血管痉挛、针刺麻醉等。

（2）疏波：其刺激作用较强，能引起肌肉收缩，提高肌肉韧带的张力，对感觉和运动神经的抑制发生较迟。常用于治疗软瘫、肌无力、脊柱关节病变等。

（3）疏密波：是疏波、密波自动交替出现的一种波形。疏、密交替持续的时间约各 1.5s，能克服单一波形易产生适应的缺点。动力作用较大，治疗时兴奋效应占优势。能促进代谢，促进气血循环，改善组织营养，消除炎性水肿。常用于面瘫、四肢软瘫、肌无力、脊柱关节病变等。

（4）断续波：是有节律地时断、时续自动出现的一种疏波。断时，在 1.5s 时间内无脉冲电输出；续时，是疏波连续工作 1.5s。断续波形使机体不易产生适应。其动力作用颇强，能提高肌肉组织的兴奋性，对横纹肌有良好的刺激收缩作用。常用于治疗软瘫、面瘫、肌无力、脊柱关节病变等。

3. 电针的适应证：基本和毫针刺法相同，故其治疗范围较广，临床常用于治疗各种痛症、痹症、肌肉、韧带、关节的损伤性疾病，神经官能症、神经痛、神经麻痹、偏瘫、面瘫、四肢软瘫、肌无力、小儿麻痹后退症，胃、肠、膀胱等器官的功能失调，癫狂等疾病。

4. 注意事项：

（1）电针器在使用前须检查性能是否良好。

（2）电针器最大输出电压在40V以上者，最大输出电流应控制在1mA以内，避免发生触电事故。直流电或脉冲直流电有电解作用，容易引起断针和灼伤组织，不能作电针器的输出电流。

（3）调节电流量时，应逐渐从小到大，切勿突然增强，防止引起肌肉强烈收缩，患者不能忍受，或造成弯针、折针、晕针等意外。

（4）有心脏病者，避免电流回路通过心脏。靠近延髓、脊髓部位使用电针时，电流输出量宜小，切勿通电过大，以免发生意外。孕妇慎用。

（5）温针灸用过的毫针，针柄表面因氧化而不导电；有的毫针柄是用铝丝绕制而成，并经氧化处理镀成分黄色，氧化铝绝缘不导电。以上2种毫针应将电针器输出纠夹铸在针体上。

（三）耳针疗法

在耳郭穴位上进行针刺用以防治疾病的方法。《黄帝内经》一书中已有针刺耳郭治病的记载，以后历代医学文献中也有不少记述。本法具有操作简便，适应证广，疗效好等优点。

根据耳郭与经络、脏腑相关的原理，即耳郭某一特定部位（耳穴）与人体内脏及躯体相关。当人体内脏或躯体有病时，往往在耳郭的一定部位出现压痛、敏感点、低电阻、变形、变色（如鳞屑、充血、丘疹）等改变，利用这些现象作为诊断疾病的参考，并可刺激这些部位以治疗疾病。耳穴分布具有一定的规律性。一般来说与头面部相应的穴位在耳垂，与上肢相应的穴位在耳舟，与躯干和下肢相应的穴位在对耳轮和对耳轮上、下脚，与内脏相应的穴位多集中在耳甲艇和耳甲腔。

1. 操作方法：常用耳穴探测方法有3种：

（1）压痛点。在选定的耳区或附近，用探针或毫针柄，以均匀指力，逐一压迫探查，当压及一点患者感到最痛，有皱眉或躲避表现，此点便是施针的反应点。

（2）导电法。用耳穴探测器在耳壳上探查导电性能良好的部位。探查时患者握住探测器的握手极，检查者手持探测极，在患者耳壳上选定的耳区及附近，逐一压迫探查，当电流计指针上升最明显时（或探测器发声最响时）为敏感点，此即施治的耳穴。

（3）肉眼观察法。有的患者在耳壳反应点处可出现形态、色泽的改变，如脱屑、小红点、小黑点、丘疹等，可作为耳穴的参考。

确定治疗穴位后，以75%酒精棉球消毒该部，左手固定耳郭，右手用消毒的0.5寸毫针快速刺入软骨，以不穿透对侧皮肤为度。进针时可有痛感或酸、麻、胀感，根据病情可捻转数秒钟后再留针15min，1～2d治疗1次，10～20次为1疗程。

对于昏迷或小儿患者，可用耳穴探测器取其电阻较低的导电性能良好的良导点，或根据有关图示部位选穴。

可用特制揿钉样皮内针刺入耳穴，用胶布固定埋针，达到长时间持续刺激作用，告知病人自行定期按压埋针，增强刺激以巩固和提高疗效，对某些慢性及发作性神经系统疾病尤为适用。

常取病变同侧穴位，也可取双侧耳穴。

2. 治疗作用：刺激有关的耳穴区，可使通往病灶区的经络、气血调和通畅，并推动和驱散病灶中郁滞的气血和邪气，使阴阳平衡，从而达到增强免疫力，抗炎、镇痛、解毒的防治疾病目的。

神经系统疾病常取皮质下、枕、额、神门、心、胃、肾、脑等穴；神门、枕、肾上腺、皮质下多用于各种病症。

3. 耳针适应证：坐骨神经病、肋间神经病、神经性头痛、神经官能症等。

4. 禁忌证：同针灸疗法。

（四）皮肤针疗法

将一束丛针弹刺皮肤、经络穴位达到治病目的的一种方法。由5～7枚不锈钢针固定在针杆一端而成，是一种多针浅专门针具。俗称梅花针，七星针。

1. 操作方法

（1）治疗时用75%酒精消毒皮肤，孙惠卿强调，以右手拇指、中指、无名指、小指握住针柄，食指伸直压住针柄。

（2）针尖垂直，对准皮肤叩刺，充分运用腕部弹力，针尖刺入皮肤后立即弹出，不可用力过重，1～2d/次，12～18次为1疗程。

（3）五脏六腑的俞穴都在背部，相当于足太阳膀胱经循行处，检查该部有无条索状物、结节状物等异常改变（或叫阳性物）和异常反应（酸、痛、麻木等感觉过敏区）。

（4）脏腑器官有病时，亦常在脊柱两侧相应的俞穴上出现上述阳性物和异常反应，这对认识疾病，进行治疗和判定疗效都有一定意义，而且出现阳性物的部位也是治疗的重要部位。

（5）治疗时先叩打脊柱两侧，然后根据不同疾病在一定范围内环形叩刺，具体方法是：叩刺颈椎两侧，可治疗上肢病变；第2腰椎至骶椎两旁叩刺，可治小腹及双下肢疾病；头部局部叩刺，可治疗头面部疾病。治疗神经系统疾病除重点叩刺脊柱两例外，还应叩刺项部和骶部。

2. 治疗作用：根据经络学说，脊往中行有督脉，背部两侧为足太阳膀胱经，五脏六腑的俞穴都在背部，说明这些部位在诊断和治疗疾病时的重要性。皮肤针治病常以脊柱两侧为主要部位就是基于此原理。采用叩打体表一定部位、穴位或阳性反应区，可通过皮肤、孙脉、络脉和经脉，起到调整脏腑虚实、调和气血、通经活络、平衡阳阳的调理作用。

3. 适应证：神经官能症、周围性面神经炎、脊神经疾病、脊髓疾病、脊髓损伤、自主神经系统疾病等。

4. 禁忌证：同针灸疗法。

（五）水针疗法

本法是一种针刺与药物相结合的新疗法。它是根据经络学说原理，选用中西药物注入有关穴位、压痛点或体表触诊所得的阳性反应点，通过针刺及药物的双重作用以调节机体机能和改变病理状态，达到治疗疾病的目的。

1. 操作方法：

（1）针具常用2mL、5mL、10mL、20mL注射器及5～6.5号注射针头。

（2）药物常为易于吸收、刺激性小、可作肌肉注射用的。一般痛症多用当归、川芎、红花、三七、0.5%～2%盐酸普鲁卡因等；炎症性病变多用穿心莲、板蓝根、抗生素；发热多用柴胡及相应的退热药；体虚、萎症可用当归、人参、胎盘注射液、维生素B_1、维生素B_{12}等。

（3）部位选择：胸腹腰背部，常以触诊时阳性反应明显的俞穴、募穴为治疗点以及循经络分布所触到的不同形态的阳性反应点（结节、条索状物等）。软组织损伤时，可直接注入最痛点。

（4）局部皮肤常规消毒，以快速进针法，准确刺入穴位或阳性反应点，探得酸、胀等“得气”感应后回抽一下，如无回血，则可推入药液（如为高渗葡萄糖，不可注入皮下，必须注入肌肉深部）。一般疾病用中速推药；慢性病、体弱者用轻刺激，推药宜慢；急性病，体壮者用强刺激，可快速推药。

（5）每次注入药液的量：头面部和耳穴等处一般为0.3～0.5mL；四肢及腰背肌肉丰厚处可用2

~15mL。注射深浅度则根据轻压即痛者，病变多在浅层，注射要浅；用力按压才出现疼痛的，病变多在深层，注射宜深。1~2d/次，5~12次为一疗程。

2. 治疗作用：具有针刺和药物双重作用，二者综合应用，可相互协调，增强疗效。

3. 适应证：坐骨神经痛、神经衰弱、脑震荡后遗症、失眠、头痛等。

四、相关要点

（一）针灸的治疗作用

1. 调和阴阳——调整作用：人体在正常情况下，保持着阴阳相对平衡的状态。如果七情六淫以及跌扑损伤等因素使阴阳的平衡遭到破坏时，就会导致“阴盛则阳病，阳盛则阴病”等病理变化，而产生“阳盛则热，阴盛则寒”等临床病症。针灸治病就是根据病症的届性来调节阴阳的偏盛偏衰。使机体转归于“阴平阳秘”，恢复其正常的生理功能，从而达到治愈疾病的目的。

针灸调和阴阳的作用，是在机体的机能状态阴阳偏盛偏衰的基础上，通过经穴配伍和针刺手法来完成的。

现代实验和临床研究证明，针灸对人体各系统许多器官和组织有明显的调整作用。它可以使人体机能由不正常恢复到正常。这方面的内容相当丰富，在这里只做简单介绍。

针灸对有病的心脏有良性调整作用。对心率、心律、冠状动脉的功能、周围血管的功能、血压均有良性调整作用。

针灸有促进肠运动功能正常的作用，即肠运动功能减低者，促使其增强运动，而运动功能亢进者则促使其缓解。

针灸对肾与膀胱功能有调整作用，对遗尿、尿失禁、尿潴留、排尿困难等都具有良好的治疗作用。

针灸能影响大脑皮质的神经活动过程，具有使兴奋与抑制过程恢复平衡的调整作用。

针灸既能使升高了的交感神经兴奋性降低，又能使升高了的副交感神经兴奋性降低，还能使不对称的自主神经机能恢复对称。针刺调整自主神经系统机能的作用，也是针刺对各系统的内脏器官功能实施调整作用的重要机理之一。而自主神经系统机能的调整，又与针刺通过神经系统外周到中枢各级水平对自主神经系统机能发挥调整作用有关。

2. 扶正祛邪——防御免疫作用：人体患病之后，机体仍然会不断地产生相应的抗病能力，与致病出家作斗争，若正能胜邪，则邪退而病向愈；若正不敌邪，则邪进而病恶化。因此，扶正祛邪是保证疾病趋向良性转化的基本法则。

针灸治病，就在于针灸能够发挥其扶正祛邪的作用。大凡针刺补法和艾灸有扶正的作用；针刺泻法和放血有祛邪的作用。但在具体应用时还应结合俞穴的特异性来考虑，如足三里、关元、气海等穴，多在扶正时用之；而十宣、人中、大椎等穴，多在祛邪时用之。

针灸对防御免疫的影响是多方面的，可使网状内皮系统功能活动增强，对机体内各种特异性和非特异性免疫抗体的增加均有明显作用。而对于因各种原因所造成的异常免疫功能又可以使之恢复正常。临床上用于抗感染、抗过敏、抗癌、抗疟等报道甚多，故不一一赘述。

3. 疏通经络——活血、镇痛作用：人体的经络“内属于脏腑，外络于肢节”“内溉脏腑，外濡腠理”，维持着人体的正常生理功能。

病症的由来，是因为某些致病因素导致经络脏腑的气血偏虚偏实的结果。经络脏腑偏虚则鼓动无力，气不帅血而血瘀；偏实则气滞血瘀，气血不通，“不通则痛”。

针灸治病，就是根据经络与脏腑在生理病理上相互影响的机理，由俞穴进行针刺或艾灸，取得“通其经脉、调其气血”的作用，从而活血化瘀生新，祛瘀止痛，达到治愈疾病的目的。

现代研究证明针刺对冠状动脉、脑血管、内脏血管、外周血管的功能有调整作用。对甲皱微循环的血流速度、血流形态、血流颜色均有明显的即刻效应，对异型管袢、袢顶瘀血、清晰度均有明显的远期效应。对脑血流图呈现重博波明显，波幅增高。对血液流变学可使红细胞压积、血沉及其方程 K 值均较针刺治疗前下降，纤维蛋白原及凝血酶原也较治疗前显著改善。

现代研究已表明针刺镇痛作用是针刺作用于机体后，在机体内发生的一个从外周到中枢、从神经到体液一系列复杂的整体性综合活动的结果。因此，从这个意义上来说。针刺镇痛作用既是针刺调整作用的具体表现形式，又是针刺调整作用的综合性结果。

综上所述，针灸对机体具有 3 大作用，但针灸对机体产生的作用是相互关联而不是孤立的。功能调整的结果将提高机体的抗病力（包括产生镇痛、活血和提高免疫力），针灸在临床治病的疗效便是通过针灸对机体的许多作用而实现的。例如针刺的抗炎作用就是针刺对自主神经、局部血液循环、细胞免疫以及内分泌腺等功能影响的综合结果。

（二）针灸配穴处方

1. 俞穴的治疗作用：人体的体表及其深部组织与脏腑之间，通过复杂的途径以各种形式（神经的、体液的和经络的）发生着密切而复杂的联系。俞穴的治疗作用就是在这种复杂的联系中产生的。

（1）近治作用：这是一切俞穴主治作用所具有的共同特点，这些俞穴均能治疗该穴所在部位及邻近组织、器官的病症。如眼区的睛明、承泣、四白，均能治疗眼病；胃部的中脘、建里、梁门诸穴，均能治疗胃病等。

（2）远治作用：这是十四经俞穴主治作用的基本规律，十四经俞穴中，尤其是十二经脉在四肢肘、膝关节以下的俞穴，不仅能治局部病症，而且还可以治疗本经循行所过的远隔部位的脏腑、组织、器官的病症，有的甚至具有影响全身的作用。例如合谷穴，不仅能治疗腕部病症，而且还能治疗颈部和头面部病症；足三里穴不仅能治疗下肢病症，而且对调整个消化系统的功能，都具有很大的作用。

（3）特殊作用：临床实践证明，某些俞穴的治疗作用还具有相对的特异性。如大椎退热、至阴矫正胎位、人中醒神开窍等，均属特殊治疗作用。

根据反射论，现代生理学已经证明，内脏器官的机能状态可以反射性地影响到皮肤、皮肤深部的肌肉组织及其他有关器官，这就是内脏－皮肤、内脏－肌肉反射的理论。反之，皮肤及其深部肌肉组织的机能状态，也可以反射性地影响到内脏及其相应的器官，这就是皮肤－内脏、肌肉－内脏反射的理论。应用俞穴治疗疾病，就是皮肤－内脏、肌肉－内脏反射理论的应用。

上海第一医学院在证明 323 个经穴均有神经分布的基础上进一步发现经穴与相关脏器的神经分布同属一脊髓节段，或在该内脏所属的神经节段范围内，表里两经的经穴也基本上隶属于脊髓同一节段。中国医科大学认为，经穴的主治分布形式在很大程度上与胚胎期节段支配关系相一致，尤其在躯干、腹部、背部吻合更为典型。这也是俞穴治疗作用的理论依据之一。

2. 针灸配穴处方的基本方法：针灸治病是在人体的穴位上进行的，每个穴位都有一定治疗作用。根据病情组成处方进行治疗，就产生了穴位的配合使用问题。在配穴的理论与方法上，有按经络学说理论配穴的，有按脏象理论配穴的，有按神经解剖生理定位配穴的。基本的配穴处方方法有 3 种：近部取穴、远部取穴和对症取穴。三者在应用时可分可合，分别介绍如下：

（1）近部取穴：近部取穴是根据每一俞穴都能治疗所在部位的局部和邻近部位的病症这一普遍规律提出的。多用于治疗体表部位明显和较局限的症状。如鼻病取迎香，口歪取颊车、地仓，胃痛取梁门、中脘等，应用非常广泛，即时疗效快。

（2）远部取穴：远部取穴是根据俞穴的远治作用，根据脏腑、经络和神经节段的理论来应用的。如腰痛取委中，遗尿取三阴交、百会，牙痛取合谷，胃病取内关、足三里等。《灵枢·终始》篇所说的："病在上者，下取之，病在下者，高取之，病在头者，取之足，病在腰者，取之腘"都属于本法的范畴。

（3）对症取穴：是根据俞穴的特殊作用而提出的。俞穴具有相对的特异性作用，某俞穴可能具有治疗某一病症的作用。如大椎可退热，人中可以醒神开窍，内关可以调整心率，廉泉可以治喑哑等。

一般来说，近部取穴的即刻效应明显，而远部取穴对配合治疗和巩固疗效较好，对症取穴对治疗某一症状较佳，三者配合应用更佳。

3. 常用配穴法：针灸配穴处方除基本方法外，在长期医疗实践中还总结出了一些行之有效的常用配穴法。

（1）俞募配穴法："俞穴"是脏腑之气输往于背部的俞穴，"募穴"是脏腑之气汇集在胸腹部的俞穴。当某一脏腑发生病变时，取其所属的俞穴、募穴进行治疗，如胃脘痛取其胃俞和其募穴中脘，即是俞募配穴法。

临床上每一脏、腑发生病变时，常在其俞穴或募穴出现疼痛或过敏等，海德氏等发现在有病的内脏同产生牵涉痛的躯体皮肤或深部组织之间存在着一定的规律，这就是两者都接受来自相同节段的脊神经传入纤维的支配，牵涉痛是刺激扩散的结果。这就叫海德氏过敏带。脏腑俞穴的位置基本上位于相应的内脏海德氏过敏带内，其主治作用亦和海德氏过敏带所属的内脏、躯体节段相吻合。募穴与海德氏过敏带除心之过敏带略异外，其余皆同，且募穴是在海德氏过敏带的最高过敏点上。俞、募穴能治疗内脏病是根据躯体－内脏相关学说实现的。内脏有病在相应躯体节段区域有敏感点及疼痛，那么针灸躯体某一节段同样能影响相应的内脏，这种单纯的相互影响在脊髓即可完成，但调节内脏平衡或躯体平衡本身仍需由高级中枢神经完成。

（2）夹脊配穴法：是取其病变相应节段的夹脊穴进行临床治疗的配穴方法。夹脊穴以中线旁开0.5寸，深度在1～1.5寸之间，针尖向脊柱方向斜刺。其深层为相应脊椎间孔发出的脊神经后支及其动静脉丛。针灸夹脊穴可提高同节段皮肤的痛阈，调节同节段肌肉的运动，调整相应节段的交感神经功能。因而对皮肤、肌肉有良好的镇痛作用；对肌肉同一节段的脏腑、血管、汗腺等功能有调整作用。其作用原理是脊神经为混合神经，包括躯体运动纤维、感觉纤维，在胸1－腰3、骶2－4脊神经含有内脏运动纤维和内脏感觉纤维。

夹脊配穴法在临床上常用于治疗枕神经痛、颈椎病、腰椎病、椎－基底动脉病变、血管性偏头痛、雷诺氏症、红斑性肢痛、肋间神经痛、神经根炎、急性感染性多发性神经根病、脊髓前角灰质炎、截瘫、脊髓空洞症、带状疮疹、自主神经功能紊乱、肢端感觉异常症、腰扭伤、呃逆、脱发、肩关节周围炎、牛皮癣等。

（3）五输配穴法：以某经五输穴治疗相关脏腑和经络疾病的配穴方法，称作五输配穴法，是临床上较为常用，疗效较高的配穴法。解剖生理学实验证明，人体各部在大脑皮质的投影代表区的大小与该部位功能繁简成正比。井、荥、输、经、合穴所以疗效高，是由于人的手足运动多、灵活性强、感觉敏锐、在大脑皮层投影区大、皮层区神经元数量多所决定的。如接受同等量的刺激，针刺后神经冲动对高级中枢大脑皮层的影响也大的多，其神经反射调节或神经体液调节机体各种功能活动就愈活跃和广泛，所以疗效必然高。根据这一原理，五输穴应用于治疗肢体病变。如瘫痪、疼痛等。五输穴治疗脏腑病变或临近部位的病变原理，可能是胚胎时它们几乎位于相同的脊髓节段，尽管在进化中体节各部发生了位移，通过神经仍保持着联系。五输穴受刺激后能通过同水平的脊髓节段抑制临近部位或脏腑的病理性冲动，并调整其功能。另外五输穴和临近部位与脏腑在大脑皮层投影区邻近，因而针刺五输穴的刺激冲动兴奋大脑皮层后，其兴奋冲动极易波及邻近区域，因而调整了其不平衡的病理状态。

（4）上下配穴法：是指人身上部穴与下部腑穴配合成针灸处方的配穴法。中枢神经的最基本活动过程是兴奋和抑制，兴奋和抑制的基本活动规律为扩散、集中和相互诱导。针刺实验证明，针刺能对大脑皮质的兴奋与抑制过程具有一定的调整作用，也可以提高大脑皮层相应区域神经细胞的兴奋性。针刺产生一个中枢兴奋的结果，可引起另一个中枢的抑制，针刺刺激强度过大或时间过长可引起中枢抑制。

临床上观察，上下取穴法对大脑皮层功能失调引致的疾病及疼痛性疾病疗效较佳。如头痛、失眠、多眠、高血压病常取头、手、足的腑穴；胃病、腹痛常取上肢、下肢和足的腑穴；手足瘫痪、麻木、震颤、疾病多取头部腑穴。

（5）背俞配穴法：以取背部俞穴治疗多种疾病的配穴方法。

背俞穴的位置基本位于相应内脏海德氏过敏带内，其主治功能亦和海德氏过敏带所属内脏、躯体节段相吻合。脏腑俞穴治内脏病的实质是通过躯体－皮层－内脏的调节以及躯体－脊髓－内脏的调节来完成的。其主要是通过调整内脏自主神经平衡，同时调动全身各系统参与受病脏器的康复。

临床上用来治疗自主神经系统疾病、脏腑疾病疗效较高。

五、文献回顾

陈锋等根据“治痿独取阳明”“经脉所过主治所及”等相关针灸理论，取穴足三里、梁丘、血海、太冲、解溪等穴配合足三里补法、太冲泻法及其他穴位平补平泻治疗腓总神经损伤，术后小腿及足部肌力均恢复3 + 级以上。赵海河采用电针、TDP 联合穴位注射的综合方法治疗尺神经损伤，电针刺激神门、后溪、腕骨、小海等穴，同时甲钴胺注射尺神经沟、液门、养老、后溪等穴，疏通经脉，尺神经功能恢复满意，治愈率为 86.0% 。曹刚毅运用宽筋解痉法、舒经活血法及理筋整复法 3 种单纯手法，通过减轻炎性渗出，改善血液代谢，促进病变组织周围神经功能恢复，治疗臂上皮神经损伤 40 例，总有效率为 95.0% 。彭德忠等选用针刺大陵、内关、间使、鱼际、合谷、曲泽等穴位，结合滚法、按法、揉法、一指禅推法、拔伸法等综合手法治疗腕管综合征 32 例，21 例痊愈，8 例好转，3 例无效。周楠等运用针灸配合艾灸，通过温经散寒、缓急通络止痛的治疗原则治疗外源性腓总神经损伤，主穴选用足三里、阳陵泉、丰隆穴，配以公孙、太溪、解溪等穴，总有效率 88.0%。

（殷继超　邓洪利）

参考文献

[1] 侯红艳，刘诗翔．周围神经损伤康复治疗进展［J］．临床军医杂志，2012，40（2）：482－483.
[2] 曾林如，汤样华．周围神经损伤的中西医治疗研究进展［J］．浙江临床医学，2012，14（1）：111－112.
[3] 杨加富，孙琳，张晨，等．医源性周围神经损伤及治疗进展［J］．中国美容整形外科杂志，2012，23（1）：51－53.

[4] 李玲．论周围神经损伤之气血学说［J］．中医研究，2011，24（6）：13－14.
[5] 李玲．中医对周围神经损伤的认识［J］．陕西中医，2011，32（6）：768－769.
[6] 王战朝．名老中医李金明诊疗周围神经损伤经验［J］．名医方技，2000，8（1）：62－63.
[7] 张兰．糖尿病周围神经病变瘀血络损病机探微［J］．新中医，2011，31（8）：158－159.
[8] 薛锋，顾玉东，李继峰，等．银杏叶提取物对坐骨神经损伤后感觉神经元超微结构的影响［J］．中华实验外科杂志，2002，19（5）：452－454.
[9] 刘卉，刘亚杰，刘振华．黄芪提取物的神经营养作用研究［J］．实用医学杂志，2010，26（14）：2480－2482.

第三节　神经损伤常用的推拿疗法

一、引言

推拿疗法是以医者的双手在人体的一定部位，采用各种手法或器械进行治疗，达到防治疾病的一种方法。具体地说，就是术者用手或器械（如电按摩器）在患者体表某一点（经穴或神经敏感点）、某一线（经络和神经干线）或某个面（部位）上施以各种手法，从而起到防治疾病的作用。

推拿通过对不同部位施加不同手法，对局部、体液、神经以及其他系统有一系列的影响，从而产生镇静、止痛、消肿、抗炎、解痉、散瘀、调整功能、增强身体抵抗力等主要治疗作用。在神经系统疾病康复中，它常用于促进神经系统功能的恢复，治疗瘫痪，防治肌肉萎缩、挛缩，减轻肌痉挛、降低肌张力，减少关节僵直、变形，改善血液循环，减轻疼痛等。椎间盘突出导致坐骨神经痛，可通过牵引帮助椎间盘复位。目前，推拿疗法已发展成为我国物理康复的一个重要组成部分，对神经系统等疾病具有良好的康复效果，故为神经系统疾病在综合疗法中常用的康复手段。

二、历史

推拿疗法又名按摩疗法，是传统医学的组成部分，是最古老的防治疾病的手段之一。根据推拿的目的将其分成医疗推拿、健身推拿和运动推拿。无论哪种推拿都有积极的治疗作用。

三、现有方法

推拿的方法很多，每一流派都有自己的特点，归纳起来可分4大类：

1. 滑利关节类：包括摇法、牵法、扳法、端提法、背法等。
2. 疏通经络类：包括点穴法、按法、弹拨法、抖法等。
3. 消肿止痛类：包括摩法、推法、揉法、捏法等。
4. 强筋壮骨类：包括拿法、滚法、拍法、叩法、拔伸法等。

四、适用范围

各种神经麻痹、功能障碍、偏瘫、截瘫、神经官能症、头痛、头晕、失眠、肌肉萎缩。

五、禁忌范围

急性传染病、出血倾向、癌瘤、恶病质、急性化脓性炎症、血栓性静脉炎。

六、效果判定

文献回顾。周翔报道，采用推法、揉法、三指捏法、拿法、扳法、点穴等手法治疗神经根型颈椎病 183 例，有效率达 97.4%。其治疗机制为：按摩可舒畅筋节、流通血脉；点穴具有行气血，疏通经络，消除肌肉疲劳，滑利关节的作用。周建伟等采用五中心、单盲、随机、对照研究方法，将合格受试者 660 例按 1:1 比例随机纳入治疗组和对照组，分别给予以针灸推拿为主的非药物综合方案和以物理疗法为主的非药物综合方案治疗，建立症候测评表和多维效应评价指标，评价疗效及安全性。治疗结果为治疗组痊愈率 42.9%，愈显率 64.4%，优于对照组的 16.7%、36.3%；治疗后两组临床症候得到改善，颈肩肢痛、颈项僵硬、颈部前屈异常、颈部旋转异常等指标的改善程度，治疗组优于对照组；两组起效时间和疗程，治疗组均短于对照组。中医认为，本病属“痹症”范畴，颈部劳伤、肝肾亏虚、筋脉失养是颈椎病的病理基础，若加风寒湿邪外侵、痰湿内生等闭阻经脉；或损及气血，筋脉失养，导致疼痛、麻木诸症发生。采用颈夹脊、风池、肩井、肩髃、外关、后溪等穴配合以针灸推拿为主的非药物综合方案治疗，可调理脏腑、宣畅气血、疏通经络、理筋整复、通利关节，从而达到治疗目的。

七、相关要点

1. 根据病情采用推法、拿法、滚法、按法、摩法、揉法、点法、擦法、摇抖及引伸等手法，有时可教给患者或家属自我推拿或相互推拿，亦可用器械在患者体表进行机械力的推拿。

2. 施行各种手法时，开始宜轻，渐而加重，但不可用力过猛，尤其是年老体弱、儿童患者更应轻些。总之，以病人舒适为度。

3. 治疗时应根据病情分别采用各种不同手法，如兴奋性增强或痉挛性麻痹，多用缓慢平稳的手法，操作时间需长些，对抑制或弛缓性麻痹，宜用较强的刺激手法，时间应短些。

4. 如先从患肢远端作向心性推拿，有利于血液、淋巴液的回流，可消肿、止痛、增强营养、防止肌萎缩。若是周围神经损伤的恢复期，主要采用中等力量的按、揉、捏等手法，并循患肢酌主要穴位或运动点作点穴推拿和手法刺激，此时推拿应以患肢的近端向远端作离心性推拿，以利于改善营养和刺激神经再生。

5. 推拿常与热疗、水疗、医疗体操等配合进行，可提高疗效。每次 20 ~30min，12 ~ 18 次为 1 疗程。

八、相关进展

周围神经损伤是临床中常见的病症，肢体的任何部位损伤均可造成周围神经的损伤。神经根型颈椎病、腰椎间盘突出症、梨状肌损伤综合征、腕管综合征是按摩推拿治疗周围神经损伤中较为常见，并具有典型意义的 4 种病症。推拿手法可以通过缓解肌肉痉挛、减轻水肿和渗出、调整局部的解剖位置等外周刺激的形式，改善神经受压症状，并激活神经修复因子，最终实现功能恢复和行为改善。其中前 2 种属根性疼痛，后 2 种属干性疼痛，其疗效颇为显著，提示推拿对周围神经损伤，特别是“神经根”“神经干”的受压有明显的治疗作用。疗效表现为运动与感觉障碍的恢复，提高肌力，逆转肌肉萎缩等方面。

（殷继超　邓洪利）

参考文献

[1] 陈晓东. 周围神经损伤与修复 [J]. 创伤外科杂志, 2004 (6): 478-480.

[2] 廖维宏. 脊髓损伤基础研究的现状与展望 [J]. 中国脊柱脊髓杂志, 2000, 10 (5): 260-261.

[3] 周翔. 推拿按摩治疗神经根型颈椎病 [J]. 河南中医学院学报, 2005, 20 (6): 61.

[4] 周建伟, 蒋振亚, 叶锐彬, 等. 针灸推拿为主治疗神经根型颈椎病多中心随机对照研究 [J]. 中国针灸, 2006, 26 (8): 537-543.

[5] 柯志庭. 推拿治疗神经根型颈椎病100例疗效观察 [J]. 按摩与导引, 2006, 22 (2): 21.

[6] 黄勇, 何洪阳. 通经点穴手法配合中医辨证治疗腰椎间盘突出症40例 [J]. 四川中医, 2005, 23 (12): 98-99.

[7] 张长富. 循经点穴配合旋转手法治疗腰椎间盘突出症30例 [J]. 中华中医药杂志, 2005, 20 (10): 611-622.

第四节 神经损伤常用的气功疗法

一、引言

气功疗法是通过“练气”而达到健身治病的一种功法。气功疗法是在中医学理论指导下的一种身心锻炼方法，可调和阴阳，动则生阳，静则生阴；调和气血，以意领气，舒通经缅调理脏腑，还精补脑，清心养神；调精、气、神，使精气充足，神全，却病延年。故有预防、医疗、康复、保健、延年和调动潜能等作用。坚持练功对大脑皮层有抑制性保护作用，可降低代谢串，颇有“节能”和储能的健身作用。练功采用的腹式呼吸，具有机械作用，可改善消化、吸收机能，调整自主神经系统的功能和增强机体免疫防御功能等作用。研究表明，气功疗法对脑电固有明显的影响，可调整神经兴奋和抑制过程。它是一种安静休养和呼吸运动相结合的健身法。因此，各种气功都要求在特定姿势下，进行一定形式的呼吸，同时用专门的方法使思想集中，所以通过调息炼气，调心炼意，调身炼力，能对机体的生理功能产生良好影响，促使疾病康复。所以，气功主要是通过病人自己的主观努力，控制自身的届识活动，使全身肌肉放松，精神集中，思想入静，并通过对呼吸的控制，调节各器官、系统的生理功能，才能达到治病、防病和强壮身体的作用。

二、历史

气功之源可追溯到周秦时代的医家，它亦是祖国医学的一部分。气功在治疗方面采用一功多能，定时和不定时、有姿势与无姿势、意守点与不定点、顺呼吸和逆呼吸、静与动、补与泻等辨证施治的方法。

三、现有方法

气功可分静功和动功两种。前者练功时不作肢体运动，常用的静功有放松功、内养功、强壮功。后者练功时须作肢体运动，常用的有保健功（包括四肢简单运动和自我按摩）。

气功方法较多，在医疗中常用的有放松功、强壮功和内养功3种。

四、适用范围

神经衰弱、高血压病、脑血管意外所致偏瘫（对预防脑血管意外的发生也有积极意义）、脊髓损伤所致截瘫，周围神经损伤、面神经炎、臂丛神经痛、坐骨神经痛、脊髓空洞症等。

五、禁忌范围

恶病质、身体极度衰竭等。

六、效果判定

文献回顾。气功锻炼对神经根型颈椎病患者的血液流变性有一定改善作用，尤其对红细胞膜黏弹性、胞内黏度等变形能力的改善作用较大。由于红细胞必须变形才能通过比自己直径小的毛细血管进行气体交换，所以红细胞的变形能力是影响微循环有效灌注的重要因素之一。两组患者治疗前血液流变学指标大多表现异常，治疗后两组患者均有所改善，其中反映红细胞变形能力的红细胞刚性指数改善，观察组优于对照组。因此，本病患者经常坚持气功锻炼，能够促进血液循环，有效地改善血液流变性，尤其能够增加微循环的有效灌注，延缓颈椎间盘和椎体的退行性改变。

评估方法（神经衰弱）：①显效为经 1～2 个疗程治疗后，头疼、头晕、头胀、倦怠、失眠等症均有明显缓解；②好转为以上症状有所减轻；③无效为以上症状无改变。

七、相关要点

练功方法要点可概括为三调，即调身（调整姿势），练功要有一定的体位和姿势，身体处于端正、舒适和稳定的体位，调身炼形。调息（调整呼吸），要求运用腹式呼吸，以达心思相依，调息炼气。调心（调整意识），消除杂念，集中思想，以求入静，意气合一，调心炼意。

八、相关进展

现代研究已经证实，气功放松入静，能缓解大脑皮层对整体的应激性反应，提高神经系统的协调能力，对大脑皮层起着抑制性保护作用。从中医理论上看，当人体处于松静状态下，有利于气血按着正常的经脉次序流动。“涌泉”穴有滋肾清热、除烦安神、交济心肾的作用。患者意守一该穴，气至涌泉，则虚火上炎者可壮水制火；实火炽盛者能釜底抽薪。人体脏腑俞穴，均在足太阳膀胱经上，故捏脊对人体五脏六腑的生理功能有良好的调节作用。鸣天鼓，通过对内耳、大脑的共振刀司节脑神经，配以医生点按人体各大穴，共奏镇静安神、交济心肾之功效。

（殷继超　邓洪利）

参考文献

[1] 熊永强．气功与导引按摩治疗神经衰弱 120 例［J］．按摩与导引．2005，13（5）：15－16.
[2] 于振华．气功与按摩治疗神经衰弱［J］．安徽中医临床杂志．1996，8（4）：116－117.
[3] 袁顺兴．气功对神经根型颈椎病血液流变学的影响［J］．上海中医杂志，2000. 22（6）：37－39.

第五节 神经损伤常用的太极拳疗法

一、引言

太极拳疗法是采用一种自始至终贯穿着阴阳、动静、虚实、顺应自然，长期坚持练习以达到强身保健和防治疾病目的方法。太极拳是我国的宝贵医学遗产，它将导引、吐、纳等纳入其中，要求呼吸、意识、动作三者紧密结合，达到内外合一，浑然无间的境地。既能练身又能养神。对中枢神经系统的功能是一种很好的训练。其特点是柔韧、圆活、稳定、轻灵、放松、运动强度较小，为现代康复医疗的重要内容，经过数千年的整理、改编，至今已发展成多种类型。

二、历史

几百年来陈氏太极拳经久不衰，后经改编又派生出杨氏、孙氏、吴氏、武氏等各式太极拳。

三、现有方法

（一）分类

按架式的不同则可分为 3 大类：①大架式：以 88 式和简化太极拳为代表，拳式舒展大方、轻灵沉稳；②中架式：以柔见长，较为常用；③小架式：技构架紧凑，步态灵活。

（二）作用

1. 可促进血液循环，降低心肌耗氧负担，改善心肌供血，从而增强心脏功能。
2. 增加肺活量，增强肺通气和换气功能，激活机体代谢。
3. 调整神经系统功能，特别是自主神经的功能，使肠蠕动增强，消化液和消化酶分泌增加。
4. 调节情绪，放松精神，消除紧张状态，解除精神压力，达到代谢增强，免疫力提高，气机调畅，阴阳协理，宁神定志，降逆洛阳，强壮体危保持健康，延缓衰老。

四、适用范围

神经官能症、头痛、眩晕、失眠、多眠、烦燥、易怒、健忘、神疲、自主神经功能紊乱。

五、禁忌范围

大出血、出血倾向等。

六、相关要点

1. 做到虚领项劲，含胸拔背，垂肩坠肘，内外相会，呼吸自然，意守丹田，达到呼吸、意识、动作三者紧密结合，全身尽可能放松，动作柔缓，用意不用力。

2. 微微屈膝松胯，保持腰部松、沉、直。始终贯穿虚实变化，如重心落在右腿，则有胆为实，左腿为虚，右虚则。

3. 运动需完整一气，由脚至腿，再到腰，足随手运，达到意、眼、身、手、步同时俱动。

4. 1d 1～2 次，每次 lh 左右，分别在早晨和傍晚进行，亦可在工间休息时进行。具体动作，请参阅有关太极拳书籍。

七、相关进展

太极拳动作柔和平稳，意领身随，连贯均匀，上下相连，虚实分明，灵活自然，运动中强调练意、练气和练身三者密切配合。太极拳可加强下肢肌群的力量，增强踝关节、膝关节和髋关节的稳定性与协调性，改善患者的平衡功能和步行能力。运动训练中重点强调患者的主观参与和认识康复训练的重要性，有意识主动锻炼的结果是大脑皮质运动中枢活动增强，神经细胞兴奋性增加，太极拳即反复强化维持这种模式，进而促进患者的心身功能恢复，并重新塑造和改善患者的思维方式方法，减轻了患者的心理压力，因而生活质量也得到了改善。因此，太极拳对脑梗死后平衡功能、焦虑状态及生活质量均有较好改善，是一种行之有效的康复疗法，值得进一步研究推广。

太极锻炼对于帕金森患者的运动及平衡功能的改善起到积极作用。太极锻炼对帕金森患者运动功能及平衡功能的积极作用，在多项研究中被证实。其改善的机制并不十分明确，现阶段认为可能与以下几点有关：①太极在锻炼过程中，患者需行缓慢多方向的运动，不同位置的单腿站立，以及需要身体的旋转和重心的转移，这些都可以提高姿势的稳定性。②帕金森病患者对姿势控制能力下降，则会出现不稳定自主运动，也无法激活调整姿势的信号出现，但是接受太极拳锻炼的患者，经过长期的太极拳锻炼，可以将学习、经验和感觉输入后，提供信号激活躯干部肌肉，产生稳定的姿势控制，达到控制姿势和运动功能的目的。

（殷继超　邓洪利）

参考文献

[1] Lalu R E. Changes in the quality of life of cerebral stroke pa - tients in the first year after rehabilitation [J]. Z Gerontol Geri - atr, 2003, 36 (6): 484 -491.

[2] 黄东锋．临床康复医学［M］．汕头：汕头大学出版社，2004：114 -115，124.

[3] Creel G L, Light K E, Thigpen M T. Concurrent and constructvalidity of scores on the timed move battery [J]. Phys T-her, 2001, 81: 955 -1005.

[4] 汪向东，王希林，马弘．心理卫生评定量表手册（增订版）［M］．北京：中国心理卫生杂志出版社，1999：76，88 -95.

[5] Umphred D A. Neurological rehabilitation [M]. Louis: Mosby - year Book lnc, 1995: 803 -827.

[6] 徐本华，谢斌，黄永禧．正常人静态平衡姿势图影响因素的研究［J］．中华物理医学与康复杂志，2003，25（5）：340 -344.

第五十七章

神经损伤的专科护理

第一节　周围神经损伤患者的护理

一、引言

随着我国经济的发展，机械现代化广泛运用，发生意外也增多，周围神经的损伤也越来越多，主要由于外伤，产伤、骨发育异常、铅和酒精中毒等引起受该神经支配的区域出现感觉障碍，运动障碍和营养障碍。神经损伤后感觉与运动的障碍或缺失严重影响了患者的生活，有的甚至不能自理。周围神经是指中枢神经（脑和脊髓）以外的神经。它包括 12 对脑神经，31 对脊神经和植物性神经（交感神经、副交感神经）。周围神经损伤多发生于尺神经、桡神经、正中神经、坐骨神经和腓总神经等，上肢神经损伤较下肢神经损伤多见，约占四肢神经损伤的 60%~70%，根据第二次世界大战战伤统计，四肢神经损伤占外伤总数的 10%，在火器伤骨折中，约 60% 合并神经损伤，四肢神经损伤常合并骨、关节、血管、肌腱等损伤，严重影响肢体功能。随着医学的不断发展，护理模式也随之改变，针对周围神经损伤患者实施个性化护理措施，重视患者心理、康复、功能锻炼及健康宣教，不断优化护理内容有利于患者后期康复，提升患者预后水平及生活质量。

二、历史

16 世纪，欧洲文艺复兴，随着文化、科学技术的全面发展，医学基础和临床治疗学的研究得以启动。17 世纪以后，随着人类对自然现象的揭示使医学科学逐渐摆脱了宗教和神学的影响，认识到疾病是外来因素和内在因素综合作用于人类的结果。直到 19 世纪中叶，相关基础学科的建立，为外科学的发展奠定了基础。与此同时，南丁格尔在军队中看护伤病员的过程中，证实了护理工作在外科疾病病人治疗中的独立性和意义，并由此创建了护理学，并延伸出外科护理学。随着社会生产力和科学技术的进步，在现代外科学的广度和深度得到快速发展的同时，也要求和促进了现代外科护理学和护理理念的发展。20 世纪护理学进入了迅速发展时期，可概括为 3 个发展阶段：以疾病为中心的阶段，以患者为中心的阶段，以人的健康为中心的阶段。护理工作已不再简单的是执行各项技术性操作，更充实了许多有关“人”的研究，护理人员也承担着更多的角色：除了是护理者，同时也是教育者、研究者和管理者。护理理念也从以病人为护理对象扩展到健康者的预防保健，工作场所从医院延伸至家庭和社会，护理方式是以护理程序为框架的整体护理，护士的职能更趋多样、全面。

三、现有方法

（一）护理评估

1. 全身评估：

（1）评估患者生命体征、意识、瞳孔、尿量等，评估患者有无威胁生命的严重并发症。

（2）评估患者受伤情况：了解患者受伤的原因、部位和时间，受伤时的体位和环境，有无外力作用，外力作用的方式、方向与性质，伤情发展情况，急救处理过程等。

（3）评估患者的一般资料、现病史、有无外伤史、既往病史、过敏史。

（4）有无冠心病、高血压、糖尿病等全身疾病。

（5）评估患者的影像学和实验室检查结果，以帮助判断患者病情和预后。

2. 专科评估：

（1）评估患者患肢血液循环情况：患肢皮肤颜色、温度、有无肿胀、肿胀程度、毛细血管反应、动脉搏动情况等。

（2）评估患者患肢的运动、感觉情况：不同神经损伤临床症状不同，评估其运动、感觉情况时需给予区分。

（3）了解身体其他部位有无损伤。

（4）评估患者神经疼痛的部位、程度、性质。

（5）评估患者患肢有无肌肉萎缩情况。

3. 心理—社会支持评估：

评估患者和家属的心理状态、家庭经济情况和社会支持系统。

（二）护理措施

1. 保持良好体位：搬运时注意患肢位置，减少施行张力的手法牵拉和揉捏，应用夹板、支具保持良好的体位，防止挛缩变形。抬高患肢，患肢维持在功能位或保持在固定位置略高于心脏水平10～15cm。嘱患者坐位或站立时将患肢用吊带或三角巾将患肢托起，以促进静脉回流，减轻患肢肿胀疼痛。

2. 功能锻炼

（1）对患者及家属宣教功能锻炼的必要性和重要性，并指导与督促每日患者功能锻炼，并对效果进行评价，及时对锻炼项目及强度进行调整。

（2）损伤后早期应进行被动活动，及早做轻微运动，再由被动运动逐渐转为辅助运动。为防止肌肉挛缩变形，主要做拮抗肌被动运动，以保持肌肉的正常肌力和活动范围。

（3）术后3d开始，在外固定下先做被动活动，屈侧神经损伤做完全屈曲活动，伸侧神经损伤做完全伸直活动，5次/min，连续做10min；之后做主动活动，屈侧神经损伤做屈曲活动，伸侧神经损伤做伸直活动，5次/min，连续做10min。每日3次为1个活动单元，以后逐渐增加活动次数，矫正并预防挛缩和畸形。在进行动作训练时应循序渐进，动作应缓慢，范围尽量大，当肌力恢复至4级时，可进行抗阻训练，同时，可在此基础上进行速度、耐力、灵敏度、协调性与平衡性的专门训练，如可让患者做翻身、坐起、扶杠站立、平衡杠内步行等。

（4）功能锻炼后期可根据患者的不同病情进行有关的作业疗法训练，如打字、缝纫、踏自行车、修理仪器等，以增加肌肉的灵活性和耐久力。

（5）关节锻炼应由远至近，动静结合，以有效地预防下肢深静脉血栓的形成。护士应密切观察患肢皮肤颜色、皮温、动脉搏动情况，进行被动活动按摩。麻痹或肌力微弱的肌肉，应避免过分牵拉。

①被动关节活动范围练习：运动尽量达到全范围，每次每个关节活动可以做3~5次，每天做2~3次。注意动作缓慢、轻柔、有节律，用力不当会损伤肌肉和关节。

②主动关节活动范围练习：当患手有一定主动活动功能时，要鼓励患者独立进行主动运动练习。每次重复10~20次，每天至少2遍。

3. 术后护理

（1）密切观察患者生命体征。

（2）术后抬高患肢，使其高于心脏水平；

（3）防止感染，合理使用抗生素；

（4）注意保护患肢皮肤，寒冷季节注意患肢保暖，防止冻伤，感觉丧失区防止皮肤烫伤、碰伤、压伤；

（5）注意观察患肢感觉和运动恢复情况，了解神经功能的修复情况；

（6）外固定是为了使神经断短松弛而利于修复，注意保持外固定效果，嘱患者及家属勿擅自移动去除；

（7）告知患肢及家属功能锻炼应循序渐进，防止用力过猛；做好术后护理记录，发现异常应及时告知医生给予处理。

4. 外固定护理：应早期将关节固定于功能位（常见周围神经损伤及其矫形器见表55-1-1）。外固定支具与腰背部、肘部、髂部等压疮易压部位接触的部位需垫上棉垫，注意保护局部皮肤，以免引起疼痛，护士应注意观察皮肤有无压痕。观察敷料部位，发现有被血液或汗液浸湿情况应及时给予更换。经常检查外固定支具螺丝的松紧是否适宜，防止支具固定过松而导致移位的肌肉撕裂。

5. 皮肤的护理

（1）护士应随时观察使用支具的患肢皮肤情况及肢端血运情况如指（趾）甲颜色、温度的变化，认真听取患者的反应，适当调节松紧。衬垫应平整、柔软，如发现石膏绷带等过紧或凹凸不平，应及时通知医生，及时予以调整。注意保护感觉丧失区，防止皮肤烫伤、碰伤、压伤。保护患肢皮肤，避免局部不良刺激，教会患者及家属每日清洁皮肤及护理皮肤的方法，促进皮肤血液循环，经常检查皮肤有无压痛及过度刺激皮肤引起的炎症。

（2）每日进行主动或被动的全范围关节运动练习，以维持关节活动性和肌肉张力，促进肢体血液循环，减少压疮的发生。

（3）施行温水浴，在清洁皮肤的同时可刺激皮肤血液循环。

（4）患者变换体位后，对局部受压部位进行适当按摩，改善该部位血液循环，预防压疮。改善机体营养状况，鼓励及协助患者在病情允许的情况下进行肢体功能练习。

（5）确保患者和家属的知情权，使其了解自身皮肤状态及压疮的危害，指导其掌握预防压疮的知识和技能。

6. 生活护理：指导患者在患肢固定制动期间进行力所能及的活动，为其提供必要的帮助，如协助进食、进水、排便和翻身等。

（1）术前应训练患者在床上大小便。鼓励患者多在床上做力所能及的事，特别是上肢的主动活动。

（2）指导患者正确使用拐杖，在患者扶拐下地去厕所时，要做好通道安全和清洁，防止摔倒和滑倒。

（3）告知患者应保证进食充足的营养，以利于神经的恢复，避免因不良心理状态造成食欲不振。

（4）合理的休息及睡眠也同样有利于神经恢复，但睡眠应注意保护患肢，使患肢处于功能位，并抬高患肢。

（5）患肢皮肤完好的部位，应每日进行患肢皮肤清洁2~3次，静脉点滴原则上在健侧进行。

7. 疼痛护理：疼痛较轻时可鼓励患者听音乐或看电视以分散注意力，也可用局部冷敷或抬高患肢来减轻疼痛，疼痛严重时遵医嘱给予止痛药，护理操作时动作应轻柔准确，向患者及家属进行疼痛知识宣教。

8. 并发症的观察和预防

（1）观察患者意识和生命体征，患肢远端感觉、运动和末梢血液循环等。

（2）注意抬高患肢，加速组织回流，减轻水肿。鼓励及协助患者早期功能锻炼以防止关节痉挛和僵硬。

（3）预防继发性外伤发生，周围神经损伤患者常有感觉丧失，因此失去了对疼痛的保护机制，加上运动功能障碍，无力抵抗外力，故无感觉区容易被灼伤。

9. 心理护理

（1）首先要通过心理康复护理使患者保持良好的心理状态，鼓励患者保持积极的心理状态，参与康复治疗，让患者充分认识到良好的心理状态对预后的重大影响。

（2）根据具体伤情，有针对性地介绍有关伤情的健康知识，对患者及其周围人员进行健康宣教，减少并防止意外情况的发生。

（三）健康指导

1. 告知患者神经损伤修复有其特殊性：应使患者正确认识伤病的发生、发展和治疗过程，了解有关医疗知识，告知维持关节正常活动范围，同时鼓励患者尽可能主动进行各关节的全范围活动，从而恢复运动功能。

2. 告知患者及家属配合治疗护理的重要性，并做好充分的思想准备，鼓励患者积极与医务人员配合治疗，进行主动功能锻炼。

3. 应该指导患者结合自己的生活方式，在日常生活、工作过程中多使用患肢，使康复治疗贯穿于日常生活、活动之中，既增加患者对康复治疗的兴趣，又能促进患者独立完成日常生活活动。

4. 术后疼痛症状加重或感觉、运动异常时，应及时报告医护人员。

5. 加强营养，多进食富含蛋白质、钙、微量元素的食物如牛奶、鸡蛋、鱼、水果、海带等。

6. 感觉功能训练：感觉主要包括触觉、痛觉、冷热觉、两点觉及实体感觉，有计划地接触各种刺激来进行训练，主要分为3个步骤：

（1）第一步嘱患者睁眼，看着刺激物刺激皮肤，同时刺激健康肢体的相应区域，令患肢比较体验。

（2）第二步嘱患者睁眼，看着刺激物刺激皮肤，然后闭眼，继续刺激皮肤，使患者比较体验。或者闭眼进行刺激，然后睁开眼睛做同样的刺激，使患者回忆比较。

（3）第三步嘱患者闭眼，同时刺激患侧与健侧肢体，使患者比较体验。如此反复进行训练，一日数次，感觉有进步时刺激的强度可以减弱。

四、适用范围

（一）护理评估：

1. 全身评估：患有臂丛神经损伤、桡神经损伤、正中神经损伤、指神经损伤、腋神经损伤、肌皮神经损伤、坐骨神经损伤、腓总神经损伤、胫神经损伤等周围神经损伤的患者。

2. 专科评估

（1）患肢血液循环：存在周围神经损伤症状的患肢。

（2）患肢的运动、感觉：

①臂丛神经损伤：臂丛神经上干损伤，肩外展、屈肘功能障碍，上臂、前臂外侧感觉及拇示指感觉减弱或消失；臂从神经上中干和下干不全损伤，肩外展、屈肘、伸肘、伸腕功能障碍，上臂、前臂外侧感觉及拇、示、中指感觉减弱或消失；全臂丛神经损伤，上肢功能完全丧失，肩、肘、腕关节功能全部障碍，除上臂内侧以外，所有皮肤感觉减弱或消失。

②桡神经损伤：表现为垂腕、垂指、垂拇畸形，手背桡侧、拇、示指及中指桡侧感觉减弱或消失，以虎口部最为明显。

③正中神经损伤：表现为手成“猿手”畸形；第 1 ~ 3 指及手掌桡侧半感觉减退，示指末节掌侧感觉消失。

④尺神经损伤：在腕部损伤时，环、小指外观呈爪状，手部内在肌萎缩，手掌部尺侧感觉消失；在肘上损伤，可同时伴有环指尺侧、小指、手背尺侧感觉消失。

⑤指神经损伤：表现为两手指相邻侧的感觉障碍和手指一侧的感觉功能障碍。

⑥腋神经损伤：表现为三角肌麻痹、萎缩，肩外展功能丧失，三角肌皮肤感觉障碍。

⑦肌皮神经损伤：表现为肱二头肌萎缩，屈肘活动受限，前臂外侧感觉减退。

⑧坐骨神经损伤：坐骨大孔处、臀区、大腿上段处坐骨神经损伤，表现为小腿不能屈曲，踝关节及足趾运动全部丧失，足下垂，步行呈跨阈步态；股部中下段损伤，表现为膝以下肌肉全部瘫痪。坐骨神经损伤往往伴有严重营养改变，足底常有较深的溃疡，易感染且经久不愈。

⑨腓总神经损伤：腓骨小头处腓总神经损伤，呈足下垂畸形，可伴内翻畸形，晚期形成马蹄内翻足畸形。步行时用力提高下肢，呈跨阈步态。足趾不能背伸呈屈曲状态。小腿前外侧与足背皮肤感觉障碍、皮肤干燥、营养障碍；腓深神经单独损伤，足下垂稍外展，足背伸、内翻障碍。感觉障碍仅局限于足背第 1、2 跖趾间；腓浅神经单独损伤，足外翻障碍，小腿外侧与足背感觉障碍。足背部易受外伤、冻伤和烫伤。

⑩胫神经损伤：腘窝区胫神经损伤呈爪状趾畸形。小腿中下部低位胫神经损伤，以足趾运动障碍和足底、足跟皮肤感觉障碍为主；小腿后侧、足外侧缘、足跟外侧部、足底感觉障碍、皮肤干燥、营养障碍，易出现溃疡。小腿中下部低位胫神经损伤，以足趾运动障碍和足底、足跟皮肤感觉障碍为主。

（3）其他部位情况。

（4）神经疼痛患者。

（5）患肢肌肉萎缩情况。

3. 心理—社会支持评估：患者的心理状态取决于损伤的范围和程度，尤其伴有多发性损伤患者多需住院和手术等治疗，由此形成的压力可影响患者与家庭成员的心理状态和相互关系。

（二）护理措施

1. 保持体位：周围神经损伤后，由于水肿、疼痛、受累肌与其拮抗肌之间不平衡等因素的影响，常易出现肌肉、肌腱挛缩，故应维持良好体位，避免继发损伤。

2. 功能锻炼：有效防止肌肉萎缩和关节挛缩，被动运动训练时，应防止过牵，预防姿势性挛缩。

3. 术后护理：针对周围神经损伤患者进行术后护理，并提供功能锻炼方法，能有效缩短患者康复时间，提高康复效果，保证患者术后安全。

4. 外固定护理：常见周围神经损伤及其矫形器见表 57－1－1。

表 57－1－1　常见周围神经损伤及其矫形器的应用

功部位能障碍部位	神经损伤	矫形器
肩关节	臂丛神经	肩关节外展夹板
全上肢麻痹	臂丛神经	肩外展夹板、上肢组合夹板
指间关节、腕关节	桡神经	上翘夹板、Oppenheimer 夹板
指关节伸直挛缩	正中、尺神经	正向屈指器
指关节屈曲挛缩	桡神经	反向屈指器
拇对掌受限	正中神经	对掌夹板
猿手畸形	正中神经	对指夹板、长拮抗夹板
爪形手	尺神经	短拮抗夹板、反向屈指器
下垂足、马蹄内翻足	腓总神经	足吊带、AFO、踝支具
膝关节	股神经	KAFO、KO、膝框支具
屈膝挛缩	股神经	KO、KAFO 膝铰链伸直位制动
外翻足、踝背伸挛缩	胫神经	AFO、矫正鞋

5. 皮肤的护理：

（1）神经损伤后其支配区域皮肤营养性发生改变，出现营养障碍，发生皮肤萎缩、干燥、弹性下降，变得薄而脆，容易受损，因此，应做好皮肤护理。

（2）术后需长期卧床患者，保持患者皮肤和床单的清洁干燥，护理人员应加强基础护理，皮肤干燥者可适当使用润肤品以保持皮肤湿润，对皮肤易出汗的部位应及时擦干汗液。

6. 生活护理：指导患者在患肢固定制动期间进行力所能及的活动，为其提供必要的帮助，如协助进食、进水、排便和翻身等。如坐骨神经损伤手术修复后护士要指导患者正确使用便盆。

7. 疼痛护理：疼痛具有普遍存在性，外伤及手术对机体的伤害几乎毫无例外地造成肢体的疼痛。尤其在术后早期，如果没有制动等有效措施的干预，都会使患者出现难以忍受的疼痛，严重影响患者生活质量。同时，患者受伤往往具有巨大的偶然性，突然造成的剧烈疼痛会严重影响患者心理变化，甚至影响患者的治疗、康复锻炼等。护理人员应重视患者疼痛管理，通过语言沟通或观察以及各项生命体征等客观表现，判断疼痛是否存在以及疼痛的部位、性质、程度并制定相关的护理措施。

8. 并发症的观察和预防：长期卧床患者应定时翻身扣背，鼓励咳嗽咳痰，练习深呼吸，以防止压疮和坠积性肺炎等并发症。伴有开放性骨折患者应尽早清创，有效引流，严格按无菌技术清洁伤口和更换敷料，遵医嘱使用抗生素，以预防伤口感染。

9. 心理护理：向患者及家属解释神经损伤的愈合是一个循序渐进的过程，必须做好患者的心理疏导工作。如周围神经损伤的病人患病早期由于不了解神经损伤后需要较长时间才能恢复，对病症的严重性认识不足，以预后过分乐观，而随着功能障碍的加重及功能恢复速度较慢，对患者的工作、学习及日常生活活动带来不便，病人又会产生忧郁、紧张、不安等心理反应。因此，要及时了解患者的心理状态，根据患者的具体情况及时进行合理解释及引导，使患者了解周围神经损伤后可能出现的功能障碍的恢复过程。

（三）健康指导：

1. 神经损伤后远端均发生变性，其生长特点根据病情不同而不同，治疗周期较长，临床症状、体征短期内不会有显著的改善，需增加感觉输入，防止或延缓肌肉萎缩，促进肌肉收缩功能恢复。

2. 周围神经病损恢复期，应根据受损部位肌力的状态，选择主动助力运动、主动运动或抗阻运动，以便有效增加肌力及肌容积。

3. 患者存在浅感觉障碍，可以选择不同质地（旧毛巾、丝绸、卵石等）、不同温度（凉水、冰块、温水）的物品分别刺激健侧及对应的患侧，增加感觉输入。开始训练时让患者睁眼观察、体会，逐渐过渡到让患者闭眼体会、辨别。

4. 存在深感觉障碍的患者，在关节被动运动、肌力训练过程中，应强调局部的位置觉及运动觉训练，让患者反复体会、对照。

5. 神经病损早期，为了防止关节畸形、挛缩，在夜间睡眠时可以佩带相应的功能位支具。感觉障碍严重的患者应采取适当的保护、预防措施、避免再损伤。

6. 神经缝接术后一般用石膏或其他材料做外固定 4～6 周，术后 48h 即可做其他健康肢体和患肢未被固定关节的主动和被动运动，以及被固定关节周围肌肉的静力收缩练习。术后 2 周试做向瘫痪肌肉的传递冲动练习。术后 4 周，缝接的神经初步愈合，可暂时取下固定物，做被固定关节的小范围的关节屈伸运动，动作应轻柔，幅度的增加缓慢，避免牵拉缝合的神经。术后 6 周去除固定物，继续做关节活动度练习。

7. 桡神经、正中神经、尺神经损伤的运动练习。

8. 坐骨神经损伤的运动练习：主要做踝背屈及足趾伸展练习，足跟着地足尖提起练习应用踝背屈矫形器防止足下垂。知道正确体位摆放，仰卧位时，应在脚后放垂直板，使踝关节呈 90°，防止踝关节挛缩，加重足下垂。坐位时，不要将足悬空，坐椅过高要使用脚垫，使髋、膝、踝关节均保持 90°位。日常生活中要注意牵拉跟腱，防止（或帮助矫正）跟腱紧张。对康复训练效果不理想的足下垂内翻畸形，可用金属矫形器，用踝关节扣带将踝部拉向内侧，同时，在鞋的边缘加厚一些起到纠正足内翻的作用。

五、禁忌范围

合并严重并发症者。

六、效果判定

（一）文献回顾

1. 上肢神经损伤：任何创伤导致的神经传导功能障碍称为神经损伤。上肢神经损伤是临床常见的创伤或其并发生，致病因素多样。①牵拉伤：多见于臂丛神经损伤，而继发性尺神经炎也属慢性牵拉伤所致，可出现神经轴中段、断裂或两者兼有。②切割伤：多由锐器伤所致，不论部分或全部断裂，均属神经断裂。③压迫性损伤：多由于脱位的骨关节神经周围肿瘤、外伤性血肿或长时间的体位关系压迫造成，多出现轴索中断。④缺血性损伤：多继发于神经周围肌肉的缺血，神经可发生退行性改变或形成瘢痕，损伤范围较广泛，自行恢复困难。⑤电烧伤：损伤严重、广泛、深，恢复困难，常须其他矫形手术。

2. 下肢神经损伤：下肢神经损伤临床并不少见，但受重视程度远不如上肢神经损伤。多数学者认为，下肢神经损伤修复疗效欠佳，但人们对生存质量的更高要求，既要肢体的外观，又渴望保全尽可能多的功能。于是，广大医务工作者加强了对下肢神经损伤的研究，明确了治疗原则，也提高了疗效。下肢神经损伤包括腰骶丛损伤、股神经损伤、坐骨神经损伤、胫神经损伤、腓神经损伤、下肢其他神经损伤。治疗原则为：一旦发生神经损伤，通常先进行保守治疗 3 个月，若无任何功能恢复，则应手术探查，根据手术过程进行相应处理。

3. 周围神经损伤的护理：护理人员应特别注意神经损伤患者的心理护理。多数患者不了解神经损伤修复具有其特殊性，忍受不了漫长的病程，会出现急躁、悲观的情绪。同时注意感觉功能障碍者，患肢的保暖防止受凉或冻伤，但应警惕皮肤烫伤。外固定患者应保护皮肤边缘，预防压疮。做好巡视工作保持外固定效果，注重生活护理，密切观察患者病情。重视功能锻炼及健康宣教。

（二）评估方法标准

1. 损伤部位评估：检查有无伤口，如有伤口，应检查其范围和深度、软组织损伤情况以及有无感染。查明枪弹伤或弹片伤的路径，有无血管伤、骨折或脱臼等。如伤口已愈合，观察瘢痕情况和有无动脉瘤或动静脉瘘形成等。

2. 肢体评估：观察肢体有无畸形。桡神经伤右腕下垂；尺神经伤有爪状手，即第 4 及第 5 指的掌指关节过伸，指间关节屈曲；正中神经伤有猿手（即鱼际肌瘫痪，致拇指与其他 4 指平行）；腓总神经伤有足下垂等。如时间过久，因对抗肌肉失去平衡，可发生关节挛缩等改变。

3. 动功能评估：受损神经所支配的肌肉的主动运动消失，呈弛缓性瘫痪，肌肉张力消失，肌肉逐渐萎缩，并被纤维组织代替。这个过程的长短与其体积大小有关，肌肉越小，变性越快。所以正中神经和尺神经损伤修复后，手内在肌的恢复往往很差。肌肉功能恢复是神经再生完成的标志之一，因此，必须对神经支配的主要肌肉进行肌力测定，一般用六级法。M0 级——无肌肉收缩；M1 级——肌肉稍有收缩；M2 级——关节有动作，在不对抗地心引力的方向，能主动向一定方向活动到该关节完全活动度；M3 级——在对抗地心引力时达到该关节完全活动度，但不能对抗阻力；M4 级——能对抗地心引力方向并加一定阻力，能达到关节完全动度，但肌力较健侧差；M5 级——正常。周围神经损伤引起肌肉软瘫，失去张力，有进行性肌肉萎缩。依神经损伤程度不同，肌力有上述区别，在神经恢复过程中，肌萎缩逐渐消失，如坚持锻炼可不断进步。

4. 感觉功能评估：受损神经所支配的皮肤感觉消失，但邻近的感觉神经往往有部分或大部分互相重叠支配。因而单根感觉神经断裂后，其支配区的感觉可为邻近的感觉神经所代偿，故临床检查感觉障碍时，应以没有邻近神经重叠支配的绝对区为准。感觉检查时一般查触觉、痛觉及两点区别试验，检查时可与健侧皮肤对比，实体觉与触觉为精细感觉，痛觉与深触觉为粗感觉。神经修复后，粗感觉的恢复较早也较好。检查手指的精细感觉时可作两点区别试验和取物试验，并闭目用手指触摸辨识物体。触觉不良时，不易做到。英国研究院则分为 6 级（Seddon，1975）：S0 级——完全无感觉；S1 级——支配区深痛觉存在；S2 级——支配区表浅触觉和触觉部分恢复；S3 级——表浅皮肤痛觉和触觉恢复，感觉过敏消失；S3 + 级——所支配区域痛、触觉完全，且有两点区别觉，惟距离较大。S4 级——感觉完全正常。

5. 自主神经功能评估：受损神经支配区的皮肤早期由于血管扩张而温度增高、潮红；后期因血管收缩而温度降低、苍白、皮肤萎缩发亮、变薄、汗腺停止分泌，皮肤干燥。坐骨神经伤常发生足底压疮，足部冻伤。在观察过程中，若皮肤已能出汗，表示神经功能有所恢复。检查汗腺功能的方法，最简单的是用手指触摸皮肤，局部有湿润感表示有汗，若局部有干燥光滑感表示无汗。根据神经和肌肉的受损情况，出现腱反射消失或减退。

6. 神经干叩击试验（Tinel 征）：当神经损伤后或损伤神经修复后，在损平面或神经生长所达到的部位，轻叩神经，即发生该神经分布区放射性麻痛和过电感，称 Tinel 征阳性。这是神经轴突再生较髓鞘再生快，神经轴突外露，被叩击时出现的过敏现象，对神经损伤的诊断和神经再生的进程有较大的判断意义。随着再生过程的不断进展，可在远侧相对部位叩击诱发此过敏试验。

七、相关要点

（一）有废用综合征的危险

周围神经损伤后，由于水肿、疼痛、受累肌与其拮抗肌之间不平衡等因素的影响，常易出现肌肉、肌腱挛缩，或因关节长期制动，韧带缩短而丧失弹性，正常关节位置改变等原因所致。

（二）活动无耐力

神经受损后外固定限制了肢体的活动，肢体疼痛，或因肌肉挛缩以及患者的心理因素均可导致患者出现活动无耐力。

（三）焦虑

患者不了解神经损伤及生长特点。

（四）有再损伤的危险

神经损伤后没有进行及时有效的外固定或由于肢体感觉及运动功能减退，自我保护能力下降。

（五）局部血液循环障碍

肢体肿胀，外固定限制肢体活动，神经损伤等。

八、相关进展

周围神经损伤后神经再生速度缓慢、病理过程复杂、再生神经与周围组织粘连、运动终板退化及视神经肌肉萎缩，导致周围神经功能恢复缓慢。周围神经损伤后可导致局部水肿、充血，并与周围组织形成粘连，在神经损伤基础上又形成卡压，卡压又可加重水肿、充血，导致再生神经缺血、缺氧，形成恶性循环。另有研究指出，周围神经损伤后导致神经轴突受损，使神经营养因子不能有效运输，导致神经缺乏营养支持而坏死。周围神经损伤后借助康复护理帮助神经功能恢复已成为研究热点，有效的康复护理有利于控制肢体肿胀，防止肌肉萎缩，防止关节萎缩，促进功能恢复。目前，多采用早期术后患肢抬高，功能位妥善固定，中期被动运动训练，后期主动运动，感觉训练，功能训练等科学有效的护理措施。

（胡　靖）

参考文献

[1] 曹伟新，李乐之 . 2008. 外科护理学 . 北京：人民卫生出版社 .

[2] 宋金兰，高小雁 . 2008. 实用骨科护理及技术 . 北京：科学出版社 .

[3] 李连红 . 2008. 临床骨科护理细节 . 北京：人民卫生出版社 .
[4] 朱建英，叶文琴 . 2007. 现代创伤骨科护理学 . 北京：人民军医出版社 .
[5] 赵庆，任志午，彭江，等. 周围神经修复与间质干细胞归巢的研究进展 [J] . 中华骨科杂志，2012，32 (4)：372 - 374.
[6] 潘峰，梁炳生 . 周围神经损伤修复后早期骨骼肌细胞凋亡的初步研究 [J] . 中华手外科杂志，2011，27 (2)：110 - 113.
[7] 陆九州，蒋军健，徐建光，等 . 应用几丁糖 - 胶原 - 二丙酸倍他米松缓释复合膜提高周围神经修复疗效的实验研究 [J] . 神经损伤与功能重建，2011，6 (4)：241 - 245.

第二节 脊柱脊髓损伤的专科护理

一、引言

随着现代化经济、交通运输业、建筑业的高速发展，交通意外、高处坠落、重物打击及各种运动而引发的脊柱损伤不断增多，脊柱损伤 (spine injury) 指脊柱受到直接或间接暴力所致的脊柱骨折、关节脱位及相关韧带损伤。脊柱损伤时往往累及脊髓，造成脊髓损伤 (spinal cord injury, SCI)，引起脊髓结构和功能的损害，造成损伤水平以下脊髓功能（运动、感觉、反射等）障碍，使患者不同程度的截瘫或四肢瘫，严重影响患者生活自理能力和社会活动能力。正确的护理对脊髓损伤的恢复起重要作用，充分认识脊柱损伤、脊髓损伤及其损伤的严重性，提高脊柱脊髓损伤专科护理水平，可降低患者病死率及伤残程度，提高患者生活质量。

二、历史

我国第一位骨科护理学的开拓者和奠基人是吕式瑗。吕式瑗先生 1942 年毕业于协和医科院护理系，1949 年被送到英国学习，她是第一位通过英国骨科学会和皇家残疾人及康复学会联合考试并荣获内科护理证书 (ONC) 的中国护士。她回国后曾在北京人民医院当骨科护士长，将在英国学到的理论和技术引进到国内，后来又调到积水潭医院骨科病房当护士长，有专业的知识做基础，该科的医疗护理模式当时便与国际接轨。1981 年，吕先生主编的《创伤骨科护理学》出版，是骨科护理专科实践经验的总结，是骨科护理的重要参考著作。

脊柱脊髓损伤护理重要的一部分为康复护理，1997 年 4 月中国康复医学会康复护理专业委员会成立，学会组织主编出版了《实用康复护理学》《康复护理操作规程》2 本专著，编写了《神经源性膀胱护理指南》《颅脑损伤康复指南》，规范统一了全国康复护理的操作技能并制作了康复操作技能视频，培养了一批康复护理操作技能的康复护理师资。为科学的指导和推动国内康复护理工作的开展发挥重要作用。2014 年第一届全国脊柱脊髓护理学组成立暨护理学术论坛在湖南长沙隆重举行，第一个脊柱脊髓护理专业组织成立，为全国脊柱脊髓护理人员提供了一个更专业的学术交流平台，促进脊柱脊髓护理专业更好地发展。

三、现有方法

（一）护理评估

1. 病史：询问患者或陪送者受伤时间、着地部位、伤后情况及现场处理情况等。

2. 评估患者临床症状及体征。

3. 评估患者一般情况：

(1) 生命体征：评估患者的呼吸状态、呼吸频率、体温曲线等。

(2) 饮食情况。

(3) 排泄情况（尿、便），评估患者是否存在便秘或便失禁及排尿情况。

(4) 皮肤情况，评估皮肤是否有受压，颜色及皮肤的完整性。

(5) 生活自理能力程度。

(6) 患者对脊柱损伤的心理承受能力及心理反应。

(7) 患者疼痛程度。

4. 评估患者脊柱受伤的部位。

5. 评估患者脊髓损伤的特点及神经功能损伤情况。

6. 评估患者个性特点及社会学特点。

7. 评估患者家属的心理特点。

（二）护理措施

1. 预防脊髓再损伤

(1) 固定与制动：配合医师立即行颅骨牵引，力争早期预防逆转继发损伤过程。

(2) 脱水剂、激素的使用：伤后遵医嘱使用。

(3) 监测生命体征：密切观察患者呼吸、血压、脉搏、体温。定时评估患者感觉、运动水平的变化。

(4) 翻身：翻身时固定 1 人手持牵引弓或手扶头部保持牵引力，其余人要特别注意头部躯干及下肢协同动作，保持头、颈、胸呈一条轴线翻身。

(5) 体位：抬高床头 15～20cm，屈曲型骨折者保持颈部过伸位，伸展型骨折者保持颈部中立位，头部及枕部垫枕垫，两侧置沙袋固定，保持有效牵引，防止脱落。

2. 体位护理

(1) 脊髓损伤患者宜卧于有褥垫的硬床板，保持正确的卧位有利于保持骨折部位的稳定，预防压缩和关节挛缩，并可抑制挛缩的发生。

(2) 颈髓损伤患者，保持头颈中立位或 10～15°略屈位。行颅骨牵引患者，遵医嘱摆体位，一般保持头高脚低位，倾斜角 15°。

(3) 胸腰椎脊髓损伤患者，腰下垫 5.0cm 以下的薄枕以保持脊柱自然的生理曲度。搬运或更换体位时保持脊柱损伤体位，使脊柱纵轴水平一致，避免扭曲、旋转和拖拉。

3. 呼吸道护理

(1) 遵医嘱给予患者氧气吸入，密切观察呼吸情况及血氧饱和度变化。

(2) 注意为患者做好保暖，预防呼吸道感染。

(3) 经常变换体位，翻身叩背，定时给予雾化吸入，鼓励患者多饮水，稀释痰液，促进痰液排出。

(4) 机械呼吸。

(5) 定时做血气分析。

4. 体温异常护理

(1) 物理降温：如冷敷、温水擦浴等，将冰袋置于大血管走行表浅处，如颈部腹股沟、腋下、肘部等部位，或50%乙醇擦浴，调节室内温度适宜，维持室内20～30℃，并减少盖被。

（2）补充液体：补充足够水、电解质、糖和氨基酸，以补偿高热的消耗。

（3）药物降温：通过物理降温仍不能使体温下降者，遵医嘱药物降温，例如使用冬眠药物以降温、止痛、安眠。

（4）监测体温：不宜降温过低、过快，一般将体温降至37.5～38℃即可。

（5）低温护理：复温和人工调温，提高并保持室内温度，一般控制在25～27℃，复温过程中注意心血管系统变化，充分给氧、心电监护，复温至34℃后停止继续升温，可借助盖被保持升温至36～37℃。

（6）脊髓损伤患者神经传导障碍，神经感觉不敏感，注意预防患者发生冻伤或烫伤。

（7）保持病室安静，室内空气清新，定时开窗通风。

5. 皮肤护理

（1）避免局部皮肤长时间受压，每隔2h更换卧位1次，坐轮椅的患者，每隔30～50min抬起臀部1次，并且至少需要维持20～30s。

（2）保持皮肤清洁、干爽和润滑，避免尿液、粪便的刺激；保持床铺的整洁、干燥，避免潮湿的刺激。

（3）在给患者更换衣服、床单及变换卧位的时候，应避免拖拉等摩擦性动作，以免损伤皮肤。

（4）受伤早期胸腰椎骨折患者需2人翻身，颈椎骨折需3人，骨折局部稳定后，护士可协助翻身。

6. 排尿障碍护理

（1）制定饮水—排尿—导尿时间表，24h水总摄入量应大于等于2000mL，详细记录24h的尿量。

（2）脊髓损伤的患者，早期会出现尿潴留，应给予导尿以使尿液排出体外。

（3）留置尿管期间严格无菌操作，选择软硬合适、粗细适中、刺激性小、外径较细、易固定的硅胶气囊尿管，接一次性尿袋，保持引流通畅，尿袋更换2次/周，尿道口消毒2次/d，分泌物多时酌情增加次数，男患者可用无菌纱布包住龟头。定时翻身，嘱患者饮水3000mL/d以上，以加强尿路生理性冲洗作用，防止尿液沉淀及结石形成，有研究证明生理性内冲洗作用与膀胱外冲洗比较能明显降低尿路感染率。

（4）定时做夹管训练，白天每隔2～3h放尿1次，然后夹管，夜间每隔3～4h放尿1次，然后夹管，以训练膀胱逼尿肌功能。

7. 排便障碍护理

（1）给予高热量、高蛋白质、高维生素且易消化的饮食，以流质和半流质食物为主，颈椎骨折患者避免进食较硬食物。食物尽量做到色、香、味、美，以促进患者食欲，采取少量多餐的进食方式。损伤早期应少吃甜食及易产气的食物，避免腹胀。

（2）每日按摩腹部3～4次。方法是以脐为中心，行顺时针方向按摩，促进肠蠕动，帮助其消化，预防便秘发生。

（3）大便秘结者口服缓泻剂，必要时可配合使用开塞露肛注或小计量保留灌肠的方法，若大便明显干结，可戴橡胶手套，涂以液状石蜡将干结的粪便掏出。大便失禁者控制油腻及粗纤维食物，注意做好肛周皮肤护理，可采用鞣酸软膏局部涂抹。

（4）训练反射性排便，挤压肛门法是经济方便且较为理想的排便方法，可指导患者自己做。四肢全瘫者，教会家属，力求达到定时排便效果。方法为选择某一固定时间，每日或隔日1次，用戴有手套的手指扩张肛门或按压肛门周围，刺激括约肌，反射性引起肠蠕动，经反复刺激可使粪便排出。通过摸索，掌握饮食规律、训练排便，可使大便有一定规律，有效解决截瘫患者的排便问题。

8. 预防静脉栓塞

（1）指导并协助患者翻身，鼓励其及早做下肢的屈伸动作。

（2）适当抬高下肢，应用弹力袜或弹力绷带，以促进下肢静脉回流。

（3）下肢截瘫患者，帮助并指导其按摩腓肠肌，股四头肌，以及膝、踝关节的被动活动，以促进血液循环，预防肌肉萎缩和关节僵硬。

（4）鼓励并指导患者尽可能地早期离床活动，以改善下肢血液循环。

9. 心理护理

（1）与患者家属沟通。向家属详细交代患者病情及可能的预后，使其有充足的思想准备，以协助护士做好患者的思想工作。

（2）与患者沟通。掌握与患者沟通和交流的技巧，深入细致的了解病人的思想动态，根据患者不同心态及时给予针对性的心理安慰，对于患者的问题给予鼓励性的回答，帮助患者建立信心，随时解决存在的困难，使患者减轻痛苦，保持良好的精神状态。对患者言语温和，态度热情，操作准确敏捷，给患者以安全感，鼓励他们以积极的态度面对生活，勇敢的面对现实，积极配合治疗。

10. 功能锻炼

（1）主动锻炼：对于胸腰椎骨折的患者，可做颈部活动，每日 3 次，每次 5min；锻炼上肢的关节及上身的肌肉，如可做扩胸运动，每日 3～5 次，每次 10～20min；加强深呼吸锻炼，每日 5 次，每次 10min。

（2）被动锻炼：帮助瘫痪的肢体做关节的被动活动和肌肉按摩，每日 3～4 次，每次 30min；对于瘫痪患者平卧时，可应将其双腿伸直平放，粗略分开，脚尖向上，脚背向上弯曲与床面约 90°，必要时，可穿‘丁’字鞋，以预防足下垂的发生。

（三）健康指导

1. 起坐训练

（1）应由卧位—靠坐—扶坐—自坐，进而达到床边垂足坐，以免出现体位性低血压，而感到头昏恶心，甚至虚脱。

（2）床边坐稳后，练习自己仰卧起坐，仰卧抬骨盆，练习抓床沿自己翻身。

（3）坐起时，靠垫角度应由低逐渐升高，到 70～90°，注意臀部垫气圈或海绵垫，膝，踝及脚两侧用小棉垫垫平，防止关节畸形。

2. 轮椅训练

（1）由床上移至轮椅，先将轮椅靠近病床，患者移至床边，用手将下肢垂于床下，将两足放在轮椅的足踏板上，双手握住外侧椅把，依靠两手的牵拉和支撑，使臀部抬起并移至轮椅上。

（2）从轮椅下床步骤与之相反。

3. 站立训练

（1）练站立的步骤：扶床边站—扶助行站—扶双拐站—扶人站—直站。

（2）站立时两边之间的距离要与肩相等，肩、髋、踝三点应成一直线，注意保护膝部，预防膝关节后弓。

4. 行走训练

练习行走的步骤：扶双杠走—扶双拐走—扶单拐走—自己行走。

四、适用范围

（一）脊柱损伤

枕颈部损伤、颈椎损伤、胸腰椎损伤、腰骶部骨折及其他部位的损伤，如椎间盘损伤、腰骶关节损伤、骶髂关节损伤等。

（二）脊髓损伤

颈髓损伤、胸腰损伤、圆锥部损伤、马尾受损等。

五、禁忌范围

1. 意识不清者，多表示颅脑合并损伤且危及生命，应优先处理，同时迅速检查双眼瞳孔及对光反射，并注意双耳及鼻孔有无脑脊液样物及鲜血流出。

2. 血压不稳定者，血压升高者多伴有颅脑损伤；血压过低者，则多合并有内脏、骨盆及严重之四肢伤，应迅速找出原因。

六、效果判定

（一）文献回顾

脊柱脊髓损伤患者常合并神经损伤，致部分运动功能、直肠、膀胱功能等出现障碍，严重影响患者的生活质量，随着医学的发展，各种手术治疗方式应用于临床，给患者身体的恢复提供了可靠地保障，但由于脊柱脊髓损伤治疗周期长，短期内神经功能障碍不会有很大改变，后期甚至终身康复训练的正确与否直接关系到患者的心理健康和生存质量，甚至直接影响到患者的生存时间。而在护理过程中，脊柱脊髓损伤患者的膀胱功能、肠道功能、呼吸功能、疼痛、日常生活活动能力以及各种并发症等是护理重点。

延续护理是脊柱脊髓损伤护理重要的一部分，延续护理的方式有家庭访视、电话随访及护理门诊随访，均可明显提高患者的生存质量，但研究表明家庭访视的效果更好，可降低患者再次入院率及并发症。脊髓损伤患者需要重视心理干预，根据患者情绪障碍的严重程度分次、分阶段进行认知行为治疗，及时了解患者的心理变化，评估患者的心理状态和需求，及时调整患者的心态，消除诱因，帮助患者建立正常的情绪反应模式，并积极调动社会支持系统，运用社会关系帮助其解决各种困难，让患者能安心进行康复训练。

（二）评估方法标准：

1. 膀胱功能训练等级判定：残余尿量少于 80mL 膀胱功能满意为 1 级；残余尿量 80 ~ 150mL 膀胱功能为 2 级；残余尿量超过 150mL 膀胱功能差为 3 级。

2. 膀胱功能训练显效判定：患者能自行排尿，残余尿量 <50mL；有效：患者可自行排尿，残余尿量 50 ~ 100mL；无效：患者有尿意，但不能自行排尿或残余尿量 >150mL。总有效 = 显效加有效。

3. 日常生活活动能力（ADL）评定标准：采用改良 Barthel 指数评定。100 分为独立，75 ~ 95 分为轻度依赖，50 ~ 70 分为中度依赖，25 ~ 45 分为重度依赖，0 ~ 20 分为完全依赖。

4. 疼痛评分标准：数字分级法（NRS）：无痛：0 分；轻度疼痛：1 ~ 3 分；中度疼痛：4 ~ 6 分；重度疼痛：7 ~ 10 分。

5. 压疮分期标准：

Ⅰ类/期：指压不变白的红斑。

局部皮肤完好，出现指压不变白的红斑，常位于骨隆突处。肤色深区域可能见不到指压变白现象，但其颜色可能与周围皮肤不同。

Ⅱ类/期：部分皮层缺失。

部分皮层缺失表现为浅表的开放性溃疡，创面呈粉红色，无腐肉。也可表现为完整的或开放/破损的浆液性水疱。

Ⅲ类/期：全皮层缺失。

全皮层缺失。可见皮下脂肪，但骨、肌腱、肌肉并未外露。可有腐肉，但并未掩盖组织缺失的深度。可出现窦道和潜行。

Ⅳ类/期：全层组织缺失。

全层组织缺失，并带有骨骼、肌腱或肌肉的暴露。在创面基底某些区域可有腐肉和焦痂覆盖。通常会有窦道和潜行。

不可分期压疮：深度未知。

全层组织缺失，创面基底部覆盖有腐肉和/或焦痂。除非去除足够多的腐肉（呈黄色、棕褐色、灰色、绿色或者棕色）和/或焦痂（呈棕褐色、棕色或黑色）来暴露伤口基底部，否则无法判断实际深度，也无法分类/期。

可疑深部组织损伤：深度未知。

在皮肤完整且褪色的局部区域出现紫色或栗色，或形成充血的水疱，是由于压力和/或剪切力所致皮下软组织受损导致。

七、相关要点

脊柱脊髓损伤患者护理的重点是术后康复锻炼及肢体功能恢复，因此护理目标是最大程度促进患者预后恢复，提高患者生活质量。以下是目前国际上公认可以达到的预后目标，见表 57－2－1。

表 57－2－1　脊髓不同平面损伤的预后目标

损伤平面	最低位有力肌群	活动能力	生活能力
C1～4	颈肌	必须依赖医嘱维持呼吸，可用声控方式操作某些活动	完全依赖
C4	膈肌、斜方肌	需使用电动高靠背轮椅，有时需要辅助呼吸	高度依赖
C5	三角肌、肱二头肌	可用手在平坦路面上驱动高靠背轮椅，需上肢辅助用具及特殊推轮	大部依赖
C6	胸大肌、桡侧腕伸肌	可用手驱动轮椅。能独立穿衣、完成转移，可开特殊改装汽车	中度依赖
C7～8	肱三头肌、桡侧腕屈肌、指深屈肌、手肌	轮椅实用，可独立完成床、轮椅、厕所、浴室间转移	大部自理
T1～6	上部肌间肌、上部背肌群	轮椅独立使用，用硅腰带的支具扶拐短距离步行转移	大部自理
T12	腹肌、胸肌、背肌	用长脚支具扶拐步行	基本自理
L4	股四头肌	带短腿支具扶杖步行，长距离行动需要轮椅	基本自理

八、相关进展

（一）膀胱功能康复训练

传统的膀胱护理方法是伤后留置导尿管，留置尿管时间较长，易引起尿路感染，且难以建立反射性膀胱。目前临床上推荐早期进行间歇导尿以及膀胱功能训练，以达到降低感染率、尽早恢复膀胱功能的目的。间歇导尿是协助脊髓损伤膀胱功能障碍患者恢复膀胱功能的重要手段，是目前治疗脊髓损伤后排尿功能障碍的有力措施，它能使患者摆脱留置导尿管的痛苦，并使膀胱周期性地扩张与排空，从而使膀胱维持近似正常的生理状态，以促使其机能的恢复。膀胱功能训练方法有：①扳机点排尿：就是指病人的敏感点。如在小腹周围某一点轻轻叩击或挤压膀胱，拍打大腿内侧，挠脚心等；②Grede 压迫法排尿：尽量放松盆底肌肉，手掌触摸胀大膀胱，将双手重叠放于膀胱上，由底部向体部进行环形按摩 2～5min 后，再双手重叠放于膀胱上慢慢向耻骨后下方挤压膀胱，手法由轻到重，直到排出尿液；③屏气法：增加腹部力量来提高膀胱压力并使膀胱颈开放而引起排尿的方法。患者身体前倾，快速呼吸 3～4 次，以延长增加腹压的时间，深吸气然后屏住呼吸，向下用力做排便动作，反复间断数次直到没有尿液排出为止。

（二）肠道功能康复训练

肠道功能康复训练，传统上使用一些刺激性泻剂，例如番泻叶，作用温和，效果显著，但肠道易很快适应而失效。有研究表明，肛门牵张技术配合腹部按摩可有效促进肠道蠕动，肛门牵张技术：患者取左侧卧位，护士戴上手套，食指或中指涂润滑油，缓缓插入肛门，用指腹进行肛门括约肌按摩 3～5 圈，每圈 5～10s，然后把直肠壁向肛门一侧缓慢持续地牵拉约 5s。另外，开塞露小量不保留灌肠既起到软化大便、润滑大便的作用，又能增强排便反射，效果较好。

（胡　靖）

参考文献

[1] 郝定均 . 2014. 简明临床骨科学 . 北京：人民卫生出版社.

[2] 宋金兰，高小雁 . 2008. 实用骨科护理及技术 . 北京：科学出版社.

[3] 李连红 . 2008. 临床骨科护理细节 . 北京：人民卫生出版社.

[4] 朱建英，叶文琴 . 2007. 现代创伤骨科护理学 . 北京：人民军医出版社.

[5] 李姝睿 . 颈椎骨折伴脊髓损伤的护理体会［J］. 甘肃中医药大学学报，2016（1）：112－114.

[6] 栗晓静 . 脊柱骨折脊髓损伤护理观察［J］. 医学信息，2016，29（26）：210－211.

[7] 张利 . 康复护理在脊柱骨折伴脊髓损伤护理中的应用观察［J］. 医学与社会，2015（B06）：47－47.

[8] 何婷 . 脊柱脊髓损伤的现场急救与护理体会［J］. 护士进修杂志，2011，26（5）：480－480.

[9] 徐会娟 . 胸腰椎爆裂性骨折合并脊髓神经损伤的综合康复护理效果［J］.《中国实用神经疾病杂志》，2016，19（10）：132－134.

[10] 刘翠青，陈伟菊，刘静，等 . 不完全脊髓损伤患者肠道功能康复训练和护理［J］.《护士进修杂志》，2009，24（12）：1086－1087.

附　件

骨科常见神经损伤相关评定量表

一、脊髓损伤评定标准

（一）神经学检查分级标准

1. 脊髓损伤的关键点：美国脊柱损伤协会（ASIA）于2000年重新修订了脊髓损伤的分类标准，在新的标准中，将人体体表分别确定了10个运动点和28个感觉点，根据不同运动点和感觉点缺失的情况可大致判定脊髓损伤的平面。脊髓损伤运动点和感觉点的设定分别见表附－1和表附－2。

表附－1　脊髓损伤运动功能障碍关键点

神经节段	运动功能障碍（肌群）关键点
C5	屈肘肌（肱二头肌、肱肌）
C6	伸腕肌（桡侧腕长、腕短伸肌）
C7	伸肘肌（肱三头肌）
C8	中指屈指肌（指深屈肌）
T1	手内在肌（骨间肌）
L2	屈髋肌
L3	伸膝肌（股四头肌）
L4	踝背伸肌（胫前肌）
L5	趾长伸肌
S1	踝跖屈肌（腓肠肌、比目鱼肌）

表附－2　脊髓损伤后感觉障碍关键点

脊髓损伤平面	感觉障碍关键点	脊髓损伤平面	感觉障碍关键点
C2	枕骨粗隆	C3	锁骨上窝
C4	肩锁关节顶	C5	肘窝外侧
C6	拇指（背面）	C7	中指（背面）
C8	小指（背面）	T1	肘窝内侧
T2	腋窝顶	T3	第 3 肋间
T4	第 4 肋间（乳头平面）	T5	第 5 肋间
T6	第 6 肋间	T7	第 7 肋间
T8	第 8 肋间	T9	第 9 肋间
T10	脐平面	T11	下腹区
T12	腹股沟韧带中部	L1	股前上部
L2	股前中部	L3	股内侧
L4	内踝	L5	第 3 跖趾关节背侧
S1	足跟外侧	S2	腘窝中点
S3	坐骨结节	S4－S5	肛门周围

2. 脊髓损伤程度评估：脊髓损伤程度的评估对神经功能的恢复、临床治疗的疗效判定都具有重要的意义。目前临床上常用的评估方法常用的有：美国脊髓损伤协会（ASIA）于 2000 年修订的脊髓损伤评分方法，Frankel 神经功能分级，日本骨科学会制定的脊髓功能评分方法。国内也有学者使用胥少汀功能评定法、上海长征医院的改良 Frankel 法、天津医院的瘫痪指数等。

（1）ASIA 神经功能评分表（表样）：

首次评价时间　　年　月　日　时　　　　本次评价时间　　年　月　日　时

①感觉评价（表附－3）：

感觉等级分为：0 级：缺失；1 级：障碍；2 级：正常。全身分为以下 28 个关键点，左右两侧分别检查针刺及轻触觉。

表附－3　脊髓损伤程度评估

	针刺		轻触			针刺		轻触	
	左	右	左	右		左	右	左	右
C2：枕骨粗隆两侧					T8：第 8 肋间				
C3：锁骨上窝					T9：第 9 肋间				
C4：肩锁关节的顶部					T10：第 10 肋间				
C5：肘前窝的外侧面					T11：第 11 肋间				
C6：拇指					T12：腹股沟韧带中部				
C7：中指					L1：股上 1/3				
C8：小指					L2：大腿前中部				
T1：肘前窝尺侧面					L3：股骨内髁				
T2：锁骨中线腋窝					L4：小腿前内侧，内踝				

续表

	针刺		轻触			针刺		轻触	
	左	右	左	右		左	右	左	右
T3：第 3 肋间					L5：足背第三跖趾关节				
T4：第 4 肋间					S1：足跟外侧				
T5：第 5 肋间					S2：窝中点				
T6：第 6 肋间					S3：坐骨结节				
T7：第 7 肋间					S4～S5：肛门周围				

总分：左　　分　右　　分

②运动评价（表附－4）：肌力分为 0～5 级，0 级：完全瘫痪；1 级：可触及肌肉收缩；2 级：可主动活动关节，不能对抗引力；3 级：可对抗引力行全关节主动活动；4 级：抗中度阻力行全关节主动活动；5 级：完全正常。检查全身两侧共 20 块肌肉。

表附－4　运动评价

	左	右		左	右
C5：肱二头肌			L2：髂腰肌		
C6：桡侧腕伸长短肌			L3：股四头肌		
C7：肱三头肌			L4：胫前肌		
C8：中指指屈深肌			L5：伸张肌		
T1：小指外展肌			S1：腓肠肌		

总分：　左　分　右　　分

③ASIA 损伤分级（表附－5）：

A：完全性损害，在骶段无任何感觉运动功能保留；

B：不完全性损害，在神经平面以下包括骶段（S4－5）存在感觉功能，但无运动功能；

C：不完全性损害，在神经平面以下存在运动功能，大部分关键肌的肌力小于 3 级；

D：不完全性损害，在神经平面以下存在运动功能，大部分关键肌的肌力大于或等于 3 级；

E：正常，感觉和运动功能正常。

表附－5　脊髓损伤水平评分－ASIA

神经节段	感觉检查关键点	左		右		运动检查关键肌群	左	右
		痛觉	触觉	痛觉	触觉			
C2	枕骨粗隆							
C3	锁骨上窝							
C4	肩锁关节顶部							
C5	肘前窝外侧面					屈肘肌		
C6	拇指					伸腕肌		
C7	中指					伸肘肌		

续表

神经节段	感觉检查关键点	左		右		运动检查关键肌群	左	右
		痛觉	触觉	痛觉	触觉			
C8	小指					中指屈指肌		
T1	肘前窝尺侧面					小指展肌		
T2	腋窝							
T3	第 3 肋间							
T4	第 4 肋间（乳头）							
T5	第 5 肋间							
T6	第 6 肋间（剑突）							
T7	第 7 肋间							
T8	第 8 肋间（肋弓下缘）							
T9	第 9 肋间							
T10	第 10 肋间（脐）							
T11	第 11 肋间							
T12	腹股沟韧带中部							
L1	T12 与 L2 间的上 1/2							
L2	大腿前中部					屈髋肌		
L3	股骨内侧髁					伸膝肌		
L4	内踝					踝背伸肌		
L5	第 3 跖骨颈背侧					趾伸肌		
S1	足跟外侧					踝跖屈肌		
S2	腘窝中点							
S3	坐骨结节							
S45	肛门周围							
总感觉评分						总运动评分		
括约肌功能及反射检查		肛门指诊						
		肛门反射		尿道球海绵体反射				

说明：①感觉等级：0 缺失，1 障碍，2 正常。②肌力采用 0 ~ 5 临床分级。

（2）Frankel 脊髓损伤病人评定标准（1969）（表附 - 6）。Frankel 法 1969 年由 Frankel 提出，其将损伤平面以下感觉和运动存留情况分为 5 个级别。Frankel 法对脊髓损伤的程度进行了粗略的分级，对脊髓损伤的评定有较大的实用价值，但对脊髓圆椎和马尾损伤的评定有一定的缺陷，缺乏反射和括约肌功能判断，尤其是对膀胱、直肠括约肌功能状况表达不够清楚。因此国内、外许多学者又在 Frankel 的基础上针对颈、胸、腰等不同平面的脊髓或马尾损伤的恢复标准进行了综合的修订，制订出了适用于胸、腰椎损伤的标准，适用于完全性颈髓损伤的标准二。它的每一评价标准均分为 5 个等级，使脊髓损伤分级更为细致，优点是对于颈脊髓损伤、双下肢无功能者也能依据上肢功能进行评定。美国脊髓损伤协会（ASIA）也在 Frankel 分级的基础上进行了修订。ASIA 脊髓损伤分法与 Frankel 法相比区别不大，仍是一种划分等级的方法，而且各等级间的界限也不十分清楚，因此也不能很好地克服 Frankel 法的缺点。上述各种修订方法虽然各有特点，但都属于同一种划分损伤等级的方法，都没能将脊髓损伤的严重程度加以量化，其结果为各级损伤间划分界线模糊，所得资料可比性差。

表附 -6　Frankel 脊髓损伤病人评定

分级	功能状况
A：完全损伤	损伤平面以下深、浅感觉完全消失，肌肉功能完全丧失，肌力 0 级
B：仅存感觉	损伤平面以下仅存骶区感觉，肌肉功能完全丧失，肌力 0 肌级
C：无用运动	损伤平面以下部分感觉存在，某些肌肉存在微弱的运动功能，但不能进行功能性运动
D：有用运动	损伤平面以下肌肉功能部分存在，可活动下肢，可扶拐行走
E：功能恢复	深、浅感觉，肌肉功能及大、小便功能良好，但可存在病理反射

（3）Bracken 分级。Bracken 分级是 Bracken 等在 1978 年提出的一种脊髓损伤神经分级标准。它是一种感觉和运动功能的交叉分级方法，通过所选择的肌组和皮区的检查分别完成感觉和运动功能的分级，将感觉功能分为 0 ~ 7 级，运动功能分为 0 ~ 5 级。Bracken 的研究发现，运动分级比感觉分级在反映脊髓功能的恢复上更为可靠。但这种交叉分级方法比较复杂，也不便于患者在卧位时使用。

（4）Sunnybrook 分级。Sunnybrook 分级是 Tator 等在 1982 年提出的一种脊髓损伤分级方法（见下表）。该方法综合了感觉和运动功能的检查，将脊髓损伤后的神经功能分为 10 级，对每一级的感觉功能状况都作了描述。Sunnybrook 分级的运动分级的敏感性并没提高，3 ~ 5 级及 6 ~ 8 级的运动功能与 Frankel 分级的 C、D 级相同，也不包括直肠和膀胱功能的检查。见表附 -7。

表附 -7　Sunnybrook 分级

等级	运动功能状况	感觉功能状况
1	完全丧失	完全丧失
2	完全丧失	不完全丧失
3	不完全丧失，功能无用	完全丧失
4	不完全丧失，功能无用	不完全丧失
5	不完全丧失，功能无用	正常
6	不完全丧失，功能有用	完全丧失
7	不完全丧失，功能有用	不完全丧失
8	不完全丧失，功能有用	正常
9	正常	不完全丧失
10	正常	正常

（5）Botsford 分级。1992 年，Botsford 和 Esses 推荐了一种合并运动、感觉、直肠和膀胱功能检查的评分系统。运动评分根据 MRC 肌力分级（0 ~ 5 级），对主要关节的屈、伸肌（见下表）进行评分，并得出总分。感觉、直肠和膀胱功能的分级见下表。将运动、感觉、直肠和膀胱功能得分相加即为总的得分。作者在与 Frankel 分级进行比较以后得出结论，认为新的分级系统对发现神经功能的改善有较高的敏感性。见表附 -8，表附 -9。

表附－8　Botsford 分级检查有肌组

上肢		下肢	
病关节	屈曲肌	髋关节	屈曲肌
	伸展肌		伸展肌
肘关节	屈曲肌		外展肌
	伸展肌		内收肌
腕关节	屈曲肌	膝关节	屈曲肌
	伸展肌		伸展肌
手	握肌	踝关节	背伸肌
			跖屈肌

表附－9　Botsford 分级的感觉、直肠和膀胱功能检查

类型	功能状况	得分
感觉	正常	10
	斑片状感觉障碍	7
	损伤平面以下感觉障碍	5
	部分皮区感觉完全丧失	5
	损伤平面以下感觉完全丧失	0
直肠功能	自主肛门括约肌收缩正常	10
	自主肛门括约肌收缩减弱	5
	自主肛门括约肌收缩消失	0
膀胱功能	正常	5
	不正常	0

（6）Lucas 脊髓运动指数（spinal cord motor index，MI）（表附－10，表附－11）。

1979 年，Lucas 和 Ducker 在 Maryland 急诊医学研究所研制了一种急性 SCI 评分系统，称之为脊髓运动指数（motor index，MI），并主要基于损伤平面以下的运动功能状况，对 800 例 SCI 患者进行了评价。Lucas 根据躯干及四肢重要肌肉检查制定了一种脊髓运动指数，从上肢选择 5 组肌肉，下肢选择 4 组肌肉，躯干肌选择 5 组肌肉进行运动指数评估。四肢肌力按 0～5 级记分（0：完全无功能；1 分：稍有功能；2 分：差；3 分：可；4 分：良；5 分：优），躯干肌按瘫痪、异常、强有力评为 0～2 分，脊髓运动指数总分为 100 分。最初运动指数（MIi）可用来判断脊髓损伤情况，结合随访时的运动指数可推算出脊髓的恢复率。

表附－10　脊髓运动指数（MI）

肌肉	右侧	左侧
膈肌	2	
三角肌	5	5
肱二头肌	5	5
肱三头肌	5	5
指屈肌	5	5
小指屈肌	5	5
肋间肌	2	
上腹壁肌	2	
下腹壁肌	2	
髂腰肌	5	5
股四头肌	5	5
趾伸肌	5	5
腓肠肌	5	5
肛门括约肌	2	

表附 -11　运动指数评分系统

肌肉	运动分级	
	右侧	左侧
肩外展	5	5
伸　腕	5	5
伸　肘	5	5
抓　握	5	5
指外展	5	5
屈　髋	5	5
伸　膝	5	5
踝背屈	5	5
伸踇趾	5	5
屈踝趾	5	5
总　分	50	50

最初运动指数（MIi）：MIi = MIi（n）（最初检查肌肉运动指数总和）/ n（检查肌肉总和）

脊髓运动功能的恢复率（recovery ate，RR），RR =（MIc - MIi）/（5 - MIi）

（7）Nurick 颈椎病脊髓功能分型级别（表附 -12）：

表附 -12　Nurick 颈椎病脊髓功能分型级别

分级	脊髓功能
0 级	有神经根症状或体征，无脊髓疾病的症状
1 级	有脊髓压迫症状，但行走无困难
2 级	轻微的行走困难，但不妨碍日常全天的工作
3 级	行走困难，妨碍工作和做家务，但不需要别人帮助行走
4 级	能够在别人帮助或助行器帮助下行走
5 级	限于轮椅活动或卧床不起

（8）我国 40 分计分法（表附 -13，表附 -14）：国内殷华符等基本上依据 JOA 的框架，提出 40 分计分法，该法目前国内较为通用。其优点在于简单，应用较方便。该法主要从患者生活自理能力以及疾病痛苦程度等 5 个方面进行了评估。根据患者能否实现日常生活、活动，肢体残疾等级，将计分分为 4 个等级：

表附 -13　40 分计分法

分级	计分	生活自理能力
1 级	0 ~ 10 分	完全不能实现日常生活活动
2 级	11 ~ 20 分	基本不能实现日常生活活动
3 级	21 ~ 30 分	部分实现日常生活活动
4 级	31 ~ 40 分	基本实现日常生活活动

疗效标准按评分表得出手术前后的评分，算出改善率。

改善率 = ［改善分（术后分 - 术前分）/损失分（40 分 - 术前分）］×100%。

表附 - 14　颈椎病脊髓功能评定法（40 分法）

项目	功能状态	评分
上肢功能（左、右分别评定，每侧 8 分，共 16 分）	无使用功能	0
	勉强握食物进餐，不能系扣、写字	2
	能持勺进餐，勉强系扣，写字扭曲	4
	能持筷进餐，能系扣但不灵活	6
	基本正常	8
下肢功能（左、右不分，共 12 分）	不能端坐、站立	0
	能端坐、但不能站立	2
	能站立、但不能行走	4
	拄双拐或需人费力搀扶勉强行走	6
	拄单拐或扶梯上下楼	8
	能独立行走，跛行步态	10
	基本正常	12
括约肌功能（共 6 分）	尿潴留或大小便失禁	0
	大小便困难或其他障碍	3
	基本正常	6
四肢感觉（上、下肢分别评定，共 4 分）	有麻、木、痛、紧、沉等异常感觉或痛觉减退	0
	基本正常	2
束带感觉（指躯干部，共 2 分）	有束带感	0
	基本正常	2

（9）NASCIS 标准（表附 - 15）：NASCIS 标准是在美国 NASCIS（The National Acute Spinal Cord Injure Study，1980～1990）研究中使用的一种脊髓损伤评分系统。它包括运动评分和感觉评分。运动评分是基于对 14 组关键肌的肌力检查（0～5 级）作出评定。感觉评分包括每侧 29 个皮区（C2～S5）的针刺觉和轻触觉的检查（每一皮区分 3 级，得 1～3 分），针刺觉和轻触觉分别评分。由于左右侧的得分没有显著差异，故只记录右侧的得分。运动评分总分 0～70 分，感觉评分总分 29～87 分。

表附 - 15　NASCIS 及 ASIA 标准的关键肌

神经平面	NASCIS 关键肌	ASIA 关键肌
C5	三角肌，肱二头肌	肱二头肌，肱肌
C6	桡侧腕伸肌	桡侧腕伸肌
C7	肱三头肌	肱三头肌
C8	指深屈肌	指伸肌
T1	第一背侧骨间肌	小指展肌，拇对掌肌
L2	髂腰肌	髂腰肌

续表

神经平面	NASCIS 关键肌	ASIA 关键肌
L3	股四头肌	股四头肌
L4	胫前肌	胫前肌
L5	趾长伸肌	趾长伸肌，腘绳肌
S1 - S2	腓肠肌	腓肠肌，比目鱼肌，腓骨长短肌

（10）ULSMS 分级：1999 年胥少汀等提出了按上下肢运动功能和括约肌功能分级的标准（ULSMS 分级）。ULSMS 分级即上肢（upper extremity）、下肢（lower extremity）与括约肌（sphincter）运动功能（motor function）评分（score），把上肢、下肢及括约肌功能各分为 5 级。对于颈脊髓损伤用上肢、下肢与括约肌功能分级（ULSM）。对于 T2 以下脊髓损伤用下肢与括约肌功能分级（LSM）。作者将 ULSMS 分级与 ASIA 损伤分级进行比较发现，对于不完全性损伤，因上下肢的肌力恢复较好，2 种分级结果差别不大；对于完全性脊髓损伤，按 ASIA 损伤分级均为 A 级，而按 ULSMS 分级可以分为 B、C、D 级，能体现颈脊髓损伤的上肢运动功能或胸腰段脊髓损伤的下肢行走功能的不同。

（二）神经功能结果评定标准

功能结果的评定是指与医疗康复相关的人的行为能力的非特异性测定，用于反映脊髓损伤病人的功能状况和伤残程度，判断病人独立生活的能力和缺陷情况，并努力将病人的功能独立程度数量化。常用的功能结果评定标准有：

1. Barthel 指数及改良 Barthel 指数（表附 - 16）。

表附 -16　Barthel 指数（Mahoney and Barthel，1965）

功能	评分
饮食自助	10
从轮椅移动上床或相反	15
自我料理	5
如厕	10
沐浴	5
步行	15
上、下楼梯	10
穿、脱衣服	10
大便管理	10
小便管理	10
总分	100

Barthel 指数产生于 20 世纪 50 年代中期，由美国的 Florence Mahoney 和 Dorothy Barthel 设计并应用于临床，60 年代中期正式报告为 Barthel 指数。Barthel 指数由进食、洗澡、修饰、穿衣、大便控制、小便控制、用厕、床椅转移、平地行走等 10 个技能项组成，每项的得分根据完成该项任务时所需要的帮助强度决定，分 0、5、10 三个级别，总分为 0 ~ 100 分，0 分表示完全依赖，100 分表示

完全独立。1987 年 Barthel 指数被修订为改良 Barthel 指数（modified Barthel index，MBI）。在 MBI 中，每项的得分改为 5 级，以提高标准的灵敏度和可靠性。Shah 等研究发现，与 Barthel 指数相比 MBI 的敏感性和可靠性有了很大的提高。Kucukdeveci 等研究表明，MBI 可用于脊髓损伤病人的功能结果的评定，但其可靠性不如用于脑卒中的病人。

2. 四肢瘫功能指数（表附 - 17）。Barthel 指数对一些四肢瘫病人的一些细小的但有意义的功能改善反应迟钝。Gresham 等 1980 年发展出了一种新的功能评定标准，即四肢瘫功能指数（The Quadriplegia Index of Function，QIF）。QIF 标准的评测项目包括转移、梳洗、洗澡、进食、穿衣、坐轮椅、床上活动、直肠功能、膀胱功能和护理知识测试等 10 大内容，各大项又含若干小项，每小项的得分为 5 级（0 ~ 4 分），根据各大项的权重系数得出各大项的得分，总分为 0 ~ 100 分。Gresham 等研究发现，与 Barthel 指数相比 QIF 标准对于四肢瘫病人的功能改善敏灵度有了提高。

表附 - 17 四肢瘫功能指数

Ⅰ. 转移 16 分（各单项之和除以 2） 床—轮椅 轮椅—床 轮椅—马桶/坐便器 马桶/坐便器—轮椅 轮椅—汽车 汽车—轮椅 轮椅—淋浴/浴盆 淋浴/浴盆—轮椅 Ⅱ. 梳洗 12 分（各单项之和） 刷牙/处理义牙 洗/梳头发 剃须/处理月经带 Ⅲ. 洗澡 8 分（各单项之和除以 2） 洗/擦干上半身 洗/擦干下半身 洗/擦干脚 洗/擦干头发 （如果患者在床上洗澡，必须获得所有需要的东西）	Ⅳ. 进食 24 分（各单项之和乘以 0.75） 用杯子/玻璃杯喝水 使用勺子 使用叉子 倒出饮料/水 打开瓶盖/罐头 涂抹面包 准备简单食物 使用适宜的设备 Ⅴ. 穿脱衣服 20 分（各单项之和除以 2） 穿室内上衣 脱室内上衣 穿室内裤子 脱室内裤子 穿室外上衣 * 1.5 脱室外上衣 * 1.5 穿脱袜子 穿脱鞋 扣纽扣	Ⅵ. 轮椅活动 28 分（各单项之和） 转弯（直角） 后退 刹闸 粗糙地面上驱动轮椅 驱动轮椅上斜坡 保持坐位平衡 Ⅶ. 床上活动 20 分（各单项之和） 仰卧—俯卧 卧位—长坐位 仰卧—侧卧位 侧卧—侧卧 长坐位保持平衡 Ⅷ. 膀胱功能 28 分（得分最高乘以 7） 自主排空： A：厕所 B：便盆 间歇导尿（ICP） 反射性膀胱 留置导尿 回肠替代膀胱术后 挤压排尿	Ⅸ. 直肠功能 24 分（得分最高乘以 6） 完全控制： A：厕所 B：便盆使用栓剂： A：厕所 B：便盆/床/垫上用手指抠： A：厕所 B：便盆用手指或机械刺激： A：厕所 B：便盆/床上 Ⅹ. 护理知识 20 分 皮肤护理 饮食与营养 药物 矫形器或其他器械 关节活动 自主神经反射过度控制 上呼吸道感染 泌尿道感染 深静脉血栓 获得别人的帮助 QIF 分数 = 总分/200 * 100

3. 功能独立性评定（表附 - 18，表附 - 19）。

表附-18 功能独立性评定（FIM）量表

姓名　　性别　　年龄　　床号　　诊断　　住院号

项目				评估日期		
运动功能	自理能力	1	进食			
		2	梳洗修饰			
		3	洗澡			
		4	穿裤子			
		5	穿上衣			
		6	上厕所			
	括约肌控制	7	膀胱管理			
		8	直肠管理			
	转移	9	床、椅、轮椅间			
		10	入厕			
		11	盆浴或淋浴			
	行走	12	步行/轮椅			
		13	上下楼梯			
	运动功能评分					
认知功能	交流	14	理解			
		15	表达			
	社会认知	16	社会交往			
		17	解决问题			
		18	记忆			
	认知功能评分					
FIM 总分						
评估人						

功能水平和评分标准：

7 分［独立］活动中不需他人帮助完全独立——构成活动的所有作业均能规范、完全地完成，不需修改和辅助设备或用品，并在合理的时间内完成。

6 分［有条件的独立］——具有下列 1 项或几项：活动中需要辅助设备；活动需要比正常长的时间；或需要安全方面的考虑。

5~1 分［依赖］为进行活动，患者需另人予以监护或身体接触性帮助，或者不进行活动。

*有条件的依赖——患者付出 50% 或更多的努力，其所需的辅助水平如下：

5 分 监护和准备——患者所需的帮助只限于备用、提示或劝告，帮助者和患者之间没有身体的接触或帮助者仅需要帮助准备必需用品，或帮助带上矫形器。

4 分 少量身体接触的帮助——患者所需的帮助只限于轻轻接触，自己能付出 75% 或以上的努力。

3 分 中度身体接触的帮助——患者需要中度的帮助，自己能付出 50% -75% 的努力。

*完全依赖——患者需要一半以上的帮助或完全依赖他人，否则活动就不能进行。

2 分 大量身体接触的帮助——患者付出的努力小于 50%，但大于 25%。

1 分 完全依赖——患者付出的努力小于 25%。

FIM 的最高分为 126 分（运动功能评分 91 分，认知功能评分 35 分），最低分 18 分。126 分 = 完全独立；108~125 分 = 基本独立；90~107 分 = 有条件的独立或极轻度依赖；72~89 分轻度依赖；54~71 分中度依赖；36~53 分 = 重度依赖；19~35 分 = 极重度依赖；小于 18 分 = 完全依赖。

表附－19　功能独立性量表（Function Independent Measure，FIM）

项目：

自理活动：

A. 进食：

7 分 完全独立：构成活动的所有作业均能规范的、安全的完成，不需要修改和辅助设备或用品，并在合理的时间内完成。

6 分 有条件的独立：具有下列 1 项或几项——活动中需要辅助设备；活动需要比正常长的时间；需要安全方面的考虑。

5 分 有条件的依赖：患者自己付出 50% 或更多的努力，其所需的辅助水平（监护或准备）为患者所需的帮助只限于备用、提示或劝告，帮助者和患者之间没有身体的接触或帮助者仅需帮助准备必须用品，或帮助带上矫形器。

4 分 有条件的依赖：患者自己付出 50% 或更多的努力，其所需的辅助水平为少量身体接触的帮助，患者所需的帮助只限于轻轻接触，自己能付出 75% 或以上的努力。

3 分 有条件的依赖：患者自己付出 50% 或更多的努力，其所需的辅助水平为中度身体接触的帮助，患者需要中度的帮助，自己能付出 50% ~75% 的努力。

2 分 完全依赖：患者需要 50% 以上的帮助或完全依赖他人，否则活动就不能进行，大量身体接触的帮助，患者付出的努力小于 50%，但大于 25%。

1 分 完全依赖：患者付出的努力小于 25%。

B. 梳洗修饰：（评分标准同上）

C. 沐浴：（评分标准同上）

D. 穿上身衣服：（评分标准同上）

E. 穿下身衣服：（评分标准同上）

F. 上厕所：（评分标准同上）

括约肌控制：

G. 膀胱管理：（评分标准同上）

H. 大肠管理：（评分标准同上）

转移：

I. 床、椅、轮椅：（评分标准同上）

J. 坐厕：（评分标准同上）

K. 浴盆、淋浴室：（评分标准同上）

进行：

步行 *：（评分标准同上）

L. 步行/轮椅：（评分标准同上）

两者：（评分标准同上）

M. 上下楼梯：（评分标准同上）

运动总积分：

交流：

听 *：（评分标准同上）

N. 理解：　　　　视：（评分标准同上）

两者：（评分标准同上）

言语 *：（评分标准同上）

O. 表达：　　　　非言语：（评分标准同上）

两者：（评分标准同上）

续表

社会认知：
P. 社会交往：（评分标准同上）
Q. 解决问题：（评分标准同上）
R. 记忆：（评分标准同上）
认识总积分：
总积分：

功能独立性评定（functional independence measurement，FIM）是20世纪80年代发展起来的一种更为客观和全面反映伤残者日常生活能力的功能评定标准，它包括18个评测项目，每一项的评测级别为7级。与Barthel指数相比，FIM增加了认知和社交方面的内容，对每一项的测评更为细致，故在描述伤残水平和功能独立性方面比Barthel指数更为敏感和精确，更接近康复的总体目标。Hamilton等证明了FIM具有较好的判断一致性和可靠性。Stineman等认为FIM对于预测恢复结果、向病人作咨询和估计病人出院后的护理需要均有作用。但Yavuz等研究发现，使用ASIA运动评分得出的恢复率与FIM得分不相关，而与QIF得分显著相关。作者建议FIM增加一些进食、穿衣和床上活动等方面的检查内容，以增强FIM标准的敏感性。Wells和Nicosia比较了Frankel分级、Yale分级、ASIA运动评分、MBI和FIM的作用和局限性。前3个标准侧重于损伤程度的评定，后2个标准侧重于伤残程度的评定。作者发现Frankel分级与Yale分级、ASIA运动评分有很强的相关性，与MBI和FIM的相关性很弱，而MBI与FIM之间的相关性很强。作者认为一种评定标准在单独使用时不能够充分反映脊髓损伤病人在急性期和恢复期两种状态时的情况，他们赞同2种评定标准联合使用，一种侧重于神经损伤的检查，另一种侧重于残疾程度的评定。

4. 脊髓损伤后痉挛的评估：

（1）痉挛程度的评估（表附－20）：临床上常用改良Ashworth量表。

表附－20　改良Ashworth量表

0级：肌张力不增加，被动活动患侧肢体在整个范围内均无阻力；
1级：肌张力稍增加，被动活动患侧肢体到终末端时有轻微的阻力；
1＋级：肌张力稍增加，被动活动患侧肢体时在前1/2 ROM中有轻微的“卡住”感觉，后1/2 ROM中有轻微的阻力；
2级：肌张力轻度增加，被动活动患侧肢体在大部分ROM内均有阻力，但仍可以活动；
3级：肌张力中度增加，被动活动患侧肢体在整个ROM内均有阻力，活动比较困难；
4级：肌张力高度增加，患侧肢体僵硬，阻力很大，被动活动十分困难。

（2）疗效评定标准：

显效：根据改良Ashworth评分法得分降低2级以上；有效：根据改良Ashworth评分法得分降低1级；无效：根据改良Ashworth评分法得分无降低。

（3）痉挛状态时阵挛的评分：

0级：无踝阵挛；1级：踝阵挛持续1～4s；2级：踝阵挛持续5～9s；3级：踝阵挛持续10～14s；4级：踝阵挛持续15s以上。

二、周围神经损伤的相关评定

（一）整体周围神经损伤后评定

1. 运动功能的检查与评定：

（1）运动功能恢复情况评定：英国医学研究院神经外伤学会将神经损伤后的运动功能恢复情况分为6级，这种分法对高位神经损伤很有用（表附-21，表附-22，表附-23）。

（2）肌力和关节活动范围测定：应对耐力、速度、肌张力予以评价（表附-24，表附-25，表附-26，表附-27，表附-28）。注意对昏迷病人可进行轻瘫试验、坠落试验。

（3）观察畸形、肌肉萎缩、肿胀的程度及范围，必要时用尺测量或容积仪测量对比。

表附-21 周围神经损伤后的运动功能恢复等级

0级（M0）	肌肉无收缩
1级（M1）	近端肌肉可见收缩
2级（M2）	近、远端肌肉均可见收缩
3级（M3）	所有重要肌肉能抗阻力收缩
4级（M4）	能进行所有运动，包括独立的或协同的
5级（M5）	完全正常

表附-22 粗大运动功能评估表

项 目	得 分		
	第一次评估	第二次评估	第三次评估
仰卧位与俯卧位（17项）	0 1 2 3	0 1 2 3	0 1 2 3
1. 仰卧位：头正中位，最大限度左右对称转动头部			
2. 仰卧位：双手于正中位，双手合拢			
3. 仰卧位：抬头45度			
4. 仰卧位：右侧髋、膝关节在生理活动范围内屈曲			
5. 仰卧位：左侧髋、膝关节在生理活动范围内屈曲			
6. 仰卧位：伸出右上肢、手，越中线抓玩具			
7. 仰卧位：伸出左上肢、手，越中线抓玩具			
8. 仰卧位：向右侧翻身到俯卧位			
9. 仰卧位：向左侧翻身到俯卧位			
10. 俯卧位：竖直抬头			
11. 肘支撑俯卧位：竖直抬头，肘部伸展，胸部离开床面			
12. 肘支撑俯卧位：右前臂水平支撑躯体，左上肢充分向前伸直			
13. 肘支撑俯卧位：左前臂水平支撑躯体，右上肢充分向前伸直			
14. 俯卧位：向右侧翻身到仰卧位			
15. 俯卧位：向左侧翻身到仰卧位			
16. 俯卧位：使用四肢向右侧旋转90度			
17. 俯卧位：使用四肢向左侧旋转90度			

续表

项 目	得 分		
	第一次评估	第二次评估	第三次评估
坐 位（20 项）	0 1 2 3	0 1 2 3	0 1 2 3
18. 仰卧位：检查者握婴儿双手，自行牵拉成坐位，头部能控制			
19. 仰卧位：向右侧翻身到坐位			
20. 仰卧位：向左侧翻身到坐位			
21. 坐于垫子上：检查者支撑胸部，头部保持正中位 3s			
22. 坐于垫子上：检查者支撑胸部，头部保持正中位 10s			
23. 用上肢支撑坐于垫子上，保持 5s			
24. 坐于垫子上：没有上肢支撑，保持 3s			
25. 坐于垫子上：身体前倾触摸玩具后，不用上肢支撑恢复坐位			
26. 坐于垫子上：触摸右后方 45°玩具后恢复坐位			
27. 坐于垫子上：触摸左后方 45°玩具后恢复坐位			
28. 右侧坐：没有上肢支撑，保持 5s			
29. 左侧坐：没有上肢支撑，保持 5s			
30. 坐于垫子上：有控制的从坐位趴成俯卧位			
31. 足向前坐于垫子上：向右侧转成四点支撑位			
32. 足向前坐于垫子上：向左侧转成四点支撑位			
33. 坐于垫子上：不使用上肢帮助，躯体旋转 90°			
34. 坐于椅凳上：不使用上肢和足支撑，保持 10s			
35. 站立位：从站位坐到凳子上			
36. 坐在地板上：从地板上坐到凳子上			
37. 坐在地板上：从地板上坐到椅子上			
	得分	得分	得分
爬 和 跪（14 项）	0 1 2 3	0 1 2 3	0 1 2 3
38. 俯卧位：向前方腹爬 1.8m			
39. 四点支撑位：用手与膝支撑身体，保持 10s			
40. 四点支撑位：从四点位到坐位，不用手支撑			
41. 俯卧位：转成四点支撑位，用手、膝负重			
42. 四点支撑位：右上肢前伸，手高于肩			
43. 四点支撑位：左上肢前伸，手高于肩			
44. 四点支撑位：向前爬行或拖行 1.8m			
45. 四点支撑位：向前交替性四点爬 1.8m			
46. 四点支撑位：用手和膝/脚四点爬上 4 级台阶			
47. 四点支撑位：用手和膝/脚后退爬下 4 级台阶			
48. 坐垫子上：使用上肢支撑转成高跪位，不用上肢支撑，保持 10s			
49. 高跪位：使用上肢支撑转成右膝半跪，不用上肢支撑，保持 10s			

续表

项　目	得　分		
	第一次评估	第二次评估	第三次评估
爬 和 跪（14 项）	0　1　2　3	0　1　2　3	0　1　2　3
50. 高跪位：使用上肢支撑转成左膝半跪，不用上肢支撑，保持 10s			
51. 高跪位：双膝行走 10 步，不用上肢支撑			
	得分	得分	得分
站 立（13 项）	0　1　2　3	0　1　2　3	0 1　2　3
52. 坐在地板上：扶椅子站立			
53. 站立：不用上肢支撑，保持 3s			
54. 站立：单手抓住椅子，右脚抬起，保持 3s			
55. 站立：单手抓住椅子，左脚抬起，保持 3s			
56. 站立：不用上肢辅助，保持 20s			
57. 站立：不用上肢辅助，左脚抬起 10s			
58. 站立：不用上肢辅助，右脚抬起 10s			
59. 凳子坐位：转成站立位，不用手协助			
60. 高跪位：通过右膝半跪到站立，不用上肢协助			
61. 高跪位：通过左膝半跪到站立，不用上肢协助			
62. 站立位：有控制的下降到地板坐位，不用上肢协助			
63. 站立位：转成蹲位，不用上肢协助			
64. 站立位：从地板上拾物后，恢复站立位，不用上肢协助			
	得分	得分	得分
走、跑、跳（24 项）	0　1　2　3	0　1　2　3	0　1　2　3
65. 站立：双手扶栏杆，向右侧横走 5 步			
66. 站立：双手扶栏杆，向左侧横走 5 步			
67. 站立：牵双手向前走 10 步			
68. 站立：牵单手向前走 10 步			
69. 站立：不用扶持，向前走 10 步			
70. 站立：向前走 10 步，停止，转身 180°，返回			
71. 站立：后退 10 步			
72. 站立：双手提大物品，向前走 10 步			
73. 站立：在 20cm 宽的平行线之间，连续向前走 10 步			
74. 站立：在 2cm 宽的直线上，连续向前走 10 步			
75. 站立：右脚跨过膝盖高度的木棒			
76. 站立：左脚跨过膝盖高度的木棒			
77. 站立：向前跑 4.6m，停止，返回			
78. 站立：右脚踢球			

续表

项 目	得 分		
	第一次评估	第二次评估	第三次评估
走、跑、跳（24 项）	0 1 2 3	0 1 2 3	0 1 2 3
79. 站立：左脚踢球			
80. 站立：两脚同时跳高 30cm			
81. 站立：两脚同时跳远 30cm			
82. 右足单立：在直径 60cm 圆内，右脚单跳 10 次			
83. 左足单立：在直径 60cm 圆圈内，左脚单跳 10 次			
84. 站立：抓一侧栏杆，上 4 级台阶，交替出足			
85. 站立：抓一侧栏杆，下 4 级台阶，交替出足			
86. 站立：不用扶栏杆，上 4 级台阶，交替出足			
87. 站立：不用扶栏杆，下 4 级台阶，交替出足			
88. 站在 15cm 高的台阶：两足同时跳下			
评分标准 0 分：指完全不能完成（做） 1 分：指仅能开始会做（即完成动作 <10%） 2 分：指部分（10% < 完成 <100%） 3 分：指能顺利圆满完成（即 100% 完成） 评分结果：包括以下几项： 原始分：5 个能区的原始分；②总百分比：5 个能区原始分占各自总分百分比之和再除以 5；	得分 日期 评估者 原始分 总百分比	得分 日期 评估者 原始分 总百分比	得分 日期 评估者 原始分 总百分比

表附 –23 精细运动能力尺度测定表

项 目	评 分			项 目	评 分		
	月 日	月 日	月 日		月 日	月 日	月 日
A 区 视觉追踪							
A01. 视觉追踪摇铃				D07. 用勺敲击杯子			
A02. 听觉追踪摇铃				D08. 拧开瓶盖倒出小丸			
A03. 视觉追踪网球—右侧至左侧				D09. 逐页翻书			
A04. 视觉追踪网球—左侧至右侧				D10. 剪开纸			
A05. 视觉垂直追踪网球				D11. 把纸剪成两半			
B 区 上肢关节活动能力				D12. 解开纽扣			
B01. 仰卧位伸手臂拿摇铃				D13. 在两条线之间涂色			
B02. 仰卧位伸手拿悬吊正上方的玩具				E 区 手眼协调			
B03. 坐位伸手拿摇铃				E01. 手指触摸小丸			
B04. 坐位伸手抓纸				E02. 手指戳洞			
B05. 坐位双手合握玩小方木				E03. 将 7 块方木放入杯中			

续表

项 目	评 分			项 目	评 分		
	月 日	月 日	月 日		月 日	月 日	月 日
B06. 坐位打开书				E04. 将小丸（4 粒）放入杯中			
B07. 坐位倒出瓶中小丸				E05. 放入小木桩（3 粒）			
BO8. 坐位手碰自己部位（鼻 - 耳 - 头顶）				E06. 四块方木搭高楼			
B09. 跟着画两条垂直线（3cm）				E07. 放不同几何形状板			
C 区 抓握能力				E08. 7 块方木搭高楼			
C01. 抓握桌前方木				E09. 4 块方木搭火车（8 块）			
CO2. 双手同时各握一块方木				E10. 穿珠子（6 粒方珠）			
C03. 抓小丸（2 粒）				E11. 模仿画垂线（5cm）			
C04. 儿童模仿撕纸				E12. 模仿画横线（5cm）			
C05. 抓握方木（儿童前方 10cm）				E13. 快速放小丸（10 粒）			
C06. 放开方木				E14. 穿线（6 个带孔的细长纸板）			
C07. 单手握 2 块方木				E15. 临摹十字			
C08. 抓小丸				E16. 描线			
C09. 抓笔画画				E17. 搭楼梯（6 块方木）			
C10. 前三指抓方木				E18. 临摹长短均等的十字			
D 区 操作能力				E19. 搭金字塔（12 块）			
D01. 移动插在板上的 3 个小木桩				E20. 两点连线			
D02. 方木左右手递交				E21. 临摹画正方形			
D03. 敲击杯子				E22. 剪圆形			
D04. 连接方木（2）				E23. 对折纸			
D05. 拍手				E24. 剪正方形			
D06. 伸手向第 3 块方木				总分			
评估所需物品：①摇铃；②网球；③可悬吊玩具；④20cm × 30cm 的纸若干；⑤书；⑥四个小丸；⑦有盖瓶子；⑧笔；⑨木钉板；⑩剪刀；⑪十二块方木；⑫6 个珠子和线；⑬形状板；⑭棒子；⑮勺子；⑯大口杯							

表附 - 24 临床医学肌力分级

分级	描述
0 级	肌肉完全麻痹，触诊肌肉完全无收缩力（完全瘫痪，不能作任何自由运动）
Ⅰ级	肌肉有主动收缩力，但不能带动关节活动（可见肌肉轻微收缩）
Ⅱ级	可带动关节水平活动，但不能对抗地心引力（肢体能在床上平行移动）
Ⅲ级	能对抗引力做主动关节活动，但不能对抗阻力（肢体可以克服地心引力，能抬离床面）
Ⅳ级	能对抗较大的阻力，但比正常者弱（肢体能做对抗外界阻力的运动）
Ⅴ级	正常肌力（肌力正常，运动自如）

表附－25　Lovett 肌力分级标准表

级别	名称	标准	相当正常肌力的%
0	零（Zero，0）	无可测知的肌肉收缩	0
1	微缩（Trace，T）	有轻微收缩，但不能引起关节运动	10
2	差（Poor，P）	在减重状态下能做关节全范围运动	25
3	可（Fair，F）	能抗重力做关节全范围运动，但不能抗阻力	50
4	良好（Good，G）	能抗重力、抗一定阻力运动	75
5	正常（Norlnal，N）	能抗重力、抗充分阻力运动	100

每一级又可用“+”和“-”号进一步细分。如测得的肌力比某级稍强时，可在该级的右上角加“+”号，稍差时则在右上角加“-”号，以补充分级的不足。其具体标准见表附－26。

表附－26　肌力细分级标准

分级	评价标准
0	无可测知的肌肉收缩
1	可触及肌肉有轻微收缩，但无关节运动
1＋	可触及肌肉有强力收缩，但无关节运动
2－	去除肢体重力的影响，关节能活动到最大活动范围的 1/2 以上，但不能达最大活动范围
2	去除肢体重力的影响，关节能活动到最大活动范围
2＋	去除肢体重力的影响，关节能活动到最大活动范围，如抗重力，可活动到最大活动范围的 1/2 以下
3－	抗肢体本身重力，关节能活动到最大活动范围的 1/2 以上，但不能达最大活动范围
3	抗肢体本身重力，关节能活动到最大活动范围
3＋	抗肢体本身重力，关节能活动到最大活动范围，且在运动终末可抗轻度阻力
4－	能抗比轻度稍大的阻力活动到最大活动范围
4	能抗中等度阻力活动到最大活动范围
4＋	能抗比中等度稍大的阻力活动到最大活动范围
5－	能抗较充分阻力稍小的阻力活动到最大活动范围
5	能抗充分阻力活动到最大活动范围

表附－27　被动活动（PROM）肌张力分级标准

Ⅰ	轻度	在 PROM 的后 1/4 的时候，即肌肉处于最长位置时出现阻力
Ⅱ	中度	在 PROM 的 1/2 时出现阻力
Ⅲ	重度	在 PROM 的后 1/4 的时候，即肌肉处于最短位置时出现阻力

表附－28　改良 Rankin Scale（MRS）量表

分级	描述
0	完全无症状
1	尽管有症状，但无明显功能障碍，能完成所有日常职责和活动
2	轻度残疾，不能完成病前所有活动，但不需帮助能照顾自己的事务
3	中度残疾，需求一些帮助，但行走不需帮助
4	重度残疾，不能独立行走，无他人帮助不能满足自身需求
5	严重残疾，卧床、失禁，要求持续护理和关注

2. 感觉功能评定：

（1）感觉检查：不同感觉神经有其特定的支配区，但有交叉支配现象。神经受损后，感觉消失区往往较实际支配区小，且边缘有一感觉减退区。感觉功能的测定，除了常见的用棉花或大头针测定触觉痛觉外，还可做温度觉试验、Von Frey 单丝压觉试验、Weber 二点辨别觉试验、手指皮肤皱折试验、皮肤定位觉、皮肤图形辨别觉、实体觉、运动觉和位置觉试验、Tinel 征检查等。

（2）感觉功能恢复评定：

对感觉功能的恢复情况，英国医学研究院神经外伤学会也将其分为六级，参见表附 -29。

表附 -29　周围神经损伤后的感觉功能恢复等级

0 级（S0）	感觉无恢复
1 级（S1）	支配区皮肤深感觉恢复
2 级（S2）	支配区浅感觉和触觉部分恢复
3 级（S3）	皮肤痛觉和触觉恢复，且感觉过敏消失
4 级（S3 +）	感觉达到 S3 水平外，二点辨别觉部分恢复
5 级（S4）	完全恢复

（3）VAS 疼痛评分法（表附 -30）：数字评分法（VAS）是将疼痛的程度用 0 到 10 共 11 个数字表示，0 表示无痛，10 代表最痛，病人根据自身疼痛成度在这 11 个数字中挑选一个数字代表疼痛程度。

表附 -30　VAS 疼痛评分标准（0 分 -10 分）

0 分：无痛
3 分以下：有轻微的疼痛，能忍受
4 分—6 分：患者疼痛并影响睡眠，尚能忍受
7 分 -10 分：患者有渐强烈的疼痛，疼痛难忍，影响食欲，影响睡眠

3. ADL 能力评定：ADL（日常生活活动）是人类在生活中反复进行的最必需的基本活动。周围神经病损后，会不同程度地出现 ADL 能力困难。ADL 评定对了解病人的能力，制订康复计划，评价治疗效果，安排重返家庭或就业都十分重要。ADL 量表分为 basic（基础性）activity of living，BADL 和 instrumental（工具性）activity of daily living，IADL。BADL 评定常用量表：Barthel 指数、Katz 指数、PULSES、修订的 Kenny 自理评定等。IADL 常用量表有功能活动问卷（the functional activities questionary，FAQ）、快速残疾评定量表（rapid disability rating scale，RDRS）。

1）Barthel 指数：

（1）评定内容（表附 -31）：

表附 -31　Barthel 指数

ADL 项目	自理	稍依赖	较大依赖	完全依赖
进食	10	5	0	0
洗澡	5	0	0	0
修饰	5	0	0	0

续表

ADL 项目	自理	稍依赖	较大依赖	完全依赖
穿衣	10	5	0	0
控制大便	10	5	0	0
控制小便	10	5	0	0
上厕所	10	5	0	0
床椅转移	15	10	5	0
行走	15	10	5	0
上下楼梯	10	5	0	0

（2）评定标准：总分为 100 分。

（3）结果分析：

100 分表示日常生活活动能力良好，不需要依赖他人。

>60 分评定为良，表示有轻度功能障碍，但日常基本生活基本自理。

60～41 分表示有中度功能障碍，日常生活需要一定的帮助。

40～21 分表示有重度功能障碍，日常生活明显需要依赖他人。

<20 分为完全残疾，日常生活完全依赖他人。

PS：>40 分的患者治疗效益最大。

2）Katz 指数：

（1）评定内容：Katz 指数（Katz index）又称 ADL 指数（the index of ADL），根据人体功能发育学的规律制定，有 6 项评定内容，依次为：洗澡、穿着、如厕、转移、大小便控制、进食，6 项评定内容按照由难道易的顺序进行排列，不宜随意改变次序。

（2）评定分级（表附－32）：Katz 指数把 ADL 功能状态分为 A～G 7 个功能等级，A 级为完全自理，G 级为完全依赖，从 A 级到 G 级独立程度依次下降：

表附－32 Katz 指数分级

A 级：全部 6 项活动均能独立完成
B 级：能独立完成 6 项活动中的任意 5 项，只有 1 项不能独立完成
C 级：只有洗澡和其他任意 1 项不能独立完成，其余 4 项活动均能独立完成
D 级：洗澡、穿着和其他任意 1 项不能独立完成，其余 3 项活动均能独立完成
E 级：洗澡、穿着、上厕所和其他任意 1 项不能独立完成，其余 2 项活动均能独立完成
F 级：洗澡、穿着、上厕所、转移和其他任意 1 项不能独立完成，其余 1 项可独立完成
G 级：所有 6 项活动均不能独立完成

3）PULSES 评定：PULSES 评定时一种总体功能评定方法，包括躯体状况、运动功能、言语、视听、心理等 6 方面的内容，可信度较高。

（1）评定内容（表附－33）：

表附－33　PULSES 评定

P	躯体状况（physical condition）	指内脏器官如心血管、呼吸、胃肠道、泌尿、内分泌、神经系统疾患
U	上肢功能及日常生活自理情况（upper limb function）	指进食、穿衣、穿戴假肢或矫形器、梳洗等
L	下肢功能及行动（lower limb function）	指步行、上楼梯、使用轮椅、身体从床移动至椅、或从椅移动到床、用厕的情况
S	感觉与语言交流功能（sensory component）	指与语言交流（听、说）和视力有关的功能
E	排泄功能（excretory function）	指大小便自理和控制程度
S	精神和情感状况（mental and emotional status）	指智力和情绪对家庭和社会环境的适宜能力

（2）评定标准：每方面分为 4 个功能等级，分别评为 1～4 分，各项评分相加后得到总分。

总分评判标准 6 分为功能最佳，各项功能均基本正常。＞12 分提示独立自理能力严重受限，＞16 分提示有严重残疾。

（3）评分标准：从评分可知，分数越高障碍越重，正常标准为低于 5 分，大于 5 分为异常。

4）功能活动问卷（表附－34）：

表附－34　功能活动问卷 FAQ

姓名　　　　　　　性别　　　　　　　年龄　　　　　　　诊断

项　目	正常或从未做过，但能做（0 分）	困难但可单独完成或从未做（1 分）	需要帮助（2 分）	完全依赖他人（3 分）
1. 每月平衡收支的能力，算账的能力				
2. 工作能力				
3. 能否到商店买衣服、杂货和家庭用品				
4. 有无爱好，会不会下棋和打扑克				
5. 会不会做简单的事，如点炉子、泡茶等				
6. 会不会准备饭菜				
7. 能否了解最近发生的事件（时事）				
8. 能否参加讨论和了解电视、书或杂志的内容				
9. 能否记住约会时间、家庭节目和吃药				
10. 能否拜访邻居，自己乘公共汽车				
总分				

4. 电生理学评定：对周围神经病损，电生理学检查具有重要的诊断和功能评定价值。常用的方法有以下几种：

（1）强度—时间曲线检查：这是一种神经肌肉兴奋性的电诊断方法。通过时值测定和曲线描记判断肌肉为完全失神经支配、部分失神经支配及正常神经支配。它可对神经损伤程度、恢复程度、损伤的部位及病因进行判断，对康复治疗有指导意义。

（2）肌电图检查：通过针极肌电图检查，可判断神经受损的程度是神经失用还是轴突断离或神经断离。通过纤颤电位、正锋波数量减少、出现多相新生电位可判断神经再生。神经传导速度测定，对损伤以外的神经疾病具有极为重要的价值。

在肌肉获得神经支配的早期，往往看不到明显的肌肉收缩或肢体运动，此时可用肌电图来测定。肌电图一般可比弱眼或手法检查早 1～2 个月发现肌肉重新获得神经支配。

（3）体感诱发电位检查：体感诱发电位（SEP）是刺激从周围神经上行至脊髓、脑干和大脑皮层感觉区时在头皮记录的电位，具有灵敏度高、对病变进行定量估计、对传导通路进行定位测定、重复性好等优点。常规肌电图难以查出的病变，SEP 较易作出诊断，如周围神经靠近中枢部位的损伤、在重度神经病变和吻合神经的初期测定神经的传导速度等。

（二）局部周围神经损伤后评定

1. 单根神经功能评定（表附－35）：

表附－35 单根神经评定

项 目	优	良	可	差
肌力	＞M4	M3	M2	M0～1
感觉	＞S3	S3	S2	S0～1

2. 肩关节功能评定（表附－36）：

表附－36 肩关节功能评定

项 目	4 分	3 分	2 分	1 分
肩外展	＞90°	60～90°	30～60°	＜30°
肌力	≥M4	≥M3	≥M2	＜M2
肩外旋	＞30°	10～90°	0～10°	＜0°
综合评价	优 10～12 分	良 7～9 分	可 4～6 分	差 3 分以下

3. 肘关节功能评定（表附－37）：

表附－37 肘关节功能评定

项目	4 分	3 分	2 分	1 分
屈曲	＞90°	60～90°	30～60°	＜30°
屈曲肌力	≥M4	≥M3	≥M2	＜M2
伸直	0°	＜－30°	－30～50°	＞50°
伸直肌力	≥M4	≥M3	≥M2	＜M2
前臂旋转	正常	轻度受限	重度受限	不能
综合评价	优 13～16 分	良 9～12 分	可 5～8 分	差 4 分以下

4. 腕关节功能评定（表附－38）：

表附－38　腕关节功能评定

项目	4分	3分	2分	1分
背伸	>45°	≥30°	<30°	不能
背伸肌力	>M3	M3	M2	M0－1
掌屈	>45°	≥30°	<30°	不能
掌屈肌力	>M3	M3	M2	M0－1
综合评价	优13～16分	良9～12分	可5～8分	差4分以下

5. 手功能评定（表附－39）：

表附－39　手功能评定

项　目	4分	3分	2分	1分
拇对掌	正常	能对环指	能对示中指	不能
手指活动度	指屈伸好	指屈伸活动为正常的60%	指有微屈或微伸活动	指无活动
感觉	S4	S3	S2	S0～1
综合评价	优10～12分	良7～9分	可4～6分	差3分以下

6. 臂丛功能综合评定（表附－40）：

表附－40　臂丛功能综合评价

项　目	优	良	可	差
肩关节	4	3	2	1
肘关节	4	3	2	1
腕关节	4	3	2	1
手上干	4	3	2	1
或下干	7～8	5～6	3～4	1～2
全臂丛	13～16	9～12	5～8	1～4

三、相关骨科的评定量表

（一）创伤科相关量表

1. 院前创伤相关评分：

（1）创伤指数（TI）：创伤指数于1971年由Kirkpatrick等提出。选择受伤部位、损伤类型、循环、呼吸、意识5个参数。按照它们的异常程度各评1、3、5或6分，相加求得积分（5～24）即为TI值。见表附－41。

表附-41 创伤指数

TI	1	3	5	6
部位	四肢	躯干背部	胸腹部	头、颈部
创伤类型	撕裂伤	刺伤	钝挫伤	弹道伤
循环	正常	BP<13.6kPa, P>100 次/min	BP<10.6kPa, P>140 次/min	BP、脉搏测不到
意识	倦怠	嗜睡	浅昏迷	深昏迷
呼吸	胸痛	呼吸困难	发绀	无呼吸

表注：TI 值 5~7 分为轻伤；8~17 分为中到重度伤；>17 分为极重伤，预计约有 50% 的死亡率。TI 的 triage 标准为 >10，现场急救人员可将 TI>10 的伤员送往创伤中心或大医院。

（2）创伤记分（TS）：创伤记分于 1981 年提出，见表附-42。

表附-42 创伤记分（TS）

	0	1	2	3	4	5
昏迷评分 GSC 评分	-	3~4	5~7	8~10	11~13	14~15
呼吸频率	无	<10	>35	25~35	20~24	-
呼吸困难	有	无	-	-	-	-
收缩压	无脉搏	0~49mmHg	50~69mmHg	70~89mmHg	>90mmHg	-
毛细血管充盈	无	延迟 2s 以上	正常	-	-	-

分值范围：1~16 分，分值愈低，伤情越重。1~3 分：生理紊乱大，死亡率高达 96%；4~13 分：生理紊乱显著，抢救价值大；14~16 分：生理紊乱小，存活率高达 96%。

（3）修正创伤评分（RTS）：修正创伤评分（RTS）表在 1989 年由 Champion 和 Copes 对 TS 进行修正修正，用于导院前伤员分类：总分 >11 分为轻伤，总分 <11 分为重伤，见表附-43。

表附-43 修正创伤评分（RTS）

呼吸频率（次/min）	收缩压（mmHg）	GCS 分值	分值
10~29	>90	13~15	4
>29	76~89	9~12	3
6~9	50~75	6~8	2
1~5	<50	4~5	1
0	0	3	0

（4）院前指数（prehosopital indes，PHI）：PHI 是用于入院前创伤急救检伤分类的一种方法，是由 Koehler 等在 1986 年提出的。采用收缩压、脉率、呼吸状态和意识 4 项生理指标作为评分参数，每项分为 3~4 个级别，4 项参数得分之和即为院前指数（PHI）值，对胸或腹部有穿透伤者，

再加4分作为其最后PHI值。总分为20分，0~9分为轻度伤者，10~16分为中度伤者，大于17分为重度伤者。PHI是在创伤现场准确区分重伤和轻伤的一种简便可靠的创伤严重度分类评分方法，能够有效利用现场资料进行恰当分类和现场处理，并方便急诊室准备工作的进行，有利于伤员的恰当转送，还能为制订救治措施提供有效的客观依据。王瑞玲等研究表明，PHI评分与伤情密切相关，能区分创伤伤员的严重程度，能反映出救治条件的要求，适于院前评估伤情的应用。但PHI也其局限性：①创伤后至完成评定的时间、伤员的年龄对其影响较大，对某些较重创伤可得出较低PHI值是其不足之处；②PHI记分中每分钟脉率及呼吸情况记分跨度太大（分别为0、3、5分），而4分以上即列为重伤，则必有过多伤员在现场视为重伤。

（5）格拉斯哥昏迷评分法（GCS，Glasgow coma scale）（表附-44）是医学上评估病人昏迷程度的方法，是由英国格拉斯哥大学的两位神经外科教授Graham Teasdale与Bryan J. Jennett在1974年发明的测评昏迷的方法。

表附-44 GCS评分表

睁眼反应（E）	语言反应（V）	肢体运动（M）
4分：自然睁眼	5分：回答正确	6分：遵嘱动作
3分：呼唤睁眼	4分：回答错误	5分：定位动作
2分：刺痛睁眼	3分：可说出单字	4分：刺激回缩
1分：刺激无反应	2分：可发出声音	3分：疼痛屈曲
C分：肿胀睁不开	1分：无任何反应	2分：刺激伸直
	T分：插管或气切无法发声	1分：无任何反应

轻度昏迷：13~14分。中度昏迷：9~12分。重度昏迷：3~8分。

2. 院内创伤相关评分：

（1）AIS-90评分（简明损伤评分）与ISS评分（创伤严重程度评分）（表附-45，表附-46，表附-47，表附-48，表附-49，表附-50）：AIS与ISS评分法是国际医学临床上公认的创伤严重度评价方法。

表附-45 头颈部AIS评分

1分（轻度）：①头部外伤后，头痛/头晕；②颈椎扭伤无骨折；③颈外静脉轻度破裂（失血≤20%）；④甲状腺挫伤。

2分（中度）：①逆行性遗忘；②嗜睡/木僵/迟钝，能被语言刺激唤醒；③失去知觉<1小时）；④甲状腺裂伤；⑤单纯颅顶骨折；⑥不完全性臂丛损伤；⑦颈椎椎体轻度压缩（≤20%），棘突/横突骨折/椎间盘损伤（无神经根损害）；⑧单根神经根挫裂伤；⑨颅神经挫裂伤；⑩颈外动脉内膜撕裂、破裂（出血量≤20%）/血栓形成，颈内静脉破裂（失血量≤20%）；⑪喉/声带单侧挫伤。

3分（重度不危及生命）：①昏迷1~6h；②昏迷<1h伴神经障碍；③颅底骨折；④粉碎/开放/凹陷（≤2cm）性颅顶骨折；⑤梗死/脑挫伤，浅表，≤30mL，直径≤4cm，中线移位≤5cm；⑥小脑挫伤（≤15mL，直径≤3cm）；⑦轻度脑肿胀/水肿（脑室受压，无脑干池受压）；⑧头颅穿透伤，深度≤2cm；⑨蛛网膜下腔出血；⑩脑垂体受损；⑪喉破裂未横断/咽部挫伤（血肿）撕裂伤/双侧声带损伤、气管/食管裂伤未穿孔；⑫脊髓一过性神经体征；⑬颈椎椎体重度压缩>20%，椎板/椎弓根/小关节突/齿突骨折；⑭椎间盘破裂伴神经根损害/多根神经根损伤；⑮颈内动脉内膜撕裂/破裂（失血量<20%）/血栓形成/颈内静脉/颈外动脉/静脉破裂（失血量>20%）；⑯完全性臂丛神经损伤。

续表

4 分（重度危及生命）：①昏迷 1～6h，伴神经障碍；②昏迷 6～24h；③仅对疼痛刺激有恰当反应；④颅骨骨折性凹陷 >2cm，复杂性粉碎性颅底骨折；⑤脑膜破裂或脑组织外露、缺损；⑥大脑挫伤深在 30～50mL，直径 >4cm，中线移位 >5cm，中度脑肿胀/脑室/脑干池受压；⑦小脑挫伤大，范围 15～30mL，直径 >3cm；⑧硬膜外/下小血肿（成人 ≤30mL，≤10 岁 ≤25mL，点状/小片/中度，小脑区 ≤15mL，直径 ≤3cm）；⑨颈髓不完全损伤或不伴骨折（残留部分感觉或运动功能）；⑩颈总（内）动脉破裂（失血 >20%）/内膜撕裂/创伤性血栓形成伴与创伤无关的神经功能异常；⑪喉破裂伴声带受损，咽或咽后区域穿孔未横断；⑫食道/气道破裂未横断。

5 分（危重或可成活）：①昏迷伴有不适的动作；②昏迷 >24h；③脑干损伤；④大脑广泛挫伤（成人 >50mL，≤10 岁 >15mL，直径/厚度 >2cm），小脑广泛挫伤（总量 >30mL），硬膜外血肿双侧/大范围（成人 >30mL，≤10 岁 >25mL，厚度 >1cm，大片广泛，≤10 岁 >15mL，直径/厚度 >2cm）；⑤脑肿胀（脑室或脑干池消失）；⑥小脑/大脑穿透伤/弥漫性轴突挫伤；⑦喉/咽横断/毁损；⑧气管/食管横断或撕脱；⑨完全脊髓损伤（四肢瘫或截瘫，且无感觉）；⑩C4 或 C4 以下骨折/脱位。

表附 -46 胸部 AIS 评分

1 分（轻度）：①单根肋骨骨折（有血气胸或血气纵隔加 1）；②胸椎扭伤；③胸壁擦伤；④胸骨挫伤；⑤主支气管挫伤（血肿）。

2 分（中度）：①2～3 根肋骨的任何部位或单根肋骨多处骨折（有血气胸或血气纵隔加 1）；②胸骨骨折；③胸椎脱位或棘突或横突骨折；④胸椎轻度压缩骨折（≤20%）；⑤心包裂伤（穿刺伤）；⑥食管挫伤或胸导管裂伤；⑦主支气管以远部分裂伤未穿孔；⑧女性乳房撕脱伤；⑨膈肌挫伤（血肿）；⑩支气管/食管/肋间/内乳动脉/静脉破裂（失血 ≤20%），或 >20% 加 1；⑪胸膜裂伤（伴血气胸加 1）。

3 分（重度不危及生命）：① >1 根肋骨开放性/移位/粉碎性（伴血气胸加 1）；②一侧有 >3 根和另一侧 <3 根肋骨骨折，胸廓稳定或 NFS（伴血气胸加 1）；③连枷胸单侧或 NFS（伴肺挫伤加 1，双侧加 2）；④单侧肺挫伤/裂伤（双侧加 1，伴纵隔血肿加 1，失血 >20% 加 1）；⑤单侧血胸或气胸；⑥纵隔气肿；⑦膈肌破裂；⑧心包填塞的损伤，无心脏的损伤；⑨食管裂伤未穿孔，周径 ≤50%；⑩气管或主支气管挫伤/裂伤/主支气管以远部分破裂未横断；⑪头臂（无名）/肺/锁骨下动静脉或上/下腔静脉胸段内膜撕裂/破裂（失血 ≤20%，>20% 加 1）；⑫轻度吸入性烧伤；⑬胸椎脱位或椎板/椎弓根/关节突骨折，椎体压缩性骨折 >1 椎骨或高度 >20%。

4 分（重度危及生命）：①双侧均有 >3 根的肋骨骨折（伴血/气/连枷胸加 1）；②双侧肺挫伤（失血 >20% 加 1）；③纵隔血肿；④双侧血气胸伴张力性气胸（失血量 >20% 加 1 分）；⑤张力性气胸；⑥食道或支气管破裂穿孔但是未完全横断；⑦胸主动脉内膜撕裂，血管未破裂/破裂（失血 ≤20%）；⑧锁骨下/无名静脉/肺动静脉/上下腔静脉重度裂伤（失血 >20%）；⑨不完全性脊髓损伤综合征，残存部分感觉或运动功能，包括侧束（Brown - Sequard）综合征；⑩膈肌破裂伴膈疝形成。

5 分（危重或可成活）：①胸主动脉重度裂伤或裂伤累及主动脉根部/主动脉瓣；②锁骨下/无名静脉/上下腔静脉裂伤伴循环空气栓塞；③心包裂伤，心脏疝出；④心脏裂伤（心房或心室，有或无填塞表现）；⑤食道/主支气管复杂性破裂或横断；⑥喉 - 气管分离；⑦双侧连枷胸/吸入伤需要机械通气；⑧单侧/双侧裂伤伴张力性气胸或肺完全裂伤大量漏气或伴有体循环空气栓塞或双侧（失血 >20%）；⑨脊髓裂伤或完全损害。

表附 -47 面部 AIS 评分

1 分（轻度）：①角膜擦伤/玻璃体损伤/巩膜裂伤/耳道损伤（内耳/中耳/听骨链/鼓膜破裂）；②舌浅表裂伤/齿龈挫裂伤/撕裂伤/牙齿任意数目断裂/撕脱；③鼻出血/鼻骨/下颌骨闭合性骨折。

2 分（中度）：①眼撕脱（剜出）/巩膜裂伤累及眼球（包括破裂）/视神经裂伤；②舌深在广泛裂伤；③鼻骨或下颌骨开放性/移位/粉碎性骨折，眼眶骨闭合性骨折，颧骨骨折，颞颌关节脱位；④上颌骨骨折（包括上颌窦）[LeFort Ⅰ：上颌骨齿槽嵴的水平段骨折，牙齿还留在移位的骨片中；LeFort Ⅱ：上颌骨单侧或双侧骨折，其体部与颌面部骨骼分离，形成椎状，骨折可穿过体部向下伸至硬腭，通过眶底进入鼻腔]。

3 分（重度不危及生命）：①眼眶开放性/移位/粉碎性骨折；②LeFort Ⅲ，骨折（整个上颌骨或 1 块或多块颌面部骨骼从颅底完全分离的骨折）。

4 分（重度危及生命）：LeFort Ⅲ，骨折伴失血量 >20%。

5 分（重度或可成活）：无。

表附－48　腹部及盆腔 AIS 评分

1 分（轻度）：①擦伤/挫伤/血肿/浅表裂伤：阴道/阴唇/会阴/阴囊/睾丸（包括浅表损伤），阴茎/会阴/肛门；②腰扭伤；③血尿。

2 分（中度）：①挫伤（血肿）/浅表裂伤未穿孔/OIS Ⅰ－Ⅱ级：胃、十二指肠挫伤（血肿）小肠、大肠、直肠、膀胱挫伤输尿管、尿道、肠系膜、肝、脾、肾、胰腺（无胰管受累 OIS－Ⅰ级）、肾上腺（重度）；②撕裂伤、胆囊挫伤（血肿）及破裂未伤及胆管、髂静脉不完全横断（失血量≤20%），网膜/肠系膜（失血量≤20%）、输尿管、卵巢、子宫（≤1cm 裂口），会阴、阴囊、睾丸复杂性撕裂或撕脱、阴道、外阴、阴茎、肛门（非全层）；④单侧小关节突脱位（半脱位），棘突或横突骨折、椎体压缩性骨折（≤20%），椎间盘损伤（不伴有神经根损害）、单根神经根损害。

3 分（重度不危及生命）：①裂伤/穿孔，胃/十二指肠降部裂伤（圆径 50%～70%），小肠/大肠/直肠破裂穿孔未横断或挫伤未穿孔周径＞50%、膀胱裂伤未穿孔、输尿管、尿道、子宫（＞1cm 破裂、中孕）、肛门、会阴/外阴/阴道/阴茎广泛撕裂、腹腔动脉/髂动脉/总、内、外内膜撕裂未破裂或破裂出血≤20%、下腔静脉破裂出血≤20%、髂动脉破裂出血＞20%；②网膜、肠系膜重度损伤（失血量＞20%）、卵巢毁损伤、肾上腺重度毁损；③QIS－Ⅲ级：肝、脾、胆囊、肾、胰、胆囊广泛破裂/撕脱/胆囊裂伤/横断；④腰椎脱位或椎板、椎弓根、关节突骨折；⑤椎体压缩骨折＞1 椎骨或＞20% 前缘高度；⑥＞1 根神经根损伤；⑦椎间盘滑脱伴神经根损害。

4 分（重度危及生命）：①复杂性破裂：胃撕脱或复杂性破裂、十二指肠降部破裂＞75% 周径、累及壶腹部或胆总管下段、大/小肠横断或撕脱（OIS－Ⅳ－Ⅴ级）、直肠穿孔延伸至会阴、膀胱穿孔破裂、尿道后组织毁损、子宫裂伤（晚孕）、肝/脾/肾/胰（OIS－Ⅳ级）、肠系膜广泛撕裂、胆囊破裂伴胆总管或肝管裂伤/横断；②腹主动脉内膜撕裂、破裂（失血量≤20%）、髂动脉（总、内、外）、下腔静脉破裂（失血量＞20%）；③不全截瘫。

5 分（危重或可成活）：①重度裂伤伴组织缺失（OIS－Ⅴ级）或严重污染：胰头/十二指肠全部广泛毁损、直肠广泛破裂/撕脱/盆腔明显粪污染，肝/脾/肾 QIS－Ⅴ；②完全性脊髓损害；③腹主动脉、腹腔动脉破裂（失血量＞20%）；④脊髓裂伤（包括横断和挤压伤）。

表附－49　四肢及骨盆 AIS 评分

1 分（轻度）：①骨折/脱位：腕/指/趾；②扭伤：肩锁、肩肘、指、腕、髋、踝、趾；③神经挫伤。

2 分（中度）：①骨折：肱、桡、尺、胫、腓、髋、锁、肩、胛、腕、掌、跟、跗、跖、耻骨支或骨盆单纯性骨折；②脱位：肘、肩、肩锁、髋、膝；③内膜裂伤/轻度撕裂（失血≤20%、＞20% 加 1）：腕、肱、腘静脉；④严重肌肉/肌腱裂伤、半月板撕裂（移位、开放、粉碎或伴神经损伤、耻骨联合分离加 1）；⑤单根/多根神经裂伤（伴运动功能障碍）；⑥脱套伤，指、趾断离，膝以下毁损性挤压伤。

3 分（重度不危及生命）：①股骨骨折（包括头、颈、粗隆、髁上）；②除指以外的上肢任一面创伤、膝以下下肢创伤性断离，脱套伤，部分或广泛、毁损性挤压伤；③坐骨神经裂伤；④股动脉内膜撕裂/破裂（失血量≤20%，＞20% 加 1）。

4 分（重度危及生命）：①骨盆严重变形、移位伴血管破裂或巨大腹膜后血肿的开放/移位/粉碎性骨盆骨折（失血≤20%，＞20% 加 1）；②膝关节以上部分完全离断。

5 分（危重或可成活）：开放性/移位/粉碎性骨盆骨折（失血量＞20%）。

表附－50　体表 AIS 评分

1 分（轻度）：①擦/挫伤（血肿）≤25cm² 面/手，≤50cm² 身体；②Ⅰ度烧伤至 100%；③Ⅲ度烧伤体表面积≤25 cm² 面，≤100% cm² 身体；④头皮擦伤/挫伤（含帽状腱膜下血肿）、脱伤（≤100% cm²）。

2 分（中度）：①头皮/面/四肢擦挫伤＞25cm² 面/手，≤50 cm² 身体，裂伤、长度＞10cm 且深入皮下，撕脱伤＞25 cm²，头皮撕脱＞100 cm²；②身体组织缺失＞100cm，裂伤＞20cm，并深入皮下；③Ⅱ度或Ⅲ度损伤/脱套伤达体表面积 10%～19%（失血量≤20%）。

3 分（重度不危及生命）：①全头皮撕脱/裂伤失血量＞20%；②Ⅱ度或Ⅲ度烧伤/脱套伤达体表面积 20%～29%。

4 分（重度危及生命）：Ⅱ度或Ⅲ度烧伤、脱套伤达体表面积 30%～39%。

5 分（危重或可成活）：Ⅱ度或Ⅲ度烧伤达体表面积 40%～89%。

（2）AIS－90 评分（简明损伤评分）（表附－51）：

表附－51 AIS－90 评分值

部位	头颈部	胸部	面部	腹部及盆腔	四肢及骨盆	体表
AIS 分值						

总计：　　　分。

注：AIS 分值 6 分，为最大损伤，细则如下：

头颈部：碾压骨折、脑干碾压撕裂、断头、C3 或 C3 以上骨折/脱位、颈髓裂伤或横断，颈髓裂伤或横断，心脏复杂性碎裂/撕脱；

胸部：胸主动脉完全断离，胸部广泛碾压毁损；

腹部：躯干横断、肝脏横断、肝脏撕脱伤（所有血管完全断离）；

体表：Ⅱ度或Ⅲ度烧伤/脱套伤≥90% 体表面积。

（3）ISS 评分（创伤严重程度评分）＝3 个不同部位最高 AIS 分值的平方和。

注：当患者存在 1 处或多处 AIS 分值 6 分时，自动确定为最高 ISS 值 75 分。

轻伤：ISS≤16 分；重伤：ISS＞16 分；严重伤：ISS＞25 分。

ISS＞20 分，病死率明显升高，ISS＞50 分，存活者少。

（二）脊柱科评定量表

1. JOA 是指日本骨科协会评估治疗分数，主要用于评价人体功能性障碍。日本骨科协会评估治疗（JOA）分数（Japanese Orthopaedic Association Scores）（见表附－52，表附－53，表附－54，表附－55）。

表附－52 JOA 脊髓型颈椎病评分

	分级	评分
运动功能		
上肢		
正常	0	4
用筷子吃饭有些困难	1	3
用筷子吃饭很困难	2	2
能用汤匙吃饭，但不能用筷子	3	1
自己不能吃饭	4	0
下肢		
正常	0	4
不用任何辅助，可以行走		
但是有轻度的肌肉挛缩	1	3
上下台阶需要扶栏杆	2	2
在平地上行走需要辅助器具	3	1
不能行走	4	0
感觉		
上肢		
正常	0	2
轻微感觉缺失	1	1

续表

	分级	评分
明显感觉缺失	2	0
下肢		
正常	0	2
轻微感觉缺失	1	1
明显感觉缺失	2	0
躯体		
正常	0	2
轻微感觉缺失	1	1
明显感觉缺失	2	0
膀胱功能		
正常	0	3
轻度功能障碍	1	2
严重功能障碍	2	1
完全尿潴留	3	0
总分	1	7
恢复率（百分率）=（术前分－术后分）÷17×100		

表附－53 脊髓型颈椎病患者脊髓功能状态评定

Ⅰ. 上肢运动功能：（4 分）

项目＼时间	术前	术后
自己不能持筷或勺进餐（0 分）		
能持勺但不能持筷（1 分）		
虽然手不灵活但能持筷（2 分）		
能持筷及做一般家务劳动（3 分）		
正常（4 分）		

Ⅱ. 下肢运动功能：（4 分）

项目＼时间	术前	术后
不能行走（0 分）		
即使在平地行走也需要支持物（1 分）		
在平地行走不用支持物，但上楼时需用（2 分）		
平地或上楼不用支持物，但下肢不灵活（3 分）		
正常（4 分）		

Ⅲ. 感觉（A 上肢，B 下肢，C 躯干 2 分）

项目＼时间	术前	术后
明显感觉障碍（0 分）		
有轻度感觉障碍（1 分）		
正常（2 分）		

Ⅳ. 膀胱功能（3 分）

项目＼时间			术前	术后
尿潴留（0 分）				
高度排尿困难，尿费力、尿失禁或淋漓（1 分）				
轻度排尿困难，尿频、尿潴留（2 分）				
正常（3 分）				
总分：	术前：	术后：	术后 6 个月：	术后 12 个月：

Ⅴ. 术后改善率 = 术后分 − 术前分/17 − 术前分 × 100% =

表附 −54 腰椎 JOA 评分表

科室： 姓名： 性别： 年龄： 诊断：

日期： 年 月 日

主观症状（9 分）			临床体征（9 分）			日常生活受限度（ADL）（14 分）				膀胱功能（−6～0 分）
下腰背痛	腿疼兼/或麻刺痛	步态	直腿抬高试验（包括加强实验）	感觉障碍	运动障碍	平卧翻身	正常（2 分） 轻度受限（1 分） 明显受限（0 分）	举重物	正常（2 分） 轻度受限（1 分） 明显受限（0 分）	正常（0 分）
无任何疼痛（3 分）	无任何疼痛（3 分）	正常（3 分）	正常（2 分）	无（2 分）	正常，肌力 5 级（2 分）	站立大约 1h	正常（2 分） 轻度受限（1 分） 明显受限（0 分）	行走	正常（2 分） 轻度受限（1 分） 明显受限（0 分）	轻度受限（−3 分）

续表

主观症状（9分）			临床体征（9分）			日常生活受限度（ADL）（14分）				膀胱功能（-6～0分）
偶尔轻微疼痛（2分）	偶尔轻微疼痛（2分）	即使感觉肌肉无力，也可步行超过500m（2分）	30～70°（1分）	轻度障碍（1分）	轻度无力，肌力4级（1分）	洗漱	正常（2分） 轻度受限（1分） 明显受限（0分）			明显受限（尿潴留、尿失禁）（-6分）
频发轻微疼痛或偶发严重疼痛（1分）	频发轻微疼痛或偶发严重疼痛（1分）	步行＜500m，即出现腿疼，刺痛，无力（1分）	＜30°（0分）	明显障碍（0分）	明显无力，肌力0～3级（0分）	前屈	正常（2分） 轻度受限（1分） 明显受限（0分）			
频发或持续严重疼痛（0分）	频发或持续严重疼痛（0分）	步行＜100m，即出现腿疼，刺痛，无力（0分）				坐位	正常（2分） 轻度受限（1分） 明显受限（0分）			
得分：	得分：	得分：	得分：	得分：	得分：		得分：		得分：	得分：

总分：　　　　　　　　　　　　　　　　　　　　　　评分医师：

说明：满分29分，差：＜10分；中度：10～15分；良好：16～24分；优：25～29分。治疗改善率＝［（治疗后评分－治疗前评分）÷（满分29－治疗前评分）］×100%　　优：＞＝75%；良50%～74%；中：25%～49%；差：0～24%。通过改善指数可反映患者治疗前后腰椎功能的改善情况，通过改善率可了解临床治疗效果。改善率还可对应于通常采用的疗效判定标准：改善率为100%时为治愈，改善率大于60%为显效，25%～60%为有效，小于25%为无效。

表附-55　JOA腰背痛疾病治疗成绩标准评分

	评分
自觉症状	（9分满分）
腰痛	
腰痛全部消失	3
有时轻疼痛	2
经常腰疼痛	1
经常激烈腰痛	0

续表

	评分
下肢疼痛及麻木	
下肢腿痛、麻木全部消失	3
有时轻下肢痛、不麻木	2
有时下肢痛、麻木，有时下肢痛、麻木较重	1
有时下肢激烈疼痛、麻木	0
步行能力	
能完成正常步行	3
500m 以上可能出现疼痛、麻木无力	2
步行界限 100－500m 以内	1
100m 以内	0
客观检查	（6 分满分）
直腿抬高试验（包括腘绳肌）	
正常	2
30～70°	1
小于 30°	0
感觉	
正常	2
轻微感觉障碍	1
明显感觉障碍	0
肌力下降（MRC 分级）	
正常（5）	2
轻度肌力低下（4）	1
明显肌力低下（0－3）	0
总计	15 分

2. TLICS 胸腰椎损伤分类及损伤程度的评分。2005 年 Vaccaro 等提出胸腰椎损伤的 TLISS 评分系统（The thoracolumbar injury severity score），该系统包括损伤机制，后方韧带复合体，神经功能 3 个方面评定。根据不同情况予以不同的分值，最后将 3 部分的分值相加，总分作为选择治疗的依据。

骨折形态：压缩形 1 分；爆裂型 2 分；剪力及旋转 3 分；牵张型 4 分；

神经损伤情况：无损伤 0 分；神经根损伤 2 分；

脊髓或圆锥损伤：完全损伤 2 分；不完全性损伤 3 分；马尾神经损伤 3 分；

后方韧带复合体：无损伤 0 分；不确定 2 分；确定断裂 3 分。（MRI T2 加权和 T2 抑脂序列影像显示的 PLC 结构相应部位高信号或连续性中断提示断裂）。

（1）损伤机制：应用最严重的节段进行评定，并将神经损伤机制相叠加，例如，牵张型损伤合并爆裂骨折但不伴有侧方成角，则损伤机制评分为 1（单纯压缩）+1（爆裂）+4（牵张）=6。

损伤机制描述：

a. 压缩性骨折：单纯压缩 1，侧方成角大于 15°1；爆裂 1。

b. 侧方移位或旋转 3。

c. 牵张 4。

（2）后方韧带复合体在张力、旋转和移位时撕裂。

a. 韧带完整 0。

b. 可疑或不确定 2。

c. 撕裂 3。

（3）神经功能：

a. 神经根受累 2。

b. 脊髓圆锥受累：不完全损伤 3；完全损伤 2。

c. 马尾神经受累 3。

评分是将 3 个组成部分的分值相加：

如果总评分 ≤3，建议保守治疗；

若总评分 ≥5，建议手术治疗；

若总评分 = 4，可结合患者具体情况采取保守或手术治疗。总分小于 4 分非手术治疗，大于 4 分选择手术治疗，4 分者两者均可。

（三）关节科相关量表

1. Constant - Murley 肩关节功能评分：

（1）疼痛（最高分 15 分）

评分：无疼痛 15 分，轻度痛 10 分，中度痛 5 分，严重痛 0 分。

（2）ADL（最高分 20 分）

①日常生活活动的水平：全日工作 4 分，正常的娱乐和体育活动 3 分，不影响睡眠 2 分。

②手的位置：上抬到腰部 2 分，上抬到剑突 4 分，上抬到颈部 6 分，上抬到头顶部 8 分，举过头顶部 10 分。

（3）ROM

①前屈、后伸、外展、内收活动分别按下列标准评分：

（每种活动最高分 10 分，4 项最高 40 分）：

前屈：0 ~ 30°0 分 ，31 ~ 60°2 分，61 ~ 90°4 分，91 ~ 120°6 分，121 ~ 150°8 分，151 ~ 180° 10 分。

外展：0 ~ 30°0 分，31 ~ 60°2 分，61 ~ 90°4 分，91 ~ 120°6 分，121 ~ 150°8 分，151 ~ 180° 10 分。

②外旋（最高分 10 分）：

手放在头后肘部保持向前 2 分，手放在头后肘部保持向后 2 分，手放在头顶肘部保持向前 2 分，手放在头顶肘部保持向后 2 分，手放在头顶再充分向上伸直上肢 2 分。

③内旋（最高分 10 分）：

手背可达大腿外侧 0 分，手背可达臀部 2 分，手背可达腰骶部 4 分，手背可达腰部（L3 水平）6 分，手背可达 T12 椎体水平 8 分，手背可达肩胛下角水平（T7 水平）10 分。

（4）肌力（MMT）

0 级 0 分，Ⅰ级 5 分，Ⅱ级 10 分，Ⅲ级 15 分，Ⅳ级 20 分，Ⅴ级 25 分。

2. Mayo 肘关节功能评分（表附 - 56）：

表附 - 56　Mayo 肘关节功能评分

功能	评分							
疼痛（45 分）								
无	45							
轻微	30							
中度	15							
严重	0							
运动（20 分）								
大于 100°	20							
50° ~ 100°	15							
小于 50°	5							
稳定性（10 分）								
稳定	10							
中度稳定	0							
不稳定	0							
日常生活功能								
梳头	5							
自己吃饭	5							
清洗会阴	5							
自己穿衣	5							
自己穿鞋	5							
总分	100							

稳定性 = 临床上没有明显的内、外翻；中度稳定 = 小于 10°的内、外翻松弛；不稳定 = 10°或 10°以上的内、外翻松弛。

注：优：90 或 90 分以上；良：75 ~ 89 分；可：60 ~ 74 分；差：60 分以下。

3. 腕关节功能 Cooney 评分（表附 - 57）：

表附 - 57　腕关节功能 Cooney 评分

项目		初始		1 月		2 月		3 月
疼痛（25 分）								
无	25							
轻度，偶尔	20							

续表

项目		初始		1月		2月		3月
中度，可以忍受		15						
严重，不能忍受		0						
功能状态（25分）								
恢复到平时工作状况	25							
工作上受到限制	20							
能够坚持但未被聘用	15							
由于疼痛而无法工作	0							
活动度（正常的百分数）（25分）								
100%	25							
75%～99%	15							
50%～74%	10							
25%～49%	5							
0%～24%	0							
背伸/掌屈活动度（仅伤手）								
120°以上								
91°～119°								
61°～90°								
31°～60°								
30°以下								
握力（与正常一侧比）（25分）								
100%								
75%～99%								
50%～74%								
25%～49%								
0%～24%								
总分								

4. HSS膝关节评估系统（表附－58）：

表附－58　HSS 膝关节评估系统（阴影部分为左侧）

HSS 评分左侧（　　）右侧（　　）

（1）疼痛（30 分）

任何时候都无疼痛	30		
行走时无疼痛	15		
行走时轻度疼痛	10		
行走时中度疼痛	5		
行走时严重疼痛	0		
休息时无疼痛	15		
休息时轻度疼痛	10		
休息时中度疼痛	5		
休息时重度疼痛	0		

（2）功能（22 分）

A：行走站立无限制	22		
行走 2500～5000m 和站立			
半小时以上			
行走 500～2500m 和站立可达半小时	8		
行走少于 500m	4		
不能行走	0		
B：自行上下楼梯	5		
上下楼梯须借助支持	2		
屋内行走无须辅助	5		
屋内行走须辅助	2		

（3）活动度（18 分）

8°＝1 分	最高 18 分		

（4）肌力（10 分）

优：完全能对抗阻力	10		
良：部分对抗阻力	8		
中：能带动关节活动	4		
差：不能带动关节活动	8		

（5）屈曲畸形（10 分）

无畸形	10		
小于 5°	8		
5～10°	5		
＞10°或以上	0		

（6）稳定性（10 分）

无	10		
轻微 0～5°	8		
中度 6～15°	5		
严重 16°或以上	0		

（4）备注

使用手杖	－1		
使用一根拐杖	－2		
使用两根拐杖	－3		
伸直受限 5°	－2		
伸直受限 10°	－3		
伸直受限 15°	－5		
每 5°外翻	－1		
每 5°内翻	－1		

5. Harris 髋关节功能评分（表附－59）。Harris 评分是一个广泛应用的评价髋关节功能的方法，常常用来评价保髋和关节置换的效果。满分 100 分，90 分以上为优良，80～89 分为较好，70～79 分为尚可，小于 70 分为差。

表附－59　Harris 髋关节功能评分标准

姓名：__________性别：____年龄：____床号：____住院号：__________电话：__________

诊断：____

通讯地址：____

项目		得分	项目		得分
Ⅰ、疼痛			功能活动		
无	(44)		(1) 上楼梯		
轻微	(40)		正常	(4)	
轻度，偶服止痛药	(30)		正常，需扶楼梯	(2)	
轻度，常服止痛药	(20)		勉强上楼	(1)	
重度，活动受限	(10)		不能上楼	(0)	
不能活动	(0)		(2) 穿袜子，系鞋带		
Ⅱ、功能步态			容易	(4)	
(1) 跛行			困难	(2)	
无	(11)		不能	(0)	
轻度	(8)		(3) 坐椅子		
中度	(5)		任何角度坐椅子，大于 1h	(5)	
重度	(0)		高椅子坐 30min 以上	(3)	
不能行走	(0)		坐椅子不能超过 30min	(0)	
(2) 行走时辅助			上公共交通	(1)	
不用	(11)		不能上公共交通	(0)	
长距离用一个手杖	(7)		Ⅲ、畸形		
全部时间用一个手杖	(5)		具备下述 4 条：		
拐杖	(4)		固定内收畸形 <10°		
2 个手杖	(2)		固定内旋畸形 <10°		
2 个拐杖	(0)		肢体短缩 <3.2cm		
不能行走	(0)		固定屈曲畸形 <30°		
(3) 行走			Ⅳ、活动度（屈＋展＋收＋内旋＋外旋）		
距离不受限	(11)		210～300°	(5)	
1km 以上	(8)		160～209°	(4)	
500m 左右	(5)		100～159°	(3)	
室内活动	(2)		60～99°	(2)	
卧床或坐椅	(0)		30～59°	(1)	
			0～29°	(0)	

共得分：__________　　测定者：__________　　测定时间：__________

6. 踝关节 Kofoed 评分：

(1) 疼痛（满分为 50 分，为基本分）：

无疼 50 分（　）

行走开始时疼痛 40 分（　）

行走时疼痛 35 分（　）

偶尔负重性疼痛 35 分（　）

每次负重时都有疼痛 15 分（　）

检查时疼痛或自发疼痛 0 分（　）

（2）功能（满分为 30 分，为加分）：

足趾行走 3 分（　）

足跟行走 3 分（　）

正常节律上下楼梯 6 分（　）

单腿站立 6 分（　）

无辅助性行走 6 分（　）

不用骨科足支具 6 分（　）

（3）活动度（满分为 20 分，为加分）：

伸 >10°：5 分（　）

5～9°：3 分（　）

<50°：1 分（　）

屈 >30°：5 分（　）

15～29°：3 分（　）

<15°：1 分（　）

旋后 >30°：3 分（　）

15～29°：2 分（　）

<15°：1 分（　）

旋前 >20°：3 分（　）

10～19°：2 分（　）

<10°：1 分（　）

负重时外翻 <5°：2 分（　）

5～10°：1 分（　）

>10°：0 分（　）

负重时内翻 <3°：2 分（　）

4～7°：1 分（　）

>7°：0 分（　）

（4）结果评价：85～100 分为优；75～85 分良；70～74 分为及格；低于 70 分为差。

7. 关节活动度评定表（表附－60）：

表附－60　关节活动度评定表

右侧						评时时间			左侧					
月　日		月　日		月　日				正常值	月　日		月　日		月　日	
主动	被动	主动	被动	主动	被动	部位	检查项目	（°）	主动	被动	主动	被动	主动	被动
						颈	前屈	60						
							后伸	70						
							旋转							
							侧屈							
						躯干	后伸	20						
							屈曲	60						
							侧屈	40						
							旋转	30						

续表

右侧						评时时间			左侧					
月　日		月　日		月　日				正常值	月　日		月　日		月　日	
主动	被动	主动	被动	主动	被动	部位	检查项目	(°)	主动	被动	主动	被动	主动	被动
						肩	前屈	180						
							后伸	50						
							外展	180						
							内旋	90						
							外旋	90						
						肘	屈曲	150						
							伸展	0						
						前臂	旋前	90						
							旋后	90						
						腕	掌屈	90						
							背伸	70						
							桡偏	25						
							尺偏	65						
						四指	PIP 屈曲	90						
							MP 屈曲	100						
							DIP 屈曲	80						
						拇指	MP 屈曲	60						
							DIP 屈曲	80						
							MP 伸展	10						
							DIP 伸展	10						
							外展							
							内收							
						髋	屈	125						
							伸	15						
							外展	45						
							内收	45						
							外旋	45						
							内旋	45						
						膝	屈曲	150						
							伸展	0						

续表

右侧						评时时间		正常值	左侧					
月　日		月　日		月　日					月　日		月　日		月　日	
主动	被动	主动	被动	主动	被动	部位	检查项目	(°)	主动	被动	主动	被动	主动	被动
						踝	背曲	20						
							跖屈	45						
							内翻	35						
							外翻	25						
						趾	屈曲							
							伸展							

(1) MP 为掌指关节，PIP 为近端指间关节，DIP 为远端指间关节；
(2) 因痉挛而活动受限者在角度后加 S；
(3) 因疼痛而活动受限者在角度后加 P；
(4) N 为活动范围正常。
8. 关节手术患者 KSS 评分表（表附 -61）：

表附 -61　关节手术患者评分表（KSS）

评分级别	评分项目			评分	术前	术后
Ⅰ临床评分						
A	项目		疼痛（最高分 50 分）			
	平地行走	a	无痛	35		
		b	轻度或偶尔疼痛	30		
		c	中度疼痛	15		
		d	重度疼痛	0		
	爬楼梯	a	无痛	15		
		b	轻度或偶尔疼痛	10		
		c	中度疼痛	5		
		d	重度疼痛	0		
B	项目		稳定性（最高分 25 分）			
	内外侧位移	a	<5mm	15		
		b	6～9mm	10		
		c	10～14mm	5		
		d	>15mm	0		
	前后方位移	a	<5mm	10		
		b	5～10mm	5		
		c	>10mm	0		

续表

<table>
<tr><td>评分级别</td><td colspan="3">评分项目</td><td>评分</td><td>术前</td><td>术后</td></tr>
<tr><td rowspan="2">C</td><td colspan="2">项目</td><td colspan="4">活动范围（最高分 25 分）</td></tr>
<tr><td colspan="3">评分标准为每 5° = 1 分</td><td></td><td></td><td></td></tr>
<tr><td rowspan="15">D</td><td colspan="2">项目</td><td colspan="4">缺陷（扣分）</td></tr>
<tr><td rowspan="4">过伸</td><td>a</td><td>无过伸</td><td>0</td><td></td><td></td></tr>
<tr><td>b</td><td>< 10°</td><td>-5</td><td></td><td></td></tr>
<tr><td>c</td><td>10 ~ 20°</td><td>-10</td><td></td><td></td></tr>
<tr><td>d</td><td>> 20°</td><td>-15</td><td></td><td></td></tr>
<tr><td rowspan="5">屈曲挛缩</td><td>a</td><td>< 5°</td><td>0</td><td></td><td></td></tr>
<tr><td>b</td><td>6 ~ 10°</td><td>-2</td><td></td><td></td></tr>
<tr><td>c</td><td>11 ~ 15°</td><td>-5</td><td></td><td></td></tr>
<tr><td>d</td><td>16 ~ 20°</td><td>-10</td><td></td><td></td></tr>
<tr><td>e</td><td>> 20°</td><td>-15</td><td></td><td></td></tr>
<tr><td rowspan="2">力线畸形</td><td>a</td><td>5 ~ 10°</td><td>0</td><td></td><td></td></tr>
<tr><td>b</td><td>每增加 5°内/外翻</td><td>-3</td><td></td><td></td></tr>
<tr><td rowspan="3">休息时疼痛</td><td>a</td><td>轻度疼痛</td><td>-5</td><td></td><td></td></tr>
<tr><td>b</td><td>中度疼痛</td><td>-10</td><td></td><td></td></tr>
<tr><td>c</td><td>重度疼痛</td><td>-15</td><td></td><td></td></tr>
<tr><td colspan="7">临床总分 A + B + C - D = 　　分 优 □　　良 □　　可 □　　差 □</td></tr>
<tr><td colspan="7">Ⅱ 功能评分</td></tr>
<tr><td rowspan="7">A</td><td colspan="2">项目</td><td colspan="4">行走情况（最高分 50 分）</td></tr>
<tr><td colspan="2">a</td><td>无任何限制</td><td>50</td><td></td><td></td></tr>
<tr><td colspan="2">b</td><td>连续步行距离超过 2km</td><td>40</td><td></td><td></td></tr>
<tr><td colspan="2">c</td><td>连续步行距离介于 1 ~ 2km</td><td>30</td><td></td><td></td></tr>
<tr><td colspan="2">d</td><td>连续步行距离小于 1km</td><td>20</td><td></td><td></td></tr>
<tr><td colspan="2">e</td><td>仅能在室内活动</td><td>10</td><td></td><td></td></tr>
<tr><td colspan="2">f</td><td>不能步行</td><td>0</td><td></td><td></td></tr>
<tr><td rowspan="6">B</td><td colspan="2">项目</td><td colspan="4">上楼梯情况（最高分 50 分）</td></tr>
<tr><td colspan="2">a</td><td>正常上下楼梯</td><td>50</td><td></td><td></td></tr>
<tr><td colspan="2">b</td><td>正常上楼梯，下楼梯借助扶手</td><td>40</td><td></td><td></td></tr>
<tr><td colspan="2">c</td><td>需借助扶手才能上下楼梯</td><td>30</td><td></td><td></td></tr>
<tr><td colspan="2">d</td><td>借助扶手能上楼梯，但不能独立下楼梯</td><td>15</td><td></td><td></td></tr>
<tr><td colspan="2">e</td><td>完全不能上下楼梯</td><td>0</td><td></td><td></td></tr>
<tr><td rowspan="4">C</td><td colspan="2">项目</td><td colspan="4">功能缺陷（扣分）</td></tr>
<tr><td colspan="2">a</td><td>使用单手杖行走</td><td>-5</td><td></td><td></td></tr>
<tr><td colspan="2">b</td><td>使用双手杖行走</td><td>-10</td><td></td><td></td></tr>
<tr><td colspan="2">c</td><td>需使用腋杖或助行架辅助活动</td><td>-20</td><td></td><td></td></tr>
</table>

续表

评分级别	评分项目		评分	术前	术后
功能总分 A＋B－C＝	分（如果总分为负值，则得分为0分）优 口		良 口	可 口	差 口
III 附加项目					
A A	项目	实际活动范围情况			
	a	屈曲　°			
	b	伸直　°			
	c	屈膝　°			
	d	伸膝　°			
	e	肌力			
B	项目	畸形情况			
	a	内翻　°			
	b	外翻　°			
	c	屈曲挛缩畸形　°			
附注1：85～100分为“优”，70～84分为“良”，60～69分为“可”，＜60分“差”； 附注2：方框内标有“分”的填具体分数； 方框内标有“°”的填具体度数； 方框内无任何标志的只需在相应项打“√”，肌力项除外。					

9. 四肢运动功能 Fugl－Meyer 评定表（表附－62）：

表附－62　四肢运动功能评测（Fugl－Meyer 评定表）

部位	运动功能检查	初期评定	中期评定	末期评定
上肢	Ⅰ. 上肢反射活动			
（坐位）	a. 肱二头肌腱反射			
	b. 肱三头肌腱反射			
	Ⅱ. 屈肌共同运动			
	肩关节上提			
	肩关节后缩			
	外展（至少90°）			
	外旋			
	肘关节屈曲			
	前臂旋后			
	Ⅲ. 伸肌共同运动			
	肩关节内收/内旋			
	肘关节伸展			
	前臂旋前			

续表

部位	运动功能检查	初期评定	中期评定	末期评定
	Ⅳ. 伴有共同运动的活动			
	a. 手触腰椎			
	b. 肩关节屈曲 90°（肘关节 0°位时）			
	c. 肩关节 0°，肘关节 90°，前臂旋前旋后			
	Ⅴ. 分离运动			
	a. 肩关节外展 90°肘关节 0°位，前臂旋前			
	b. 肩关节屈曲 90～180°，肘 0°位，前臂旋前旋后			
	c. 肩关节屈曲 30～90°，肘关节 0°位，前臂旋前旋后			
	Ⅵ. 正常反射活动			
	肱二头肌腱反射			
	指屈肌反射			
	肱三头肌腱反射			
腕	Ⅶ. 腕稳定性			
	a. 肘关节 90°，肩关节 0°，腕背伸			
	b. 肘关节 90°，肩关节 0°时腕关节屈曲			
	c. 肘关节 0°，肩关节 30°，腕背伸			
	d. 肘关节 0°，肩关节 30°屈伸腕			
	e. 环转运动			
手	Ⅷ. a. 手指共同屈曲			
	b. 手指共同伸展			
	c. 握力 1：掌指关节伸展，近及远端指间关节屈曲，查抗阻握力			
	d. 握力 2：所有关节于 0 位时，拇指内收			
	e. 握力 3：患者拇食指可捏住一支铅笔			
	f. 握力 4 患者能握住一个圆筒物体			
	g. 握力 5：查握球形体，如网球			
	Ⅸ. 协调性与速度：指鼻试验（快速连续进行 5 次）			
	震颤			
	b. 辨距不良			
	c. 速度			
总分				

续表

部位	运动功能检查	初期评定	中期评定	末期评定
下肢 仰卧位	Ⅰ. 反射活动			
	跟腱反射			
	（髌）膝腱反射			
	Ⅱ. A. 屈肌共同运动			
	髋关节屈曲			
	膝关节屈曲			
	踝关节背屈			
	B. 伸肌共同运动（抗阻运动）			
	髋关节伸展			
	髋关节内收			
	膝关节伸展			
	踝关节跖屈			
坐位	Ⅲ. 联合的共同运动			
	A. 膝关节屈曲大于 90°			
	B. 踝背屈			
站位	Ⅳ. 分离运动（髋关节 0°）			
	A. 膝关节屈曲大于 90°			
	B. 踝背屈			
坐位	Ⅴ. 正常反射			
	膝部屈曲			
	膝腱反射			
	跟腱反射			
仰卧位	Ⅵ. 协调/速度			
	跟膝胫试验（连续重复 5 次）			
	A. 震颤			
	B. 辨距障碍			
	C. 速度			
总分				
运动总积分				
障碍分级				

（四）手外科相关量表

《手功能评价标准》（《中华外科杂志》编委会骨科学会手外科学组 1989 年 12 月 9～12 日广州西樵山）

1. 目的、意义与原则。制定此标准的最终目的是为了客观准确地判断患手的失能情况与评定治疗效果并为福利和保险部门提供科学、客观、准确的伤情诊断情报。因此，完整的标准必须包括外观与解剖、感觉与运动2个方面。前者是指患者心理与社会的承受力及医生的客观评价；后者是指患手的临床功能与日常生活能力。与会代表经过充分讨论一致认为，制定我国的手功能评定标准应遵循以下原则：①既要通用又要实用。前者是指为便于国际学术交流的方便，其标准需尽可能与国际标准统一；后者是指为了临床使用方便，要尽可能地符合我国的实际情况。②既要制定出一套手功能评定的综合标准，又要确定一些具体的单项指标，并尽可能使二者相互衔接。

2. 标准化病历的格式与项目。对每一名患者来说，一份检查全面而又记录完整的病历，既是其治疗程序选择的依据，又是其疗效最终评定的根据，还是医务工作者寻找教训、总结经验不可缺少的宝贵资料。所以，在制定标准的同时，有必要对有关病种的检查项目与病历的记录格式进行统一，以便使其逐步标准化与规格化。与会代表经过认真讨论，并查阅了 Swanson 原文（JHand Surg，1983，5：709），认为其中的两种病历首页记录系统全面，稍加修改即可在我国推广使用。

3. 外观与解剖。手的外观评定实际上是患者、医生、社会对患肢（手）的总体感觉，包括手及上肢的完整程度、僵直、瘢痕、畸形以及各关节的活动度。其与解剖评定很难截然分开，因为有的项目需借助于解剖平面或正常功能情况确定失能指数，有的畸形又是外观难以发现的，使其必须在X线帮助下进行解剖评定。常规的外观与解剖评定项目有：①肢体周径，用“cm”表示。②肩、肘、腕及手部各关节的周径，用“cm”表示，活动范围用度“°”表示。③截肢（指）平面及其失能程度用百分比来表示。一个完全丧失感觉与运动功能的肢体或手指，其失能程度与同平面的截肢（指）相等，因此，其失能程度也用百分比表示。

肢体周径与上肢各关节的周径，其由于与年龄、性别、职业等因素有关，所以个体差异极大。一般情况下，应与患者的健侧肢体作比较。上肢各关节的正常活动范围见“感觉与运动”部分。

一侧上肢的截肢或100%的上肢功能缺失，被认为是上肢功能的60%缺失（双上肢的截肢或100%的功能缺失，则不能以上肢功能120%的缺失计，只能计100%缺失）。肱二头肌远端附着处以远及掌指关节平面的截肢，其失能分别为上肢功能的95%与90%。掌指关节平面的截肢还同时被认为是手功能100%的丧失。手功能是5个手指协调作用的共同结果，缺少任何一个手指或其一部分，都将影响整个手的功能。为准确估算手的失能程度，必须将100%这个手功能指数，按5个手指的活动范围及正常功能需要，划分给各个手指。拇指、示指、中指、环指、小指的失能指数依次为整个手功能的40%、20%、20%、10%、10%。

腕关节的功能由背屈、掌屈、桡偏、尺偏4个协调的动作构成。腕关节功能的70%是由前2个动作完成的；30%尽由后两个动作完成的。其失能指数的计算见“感觉与运动”部分。

肘关节的功能较简单，只有伸屈活动。屈曲可达150°，伸直一般为0°，关节活动幅度为150°。儿童、妇女韧带较松弛，可有过伸。考虑到日常生活及功能的需要，我们把前臂的旋转功能也作为一个附带条件加以考虑，正常的前臂旋转功能为旋前60°，旋后90°，其旋转幅度也是150°。

4. 感觉与运动。感觉与运动是手功能的全部内容。因此，一只完全丧失感觉与运动功能的手，与截肢毫无差异。评定感觉与运动的失能指数比较复杂，为叙述与评定方便，分别逐一阐述。

（1）感觉失能：任何原因引起的感觉障碍必须是持续的，且其范围必须明确。手部背侧感觉丧失多为部分的，对功能影响不大，因此，其失能指数也不必加以评定；手部掌侧感染丧失，对功能影响极为严重，必须对其失能指数进行准确的评定：①感觉完全丧失：掌侧感觉功能是整个手功能一半。因此，掌侧感觉完全丧失即等于丧失50%的功能。计算各个手指感觉失能指数时，均以其整个功能的50%计算，即拇指为20%，示指、中指各为10%，环指与小指各为5%。②横型感觉丧失：各个手指不同平面的感觉丧失等于相同平面截肢指数的50%。如为拇指末节指间关节平面的感觉丧失，其失能指数为整个手功能指数的10%，因为拇指功能为整个手功能的40%，而其末节功能又是整个拇指功能的50%，即手功能的20%；感觉丧失又是相同截肢平面指数的50%，即等于10%的手功能丧失。③纵向型感觉丧失：对功能来说，每个手指尺、桡两侧的感觉丧失对其功能的影响并不完全一致，所以其失能指数也不能两侧均等。拇指的失能指数在尺、桡两侧分别为60%与40%。示指、中指、环指尺桡两侧的失能指数正好与拇指相反，分别为40%与60%。小指尺、桡两侧的失能指数与拇指相同，分别为60%与40%。比如：小指尺侧感觉完全丧失，其失能指数应为3%。因为小指的全部功能分别是手功能的10%，而其感觉功能正好是它自己的50%，即为5%，其尺侧感觉完全丧失后，失能指数应为其全部功能的60%，即3%。

（2）运动失能：手的运动功能丧失是各种手部疾患的最终临床表现，其原因可以是关节、肌腱、肌肉神经、血管的各种疾患所致。在临床上，若对上述诸因素逐一进行单项指标的评定，有的实为困难且又不现实。因此，手的运动失能是一个多因素的、临床的综合评定。多少年来，不少学者一直在探索手的运动失能的评定方法。与会代表一致认为，Swanson 在 AMA“四肢和腰背持续性损伤评判”的基础上，结合 Boyes 的直线测量法提出的 A 与 B 的复后值 = A + ［B ×（100 − A）］÷100 的评定方法较为系统与实用，且为国际手外科学会所认可。与会代表还一致同意在我国手外科界推广使用 A 与 B 的复合值 = A + ［B ×（100 − A）］÷100 的复合评定方法。为叙述方便，以下分手指、拇指、腕关节逐一介绍：

①手指。手指的运动失能又分背伸失能（extension）、屈曲失能（flexion）与关节强直（ankylosis）。

示、中、环、小四指的掌指关节（MP）、近节指间关节（PIP）、远节指间关节（DIP）的运动幅度是最大背伸到最大屈曲的总度数（用 V 表示）。屈曲受损时，$V_{屈}$ 减少；背伸受损时，$V_{伸}$ 增大。这两个值最终可停止在同一个角度上，即 $V_{屈} = V_{伸}$，此时关节强直，关节运动完全丧失用 A 表示。这并不是指关节强直在这一角度上，而是代表由强直所致的背伸失能度（E）与屈曲失能度（F）的总和。因此，关节功能完全丧失可用 A = E + F 表示。如果关节强直在40°，$V_{伸} = V_{屈} = 40°$，即 E = 40°，那么 F = 90° − 40° = 50°，A = 40° + 50° = 90°。必须注意这样一个事实，A 既代表该关节背伸与屈曲失能的总度数，同时还与其正常的运动幅度值相等。对 MP 关节来说，无论其强直在什么角度上，由于 $V_{屈} = V_{伸}$，也由于 MP 关节的正常运动幅度只有90°，所以 A 永远等于90°。

计算 MP 关节失能度数的方法是：$V_{屈}$ 失能度 = 理论上的最大 $V_{屈}$ 值 − 实测得 $V_{伸}$ 值（功能残留值）。一个伸0°、屈60°的 MP 关节，其 V 屈失能可表示为：F = 90°（最大 $V_{屈}$） − 60°（实测值） = 30°。$V_{伸}$ 失能度 = 实测得 $V_{伸}$ 值 − 理论上的最小 $V_{伸}$。如果该关节有20°背伸失能，其表示方法为：E = 20°（实测值）—0°（最小 $V_{伸}$） = 20°。

F = 90° − 60° = 30°

一个伸0°到屈60°运动范围的 MP 关节，丧失的屈曲程度（F）相当于理论最大屈曲角度（90°）减去测量到的屈曲角（V 屈 = 60°），即 F = 90° − 60° = 30°。

E = 20° − 0° = 20°V 屈 = 90°

MP 关节丧失的背伸角度（E）相当于测量到的背伸角度（$V_{伸}$）20°减去理论上的最小背伸角度（0°），即 E = 20°。

为能准确地计算出每小关节的实际失能指数，即实际失能度数占该关节正常运动范围（度）的百分比，须将 E、F、A 分别换算成各自的百分比，并用 IE、IF、IA 表示。所以，IE 是 $V_{伸}$（实测得最小背伸角度）的实际功能；IF 是 V 屈（实测最大屈曲角度）的实际功能。当 V 屈达到其理论最大值（MP、PIP、DIP 均为 90°）时，VF 为 0%；当 VF = VE 时，IA 便是该关节 V 的功能。同样，IA = IE + IF。

表附 - 63 如表附 - 64 给出了 MP 关节 0 ~ 90°位的不同程度功能损害的百分值。根据公式 IA = IE + IF，可以计算出任何一个角度的背伸、屈曲的功能损害指数及其两者的总和。

表附 - 63 MP 关节不同屈曲位功能丧失度与损害值

屈曲角度（°）	屈曲（F）失能（°）	失能值（%）
0	90	55
10	80	49
20	70	43
30	60	37
40	50	31
50	40	24
60	30	18
70	20	12
80	10	6
90	0	0

表附 - 64 MP 关节不同强直位功能损害值

关节强直（°）	失能值（%）
0	55
10	52
20	48
30	45
40	54
50	63
60	72
70	82
80	91
90	100

假设：MP 关节强直于 30°位，即可由表 3 - 4 - 4 - 2 - 2 查得 IA 为 45%，由表 3 - 4 - 4 - 2 - 1 查得 IF 为 37%，那么 IE = 45% - 37% = 8%。

由于 AMA 原方案没有考虑到关节的过伸问题，也由于 MP 关节存在 20°过伸，所以，Swanson 对表 3 - 4 - 4 - 2 - 1 的 IF 值稍加改良，加上了 MP 关节 20°过伸这个因素。因此，对 MP 关节来说，这就是 IE = 45% - 33% = 12% 的道理。

IE 按公式 IA = IE + IF 或 IE = IA - IF 得出各角度的值，如果关节伸损伤 40°，IE = 54%（IA）- 31%（IF）= 23%，IE 是 V 伸的功能，并且当 V 伸 = 9°或 E = 0°时达 0%

MP 关节功能（包括过伸位）损害百分率 IA 在 30°或其功能位时最低（45%）。

IE 不仅提供了关节的运动丧失度数，更重要的是还反映了手指运动弧中的失能位置。这提示，对运动功能来说，虽然丧失的运动度数相同，但由于失能的位置不同，其功能损害的严重程度也就不同。

假设：一个 MP 关节尚有 30°的活动幅度，但从伸 10°到屈 40°，其功能损害远没有伸 50°到屈 80°严重。可见 -10°~-40°位时，IE=7%，IF=27%，二者相加总的失能指数为 34%；而 -50°~-80°位时，IE=41%，IF=6%，二者相加总的失能指数则为 47%。又比如：MP 关节强直在 30°位时，IA 达最小值，即 12%（IE）+33%（IF）=45%（IA）。若强直在 80°位时，85%（IE）+6%（IF）=91%（IA）。二者相比，后者的功能损害程度要比前者严重得多。

示、中、环、小四指的 PIP 与 DIP 关节不同的失能情况及其失能指数可查。由于 MP 关节可有 20°过伸，因此，其在 0°位时，IE=5%，而 PIP、DIP 没有过伸，正常伸直即为 0°，其 IE 也就都为 0 了。必须注意这样一个事实，此 3 个关节强直在功能位时，其失能指数最小，即 MP 关节强直在 -30°位时，IA=45%；PIP 关节强直在 -40°位时，IA=50%；DIP 关节强直在 -20°时，IA=30%。

②拇指。拇指功能占全部手功能的 40%，其包括：A. MP 与 IP 关节的屈与伸；B. 内收与外展；C. 对掌。其中屈伸功能与内收外展功能，分别占拇指功能的 20%，即分别为手功能的 8%；对掌功能占拇指功能的 60%，即为手功能的 24%。

内收与对掌的功能状态及其失能指数可查得。拇指的内收功能是以拇指 IP 关节掌侧纹到第 5 掌骨运端掌横纹的距离进行计算的，正常者应 >8cm，即为 100%。拇指的对掌功能是以拇指 IP 关节掌侧纹到第 3 掌骨远端掌横纹的距离进行计算的（拇指掌侧外展位），正常者应 >8cm，即为 100%。临床上只要测得患者的内收与对掌距离，查表附 -65 即可知其失能指数。

表附 -65 拇指内收功能与对掌功能损害值

距离（cm）	拇指内收功能损害值（%）	拇指对掌功能损害值（%）
0	0	60
1	0	42
2	1	29
3	3	19
4	4	12
5	6	7
6	8	4
7	13	2
8	20	0

拇指的 MP 与 IP 关节的功能状态及其失能指数可查得。由于拇指 MP 与 IP 关节的功能位为 20°位，因此，其 IA 值在此角度最低（7%）。PIP 关节功能（包括过伸位）损害百分率 PIP 关节的功能位是 40°，在此角度 IA 最低（50%）。DIP 关节功能（包括过伸位）损害百分率 DIP 关节的功能位是 20°，此角度 IA 达最低（30%）。拇指 MP 关节丧失屈、伸功能或强直时对手功能损害百分率在功能位为 20°。

③A 与 B 的复合值 = A + [B × (100 - A)] ÷100 公式的应用：

此公式是一个复合失能指数的计算公式。临床上，手的伤残所造成的失能，往往是一种复合失能，即同时存在感觉、运动、力量等方面的功能障碍，这样就需要将前述的各个单项失能指数，换算成手的总失能指数。其计算公式就是：A + ［B × （100 - A）］ ÷100。

拇指 IP 关节丧失屈、伸功能或强直时对手功能减损的百分率在功能位为 20°。假设：一个拇指 IP 关节平面的切割伤，其断指完全离断，再植成活。术前其失能指数为拇指功能的 50%，整个手功能的 20%。术后再植平面以下感觉完全丧失，IP 关节活动范围是 -60° ~ -20°。由于感觉失能等于同平面截肢失能指数的 50%，也由于拇指功能等于整个手功能的 40%。所以其术后感觉失能指数为：（50 ÷2） ×40/100 = 10%。运动失能可查得：IE = 2%，IF = 2%，二者相加即为 IA = 4%。按公式 A + ［B × （100 - A）］ ÷100 计算，得数为 13.6%。在表附 -6 中，由于按递增 5% 计算，所以 4 应查 5，即 10 与 5 的复合值为 15。在表中，13.6 也最接近 15。可见公式与表 3 -4 -4 -2 -4 所得失能指数基本一致，均为手功能的 15%。如果还需将其换算成肢体失能指数，即为 15 ×60/100 =9。

表附 -66　功能损害复合值（递增 5%）的复合表

	5	10	15	20	25	30	35	40	45	50	55	60	65	70	75	80	85	90	95
5	10	15	19	24	29	34	38	43	48	52	57	62	67	72	76	81	86	91	95
10	15	19	24	28	33	37	42	46	51	55	60	64	69	73	78	82	87	91	96
15	19	24	28	32	36	41	45	49	53	58	62	66	70	75	79	83	87	92	96
20	24	28	32	36	40	44	48	52	56	60	64	68	72	76	80	84	88	92	96
25	29	33	36	40	44	48	51	55	59	63	66	70	73	78	81	85	89	93	96
30	34	37	41	44	48	51	55	58	62	65	69	72	76	79	83	86	90	93	97
35	38	42	45	48	51	55	58	61	64	68	71	74	77	81	84	87	90	94	97
40	43	46	49	52	55	58	61	64	67	70	73	76	79	82	85	88	91	94	97
45	48	51	53	56	59	62	64	67	70	73	75	78	81	84	86	89	92	85	97
50	52	55	58	60	63	65	68	70	73	75	78	80	83	85	88	90	93	95	98
55	57	60	62	64	66	69	71	73	75	78	80	82	84	87	89	91	93	96	98
60	62	64	66	68	70	72	74	76	78	80	82	84	86	88	90	92	94	96	98
65	67	69	70	72	72	76	77	79	81	83	84	86	88	90	91	93	95	97	98
70	72	73	75	76	78	79	81	82	84	85	87	88	90	91	93	94	96	97	99
75	76	78	79	80	81	83	84	85	86	88	89	90	91	93	94	95	96	98	99
80	81	82	83	84	85	86	87	88	89	90	91	92	93	94	95	96	97	98	99
85	86	87	87	88	89	90	90	91	92	93	93	94	95	96	96	97	98	99	99
90	91	91	92	92	93	93	94	94	95	95	96	96	97	97	98	98	99	99	100
95	95	96	96	96	96	97	97	97	97	98	98	98	98	99	99	99	99	100	100

注：本表来源于 A 与 B = A + ［B × （100 - A）］ ÷100 的公式，为了查阅方便，将其合数与所得的值均按递增 5% 的方法简化，如果有 3 个以上的值需要复合，则先选其 2 个进行复合，得出结果后将其后将其再与第 3 个值复合，便得出总的复合值。

④腕关节。腕关节的正常运动范围是：背伸、掌屈各60°，桡偏20°，尺偏30°。其失能指数的计算方法是背伸与掌屈的失能计算后，再乘以70%；桡、尺偏的失能计算后，再乘以30%。而后再将这两个数值相加，即为腕关节的整个失能指数。如要计算其占整个肢体功能的百分比，则需用整个腕关节的失能指数再乘以60%。

假设一个患者腕关节背伸30°，掌屈50°，桡偏5°，尺偏15°。其失能指数为背伸失能50%，掌屈失能80%。由表附-66可见两者的复合失能指数为90%。桡偏失能45%，尺偏失能50%。查得两者的复合失能指数为67。再由表附-66查，掌伸、背屈与桡、尺偏的复合失能指数为97%（67按70查）。将97×60/100=58，即肢体失能指数为58%。

5. 神经损伤的单项评定：考虑到在手外科领域里，单纯神经损伤较为多见，其临床表现又涉及感觉、肌力甚或关节活动。因此，与会代表一致认为制定一个单项神经损伤的评定办法与标准，对我国手外科的发展既有规范统一的指导意义，又较为实用。经过反复讨论，代表们认为手部骨间肌恢复较慢，若采用世界卫生组织的标准，有时评定较难，而英国医学研究会的标准，虽简便易行，但较笼统而不够精确。因此一致同意在我国实行以下标准：

（1）肌力恢复分级标准：以Lovett的肌肉收缩对抗阻力的力量为标准，将肌力以百分率表示，并分为6级。①100%，M5，肌力正常。②75%，M4，肌肉能对抗部分阻力并带动关节的运动。③50%，M3，肌肉有对抗地心引力的运动，但不能对抗阻力。④25%，M2，在排除地心引力情况下，肌肉能带动关节运动。⑤10%，M1，肌肉仅有微弱收缩，但无关节活动。⑥0，M0，肌肉无任何收缩。

（2）感觉恢复的分级标准：参照1954年英国医学研究会的标准，将感觉分为6级。①S4，感觉正常。②S3+S3，有良好的定位能力，两点分辨觉恢复较好（接近正常）。③S3，浅痛觉、触觉恢复，但无皮肤感觉过敏现象。④S2，部分浅痛觉、触觉恢复，保护性感觉恢复，但有皮肤感觉过敏现象。⑤S1，深感觉恢复。⑥S3，感觉缺失。

（3）神经修复的疗效评定分级标准。

优：S3+，M4以上，手无畸形，功能正常或基本正常。良：S3，M3，手无畸形或仅有轻度畸形，功能基本正常，日常生活自理有小的困难。可：S2，M2，保护性感觉较好，手内在肌肌力部分恢复，手有部分功能，但生活自理有困难。差：S1，M2以下，畸形明显，功能基本丧失。

（4）低位尺神经损伤的功能评定：根据尺神经支配区的感觉与手内肌肌力恢复情况分为四级。优：无爪形畸形，分指与并指的范围和力量正常，肌力在M4以上，Froment征阴性，感觉在S3+以上。良：无爪形畸形，分指与并指的范围和力量接近正常，肌力M3，感觉S3，Froment征阴性。可：无爪形畸形，或有轻微爪形畸形，无主动分指与并指功能，肌力M2，感觉S2，Froment征阳性。差：手呈爪形畸形，丧失分指与并指功能，肌力在M2以下，感觉S1，Froment征阳性。

（5）低位正中神经损伤的功能评定：

①基本原则：A. 低位正中神经损伤。B. 检查拇指的主动对掌功能（TAM）。C. 拇指被动对掌功能（TPM良好）。D. 排除“尺神经手”。

②评定方法：A. 检查拇指对掌功能（测量拇指的外展能力），即测量拇指指间关节（IP）横纹中点至第3掌骨远端与掌横纹交点的距离。B. 检查拇指外展短肌的肌力。C. 检查拇、示、中三指桡侧半的感觉功能。

③评定标准（见表附-67）。

表附－67 低位正中神经损伤的对掌功能评定标准

对掌能力（cm）	肌力	感觉	对掌功能损害值（%）	拇对掌功能损害值	级别
<1	M4	SS+2	>70	>42	优
~2.5	MS	SS	~40	~24	良
~4.0	M2	S2	~20	~12	可
>4.1	M0.1	S0.1	<19	<11	差

后记：本标准是参照 Swanson《Evalutionofimpairmentofhandfunction》（JHandSurg，1983，5：709）的原文，结合我国手外科的具体情况制定的。在整理过程中，作者发现 Swanson 的原标准对 MD 关节的最大活动范围，前后文表达不一致。也没有将肘关节的屈伸功能、前臂的旋转功能用图表的形式表达出来。A+B 的复合值 =A% +B%（100% -A%）的公式，用严格的数学逻辑推敲也有不当之处，且很难看明白。上述问题，作者在整理此纪要与标准的过程中，有的已稍有改动，有的则希望在实践中得以补充。作者希望广大手外科工作者，在应用的过程中，发现问题、提出问题，从而使本标准得以逐步完善。

（邓洪利）